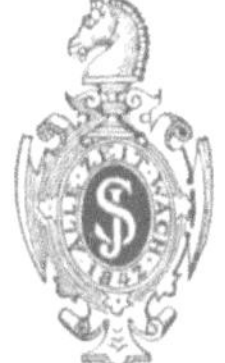

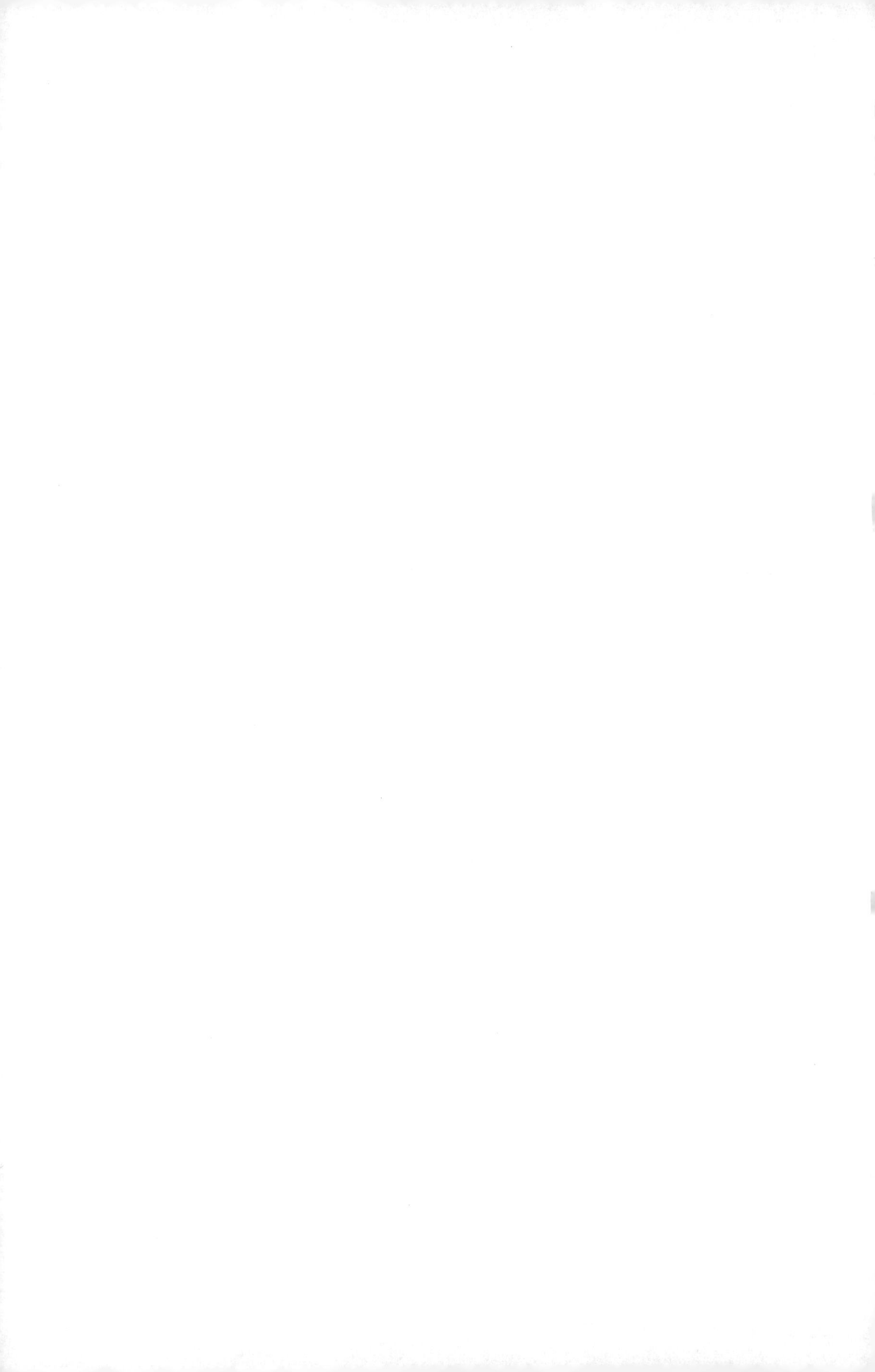

Klinik der rheumatischen Erkrankungen

Mit 218 teils farbigen Abbildungen

Herausgegeben von

R. Schoen
A. Böni
K. Miehlke

mit Beiträgen von

F. Anschütz · P. Barcelo · H. Bartelheimer · W. Belart · A. Berg · W. Bessler
Th. Bitter · J. J. de Blécourt · E. G. L. Bywaters · A. Böni · M. Caroit · P. Christ
F. Coste · H. Deicher · F. Delbarre · M. Enderlin † · K. Fehr · J. Forestier · E. Fritze
A. Gamp · U. Gerlach · T. J. Glimet · K. Gotsch · D. Gross · Cl. Guerin
F. Hartmann · W. H. Hauß · F. O. Höring · R. Janzen · W. Koch · U. Köttgen
H. Krayenbühl · V. Laine · F. Lenoch · M. Lequesne · O. Lövgren · E. Martin
K. Miehlke · W. Moll · M. E. Müller · B. Olhagen . V. R. Ott · I. Radi · A. Ro-
becchi † · A. Ryckewaert · F. Scheiffarth · U. W. Schnyder · R. Schröter · R. Schoen
E. Schupp · K. Seidel . S. de Sèze · A. Taubner · H. Tichy † · K. Vainio · T. L. Vi-
scher · K. O. Vorlaender · F. J. Wagenhäuser · R. Witmer · N. Zöllner

Springer-Verlag
Berlin Heidelberg New York 1970

ISBN 978-3-642-87174-0   ISBN 978-3-642-87173-3 (eBook)
DOI 10.1007/978-3-642-87173-3

Geleitwort

Die großen Fortschritte der Medizin der letzten Jahre haben auch der Rheumatologie neue Impulse vermittelt. Unter Heranziehung moderner Methoden der Grundlagenforschung ist es bereits gelungen, eine erfreulich große Zahl neuer und wichtiger Erkenntnisse zu gewinnen. Auf fast allen Teilgebieten der Rheumatologie ergaben sich neue Gesichtspunkte, die vielfach zu einer Änderung der bisherigen Arbeitsrichtung oder sogar zu einer völligen Neuorientierung geführt haben, mit bedeutsamen und sehr erfreulichen Konsequenzen auch für die ärztliche Tätigkeit am Krankenbett.

In dieser Situation ist es besonders und dankbar zu begrüßen, daß sich Autoren aus vielen Ländern bereitgefunden haben, um in einer zusammenhängenden Darstellung einen breiten Querschnitt über den neuen Stand unseres Wissens in der Rheumatologie zu geben und damit einen größeren Leserkreis über die erzielten Fortschritte zu informieren.

Die einzelnen Teilgebiete wurden von international sehr bekannten Forschern behandelt, deren Leistungen die beste Gewähr für eine sachkundige Darstellung bieten. Daß trotz der großen Zahl der Mitarbeiter und trotz gewisser regionaler Unterschiede die Einheitlichkeit so weit als möglich gewahrt werden konnte, dafür sorgten die Herausgeber und der Umstand, daß die Autoren durch ihre jahrelange aktive Tätigkeit in nationalen und internationalen Rheumagesellschaften auch mit den Problemen der Rheumatologie vertraut sind, die außerhalb ihres engeren Arbeitsgebietes liegen.

Möge das vorliegende Werk einen großen Kreis von Ärzten ansprechen und für alle von Nutzen sein, die in Klinik und Praxis einen zuverlässigen Ratgeber auf dem großen Gebiet der rheumatischen Erkrankungen wünschen; möge es aber auch anregen, unsere Bemühungen zur Lösung der vielen noch unbeantwortet gebliebenen Fragen zu intensivieren und nicht zuletzt auch dazu beitragen, die zwischenstaatliche Zusammenarbeit auf breiterer Basis zu fördern und zu vertiefen.

Graz, im Juli 1969

Prof. Dr. K. Gotsch
Präsident der Ligue Européenne
contre le Rhumatisme

Einführung

Das in deutscher Sprache gehaltene Buch hat trotz seiner knappen Fassung eine große Zahl von Mitarbeitern aus vielen Ländern Europas. Es ist das Ergebnis einer engen Zusammenarbeit der für jeden Abschnitt besonders qualifizierten Rheumatologen oder der diesem jungen Fach nahestehenden Internisten oder Orthopäden. Diese überregionale Aufgabe trägt dem internationalen Stand und Bedürfnis der Wissenschaft Rechnung, wie sie auch in unseren europäischen und internationalen Kongressen zum Ausdruck kommt.

Die Rheumatologie hat sich in den letzten 20 Jahren aus einem mit Ausnahme des rheumatischen Fiebers vernachlässigten Gebiet der inneren Medizin zu einem zentralen Fach entwickelt, wie es der Bedeutung der rheumatischen Erkrankungen entspricht. Einen unverkennbaren Auftrieb für diese Entwicklung bedeutete die Entdeckung des Cortisons und seiner Anwendung in der Rheumatherapie. Die so faszinierenden therapeutischen Erfolge, die rasche Entwicklung noch stärker wirksamer Abkömmlinge des Cortisons und Cortisols rückten den entzündlichen Gelenkrheumatismus in den Brennpunkt des Interesses und befruchteten die klinische und theoretische Forschung, welche sich zunehmend dem Bindegewebe und immunologischen Fragen zuwandte. Hinzu kam die Erkenntnis der enormen Bedeutung des Rheumatismus als sozialmedizinisches Problem und die Notwendigkeit, die Rehabilitation systematisch zu fördern. Je mehr die Tuberkulose zurückgedrängt wurde, welche die ersten Nachkriegsjahre noch überschattete, um so stärker rückten nach Zahl der Krankheitsfälle und Krankheitstage, als Ursache vorzeitiger Invalidität und versäumter Arbeitszeit, rheumatische Erkrankungen in allen Ländern in den Vordergrund.

Mit der zunehmenden Kenntnis derselben wurde nach Kriterien des „rheumatischen Geschehens" besonders auf immunologischem Gebiet mit gewissem Erfolg gesucht, auch die genetischen Voraussetzungen wurden näher bekannt. Trotzdem sind die eigentlichen Ursachen des Rheumatismus immer noch nicht geklärt. Das Interesse hat sich vor allem den Formen des entzündlichen Rheumatismus zugewandt, nachdem die Pathogenese des rheumatischen Fiebers schon weitgehend seit den grundlegenden Versuchen Klinges (1933) erforscht wurde. Man hat den entzündlichen Gelenkrheumatismus als besondere Gruppe erkannt und zuweilen als „Rh im engeren Sinne" bezeichnet. Die als Krankheitsursache wesentlich häufigeren Arthrosen und Spondylosen, sowie die sozialmedizinisch bedeutsamsten Formen des Weichteilrheumatismus lassen sich vorerst noch nicht nach pathogenetischen Kriterien eingruppieren, wenn auch manche Fortschritte unserer Erkenntnisse sich anzubahnen scheinen.

Viel näher gehören einige „pararheumatische Krankheiten" ihrem Wesen nach zum entzündlichen Rheumatismus, speziell zur chron. Polyarthritis. Sie bilden keineswegs eine geschlossene Gruppe, wie es die Bezeichnung Klemperers als „Collagenkrankheiten" nahelegen könnte; immerhin haben sie einige gemeinsame Eigenschaften, worunter die Gelenkbeteiligung an erster Stelle steht. Insofern müssen sie bei den rheumatischen Gelenkerkrankungen aufgeführt werden, zumal zweifellos Übergänge zwischen der chronischen Polyarthritis und dem Lupus erythematodes, seltener zu den anderen Collagenosen vorkommen.

Das vorliegende Buch versucht alles zu umfassen, was gemeinhin dem Sammelgebiet „Rheumatismus" unter den Gelenkerkrankungen zugezählt wird. Es gibt die Symptomatologie der verschiedenen rheumatischen Syndrome und versucht, die abgrenzbaren Einheiten zu umreißen und das nicht Abgrenzbare offenzulassen. Bei einem Buch zahlreicher Autoren kommen natürlich auch subjektive Auffassungen der einzelnen Forscher, z.B. bei der Therapie, zur Darstellung, was bei der Auswahl der Beiträge kein Nachteil sein dürfte. Die Herausgeber waren bemüht, die einzelnen Kapitel sorgfältig auf einander abzustimmen und eine möglichst einheitliche Nomenklatur durchzuführen. Die Literaturangaben werden, alphabetisch geordnet, am Schluß gebracht, um Wiederholungen zu vermeiden und das Auffinden zu erleichtern. Es werden vor allem solche Arbeiten zitiert, welche für ein eingehenderes Studium geeignet sind. Allzusehr ins Detail zu gehen ist nicht beabsichtigt. Die Therapie wird in zusammenfassender Darstellung besprochen, soweit sie nicht im speziellen Fall abzuhandeln ist. Arbeitsmedizin, Sozialmedizin, physikalische Medizin und Rehabilitation sowie Begutachtung sind besonders berücksichtigt. So hoffen die Herausgeber, ein handliches und alle Anforderungen eines modernen Buches über Arthritis und Rheumatismus berücksichtigendes Werk vorlegen zu können.

Zu besonderem Dank fühlen sich die Herausgeber verpflichtet gegenüber Herrn Dr. S. Best, Universitäts-Rheumaklinik, Zürich, jetzt Med. Universitäts-Poliklinik, Bonn, der sich an der Korrektur vieler Beiträge beteiligt hat, ebenso die aufopfernde Bearbeitung des Literatur- und Sachverzeichnisses übernommen hat. Für die bereitwillige Übernahme der Publikation und aller damit verbundenen Arbeiten sind wir dem Springer-Verlag — Berlin — Heidelberg, zu großem Dank verpflichtet, ebenso für die vorzügliche Ausstattung des Werkes.

Die Herausgeber

Inhaltsverzeichnis

Inhaltsverzeichnis

X

Inhaltsverzeichnis

Inhaltsverzeichnis

Degenerative Gelenkerkrankungen

Inhaltsverzeichnis

XVI

Mitarbeiterverzeichnis

ANSCHÜTZ, F., Prof. Dr., Medizinische Klinik, Städt. Kliniken, 61 Darmstadt, Bismarckstr. 28

BARCELO, P., Prof. Dr., Calle Casanova 209, Barcelona 11/Spanien

BARTELHEIMER, H., Prof. Dr., I. Medizinische Universitätsklinik, 2 Hamburg 20, Martinistr. 52

BELART, W., Dr., CH-8001 Zürich, Rämistr. 34

BERG, A., Dr. med., Med. Klinik der Städt. Kliniken, 61 Darmstadt, Bismarckstr. 28

BESSLER, W., Dr., Röntgenabteilung im Kantonsspital, CH-8400 Winterthur

BITTER, TH., M. D. Ph. D., Rheumatic Disease and Immunology Research Laboratory, Univ. of Southern California School of Medicine, Los Angeles, Cal. 90033/ USA.

DE BLÉCOURT, J. J., Dr., Lector in de Rheumatologie, Groningen/Holland, Quintuslaan 8

BYWATERS, E. G. L., Prof. Dr., Royal Postgraduate Medical School Dusane Road, London W 12/GB.

BÖNI, A., Prof. Dr., Universitäts-Rheumaklinik und Institut für physikal. Therapie im Kantonsspital, CH-8006 Zürich, Gloriastr. 25

CAROIT, M., Dr., Hôpitaux de Paris 3[bs], rue Leo Delibes, Paris 16/France

CHRIST, P., Prof. Dr., Klinik der Städt. Krankenanstalten, 623 Frankfurt/M.-Hoechst

COSTE, F., Prof. Dr., rue Cardinet, Hôpitaux de Paris, Paris XVII/France

DEICHER, H., Prof. Dr., Med. Klinik im Krankenhaus Oststadt, 3 Hannover, Podbielskistr. 380

DELBARRE, F., Prof. Dr., 15, rue Gay Lussac, Paris V/France

ENDERLIN †, M., Dr., Univ.-Rheumaklinik und Institut für physikalische Therapie im Kantonsspital, CH-8006 Zürich, Gloriastr. 25

FEHR, K., Dr., Univ.-Rheumaklinik und Institut für physikalische Therapie im Kantonsspital, CH-8006 Zürich, Gloriastr. 25

FORESTIER, J., Dr., Villa Forestier, Avenue d'Albion, Aix-Les-Bains/France

FRITZE, E., Prof. Dr., Berufsgenossenschaftliche Krankenanstalten Bergmannsheil, Med. Klinik u. Poliklinik, 463 Bochum

GAMP, A., Prof. Dr., Klinik für Rheumakranke, 655 Bad Kreuznach, Saarstr. 1

GERLACH, U., Prof. Dr., Med. Klinik u. Poliklinik der Univ., 44 Münster/Westf., Westring 3

GLIMET, T. J., Dr., Hopitaux de Paris, 1, rue du Printemps, Paris XVII/France

GOTSCH, K., Prof. Dr., Med. Univ.-Klinik, A-8036 Graz, Auenbruggerplatz 15

GROSS, D., Priv.-Doz. Dr., Univ.-Rheumaklinik und Institut für physikalische Therapie, CH-8006 Zürich, Gloriastr. 25

GUERIN, CL., Dr., Clinique Rheumatologique de l'Hopital, Lariboisiere, 6, rue Guy-Patin, Paris 10/France

HARTMANN, F., Prof. Dr., Med. Klinik im Krankenhaus Oststadt, 3 Hannover, Podbielskistr. 380

HAUSS, W. H., Prof. Dr., Med. Klinik u. Poliklinik der Univ., 44 Münster/Westf., Westring 3

HÖRING, F. O., Prof. Dr., 1 Berlin 31, Kurfürstendamm 139/IV

JANZEN, R., Prof. Dr., Neurologische Univ.-Klinik, 2 Hamburg 20, Martinistr. 52

KOCH, W., Prof. Dr., Orthopädische Klinik u. Poliklinik der Univ., 44 Münster/ Westf., Hüfferstr. 27

KÖTTGEN, U., Prof. Dr., Univ.-Kinderklinik, 65 Mainz, Langenbeckstr. 1

KRAYENBÜHL, H., Prof. Dr., Neurochirurgische Univ.-Klinik im Kantonsspital, CH-8006 Zürich, Rämistr. 100

LAINE, V., Prof. Dr., Reumasäätion Sairaala, Heinola 2/Finland

LENOCH, F., Prof. Dr., Institutum Morbus Rheumaticis Investigandis, Praha 2/ Czechoslovakia

LEQUESNE, M., Dr., 44, Avenue d'Jena, Paris XVI/France

LÖVGREN, O., Dr., St. Eriks Sjukhus, Stockholm/Schweden

MARTIN, E., Prof. Dr., Policlinique Universitaire de Medecine, Geneve/Suisse, Rue Micheli-du-Crest 24

MIEHLKE, K., Dr., Rheumaklinik Kaiser-Friedrich-Bad, 62 Wiesbaden, Langgasse 38—40

MOLL, W., Dr., CH-4000 Basel, Steinenring 5

MÜLLER, M. E., Prof. Dr., AC-Dokumentationszentrale, CH-3012 Bern, Hügelweg 2

OLHAGEN, B., Prof. Dr., Karolinska Sjukhüset, Stockholm 60/Schweden

OTT, V. R., Prof. Dr., Klinik und Institut für Physikalische Medizin u. Balneologie der Univ., 635 Bad Nauheim, Ludwigstr. 37—39

RADI, I., Dr., The London Hospital, London E 1

ROBECCHI †, A., Prof. Dr., Centro di Reumatologia dell Ospedale Maggiore, Torino/Italia, Corso Bramante 88

RYCKEWAERT, A., Dr., med. chef de Service á l'hôspital Lariboisiere, 2, rue Ambroise Paré, F-Paris Xème

SCHEIFFARTH, F., Prof. Dr., Abt. für klinische Immunologie des Universitätskrankenhauses, 852 Erlangen, Krankenhausstr. 12

SCHNYDER, U. W., Prof. Dr., Univ.-Hautklinik, 69 Heidelberg, Voß-Str. 2

SCHRÖTER, R., Dr., Universitäts-Hautklinik, 69 Heidelberg, Voß-Str. 2

SCHOEN, R., Prof. Dr., 34 Göttingen, Brüder-Grimm-Allee 48

Schupp, E., Dr., 65 Mainz, Friedr.-Schneider-Str. 14

Seidel, K., Prof. Dr., Med. Univ.-Klinik, X-69 Jena, Bachstr. 18

de Sêze, S., Prof. Dr., Clinique Rheumatologique de l'Hôpital Lariboisiere, 6, rue Guy-, Patin, Paris 10/France

Taubner, A., Dr., Hamburgisches Krankenhaus, 3118 Bevensen

Tichy †, H., Prof. Dr., X-8051 Dresden/W, Neubühlauerstr. 30

Vainio, K., Doz. Dr., Reumasäätion Sairaala, Heinola 2/Finland

Vischer, T. L., Dr., Med. Univ.-Klinik Bürgerspital, CH-4000 Basel

Vorlaender, K. O., Prof. Dr., 1 Berlin 31, Paulsborner Str. 2

Wagenhäuser, F. J., Priv.-Doz. Dr., Univ.-Rheumaklinik u. Institut für physikalische Therapie im Kantonsspital, CH-8006 Zürich, Gloriastr. 25

Witmer, R., Prof. Dr., Univ. Augenklinik im Kantonsspital, CH-8006 Zürich, Rämistr. 100

Zöllner, N., Prof. Dr., Med. Univ.-Poliklinik, 8 München 15, Pettenkoferstr. 8a

Allgemeines

Einteilung der rheumatischen Erkrankungen

R. Schoen

Die Einteilung der gemeinhin unter den Begriff des Rheumatismus fallenden Erkrankungen ist ein schwieriges, nahezu unmögliches Beginnen, solange ein einheitlicher klarer Rheumabegriff fehlt und die eigentliche Ursache der meisten hinzugerechneten Erkrankungen letzthin unbekannt ist. Selbst bei bekannter Aetiologie ist häufig die Pathogenese unklar. Ein durchgehendes Klassifikationsprinzip, welches die verwirrende Vielfalt der sogenannten rheumatischen Erkrankungen sinngemäß einzuordnen erlaubt, existiert deshalb nicht. Trotzdem erfordert das didaktische Interesse und das gegenseitige Verständnis eine allgemein verständliche Einteilung und eine Nomenklatur, welche Krankheitsart und Lokalisation möglichst treffend umschreibt, so daß jeder weiß, was damit gemeint ist. Dieses Ziel ist erreichbar.

Bei dieser Sachlage ist es kein Wunder, daß sehr zahlreiche Einteilungsvorschläge im Schrifttum sich finden. Die heute noch gültige offizielle Klassifikation ist die, in Toronto 1957 nach Vorschlägen von O. Steinbrocker beschlossene der internationalen Liga, welche, mehr dem Bedürfnis einer Aufzählung aller unter rheumatischen Symptomen verlaufenden, darunter mancher nicht eigentlich rheumatischen Erkrankungen entspricht, als eine ordnende Sichtung geben will. Jedes Land hat seine eigene Einteilung, welche notgedrungen mehr die Symptome und die Lokalisation als die Eigenart des zugrundeliegenden Prozesses berücksichtigen kann. Die neuesten Klassifikationsvorschläge stammen von F. Coste (1967) und S. de Séze und Mitarb. (1967) und stellen einen wohldurchdachten Katalog aller zum Rheumabegriff gerechneten Erkrankungen dar. Es ist nicht beabsichtigt, eine solche detailierte Einteilung hier wiederzugeben. Die Anordnungen dieses Buches und das übersichtliche Inhaltsverzeichnis mögen dafür als Ersatz dienen. Ferner sei auf das Buch von Moll (1967a) verwiesen, welches die Einteilungen verschiedener Länder einander gegenüber stellt. Als Grundlage der Einteilung gelten gewöhnlich 3 Formen: der entzündliche, der degenerative Gelenkrheumatismus und der extraarticuläre oder Weichteilrheumatismus. Untergruppen des entzündlichen Rheumatismus sind das Rheumatische Fieber, die chronische Polyarthritis (rheumatoide Arthritis) und die Spondylarthritis ankylopoetica. Zum degenerativen Rh gehören die Arthrosen, welche nach ihrer Lokalisation weiter unterteilt werden, ebenso die Spondylarthrosen und Polyarthrosen. Der Weichteilrheumatismus umfaßt die rheumatischen Erkrankungen der Muskeln, Sehnen, Faszien, Schleimbeutel und der Nerven, sowie des subcutanen und periarticulären Bindegewebes (Fibrositis, Panniculitis). Diese bezüglich der Sonderformen noch sehr unvollständige Einteilung läßt sich im einzelnen beliebig erweitern. Man denke allein an die vielen Varianten der chron. P., die psoriatische Arthropathie, die echte Gicht, welche zwar nicht eigentlich zum Rheumatismus gehört, aber enge Beziehungen dazu besitzt. Eine neuerdings zum Rheumatismus gezählte Gruppe sind die „pararheumatischen Erkrankungen", die meist als Collagenosen bezeichnet werden. Dazu gehört in erster Linie der Lupus erythematosus disseminatus, die Dermatomyositis, die progressive Sklerodermie und die Periarteriitis nodosa. Diese im weitesten Sinne zu den Connectividen (Bindegewebskrankheiten) gehörige, in sich sehr differente Gruppe geht gewöhnlich mit initialen Arthralgien oder Arthritiden milden Verlaufs einher. Zwischen Lupus erythematosus und rheumatoider Arthritis gibt es gewisse Übergänge. Im weiteren Sinne gehören zu dieser Gruppe noch die Arteriitis temporals (Riesenzellenartariitis) mit Symptomen der rheumatischen Polymyalgie, die Sarcoidose, das Wegener'sche Granulom, die Moskowitz'sche thrombotische, thrombopenische Purpura u. a. m.

Bei einer nach pathogenetischen Gesichtspunkten angeordneten Einteilung, welche sich, wie alle Einteilungsversuche, nicht durchgehend anwenden läßt, wird eine endocrine, eine allergische, eine infektiös-bakterielle und eine virale Form des Gelenkrheumatismus mit aufgeführt Auch die Gelenkveränderungen bei Haemophilie werden erwähnt, obwohl ihnen nur eine differentialdiagnostische Bedeutung, ebenso wie manchen anderen, nicht hierhergehörigen Gelenkschäden verschiedener Art zukommt Da der Begriff des Rheumatismus nicht exakt zu definieren ist, sind die Grenzen des „Rheumatischen" fließend, was bei Vergleich der Schemen der Klassifikation sehr deutlich herauskommt. Der spezialisierte Rheumatologe neigt auf Grund seines Patientengutes und seines Faches eher dazu die Grenzen weit zu ziehen, während vom Standpunkt der inneren Medizin und der Orthopädie eine engere Begrenzung angezeigt erscheint. Theoretische Vorstellungen, klinische Erfahrungen und rein symptomgebundenes Denken vereinigen sich in dem weiten Feld der Klassifikation der rheumatischen Erkrankungen unter den verschiedenen Vorzeichen. Solange wir keine allgemeingültige wissenschaftliche Definition für den Rheumabegriff geben können, bleiben alle Versuche einer sinngemäßen Einteilung im Stadium der „Reflexion" (Coste, 1967; de Sèze, 1967) befangen. Ihre Brauchbarkeit für klinische Zwecke ist trotzdem nicht zu bezweifeln (vgl. auch Tarnopolsky, 1967).

Als Beispiel einer modernen, das gesamte Gebiet rheumatischer Erkrankungen umfassenden Aufstellung sei hier die im Vademecum der rheumatischen Krankheiten (3. Auflage 1966) gegebene Einteilung angefügt (Eidgen. Kommission zur Bekämpfung der Rheumaerkrankungen[1]):

1. Die rheumatischen Arthritiden oder entzündlich rheumatischen Krankheiten

1.1 Die rheumatischen Arthriditen im engeren Sinne

    1.1.1 Der akute Gelenkrheumatismus

    1.1.2 Die progredient chronische Polyarthritis des Erwachsenen

    1.1.3 Die Spondylarthritis ankylopoetica (rheumatische Pelvi-Spondylitis)

    1.1.4 Chronische Polyarthritis des Kindes

    1.1.5 Nicht einteilbare rheumatische Arthritiden wie seronegative Polyarthritiden, Oligoarthritiden und Monarthritiden

    1.1.6 Der palindromische Rheumatismus

    1.1.7 Der Hydrops intermittens

    1.1.8 Pseudopolyarthrite rhizomélique (Polymyalgie rheum.)

---

[1] Bearbeitet von Prof. Dr. G. H. Fallet, Genf.

Hinweis der Herausgeber zur Terminologie

Zum Zeitpunkt der Drucklegung des vorliegenden Buches sind mehrere Autoren mit dem Vorschlag an die Herausgeber herangetreten, bezüglich der *chronischen Polyarthritis* einer einheitlichen Terminologie für diese wichtige Erkrankung aus dem rheumatischen Formenkreis zu folgen.

Im deutschen Sprachgebiet sind für die Erkrankung folgende Bezeichnungen verwandt worden:

1. Primär chronische Polyarthritis (Pcp)
2. Progressiv (progredient) chronische Polyarthritis (Pcp)
3. Polyarthritis chronica rheumatica
4. Chronische Polyarthritis (cP)
5. Idiopathische Arthritis
6. Rheumatoide Arthritis

So sehr die Herausgeber selbst im Interesse der Geschlossenheit des Werkes gerne bezüglich der zu Rede stehenden Krankheit einer einheitlichen Terminologie gefolgt wären, so sind sie doch nach Abwägung aller Vor- und Nachteile, die den erwähnten Bezeichnungen im einzelnen zukommen mögen, zu dem Schluß gekommen, einer nach ihrer Meinung ohnehin notwendigen Reform der Nomenklatur rheumatischer Erkrankungen jetzt nicht zuvor zu kommen. Der Leser möge deshalb Verständnis dafür haben, daß wir es zunächst bei den von den einzelnen. Autoren gewählten verschiedenen Benennungen dieser Krankheit belassen haben.

Die Herausgeber

Geschichte des Rheumatismus

W. Moll

Der Rheumabegriff der Gegenwart stellt ein komplexes, heterogenes und zudem elastisch gehandhabtes problematisches Gebilde dar, das nur aus seiner geschichtlichen Entwicklung und Wandlung verstanden und dessen Existenzberechtigung innerhalb der modernen Medizin zu Recht in Frage gestellt werden kann. Das Verständnis des komplexen Sinns und Gehaltes des Rheumabegriffs als wesentlicher Grundlage einer wissenschaftlich vertretbaren Rheumatologie ergibt sich allein aus der medizingeschichtlichen Entwicklung dieses vieldeutigen Krankheitsbegriffs im Spiegel der wechselvollen aetiologisch-pathogenetischen Betrachtungsweise der pleomorphen Rheumaerkrankungen, welche de facto keine Krankheitseinheit, sondern eine Krankheitsvielfalt darstellen.

Die medizingeschichtlichen Ursprünge des Rheumabegriffs sind bis in die griechische Antike zurück zu verfolgen, nämlich bis in die Blütezeit der nach dem Heilgott Asklepios benannten Medizinschulen von Kos, Knidos und Sizilien. Schon in der Schriftensammlung des in seinen wichtigsten Teilen Hippokrates von Kos (460—377 v. Chr.) zugeschriebenen und deshalb nach ihm benannten Corpus hippocraticum werden die inhaltlich gleichwertigen Worte „Rheuma" und „Katarrhos" — mit Fluß bzw. Herabfluß zu übersetzen — verwendet als Ausdruck der damaligen humoralbiologischen Vorstellung von der elementaren Bedeutung der vier Kardinalsäfte („humores") — Blut, Schleim, gelbe und schwarze Galle — für Leben, Gesundheit und Krankheit. Fehlerhafte Zusammensetzung oder Mischung (Dyskrasie) dieser Körpersäfte führt zu Krankheit. Ein allgemeines pathogenetisches Prinzip stellt das Herausfließen des das Element der kalten Feuchtigkeit repräsentierendes „Phlegmas" des Schleims aus dem Gehirn in andere Körperteile dar; eine Vorstellung, welche im Corpus hippocraticum eingehend dargelegt wird. (s. Moll).

Schon mit dem hippokratischen Rheumabegriff wird somit keine bestimmte Krankeitsgruppe umschrieben, sondern der humoralpathologischen Vorstellung von Entstehung und Wesen der Erkrankungen — sowohl innerer Organe als der Gliedmassen — generell Ausdruck verliehen. Unabhängig von dem vorwiegend pathogenetisch ausgerichteten Rheumabegriff existiert indes in der hippokratischen Medizin bereits der Begriff der „arthritischen Schmerzen", wobei bemerkenswerterweise sogar eine gewisse Differenzierung der Gelenkerkrankungen vorgenommen wird, welche in späteren Epochen verloren geht. Sodann werden im Corpus hippocraticum und besonders in einem Fragment von Theophrastos von Eresos (372—288 v. Chr.), wesentlich später auch in einem Werk von Aëtios aus Amida (6. Jahrh. n. Chr.) Krankheitszustände erwähnt, welche neben den Gelenken gleichzeitig die Weichteile befallen und durch eine exzessive lokale Müdigkeit („lassitudo") ausgezeichnet sind. Besonders die Entstehung derartiger Krankheiten wird mit den „Flüssen" von „Rheuma" oder „Katarrh" in Verbindung gebracht, womit ein pathogenetisches Prinzip mit bestimmten Krankheitszuständen koordiniert wird.

Auch in den von der hippokratischen Humoralpathologie maßgeblich beeinflußten Schriften der antiken römischen — de facto griechisch-römischen — Medizin findet sich der Begriff der „Arthritis", allerdings beispielsweise sowohl von Aretaios aus Kappadokien (1. Jahrh. n. Chr.) als auch von Galenos aus Pergamos (129—199 n. Chr.) als Sammelbegriff für Gelenkentzündungen schlechthin verwendet, welche — im Gegensatz zu den hippokratischen Schriften — nicht ihrem Wesen, sondern bloß ihrer Lokalisation nach unterschieden und als Podagra, Chiragra oder Gonagra bezeichnet werden.

In der frühmittelalterlichen byzantinischen Heilkunde, einem in das Mittelalter hineinreichenden Ausläufer der antiken griechisch-römischen Medizin, figuriert unter der Bezeichnung „Rheumatismus" vorwiegend die Gichtarthritis (Alexander aus Tralles, 525—605 n. Chr.).

Während der beinahe zwei Jahrtausende dauernden, nämlich bis in das 16. Jahrhundert bestehenden Herrschaft der — von den Griechen begründeten, von den Römern, Arabern sowie den europäischen Kulturvölkern übernommenen — Humoralbiologie und -pathologie persistiert im wesentlichen der Rheumabegriff als allgemeines pathogenetisches Prinzip, wobei sich allerdings im Laufe der Geschichte zunehmend die Tendenz einer Begriffsverknüpfung mit Erkrankungen der Gliedmassen und besonders der Gelenke abzeichnet. Gleichzeitig wird die ursprüngliche hippokratische Vorstellung einer generellen Dyskrasie allmählich durch Annahme eines mit Blut-

veränderungen zusammenhängenden Stoffes, einer als „materia peccans" betrachteten „rheumatischen Schärfe" ersetzt.

Eine allmähliche Reformation des Rheumabegriffs bahnt sich im Verlaufe des
16. und 17. Jahrhunderts an auf Grund der in dieser Epoche aus Humanismus und
Renaissance sich entwickelnden Kritik in Verbindung mit dem allgemeinen Auf-
schwung der Naturwissenschaften sowie der unter dem Einfluß der Arbeiten von
Theophrastus von Hohenheim (Paracelsus, 1494—1541), Andreas Vesalius (1515 bis
1564) und William Harvey (1578—1657) sich einleitenden Neuordnung der abend-
ländischen Medizin.

Die Arbeiten und dogmatischen — einerseits alchemistischen, anderseits metaphysischen —
Ansichten des *Paracelsus* bedeuten allerdings zunächst für die Begriffsbestimmung von „Rheumatismus „und „Arthritis" keinerlei Fortschritt, in welchem Zusammenhang bloß auf die von *Paracelsus*
stammenden problematischen Begriffe des „Arthritismus" und der „arthritischen Diathese" verwiesen sei. So sagt auch *Delpeuch*: „L'oeuvre de Paracelsus fut stérile et éphémère. La médecine en
particulier ne lui doit rien: on ne trouve dans ses livres aucune trace d'observation clinique, aucune
notion précise de pathologie, aucun effort utile therapeutique."

Das Verdienst einer Erneuerung des während des Mittelalters weitgehend ver-
wischten Rheuma- und Arthritisbegriffs kommt einer Reihe bedeutungsvoller Ärzte
dieser Zeitepoche zu: Girolamo Cardano (Hieronymus Cardanus, 1485—1558),
Jean Fernel (Johannes Fernelius, 1506—1588), Luiz de Mercado (Ludovicus Merca-
tus, 1520—1606), Felix Platter (1536—1614), Guillaume de Baillou (Ballonius,
1538—1616), Charles Lepois (Carolus Piso, 1563—1633), Daniel Sennert (1572 bis
1637), J. B. van Helmont (1577—1644), Lazare Rivière (1590—1655), François de le
Boë (Sylvius, 1614—1672), Conrad Viktor Schneider (1614—1680) und Thomas
Sydenham (1624—1689). Auf den ursprünglichen Gehalt der hippokratischen
Medizin sowie eine exakte Krankheitsbeobachtung aufbauend, wird in den Schriften
dieser Autoren eine allmähliche Reformation des Rheumabegriffs eingeleitet, welche
schließlich mit der auf Thomas Sydenham zurückzuführenden scharfen Abtrennung
der Gicht von der Arthritis ihren vorläufigen Abschluß findet. Gleichzeitig wird dabei
die hippokratische humoralpathologische Vorstellung der „Rheuma"-Genese durch
Herabfluß von Schleim aus dem Gehirn in die Gliedmassen nach und nach modifiziert durch Annahme eines extrakraniellen Ursprungs der krankmachenden Flüssigkeit (Fernel), die später als Auswirkung eines Katarrhs in dem durch das Siebbein
vom Gehirn abgeschlossenen Nasenrachenraum betrachtet wird (C. V. Schneider).

Als wegweisend für die Geschichte des „Rheumatismus" ist das 1603 von dem
Basler Stadtarzt Felix Platter (1536—1614) herausgegebene Buch „Praxeos medicae"
zu bezeichnen, wonach Schmerzen im Bereich des „Habitus corporis" oder „Habitus
externus" — worunter der menschliche Stütz- und Bewegungsapparat gesamthaft
zu verstehen ist — in solche der Knochen, der Gelenke und der Weichteile eingeteilt
werden.

Während die Entstehung der Weichteilerkrankungen mit „katarrhalischen Flüssen" im Sinne
der hippokratischen Medizin in Verbindung gebracht wird, werden für Arthritiden seröse Aus-
scheidungen aus dem Blute als ursächliches Moment postuliert.

Zweifellos dürfte Felix Platter für die Entwicklung der Rheumatologie mindestens ebenso bedeutungsvoll sein, wie Guillaume de Baillou (Ballonius, 1538—1616)
— häufig als „Vater des symptomatischen Rheumabegriffs" bezeichnet —, der den
„Rheumatismus" als Allgemeinkrankheit des menschlichen Stütz- und Bewegungsapparates — sowohl Gelenke und Knochen als auch Weichteile umfassend — be-

trachtet und ihn der Arthritis — worunter in einschränkender Weise, indes ausschließlich die Gicht verstanden wird — gegenüberstellt. Da ferner der „Rheumatismus" als Wegbereiter der „Arthritis" aufgefaßt wird, ist der mit den Arbeiten von Baillou verbundene Fortschritt gesamthaft problematisch.

Während im Altertum und Mittelalter üppiges Leben und Exzesse in baccho et venere als Ursache des die Gicht einschließenden „Rheumatismus" betrachtet und die entsprechenden therapeutischen Konsequenzen daraus gezogen werden, ändert sich dies nach Abtrennung der Gicht vom Rheumatismus in grundlegender Weise: Im Verlaufe des 18. Jahrhunderts wird der „Rheumatismus" zu einer ätiologischen Krankheitseinheit, als deren gemeinsame Ursache die „Erkältung" gilt. Diese wird als Auswirkung eines Kälteschadens betrachtet, der sich als lokale Entzündung manifestiert. Damit rücken humoralpathologische gegenüber solidarpathologischen Überlegungen mehr und mehr zurück. Schließlich wird zu Beginn des 19. Jahrhunderts der Erkältung eine weit überschätzte Rolle in der allgemeinen Krankheitspathogenese beigemessen.

Bedeutungsvoll ist sodann die Erkenntnis der Einbeziehung des Herzens in das Krankheitsgeschehen des akuten (Gelenk-) Rheumatismus. Andeutungen für derartige Zusammenhänge finden sich schon in den Werken von Giovanni Battista Morgagni (1682—1771), Gewißheit dafür erst bei David Pitcairn (1788), Matthew Baillie (1789) und Edward Jenner (1790). Von grundlegender Bedeutung ist die Bewertung der Herzbeteiligung — in Form einer Endokarditis — als einer seiner wesentlichen Begleiterscheinungen und nicht bloß einer Komplikation durch J. B. Bouillaud (1840), welchem zu Ehren der akute Gelenkrheumatismus heute noch in Frankreich als „maladie de Bouillaud" bezeichnet wird.

Im Verlaufe des 19. Jahrhunderts finden sich sodann erste Ansätze zu einer Differenzierung der vielgestaltigen Gruppe der chronischen Gelenkleiden. Während von englischen Autoren dabei das klassische Bild der „rheumatoid arthritis" herausgestellt und scharf von anderen chronischen Gelenkkrankheiten abgetrennt wird, betrachtet Charcot entzündliche und degenerative Arthropathien als bloße Varianten des gleichen pathologischen Prozesses: eine mit dem hinfälligen Begriff der „Arthritis deformans"[1] verbundene irrtümliche Vorstellung, die bis heute allerdings teilweise fortbesteht! Wegweisend für diese Differenzierung sind besonders die pathologischanatomischen Arbeiten von Cruveilhier, Meyer, Rokitansky, Virchow, von Volkmann und Weichselbaum, welch letzterem das hervorragende Verdienst zukommt, das den Gelenkveränderungen beim alternden Menschen zugrunde liegende morphologische Substrat primär nicht als Entzündungsprozeß, sondern als eng mit der physiologischen Gewebsinvolution zusammenhängendes degeneratives Geschehen zu deuten: eine Auffassung, die in der Folge von zahlreichen andern Autoren bestätigt und heute allgemein anerkannt wird.

Der akute Gelenkrheumatismus wird seinerseits in Verfolgung der Idee einer ursächlichen Bedeutung „miasmatischer" Ansteckungsstoffe zu Ende des 19. Jahrhunderts, dem Beginn der bakteriologischen Aera und des Ausbaus der Histopathologie, zum ·Ausgangspunkt eingehender bakteriologischer und histopathologischer Untersuchungen mit der Fragestellung nach einem auslösenden bakteriellen oder

---

[1] Erst im 2. Jahrzehnt des 20. Jahrhunderts wird scharf zwischen ARTHRITIS und ARTHROPATHIA DEFORMANS unterschieden (Fr. von Müller, 1913), für welche in der Folge mehr und mehr die Bezeichnung ARTHROSIS oder ARTHRONOSIS DEFORMANS gebräuchlich wird.

virusartigen Agens: ein theoretisches Konzept, welches angesichts der symptomatologischen Ähnlichkeit mit einigen Infektionskrankheiten verständlich wird. Damit rücken in der Pathogenese des entzündlichen Rheumatismus wiederum humoralpathologische Vorstellungen in den Vordergrund, allerdings in anderem Gewand als früher, unter Ersatz der antiken Idee einer allgemeinen Dyskrasie durch diejenige von im Blut kreisenden belebten Erregern und deren Produkten. Eine wesentliche Stütze erfährt die Infektionstheorie des entzündlichen Rheumatismus zu Beginn des 20. Jahrhunderts von pathologisch-anatomischer Seite, indem im Jahre 1904 von Ludwig Aschoff (1866—1942) und unabhängig von ihm—fast gleichzeitig—von P. Geipel im Herzmuskel von an Gelenkrheumatismus verstorbenen Menschen charakteristische Zellknötchen entdeckt und beschrieben werden, welche seither als für diese Krankheit spezifisch gelten.

Später werden derartige „Noduli rheumatici" oder Aschoff-Geipel'sche Knötchen beim akuten Rheumatismus nicht nur im perivaskulären Bindegewebe des Herzmuskels, im Herzklappengewebe, in den subendothelialen und subepikardialen Schichten, sondern auch in den adventitiellen Scheiden der großen Gefäße, im peritonsillären Gewebe, im Halsbindegewebe sowie im faserigen Bindegewebe schlechthin nachgewiesen.

Diese bindegewebige Reaktion wird als morphologischer Ausdruck der Infektion mit einem „spezifischen" Erreger aufgefaßt und daraus die Berechtigung abgeleitet, den akuten Gelenkrheumatismus als „Rheumatismus specificus infectiosus" (Graeff) oder „Granulomatosis rheumatica" (Fahr, Swift) der Tuberkulose und der Lues an die Seite zu stellen.

Neben dem rheumatischen Granulom werden von Klinge weitere histopathologische Veränderungen in Form von Quellungsprozessen im Bereich der Bindegewebsfasern mit hyalin-fibrinoider Umwandlung und allmählicher Vernarbung beschrieben, die als exsudative Erscheinungen gewertet und von Klinge als „rheumatisches Frühinfiltrat" bezeichnet werden, das er aber keineswegs als spezifische Gewebsreaktion, sondern als Ausdruck einer hyperergischen Reaktion eines sensibilisierten Organismus auf ein unspezifisches Agens deutet. Anders ausgedrückt: „C'est l'organisme et non pas le microbe qui fait la maladie" (Bouchard).

In Ergänzung zur Auffassung des akuten Rheumatismus als spezifischer Infektionskrankheit (Aschoff, Geipel, Graeff, Fahr, Swift) und derjenigen als hyperergische Gewebsreaktion innerhalb eines sensibilisierten Organismus (Klinge, Rössle, Grumbach) wird temporär der in Vorstellungen der assyrischen und ägyptischen Heilkunde des Altertums wurzelnde Mechanismus der Herdinfektion als pathogenetisches Moment in Betracht gezogen: ein vorwiegend hypothetisch fundiertes, im allgemeinen maßlos überbewertetes Prinzip, dem gegenüber Schottmüller (1930) folgende Stellungnahme bezieht: „Wenn es sich lediglich um eine theoretische Auffassung handeln würde, so könnte man sie mit Stillschweigen übergehen; da die Vertreter der Lehre aber weitgehende Indikationen für die Therapie stellen, so muß die Ansicht nicht nur abgelehnt, sondern auch bekämpft werden."
Tatsächlich sind Krankheitsbilder, bei welchen der pathogenetische Mechanismus der Herdinfektion zur Diskussion gestellt werden kann, selten, obwohl nach Grumbach in der gemäßigten Zone jeder Erwachsene Träger mindestens eines, meistens sogar mehrerer Herde ist. Die routinemäßige Herdsanierung entbehrt damit weitgehend einer Begründung.

Gegenüber infektiösen und postinfektiös-allergischen Mechanismen treten humoral-endokrine Vorgänge trotz bekannter Abhängigkeit „rheumatischer" Affektionen vom Endokrinium bis zum Jahre 1949, dem Zeitpunkt der aufsehenerregenden Publikation von Hench, Kendall, Polley und Slocumb betreffend die therapeutische Auswirkung von Steroidhormonen zurück, was sich in der Folge grundlegend ändert. Damit rückt eine Korrelationsstörung des Hypophysen-Nebennierenrindensystems in das Zentrum der Betrachtungsweise, welche aber nur einem Teil der Phaenomene des „entzündlichen Rheumatismus" gerecht wird, für den „nicht-entzündlichen Rheumatismus" hingegen a priori entfällt.

Eines der ersten morphologischen Substrate beim entzündlich-rheumatischen Geschehen, der AUSTRITT von ALBUMINEN aus dem BLUT ins GEWEBE — von Eppinger als „seröse Entzündung", von Rössle als „Albuminurie ins Gewebe" bezeichnet — kann auf einer Gewebspermeabilitätsstörung, einer Dysproteinämie, einer Störung des Hyaluronsäure-Hyaluronidase-Systems oder einer Verschiebung zwischen Mineralo- und Glukokortikoiden beruhen.

Die humoral-pathologische, -chemische und -endokrinologische Betrachtungsweise ergänzend stellen neuralpathologische Theorien (Lichtwitz, 1936 — Speransky, 1943) das neurovegetative System und seine zentralen Steuerungsorgane in den Mittelpunkt des entzündlich-„rheumatischen" Geschehens: ein auch therapeutisch bedeutungsvolles Konzept. Kennzeichnend dabei ist die Akzentverlegung vom exogenen „aetiologischen" Moment auf den endogenen Reaktionsablauf innerhalb des Organismus, wobei sich Intensität exogener Reize und diejenige endogener Reflexvorgänge keineswegs parallel verhalten. Nach neuralpathologischer Auffassung kommt exogenen Momenten bloß die Rolle eines auslösenden Faktors zu, der eine vorbestehende neurale Reaktionskette in Gang setzt beziehungsweise den gebahnten Reflex weiterunterhält.

Eine allgemeine Vertiefung pathogenetischer Vorstellungen auch der Rheumaerkrankungen bringt die Selye'sche Theorie des ADAPTATIONS-SYNDROMS, eines neuartigen Konzeptes allgemeiner Abwehrreaktionen des Körpers gegenüber verschiedenartigsten, als „STRESS" bezeichneten Schädigungen (1936—1956).

Trotz der grundsätzlichen allgemein-biologischen Bedeutung der Selye'schen Vorstellungen von Adaptationsmechanismus und Adaptationssyndrom besteht allerdings keinerlei Anlaß, die entzündlichen Rheumaerkrankungen oder sogar die Rheumaerkrankungen gesamthaft auf den gemeinsamen komplexen Nenner einer „ADAPTATIONSKRANKHEIT" zu bringen, womit die bestehende Begriffsverwirrung tatsächlich bloß vermehrt würde!

Ähnliche Bedenken gelten bezüglich einer Einordnung der entzündlichen Rheumaerkrankungen oder gar des „Rheumatismus" schlechthin in die aetiologisch-pathogenetisch und klinisch-symptomatologisch vollständig heterogene Gruppe der sogenannten KOLLAGEN-Krankheiten (Klemperer, Pollack und Baehr, 1942), einer auf Grund des Kriteriums gemeinsamer charakteristischer histopathologischer Veränderungen im Bereich der interzellulären kollagenen Zwischensubstanz des Binde- und Stützgewebes einerseits, immunpathologischer Ähnlichkeiten andererseits vorgenommenen komplexen Gruppierung.

Der Grundsubstanz des Bindegewebes kommt offenbar eine qualitativ beschränkte Reaktionsfähigkeit zu, so daß auf Grund differenter Schädigungsmomente ähnliche oder gleiche histologische Veränderungen resultieren, deren hervorstechendste die „fibrinoide Degeneration", darstellt. Daß fibrinoide Degeneration aber keineswegs als Ausdruck eines einheitlichen spezifischen Krankheitsgeschehens zu deuten ist, sondern bloß augenfälliges morphologisches Substrat allergischer Prozesse verschiedenster Genese darstellt, wird schon von Klinge unterstrichen.

Aus den vorstehenden Ausführungen ergibt sich von selbst die Problematik des nur scheinbar einheitlichen, de facto heterogenen und komplexen Rheumabegriffs, dessen Sinn und Gehalt nicht nur in den verschiedenen Epochen der Medizingeschichte, sondern sogar in der Medizin der Gegenwart variiert! So kann der Rheumabegriff heute im wesentlichen auf dreifache Weise, nämlich aetiologisch-pathogenetisch, pathologisch-anatomisch oder symptomatologisch-klinisch gefaßt werden, wobei sein Inhalt beträchtliche Unterschiede erfährt:

a) Nach aetiologisch-pathogenetischer Begriffsbestimmung — Basis: postinfektiöses immunpathologisches Geschehen — können allein postinfektiöse hyperergische Prozesse — Prototyp: die eine Streptokokken-Nachkrankheit darstellende Febris rheumatica (= „Polyarthritis acuta") — unter den Rheumabegriff eingereiht werden.

b) Etwas umfangreicher ist die pathologisch-anatomische Begriffsbestimmung — Basis: bestimmte entzündliche histopathologische Veränderungen —, wonach die verschiedenen entzündlichen rheumatischen Erkrankungen — Febris rheumatica, Polyarthritis chronica und Pelvispondylitis ossificans (Morbus Pierre Marie-Strümpell-Bechterew) — unter den gemeinsamen Nenner des Rheumabegriffs fallen.

c) Sehr viel umfassender ist die symptomatologische Begriffsbestimmung der klinischen Rheumatologie. In diesem komplexen funktionspathologisch-klinischen Rheumabegriff werden aetiologisch-pathogenetisch, pathologisch-anatomisch und klinisch-semiologisch vollständig heterogene Erkrankungen zusammengefaßt, welche mehr oder weniger ausgedehnte Abschnitte des menschlichen Stütz- und Bewegungsapparates — Gelenke, Bänder, Sehnen, Sehnenscheiden, Knochenvorsprünge, Bindegewebe, Fettgewebe und Muskulatur sowohl im Bereich des Achsenorgans als auch der Extremitäten —, gelegentlich auch innere Organe befallen und deren gemeinsames Merkmal im wesentlichen bloß das vieldeutige Symptom des Schmerzes mit seinen Begleiterscheinungen darstellt.

Das Chaos um den Rheumabegriff, dessen variabler Sinn und Gehalt in Vergangenheit und Gegenwart in den vorstehenden Darlegungen aufgezeigt wird, betrifft in gleicher Weise auch die Terminologie und Klassifizierung der Rheumaerkrankungen: ein Thema von grundsätzlicher Bedeutung (s. Moll), das in einem besonderen Abschnitt des vorliegenden Buches besprochen ist. (S. 31 ff.).

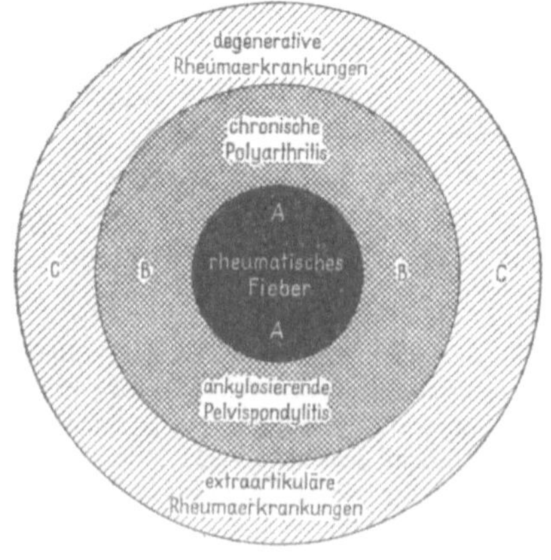

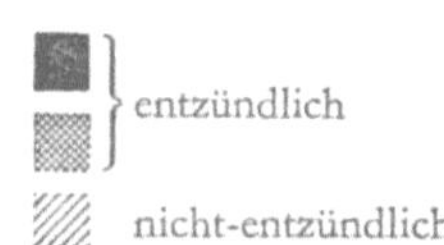

Abb. 1. Schematische Darstellung des unterschiedlichen Umfanges und Inhaltes des Rheumabegriffs:
a) nach aetiologisch-pathogenetischer Begriffsbestimmung: A;
b) nach pathologisch-anatomischer Begriffsbestimmung: A + B;
c) nach klinisch-symptomatologischer Begriffsbestimmung: A + B + C

Mesenchymstoffwechsel

Chemische Struktur und Funktion des normalen Bindegewebes

U. Gerlach und W. H. Hauss

Die vielgestaltigen Formen der rheumatischen Krankheiten spielen sich in erster Linie am Bindegewebe des Organismus ab. In diesem Gewebe beginnt die Krankheit mit biochemischen und physikochemischen Veränderungen, die erst funktionelle, dann morphische Schäden nach sich ziehen. Weil den Reaktionen des Bindegewebes eine entscheidende Rolle in der Pathogenese des Rheumatismus zukommt, werden im folgenden einige Anmerkungen zu Bau und Funktion des normalen Bindegewebes gebracht, die als Grundlage für eine pathophysiologische Betrachtungsweise dienen.

Die Aufgaben der Binde- und Stützgewebe (Mesenchym) sind vielfältig: Sie erfüllen im menschlichen Organismus die *mechanischen* Funktionen des Bindens und Stützens, besonders in Knochen, Knorpel, Sehne und Fascie. Daneben haben die Bindegewebe wesentliche *dynamische* Aufgaben für Permeabilität und Stofftransport in der Transitstrecke (Hauss u. Mitarb.), das heißt im perikapillären Raum zwischen Kapillare und Zellen, wo die einzelnen Komponenten des Mesenchyms eine universelle Leistung erfüllen: Alle Nahrungsstoffe der Zellen, alle Metaboliten müssen die Transitstrecke passieren, woraus sich die besondere Funktion des perikapillären Bindegewebes für Transport und Permeabilität ergibt.

Die Bindegewebe sind aus Zellen, Grundsubstanz und Fasern gebaut und von Kapillaren, Lymphgefäßen und nervösen Elementen durchzogen. Der Anteil der einzelnen Komponenten ist in den verschiedenen Bindegeweben unterschiedlich, weil die einzelnen Komponenten der Funktion des Gewebes angepaßt sind (Hartmann, 1961).

Mesenchymzellen

Die zellulären Elemente der Bindegewebe sind die Mesenchymzellen (Branwood, 1963), deren Anteil in vielen bindegewebigen Organen weniger als 2% Gewebsmasse beträgt. Die Mesenchymzellen bauen das interstitielle Gewebe auf, regulieren den Stoffwechsel von Grundsubstanz und Fasern, erneuern das Gewebe und passen seinen Stoffwechsel den geforderten Leistungen an. Zu den Mesenchymzellen gehören Fibroblasten und Fibrozyten, Pericyten, Mesangiumzellen und die Nierenglomerula, murale Zellen in der Retina und die Langhans-Zellen in der Intima; Zellformen mit speziellen Aufgaben sind die Makrophagen (Histiozyten), Mastzellen (Heparinozyten) sowie die Chondrozyten und Osteozyten. Wahrscheinlich gehören auch die Endothelien der Gefäße zu den Mesenchymzellen.

Die spezifischen Stoffwechselprodukte der Mesenchymzellen sind die Eiweiß-Polysaccharid-Komplexe der Grundsubstanz und die Skleroproteine, deren Synthese und Abbau in einem von der Zelle gesteuerten, dynamischen Gleichgewicht steht.

Verschiedene Befunde lassen vermuten, daß in den mesenchymalen Zellen die Synthese von Mukopolysacchariden und von Kollagen zur gleichen Zeit stattfinden kann. Solche Befunde sprechen für eine kausale und regulierte Abhängigkeit dieser

zwei Synthesen von einander, wobei die einzelnen Syntheseschritte in ein und derselben Zelle stattfinden können (Hilz u. Mitarb.).
Die Synthese von Grundsubstanz und Fasern erfordert spezifische Enzymsysteme, die chemisch gebundene Energie verwenden und übertragen können (vgl. S. 21).

Daher ist es verständlich, daß unter den sogenannten Hauptkettenenzymen im Enzymverteilungsmuster der Mesenchymzellen solche Fermente in hoher Aktivität vorkommen, die an der Bildung energiereicher Phosphatase beteiligt sind, wie z.B. Phosphoglyceratkinase und Pyruvatkinase. Insgesamt läßt das Enzymmuster der Mesenchymzellen erkennen (Delbrück), daß diese Zellen zur anaeroben Synthese von energiereichen Phosphaten befähigt sind; die Enzyme des Zitronensäurezyklus sowie der allgemeinen Proteinsynthesen sind vorhanden.

Über das Verhältnis, in dem aerober und anaerober Stoffwechsel in den Mesenchymzellen zu einander stehen, ist nichts Exaktes bekannt.

Zahlreiche exogene und endogene Faktoren (Stressoren, mechanische, chemische, infektiöse, toxische Faktoren, Hormone, Vitamine etc.) beeinflussen das Mesenchym. Darauf antwortet die Mesenchymzelle (unspezifische Mesenchymreaktion), indem sie ihre Leistungen moduliert, differenziert, spezialisiert, also ihre Leistung „anpaßt". Auf die Einwirkung dieser Faktoren hin kann auch der Teilungsstoffwechsel aktiviert werden, wodurch sich die Zellzahl vermehrt. Die Beeinflussung der Mesenchymzelle kann von verschiedenen Regulationsebenen aus erfolgen: vom Großhirn, vom Stammhirn, über nervale und hormonale Bahnen, durch intrazelluläre Regulationen. Die Zellreaktion bleibt im physiologischen Rahmen, so lange die Grenzen der sinnvollen Adaptation nicht überschritten werden (Hoff). Jenseits dieser Grenzen beginnen pathologische Reaktionen, die zur Krankheit führen. So kann eine Abweichung der Zelleistung zu einer Vermehrung der Interzellulärsubstanz (Grundsubstanz und Fasern) oder der physiko-chemischen Eigenschaften im Extrazellulärraum, also auch in der Transitstrecke führen. Dadurch kann sich der Stoffaustausch für die Mesenchymzellen selbst so verschlechtern, daß weitere Schädigungsfolgen eintreten.

Die intrazellulären Regulationstypen, die den Mesenchymzellen ebenso wie anderen Körperzellen zur Verfügung stehen, können in 3 Gruppen geordnet werden (Holzer, 1963):

1. Regulation der Gen-Aktivität (Repression oder Induktion der Enzymsynthese),

2. Regulation durch Endprodukthemmung (Feedback-Hemmung; kompetitive Hemmung der Enzymaktivität),

3. Enzymatische Regulation (Konkurrenz von Enzymen um gemeinsame Co-Enzyme und Substrate).

Der Einfluß verschiedener *Noxen* wurde in der Münsteraner Klinik unter mannigfaltigen Bedingungen geprüft: Es zeigte sich, daß die Mesenchymzelle regelmäßig und prompt mit einer Änderung ihrer Stoffwechselaktivität antwortet (unspezifische Mesenchymreaktion, Hauss u. Mitarb., 1968).

Auch über den Einfluß verschiedener Hormone, insbesondere von Nebennierenrinde, Schilddrüse, Nebenschilddrüse und Thymus sowie von Vitaminen bestehen bereits gesicherte klinische und tierexperimentelle Befunde (Übersicht bei Asboe-Hansen; Buddecke (1966); Dorfman u. Schiller, 1958; Dziewiatkowski; Hauss u. Mitarb.).

Die Änderung des Stoffwechsels von Mukopolysacchariden durch *Hormone* kann in prinzipiell verschiedener Weise erfolgen: Auf der einen Seite kann die Syntheserate der Polysaccharide geändert werden, auf der anderen Seite ist eine Beeinflussung der Halbwertszeit, d.h. des Abbaus der Polysaccharide möglich.

So hemmt *Cortisol* die Syntheserate der sauren Mukopolysaccharide, aber es ruft auch eine Verlängerung der biologischen Halbwertszeit hervor. Wahrscheinlich handelt es sich um eine Hemmung der verschiedensten in den Fibroblasten ablaufenden biosynthetischen Prozesse, denn es wird auch die Synthese von Kollagen und anderen Proteinen gehemmt.

Insulin verlängert die biologische Halbwertszeit für Chondroitinsulfat und Uronsäure.

Thyroxin beeinflußt die einzelnen Mukopolysaccharid-Typen in ganz unterschiedlicher Weise.

Weitere Hormone, z.B. Wachstumshormon, Testosteron, Glukagon und Östrogen greifen in den Stoffwechsel der Mukopolysaccharide ein.

Vitamine im Mesenchymstoffwechsel (Übersicht bei Buddecke, 1966).

Vitamin A erhöht die proteolytische Aktivität der Chondroblasten dadurch, daß aus den Lysosomen dieser Zellen Proteasen freigesetzt werden.

Vitamin C gilt als Cofaktor der Hydroxylierung von Prolin im Kollagen. Mangel an Vitamin C blockiert die Synthese von Chondroitinsulfat. Dagegen ist bei Ascorbinsäuremangel die Hyaluronsäure-Synthese vermehrt (Umschaltung der Stoffwechselweichen?).

Gibt man rachitischen Ratten *Vitamin D*, so erhöht sich die Synthese von Glukosamin im Knorpel.

Wenig Sicheres ist über spezielle Faktoren bekannt, welche die Leistung der mesenchymalen Zellen differenzieren: Bemerkenswert sind die Ergebnisse von Lash, Hommes u. Zilliken (1962), die aus Knorpelgewebe einen Gewebsfaktor darstellen konnten, der in Gewebskulturen Fibroblasten zu Chondroblasten umwandelt.

Altersabhängig sind Zahl der Mesenchymzellen im Gewebe und Leistung der einzelnen Zelle, worin sich eine physiologische Alterung der Bindegewebe (Verzár, 1963) widerspiegelt, die sich in den verschiedensten Parametern äußert, z.B. in einer Verminderung der Syntheseraten von Chondroitinsulfat und Kollagen mit zunehmendem Alter (Dziewiatkowski; Hauss, Junge-Hülsing und Schulze; Junge-Hülsing; Gerlach; Hilz).

So sind eine große Reagibilität des Stoffwechsels mit der Fähigkeit, Grundsubstanz und Fasern (Skleroproteine) in variablen Anteilen zu bilden, die physiologischen Merkmale der vielgestaltigen Mesenchymzelle.

Skleroproteine

Kollagene und elastische Fasern sind zu einem dreidimensionalen Netz verwirkt und in die Grundsubstanz eingebettet. Die Ausprägung des Faserwerkes bestimmt einige wichtige Eigenschaften der Gewebe, wie z.B. Festigkeit und Elastizität. Neben der Ausprägung von mechanischen Eigenschaften beeinflussen die Skleroproteine auch den Elektrolytstoffwechsel, was insbesondere bei Calcifikation und Ossifikation von Bedeutung ist.

Kollagen

Das Kollagen ist ein für Bindegewebe typisches Skleroprotein. Deshalb soll der chemische Aufbau des Kollagen unter dem Aspekt der Biochemie der Proteine besprochen werden (Cremer u. Dittmann, 1956; Gersh u. Catchpole, 1960; Grassmann, 1961; Hannig, 1964; Hörmann; Höhling, 1965; Kühn; Lowther, 1963; Peterkofski u. Udenfriend, 1962; Ramachandran, 1963; Rich u. Crick, 1955).

In eingehenden Untersuchungen an hochgereinigten Kollagenproben wurden die Aminosäure-Zusammensetzung und die makromolekulare Struktur der kollagenen Faser weitgehend aufgeklärt (Rich u. Crick, 1955). Eine Besonderheit in der Aminosäure Zusammensetzung des Kollagen liegt im hohen Gehalt an Hydroxyprolin, der für das kollagene Bindegewebe typisch ist sowie in dem relativ hohen Gehalt an Prolin, Glycin und Hydroxylysin (Tab. 1). Die Aminosäuresequenz des Kollagen (*Primärstruktur*) ist weitgehend bekannt; das wesentliche Tripeptid, das auch für die Ordnung der Sekundär- und Tertiärstruktur wichtig ist, hat die Sequenz Glycin — Prolin — Hydroxyprolin.

Tabelle 1. *Aminosäurenzusammensetzung* (nach Hannig in H. M. Rauen, 1964)

	Tropokollagen			Komponenten	
	(Kalbshaut)			α_1	α_2
%-N	18,2	18,3			
	E	E	B	E	E
Gly	32,5	32,7	27,5	32,8	32,9
Ala	11,2	10,8	8,8	11,0	10,3
Val	2,3	2,3	1,5	1,6	2,7
Leu	2,5	2,6	1,9	1,9	2,7
Ileu	1,1	1,2	0,8	0,8	1,6
Ser	3,7	2,9	3,2	3,8	3,7
Thr	1,8	1,9	1,5	1,7	1,8
Met	0,6	0,5	0,4	0,4	0,4
CysH	0,0	0,0	0,0	0,0	0,0
Cys	—	—	—	—	—
Phe	1,3	1,5	0,95	1,3	1,3
Tyr	0,3	0,4	0,2	0,3	0,3
Try	0,0	0,0	0,0	0,0	0,0
Lys	2,7	2,9	3,9	3,0	2,2
OH-Lys	0,7	0,5	1,3	0,5	0,7
Arg	5,2	5,4	15,2	5,0	5,0
His	0,5	0,6	0,5	0,3	0,6
Asp	4,5	4,8	3,6	4,3	4,6
Glu	7,1	7,6	5,9	7,6	7,6
Pro	13,4	13,2	8,9	14,0	12,7
OH-Pro	8,6	8,2	8,2	9,7	8,9
Amid-N	(4,4)	(4,3)	2,9		
Summe	100	100	97,2	100	100

B = Aminosäure-N in % vom Gesamt-N   E = % Aminosäure von Gesamtaminosäuren

Wie alle Proteine wird auch das Kollagen intrazellulär (Asboe-Hansen) synthetisiert und zwar in den Mesenchymzellen (Abb. 2). Durch Verwendung radioaktiv markierter und für Kollagen typischer Aminosäuren wurde der Syntheseweg verfolgt. So wurde bei Benutzung von Prolin festgestellt, daß Prolin zunächst in verschiedenen enzymatischen Schritten aktiviert, dann mit Transfer-RNS gekoppelt und zum Ribosom transportiert wird. Die Position des Prolin innerhalb der Aminosäuresequenz der an den Ribosomen gebildeten Polypeptide ist durch DNS über m-RNS festgelegt. So entstehen verschiedene Prolin-reiche Polypeptide. Sie werden vielleicht schon in diesem Stadium partiell hydroxyliert. Es ist wahrscheinlich, daß die Hydroxylierung an solchen Prolinmolekülen stattfindet, die durch die umgebenden Aminosäuren hierfür disponiert sind. Die intrazellulär synthetisierten Peptide des Kollagen verlassen die Zelle und reifen extrazellulär zu den älteren Fibrillen und Fasern, doch ist die für Kolla-gen charakteristische Querstreifung auch schon intrazellulär sichtbar (Gieseking, 1960).

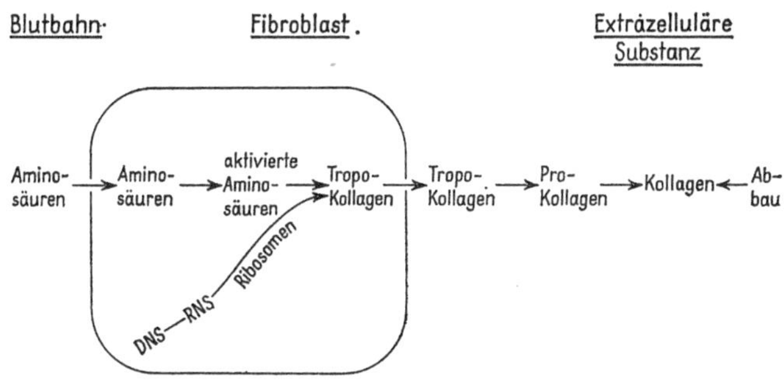

Abb. 2. Bildung von Kollagen

Aufgrund elektronenmikroskopischer Studien scheint die Ausschleusung von Kollagen-Eiweiß aus der Zelle in den extrazellulären Raum so vor sich zu gehen, daß die Polypeptide über das endoplasmatische Reticulum in die Nähe der Zellmembran transportiert werden, wo es zu bläschenförmigen Abschnürungen und in dieser Folge zur Extrusion des Kollagen kommt (Gieseking, 1960).

Die erste extrazellulär faßbare Zwischenstufe der Kollagensynthese ist das Tropokollagen, das als makromolekulares Monomer des Kollagen zu betrachten ist. Darin sind die einzelnen Tropokollagen-Einheiten erst wenig verknüpft, woraus sich ihre relativ leichte Löslichkeit in Neutralsalz-Lösungen erklärt, die im weiteren Reifungsprozeß verloren geht.

Durch weitere Aggregation der Tropokollagen-Moleküle entsteht das „reifere" Prokollagen. Dieses zeigt elektronenmikroskopisch bereits die typische Querstreifung des reifen Kollagen, jedoch ist auch Prokollagen immer noch leichter löslich (nämlich in Zitratpuffer bei pH 3,5) als reifes Kollagen, weshalb das Prokollagen auch als säurelösliche Kollagen-Fraktion bezeichnet wird.

Erst durch weitere Quervernetzung, d. h. durch Ausbildung zusätzlicher kovalenter, intermolekulärer Bindungen entsteht das „reife" Kollagen, das nun Säure- und Alkali-stabil

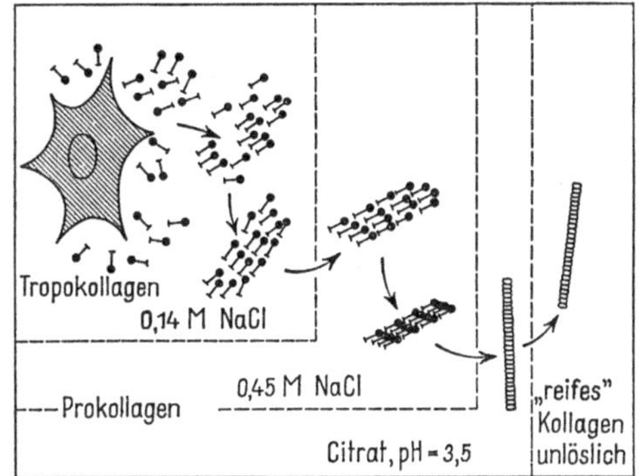

Abb. 3. Intrazelluläre Bildung und extrazelluläre Reifung von Kollagen. Übergang vom neutralsalzlöslichen zum säurelöslichen und unlöslichen Kollagen (nach J. Gross, 1959)

ist (Abb. 3). Diese unlösliche Kollagenfibrille ist die Form, in der das Kollagen seine physiologische Aufgabe als Gerüst und Stützsubstanz erfüllt.

Alle löslichen Kollagenfraktionen ähneln sich hinsichtlich ihrer physiko-chemischen Eigenschaften und ihrer Aminosäurezusammensetzung ebenso wie in ihrer makromolekularen Form und in ihrem Molekulargewicht. Sie sind auch in vitro ineinander überführbar. Weiterhin sprechen Isotopenversuche dafür, daß die einzelnen Kollagenfraktionen in der geschilderten Reihenfolge Ausdruck eines Reifungsprozesses sind: Denn die frühen Synthesestufen des Kollagen zeigen die höchste Umsatzrate (Tab. 2), und der radioaktiv-markierte Praecursor erscheint zuerst im Tropokollagen, später im Prokollagen, zuletzt im reifen Kollagen, was den zeitlichen Ablauf der Kollagensynthese widerspiegelt.

Tabelle 2. *Biologische Halbwertszeit (t 1/2) von Bausteinen des Bindegewebes* (nach Buddecke in H. M. Rauen, 1964)

Baustein		Organ	Species	Halbwerts-zeit (Tage)	Isotop
Kollagen	(total)	Sehne	Ratte	110	Prolin-U-^{14}C
Kollagen	(total)	Haut	Ratte	60	Prolin-U-^{14}C
Kollagen	(unlöslich)	Haut	Ratte	$>$ 150	Prolin-U-^{14}C
Kollagen	(citratlöslich)	Haut	Ratte	25	Prolin-U-^{14}C
Kollagen	(alkalilöslich)	Haut	Ratte	1—2	α ^{14}C-Glycin
Kollagen	(„fast component")	Knochen	Ratte	4	Prolin-U-^{14}C
Kollagen	(„slow component")	Knochen	Ratte	$\sim$ 40	Prolin-U-^{14}C
Kollagen	(total)	Muskel	Ratte	50	Prolin-U-^{14}C
Kollagen	(total)	Niere	Ratte	$\sim$ 300	Prolin-U-^{14}C

Makromolekulare Struktur

Zum makromolekularen Aufbau des Kollagen gehören drei verschiedene Polypeptidketten, die aus 2 α_1- und 1 α_2-Kette bestehen. Diese Ketten haben eine geringgradig verschiedene, aber homologe Aminosäuresequenz in ihrer *Primärstruktur*.

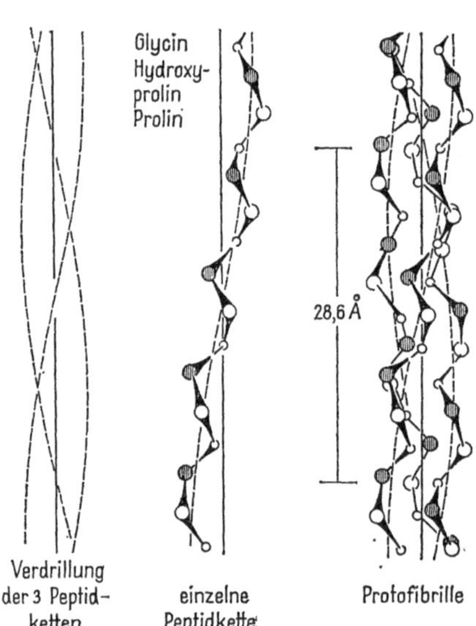

Abb. 4. Struktur des Kollagen (nach Rich und Crick, 1955)

Nach neuesten Befunden scheint auch noch die α_1-Kette aus zwei schwer zu trennenden Komponenten zu bestehen (Kühn). Jede der Peptidketten aus je ca. 1000 Aminosäuren bildet für sich eine gestreckte Schraube (*Sekundärstruktur*). Die *Tertiärstruktur* des Kollagen entsteht dadurch, daß sich diese 3 Schrauben nochmals um eine gemeinsame Hauptachse zu einer Überschraube verdrillen, wodurch als Tertiärstruktur eine sogenannte Tripelhelix mit einem Molekulargewicht von etwa 300 000 entsteht (Abb. 4). Die Verfestigung der Tertiärstruktur geschieht durch quer zur Faserrichtung verlaufende Wasserstoffbrücken von einer Peptidkette zur anderen. Auch in hochgereinigtem Kollagen bleibt noch ein Anteil von 0,3 % Kohlenhydrat nachweisbar. Dabei handelt es sich um Neutralzucker, die an der Verknüpfung der Tripelhelix des Kollagen beteiligt sind.

Besonderheiten bei der Ausbildung der Tertiärstruktur liegen darin, daß Seitenketten-freie Glycinreste im Innern der Tripelhelix liegen, wogegen die räumlich ausladenden Ringe von Prolin und Hydroxyprolin ebenso wie die Seitenketten anderer Aminosäuren nach außen ragen.

Die elektronenmikroskopisch besonders eindrückliche Querstreifung der kollagenen Faser hat eine Periodik von 700 Å. Sie erklärt sich durch eine gesetzmäßige Wiederkehr in der Reihenfolge von apolaren und polaren Aminosäuren innerhalb der Aminosäuresequenz. So werden z.B. durch Behandlung des Kollagen mit Phosphorwolframsäure solche Querstreifen besonders stark hervorgehoben, die basische Aminosäuren enthalten, wogegen durch Kontrastierung mit Uranylsalzen die Orte mit sauren Aminosäuren intensiver sichtbar werden.

Quartärstruktur des Kollagen. Genauere Kenntnisse über den Aufbau der Fibrillen (Abb. 5) gewann man, als es gelang, sogenannte long-spacing-Segmente aus Kollagenlösungen zu bilden und im Elektronenmikroskop zu betrachten. Bei solchen Untersuchungen ergab sich folgende Vorstellung über die Anordnung der Kollagen-Moleküle in den Fibrillen: Aus einem Vergleich der Länge des Kollagenmoleküls (2800 Å, Durchmesser 14 Å) mit der Länge der Querstreifungsperiode (700 Å) schloß Schmitt, daß die Kollagenmoleküle jeweils um ein Viertel ihrer Länge gegeneinander versetzt waren. Kühn u. Hodge konnten dies experimentell bestätigen und zeigten darüber hinaus, daß die Ordnung der Moleküle zu Fibrillen in der Tat durch die Folge von basischen und sauren Aminosäuren innerhalb der Peptidkette, also durch die Primärstruktur des Kollagen-Moleküls gesteuert wird.

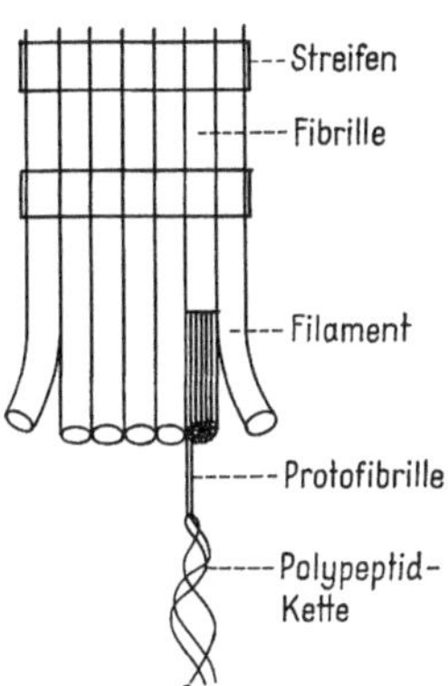

Abb. 5. Schema des Feinbaus einer Kollagenfibrille (nach Reed, 1957)

Klarheit über die Anordnung der Molekülenden brachte die verbesserte elektronenmikroskopische Technik in Form des negative-staining-Verfahrens. Bei Messungen zeigte sich, daß die um ein Viertel ihrer Länge gegeneinander versetzten Kollagen-Moleküle innerhalb der Fibrillen um 10% ihrer Länge mit den Enden überlappen. Damit in Einklang steht der Befund, daß die Querstreifungsperiode von 700 Å in einen lockerer und in einen dichter aufgebauten Bereich aufgeteilt ist.

Hodge u. Petruska (1963) nannten den dichteren (300 Å langen Bereich) den Überlappungsbereich. Die elektronenmikroskopisch faßbare Querstreifung kann in 10—12 Banden unterteilt werden.

In Analogie zu den elektronenmikroskopischen Befunden steht das Ergebnis der Messung von Kleinwinkelinterferenzen, die ebenfalls eine periodische Wiederkehr bestimmter Gruppierungen innerhalb des Moleküls zeigten.

Saure Mucopolysaccharide vermitteln vielleicht den Zusammenhalt größerer Faserbündel.

Für den Stoffwechsel des Kollagen in vivo ergibt sich folgendes Bild: Das monomere, aus der Zelle frisch entlassene Kollagen-Molekül lagert sich, um einem Abbau durch Bindegewebsproteasen bei 37° zu entgehen, unter Vermittlung von Vitamin C möglichst schnell zu Fibrillen zusammen und wird dadurch stabil. Eine Verzögerung und Blockierung bei der Zusammenlagerung der Moleküle und der Verfestigung der Fibrillen durch intermolekulare Bindungen hat einen verstärkten Abbau der löslichen Kollagen-Fraktion zur Folge. Solche Zustände des Bindegewebes kann man provozieren durch den Wirkstoff von Lathyrus odoratus oder mit hohen Dosen des Corpus-luteum-Hormons. Dagegen verringert sich der Abbau der löslichen Kollagen-

Fraktion gegenüber der Norm, wenn die Ausbildung der intermolekularen Bindungen beschleunigt ist, was man durch Gaben von Corticosteroiden an Versuchstieren erreichen kann.

Der proteolytische Abbau unlöslicher, verfestigter Kollagenfibrillen beginnt wahrscheinlich mit der Spaltung der intermolekularen Bindungen. Der weitere Abbau der Moleküle selbst könnte durch Kombination mehrerer Enzyme, welche sich in ihrer Spezifität ergänzen, beschleunigt werden. So wurde festgestellt, daß Kollagen durch Trypsin schneller abgebaut wird, wenn dieses in Gegenwart eines (allein nicht wirksamen) proteasenhaltigen Homogenats aus entzündetem kutanen Gewebe einwirkt. Möglicherweise bewirken noch unbekannte aber spezifische Proteasen den Abbau des Kollagen-Moleküls.

Möglicherweise werden Bruchstücke des Kollagen phagozytiert und intrazellulär weiter abgebaut. Für diesen Weg sprechen auch elektronenmikroskopische Beobachtungen (Gerlach u. Themann, 1965). Des weiteren kommt ein Abtransport von mesenchymalen Bruchstücken mit der interstitiellen Flüssigkeit über Lymph- und Blutweg infrage, wofür auch die vermehrte Exkretion von Kollagenbausteinen bei Knochenkrankheiten und chronischem Gelenkrheumatismus spricht (Hauss u. Mitarb.; Gerlach; Gerlach u. Themann, 1965).

Tabelle 3. *Kollagen- und Elastingehalt bindegewebiger Organe* (nach Buddecke in H. M. Rauen, 1964)

Organ	Species	% des Trockengewichtes Kollagen	Elastin
Nasenknorpel	Rind	37,8	
Rippenknorpel	Mensch		
Faserknorpel (Disc. interv.)	Mensch	38,7—50,0	0,9—5,8
Haut (Corium)	Mensch	71,9—79,0	
	Ratte	67,6	
	Kalb	73,6	
Lunge	Ratte	11,3	5,19; 4,89
	Mensch	12,5—24,8	9,3—13,0
Aorta (abd.)	Mensch	22,4	28,6
		28,0	30,0
Aorta (Arcus)	Ratte	25,6	47,35
Herzklappen	Mensch	23,0—27,0	
Sehne (Chorda tend.)	Rind	84,6	4,88
Achillessehne	Mensch	86,0	2,0
Lig. nuchae	Elefant	17,0	81,0
Knochen	Ratte	15,1	
Zähne	Ratte	0,2—4,7	
		10,8	
Auge (Cornea)	Rind	78,5	2,5
Auge (Sclera)	Rind	76,0	0,3
	Elefant	79,0	7,0
Niere	Ratte	15,7 (Mensch)	
Milz	Ratte	3,5	0,55
Leber	Ratte	0,64	
Skeletmuskel	Ratte	5,75	
Magen (Cardia)	Ratte	23,6	1,64

Elastin

Die charakteristischen Eigenschaften des Elastin sind reversible Dehnbarkeit, Unlöslichkeit und geringer Quellungsgrad in wässeriger Lösung. Elastin enthält im

Gegensatz zu Kollagen kaum Hydroxyprolin und Hydroxylysin. Es ist besonders reich an apolaren Aminosäuren, die etwa 98% ausmachen. Polare Seitenketten sind also im Gegensatz zu Kollagen kaum vorhanden. Die Faserlänge des Elastin beträgt 200—2500 Å. Eine charakteristische, elektronenmikroskopisch sichtbare Prägung oder spezifische Röntgendiagramme dieser Fasern sind nicht bekannt.

Aufgrund seiner besonderen Eigenschaften ist das Elastin für die hochgradige Elastizität der Arterienwand verantwortlich. Innerhalb der Arterienwand stellt das Elastin einen besonders großen Anteil der bindegewebigen Substanzen (Tab. 3).

Eine Übersicht über die Enzyme des Elastase-Komplexes gibt Loeven (1963).

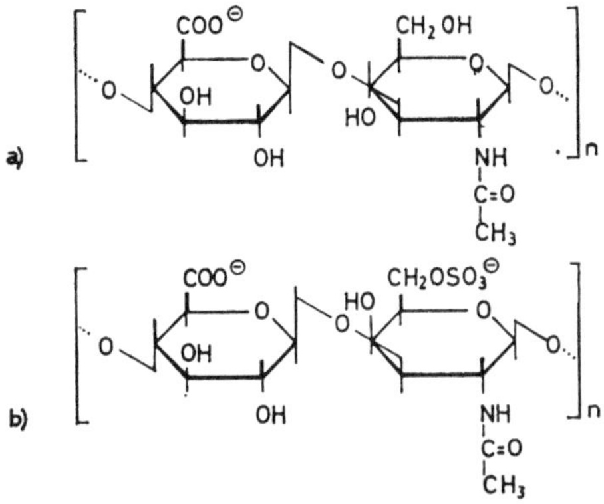

Saure Mukopolysaccharide (saure Glycosaminoglycane)

Die Hauptvertreter der sauren Mukopolysaccharide (saure Glycosaminoglycane) sind in Tab. 4 genannt. Trotz der variierenden Polysaccharidstruktur ist doch ein ähnliches Bauprinzip erkennbar: Das Molekül der Mukopolysaccharide ist jeweils aus einem Aminozucker und einer Uronsäure zusammengesetzt (Abb. 6). Nur das Keratosulfat (Keratansulfat) ist Uronsäure-frei. Charakteri-

Abb. 6. Wichtige Bestandteile der Grundsubstanz: Monomere Disaccharideinheiten von a) Hyaluronsäure und b) Chondroitinschwefelsäure C

Tabelle 4. *Saure Mucopolysaccharide (Glycosaminoglycane) des Bindegewebes*

Name	Synonyma bzw. ältere Bezeichnung	Struktur der monomeren Disaccharideinheit	Typische Lokalisation
Hyaluronsäure		[Gs (1 $\overset{\beta}{\to}$ 3) Nacgal-6-sulfat (1 $\overset{\beta}{\to}$ 4)]$_n$	Nabelschnur, Glaskörper des Auges, Aorta
Chondroitin-4-sulfat	Chondroitinsulfat A	[Gs (1 $\overset{\beta}{\to}$ 3) Nacgal-4-sulfat (1 $\overset{\beta}{\to}$ 4)]$_n$	Hyaliner Knorpel, Faserknorpel
Dermatansulfat	Chondroitinsulfat B β-Heparin	[Is (1 $\overset{\alpha}{\to}$ 3) Nacgal-4-sulfat (1 $\overset{\beta}{\to}$ 4)]$_n$	Haut
Chondroitin-6-sulfat	Chondroitinsulfat C	[Gs (1 $\overset{\beta}{\to}$ 3) Nacgal-4-sulfat (1 $\overset{\beta}{\to}$ 4)]$_n$	Hyaliner Knorpel, Faserknorpel
Chondroitin		[Gs (1 $\overset{\beta}{\to}$ 3) Nacgal (1 $\overset{\beta}{\to}$ 4)]$_n$	Hornhaut des Auges
Keratansulfat	Keratosulfat	[Gal (1 $\overset{\beta}{\to}$ 4) Nacgal-6-sulfat (1 $\overset{\beta}{\to}$ 4)]$_n$	Hornhaut des Auges, Zwischenwirbelscheiben
Heparin		Unbekannt; Bausteine: N-Sulfonyl-D-glucosamin, Glucuronsäure, Sulfat, α-glycosid. Bindung	Lunge, Leber
Heparansulfat	Heparinmonosulfat, Heparitinsulfat	Unbekannt; Bausteine: N-Sulfonyl-D-glucosamin, N-Acetylglucosamin, Glucuronsäure, Sulfat	Lunge, Aorta

Zusammenstellung nach Buddecke (1966) Nomenklatur nach Jeanloz (1963)
Abkürzungen: Gs = Glucuronsäure Is = Iduronsäure Nacgal = N-Acetyl-Galactosamin

stische Unterschiede werden im Sulfatgehalt der Polysaccharide deutlich: Während Hyaluronsäure kein Sulfat enthält, findet man im Heparin 3 Sulfatgruppen je Molekül.

Über kovalente, glykosidische Bindungen sind die sulfathaltigen Mukopolysaccharide an spezifische Proteine gebunden. Nur das Heparin bildet möglicherweise eine Ausnahme. Somit liegen nach heutiger Auffassung die sulfathaltigen Mukopolysaccharide in den Bindegeweben als Mukopolysaccharid-Protein-Komplex vor. Es liegt auf der Hand, anzunehmen, daß diese komplexen Moleküle nur dann in physiologisch richtiger Weise im Gewebe funktionieren, wenn die Synthese der Untereinheiten (auf der einen Seite z. B. Chondroitinsulfat, auf der anderen Seite das passende spezifische Protein) simultan in den mesenchymalen Zellen erfolgt. Daraus wird geschlossen, daß ein wirksames Regulationssystem vorhanden sein muß, welches die Synthese der einzelnen Komponenten steuert (Hilz), so daß es nicht zu einer übermäßigen Anhäufung von Einzelkomponenten kommt.

Biosynthese der Mukopolysaccharide

In Abbildung 7 sind bekannte Reaktionsschritte in der Biosynthese der Mucopolysaccharide nach dem heutigen Wissen zusammengestellt (Boström, 1966; Brimacombe u. Weber, 1964; Dorfman, 1964; Jeanloz, 1959; Lipmann u. Mitarb.; Meyer; Suzuki u. Strominger). Von den komplizierten Syntheseschritten sollen 5 charakteristische Schritte näher bezeichnet werden:

1. *Glukose* dient als Vorstufe sowohl für die Synthese des Glukuronsäureanteils als auch für die Synthese des Hexosaminanteils.

2. Für die einzelnen Syntheseschritte der Polysaccharide sind energiereiche *Phosphatverbindungen* notwendig, z. B. Adenosintriphosphat (ATP) und Uridintriphosphat (UTP).

3. Ein wesentlicher Schritt bei der Herstellung des fertigen Chondroitin-Sulfat-Moleküls ist die Einführung der *Aminogruppe*, wozu ein sehr spezielles Enzym, die Glutamin-D-Fruktose-6-Phosphat-Aminotransferase mit Glutamin als Donator der Aminogruppe dient. Man nimmt an, daß dieser enzymatische Schritt spezifisch für die Mukopolysaccharid-Bildung ist.

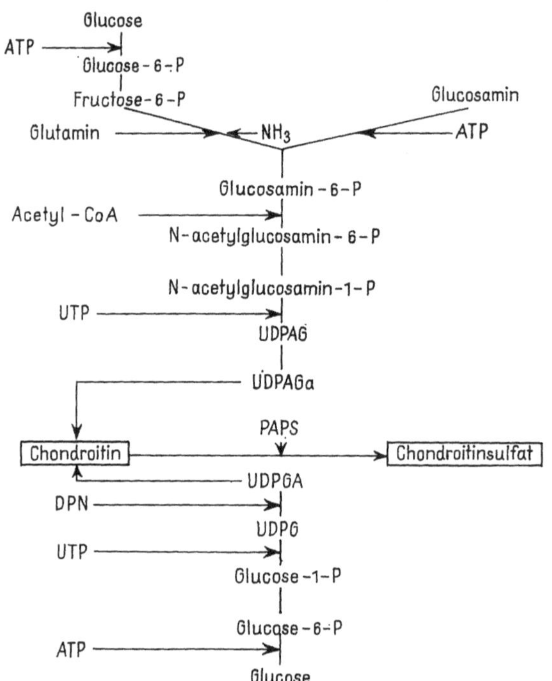

Abb. 7. Schema über einige Reaktionsstufen der Chondroitinsulfat-Synthese (nach Boström, 1966)

4. Über die Polymerisation der verschiedenen Uridin-Diphosphat-Verbindungen ist bisher nichts Sicheres bekannt.

5. Ein weiterer, charakteristischer Schritt ist die Einführung der Sulfatgruppe (Lipmann; d'Abramo u. Lipmann, 1957; Robbins u. Lipmann, 1958; Gregory u. Robbins, 1960; Hasegawa, Delbrück u. Lipmann, 1961; Hilz u. Lipmann, 1955; Hilz; Dorfman, 1964; Suzuki u. Strominger). Dabei wird Sulfat in eine energiereiche Form, das „*aktive Sulfat*" (Lipmann) übergeführt und dann in das polymere Polysaccharid eingebaut. Hierbei handelt es sich um eine sehr charakteristische Reaktion, die im Organismus nach einem generellen Schema für biochemische Transportvorgänge abläuft: In einem ersten Schritt wird stets eine anorganische oder organische Gruppe von „aktivierenden" Enzymen in energiereicher Bindung an einen Donator gekoppelt (Aktivierung). Die jetzt aktivierte Gruppe wird im zweiten Schritt dem Donator von anderen, „transferierenden" Enzymen abgenommen und auf einen Akzeptor übertragen. Solche Vorgänge finden vielerorts im intermediären Stoffwechsel statt (vergleiche die Stellung von ATP oder Acetyl-CoA). Auch das Sulfat wird in dieser Weise aktiviert: Intrazellulär wird das organische Sulfat in die aktivierte, energiereiche Form, das sogenannte aktive Sulfat (Phosphoadenosin-Phosphosulfat = PAPS (Lipmann) überführt. Die hierfür notwendigen, zwei getrennten enzymatischen Reaktionen entnehmen die erforderliche Energie dem ATP.

Die erste Reaktion (Gleichung 1) wird von dem Enzym ATP-Sulfurylase katalysiert, das aus je einem Molekül ATP und Sulfat Adenosinphosphosulfat (APS) und Pyrophosphat (PP) formiert:

$$(1) \qquad ATP + SO_4^{--} \xrightarrow[]{\text{ATP-Sulfurylase}} APS + PP$$

$$(2) \qquad APS + ATP \xrightarrow{\text{APS-Kinase}} PAPS + ADP$$

In der zweiten Reaktion (Gleichung 2) wird durch das Enzym APS-Kinase die C_3-Hydroxylgruppe des entstandenen APS phosphoryliert, wofür ein zweites ATP-Molekül als Donator dient. Beide Enzymreaktionen (Gleichung 1 und 2) können als PAPS-generierendes oder Sulfat-aktivierendes System (Gleichung 3) zusammengefaßt werden:

$$(3) \qquad 2 ATP + SO_4^{--} \rightarrow PAPS + ADP + PP$$

Sulfatübertragung: Ist das anorganische Sulfat in das aktive Sulfat übergeführt, so tesht das Sulfat in dieser, jetzt energiereichen Form für weitere biologische Reaktionen z.B. für den Einbau in größere Moleküle des Bindegewebes (Chondroitinsulfat A, B, C, Heparin oder Heparan-Sulfat) bereit und ebenso für den Einbau in Steroide oder Phenole (Nose u. Lipmann, 1958).

Auch die Sulfatübertragung vom Donator (PAPS) auf den Akzeptor, z.B. Chondroitin-Sulfat, wird von Enzymen katalysiert: Diese werden als Sulfokinasen (Gleichung 4) bezeichnet (Lipmann; Adams u. Meaney, 1961). Wahrscheinlich sind sie spezifisch für das jeweilige Akzeptormolekül, z.B.

$$(4) \qquad \begin{matrix} PAPS \\ \text{(Donator)} \end{matrix} \xrightarrow{\text{Chondroitinsulfat-Sulfokinase}} \begin{matrix} Chondroitinsulfat \\ \text{(Akzeptor)} \end{matrix}$$

Diese Reaktion ist nicht umkehrbar.

Das so fertiggestellte Polysaccharidmolekül liegt nach seiner Polymerisierung keineswegs frei im Bindegewebe, sondern bildet zusammen mit Eiweiß den Mukopolysaccharid-Protein-Komplex (Schubert, 1964; Buddecke u. Mitarb.). Dabei handelt es sich um Riesenmoleküle mit einem Molekulargewicht von etwa 1 Million. Die Form dieser Moleküle ist wahrscheinlich ein Sphäroid.

Die Chrondroitinsulfat-Proteine besitzen ein hohes effektives hydrodynamisches Volumen; das bedeutet, daß diese Komplexe ein großes Bindungsvermögen für Gewebswasser haben. Chrondroitinsulfatprotein bindet 100—400 ml Wasser pro Gramm, das ist 10—100 mal mehr als Chrondroitinsulfat allein binden kann. Dieses durch orientierte Anlagerung immobilisierte Wasser steht als Lösungsraum für andere Moleküle nur beschränkt zur Verfügung. Die Diffusionsbehinderung nimmt für Fremdmoleküle mit steigendem Molekulargewicht dieser Moleküle zu (Buddecke u. Mitarb.). Reagieren Chrondroitin-Sulfat-Proteine mit basischen Polypeptiden, so wird unter Veränderung der makromolekularen Struktur das immobilisierte Wasser frei. Die Diffusionsbehinderung wird dabei aufgehoben. Die für diesen Vorgang erforderlichen basischen Polypeptide können aus Zellkernen (Frimmer u. Buddecke, 1964) oder aus Lysosomen (Zweifach u. Mitarb.; Frimmer) stammen (Buddecke).

Das Wasserbindungsvermögen (Schade, 1935; Gersh u. Catchpole, 1960) reguliert also die Ausbildung des Turgors im Gewebe und die Wanderung von Molekülen in der Transitstrecke. Als weitere wichtige Funktion ist an den makromolekularen, komplexen Aufbau der Mukopolysaccharid-Proteine eine Steuerung im Elektrolythaushalt geknüpft: Denn der Komplex hat zahlreiche polare Gruppen, die Elektrolyte binden können, so daß dem Komplex die Eigenschaft eines „Siebes in molekularer Größenordnung" zukommt (Buddecke).

So üben die Chondroitinsulfatproteine in der Transitzone eine Kontrolle der Permeabilität aus, indem der Durchtritt niedermolekularer Substanzen begrenzt und reguliert wird, wogegen höher molekulare Verbindungen die Transitzone nicht passieren können (Hauss u. Mitarb.; Buddecke u. Mitarb.). Die grundlegende klinische Bedeutung dieses Phänomens liegt auf der Hand, wenn man bedenkt, daß der Stoffwechsel der Mesenchymzellen und damit die Funktion der Transitstrecke bei rheumatischen Krankheiten gestört ist und zwar sowohl der Chrondroitin-Sulfatanteil (Hauss u. Mitarb.; Junge-Hülsing) als auch der Kollagenanteil (Gerlach).

Nach den hohen Stabilitätskonstanten der Calciumkomplexe (Buddecke u. Drzeniek, 1962) von sauren Mukopolysacchariden kann man die Chrondroitinsulfate als Ionenaustauscher im extrazellulären Raum auffassen. So werden im Knorpel Calciumkonzentrationen erreicht, welche die Ca-Konzentration des Blutplasma um das 20 bis 30fache übersteigen. Die Bedeutung dieses Ionenbindungsvermögens für Calcifizierung und Ossifikation ist deutlich, pathologische, extraossäre Verkalkungen bei Bindegewebserkrankungen stehen in engem Zusammenhang mit diesem Phänomen (Gerlach u. Themann). Daneben fördert die Calciumanreicherung in Polysaccharidkomplexen auch die Knäuelung der Polysaccharidfäden sowie die intermolekulare Brückenbildung. Dadurch kommt es zu Molekülaggregation und sogar zu Gelverfestigung.

Die hohen *Umsatzraten* mit kurzer biologischer Halbwertszeit (7—10 Tage) der sauren Mukopolysaccharide ermöglichen eine rasche Anpassung der Bindegewebe an veränderte bzw. erforderliche funktionelle Leistungen. In sinnvollem Gegensatz dazu ist die biologische Halbwertszeit des reifen *Kollagen* und vermutlich auch des Elastin lang wodurch der Gewebsverband bei Stoffwechselstörungen zunächst festgefügt bleibt.

Der enzymatische Abbau von Grundsubstanz und Fasern beginnt extrazellulär im Interstitium, doch entstammen die beteiligten Enzyme den mesenchymalen Zellen.

Der Abbau der Chrondroitinsulfat-Protein-Komplexe wird durch eine Reihe von Enzymen ausgeführt, die in synergistischer bzw. successiver Wirkung aufeinander abgestimmt sind (Buddecke u. Mitarb.): *Chrondroitinsulfat* wird zunächst durch Chrondroitinsulfat-Sulfohydrolase desulfatiert, dann durch Hyaluronidase zu Oligosacchariden depolymerisiert. Diese werden durch die Glykosidasen β-Glucuronidase und N-Acetyl-β-Glucosaminidase weiter zu Monosacchariden abgebaut.

Der *Proteinanteil* des Chrondroitinsulfatprotein-Komplexes wird durch Kathepsin D in Oligopeptide gespalten. Der weitere Abbau erfolgt durch eine saure Carboxypeptidase, die das Peptid um jeweils einen Aminosäurerest verkürzt.

Bemerkenswert ist, daß die Aktivität der Enzyme N-Acetyl-β-Glukosaminidase, β-Glucuronidase, Kathepsin D und saure Carboxypeptidase in menschlichem Bindegewebe mit zunehmendem Lebensalter ansteigt (Untersuchung in Aortengewebe, Bezugsgröße: DNS; Buddecke u. Mitarb.).

Hyaluronsäure

Hyaluronsäure (Meyer) kommt weit verbreitet in den Bindegeweben des Organismus vor, besonders reichlich in Nabelschnur und Synovialflüssigkeit, auch im Glaskörper, in Haut und in den Wänden von Arterien und Venen, jedoch kaum in Knorpel und Cornea.

Es handelt sich um ein hochpolymeres, unverzweigtes, saures Polysaccharid, dessen kleinste Einheit ein Disaccharid aus N-acetyl-Glukosamin und Glucuronsäure ist (Abb. 6).

Die hohe Stoffwechselaktivität der Hyaluronsäure zeigt sich in der biologischen Halbwertszeit, die mit etwa 2 Tagen angegeben wird.

Die chemische Zusammensetzung der Hyaluronsäure ist in den verschiedenen Organen identisch, doch bestehen große Unterschiede im Grad der Polymerisation der Moleküle. So erklären sich die Schwankungen des Molekulargewichtes, das zwischen 20000 und mehreren Millionen angegeben wird. In vivo liegt die Hyaluronsäure wohl teilweise (?) als Hyaluronsäure-Protein-Komplex vor.

Mit diesen Besonderheiten hängen auch die Eigenschaften der Gewebe zusammen, in denen die Hyaluronsäure bevorzugt gefunden wird: Im Glaskörper bedingt die Hyaluronsäure Durchsichtigkeit, Viskosität und Plastizität. In der Synovialflüssigkeit vermittelt der hohe Gehalt an Hyaluronsäure die Gleitfähigkeit. Mit der Fähigkeit der Hyaluronsäure, vielleicht noch stärker des Hyaluronsäure-Eiweiß-Komplexes, hängt die Wasserbindung, also der Turgor der Gewebe, insbesondere der Haut zusammen. Das hydrodynamische Volumen ist beträchtlich, 200—500 ml Wasser/g (Balázs, 1958).

In gleicher Weise ist die permeabilitätsändernde Wirkung von Hyaluronidase, etwa aus Testes, Bakterien, Blutegel zu erklären, welche durch Depolymerisation die Viskosität von Hyaluronsäure verringert und dadurch die Permeabilität der Gewebe steigert.

Heparin

Die biologischen Funktionen dieses sauren Mucopolysaccharids sind mit der Biologie der Mastzellen verknüpft. Weitere Aufgaben erfüllt das Heparin im Blutgerinnungs-

System und beim Fetttransport durch Beeinflussung der Lipoproteid-Lipase des Serums (Klärfaktor).

Wahrscheinlich hat Heparin eine besondere Stellung im Elektrolythaushalt, da es eine hohe Calciumaffinität hat: Möglicherweise wirkt Heparin über Elektrolytbindungen als Enzym-Effektor (Übersicht bei Brimacombe u. Webber, 1964).

Heparansulfat

Über die biologische Funktion dieses Mucopolysaccharids ist wenig bekannt. Abweichungen im Heparanstoffwechsel (Urinausscheidung) findet man bei Patienten mit Hurler-Syndrom (Meyer). (Übersicht bei Brimacombe u. Webber, 1964.)

Keratansulfat

Keratansulfat ist ein uronsäurefreies Mucopolysaccharid, das gewisse genetische Beziehungen zu den Glycoproteiden besitzt.

Keratansulfat kommt regelmäßig in der Cornea und in Knorpel vor. Im Alternsprozeß reichert sich Keratansulfat im Knorpel relativ an, wogegen Chrondroitin-4-Sulfat abnimmt. Insgesamt enthält alternder Knorpel weniger saure Mucopolysaccharide (Übersicht bei Brimacombe u. Webber, 1964).

Neutrale Mucopolysaccharide (Glycoproteine)

Bei dieser Stoffklasse, die in der Gefäßwand etwa in gleicher Menge wie die sauren Mucopolysaccharide vorhanden ist, handelt es sich um Zucker-Eiweiß-Komplexe, deren Kohlenhydratkomponente als prosthetische Gruppe sehr fest mit dem Eiweißanteil verknüpft ist. Im Kohlenhydratanteil dieser Komplexe sind Uronsäure und Estersulfat gar nicht oder wenig vorhanden, weshalb sie als neutrale Mucopolysaccharide bezeichnet werden.

Charakteristisch ist der Gehalt der sogenannten neutralen Mucopolysaccharide an Neuraminsäure. Regelmäßig werden weiterhin neben den Hexosaminen D-Galaktose, D-Mannose und L-Fukose gefunden.

Über die Funktion der neutralen Mucopolysaccharide ist bisher wenig bekannt; immerhin weist die große Menge dieser Substanzen in der Gefäßwand auf ihre bio-

Tabelle 5. *Zusammensetzung eines neutralen Mucopolysaccharid aus menschlicher Aorta im Vergleich mit α_1-Seromucoid* (nach Buddecke, 1961)

Substrat	Hexosamin (gesamt)	Glucosamin/ Galaktosamin	Neutralzucker (Orcin)	Galaktose/ Mannose	Fucose	Uronsäure	Neuramin- säure	N
Aorta	15,2	6,7:1	14,6	3:1	1,49	—*	7,8	8,5
α_1-Seromucoid***	14,3**	—	15,5	2:1	1,1	0,48	12,1	—

* Nicht meßbar

** N-Acetyl-hexosamin

*** Analysenwerte für α_1-Seromucoid nach Schulze u. Mitarb. (1958).

logische Bedeutung hin, wenngleich es bisher nicht gesichert ist, daß diese Polysaccharide tatsächlich in den Bindegewebszellen gebildet werden. Ihre nahe chemische Verwandtschaft zum Seromucoid läßt nämlich auch daran denken, daß es sich um Substanzen handelt, die aus dem Blutplasma stammen. Interessanterweise gehören auch die Blutgruppen-Substanzen, die Glykoproteide des Serums sowie die Gonadotropine zur Stoffklasse der neutralen Mucopolysaccharide (Tab. 5). (Übersicht bei Buddecke.)

Patho-Physiologie der Bindegewebe

F. HARTMANN

Das Organ Bindegewebe besteht aus in Form und Funktion sehr wandelbaren Zellen mit spezifischen Syntheseleistungen für makromolekulare Substanzen, die den Interzellularraum füllen. Es handelt sich dabei um hochpolymere Eiweiße, die sich angenähert kristallähnlich geordnet zu retikulären, kollagenen oder elastischen Fasern zusammenfügen, sowie um Polysaccharidketten, die mit spezifischen Eiweißen zu amorphen Mucopolysaccharidkomplexen und mit den teils löslichen Oberflächenproteinen der Fasern verknüpft sind.

Eigentümlich für Bindegewebe ist:

1. Die Zellen liefern die Grundbausteine Tropokollagen, Bindegewebseiweiß und Glukosaminoglykane (Mucopolysaccharide). Die Polymerisation und Depolymerisation findet außerhalb der Zellen statt.

2. Die Zusammensetzung der Bindegewebe steht in einem Wechselverhältnis zu Sitz und Aufgabe im Körper (Tabelle 1). Das erlaubt Rückschlüsse von der chemischen Analyse der Bindegewebe auf die funktionelle Bedeutung ihrer Bestandteile im Rahmen der Leistung eines bestimmten Bindegewebes. Krankhafte Eigenschaften lassen sich durch veränderte Zusammensetzung der Bindegewebe erklären.

3. Die Bindegewebe machen je nach Sitz und Aufgabe Reifungs- und Alterungsprozesse durch. Für die Beurteilung krankhafter Abweichungen braucht man als Bezugsbasis die Kenntnis vom natürlichen Zustand eines Bindegewebes in einem bestimmten Alter: Sehnen, Kapseln, Fascien und Sklera erreichen bald nach der Geburt einen hohen Ordnungszustand mit dicken, festgefügten und in der Belastungsrichtung geordneten Fasern mit wenig verkittender Grundsubstanz; Cornea, parenchymatöse Organe wie Lunge, Leber, Milz, Niere und Basalmembranen wahren lange ihren embryonalen Status mit dünnen, lockeren, dreidimensional verteilten Fibrillen und viel Zwischensubstanz. Glaskörper, Synovialflüssigkeit Nucleus pulposus und Ovarialfollikel bestehen im wesentlichen aus einem Glukosaminoglykan-Proteinkomplex mit der stark wasserbindenden Hyaluronsäure und nur wenig Fibrillen. Eine Mittelstellung mit langsamer Zunahme von Dicke und Packung der Fibrillen, aber Abnahme von Glukosaminoglykanen und Wassergehalt nehmen die Bindegewebe der Unterhaut, der großen Gefäße und der Herzklappen ein.

Der Alterungsprozeß ist allgemein durch Zunahme von Dicke und Packung der Fibrillen und Abnahme von Glukosaminoglykanen und Wasser gekennzeichnet. An straffem Bindegewebe bedeutet das Zunahme von Rigidität und Schrumpfung, an lockerem Nachlassen von Turgor und Elastizität, Eintrocknung, erhöhter Abrieb

Tabelle 6.

Gewebe	Fasertyp	Saure Glykosaminoglykane	Rheologische Eigenschaften des Bindegewebes
Nabelschnur	Embryonal	Hyaluronsäure	Quellvermögen, Turgor, Schutz der Gefäße vor Abknickung
Glaskörper	Retikulär	Hyaluronsäure	Quellvermögen, Formkonstanz des Augapfels, Durchsichtigkeit
Kornea	Retikulär	Keratansulfat $+ + +$ Chondroitin-4-sulfat $+ +$ Dermatansulfat $+$	Durchsichtigkeit, Formkonstanz, Festigkeit
Nucleus pulposus	Retikulär	Keratansulfat $+ +$	Quellvermögen, Turgor, Spannung des Anulusfibrosus
Haut	Kollagen Elastisch	Dermatansulfat $+ + +$ Hyaluronsäure $+ +$ Heparansulfat $+ +$	Turgor, Elastizität, Verschieblichkeit, Festigkeit
Gefäße	Kollagen Retikulär Elastisch	Chondroitin-6-sulfat $+ + +$ Dermatansulfat Keratansulfat Hyaluronsäure $+ +$	Elastizität, Formkonstanz, Diffusibilität der Basalmembran
Lunge	Retikulär Elastisch	Keratansulfat $+ +$ Heparin $+$ Heparansulfat $+$ Dermatansulfat	Dehnbarkeit
Leber, Milz	Retikulär	Heparansulfat Dermatansulfat	Formkonstanz
Sehnen, Faszien	Kollagen	Dermatansulfat $+ +$ Chondroitin-6-sulfat $+ +$ Hypaluronsäure $+$	Reißfestigkeit, Kraftübertragung
Sklera	Kollagen	Dermatansulfat $+ +$ Chondrointin-4-sulfat Chondroitin-6-sulfat $+ +$	Formkonstanz, Reißfestigkeit, keine Dehnbarkeit
Bandscheibe	Kollagen	Chondroitin-4-sulfat $+ +$ Keratansulfat $+ +$	Festigkeit, Scher- und Drehstabilität
Herzklappen	Retikulär	Chondroitin-6-sulfat $+ +$ Dermatansulfat $+ +$ Hyaluronsäure $+$	Gute Beweglichkeit bei hoher Festigkeit und Formkonstanz
Knorpel	Kollagen Elastisch	Keratansulfat $+$ Chondroitin-4-sulfat $+ + +$ Chondroitin-6-sulfat im Alter Keratansulfat im Alter	Elastizität, Turgor, Festigkeit, Diffusibilität
Knochen	Kollagen	Keratansulfat Chondroitin-4-sulfat Chondroitin-6-sulfat	Festigkeit, Elastizität
Sarkome		Entweder Chondroitin-4- oder -6-sulfat	

(Gelenke, Zwischenwirbelscheiben), in durchsichtigen Geweben Trübung, in Geweben mit hohem natürlichen Chrondoitinsulfatgehalt Neigung zur Verkalkung.

Die Leistungen der Bindegewebe hängen von den physikalischen Eigenschaften ihrer Bauelemente — faserige und amorphe organische Hochpolymere — ab. Die Funktion des einzelnen Bindegewebstyps wird von der mengenmäßigen Verteilung und der Zusammenordnung der in Tabelle 1 genannten Bausteine bestimmt: Eine klare räumlich funktionale Trennung zweier Bindegewebstypen mit dem Ziel der Aufrechterhaltung der Form und Lage der von ihnen verbundenen Gewebe und deren Schutz vor Stoß und Scherung im Auge (Sklera-Glaskörper), in der Zwischenwirbel-

scheibe (Nucleus pulposus-Anulus fibrosus) und in den Gelenken (Synovialflüssigkeit-Gelenkkapsel). In den lockeren Bindegeweben der parenchymatösen Organe und der Haut liegen die amorph-gelartigen Glukosaminoglykanproteinkomplexe (Abb. 8) mit der gleichen Funktion wie in Glaskörper, Nucleus pulposus und Synovialflüssigkeit, aber im Rahmen ihrer plastischen und Fließeigenschaften freier zwischen dreidimensional verteilten Fibrillen, deren Maschenwerk durchlässiger für das visköse Material ist als die zu dicht geflochtenen Platten geordneten

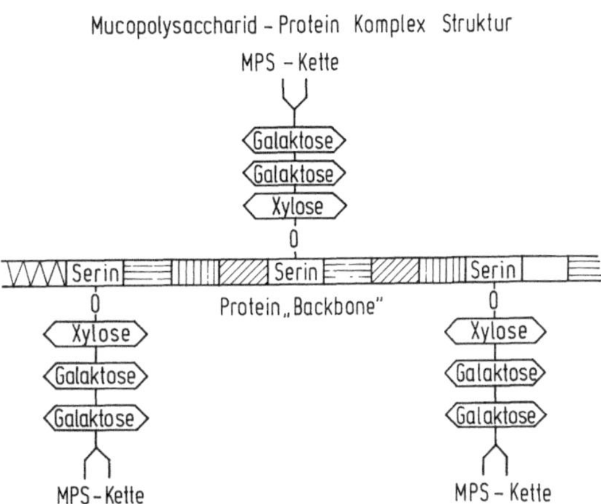

Abb. 8. Glukosaminoglykon-Protein Komplex (nach A. Delbrück)

Fasern der Sklera, des Anulus fibrosus oder der Gelenkkapseln. Ihre Elastizität reicht aber aus, um, wenn auch langsam, nach Entlastung von deformierenden Einflüssen die ursprüngliche Form wiederherzustellen.

In Sehnen und Fascien dagegen herrscht das Faserelement vor. Die Elastizität ist gering, die Reißfestigkeit hoch. Die Glucosaminoglykanproteinkomplexe dienen im wesentlichen als Faserkitt und dem Schutz der Gefäße und Nerven dieser straffen Bindegewebe. Im Knochen schließlich dienen Fibrillen und Glukosaminoglykane als Matrix für Ablagerung und Ordnung der typischen Calciumverbindung Octa-Calciumphosphat-Carbonat.

Das Gefüge der Bindegewebe läßt sich physiko-chemisch als Mischpolymerisat beschreiben, das ständig auf und abgebaut wird. Deswegen ist es gegen den Wechsel des Milieus (pH, Ionenmilieu, makromolekulare Ladungsträger) anfällig, wie es durch Durchblutungsstörungen, Entzündungsvorgänge, Bakterien oder Vireneinwanderung, Eindringen von Antigenantikörperkomplexen, Auftreten von Nucleotiden bei Zellzerstörung hervorgerufen werden kann.

Das Verständnis der normalen und pathologischen Struktur und Funktion der Bindegewebe erschließt sich von der Kenntnis von Bau und Eigenschaften natürlicher oder künstlicher Hochpolymerer: Kautschuk, Zellulose, Stärke, Keratin, Chitin, Glykogen oder auch Nylon, Perlon, Teflon, Polyvinyl, Polyester etc. Wegen ihrer physiko-chemischen Verwandtschaft mit den Hochpolymeren des Körpers eignen

sich Kunststoffe als Gewebsersatz: Nahtmaterial, Blutersatzmittel, Sehnen-, Gefäß-
und Gelenkprothesen. Die Methoden zur Erforschung von Bau und Eigenschaft der
Bindegewebe sind gleich denen bei der technischen Prüfung industriell gewonnener
Hochpolymerer.

1. Der Aufbau der Bindegewebsstrukturen wird mit Licht- und Elektronenmikroskop, Röntgeninterferometrie und Infrarotabsorption analysiert (Abb. 9). Im
Lichtmikroskop erkennt man die Textur des Fasergerüstes, das Verhältnis von Fasern
und amorpher Grundsubstanzen und mit besonderen Färbungen etwas von deren Poly-
merisationsgrad. Das Elektronenmikroskop erlaubt die Beurteilung der Faserdicke

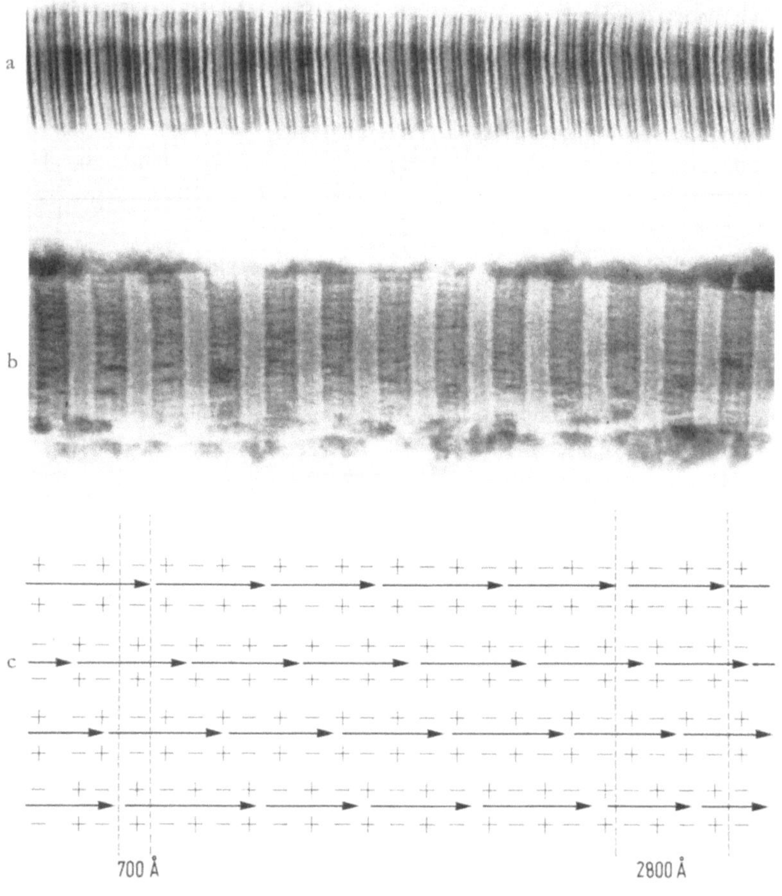

Abb. 9.
a) Elektronenoptisch mit Phosphorwolframsäure und Uranylacetat sichtbar gemachte Struktur
einer Kollagenfibrille, Hauptperiode der Querstreifung 670 Å, darin 12 Querstreifen.
b) Mit Phosphorwolframsäure bei pH 7 negativ angefärbte Kollagenfibrille: die hellen Teile stellen
die Überlappungsbereiche der Tropokollagen moleküle von 300 Å Länge dar.
c) Lagerungsmuster der Tropokollagenmoleküle, das das Zustandekommen des elektronenmikroskopischen Bildes schematisch veranschaulicht (nach K. Kühn).

und -packung, die Messung chemischer Identitätsperioden als Merkaml des makromolekularen Baus, besonders bei „Färbung" mit Schwermetallsalzen. Es gibt einen Einblick in die chemischen Beziehungen von Fasern zum umgebenden Gel der Grundsubstanz. Die Röntgeninterferometrie gibt Abbildungen des Kristallgitters. Man kann aus den Diagrammen die für die hochpolymere Struktur charakteristischen Abstände typisch wiederkehrender chemischer Merkmale in der Längs- und Querrichtung der Fasern erkennen und deren Ordnungszustand ablesen (Kristallin mesomorph, amorph).

2. Die bemerkenswerten und meßbaren technischen Eigenschaften der Bindegewebe sind: Härte, Festigkeit, Zerreißbarkeit, Dehnbarkeit, Biegsamkeit, Elastizität gegenüber Druck-, Zug- und Scherkräften, Viscosität, Plastizität, Fließen, Schrumpfung in Abhängigkeit von der Temperatur und mechanisch reversible Polymerisations- und Aggregationsbildung bei mechanischer Ruhe (Thixotropie). Je nach Sitz und Aufgabe eines Bindegewebes garantiert sein Aufbau die an dieser Stelle notwendigen Eigenschaften. Das Krankhafte ist als Verlust dieser kennzeichnenden Eigenschaften des Bindegewebes an einer bestimmten Stelle des Organismus zu beschreiben: Lockerung von Sehnen oder Gelenkkapseln, Nachlassen der Elastizität von Gefäßwänden, Schrumpfung von Narben und parenchymatösem Bindegewebe (Lebercirrhose), Austrocknung von Nucleus pulposus oder Gelenkflüssigkeit, Quellung von Basalmembranen oder Herzklappen, Verlust der Durchsichtigkeit der Cornea. Die hohe Beständigkeit und Lebensdauer der Bindegewebe bei Körpertemperatur beruht auf der Sperrigkeit ihrer Makromoleküle mit geringer thermischer Beweglichkeit. Das erlaubt einen relativ geringen Zwang zu ständiger Erneuerung. Sind die Hochpolymere der Bindegewebe einmal in einem physiologischen Milieu gebildet, so sind sie auch chemisch recht beständig. Aber sie teilen die Eigenschaft aller Polymere, daß sie während der Polymerisation ihre Eigenschaften durch geringe Beimengungen bestimmter Fremdmoleküle stark ändern können. Beispiel dafür sind die Repräcipitationsversuche gelösten Kollagens und die Hyaluronatproteide entzündlicher Gelenkergüsse.

Im Bindegewebe sind die drei Strukturtypen von Polymeren vertreten: Linear verzweigt, räumlich (netzartig). Lineare Polymere haben in kristalliner Ordnung eine hohe Elastizität, Biegsamkeit und Reißfestigkeit, in Lösung eine hohe Viscosität. Verzweigte Polymere haben ein höheres Wasserbindungsvermögen, eine größere Löslichkeit, aber geringere Viscosität und Festigkeit. Räumliche Polymere sind durch viele intermolekulare Bindungen zu einer unlöslichen, harten, thermisch und chemisch wenig beeinflußbaren Struktur verknüpft. Ihr Fließvermögen ist gering. Sehnen, Fascien und Kapseln vereinigen den linearen mit dem räumlichen Typ. Die größte thermische Beweglichkeit haben kurze Linearpolymere und verzweigte Polymere. Synovialflüssigkeit und Bindegewebsextrakte sind deswegen in ihrer Viskosität stark temperaturabhängig. Junges Bindegewebe (embryonal oder regenerierend in Entzündungsgebieten) hat eine niedrige Temperaturschwelle für die Wärmeschrumpfung, weil der räumliche Polymerzustand noch unvollständig ist. Die thermodynamischen Eigenschaften der Bindegewebselemente werden in der Pathologie der Bindegewebe immer da interessant, wo Temperaturschwankungen auftreten: Abkühlung peripherer Gelenke, Fieber, Verbrühungen oder Verbrennungen).

Nach ihren mechanischen Eigenschaften lassen sich die Polymere der Bindegewebe in fließende, elastische und feste ordnen. Amorphe Polymere, wie die Glukosaminoglykane im Sol- oder Gelzustand sind fließend. Unter geringen Zug- oder Druckspannungen verändern sie ihre Form irreversibel, sie sind plastisch. Kautschukähnliche Elastizität haben die plastischen Fasern; im spannungslosen Zustand sind sie fast amorph und gewinnen erst unter Zugspannung eine im Röntgeninterferogramm und unter dem Elektronenmikroskop erkennbare Ordnung. Kollagene Fasern werden bei Temperaturen über 40° C „kautschukelastisch". Feste Polymere bedürfen großer Kräfte zu geringen und voll reversiblen Verformungen. Als solche haben kollagene Fasern ein hohes Elastizitätsmodul. Sie sind anistrop, d.h. ihre mechanischen Eigenschaften sind in der Längs- und Querrichtung unterschiedlich. In den Texturen der Bindegewebe wird deswegen jede mechanische Einwirkung in eine Zugspannung verwandelt.

Die elastischen Eigenschaften der Bindegewebe sind wie die übrigen mechanischen Merkmale durch die Elastizität der Fasern und deren Zusammenlagerung im Gewebeverband (Textur) gegeben. In Sehnen und Fascien sind die Fibrillen in Bündeln geordnet, die parallel zueinander oder in mehrere Richtungen verlaufen. Sie haben deswegen etwa den Elastizitätsmodul der Einzelfasern. Das erlaubt eine schnelle und fast vollständige Kraftübertragung von Muskeln auf Sehnenansätze. Eine gewisse Elastizität ist dadurch gegeben, daß die Einzelfibrille unter starken Zugkräften eine gewisse Dehnbarkeit hat und die Fasern und Faserbündel nicht vollständig gestreckt sind, sondern miteinander verdrillt, einzeln wellenförmig oder auch schraubenartig liegen.

Viele Bindegewebe sind gemischte Systeme. In Gelenken, Zwischenwirbelscheiben und im Augapfel geben die von Kollagenfasern fest umschlossenen Massen der Synovialflüssigkeit, des Nucleus pulposus und des Glaskörpers den Fasern eine Grundspannung, die große Kräfte mit geringen Deformierungen und damit geringer Dislokation der Gelenkenden und Wirbelkörper aufzufangen erlaubt. In lockerem Bindegewebe sind die Verhältnisse nicht so starr. Die im Maschwerk der Fibrillen liegenden Glukosaminoglykane der Haut geben den Fibrillen durch ihre Viscosität eine gewisse stabile Lage, durch ihren Turgor eine bestimmte Vorspannung. Das hat Bedeutung für Maß und Geschwindigkeit der Deformierbarkeit. In die Strukturelastizität dieser Systeme gehen Knäuelung, Faltung, Spiralbildung, wellenförmige Lage der Fibrillen ein. Ein Zusammenspiel von miteinander verwobenen kollagenen und elastischen Fasern in Haut, Gefäßwänden, Lunge, Gallen- und Harnblase führt zur Begrenzung der Dehnbarkeit der elastischen Fasern, sobald die kollagenen Fasern gestreckt sind. Es bewirkt aber auch die schnelle Reposition der kollagenen Fasern in die Ausgangslage nach Entlastung. Ein System von Vorspannung und Dehnbarkeitsbegrenzung sichert diesen Geweben ihre optimale physiologisch-mechanischen Eigenschaften. An der Wirbelsäule liegt eine besondere Teilung der Funktionen in ein rein elastisches (Ligamentum flavum) und das kollagene Fasersystem vor.

In die mechanischen Eigenschaften der Bindegewebe geht die Zeit als Geschwindigkeit und Dauer der Belastung ein. Die damit zusammenhängenden mechanischen Phänomene nennt man Relaxation. Bei Belastung eines Bindegewebes stellt sich eine neue Länge oder Form erst allmählich ein (elastische Nachwirkung, Kriechen). Das gleiche geschieht bei Entlastung (Hysterese). Bei rhythmischen Krafteinwirkungen, deren Periode dem Bindegewebe nicht genügend Zeit der Entlastung zur Wiederherstellung der ursprünglichen Form läßt, bleibt nach jeder Belastung eine sich addierende Abweichung vom Grundzustand (z.B. Länge) bestehen. Sie kann, wie die im

Laufe des Tages abnehmende Länge der Wirbelsäule erst nach einiger Zeit (Streckung der Wirbelsäule bei Nacht) ausgeglichen werden. Ist eine Dauerbelastung groß oder sind die Abstände ihrer rhythmischen Wiederkehr kurz, so lösen sich intermolekulare Bindungen und führen zum irreversiblen Fließen, schließlich zum Reissen. Wenn eine Kraft sehr schnell einwirkt, haben die Makromoleküle des Polymers keine Zeit, dieses durch Umlagerung elastisch zu machen. Es reissen intermolekulare Bindungen, das System verhält sich wie ein unelastisches mit hohem Elastizitätsmodul. Es nimmt die Sprödigkeit, Härte und Brüchigkeit des glasartigen Zustandes an. Ähnliches gilt für das mechanische Verhalten der Glukosaminoglykane, für deren visköses Fließen eine bestimmte Aktivierungsenergie und eine Zeit der Umorientierung der Makromoleküle notwendig ist, wenn sie ihren Ort im Maschenwerk ändern sollen.

Molekularpathologie der Bindegewebe

Exprimentelle Pathologie. Mit dem Gift der Kichererbse oder Duftwicke (Lathyrus odoratus) läßt sich am wachsenden Tier ein Krankheitsbild erzeugen, das Ähnlichkeiten mit dem Marfan-Syndrom des Menschen hat. Substanzen mit ähnlicher Wirkung wie beta-Aminoproprionitril nennt man Lathyrogene, das Krankheitsbild Lathyrismus: Knochenerweichung, Aneurysmabildung. In den Bindegeweben finden sich große Mengen neutralsalzlöslichen Kollagens, das in allen physikalisch-chemischen Eigenschaften mit normalem Kollagen übereinstimmt, aber eine um 9° niedrigere Denaturierungstemperatur hat. Wahrscheinlich durch Blockade von Carboxylgruppen ist die extrazelluläre intra- und intermolekulare Quervernetzung des Tropokollagen behindert. Die Reißfestigkeit der Bindegewebe ist vermindert, die Biegsamkeit der Knochen erhöht. Die enchondrale Kalzifizierung ist beeinträchtigt. Im Kallus nach experimenteller Fraktur ist die Bildung von Galaktosamin für die, für die Kalzifizierung notwendigen Chondroitin-4- und -6-Sulfate auf die Hälfte herabgesetzt. Auch die Synthese elastischer Fasern in der Aorta leidet.

Puromycin hemmt die ribosomale Eiweiß-Synthese und beendet frühzeitig die Bildung von Polypeptiden. An unverkalkter Tibia des Hühnchens hemmte Puromycin den Einbau von $^{14}C^3H$-Prolin in einen Polypeptidvorläufer des Tropokollagen auf einer Stufe, auf der Prolin zu Hydroxyprolin oxydiert wird.

Experimentelle Entzündung, Wundheilung und Narbenbildung sind Modelle des Bindegewebsstoffwechsels und seiner pharmakologischen Beeinflußbarkeit. Am Beispiel des Carrageenin-Granuloms ließ sich zu Beginn eine Aktivierung des energieliefernden Stoffwechsels zeigen. Gleichzeitig insudieren Glykoproteide aus dem Serum; der Hexosamingehalt des Bindegewebes steigt. Das Gewebe quillt infolge Bildung niedrig polymerer Hyaluronsäure, die es intravenös und intracutan gegebenen Farbstoffen gestattet, sich im Entzündungsgebiet weit auszubreiten (Spreading). Durch i. v. gegebene Hyaluronidase lassen sich an Herzklappen und Synovia Verquellungsknötchen mit nachfolgender Zellinfiltration erzeugen. Dem Anstieg des Glukosamin folgen Galaktosamin und dann Hydroxypolin. Das weist auf eine Chondroitinsulfatbildung hin. Hohe Konzentration von Uridinphosphaten markieren eine hohe Glukosaminoglykansynthese, ein Anstieg der Guanidinphosphat- und der Pyruvatkinase, vermehrte Eiweiß-, wahrscheinlich Kollagenbildung. Im Entzündungs- und Wundgebiet, aber auch in der Umgebung von Metastasen oder in der Leber nach Einwirkung von Thioacetamid bilden sich zunächst zahlreiche retikuläre Fibrillen (Fibrose). Die Schrumpfungstemperatur und die Reißfestigkeit der Fibrillen aus Entzündungsgebieten sind niedriger als dem Status des ortsständigen Bindegewebes entspricht. Durch polymerisierende Hyaluronsäure und deren Ersatz durch Chrondroitinsulfate wird das heilende und vernarbende Gewebe trocken. Die Chondroitinsulfate fördern die Bildung dicker kollagener Fibrillen (Kollagenisierung), die unter noch unbekannten Bedingungen fester als das ursprüngliche ortsständige Bindegewebe werden und schrumpfen (Narbe, Cirrhose). Glukosaminoglykaneinlagerung und Fibrose können sich aber auch vollständig zurückbilden. Pulver von Glukosaminoglykanen, besonders Chondroitinsulfaten oder homologen Kollagenen in die Wunden gestreut, fördern die Wundheilung und die Reißfestigkeit des Wundbindegewebes.

Fehlernährungsfolgen wurden vor allem bei Vitaminmangel beobachtet. Im Knochen hungernder Ratten nehmen die Fibrillen an Menge zu. Mangel an Vitamin C vermindert die Oxydation von Prolin zu Hydroxyprolin in den Peptidvorstufen des Kollagens und damit deren Verfestigung; außerdem ist die Bildung von Galaktosamin herabgesetzt. Brüchigkeit der Gefäße und Rexisblutungen sind die Folge. Mangel an Vitamin C verzögert die Wundheilung und Kallusbildung. Der Ersatz der Einlagerung von Hyaluronsäure durch die Chrondroitinsulfate im zweiten Entzündungsstadium bleibt aus.

Vitamin-E-Mangel erhöht im Carrageenin-Granulom die löslichen Kollagenfraktionen. Das Vitamin greift vermutlich in die Bildung intra- und intermolekularer Bindungen ein. Fehlt es in der Nahrung wachsender Wistar-Ratten, so verringert sich die Reißfestigkeit der Aorta, besonders bei gleichzeitigem Sulfatmangel. Hohe Dosen Vitamin A aktivieren die Lysosomen von Chondroblasten und den Abbau von Chondroitinsulfaten. Vitamin-A-Mangel behindert die Sulfatierung von Mucopolysacchariden.

Wenn Vitamin D einen direkten Angriffspunkt am Knochen hat, so ist dieser an den Glukosaminoglykan-Proteinkomplexen und den Fibrillenoberflächen zu suchen, an welche Calciumsalze angelagert werden. Die Synthese löslichen Kollagens ist im rachitischen Knochen gesteigert.

Die Kenntnis hormoneller Einflüsse auf die Bindegewebe erlaubt ein Verständnis ihrer Störungen bei Erkrankung des Endokriniums und der therapeutischen Möglichkeiten mit Hormonen.

Cortison und seine Derivate haben eine komplexe hemmende Wirkung auf die Proliferation und den Stoffwechsel der Bindegewebszellen in einer Reihe von Modellen der Entzündung und Wundheilung. Die Wirkung umfaßt Mucopolysaccharidsynthese Fibrillogenese, immunologische Prozesse. Cortison verzögert Wundheilung und Kallusbildung, unterdrückt aber auch Hyaluronsäurebildung, Depolymerisierung und Quellung der Gewebe. Es fördert am wachsenden Bindegewebe dessen Reifung (Kollagenisierung, Straffung, Verfestigung) und dichtet Gefäße wahrscheinlich durch begünstigte Polymersiation der Hyaluronsäure ab (Antispreading-Effekt). Die Reißfestigkeit von Kallus wird durch Cortison gesenkt, obwohl der Hydroxypolingehalt unverändert ist. Anabole Steroide gleichzeitig gegeben, heben die ungünstigen Wirkungen von Cortison auf den Kallus auf. Bei der experimentellen Lebercirrhose der Ratte ist die, die präparativen Phasen der Bindegewebsbildung hemmende Wirkung des Cortison erwünscht. Im Glaskörper wird Hyaluronsäure, im Rippenknorpel Keratosulfat erhöht.

Adhaesionen (Bindegewebsstränge) in Bauchhöhlen und Pleuraraum nach Entzündungen werden durch Cortison in ihrer Entwicklung gehemmt. Am intakten Tier steigert Cortison die Reißfestigkeit von Sehnen und Haut und die Bruchfestigkeit von Knochen. Auch die Relaxation ist vermindert.

Polarisationsoptisch haben die subcutanen kollagenen Fasern von Menschen mit Nebennierenrindeninsuffizienz mehr phenolbindende Gruppen als normal. Durch Cortison läßt sich der Zustand ausgleichen. Beim Morbus Cushing ist die Phenolbindung erniedrigt.

Testosteron erhöht in der Haut den Hyaluronsäuregehalt (Turgor), im Nucleus pulposus den Gehalt an Keratosulfat und Dermatansulfat. Es fördert unabhängig von seinen androgenen Wirkungen die Kollagensynthese. Östrogene vermehren den Gehalt von Bindegeweben an sauren Glukosaminoglykanen. Eine Erhöhung des Polymerisationsgrades führt zur Gelverfestigung und Gefäßabdichtung.

Bei Thyroxinmangel häuft sich in der Haut Hyaluronsäure durch verzögerten Abbau an, Chondroitinsulfat ist infolge verlangsamter Synthese vermindert. Im praetibialen Myxoedem ist der Uronsäuregehalt auf das sieben- bis zehnfache der Norm erhöht. Das an Hyaluronsäure gebundene Wasser ist nicht mobil. Eine Delle läßt sich deswegen nicht eindrücken. Verminderte Hydroxypolinausscheidung im Urin weist auf Hemmung des Kollagenabbaus hin. Bei Hyperthyreoidismus steigt er an. Thyroxin setzt die Reißfestigkeit des Bindegewebes in heilenden Wunden herab, ebenso die von Sehnen und Epiphysen.

Insulinmangel verzögert den Umsatz von Chondroitinsulfat und Hyaluronsäure. Eine Beziehung der Insulinwirkung auf Bindegewebe zu den diabetischen Angiopathien läßt sich nocht nicht erkennen.

Nach Hypophysektomie ist der Umsatz der Glukosaminoglykane vermindert, Wachstumshormon stellt aber nur die Bildung von Chondroitinsulfat wieder her; ein interessanter Hinweis auf seine Bedeutung in Knorpel- und Knochenstoffwechsel (appositionelles Knochenwachstum bei Akromegalie).

Die Antigenität von Bindegeweben

Wenn ortsständige Eiweißverbindungen der Bindegewebe antigene Eigenschaften haben, ist es möglich, daß durch Antikörperbildung Antigen-Antikörperverbindungen entstehen, die den physiologischen Aufbau des labilen interfibrillären makromolekularen Netzwerkes stören. Es gibt experimentelle Anhaltspunkte dafür, daß solche Vorgänge sich auf Löslichkeiten, Gelbildung und Fibrillogenese auswirken. Es gibt drei Gruppen von Antigenen:

1. die durch die Bindegewebe diffundierenden Eiweiße des Serums, die zur Ernährung der Bindegewebe beitragen,

2. die löslichen Kollagene, deren Antikörper auch an der Oberfläche nicht löslicher Kollagenfibrillen — nicht aber an retikulären und elastischen Fasern — gebunden werden,

3. Antigene, die weder dem Serum entstammen, noch zur Kollagengruppe gehören. Timpl und Pecker konnten etwa 20 solcher Eiweiße der dritten Gruppe nachweisen. Sie waren z. T. Glykoproteine, hatten aber einen niedrigeren Uronsäuregehalt. Trotzdem ist es nicht ausgeschlossen, daß es sich um Komponenten der Glukosaminoglykan-Proteinkomplexe handelt. Unter welchen Bedingungen die körpereigenen Kollagene und andere Bindegewebsproteine autoantigenen Charakter annehmen, ist noch unklar. In erster Linie ist an eine Veränderung der Antigenität durch Bakterienpolysaccharide zu denken, die wegen ihrer Verwandtschaft mit den Mucopolysaccha-

riden der Bindegewebe diese kompetitiv aus ihren Eiweißverbindungen verdrängen könnten. Die nachfolgende Tabelle gibt einen Einblick in die chemischen Verwandtschaften der Mucopolysaccharide der menschlichen Bindegewebe und der Polysaccharide einiger Bakterienarten. Dieses pathogenetische Prinzip verdient Aufmerksamkeit,

Tabelle 7. *Kohlenhydratkomponenten von Bakterienzellwänden und -kapseln und die sich wiederholenden Disaccharideinheiten einiger anionischer Polysaccharide menschlichen Bindegewebes*

Menschliche anionische Polysaccharide

Hyaluronsäure   Glukoronsäure-Acetylglucosamin
Chrondroitinsulfate   Glukoronsäure-Acetylgalaktosamin-Sulfat
Keratansulfat   Galaktose-Acetylglukosamin-Sulfat

Bakterienkapseln

Pneumokokken	Typ 1	Galaktosamin-Acetylglucosamin-Galaktose-Fukose
	Typ 2	Rhamnose-Glukosamin-Glukose
	Typ 3	Glukoronsäure-Glukose
	Typ 6	Galaktose-Glukose-Rhamnose-Ribitol-Phosphat
	Typ 14	Galaktose-Glukose-Acetylglukosamin
Streptokokken	Hyaluronsäure	Glukoronsäure-Acetylglokosamin

Bakterienzellwände

Alle enthalten	Acetylglukosamin-Neuraminsäure-Peptide
Einige enthalten	Teichoinsäuren-Ribitol-Phosphat und Glycerin-Phosphat
Staphylokokken	Flukose-Manose-Glucosamin-Glukoronsäure
Streptokokken	Gruppe A spezifische Substanz
	Acetyl-Glukosamin-Rhamnose
Pneumokokken	C Polysaccarid-Galaktosamin-6-Phosphat
Diphtherie	Arabinose-Monase-Galaktose
Anthrax	Galaktose-Acetyl-Glukosamin
Azobacter	Glukose-Galaktose-Glukose-Glukosamin-Manose
Coli	Hexosamin-Galaktose-Glukose-Rhamnose
Salmonella	Glukose-Galaktose-Manose-Rhamnose-Abequose
Tuberkelbazillen	Arabenose-Manose-Galaktose-Glukosamin-Galaktosamin

weil im Blut von Kranken mit chronischer Polyarthritis Antikörper gegen Kollagen mit Hämagglutinations- und Konsumptionstest nachgewiesen wurden, die nur z. T. spezifisch sind. Außerdem sind Antigenverwandtschaften zwischen Streptokokken und Herzmuskelgewebe gefunden worden. Kollagen könnte durch Teilabbau durch lysosomale Enzyme autoantigen werden. Immunaggregate sind nicht nur Störfaktoren im Gel der Zwischensubstanz, sie regen die Bildung von Rheumafaktoren an, mit denen sie übergroße Molekülkomplexe bilden, die durch Phagocytose abgeräumt werden müssen.

Klinische Makro-Molekularpathologie der Bindegewebe

Die angeborenen Störungen in Bau und Eigenschaften der Bindegewebe sind Modelle, Experimente der Natur, die uns das Verständnis der Zusammenhänge von Biochemie und Biophysik dieses Organs erleichtern.

Beim Ehlers-Danlos-Syndrom ist in Bindegeweben, die aus elastischen und kollagenen Fasern gewoben sind, der Anteil der kollagenen Fibrillen vermindert. Da sich beide Fasertypen aufgrund ihrer Eigenschaften in solchen Geweben in ihrer Mechanik gegenseitig begrenzen (vgl. S. 9), führt die Störung zu einem Überwiegen der Dehnungseigenschaften, zu einem Verlust an Festigkeit und Formkonstanz. Die klinischen Folgen sind: Überelastizität der Haut, die sich in großen Segeln abheben läßt, Überstreckbarkeit der Gelenke, Fragilität von Haut und Gefäßen, Aneurysma dissecans, Zwerchfellhernien, Divertikel, Megaoesophagus, Ektasien im Magen-Darm-Kanal und im Respirationstrakt „mucoide Tumoren" mit Verkalkungstendenz. Der Grunddefekt dieses autosomal dominant vererbten Leidens ist unbekannt. Nur die Zahl, nicht der makromolekulare Aufbau (normales Färbemuster, antiparallele Anordnung) der kollagenen Fibrillen ist verändert, aber die Zugfestigkeit der Haut ist auf ein Fünftel herabgesetzt. Normale Hydroxyprolinausscheidung im Urin weist auf normalen Kollagenumsatz hin.

Das Hurler-Syndrom ist eine Speicherkrankheit für Dermatansulfat und Heparitinsulfat. Bei der autosomal vererbten Form wird vorwiegend Dermatansulfat gespeichert und im Urin ausgeschieden. Die rezessiv-x-chromosomal vererbte Variante speichert und scheidet überwiegend Heparitinsulfat aus. Die Speicherung erfolgt im gesamten Bindegewebe, vorwiegend aber in Knochen, Leber, Milz. Die biochemischen und klinischen Symptome der beiden Formen überlappen sich. Bemerkenswert ist, daß Corneatrübungen vorwiegend bei der Dermatansulfatspeicherung auftreten. Auch die Knochenveränderungen — Störung des Längenwachstums, Deformitäten, Einschränkung der Gelenkbeweglichkeit — sind ausgeprägter als bei der heparitinsulfatspeichernden Form.

Im Urin werden von manchen Fällen auch Chondroitin-4- und -6-Sulfat ausgeschieden.

Eine Speicherkrankheit für Dermatansulfat ist das Farber-Syndrom. Fibroblasten speichern das Glukosaminoglykan. Das führt zu periartikulären Schwellungen mit Versteifung in Beugestellung, zu subcutanen Knoten und respiratorischer Insuffizienz. Im Urin wird Dermatansulfat ausgeschieden. Der ursprüngliche Name „Dissiminierte Lipogranulomatose" deutet darauf hin, daß das Dermatansulfat sekundär Lipide oder Lipoproteide aus dem Blut an sich reißt und im Gewebe niederschlägt.

Der genetische und mesenchymale Defekt der Marfan-Syndroms ist noch nicht aufgeklärt. Die kollagenen Fasern sind in ihrem Aufbau intakt und haben eine normale Schrumpfungstemperatur. Aber im Urin werden vermehrt hydroxyprolinhaltige Peptide ausgeschieden. Histochemisch fand man in Aortenwand und Endokard eine Anhäufung von Chrondroitinsulfat und eine Zerstörung elastischer Fasern. Die Patienten scheiden 20—40 mal mehr Glukosaminoglykane im Urin aus wie Gesunde. Die Folgen dieser Gefügestörung, die wahrscheinlich Ausdruck einer disproportionierten Syntheseleistung der Fibroblasten für die Monomeren der Faser- und Zwischensubstanz ist, sind: Überlänge der Gliedmaßen (Hoch- und Schlankwuchs, Spinnenfinger) Hernien, Ektasien, Ptosen, Deformierungen des Bulbus (Myopie) Linsenschlottern durch Lockerung der Zonulafasern, Aneurysma dissecans, ähnlich einer Medianekrose.

In die Media des Anfangsteiles der Aorta, in die Mitralklappen, in das Endokard des linken Vorhofes, den Ansatzring der Aortenklappen wird eine metachromatische Substanz eingelagert (fibromyxoide Degeneration). Die Folge sind Insuffizienz der Mitral- und Aortenklappen, Verkalkung des linken Vorhofs und der Klappenansatzringe. Da die Zonulafasern biochemisch von Kollagen, retikulären und elastischen Fasern unterschieden sind, muß der biochemische Defekt in Vorgängen des Fasermilieus (Glukosaminoglykan-Proteinkomplexe) gesucht werden, die sich auf die Tertiär- und Quartärstruktur aller Fibrillentypen auswirken.

Der *Osteogenesis imperfecta* liegt eine allgemeine Reifungsstörung der kollagenen Fibrillen zugrunde. Sie verharren im Knochen im Stadium der retikulären Fasern. Die Ursache ist unbekannt. Die Folgen sind Knochenbrüchigkeit, blaue Skleren, Schlottergelenke, dünne Haut.

Ähnliches gilt für das *Pseudoxanthoma elasticum*. Durch angeborenen Mangel oder Schwund der kollagenen Fasern überwiegen die elastischen, die normalerweise nur 2% des Trockengewichts ausmachen (Kollagen 72%). Folgen sind: Cutis laxa, Rhexisblutungen an Haut und im Magen-Darm-Kanal, angioide Streifen am Augenhintergrund. Die elastischen Fasern sind abnorm, fragmentiert und ziehen Calcium an sich.

Dies leitet über zu einem klinischen Beispiel der *elastoiden Degeneration der Haut*, wie sie im Alter und nach Licht- und Wärmeeinwirkung auftritt (Alterselastose). Aufgrund von Experimenten mit alkalischem Boratpuffer und Natriumperjodat, Kochen, Bestrahlung oder enzymatischer Andauung, vermuten Hall u. Mitarb., daß unter besonderen Bedingungen eine Umwandlung kollagener Fibrillen in ein Material mit elastischen Eigenschaften möglich ist. (Mottenfraßfibrillen ohne Struktur mit viel amorpher Substanz umgeben). Man spricht von elastotischer Degeneration.

Im Stuhl von Kranken mit *cystischer Pankreasfibrose* konnte ein Mucopolysaccharid-Protein-Komplex ungewöhnlich hoher Viscosität festgestellt werden. Hier wird der genetische Grunddefekt vermutet.

Im Anfangsstadium der *Sklerodermie* stehen Vermehrung saurer Glukosaminoglykane mit Wassereinlagerung (Skleroedem), Anstieg der neutralsalzlöslichen Kollagenfraktion, Ausscheidung hydroxyprolinhaltiger Peptide im Harn nach Anstieg eines „kollagenähnlichen Proteins" im Serum und Vermehrung kollagener Fibrillen (Fibrose), im Vordergrund. Die mittleren Fibrillenquerschnitte verschieben sich zu den dünneren Fibrillen (Linksverschiebung von 450—550 Å nach 350—450). Die Sklerosierung ist eine Kollagenisierung, d. h. sehnenartige Umwandlung mit Schrumpfungstendenz. Die Kollagenfibrillen sind nach färberischem und Versilberungsmodus unauffällig. Nach röntgeninterferometrischen Untersuchungen von Macher und Brehler nimmt die Packung der Fibrillen zu, ebenso ihre Ordnung. Zeichen einer Desorganisation ist die Aufhebung der Richtungsparität benachbarter Fibrillen. Das thermoelastische Verhalten der Haut weist nicht auf „unreifes" Kollagen hin, eher auf altes: Die Schrumpfungstemperatur liegt hoch, ebenso die Dehnungsfestigkeit.

Im frisch entzündeten Herzklappengewebe bei *rheumatischem Fieber* sammeln sich wasserbindende Glukosaminoglykane und quellen das Gewebe knötchenförmig auf. Später nehmen die Fibrillen an Menge, Dicke und Packung zu. Die Klappen werden dick, undurchsichtig, unbeweglich; sie schrumpfen, nehmen knorpelartige Konsistenz an und neigen zu Kalkeinlagerung. Bei septischer Endokarditis sind die Fibrillen dünn, kurz, die Klappe ist zerreißbar.

Bei der *Lebercirrhose* vermehren sich zunächst die ortsständigen Gitterfasern (Fibrose). Biochemisch vorbereitet wird dieser Vorgang durch Anstieg von Hexosamin und Hydroxyprolin. Die Frage ist offen, ob Bindegewebe nur in die durch Nekrose von Parenchymzellen freiwerdenden Räume hineinwuchert, ob es durch Fortfall einer Kontrollfunktion des, das Mesenchym umgebenden kranken Parenchyms sich zu vermehren beginnt, oder ob ein Reiz verantwortlich ist. Der entscheidende, weil irreversible pathogene Vorgang ist der Übergang von der Fibrose zur Cirrhose, die Ausbildung eines dicht gepackten sehnenartigen schrumpfenden kollagenen Gewebes mit Fibrillendurchmessern, die denen von Sehnen entsprechen.

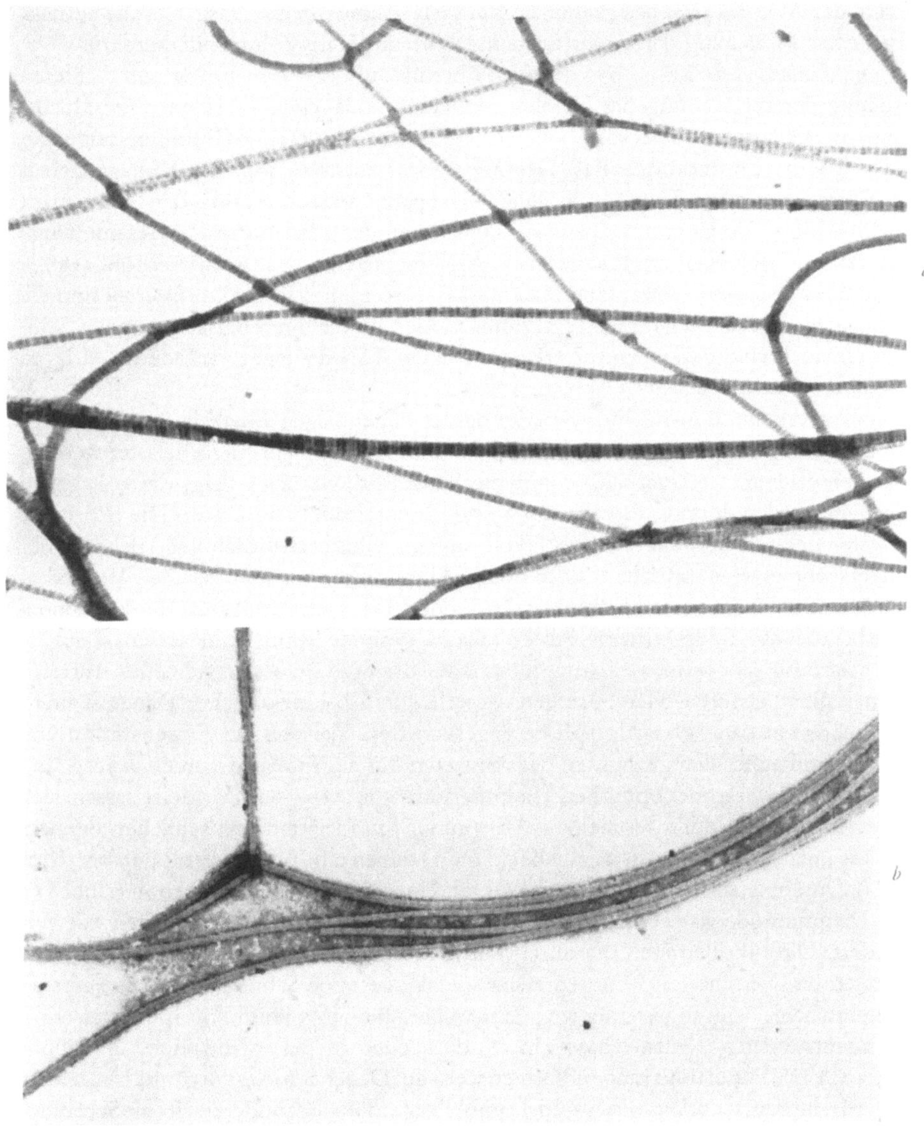

Abb. 10. Kollagenfibrillen aus Myokard mit Uranylacetat gefärbt.
a) Gesundes Myokard
b) aus „Rheumaknötchen" des Myokards (nach H. Schwarz)

Unbekannt ist, warum in *keloidem Narbengewebe* eine überschießende unkontrollierte Kollagenbildung erfolgt. Im Anfangsstadium sind die Glukosaminoglykane vermehrt, in ihrer Zusammensetzung aber normal.

Die Abnahme der Lungenelastizität im Alter und bei *Lungenfibrose* hat ihre Ursache in der Vermehrung kollagener Fasern in Lungen, Septen und Interalveolarräumen sowie in der Abnahme elastischer Elemente und Strukturen. Die Längendehnbarkeit (Compliance) nimmt ab, d.h. es sind größere Kräfte zur Lungenfüllung notwendig und in der Ausatmungsphase kehrt die Lunge langsamer in die Ausgangslage zurück. (Hysterese = bauchig deformierte Atemschleife im Kraft-Volumendiagramm).

Die *Trübung der Cornea durch eine Narbe* beruht auf der Vermehrung und dichteren Packung der zur Heilung des Defekts gebildeten kollagenen Fibrillen. Die Glucosamin- und Galaktosaminglykane nehmen ab. Das konstituierende Glukosaminoglykan der Narbe ist Chrondoitinsulfat. Der *Keratokonus* entsteht, weil der Kollagengehalt der Cornea abnimmt. Hexosamine und Glycoproteide sind erhöht, der Sulfatgehalt ist erniedrigt. Die Chondroitinsulfate sind vermindert; bei normaler Gesamtmenge von sauren Glukosaminoglykanen ist der Keratansulfatgehalt relativ erhöht (58%).

In *Heberdenschen Knötchen* fand man nur Hyaluronsäure. In *Rheumaknötchen* sind die kollagenen Fibrillen derangiert, fraktioniert oder zu körnigen Massen aufgelöst. Soweit sie noch eine Faserstruktur erkennen lassen, haben sie ein verändertes, d. h. an Bändern verarmtes Muster (Abb. 10 a, b).

Sehnen, die durch mangelnde Betätigung des zugehörigen Muskels (Nervendurchtrennung, Poliomyelitis, Unterbrechung der Blutzufuhr) nicht mehr belastet werden, entdifferenzieren: sie lagern Mucopolysaccharide ein, werden sulzig, die kollagenen Fibrillen werden dünner, ihre Packung und Orientierung nehmen ab. Die Schrumpfungstemperatur und die Reißfestigkeit sinken. Überbeanspruchung (Beispiel der Fingersehne eines Trommlers) oder hohes Alter führen zu den gleichen Vorbedingungen einer erhöhten Zerreißbarkeit der Sehnen. Das gleiche gilt auch für die Sehnenrisse bei rheumatoider Arthritis. Aber auch eine gesunde Sehne kann reissen, wenn die Zugbelastung sehr schnell eintritt (plötzliches Bremsen im Auto, schnelles Antreten beim Fußball, Laufen oder Springen, experimentell bei elektrischer Dauerreizung). Die Sehne hat dann glasartig spröde Eigenschaften. Zeichen der Degeneration von Sehnen sind außer den genannten das Auftreten dünner Fibrillen von etwa 50 Å und einer kurzen elektronenoptischen Hauptperiode von 350—600 Å. Meist lassen sich nur vier Unterperioden feststellen. An spontan rupturierten menschlichen Sehnen, die eine „matschige" Konsistenz haben, fand Dahmen eine Fibrillengruppe von 50 bis 150 Å Durchmesser neben der normalen mit einer Dicke von 300—450 Å (Abb. 11). Die Hauptperiode war etwas kürzer als normal, die Zahl der Unterperioden war vermindert. Die Fibrillen sind oft durch Kittsubstanz inkrustiert. Die Parallelordnung ist zerstört: Die scharfen Röntgenreflexe, die die gesunde Sehne gibt, gehen zuerst in breite Sicheln, dann in geschlossene Ringe über, ähnlich wie im Knorpel eines chronisch entzündeten Kniegelenkes, in Narben oder in der Wand eines Ganglions (Abb. 12). Die Population junger Fibrillen weist auf Degenerationsvorgänge hin, wie sie auch für die Beurteilung typisch sind. Immobilisation fördert andererseits die Schrumpfung von Sehnen oder Kapseln und damit die Versteifung von Gelenken. Es ist möglich, daß die Schrumpfungstemperatur von Teilen der entzündeten und sich zurückbildenden straffen Bindegewebe in den Bereich der Körpertemperatur sinkt. Die Schrumpfung wird an den Stellen begünstigt, an denen infolge Muskelatrophie oder Ruhigstellung des Muskels durch Schmerzreflexe die physiologische dauernde oder periodische Zugbelastung entfällt.

Die Makromolekularpathologie der *Zwischenwirbelscheibe* geht von der Trennung in Nucleus pulposus und Anulus fibrosus aus. Experimentell konnte gezeigt werden, daß Depolymerisation der Mucopolysaccharide im Nucleus pulposus mit Hyaluronsäure zu einer Erhöhung des Turgors und der Grundspannung der Fasern des Anulus fibrosus führt. Der Elastizitätsmodul steigt und besonders bei schnellen Kraftein-

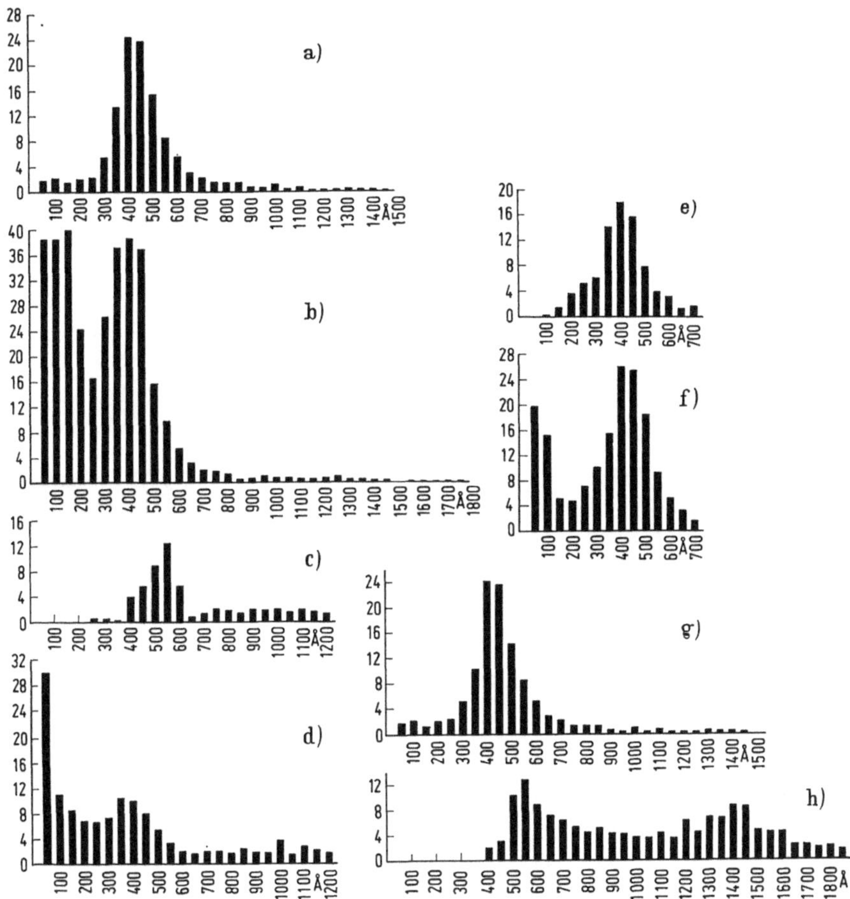

Abb. 11. Verteilungsmuster der Fibrillenquerschnitte
a) Gesunde menschliche Sehne
b) Sehnenruptur
c) Gesunde Achillessehne des Kaninchens
d) wie c nach elektrischer Dauerreizung des Muskels
e) Gesunder Meniskus
f) Degenerierter Meniskus
g) Menschliche Sehne von gesundem Muskel
h) wie g aber bei poliomyelitisch gelähmtem Muskel (nach Dahmen)

wirkungen wird die Belastung weniger gedämpft auf die Deckplatten der angrenzenden Wirbelkörper übertragen. Es ist die Frage, ob nicht in der Jugend Deckplatteneinbrüche (Schmorlsche Knötchen) und Risse der Bandscheibe mit machfolgender Discushernie ihre Ursache in einem zu hohen Turgor des Nucleus pulposus haben. Wenn im Alter der Nucleus pulposus durch Polymerisation oder Abbau der Mucopolysaccharide eintrocknet, verliert er seine Funktion, die Fasern des Anulus fibrosus unter einer Grundspannung zu halten und Stoßkräfte gleichmäßig auf ihn zu verteilen. Stöße treffen die Fibrillen dann ungleichmäßig und ungedämpft, die Zwischenwirbelscheibe zerreibt sich und reißt. In alten und prolabierten Nuclei pulposi wurde eine

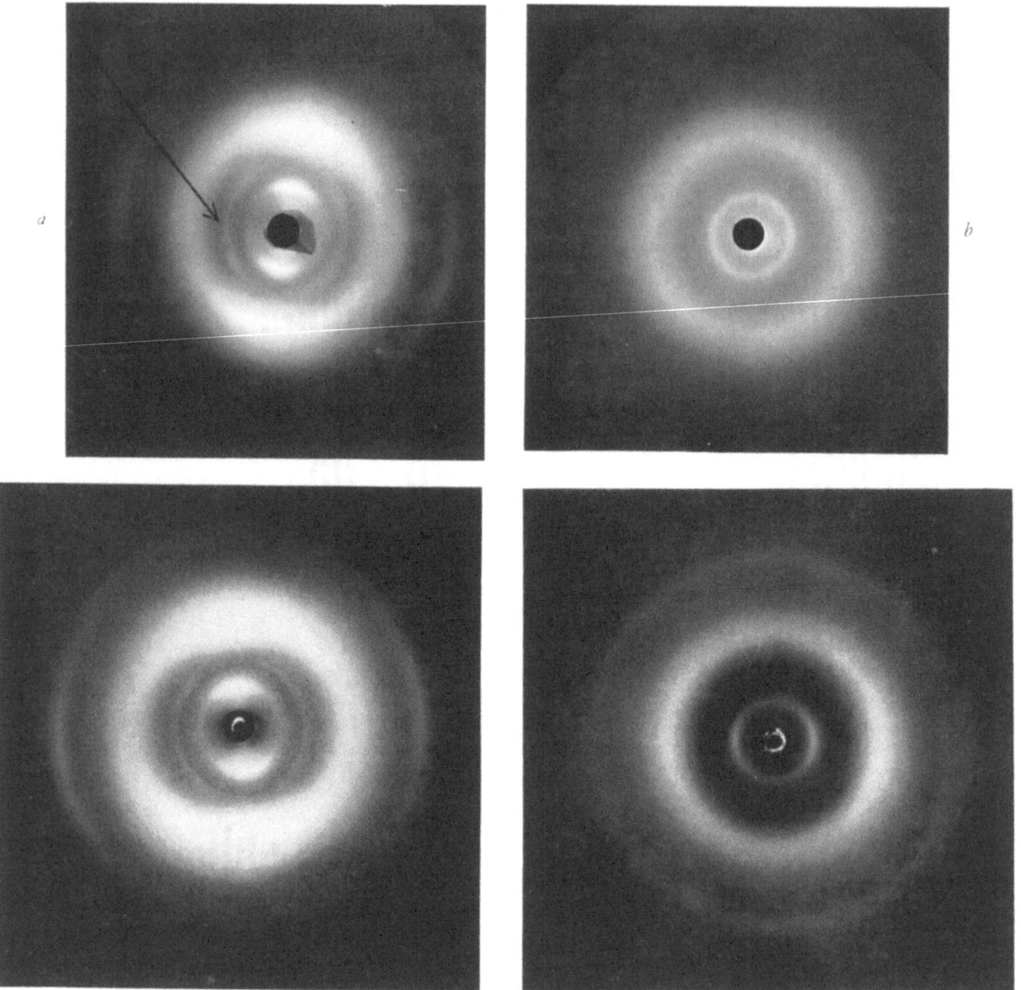

Abb. 12. Röntgenweitwinkel-Diagramme
a) Gesunde Sehne
b) Degenerierte Sehne
c) Gesunder Meniskus
d) Degenerierter Meniskus (nach Höhling und Dahmen)

niedrige Viscosität und ein hoher Gehalt an Dermatansulfat anstelle des physiologischen Chondroitin-6-Sulfat und Keratansulfat (Verhältnis 1 : 1) gefunden.

Im Anulus fibrosus tritt eine Fibrillenpopulation auf, deren Durchmesser zwischen 100 und 250 Å liegt, neben der normalen Population mit 350—450 Å Querschnitt. Der Versilberungsmodus der Fibrillen ist wenig verändert, aber das Bandmuster ist auf 3—8 Unterperioden verarmt. Die Länge der Hauptquerstreifungsperiode schwankt zwischen 400 bis 650 Å (normal etwa 640 Å). Ähnliche Veränderungen fanden sich in den Fibrillen des Nucleus pulposus bei Discushernie.

Im *degenerierten Menicus* läßt sich die Unordnung der oft wirbelartig statt straff gerichtet angeordneten Fasern schon polarisationsoptisch gut erkennen und röntgeninterferometrisch beweisen. Neben den die normalen Fibrillen von 350 bis 450 Å Dicke tritt eine Gruppe mit einem mittleren Durchmesser von 50—100 Å, der eine etwas kürzere Hauptperiode (400 bis 600 Å und spärlichere Unterperioden (4—6) hat.

Die makromolekularen Veränderungen im *arthrotischen Knorpel* können nur dann als krankhaft angesehen werden, wenn sie sich von den Veränderungen des physiologischen Alters unterscheiden. Dabei ergeben sich so starke statistische Schwankungen, daß man für den Gehalt des Knorpels an Kollagen, Glukosaminoglykanen und nicht kollagenen Proteinen keinen krankheitsspezifischen Befund ablesen kann. Ein pathogener makromolekularer Defekt scheint nicht die Ursache der Arthrose zu sein. Die Veränderungen der Glukosaminoglykane im Gebiet von Knorpelläsionen gehören ebenso wie das Auftreten dünnerer Fibrillen zum Regenerationsprozeß: Der Wassergehalt nimmt zu, Menge und Kettenlänge der Chondroitinsulfate nehmen bei erhöhtem S^{35}-Einbau ab, zugunsten von Keratansulfat und Glykoproteiden.

Beispiele molekularpathologischer Vorgänge sind der Niederschlag von Homogentisinsäure im Knorpel bei *Alkaptonurie*, von Uraten im periarticulären Bindegewebe bei *Gicht* und von Cholesterin in Sehnen und Gelenkknorpel bei *Xanthomatosen*. Die den Knorpel, die Sehnen, die Sklera, die Herzklappen und den Nucleus pulposus schwarz färbenden Oxydationsprodukte der Homogentisinsäure hemmen die Hyaluronidase und den Abbau von Chondroitinsulfaten. Die Kittsubstanz überpolymerisiert und bildet ein verfestigtes Gel, in das möglicherweise Homogentisinsäurederivate als Vernetzungsmittel eingebaut sind. Dieses Gel behindert den Stofftransport.

Für die Uratniederschläge haben Greiling und Stuhlsatz die Ionenfängereigenschaft der Chondroitinsulfate verantwortlich gemacht, die das Natrium binden und die schwerer lösliche Harnsäure für die Auskristallisation freigeben.

Chondroitinsulfate bilden mit den beta-Lipoproteiden Komplexe, die möglicherweise Grundlage der Xanthombildung sind, wenn im Blut die beta-Lipoproteide erhöht sind.

Für die pathologische Verkalkung werden die Glukosaminoglykan-Proteinkomplexe und der Zustand an den Oberflächen kollagener Fibrillen verantwortlich gemacht. Voraussetzung der Keimbildung (Nukleation) ist eine erhaltene Querstreifung. Pyrophosphat hemmt den Vorgang der Verkalkung.

Molekularpathologie der Synovialflüssigkeit und der Synovialmembran

In arthritischen und arthrotischen Gelenken ist die Gesamtmenge an Hyaluronsäure in der Gelenkflüssigkeit vermehrt, ihre Konzentration und Polymerisation aber herabgesetzt. Das hat erniedrigte Viscositäten zur Folge: Gesunde $(\eta) = 39,3$, traumatische Gelenkergüsse 30—39, Arthrose 30, rheumatoide Arthritis 26. Die Ursache dieses niedrigen Polymerisationsgrades kann eine überstürzte Synthese in den synovialen Randzellen sein, aber auch eine Depolymerisation durch Hyaluronidase der Synovial-membran oder Mucopolysaccharidproteinasen aus den Lysosomen mononukleärer und polymorphkerniger Zellen der Synovialflüssigkeit. Auch eine oxydativ reduktive Depolymerisation, wie sie durch Thiole, L-Cystein, Hydrochinone, L-Ascorbinsäure möglich ist, wird diskutiert. Diese pathologischen Hyaluronproteide bilden in Essigsäure nicht die normalen festen Gerinnsel, sondern lockere, körnige Ausfällungen, wie man sie in vitro auch nach Hyaluronidaseeinwirkung sieht. Wahrscheinlich ist die Zusammensetzung dieser Mucopolysaccharid-

Proteinkomplexe abnorm und durch exsudierte Glykoproteine des Serums verändert. Statt 85% macht in entzündlichen Ergüssen das Hyaluronat-Hexosamin nur noch 30% der Gesamthexosamine aus. Serumglobuline setzen bei pH 4,5 die Viskosität von Hyaluronatlösungen herab. Hamermann hat daraus eine Vorstellung über die Bildung abnormer Mucopolysaccharide gebildet (Abb. 13). Er hält es für möglich, daß Bindegewebszellen Oligosaccharide von Bakterien der Mucopolysaccharidpeptide von abgebauter Knorpelgrundsubstanz in die Glukosaminoglykanproteinkomplexe einbauen. 4% der Mucopolysaccharide der Synovialflüssigkeit sind bei rheumatoider Arthritis Chondroitin-4-Sulfat, das aus dem Knorpelgewebe stammen muß. Auf diese Weise soll ein abnormes „rheumatoides" Hyaluronoproteid entstehen. Dieses soll eine veränderte Antigenität bekommen, wie z. B. das O-Antigen 3—10 des Typs E von Salmonellen nach Infektion mit Phagen dadurch verändert wird, daß alpha- in beta-Galaktosyl übergeht. Nachgewiesen ist, daß sich bei rheumatoider Arthritis der interalpha-Trypsin-Inhibitor des Serums an das Hyaluronoprotein hängt. Das atypische Hyaluronoprotein hat einen höheren Proteingehalt als normal. Durch Mischpolymerbildung zwischen Hyaluronoprotein, Fremdmucopolysaccharid, Proteiden oder Peptiden sollen die veränderten Antigen- und Polymerisationseigenschaften (Gelbildung bei pH 4,5) hervorgerufen werden.

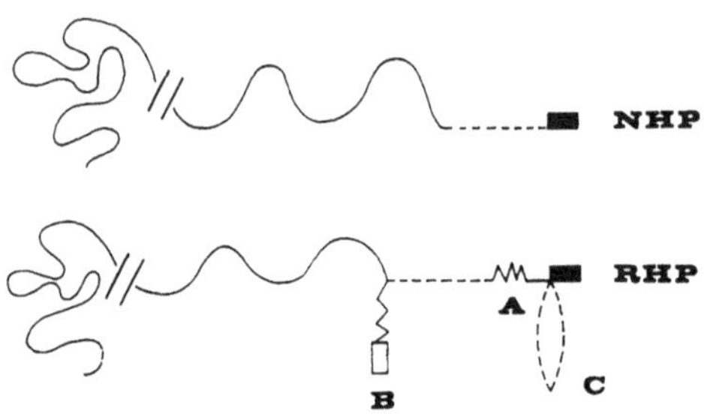

Abb. 13. Aufbau von Hyaluronosproteid nach Hamerman, oben: normal, unten: bei rheumatoider Arthritis in der Gelenkflüssigkeit (B = Bakterienmucopolysaccarid, A und C = abnorme Proteinkomponenten

Die morgendliche Steifigkeit arthritischer Gelenke weist auf Veränderungen der Viscosität während der Nacht hin. Hyaluronsäure ist die bestimmende Komponente in freier Gelenkflüssigkeit und in der Grundsubstanz der periartikulären Gewebe. In Bindegewebsextrakten und Gelenkergüssen steigt die Viscosität mit sinkenden Temperaturen reversibel an (Abb. 14). Da besonders in kleinen, der Nachttemperatur ausgesetzten Gelenken die Temperatur bis auf Werte von 20—25° fallen können, kann die Steifigkeit als eine temperaturabhängige Viscositätserhöhung aufgefaßt werden, die der Gelenkflüssigkeit und der Grundsubstanz der Kapselgewebe eine höhere Zähigkeit, einen größeren Widerstand gegen Bewegung gibt.

Die Gelenkflüssigkeit hat aber auch die Eigenschaft eines thixotropen Gels. Das heißt, ihre Makromoleküle bilden Netzaggregate aus, wenn sie ruhig stehen, das Gel verfestigt sich. Temperaturerniedrigung verstärkt den Effekt. Mechanische Einwirkung löst die Aggregate wieder auf und macht das Gel dünnflüssiger. Damit wird die Erfahrung physiko-chemisch begründet, daß Bewegung und Wärme die Morgensteifigkeit beseitigen. Wie sich die Viskosität bei starker Druckbelastung der Gelenke und bei hohen Geschwindigkeiten ihrer Bewegung verhält, weiß man nicht. Das hängt davon ab, ob die Synovialflüssigkeit zwischen den Knorpelflächen nur eine monomolekulare Grenzschicht bildet, oder ob der Typ einer hydrodynamischen Schmierfunktion zwischen inkongruenten Gelenkflächen vorliegt. Die Viskosität der Gelenkflüssigkeit ist „nicht newtonisch", d. h. sie nimmt bei größeren Geschwindigkeiten ab, setzt also der Bewegung bei großen Geschwindigkeiten geringeren

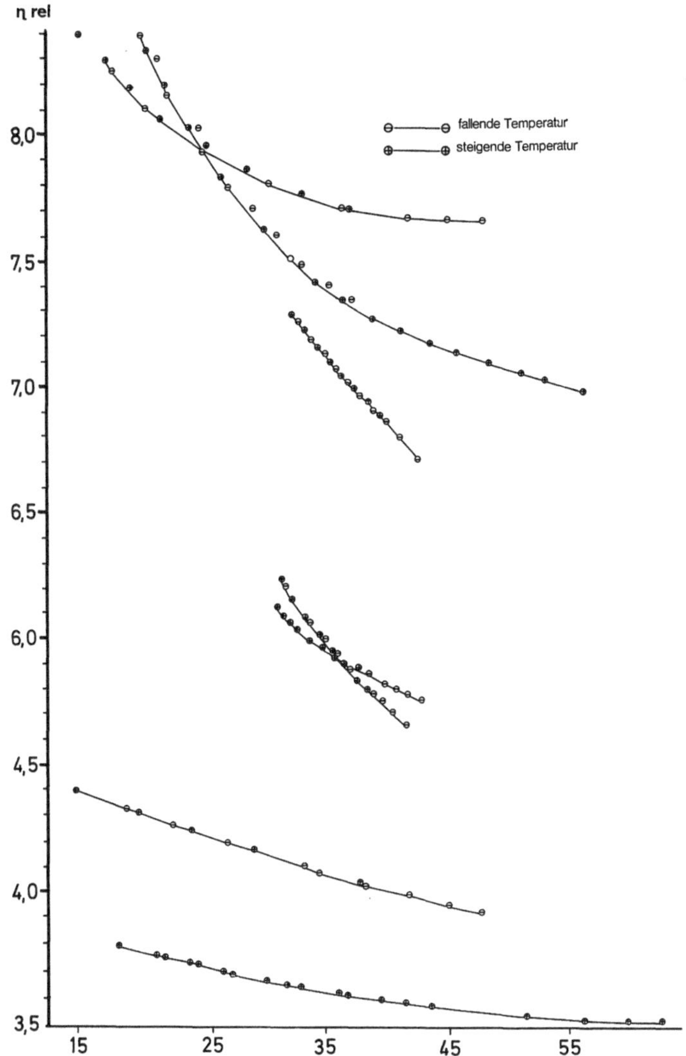

Abb. 14. Relative Viscosität und Temperatur in Kniegelenkergüssen bei rheumatoider Arthritis

Widerstand entgegen. Bei sehr hohen Geschwindigkeiten jedoch steigt die Viscosität wieder an.

Die gegenwärtigen Vorstellungen zur Molekularpathologie der chronischen Entzündung bei rheumatoider Arthritis sind in dem folgenden Schema zusammengefaßt (Abb. 15):

Eine mechanische oder entzündliche Schädigung des Knorpels oder das Einwandern von Bakterien-Polysacchariden soll zum Auftreten von Polysaccharidproteinen oder bei Zellzerstörungen von Nukleoproteiden führen, die wenn sie in die Blutbahn gelangen, die immunkompetenten Zellen der Synovialmembran (Lymphocyten, Plasmazellen) aber auch des gesamten Organismus zur Bildung von Antikörpern anregen. In der Synovialflüssigkeit erscheinen Antigen-Antikörper-komplexe. Sie bilden mit Rheumafaktoren überschwere Immunaggregate. Rheumafaktoren sind Antikörper gegen körpereigene Gammaglobuline, sie wurden in den Plasmazellen der Synovialmembran nachgewiesen. Ob sie dort auf einen Reiz der Antigen-Antikörperkomplexe hin gebildet werden oder im ganzen lymphatischen System und aus dem Blut in die Synovialflüssigkeit gelangen, ist unklar. Der primäre Entzündungsreiz führt außerdem zu einer Vermehrung polymorphkerniger Leukocyten. Von diesen und den A-Zellen der Synovialmembran, die viele Lysosomen enthalten, werden die Immunkomplexe phagozytiert. Die Phagosomen verschmelzen mit den Lysosomen. In den phagozytierenden Zellen wurden immuno-histochemisch nachgewiesen: Rheumafaktoren, IgG, IgM und die Komplement-Faktoren $beta_1$-C

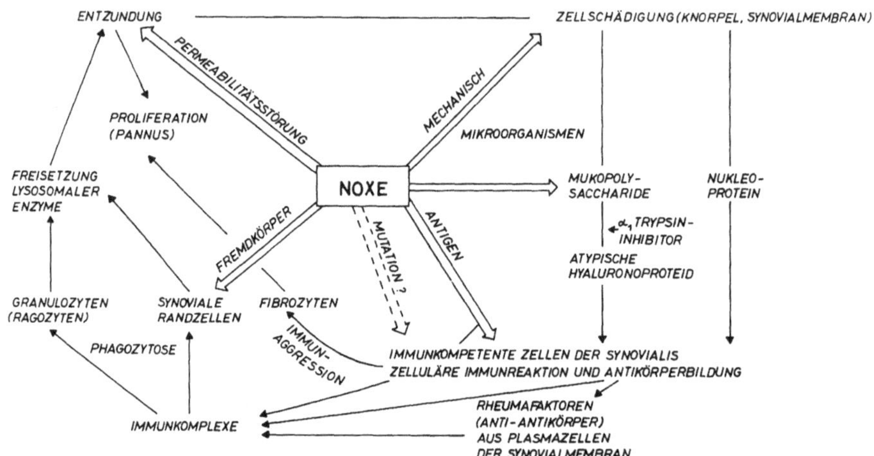

Abb. 15.

und $beta_1$-E. Löst man die Leukocyten mit Einschlußkörperchen (Hollander-Zellen) auf, geben sie Rheumafaktoren in das Medium ab. Die Immunaggregate, mit DNA-Protein werden auch frei in der Synovialflüssigkeit gefunden.

Die auch in vitro mit Euglobulin-Rheumafaktor-Komplexen reproduzierbare Phagozytose der Immunaggregate setzt lysosomale Enzyme frei, die die Zellen zerstören. Der Zustand der Entzündung ist erreicht und unterhält sich selbst, weil in einem circulus vitiosus laufend anfallende Gewebstrümmer zur Bildung von weiteren Antikörpern führen. Zu diesen kommen auch antinukleäre Antikörper, die man in Gelenkergüssen bei rheumatoider Arthritis regelmäßig findet. Die Einwanderung von polymorphkernigen Leukocyten wird stimuliert, ebenso die Bildung immunkompetenter und phagozytierender Zellen des Synovialgewebes (Pannus). Davis diskutiert die Frage, ob nicht Rheumafaktoren dadurch, daß sie die entstehenden Antigen-Antikörper-Komplexe präzipitieren, zwar eine lokale Entzündung begünstigen, das Eindringen dieser Komplexe in den Gesamtorganismus und damit eine Systemkrankheit aber verhindern. Er konnte den Komplementabfall, der im Blut nach intraartikulären Gaben von Antigen-Antikörper-Komplexen auftritt verhindern, wenn er gleichzeitig Rheumafaktoren gab. Mit Immunkomplexen, die Rheumafaktoren enthalten, kann man an Ratte und Mensch eine Arthritis provozieren. Am Menschen mit rheumatoider Arthritis entsteht, wenn er rheumafaktro-positiv ist, eine Arthritis im bisher unbeteiligten Kniegelenk nach Injektion von Immunglobulin G eines Spenders mit rheumatoider Arthritis. Die Gm-Gruppen von Spendern und Empfängern müssen übereinstimmen.

Im periartikulären Bindegewebe ändert sich infolge dieser Entzündungsvorgänge die Netzstruktur der Kollagene. Es lockern sich intermolekulare Bindungen, die Alkalistabilität sinkt, die kollagenen Strukturen lassen sich durch Kochen bei neutralem pH und durch Verdauung von Pronase leichter depolymerisieren.

Schlußbemerkung: Extrazelluläre Hochpolymere sind die, die Eigenschaften der Bindegewebe kennzeichnenden und sie von anderen Geweben unterscheidenden Elemente. Die Makromolekularpathologie der Hochpolymere mit den Denkweisen und Methoden der Chemie und Physik ist ein ebenso aufschlußreicher Zugang zur Physiologie und Pathologie der Bindegewebe wie die Zellularpathologie und die Biochemie. Therapeutisch wird man sich in Zukunft auch die Erkenntnisse zunutze machen, die aus der Technologie der natürlichen und künstlichen Hochpolymere gewonnen wurden. Ein beachtenswertes Beispiel sind die Versuche, große Wundflächen und Verbrennungsdefekte der Haut mit „künstlichen" Geweben aus Schweinehaut, Repräzipitaten aus Mucopolysacchariden, Kollagen und elastischen Fasern zu decken.

Untersuchungsmethoden

Die klinische Untersuchung des Rheumatikers

J. Forestier

Allgemeine Vorbemerkungen

Die rheumatischen Erkrankungen bilden ein Teilgebiet der inneren Medizin; die Untersuchung des Rheumatikers muß daher die Untersuchungsmethoden einbeziehen, die auch der Internist anwendet. Der Medizinstudent erlernt während seiner Ausbildung die Untersuchungsverfahren, die sich auf die inneren Organe und die entscheidenden Körperfunktionen beziehen, ist in der Regel jedoch nicht vertraut mit der systematischen Überprüfung des Knochen-Gelenksystems, das im Mittelpunkt der Rheumatologie steht.

Ziel dieser Überprüfung ist in erster Linie die Bestimmung der verschiedenen Lokalisationen der rheumatischen Erkrankung und deren exakte Diagnose. Sie wird gewöhnlich ergänzt durch Laboruntersuchungen und Röntgenaufnahmen.

Zur Erstuntersuchung des Rheumatikers gehört unbedingt eine vollständige Kontrolle des Knochen-Gelenk-Apparates sowie des Muskelsystems, und zwar aus zwei Gründen:

1. Viele rheumatische Affektionen sind Systemerkrankungen, die sich manchmal nur an einer einzigen Stelle manifestieren.

2. Häufig treten die Schmerzen entfernt von ihrem Ursprungsort auf, der sich daher nur im Rahmen einer vollständigen Untersuchung lokalisieren läßt.

Inspektion und Anamnese

Die Untersuchung des Rheumakranken beginnt bereits in dem Augenblick, in dem er den Konsultationsraum betritt. Mehr als bei allen anderen Erkrankungen liefern Habitus und Verhalten des Patienten dem Arzt bereits wertvolle Hinweise, so hinsichtlich seiner Konstitution, seines Körpergewichtes, seiner Hautfärbung und deren Veränderungen. Ebenso informativ sind der Gang, die Haltung im Stehen und die Bewegungen beim Auskleiden. Die Erhebung der Anamnese beginnt üblicherweise mit der Frage nach ähnlichen Erkrankungen in der Familie; der Vererbungskomponente wird in der modernen Rheumatalogie ein immer größerer Wert beigemessen, der jedoch andererseits durch die Ungenauigkeit der Terminologie Einschränkungen erfährt. Von großer Wichtigkeit ist in jedem Falle die Vorgeschichte des Patienten selbst.

Man erkundigt sich zunächst nach der Art und Weise, in der die Krankheit erstmalig aufgetreten ist — langsam und schleichend oder vielmehr brüsk einsetzend —, ferner danach, ob es sich um einen kontinuierlichen und progredienten Verlauf oder um akute Schübe mit vollständigen oder partiellen Remissionen handelt. In vielen

Fällen ist es auch von Vorteil, sich über die bisherigen Therapieversuche und ihre Ergebnisse ins Bild zu setzen.

Wichtig ist ferner die genaue Befragung des Patienten nach seinen Schmerzen, d. h. nach ihrem Sitz, dem Zeitpunkt ihres Auftretens und ihrem Charakter.

Diese Informationen sind wichtig für die Diagnose, aber auch für die Therapie. Häufig gibt der allgemeine persönliche Rahmen, innerhalb dessen sich die chronische Erkrankung entwickelt, den Schmerzempfindungen eine bosendere Note: Furcht vor der Bewegungsbehinderung, Sorgen in Hinsicht auf die Zukunft. Auch diese Aspekte muß der Arzt in Betracht ziehen. Die Stärke der rheumatischen Schmerzen kann je nach Art der Affektion sehr unterschiedlich sein.

Bei der Coxarthrose ist der Schmerz lanzinierend und andauernd, beim Gichtanfall besonders qualvoll, aber nur temporär. Es ist für den Arzt nicht immer leicht, schon beim ersten Kontakt mit dem Patienten diejenigen Anteile des Schmerzes, die unmittelbar auf die verursachende Erkrankung zurückgehen, von den psychischen Komponenten zu unterscheiden, die ihn verstärken bzw. modifizieren. Jede fragliche Rheumaerkrankung, bei der die Intensität und Chronizität der Schmerzen zum Gebrauch von Opiaten geführt hat, sollte an eine organische, nicht rheumatische Erkrankung auch bösartiger Natur denken lassen. Schließlich ist zu erwähnen, daß auch dann, wenn die Befragung mit aller Sorgfalt vorgenommen wurde, sie den Arzt gelegentlich auf eine falsche Spur bringen kann. In diesen Fällen sorgt die klinische Untersuchung für die Richtigstellung.

Klinische Untersuchung

Die Untersuchung erfolgt am vollständig entkleideten, lediglich mit einem Tuch bedeckten Kranken auf einer harten, mit einer guten Auflage versehenen Liege, die nur so hoch ist, daß der Patient sie bequem besteigen kann. Zwei Schemel stehen zur Verfügung. Eine Medizinalwaage stellt eine große Hilfe für den Arzt dar, der außerdem der üblichen Instrumente bedarf: Stethoskop, Blutdruckmeßgerät, Reflexhammer. Ein Bandmaß dient zur systematischen Erfassung der Längen und Umfänge der in Betracht kommenden Körperregionen. Mit Hilfe eines Bleilotes werden statische Veränderungen exakt bestimmt. Ein Winkelmesser ist erforderlich, um das Ausmaß der Gelenkbewegungen festzulegen. Häufig wird sich auch ein Dynamometer zur Messung der Muskelkraft — vor allem der Zugriffstärke der Hand — als nützlich erweisen.

Inspektion und Palpation ergänzen sich gegenseitig, doch ist die Hand noch wichtiger als das Auge.

Inspektion

Man achtet auf Krümmungsanomalien der verschiedenen Wirbelsäulensegmente sowohl in der Sagittalebene (Kyphose, Hyperlordose) wie in der Seitenebene (Skoliose), ferner auf Fehlstellungen der Extremitäten. Auch Haut und Nägel werden inspiziert. Selbst diskrete Zeichen wie Onychosen oder Psoriasisherde können von entscheidender Wichtigkeit für die Diagnose sein. Durch die Haut palpiert man die Stärke des Fettgewebes oder auch — bei Unterernährten — eine etwaige Muskelatrophie. In letzteren Fall sind anomale bzw. pathologische Knochenvorsprünge sowie Gelenkergüsse leichter festzustellen. Außerdem ist auf Cyanosezeichen, Oedeme und Varizen mit ihren Folgeerscheinungen zu achten.

Palpation und Muskelprüfung

Wirbelsäule und Rumpf: Bewegungen der Wirbelsäule in den verschiedenen Ebenen im Zusammenhang komplexer Bewegungsabläufe (Torsionen und Inflexionen) prüft man am stehenden Patienten. Die aktive Bewegung, die nötigenfalls leicht von der Hand unterstützt wird, ist die Methode der Wahl. Anschließend wird jedes der drei Wirbelsäulensegmente für sich untersucht. In Bauchlage des Patienten prüft der Untersuchende mit den Kuppen eines oder zweier Finger die Schmerzpunkte an den Dornfortsätzen. Zur Palpation der paravertebralen Region der Halswirbelsäule (Zwischenwirbelgelenke) nimmt der Patient die Rückenlage ein. Bei dieser Gelegenheit festgestellte Veränderungen an den Bandscheiben oder Gelenken bestimmen das weitere diagnostische (Röntgenaufnahmen) und therapeutische Vorgehen.

Gliedmaßen

Durch Palpation verschafft man sich einen Eindruck von der örtlichen Temperatur sowie von der Feuchtigkeit bzw. Trockenheit der Haut und von der Beschaffenheit des Gewebes in verschiedener Tiefe. Gleichzeitig palpiert man Gelenkergüsse, das subkutane Fettgewebe und den Zustand der Muskulatur und sucht nach Schmerzpunkten an Knochenvorsprüngen, Ligamenten und Gelenkspalten. Die Prüfung der Gelenkbeweglichkeit erfolgt hauptsächlich durch passive Mobilisierung der verschiedenen Muskelgruppen. Aus langer Erfahrung heraus können wir sagen, daß auf diese Art mehr als bei jeder anderen Methode eine Beurteilung der intra- und extraartikulären Veränderungen an Knochen und Gelenken möglich ist. Die zahlenmäßige Erfassung der Bewegungsamplituden ermöglicht eine Kontrolle des Krankheitsfortschrittes im Sinne der Besserung oder Verschlechterung.

Der Arzt muß allerdings, wenn er diese Untersuchung durchführt, die Elementarbewegungen jedes Gelenkes sowie den ungefähren Wert des normalen Bewegungsausmaßes kennen, der sich in der Regel zwischen 10 und 15% bewegt.

Bei der passiven Mobilisierung der Gelenke fixiert der Untersuchende mit der einen Hand das proximale Gelenksegment. Die andere Hand erfaßt das distale Segment und führt mit ihm rasch, aber ohne Gewalt, die verschiedenen physiologischen Bewegungen bis zu ihrer Normalgrenze aus (Abb. 16). Gelegentlich muß die erforderliche Entspannung der Muskulatur zuvor dadurch befördert werden, daß man dem Kranken durch mehrere Bewegungen geringeren Umfanges Vertrauen gibt und ihm versichert, daß er keinerlei Furcht vor Schmerzen zu haben brauche.

Auf diese Art läßt sich an den normalen Gelenken rasch die Amplitude, die Freizügigkeit und die Schmerzlosigkeit der Bewegungen verifizieren. Jedes Gelenk, das bei der Erstuntersuchung Anomalien erkennen läßt, wird später einer genaueren Prüfung unterzogen, um Art und Ausmaß der Störungen festzustellen. Zur methodischen Untersuchung gehört auch der Vergleich der passiven Beweglichkeit der Gelenke beider Seiten. Bei einseitiger Erkrankung beurteilt man den Umfang der Bewegungseinschränkung nach der Beweglichkeit der gesunden Gliedmaße. Bei bilateraler Erkrankung ist eine vergleichsweise Abschätzung der jeweiligen Bewegungsbehinderung möglich. Bei den Gelenkbewegungen können Gelenkgeräusche auftreten, die zum Teil physiologischer Art (interdigitales Gelenkknacken), zum Teil pathologischer Art sind (feuchtes oder trockenes Reiben). Doch haben diese Geräusche nur einen begrenzten Aussagewert.

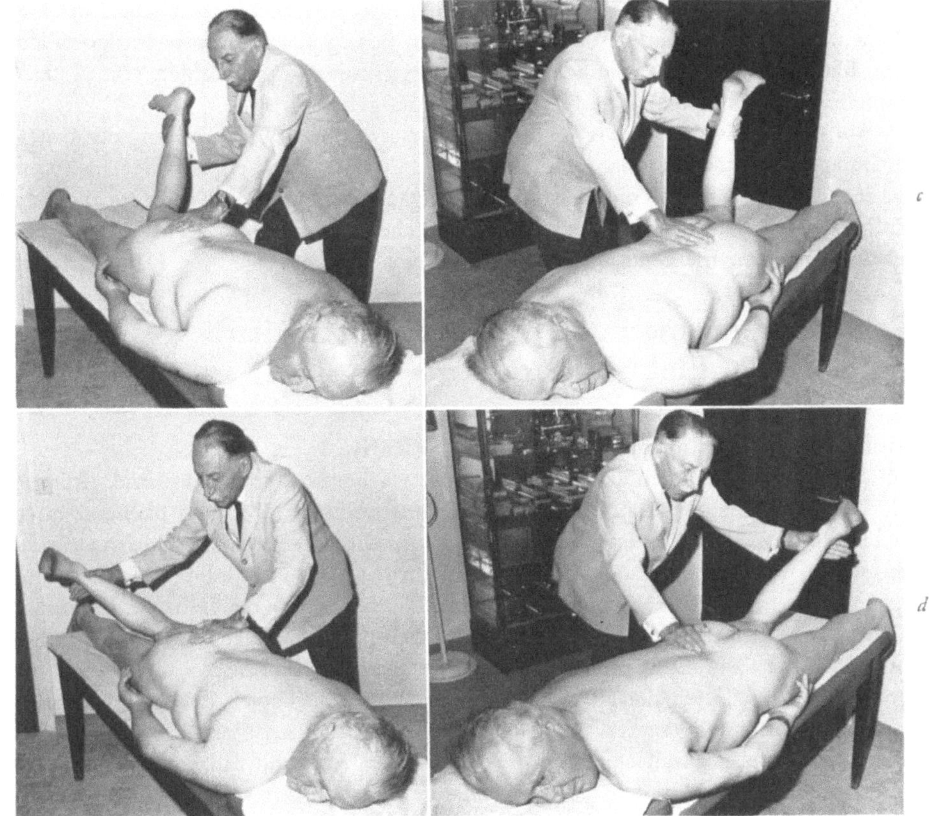

Abb. 16 a—d. Untersuchung der Hüftgelenke.
Rechtsseitige beginnende Coxarthrose. Bestimmung der Rotationsbewegungen.
Die Winkel werden zwischen der Vertikalen und der Achse des Unterschenkels gemessen.

a) Linkes Hüftgelenk — normal, Innenrotation (25°).

b) Linkes Hüftgelenk — normal, Außenrotation (40°).

c) Rechtes Hüftgelenk — Coxarthrose, Innenrotation (0°).
   Der Untersuchende zieht den im rechten Winkel gebeugten Unterschenkel mit den vier Fingern der gekrümmten Hand zu sich heran.

d) Rechtes Hüftgelenk — Coxarthrose, Außenrotation (30°).
   Man beachte, daß der Untersuchende den Unterschenkel mit dem Daumen von sich wegdrückt. Werden die Rotationsbewegungen rasch mehrmals nacheinander wiederholt, so läßt sich die Freizügigkeit bzw. die Gehemmtheit des Bewegungablaufes beurteilen.

Registrierung der Untersuchungsergebnisse

Wegen der Chronizität der meisten rheumatischen Erkrankungen bedarf es eines genauen Registrierens der Ergebnisse der im Verlauf der Erkrankung vorgenommenen Untersuchungen. Bei einer generalisierten rheumatischen Erkrankung kommt es vor allem darauf an, die Gelenklokalisationen und die Gesamtentwicklung festzuhalten. Zu diesem Zweck benutzen wir vorzugsweise Schemata des menschlichen Körpers, auf denen wir mit Hilfe eines zuvor festgelegten Schlüssels die Untersuchungsergebnisse eintragen.

Bei Befall nur eines oder weniger Gelenke erscheint es uns nützlicher, in einer Zahlentabelle die Amplitude der verschiedenen Bewegungen zu notieren. Vor allem sind diese Tabellen bei Gelenken mit komplexen Bewegungsabfolgen von Nutzen, so beim Scapulohumeral- und beim Coxofemoralgelenk.

Auf diese Weise ist der Arzt in die Lage versetzt, durch Wiederholung der Untersuchung in Abständen von mehreren Monaten oder auch einem oder mehreren Jahren den Gang der Krankheitsentwicklung zu verfolgen. Er wird so auch die Prognose besser beurteilen und die entsprechenden Schlußfolgerungen für den einzuschlagenden therapeutischen Weg ziehen können.

Laboratoriumsmethoden (Routinemethoden): BKS, CRP, Elektrophorese

K. Seidel

Blutkörperchensenkungsgeschwindigkeit (BKS)

Die Erythrozytensedimentation ist eine schon sehr lange bekannte und einfache Methode, trotzdem ist der ihr zugrunde liegende komplexe Vorgang bis heute noch nicht völlig geklärt. Sicher ist lediglich, daß die Erythrozytenzahl (Hirsch, 1953; Frimberger, 1959 a), der Fibrinogen- (Frimberger, 1959 b), Haptoglobin- und Coeruloplasmingehalt (Rubenstroth-Bauer, 1961) des Plasmas, sowie der Gehalt an Albumin, Lipase, ungesättigten Fettsäuren (Ehrly u. Mitarb., 1965) und andere Stoffe Einfluß auf die BKS haben. Dazu kommen noch mechanische, thermische und chemische Beeinflussungen. Auch der Neigungswinkel der Röhrchen spielt eine gewisse Rolle.

Zur Bestimmung der BKS wurden die verschiedensten Verfahren entwickelt. Die ältesten und bekanntesten sind die von Westergreen und Linzenmeier. Westergreen setzte eine bestimmte Zeit — zweimal eine Stunde — fest, in der die erreichte Senkungshöhe in mm abgelesen wird. Linzenmeier, 1923, 1925 dagegen maß die Zeit, in der eine bestimmte Senkungshöhe erreicht wurde. Mit der zunehmenden Kenntnis der die BKS verursachenden Faktoren wandelte sich die Technik. Es wurden Schnellsenkungen durch Neigung der Röhrchen angegeben (Linzenmeier u. Eyer, 1934; Taeubner, 1954; Busova, 1955; Mattlieff u. a.), deren Zuverlässigkeit kritischen Betrachtungen nicht immer standhalten konnten (Linzenmeier und Eyer, 1934; Frimberger, 1960; Rubenstroth-Bauer, 1961; Abendroth, 1966). Frimberger (1961) entwickelte eine sogenannte Differential-BKS, die aus einer normalen Westergreen-BKS und einer Senkung mit defibriniertem Blut besteht. Beide werden gleichzeitig angestellt und nach der ersten Ablesung 45° zur Ebene geneigt. Nach der zweiten Ablesung wird in die Röhrchen die Lösung für das Minimalsediment zusätzlich eingefüllt und vermischt. 12 Stunden später kann dann der Hämatokritwert abgelesen werden. Man erhält insgesamt 6 Werte, mit denen man in einer von Frimberger 1961 aufgestellten Tabelle BKS, Hämatokrit, Fibrinogengehalt und Senkungseinfluß anderer Substanzen (Geline) ablesen kann.

Im akuten Stadium des *rheumatischen Fiebers (Endomyocarditis rheumatica, akute Polyarthritis)* ist die BKS stets beschleunigt. Bei der *subakuten und chronisch-rezidivierenden Endomyocarditis* ist die BKS nur gering beschleunigt, sie kann sogar normal sein. Über eine evtl. Prozeßaktivität geben dann nur die Ergebnisse der CRP-Bestimmung, der Elektrophorese, des Serumglykoproteid-, des Seromukoid- und des Haptoglobingehaltes Auskunft.

Die *progressive chronische Polyarthritis (rheumatoid Arthritis)* und die *Spondylarthritis ankylopoetika* haben stets eine erhöhte BKS, die eine erhebliche Beschleunigung durch die Dysproteinämie (Fibrinogenveränderungen, Vermehrung des Haptoglobins und der γ-Globuline) und durch die Begleitanämie annehmen kann. Die Beschleunigung der BKS ist zugleich Ausdruck der Prozeßaktivität. Nur im sog. ausgebrannten Stadium der pcP normalisiert sich die BKS annähernd wieder.

Beim extraartikulären peripheren Rheumatismus werden selten Beschleunigungen der BKS und wenn, dann von geringer Höhe, gefunden.

Zu den degenerativen Gelenk- und Wirbelleiden (Arthrosis und Spondylosis deformans) gehören keine beschleunigten BKS, lediglich bei einer arthritischen Reizphase der Arthrosis findet sich eine erhöhte BKS. Ist die BKS erhöht und liegt keine Entzündung des arthrotischen Gelenkes vor, muß nach einer anderen Ursache der Beschleunigung gesucht werden.

Die Kollagenosen dagegen sind durch eine erhebliche Senkungsbeschleunigung gekennzeichnet.

Unter einer Behandlung mit Antirheumatika, z.B. Prednison, Phenylbutazon, Indometazin u.a., geht eine erhöhte BKS zurück. Dies ist in der Regel Ausdruck der Verminderung der Prozeßaktivität. Allerdings kann der Rückgang der BKS auch durch einen Blockungsvorgang, für den bei den einzelnen Präparaten ein unterschiedlicher Mechanismus angenommen wird, hervorgerufen sein. Dann bedingt das Absetzen der Medikamente wieder eine Erhöhung der BKS als Ausdruck eines „laboratory rebound".

C-reaktives Protein (CRP)

Der Nachweis des CRP gehört zu den sog. akute-Phase-Reaktionen. Das CRP ist ein unspezifisches Lipoprotein, das zwischen der β- und γ-Globulinfraktion im Elektropherogramm wandert und bei Vorhandensein im Serum mit Polysaccharid-C bestimmter Pneumokokkenstämme oder mit CRP-Antiserum eine Präzipitation hervorruft. Im normalen Serum ist CRP nicht vorhanden, es gehört mit zur unspezifischen Reizantwort des Organismus auf eine akute Schädigung und ist früher nachweisbar als die Beschleunigung der BKS (Seidel u. Reuter, 1962). Beim Abklingen des akuten Krankheitsstadiums verschwindet zuerst das CRP, dagegen ist die BKS noch eine Zeitlang erhöht. Die Bestimmung des CRP ist z.Z. die empfindlichste Methode zum Nachweis eines akuten entzündlichen Krankheitsprozesses, insbesondere beim rheumatischen Fieber (Carditis rheumatica), im akuten Schub einer chronischen Polyarthritis (rheumatoiden Arthritis), bei der Spondylarthritis ankylopoetika, aber auch bei nicht rheumatischen Karditiden und Arthritiden, beim Myocardinfarkt, bei Infekten, malignen Tumoren und anderen entzündlichen Krankheiten.

Als einfachster Nachweis des CRP gilt die Kapillarpräzipitationsmethode von Anderson und McCarty (1950), bei der in einer Glaskapillare von 0,4 mm Lumen nacheinander CRP-Antiserum und Patientenserum zu gleichen Teilen aufgesaugt werden. Nach 24-stündiger Aufbewahrung bei Zimmertemperatur erfolgt die semiquantitative Ablesung.

Zwischen den Ergebnissen der BKS und des CRP bestehen gewisse Parallelen, obwohl der Ausfall beider Untersuchungen von unterschiedlichen Eiweißfraktionen abhängig ist. Die graphische Darstellung in Abb. 17 verdeutlicht das in der Regel gleichsinnige Verhalten. Die Leukozytenzahlen verglichen Seidel und Tanner (1966)

1006 mal mit den Ergebnissen der CRP-Bestimmungen. Patienten mit einer Leukozytose wiesen in 54,5% einen positiven, in 11% einen schwach positiven und in 34,5% einen negativen CRP-Nachweis auf. In 106 CRP-positiven Seren fanden Seidel und Reuter (1962) in 93% eine Albuminverminderung. In diesen CRP-positiven Seren stellten sich die Verschiebungen der einzelnen Globulinfraktionen wie folgt dar:

Vermehrung der α_1-Globuline in 50%
Vermehrung der α_2-Globuline in 79%
Vermehrung der β-Globuline in 87%
Vermehrung der γ-Globuline in 58%.

Das Verhalten des CRP vermag uns Aufschluß über unser therapeutisches Bemühen zu geben. Mit Rückgang des akuten entzündlichen Prozesses fällt auch die Titerhöhe des CRP ab, dies tritt besonders schnell unter einer Glukokortikoidtherapie ein. Dieses Negativwerden des CRP-Nachweises ist jedoch nicht immer dem Abklingen der akuten Entzündung bei rheumatischen Erkrankungen gleichzusetzen, da nach Absetzen der Therapie, mitunter schon nach Dosisverminderung, das CRP als Ausdruck eines sog. „laboratory rebound" wieder im Serum erscheinen kann (Libretti u. Kaplan, 1956; Müller, 1962; Stollerman u. Mitarb., 1953).

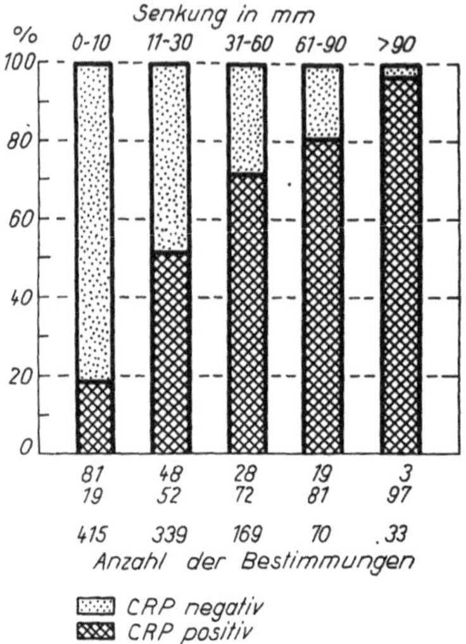

Abb. 17. Korrelation der Ergebnisse der BKS und der CRP-Bestimmungen

Elektrophorese

Die Auftrennung des Plasma-Proteinpools auf einem Trägermedium (Papier, Zelluloseacetatfolie, Stärke-, Agar-Gel) ist zu einer Routinemethode des klinischen Labors geworden. Das Wandern von Eiweißkörpern im Gleichstromfeld beruht auf der Ampholytnatur der Proteine. Eine alkalische Lösung lädt das Protein negativ auf und läßt es als Anion zur Anode wandern. Die Elektrophorese muß bei exakt definierten und konstant gehaltenen pH-Werten — optimal zwischen 7,9 und 8,6 — vorgenommen werden. Liegt das Gleichstromfeld an und bringt es ein bestimmtes Spannungsgefälle, so ist der von einem Protein in der Zeiteinheit zurückgelegte Weg stets eine spezifische und exakt errechenbare und meßbare Größe. Diese dient z.B. zur Lokalisation bestimmter Proteine oder zur Abgrenzung einzelner Fraktionen. Die Wanderungsgeschwindigkeit bei einem Spannungsabfall von 1 Volt/cm wird als Beweglichkeit u bezeichnet.

$$u = \frac{d\ (\text{cm})}{t\ (\text{sec}) \cdot F\ \dfrac{(V)}{\text{cm}}} = \frac{d}{t} \cdot \text{cm}^2/V^{-1} \cdot \text{sec}^{-1}$$

Durch ihre unterschiedliche Ladung trennen sich bei der Papierelektrophorese die Proteine in die Albumine und in 4 Globulinfraktionen. Jede Fraktion, außer dem Albumin, beherbergt eine unterschiedliche Anzahl verschiedener Proteine in sich, deren einzig verbindendes Charakteristikum die gleiche Mobilität im elektrischen Feld ist.

Die Elektrophorese geht in folgenden Etappen vor sich: Herstellung eines Puffers von geeignetem pH-Wert und geeigneter Ionenstärke. Man verwendet dazu am häufigsten den Veronal-Acetat-Puffer nach Michaelis bei einem pH-Wert von 8,6. Mit diesem Puffer wird die Trennkammer beschickt und der Fließpapierstreifen von 4 cm Breite befeuchtet. Der Papierstreifen wird in den Rahmen eingelegt und das Serum aufgetragen.

Die Serummenge liegt dabei zwischen 0,0015 und 0,008 ml.

Anlegen des von einem Gleichstromgenerator gelieferten Feldes mit einer Elektrodenspannung von 110 Volt (das sind etwa 80 Volt am Streifen). In 14—16 Stunden ist der Trennvorgang beendet. Die Proteine haben dann eine Strecke von maximal 10 cm zurückgelegt. Die Trocknung der Streifen erfolgt im Trockenschrank bei 50°. Nach dem Trocknen erfolgt die Anfärbung entweder mit Amido-Schwarz 10 B oder mit Lissamingrün oder Azocarmin oder Ponceaurot.

Die Auswertung geschieht mit einem Auswertegerät, das im Auflicht mit unveränderten Streifen arbeitet, oder im Durchlicht, wozu die Streifen mit Bromnaphthalin, Paraffin oder mit Glyzerin transparent gemacht werden müssen. Wenn die Auswertegeräte keine Einrichtung zum Integrieren besitzen, muß unter Einzeichnung der Gaußschen Verteilungskurven planimetriert werden.

Die Normalwerte können je nach Gerät und Puffer unterschiedliche sein. Sie liegen nach Wuhrmann und Märki (1963) bei

Albumin	$54,6\% \pm 4,0\%$
Globuline: α_1-Fraktion	$5,2\% \pm 1,1\%$
α_2-Fraktion	$8,9\% \pm 1,3\%$
β-Fraktion	$11,7\% \pm 1,5\%$
γ-Fraktion	$19,6\% \pm 2,1\%$

Für die Klinik der rheumatischen Erkrankungen sind vor allem die α_2-Globulinfraktion und die Fraktion der γ-Globuline von Bedeutung. Wir bezeichnen eine anteilmäßige Verschiebung der einzelnen Komponenten ohne qualitative Änderungen der normalen Serumproteine, die ohnehin nur mittels der Immunoelektrophorese zu beweisen wäre, wenn kein M-Gradient vorliegt, als eine *Dysproteinämie*.

Im wesentlichen zeigen die rheumatischen Erkrankungen drei Typen von Eiweißverschiebungen im Elektropherogramm.

Die akuten Formen der Erkrankungen, die Endomyocarditis rheumatica, die *akute Polyarthritis* und die akut beginnende *chronische Polyarthritis* weisen die Reaktionskonstellation der akuten Entzündung auf. Diese ist gekennzeichnet durch eine Vermehrung vor allem der α_2- und der β-Globuline, letztere meist in etwas geringerem Maße (Abb. 18 a).

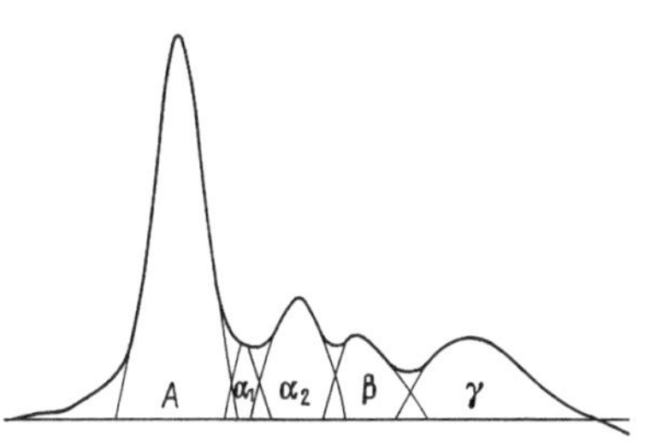

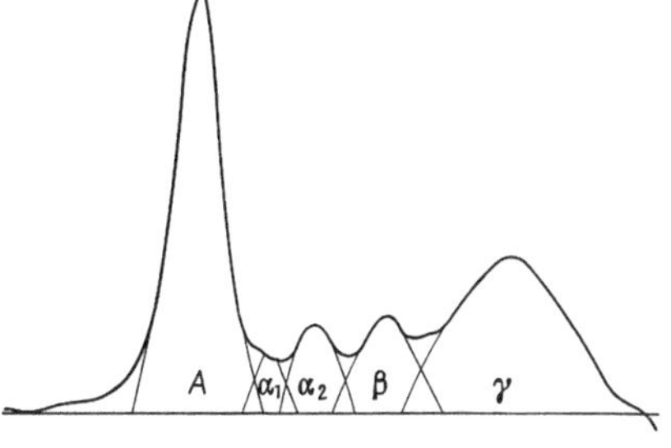

Abb. 18a. Reaktionskonstellation der akuten Entzündung im Elektropherogramm

Abb. 18b. Reaktionskonstellation der chronischen Entzündung

Subakute und subchronische Krankheitsbilder, wie sie vor allem die Erkrankungen im Übergang zur ausgesprochen chronischen Verlaufsform bieten, lassen allmählich neben der α_2-Globulinvermehrung eine Zunahme der γ-Globulin-Fraktion erkennen. Bei diesen Verläufen gibt es fließende Übergänge.

Häufig finden wir die ausgeprägte Vermehrung der γ-Globulin-Fraktion. Hier handelt es sich um Krankheitsbilder, die mit einem hohen Grad an Immunisierung und mit starker Antikörperproduktion einhergehen. Es sind dies die *progressive chronische Polyarthritis* (rheumatoide Arthritis), die *rekurrierende Endokarditis* und vor allem die Kollagenosen (Abb. 18b).

Es muß darauf hingewiesen werden, daß alle Veränderungen und Verschiebungen im Serumeiweißbild nur unspezifischer Natur sein können. Es gibt kein für eine rheumatische Erkrankung spezifisches Serumeiweißbild. Die Veränderungen des Serumeiweißes — und hier vor allem die Dysproteinämie — dürfen nur im Rahmen des klinischen Gesamtbildes verwertet werden.

Eine einmalige Untersuchung ist häufig nur von geringem Wert. Die Bedeutung dieser Untersuchung liegt in der Verlaufsbeobachtung. Aus den Verschiebungen im Serumeiweißspektrum sind Hinweise auf Verlauf, auf Rezidive und Remissionen zu gewinnen.

Die Immunoelektrophorese

H. Deicher

Die Kombination der Elektrophoresemethode mit einer anschließenden zweidimensionalen Immundiffusion ist als Immunoelektrophorese bekannt geworden. Diese von Grabar und Williams (1953) angegebene Methode, die besonders von Uriel und Grabar (1956), Scheidegger (1955), Gell (1955) und anderen weiterentwickelt wurde, hat heute in zahlreichen Laboratorien als Routinemethode zur qualitativen Differenzierung

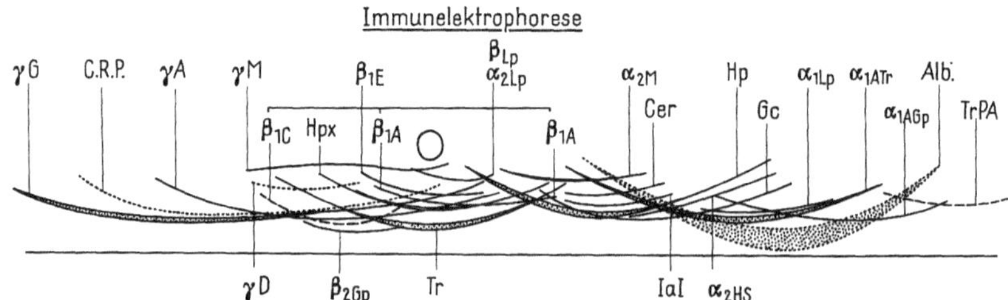

Abb. 19. Schematische Darstellung einer Immunoelektrophorese. Der Kreis stellt die Auftragsstelle des Serums vor der Elektrophorese dar, die waagerechte Basislinie der Auftragsrinne des Antiserums. Die einzelnen Präzipitatbogen sind bezeichnet. (γG, γA, γM, γD =: Immunglobuline; CRP = C-reaktives Protein; β_2Gp = β_2-Glycoprotein; Hpx = Hemopexin; β_1C—β_1A, β_1E = Complementfaktoren; Tr = Transferrin; βLp = β-Lipoprotein; α_2M = $_2$-Makroglobulin; Cer = Coeroluplasmin; IaI = Inter-α-Inhibitor; Hp = Haptoglobin; α_1, α_2Lp = α_1, α_2-Lipoproteine; α_2HS = α_2HS-Glycoprotein; α_1ATr = α_1-Antitrypsin; α_1AGp = α_1-saures Glycoprotein; Alb = Albumin; TrPA = Tryptophanreiches Präalbumin)

von Antigengemischen Eingang gefunden. Ausführliche Übersichten stammen von Grabar und Burtin (1960) sowie Crowle (1961). In der Klinik wird die Immunoelektrophorese vor allem zur Beurteilung qualitativer Veränderungen von Serumeiweißkörpern angewandt. Das Prinzip der Methode wird in Abb. 19 am Beispiel des menschlichen Serums erläutert. Nach elektrophoretischer Auftrennung diffundieren die einzelnen Bestandteile der aufgetrennten Lösung vom Endpunkt ihrer elektrophoretischen Wanderung gegen ein Antiserum, welches seitlich in einer schmalen

Rinne eingefüllt ist. Die entstehenden Präzipitatbogen geben über die Identität der einzelnen Antigene, deren Reinheit und deren Verwandtschaft untereinander Auskunft.

Als Trägermedium wird im allgemeinen Agar-Agar benutzt, der in 1—2%iger Konzentration in einem geeigneten Puffer gelöst wird. Auch andere Medien (z.B. Stärkegel, Azetatfolien) sind benutzt worden. Nach Beendigung der Immunpräzipitation können mit geeigneten Färbemethoden Protein-, Kohlenhydrat- oder Lipidbestandteile der Präzipitatbögen angefärbt werden. Durch Elution wird anschließend das überschüssige Antiserum entfernt, der Agar getrocknet und im getrockneten und gefärbten Zustand zur Dokumentation aufbewahrt. In der täglichen Praxis hat sich die Mikromethode von Scheidegger (1955), welche mit Objektträgern arbeitet, besonders bewährt.

Mit Hilfe von immunchemischen Methoden (Absorption der Antiseren mit einzelnen Antigenen; zusätzliche Diffusion von definierten Antigenen neben dem elektrophoretisch aufgetrennten unbekannten Stoffgemisch; besondere Anordnung der Antiserum-Rinnen, z.B. Methode der unterbrochenen Rinne; Spezialfärbung nach Zusatz bestimmter Reagenzien, z.B. Hämoglobinzusatz und anschließende Peroxydasefärbung der Haptoglobine; enzymatische Methoden) gelingt die weitere Identifizierung einzelner Präzipitate. Ausführliche Angaben über diese Techniken finden sich bei Grabar und Burtin (1960), Crowle (1961) und Hitzig (1963).

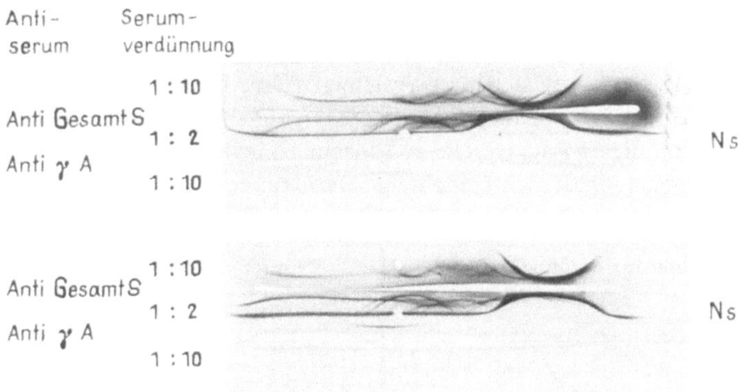

Abb. 20. Immunoelektrophoresen zweier Normalseren (Ns). Die benutzten Antiseren und die Serumverdünnungen sind links der Abbildung angegeben. Durch routinemäßig angewandte Verdünnungen können grobe quantitative Angaben gemacht werden und qualitative Veränderungen sicherer diagnostiziert werden

Die Untersuchung von Seren ermöglicht in erster Linie eine qualitative Aussage über Vorhandensein oder Fehlen bestimmter Proteine sowie über qualitative Änderungen einzelner Proteine. Als Beispiel der ersteren Anwendung wären die Agammaglobulinämie und eine Reihe anderer erworbener oder angeborener Defektproteinämien zu nennen, als Beispiel der letzteren Anwendung die Paraproteindiagnostik. Für die Untersuchung von Paraproteinen ist es zweckmäßig, neben der routinemäßig verwandten Serumverdünnung mindestens eine weitere zusätzliche Verdünnung zu testen, da qualitative Änderungen an Serumproteinen oft nur in bestimmten Verdünnungen nachweisbar sind. Uns hat sich die Verwendung zweier Verdünnungen und zweier Antiseren (Abb. 20) als Routinemethode seit Jahren bewährt. Der Verwendung von polyvalentem Antiserum ist der Vorzug zu geben, da spezifische Antiseren, insbesondere solche gegen einzelne Immunglobuline, immer nur Antikörper gegen einen Teil der Antigendeterminanten der zu testenden Proteine enthalten.

In der klinischen Rheumatologie haben sich Hoffnungen auf die Feststellung qualitativer Normabweichungen einzelner Serumproteine nicht erfüllt. Immunelektrophoretische Untersuchungen an Seren von Kranken mit rheumatoider Arthritis ergaben eine Zunahme der Konzentration der Immunglobuline, insbesondere von IgA und IgM (Cleve, 1951; Clamann, 1966), daneben unspezifische Veränderungen im α_2- und α_1-Bereich wie bei vielen anderen entzündlichen Erkrankungen. Variationen von Komplementbestandteilen wurden beobachtet, lassen sich jedoch wesentlich besser mit spezifischen Methoden der Komplementbestimmung nachweisen. Untersuchungen an Synovialflüssigkeit werden im Kapitel 3.c. erwähnt. Alle diese Untersuchungen haben jedoch keine wesentliche Bedeutung für die klinische Beurteilung rheumatologischer Krankheitsbilder erlangt.

Immunoglobulin-Gruppen

H. Deicher

Unter den Anti-IgG-Faktoren in Seren von Patienten mit rheumatoider Arthritis finden sich einzelne, deren Spezifität gegen genetisch determinierte Antigene des IgG gerichtet ist. Grubb (1956) fand als erster mit Hilfe eines solchen Rheumafaktors die Immunoglobulingruppe Gm(a). Heute sind über 20 solcher Immunglobulin-Gruppen bekannt. Sie lassen sich drei Systemen (Gm, InV und ISF) zuordnen, die unabhängig voneinander vererbt werden (Ropartz, 1964), (Abb. 21). Die formalgenetische Interpretation dieses mittlerweile 26 Einzelmerkmale umfassenden Polymorphismus ist noch Gegenstand der Untersuchung. Die Gruppendeterminanten sind auf verschiedenen Anteilen des Immunoglobulin-Moleküls lokalisiert (Martensson, 1966).

Nomenklatur der Gm-Gruppen		Nomenklatur der Gm-Gruppen	
Original	Neu	Original	Neu
Gm (a)	Gm (1)	Gm	
Gm (x)	Gm (2)	(San Francisco 2)	Gm (20)
Gm (b oder b²)	Gm (3)	Gm (g)	Gm (21)
Gm (f)	Gm (4)	Gm (y)	Gm (22)
Gm (b und b¹)	Gm (5)	Gm (n)	Gm (23)
Gm (c)	Gm (6)	Gm (b⁰)	
Gm (r)	Gm (7)	Gm (b⁵)	
Gm (e)	Gm (8)	Gm (c³)	
Gm (p)	Gm (9)	Gm (c⁵)	
Gm (bα)	Gm (10)		
Gm (bβ)	Gm (11)		
Gm (bγ)	Gm (12)	**Nomenklatur der In V-Gruppen**	
Gm (b³)	Gm (13)	Original	Neu
Gm (b⁴)	Gm (14)		
Gm (s)	Gm (15)	InV (I)	InV (1)
Gm (t)	Gm (16)	InV (a)	InV (2)
Gm (z)	Gm (17)	InV (b)	InV (3)
Gm (Rouen 2)	Gm (18)		
Gm (Rouen 3)	Gm (19)		

Abb. 21.

Zum Nachweis dieser Immunglobulin-Gruppen werden Agglutinations-Hemmungssysteme (Grubb, 1956) benutzt. Die gruppenspezifischen Agglutinatoren (Rheumafaktoren) in Rheumatikerseren besitzen meist eine relativ schwache Spezifität, die nicht an die Spezifität der in einzelnen Normalseren gefundenen Agglutinatoren heranreichen. Oft finden sich in einem Rheumatikerserum auch mehrere gruppenspezifische Anti-IgG-Faktoren. Die Frequenzen dieser Immunglobulingruppen in Polyarthritis-Stichproben weichen von denen der Normalbevölkerung nicht signifikant ab (Deicher u. Schupp, 1963). Es besteht demnach kein direkter Zusammenhang zwischen einer bestimmten Immunglobulingruppen-Konstellation und dem Auftreten einer Polyarthritis. Eine pathogenetische Bedeutung für die Arthritis können jedoch aus körpereigenem IgG und gruppenspezifischen Rheumafaktoren gebildete Komplexe haben: Hollander u. Mitarb. konnten durch Injektion von gruppengleichem IgG in das Kniegelenk von Arthritikern, die Rheumafaktoren im Serum aufwiesen, eine lokale Entzündungsreaktion hervorrufen.

Untersuchungsmethoden der Gelenkflüssigkeit

H. Deicher

Die Analyse der Gelenkflüssigkeit, von Paracelsus wegen der Ähnlichkeit mit dem Eiklar als *Synovia* bezeichnet, gehört auch heute noch zu den vernachlässigten Untersuchungsmethoden der klinischen Rheumatologie (Hollander, 1960). Die Untersuchung der Synovia erlaubt jedoch gerade in diagnostisch unklaren Fällen (Frühstadien, monarthritische Formen, klinisch atypische Verläufe) eine Differenzierung zwischen primär entzündlichen Gelenkleiden und sekundären Entzündungsreaktionen aus traumatischer oder degenerativer Ursache (Ropes u. Bauer, 1953). Dagegen ist der Aussagewert von Untersuchungsdaten der Synovia zur weiteren Differenzierung innerhalb dieser großen Gruppen oder zur Verlaufsbeurteilung im Vergleich zu klinischen und serologischen Methoden nur gering (Hollander u. Mitarb., 1961). Die Untersuchung der Synovia sollte daher, falls technisch möglich, bei jeder mit Gelenkergüssen einhergehenden Erkrankung unverzüglich durchgeführt werden.

Die Technik der *Arthrozentese* ist je nach Gelenk verschieden. Da eine bakteriologische Untersuchung stets durchgeführt werden sollte, ist auf eine aseptische Entnahmetechnik größter Wert zu legen. Unter diesen Bedingungen kommt es praktisch niemals zu einer Gelenkinfektion nach der Punktion. Zur Analyse genügen wenige Milliliter Synovia. Die *normale Synovia* setzt sich zusammen aus Sekretionsprodukten der Synovialzellen und Bestandteilen des Blutserums. Für den Gelenkknorpel, der als einzige Gelenkstruktur nicht von der Synovialis überzogen ist, hat die Synovia eine entscheidende Ernährungsfunktion (Otte, 1965). Außerdem erfüllt die Synovia als „Gelenkschmiere" eine Schutz- und Gleitsubstanz-Funktion für die Gelenkknorpeloberfläche. Die Synovia ist für diese Aufgaben durch ihre hohe, jedoch mit zunehmender Scherkraft abnehmende Viskosität gut geeignet (Hamerman und Schubert, 1962). Diese hydrodynamische Lubrikation (McConally) ist an die Unversehrtheit der normalen Hyaluronat-Protein-Komplexe der Synovia gebunden (s. u.). Die Aufrechterhaltung optimaler Bedingungen für die Gelenkbewegung ist jedoch nicht allein von der Beschaffenheit der Synovia abhängig, wie in vitro-Untersuchungen von Charnley (1960) an menschlichen Gelenken ohne Synovia gezeigt haben. Möglicherweise spielt eine sogenannte Grenzschicht-Schmierung durch Bestandteile, die aus dem Gelenkknorpel stammen, und die Elastizität des letzteren eine wichtige Rolle.

Die Ernährungsfunktion der Synovia wird durch die molekularen Bestandteile (Glukose, Elektrolyte) garantiert. Otte (1961) spricht von einer synovialen Trift, d.h. einer gerichteten Diffusion von der Synovialis über die Synovia zum Gelenkknorpel.

Untersuchungsmethoden

Im Folgenden werden im Rahmen der einzelnen Gesichtspunkte der Untersuchung der Synovia zunächst die normalen Befunde geschildert und anschließend die typischen pathologischen Veränderungen dargestellt. In Anlehnung an Ropes und Bauer (1953) sowie Jessar (1966) werden 3 Gruppen unterschieden: Gruppe I umfaßt die Befunde bei traumatischen Gelenkergüssen, Arthrosis deformans, Osteochondrosis dissecans und Osteochondromatose. Gruppe II betrifft entzündliche Arthritiden, rheumatisches Fieber, rheumatoide Arthritis, Lupus erythematodes, Gicht und Pseudo-Gicht- In Gruppe III sind alle bakteriell-entzündlichen und septischen Arthritiden zusam. mengefaßt.

1. Allgemeine Eigenschaften

Normale Synovia ist klar und durchsichtig. Die Trübung in entzündlichen Gelenkergüssen ist durch die gesteigerte Leukozytenzahl bedingt, außerdem können bei traumatischer Arthritis Erythrozyten und Knorpelfragmente nachweisbar sein. Kristalline Bestandteile sind für die Trübung nicht verantwortlich, abgesehen von der Gicht, wo eine hohe Konzentration von Uratkristallen eine milchige Trübung bedingen kann. — Die normale Synovia ist farblos oder leicht gelblich. Entzündliche Veränderungen bedingen eine intensiver gelbe oder — bei hoher Globulinkonzentration — grünliche Färbung. Traumatische Ergüsse sind oft sanguinolent und können später xanthochrom erscheinen. Streifige Blutbeimengungen bei der Punktion sind meist Folge einer fehlerhaften Technik bei der Entnahme.

Die Viskosität der normalen Synovia ist sehr hoch. Da die Viscosität nicht nur von der Konzentration der Mucopolysaccharidfraktion, sondern von zahlreichen anderen Variablen (Temperatur, Proteingehalt, Natur der Proteine und damit Veränderung des Hyaluronat-Protein-Komplexes, Zellgehalt und Enzymgehalt) abhängig ist, ist eine exakte Viscositätsmessung unter klinischen Bedingungen zu aufwendig. Einfache Maßnahmen (z.B. „Fadenziehen" bei Fall eines Tropfens aus der zur Punktion benutzten Kanüle) ergeben einen annähernden Aufschluß über die Viscosität Synoviae der Gruppe I zeigen meist noch eine hohe Viscosität, während entzündliche und septische Arthritiden mit einem starken Abfall der Viscosität des Ergussen einhergehen.

2. Mucopolysaccharide

Die normale Synovia enthält als einziges Mucopolysaccharid Hyaluronsäure. Die Hyaluronsäure der Synovia liegt normalerweise nicht in freier Form, sondern als ein Hyaluronat-Protein-Komplex mit 2% Proteingehalt vor (Sandson u. Hamerman 1962). Durch die Verknüpfung zwischen Hyaluronsäure und Protein entsteht ein Makromolekül, das Molekulargewicht des Hyaluronats aus normaler Synovia beträgt etwa $1,6-3,0 \cdot 10^6$ (Balzacs, 1958). Diese Makromoleküle verfügen über ein großes effektives hydrodynamisches Volumen, eine für die Viscosität der Synovia entscheidende

Eigenschaft. Die normale Konzentration an Hyaluronat beträgt etwa 3,5 mg/g Flüssigkeit (wegen der hohen Viscosität sind Angaben pro Gramm besser als Angaben pro ml). Die Konzentration nimmt vom 5. Lebensjahrzehnt an kontinuierlich ab und erreicht 2 mg/Gramm im 8. Jahrzehnt. Entsprechend fällt mit zunehmendem Alter die Viscosität der normalen Synovia ab. Hyaluronsäure kann entweder als Hyaluronat-Hexosamin im Überstand nach Hyaluronidaseverdauung und anschließender Präzipitation des Protein-Hexosamins mit 10% Trichloressigsäure bestimmt werden (Sundblad, 1953). Eine weitere Möglichkeit ist die Hexuronsäurebestimmung nach vorhergehender Dialyse zur Entfernung der Glukose und Proteinpräzipitation (Hamerman und Sandson, 1964; Decker u. Mitarb., 1959). In entzündlichen Gelenkergüssen der Gruppen II und III ist die Hyaluronat-Konzentration fast regelmäßig erniedrigt (Decker u. Mitarb., 1959; Hamerman u. Schuster, 1958; Sundblad, 1953).

Die Viscositätsabnahme im entzündlichen Gelenkerguß erklärt sich einerseits aus der relativen Abnahme der Hyaluronat-Konzentration, andererseits aus der pathologischen Veränderung des Hyaluronat-Protein-Komplesex. Dieser kann durch die im entzündlichen Exsudat vorhandenen Enzyme (Plasmin, lysosomale Proteasen) gespalten werden (Greiling, 1966). Depolymerisierte Hyaluronsäure konnte in Gelenkexsudaten von Patienten mit rheumatoider Arthritis nachgewiesen werden (Barker u. Mitarb., 1966). Durch Zerstörung des Gelenkknorpels gelangen auch Spaltprodukte der Mucopolysaccharide des Gelenkknorpels (Chondroitin-Sulfat, Keratan-Sulfat, Der-matan-Sulfat) in geringen Mengen in die Synovia (Barker u. Mitarb., 1966).

Eine alte Methode der Beurteilung der Beschaffenheit der Mucopolysaccharide der Synovia ist das sogenannte Mucin-Gerinnsel (Frerichs 1846, nach Hamerman u. Schubert, 1962). Gibt man einige Tropfen Synovia in eine Petrischale mit 1%iger Essigsäure, so bildet sich im sauren Milieu ein artifizieller Hyaluronat-Proteinkomplex, der etwa 65% Protein enthält. (Hamerman u. Schuster, 1958). Die Proteinzusammensetzung dieser Komplexe bedingt sein charakteristisches Verhalten. Normale Synovia oder Gelenkexsudate der Gruppe I liefern ein festes, zusammenhängendes Gerinnsel, während entzündliche Gelenkpunktate der Gruppe II und III im allgemeinen ein bröckliges, unvollständiges oder flockiges Gerinnsel zeigen. Frühere Annahmen, die aus diesem Test eine Abnahme der Viscosität der Hyaluronsäure allein ableiteten, sind sicherlich grobe Vereinfachungen.

3. Proteine

Die normale Synovia enthält Proteine in niederer Konzentration (unter 2,5 g%). Die elektrophoretische und immunoelektrophoretische Auftrennung der Proteine zeigt, daß es sich ausschließlich um Serumproteine handelt, wobei eine Selektion hinsichtlich der Molekülgröße erfolgt. Hochmolekulare Proteine (z. B. Alpha-2-Makroglobulin, γM-Globulin, Beta-Lipoprotein, Fibrinogen fehlen oder sind nur in sehr geringer Konzentration vorhanden. So ergibt sich ein gegenüber Serum verändertes Elektrophoresebild mit umgekehrterm Alpha 1/2-Verhältnis (Binette u. Schmid, 1955). Das saure Alpha-1-Glykoprotein ist gegenüber dem Serum besonders stark vermehrt, während Haptoglobin nur in Spuren nachweisbar ist.

In entzündlichen Gelenkergüssen ähnelt die Proteinzusammensetzung der Synovia mehr dem Blutserum, alle Serumproteine sind nachweisbar (Nettelbladt u. Sunblad, 1959; Perlmann u. Mitarb., 1954; Schmid u. McNair, 1956; Schur u. Sandson, 1963). Insbesondere kommt es zu einer Vermehrung der Immunglobuline. In Synovia-Proben

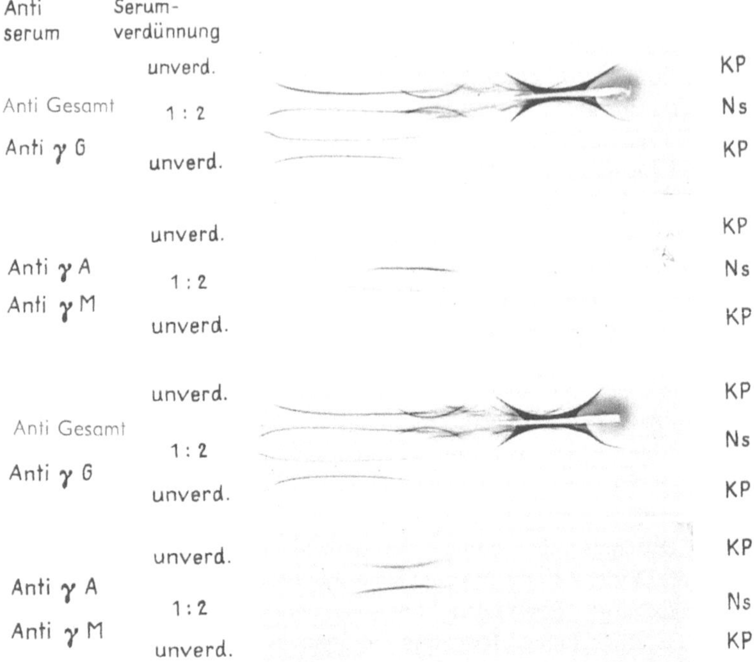

Abb. 22. Immunoelektrophoretische Darstellung von Proteinen der Synovia. Kp = Kniegelenks-punktat, Ns = Normalserum. Am Beispiel des γM-Globulins erkennt man die gegenüber dem Serum geringere Konzentration hochmolekularer Proteine. Auch β-Lipoprotein fehlt. Antiseren: Anti-Gesamt = Antiserum gegen Humanserum (vom Kaninchen); Anti-γ G = Antiserum gegen γG-Globulin (vom Kaninchen); Anti-γM = Antiserum gegen γM-Globulin (vom Kaninchen); Anti-γA = Antiserum gegen γA-Globulin (vom Kaninchen)

von Patienten mit rheumatoider Arthritis findet sich besonders eine Vermehrung von γ-M-Globulin. Es kommt zu einer Assoziatbildung zwischen Hyaluronat und Serum-proteinen, insbesondere auch mit einem Alpha-2-Globulin, welches nach Williamson u. Mitarb. (1966) Antigengemeinschaft mit Alpha-2-Macroglobulin zeigt. Dieses Pro-tein soll in Synovialzellen produziert werden. Fibrinogen und Spaltprodukte (Schur u. Sandson, 1963) sind nachweisbar, bei stärker entzündlichen Veränderungen kann die Synovia gerinnen. Eine differentialdiagnostische Bedeutung in der Beurteilung der verschiedenen Formen entzündlicher Gelenkexsudate kommt der Proteindifferen-zierung nicht zu, die Veränderungen gegenüber dem normalen Proteingehalt der Synovia sind im wesentlichen quantitativer Natur (Abb. 22).

4. Serologische Untersuchungen

a) Rheumafaktoren

Es ist verständlich, daß mit der Zunahme der Immunglobulin-Konzentration in der entzündlich veränderten Synovia verschiedene Antikörper nachweisbar werden. So können bei der rheumatoiden Arthritis Rheumafaktoren im Gelenkexsudat nach-gewiesen werden (Rodnan u. Mitarb., 1963). Bei einer Reihe von Patienten ist auch bei negativem Rheumafaktor-Test im Serum in der Synovialflüssigkeit ein positiver Titer zu erzielen. Dieser Untersuchung kommt nach Fricke u. Mitarb. besonders bei monarthritischen Formen der Polyarthritis diagnostische Bedeutung zu.

b) Antinukleäre Antikörper

Barnett u. Mitarb. (1964) fanden bei 5 von 12 Patienten mit klassischer rheumatoider Arthritis antinukleäre Antikörper im Gelenkexsudat. Über antinukleäre Antikörper im Serum von Patienten mit rheumatoider Arthritis ist mehrfach berichtet worden (Goldfine u. Mitarb., 1965). An das Vorhandensein dieser Antikörper hat Zvaifler (1965) eine Hypothese über die Pathogenese der Gelenkentzündung bei rheumatoider Arthritis geknüpft. Antigen-Antikörper-Komplexe aus antinukleären Antikörpern und Zellkernmaterial sollen einen immunpathologischen Prozeß in Bewegung setzen, der sich verselbständigt. Rawson und Torralba (1967) konnten eine proliferative Synovitis mit intraartikulären Injektionen von Antigen-Antikörperkomplexen experimentell erzeugen. Auch durch Komplexe aus Rheumafaktoren und IgG kann eine Synovitis erzeugt werden, wenn Rheumafaktor im Gewebe vorhanden ist und Immunglobulin G mit einem dem Patienten-IgG möglichst ähnlichen genetischen Antigenmuster (d. h. Identität hinsichtlich mehrerer Gm-Gruppen-Antigene) intraartikulär injiziert wird (Hollander u. Mitarb.).

c) Komplement

Hedberg (1967) sowie Pekin und Zvaifler (1964) stellten eine selektive Verminderung des Komplements in der Synovia von Patienten mit rheumatoider Arthritis fest. Fostiropoulos u. Mitarb. (1965) fanden normale oder erhöhte Werte bei traumatischen Gelenkergüssen, bei sekundär entzündlichen Synovitiden auf dem Boden einer Arthrosis deformans, beim Reitersyndrom und bei der Gicht, während alle untersuchten Gelenkpunktate von Patienten mit rheumatoider Arthritis stark erniedrigte Werte aufweisen. Das gleiche wurde für $C'2$ und $C'4$ nachgewiesen; Dieser Befund würde mit einer immunpathologischen Genese der Gelenkentzündung bei der rheumatoiden Arthritis in Einklang zu bringen sein. Da im akut-entzündlichen Stadium des Lupus erythematodes visceralis der Komplementspiegel schon im Serum erniedrigt ist, wäre auch hier eine starke Verminderung von Komplementbestandteilen in der Synovialflüssigkeit zu erwarten; entsprechende Untersuchungen fehlen jedoch.

5. Zelluläre Bestandteile der Synovialflüssigkeit

Der Zellzählung im frischen Punktat kommt eine wesentliche differentialdiagnostische Bedeutung zu, insbesondere bei gleichzeitiger Ausführung eines Differentialzellbildes. Die normale Synovia enthält < 200 weiße Blutkörperchen/mm^3 und keine Erythrozyten (Tabelle 8). Der Anteil der Granulozyten liegt unter 25%. Neben Lymphozyten finden sich etwa 50% Monozytoide oder „Clasmatozyten" (Ropes u. Bauer, 1953), abgelöste Synovialis-Randzellen, bei denen phagozytierende A-Zellen von Synthese-Zellen, den sogenannten B-Zellen, die sich durch ein besonders intensiv ausgebildetes endoplasmatisches Reticulum auszeichnen, unterschieden werden können (Barland u. Mitarb., 1962; Willianson u. Mitarb., 1966). Bei Gelenkexsudaten der Gruppe I steigt die Zellzahl bis 5000, der relative Anteil der Granulozyten bleibt jedoch unverändert. Erst bei den entzündlichen Arthritiden der Gruppe II (rheumatisches Fieber, rheumatoide Arthritis, Gicht und Pseudo-Gicht) steigt mit der Zellzahl auch der relative und absolute Anteil der Granulozyten, der bei der Gicht bis 60%, bei der rheumatoiden Arthritis bis 75% betragen kann. Die Gruppe III — septische Arthritiden — zeichnen sich durch eine besonders hohe Zahl der weißen Blutkörperchen und einen besonders hohen Anteil an Granulozyten aus (Ropes u. Bauer, 1953; Hollander u. Mitarb., 1961).

RA (Rheumatoid Arthritis)-Zellen

Granulozyten zeigen bei verschiedenen Arthritiden häufig plasmatische Einschlüsse, die unter lichtmikroskopischen Bedingungen als dunkle Granula einer Größe zwischen 0,5

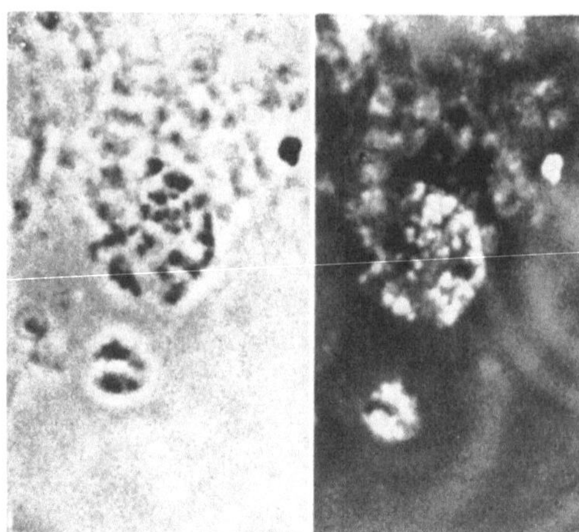

Abb. 23. RA-Zellen im Gelenkexsudat bei chronischer Polyarthritis (rheumatoider Arthritis)-Zytoplasmatische Einschlüsse, links im Hellfeld, rechts im Phasenkontrastbild

und 2 nm imponieren (Hollander u. Mitarb., 1965 a) (Abb. 23). Eine besonders gute Darstellung erhält man durch eine Sternheimer-Malbin-Färbung, wobei die Einschlüsse als graue Körperchen im blauen Zytoplasma erscheinen. Rawson u. Mitarb. (1965) fanden mit immunhistologischen Methoden IgG und IgM in den Einschlußkörpern. Astorga u. Bollet (1965) konnten in Zellhomogenaten dieser Leukozyten Rheumafaktoren nachweisen, wenn die Zellen aus Gelenkexsudaten von Patienten mit rheumatoider Arthritis stammten. Homogenate von Zellen mit Einschlußkörpern bei anderen Arthritisformen enthielten nur in 4% der

Fälle Rheumafaktor-ähnliche Bestandteile. Durch diese sehr interessanten Untersuchungen dürfte nachgewiesen sein, daß im Gelenkexsudat von Patienten mit rheumatoider Arthritis Rheumafaktor-IgG-Komplexe vorkommen, die als Immun-

Tabelle 8. *Untersuchungsbefunde der Synovia*

Gruppe	Erkrankung	Farbe	Aussehen	Viscosität	Leukozythenzahl mm³
I nicht entzündlich	Normalbefund	gelblich	klar	hoch	> 200
	Traumatische Arthritis	gelblich blutig haemolytisch	klar oder trübe	hoch	> 2000
	Arthrosis deformans	gelb	klar	hoch	bis 1000
II entzündlich	Lupus erythematodes visceralis	gelblich	getrübt	hoch	bis 5000
	Rheumatisches Fieber	gelb	getrübt	niedrig	5000—12000
	Pseudo-Gicht	gelb	getrübt	wechselnd	1000—5000
	Gicht	gelb milchig	trübe	niedrig	10000—12000
	Rheumatoide Arthritis	gelb grünlich	trübe	niedrig	10000—20000
III septisch	Tuberkulose	gelb	trübe	niedrig	—25000
	Septische Arthritis	graugelb blutig	trübe eitrig	niedrig niedrig	80000—200000

komplexe entsprechend den experimentellen Befunden von Rawson u. Torralba (1967) pathogenetische Bedeutung haben können.

In einzelnen Gelenkexsudaten von Patienten mit Lupus erythmeatodes visceralis konnten LE-Zellen nachgewiesen werden (Hollander, zit. nach Jessar, 1966).

6. Kristalloide Bestandteile

Der Nachweis von Urat-Kristallen stellt bei der Gicht einen typischen und pathogenomonischen Befund dar (McCarty, 1962, 1963). Bei der Pseudo-Gicht werden häufig Calcium-Pyrophosphat-Kristalle nachgewiseen (Kohn u. Mitarb., 1962; McCarty u. Gattev; McCarty u. Mitarb., 1962). Im Gelenkpunktat von Patienten mit rheumatoider Arthritis lassen sich gelegentlich Cholesterinkristalle nachweisen (Zuckner u. Mitarb., 1964). Außerdem finden sich gelegentlich, insbesondere bei stärker entzündlich veränderten Gelenken, Knorpelbestandteile in Form von Abschilferungen.

7. Enzyme

Obwohl zahlreiche Enzyme in der Synovia nachgewiesen worden sind, ist eine diagnostische Bedeutung ähnlich der sog. „Enzymmuster" des Serums bisher nicht erkennbar, abgesehen von der auch mit anderen Methoden mögliche Differenzierung zwischen primär entzündlichen und degenerativen Gelenkerkrankungen (Greiling u. Mitarb., 1962, Tabelle 9). Enzyme der Glykolyse und des Tricarbonsäurecyclus wurden von Greiling u. Mitarb., (1962) nachgewiesen; ebenso wie die Lactatdehydrogenase und die alkalische Phosphatase entstammen diese Enzyme z. T. dem Serum, zum anderen Teil den Synovialzellen und/oder den Leukozyten der Synovia (Greiling u. Mitarb., 1964; Lehman u. Mitarb., 1964; Dabich u. Neuhaus, 1964; Cohen). Caygill und Pitkeathly, 1966 fanden saure Hydrolasen in der Synovia bei Gesunden und Kranken; die höchsten Werte von β-Acetylglucosaminase und saurer Phosphatase wurden bei

Tabelle 8. Fortsetzung

Granulozyten-anteil %	Rheuma-faktor	LE-Faktor	Complement C'H 50/ml	Kristalle	Bakterien
< 25	—	—		—	—
< 25	—	—	25—35	—	—
< 25	—	—	25—40	—	—
10	— od. +	— od. +		—	—
50	—	—		—	—
bis 50	—	—		Calcium-pyrophosphat	—
60 bis 70	—	—	25—45	Harnsäure	—
75	oft +	oft +	< 15	selten Cholesterin	—
50—60	—	—		—	+
75	—	—	< 10	—	+

Kranken mit klassischer rheumatoider Arthritis gemessen, wobei eine Abhängigkeit von der Leukozytenzahl erkennbar war. Dieser Befund könnte die Bedeutung lysosomaler Enzyme für die Pathogenese der Gelenkentzündung untermauern.

Tabelle 9. *Enzymaktivitäten in der Synovia (mE/ml)**

Erkrankung	n	Aldolase	n	Lactat-dehydrogenase	n	Malat-dehydrogenase	n	Glutamat-Oxalacetat-Transaminase
Arthrosis deformans	8	6	8	79	4	40	3	4
rheumatisches Fieber	2	52	2	791	2	135	2	15
rheumatoide Arthritis	34	33	33	369	19	137	14	8

* Mittelwerte nach Greiling u. Mitarb., 1962

Der Kveim-Test

H. Deicher

Bei der Kveim (1941) beschriebenen Reaktion handelt es sich um einen Hauttest, der mit steriler Gewebssuspension aus lymphatischem Gewebe, welches von Sarcoidose-Patienten stammt, durchgeführt wird. Über die Wertigkeit dieser Reaktion in der klinischen Diagnostik der Sarcoidose ist lange diskutiert worden. Große Reihenuntersuchungen von Siltzbach (1961, 1964), die mit einem standardisierten Antigen international durchgeführt wurden, haben den Wert der Reaktion zweifelsfrei bestätigt. Zu ähnlichen Ergebnissen sind James u. Thomson (1955), Anderson u. Mitarb. (1963), Nelson u. andere gekommen. Ältere negative Beurteilungen der Reaktion sind wahrscheinlich durch ungenügende Qualität des verwendeten Antigens zu erklären. Es hat sich herausgestellt, daß nicht jedes Gewebspräparat von Sarcoidose-Patienten für die Reaktion geeignet ist; andererseits sollen einzelne normale Gewebe ebenfalls das entsprechende Antigen enthalten (Siltzbach, 1961; Kooij, 1964).

Für die Herstellung des Antigens wird heute allgemein die von Chase (1961) angegebene Methode benutzt, die eine Standardisierung nach Trockengewicht beinhaltet. Als Antigenquelle kommen lymphatische Gewebe (Milz, Lymphknoten), die unter sterilen Kautelen von Sarcoidose-Patienten entnommen werden, in Frage. Die Herstellung des Antigens entspricht der einer Vaccine. Genaue Sterilitäts-Tests sind vor der Anwendung notwendig. Außerdem muß das hergestellte Präparat hinsichtlich seiner „Antigen-Aktivität" ausgetestet werden, da offenbar die Konzentration des aktiven Prinzips in verschiedenen Gewebspräparaten unterschiedlich ist. Das Präparat wird in der ausgetesteten Konzentration in kleinen Mengen in Ampullen eingefroren und ist jahrelang verwendbar.

Das aktive Prinzip der Reaktion ist unbekannt. Es handelt sich um eine alkaliempfindliche Substanz, die durch Säuren und verschiedene Enzyme nicht zerstört wird. Wurm u. Mitarb. (1965) diskutieren ein bestimmtes Mucopolysaccharid. Vor allem ist unbekannt, ob es sich um eine gewebseigene Substanz oder um ein Produkt eines unbekannten Erregers handelt.

Über die Natur der Reaktion ist noch wenig bekannt. Nach Reid (1964) handelt es sich um eine immunologisch spezifische Spätreaktion. Sie ist von der verzögerten Reak-

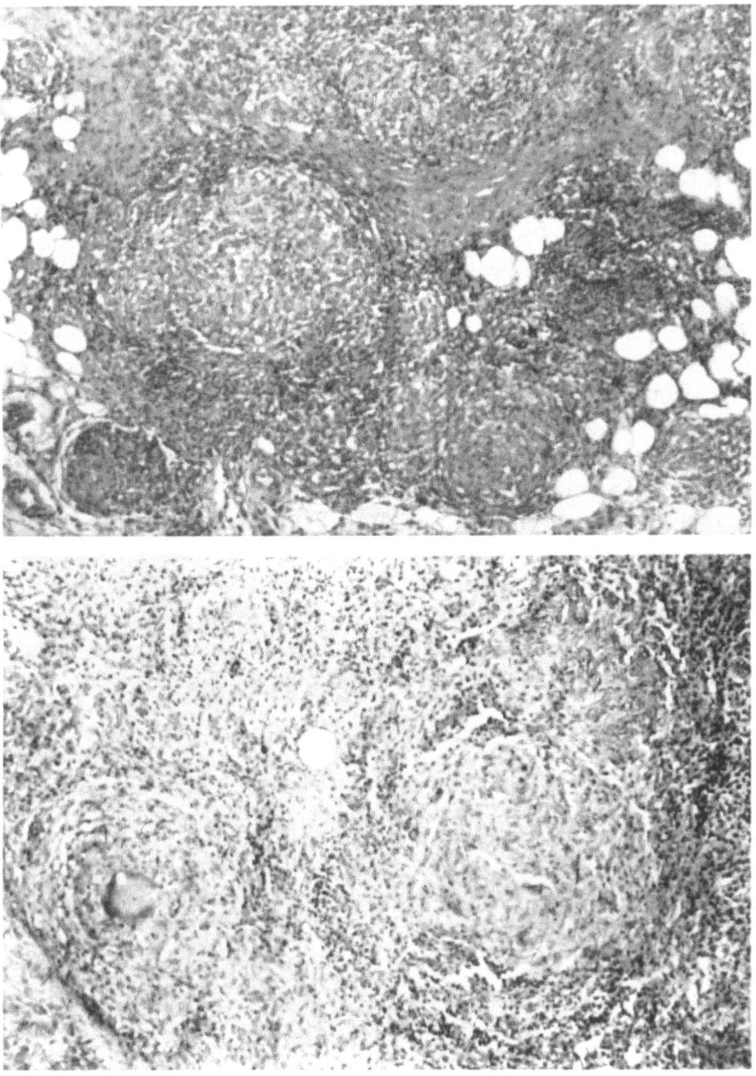

Abb. 24. Histologische Präparate von Kveim-Tests. Man erkennt deutlich die epitheloidzelligen Granulome verschiedener Größe. In der unteren Abb. links eine Langhanssche Riesenzelle

tion, deren typischer Vertreter die Tuberculinreaktion ist, abzugrenzen. Nach Reid (1964) kann eine Spätreaktion, d. h. ein sich innerhalb von 4—6 Wochen an der Stelle der Antigenapplikation entwickelnde lokalisierte, granulomatöse Entzündungsreaktion, sich auch bei intrakutaner Injektion anderer Antigene entwickeln, wenn die Antigen-Dosis sehr klein gehalten ist, oder wenn es sich um einen „desensibilisierten" Organismus handelt. Daß es sich um eine spezifische immunologische Reaktion handelt, geht auch aus Übertragungsversuchen von Lebacq (1963) hervor. Jadassohn (1934) hat die immunologische Situation der Sarcoidose als „positive Anergie" bezeichnet. Tatsächlich ist, wie auch aus Übertragungsuntersuchungen von Behrend u. Mitarb. (1964) hervorgeht, die Bereitschaft zur verzögerten Reaktion bei Sarcoidose-Patienten generell vermindert, während die Antikörperbildung ungestört oder gegenüber der Norm gesteigert ist.

Die Beurteilung der Reaktion kann nur histologisch erfolgen. Von Siltzbach (1961) sowie Ringsted und Ferebee (1964) ist eine Standardisierung der histo-pathologischen Kriterien vorgeschlagen worden. Histologisch finden sich im positiven Falle ein oder mehrere typische Epitheloidzell-Granulome, die von einer mehr oder weniger ausgeprägten chronisch-entzündlichen Reaktion umgeben sind. Die Granulome können Langhanssche Riesenzellen enthalten (Abb. 24). Zu differenzieren ist besonders gegenüber einfachen Fremdkörpergranulomen und unspezifischen Entzündungsreaktionen. Tabelle 10a enthält die Kriterien von Siltzbach, Ringsted u. Ferebee (1964).

Die Ergebnisse verschiedener Autoren bei Sarcoidose-Patienten differieren erheblich. Positive Ergebnisse bei Sarcoidose wurden in 13—100% berichtet, falsch positive Ergebnisse (positive Ergebnisse bei anderen Krankheiten) jedoch unter 2%. Eine Ausnahme macht die tuberculoide Lepra, bei der Kooij in 33% der untersuchten Fälle einen positiven Kveim-Test erhielt. Eine genauere Aufschlüsselung der Reaktionsausfälle ergibt jedoch, daß der positive Ausfall bei aktiver und unbehandelter Sarcoidose bei 85% liegt (Behrend u. Mitarb., 1964). Eigene Ergebnisse sind in Tabelle 10b dargestellt. Der positive Ausfall des Tests wird also durch die Grundkrankheit, die Aktivität des entzündlichen bzw. granulomatösen Prozesses und durch die Therapie beeinflußt. Insbesondere wird der Test unter einer Therapie mit Nebennierenrinden, Steroiden negativ. Ein positiver Ausfall beinhaltet also nicht nur eine diagnostische- sondern gleichzeitig eine Aussage über die Aktivität des Krankheitsprozesses.

Tabelle 10a. *Kveimtest. Histologische Kriterien nach* SILTZBACH

1. Positiv

Die Schnitte enthalten wenigstens ein epitheloidzelliges Granulom mit oder ohne Riesenzellen. Gleichzeitiges Vorhandensein von Gruppen von Epitheloidzellen an anderer Stelle, von Entzündungszellen oder fibrinoider Nekrose hat keinen Einfluß auf die Beurteilung.

2. Fraglich

Die Schnitte enthalten kein sicheres epitheloidzelliges Granulom. In diese Gruppe fallen auch Schnitte mit Granulomen, bei denen die Differenzierung gegenüber dem Fremdkörpergranulom Schwierigkeiten bereitet.

3. Negativ

Die Schnitte enthalten keine epitheloidzelligen Granulome. Zeichen unspezifischer Entzündung und Fremdkörpergranulome können vorhanden sein.

Tabelle 10b. *Ergebnisse des Kveim-Tests bei Sarcoidose und Kontrollen**

| | Sarcoidose | | | Tuberkulose | Andere Krankheiten | Gesunde |
	aktiv	aktiv unter Prednisolon-Therapie	inaktiv			
n	27	10	17	34	15	18
Hautinfiltrat	26	2	4	6	2	—
Histologie positiv	23	—	—	1 fraglich	—	—
Histologie negativ	4	7	13	7	6	—

* aus Behrend u. Mitarb. (1964)

Serologie

Serologie der Streptokokken- und Staphylokokken-Infektionen bei rheumatischen Erkrankungen

P. Christ

Die Beobachtungen über einen zeitlichen Zusammenhang zwischen Streptokokken-infektionen (Strept. Inf.), meist einer Angina, und ihren Nachkrankheiten (Schick, 1907), dem rheumatischen Fieber (rheum. F.) und der akuten diffusen Glomerulo-nephritis (ak. N.), lassen sich im Schrifttum bis in das 18. Jahrhundert zurückverfol-gen (ältere Lit. bei Klinge, 1933; Gutzeit u. Parade, 1939; Murphy, 1943). Der ursäch-liche Zusammenhang wurde in den letzten 40 Jahren gesichert durch epidemiologische Untersuchungen (Coburn, 1931; weitere Lit. bei McCarty, 1954a; Thomas, 1952), auf der Grundlage einer zuverlässigen bakteriologischen Differenzierung der Strepto-kokken (Strept.) in Gruppen und Typen (Lancefield, 1933, 1940—1941; Griffith, 1934) und durch bakteriologische, vor allem durch ausgedehnte serologische Unter-suchungen bei Patienten [Bestimmung der Streptokokkenantikörper (Strept. Antik.) im Patientenserum (Lit. bei Christ, 1959)]. Bewiesen wurde der ursachliche Zu-sammenhang zwischen Strept. Inf. und rheum. F. schließlich durch die Penicillin-behandlung der Strept. Inf., welche das nachfolgende rheum. F. zuverlässig ver-hütet, wenn die haemolytischen Streptokokken der Gruppe A (häm. Strept. der Gruppe A = A-Strept.), die Erreger der Angina, durch Penicillin restlos aus dem Rachen beseitigt werden (Catanzaro u. Mitarb., 1958; s. Kapitel C 1).

Im *vorliegenden Kapitel wird nicht eingegangen* auf die bakteriologische und serologische Differen-zierung der Strept. (Übersicht bei: McCarty, 1965; Seelemann, 1954; Ayoub u. Wannamaker, 1964; Rammelkamp, 1964), ebenso nicht auf die bakteriologische Diagnose der Strept. Inf. (s. dazu bei: Wannemaker, 1965; Markowitz u. Mitarb., 1965; Lattimer u. Mitarb., 1963; Massell u. Mitarb., 1964. Moffet u. Mitarb., 1964 a; weitere Lit. bei Christ, 1959), nicht auf die Unterscheidung der Virus-Angina von der Strept.-Angina nach klinischen Kriterien (s. dazu: Taranta, 1966 a u. b; Moffet u. Mitarb., 1964 a u. b) und nicht auf die Antibiotikabehandlung der Angina, d. h. auf die Praxis der Verhütung einer Ersterkrankung bzw. der Rezidive des rheum. F. (s. dazu: Kapitel C 1; American Heart Association, 1965 a u. b; Moffet u. Mitarb., 1964 a u. b; Taranta, 1966 b; Fried-berg; Markowitz u. Kuttner; Walter u. Heilmeyer).

Die serologische Diagnose der Streptokokkeninfektionen

Die serologische Diagnose (= Antikörperbestimmungen im Patientenserum) bietet mehrere wesentliche Vorteile für die Diagnostik von A. Strept. Inf.: 1. Sie ist zu-verlässiger im Nachweis einer Strept. Inf. als die bakteriologische Untersuchung von Rachenabstrichen, weil die A Strept. auch bei einer nicht mit Chemotherapeutika behandelten Strept. Angina bald aus dem Rachen verschwinden; 2. Sie gestattet die Unterscheidung eines gesunden Keimträgers von A Strept. (im Rachenabstrich A

Strept., Antikörpertiter bei wiederholten Untersuchungen über mehrere Wochen im Normbereich) von einem latent Infizierten oder manifest Kranken (im Rachenabstrich A Strept., Antikörpertiter erhöht); 3. Sie gibt in gewissen Grenzen einen Hinweis auf die Gefährdung eines Patienten durch eine Ersterkrankung bzw. ein Rezidiv des rheum. F., weil die Häufigkeit von Ersterkrankungen und Rezidiven, insgesamt gesehen, zunimmt mit dem Ausmaß des Antikörpertiteranstiegs nach einer Strept. Inf. (Stetson, 1954; Stollerman, 1964; Taranta, 1966; Saslaw u. Streitfeld, 1956; Christ, 1959).

Zur serologischen Diagnose von A. Strept. Inf. wird praktisch nur der *Antikörpernachweis gegen Strept. Enzyme* benutzt (s. Abb. 25). Bei unkomplizierten Strept. Inf. entwickeln etwa 60—80% der Patienten einen diagnostisch verwertbaren Anstieg

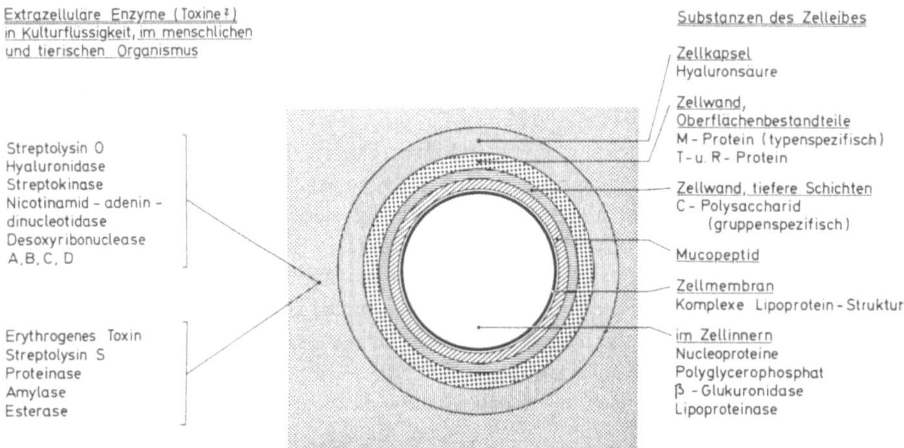

Abb. 25. Leibessubstanzen und Enzyme der A Streptokokken nach Krause (1968) und nach Literaturangaben von McCarty (1965)

der Antikörper gegen Streptolysin O (= SLO; so genannt wegen seiner Sauerstoffempfindlichkeit) gegen Hyaluronidase, Streptokinase (Köhler, 1963; Christ, 1959), gegen Nicotinamid-adenin-dinucleotidase (Strept. NADase; Bernhard u. Stollerman, 1959) und Desoxyribonuclease (= Streptodornase), insbesondere gegen Desoxyribonuclease B (= DNase B; Wannamaker, 1964). Die übrigen in Abbildung 25 genannten Enzyme und auch die dort genannten Leibessubstanzen der Strept. sind zur serologischen Erfassung von Strept. Inf. weniger brauchbar (Lit. bei: Köhler; Wannamaker u. Ayoub; McCarty, 1965; Rammelkamp, 1964; von Wasielewski; Halbert, 1964).

Die einzelnen Enzyme werden nach den Substraten im menschlichen und tierischen Organismus, welche von ihnen gelöst oder abgebaut werden, benannt [Streptolysin O u. S lösen menschliche und tierische Blutkörperchen; Streptokinase (früher = Fibrinolysin) leitet den Abbau von Fibrin und anderen Eiweißsubstanzen ein]. Die Menge der im Serum vorhandenen Antikörper (Antik.) wird meist in einer Serumverdünnungsreihe, seltener in einer Enzym- (= Antigen-)Verdünnungsreihe, an der Hemmwirkung des Serums auf ein System gemessen, das eine im Vorversuch bestimmte Menge des Strept.-Enzymes (= des Antigens) und seines entsprechenden Substrates, z.B. von Streptolysin O und Kaninchenblutkörperchen, enthält.

Die Antistreptolysin O-Reaktion

Das Streptolysin O (SLO) wird unter den genannten Enzymen am häufigsten zum Antikörpernachweis benutzt, weil der serologische Versuch zum Nachweis von Antistreptolysin O (ASO oder ASL) nach einem allgemein eingeführten Standardserum[1] in internationalen Antistreptolysin-Einheiten (Lit. bei Köhler, 1963; Bernheimer, 1954; Spaun u. Mitarb., 1961) standardisiert werden kann, das Ferment[2] selbst und das Standardserum im Handel erhältlich sind und das Substrat (Kaninchenblutkörperchen oder menschliche Blutkörperchen der Blutgruppe o oder Hammelblutkörperchen) einfach zu beschaffen ist. Die von verschiedenen Untersuchern unter Benutzung des Standardserums gefundenen Werte für ASO, ausgedrückt in Antistreptolysin-Einheiten (ASE) pro 1,0 ml Serum, sind deshalb absolut miteinander vergleichbar.

Ein *Standardserum für den Nachweis der übrigen Antik.* wurde bisher nicht entwickelt (Lit. über Herstellung der Reagentien und Standardisierung des serologischen Versuchs zum Nachweis der übrigen Antik. bei Köhler; Wannamaker u. Ayoub; Christ, 1959).

Für die *Methodik der Antistreptolysin O-Reaktion* (ASR) wurden mehrere Verfahren angegeben (Kalbak, 1942, 1947; Scheiffarth u. Legler, 1951; Methoden in den USA bei Wannamaker u. Ayoub, 1960); die Unterschiede betreffen meist die Höhe der einzelnen Stufen in der Serumverdünnungsreihe. Bei uns wird meist die in Deutschland von Scheiffarth u. Legler (1955), in Anlehnung an Kalbak (1942) eingeführte Methode mit einem Konzentrationsgefälle des 1,5-fachen zwischen zwei Verdünnungsstufen (= 2 Röhrchen) in der Serumverdünnungsreihe benutzt (ausführl. Beschreibung der Technik bei Störiko). Im Routinebetrieb hat sich der Objektträger-Schnelltest mit dem Latex-Reagenz zur raschen und einfachen Erfassung von Serumproben mit nicht erhöhten ASO-Mengen bewährt (Mathies u. Gaedicke).

Der *Vorteil der Serumverdünnungsreihen mit geringem Konzentrationsgefälle* (Konzentrationsunterschiede 1:1,25 oder 1:1,5) liegt darin, daß ein mäßiggradiger Titeranstieg oder Abfall außerhalb der methodischen Fehlerbreite von 30% zuverlässiger erfaßt wird als mit der bei sonstigen Antikörper bestimmungen oft benutzten Serumverdünnungsreihe im Verhältnis 1:2; dies ist zum Teil die Ursache für die Unterschiede in den Befunden einzelner Autoren bezüglich „erhöhter" und „nicht erhöhter" ASO-Titer (Wannamaker u. Ayoub, 1960). Insgesamt liegen für alle benutzten Serumverdünnungsreihen (Konzentrationsgefälle 1:1,25, 1:1,5 und 1:2,0) Titerschwankungen um eine Serumverdünnungsstufe im Bereich der Fehlerbreite, und in allen benutzten Serumverdünnungsreihen können lediglich Titerunterschiede um zwei Verdünnungsstufen (2 Röhrchen) als ein für eine kurz vorangegangene Strept. Inf. beweisender Titeranstieg oder Abfall angesehen werden (Wood u. McCarty, 1954; Wannamaker u. Ayoub, 1960; Kalbak; Legler; Köhler; Christ, 1959).

Das *Pipettierschema aller Serumverdünnungsreihen* wurde vorwiegend mit dem Zweck einer einfachen und raschen Herstellung der Serumverdünnungsreihe im Laboratorium entworfen; dieser Zweck wird bei allen Schemata erreicht durch mehr oder weniger logarithmische Stufen in der Serumverdünnungsreihe; deshalb sind die Unterschiede in der Serumkonzentration (= „die Sprünge") zwischen den höheren Serumverdünnungsstufen erheblich größer als zwischen den niederen. Daher werden ASO-Anstiege um die gleiche absolute Höhe, z.B. ein Anstieg um 100 ASE, im Bereich niederer Titer, z.B. von 50 auf 150 ASE, häufiger und auch zuverlässiger erfaßt als in höheren Titerbereichen, z.B. von 500 auf 600 ASE.

Technische Fehlermöglichkeiten für die ASR ergeben sich einmal aus einer inkompletten Reduktion (= Aktivierung) der zum Versuch benutzten Streptolysin O-Präparation, was vermieden werden kann durch rasche Verarbeitung der SLO-Präparation sofort nach ihrer Reduktion, und was erkannt werden kann durch die Mitführung eines Kontrollversuchs mit einem ASO-Standardserum bei jeder ASO-Bestimmung im Patientenserum. *Eine unspezifische Hemmung* des SLO und damit eine Vortäuschung tatsächlich nicht vorhandener ASO-Titer kann außerdem verursacht werden durch Serumrückstände von früheren Untersuchungen in den für die ASR benutzten Röhrchen; solche Serumrückstände sind nur durch Spülen der Röhrchen in Chromschwefelsäure zuverlässig zu beseitigen (Harter, 1967). Schließlich können *hohe ASO-Titer* vorgetäuscht werden *durch eine Bindung von SLO an Lipoproteine* in Sera von Patienten mit Lebererkrankungen, Nephrose oder essentieller Hyperlipidämie (Lit. bei Tichy, 1961; bei Meyer zum Büschenfelde u. Knolle, 1966) oder durch Lipo-

---

[1] Anti-Streptolysin O-Serum der Behringwerke, Marburg/Lahn.
[2] Streptolysin O-Reagenz und Latex-ASL-Reagenz der Behringwerke, Marburg/Lahn.

proteine in bakteriell zersetzten Sera (Packalén, 1948; Seifert, 1960; weitere Lit. bei Bernheimer, 1954). Das Cholesterin im Patientenserum hemmt jedoch in normalen oder wenig erhöhten Konzentrationen SLO nicht (Bernheimer, 1954; Stollermann, 1954). Zur Ausschaltung der Nahrungshyperlipidämie wird empfohlen (Harter, 1967), die Blutprobe zur ASO-Bestimmung nüchtern zu entnehmen.

Das *ASO ist ein echter Antikörper*, der elekrophoretisch im gamma-Globulin wandert (Rantz u. Mitarb., 1948; Packalén, 1949; Meyer zum Büschenfelde u. Knolle).

Wiederholte Strept. Inf. verursachen anscheinend *keine spezifisch-anamnestische Reaktion*, d.h. die Zeit zur Erreichung maximaler Titer wird durch wiederholte Strept. Inf. nicht eindeutig abgekürzt (McCarty, 1954).

Die von einigen Autoren (Winblad, 1941; Scheiffarth u. Bulitta, 1953; Legler, 1955; Kalbak 1942) beobachteten *Titeranstiege nach Tonsillektomie* werden als Reaktion auf eine Einschwemmung von haem. Strept. oder ihrer Antigene und nicht als sogenannte unspezifisch-anamnestische Reaktion (Definit. bei Willson u. Miles, 1964) aufgefaßt (Köhler, 1963).

Die Beurteilung der ASO-Titer

Die Beurteilung der ASO-Titer, und damit die Beantwortung der Frage, ob die Diagnose einer kurz vorangegangenen A Strept. Inf. durch einen gefundenen ASO-Titer bewiesen wird oder nicht, richtet sich nach dem sogenannten Normaltiter, d.h. nach der auch bei Gesunden ohne klinischen Anhalt für eine kurz vorangegangene Strept. Inf. im Serum vorhandenen Menge von ASO. Dieser Normaltiter wechselt mit dem Lebensalter, mit der geographischen Breite, in welcher die Untersuchten wohnen, und auch mit der Zahl der durchgemachten Strept. Inf.; letztere ist wieder abhängig von der Belegungsdichte der Wohnräume (Rantz u. Mitarb., 1951; Markowitz u. Mitarb., 1965; weitere Lit. bei Taranta, 1966b). Daraus wird ersichtlich, daß ein allgemeingültiger Normaltiter für ASO und auch für die übrigen Strept. Antik. nicht angegeben werden kann.

Das ASO und auch die übrigen Strept. Antik. werden vor der Geburt *passiv von der Mutter auf das Kind übertragen;* die Antik.-Titer sind im Nabelschnurblut und bei Neugeborenen gleich denen der Mütter oder sogar noch etwas höher (Lippard u. Wheeler, 1936). Bis etwa zum 6. Lebensmonat verschwinden diese passiv übertragenen Antik. und zwischen dem 6. Lebensmonat und dem 2. Lebensjahr sind die Antik. gar nicht oder nur in sehr niedrigen Titern nachweisbar. Im Kindergarten- und Schulalter sind Strept. Inf. durch den Kontakt mit vielen anderen Kindern häufig (Lit. bei Christ, 1959); deshalb findet man bei gesunden Schulkindern die höchsten Normaltiter (333 ASE oder weniger bei 80% der untersuchten gesunden Schulkinder, Rantz u. Mitarb., 1948). Mit dem Rückgang in der Häufigkeit der Strept. Inf. bei Jugendlichen und Erwachsenen (Lit. bei Christ, 1959) fallen die Normaltiter gering ab und liegen in diesem Lebensalter bei 200 ASE und weniger, bei älteren Erwachsenen bei 100—150 ASE oder weniger (Rantz u. Mitarb., 1948; Kalbak 1942; Köhler, 1963). Die Normaltiter können auch bei gesunden Erwachsenen die genannte obere Grenze der Norm überschreiten, wenn diese sich in ihrer Umgebung überdurchschnittlich häufig mit Strept. infizieren können, z.B. bei Soldaten während des Wehrdienstes oder bei Eltern, besonders Müttern schulpflichtiger Kinder (James u. Mitarb., 1960; Schneider u. Mitarb., 1964), Lehrern und Krankenschwestern. In Europa werden bei gesunden Erwachsenen solche durch vorangegangene klinisch latente A Strept. Inf. verursachte Titererhöhungen über die genannte Grenze der Norm von 200 ASE in 15—25% gefunden (Lit. bei Christ, 1959; Köhler, 1963).

Der *Mittelwert der Normaltiter* und auch die Anzahl klinisch gesunder Personen mit über die Norm erhöhten ASO-Titern *nimmt zu, je weiter nördlich die Untersuchten wohnen;* dies ergaben vor allem Untersuchungen in Amerika (Coburn u. Pauli, 1935; Rantz u. Mitarb., 1948). Köhler (1963) gab nach eingehenden Untersuchungen über den ASO-Mittelwert bei Gesunden die obere Grenze der Norm für Mitteldeutschland (Bad Elster) mit 200 ASE, für Norddeutschland (Rostock) mit 250 ASE an.

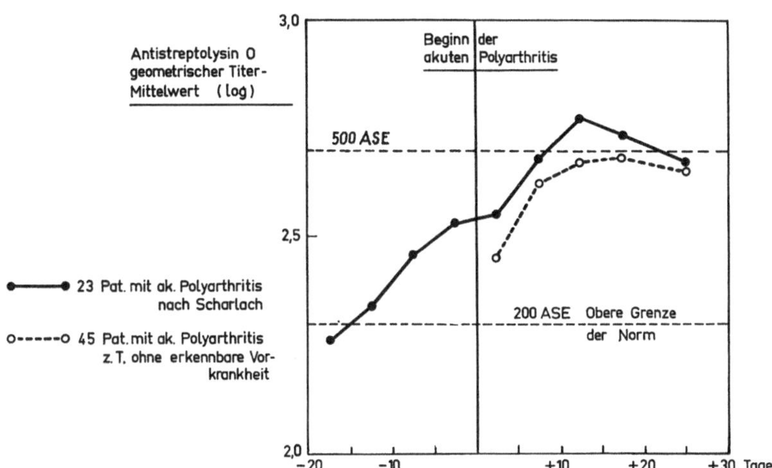

Abb. 26. Titerverlauf von Antistreptolysin O bei rheumatischem Fieber. Die ausgezogene Linie gibt den Verlauf der Titermittelwerte bei 23 Patienten wieder, die vom Beginn eines Scharlach bis über die Entwicklung einer Polyarthritis hinaus untersucht werden konnten. Die unterbrochene Linie zeigt den Verlauf der Titermittelwerte bei 45 Patienten, die erst nach Manifestation des rheum. F. zum Teil ohne erkennbare vorangegangene Strept. Inf. aufgenommen wurden; nach McCarty (1952)

Für die klinische Praxis interessiert bei der Beurteilung der Antik.-Titer vor allem die Frage, ob die serologisch nachgewiesene A Strept. Inf. überhaupt zeitlich und deshalb vielleicht auch ursächlich mit der rheumatischen Erkrankung des untersuchten Patienten in Zusammenhang stehen kann oder nicht. Die Beurteilung dieser Frage wird dadurch erschwert, daß die A Strept. Inf. ihren Häufigkeitsgipfel im gleichen Lebensalter wie auch das rheum F., nämlich bei Kindern und Jugendlichen, haben. Zudem können A Strept. nach einer Angina auch ohne Neuinfektion von außen her noch viele Wochen im Rachen nachweisbar sein (Catanzaro u. Mitarb., 1954, 1958; Rammelkamp, 1957; Krause u. Mitarb., 1962; Krause u. Rammelkamp, 1962) und die Antik.-Titer können ebenfalls 1 Jahr lang (Stollerman 1960), in Ausnahmefällen auch noch länger (Rothbard u. Mitarb., 1948) erhöht sein. Es ist demnach durchaus möglich, daß man bei einem Patienten erhöhte Antik.-Titer im Serum und A Strept. im Rachenabstrich findet, ohne daß diese bakteriologisch und serologisch nachgewiesene A Strept. Inf. zeitlich bzw. ursächlich mit der rheumatischen Erkrankung des Patienten in Zusammenhang steht. Bei der Beurteilung der Zusammenhangsfrage zwischen einer serologisch nachgewiesenen A Strept. Inf. und einer rheumatischen Erkrankung muß deshalb die Latenzzeit des rheum. F., d.h. die Zeitspanne zwischen jeweils dem ersten Krankheitstag der vorangehenden A Strept. Inf. und des nachfolgenden rheum. F., einerseits und das Verhalten der Antikörpertiterkurve nach der von einem rheum. F. gefolgten Strept. Inf. andererseits Berücksichtigung finden. Nach eingehenden prospektiven Untersuchungen (Rammelkamp u. Stolzer, 1961) beträgt die Latenzzeit des rheum. F. 6—35 Tage, im Durchschnitt 18,6 Tage. Dabei war die Latenzzeit bei Patienten mit vorangehender und bei solchen ohne vorangehende Erkrankung an rheum. F. gleich. Nach der von einem rheum. F. gefolgten A Strept.-Angina steigen die ASO-Titer am Ende der ersten Woche nach Beginn der Angina an, überschreiten in der zweiten Woche die obere Grenze der Norm von 200 ASE — sofern sie bei Beginn der Angina von früheren Strept. Inf. her nicht schon erhöht waren — und erreichen ihr Maximum erst zwei Wochen nach Beginn des rheum. F. (McCarty, 1952; s. Abb. 26). Danach fallen die Antik. wieder zur Norm oder unter die obere Grenze der Norm ab, sofern erneute Strept. Inf. durch eine Penicillinprophylaxe vermieden werden, und zwar bei etwa 20% der Patienten im zweiten Monat, bei etwa 60% bis zum sechsten Monat, bei etwa 85% bis zum Ende des ersten Jahres und bei 97% der Patienten bis zum Ende des zweiten Jahres nach Beginn des rheum. F. (Stollerman, 1960).

Eine dem Beginn einer Erkrankung an rheum. F. mit einer Latenzzeit von 6—35 Tagen *vorangehende A Strept. Inf.*, die deshalb wahrscheinlich auch ursächlich bei der Entstehung der Erkrankung mitgewirkt hat, läßt sich unter Berücksichtigung des Verlaufes der Antik.-Titerkurve deshalb *am zuverlässigsten nachweisen durch einen eindeutigen* (s. oben) *Antik.-Anstieg* in zwei oder besser mehreren im Abstand von etwa 8 Tagen untersuchten Serumproben *im Zeitraum von 2—4 Wochen nach Beginn des rheum. F.;* dabei genügt bei niedrigen Titern in der ersten Serumprobe der Titeranstieg um 2 Serumverdünnungsstufen (s. oben) zum serologischen Nachweis der Strept. Inf., auch ohne Überschreitung der „oberen Grenze der Norm" (Taranta, 1966b; s. oben). Ebenso erbringt ein Titerabfall von zwei Verdünnungsstufen in der Zeitspanne von 2 bis etwa 12 Wochen nach Beginn des rheum. F. den serologischen Nachweis einer A Strept. Inf. innerhalb der genannten Latenzzeit.

Die Beobachtung des Titerverlaufes ist vor allem zu empfehlen bei Grenzwerten des ASO am Beginn des rheum. F.; so wird eine kurz vorangegangene Strept. Inf. z.B. bewiesen durch einen Titerverlauf mit einem Ausgangswert von 250 ASE am Beginn des rheum. F., nachfolgendem Anstieg auf 500 ASE und weiterem Abfall auf 200 ASE (Wood u. McCarty, 1954) oder auch durch einen allmählichen Titerabfall von 250 ASE am Beginn des rheum. F. auf 100 ASE in den nachfolgenden 2—12 Wochen. Niedrigere Titer werden häufig gefunden bei Erkrankungen an Chorea rheumatica, wahrscheinlich wegen der langen Latenzzeit dieser Manifestation des rheum. F., ebenso bei isolierter rheumatischer Karditis, hier wahrscheinlich deshalb weil die Patienten wegen anfangs geringer subjektiver Beschwerden erst spät im Ablauf der Karditis zum Arzt gehen (Taranta, 1966b; Friedberg, 1966; Eckert u. Mitarb., 1965).

Da die Verfolgung des Titerablaufs aus verschiedenen Gründen oft nicht möglich ist, sehen viele Kliniker auch *Einzeltiter als „signifikant"*, d.h. als beweisend für eine dem Beginn einer rheumat. Erkrankung in der Latenzzeit von 6—35 Tagen vorangegangene Strept. Inf. an, wenn diese Titer „stark erhöht" sind, d.h. 400 ASE (Massell u. Mitarb., 1958), 500 ASE (Wood u. McCarty, 1954; Wannamaker u. Ayoub, 1960) oder 640 ASE (Christ, 1959) und mehr betragen. Ein Komitee der American Heart Association (Stollerman u. Mitarb., 1965) schlug letzthin vor, Einzeltiter von 333 ASE oder mehr bei Kindern und Einzeltiter von 250 ASE oder mehr bei Erwachsenen als

„erhöht" anzusehen. Diese Beurteilung von Einzeltiterwerten entspricht der bei uns von Köhler vorgenommenen Beurteilung. Am zuverlässigsten — dies sei betont — gelingt der Nachweis der einer rheumatischen Erkrankung vorangehenden Strept. Inf. jedoch durch die Beobachtung eines Titeranstiegs oder Abfalls um zwei Serumverdünnungsstufen unter Berücksichtigung der obengenannten zeitlichen Verhältnisse der Latenzzeit und des Ablaufs der Antikörpertiterkurve.

Nach einer *von einem rheum. F. gefolgten Strept.-Angina* werden *im Durchschnitt größere Mengen Antikörper* gebildet, d. h. die Antik.-Titer erreichen höhere Maximalwerte als nach einer unkomplizierten Angina (Stetson, 1954; weitere Lit. bei Christ, 1959). Die nach unkomplizierten A Strept. Inf. geringer ansteigenden Antik.-Titer fallen im Vergleich zu den Titern bei rheum. F. wahrscheinlich auch rascher, etwa in 6 Monaten, zur Norm ab, sofern erneute A Strept. Inf. nicht auftreten; jedoch liegen beweiskräftige Vergleichsuntersuchungen zu dieser Frage nicht vor (McCarty, 1954). Die stärkere Antik.-Bildung nach der von einem rheum. F. gefolgten Strept.-Angina im Vergleich zu unkomplizierten Erkrankungen wird anscheinend verursacht durch eine größere Virulenz der A Strept., die eine Angina mit nachfolgendem rheum. F. verursachen. Die *Virulenz der Strept.*, nachgewiesen durch den Besitz des M Antigens und die Fähigkeit zur Erzeugung einer Angina mit Belägen und Fieber und einem deutlichen Antik.-Anstieg im Serum, ist demnach anscheinend verknüpft mit der *Fähigkeit der Strept. zur Erzeugung eines rheum. F.* (Stollerman, 1964).

Praktische klinische Bedeutung der ASO-Bestimmung

In der *klinischen Praxis* wäre demnach die *Gefährdung durch eine Ersterkrankung an rheum. F.* als größer anzusehen bei einem Patienten mit einer deutlich ausgeprägten fieberhaften Angina mit starken Belägen, mit typisierbaren A Strept. im Rachenabstrich und einem Antikörperanstieg um mehrere (3 oder 4) Serumverdünnungsstufen nach der Angina, als bei einem Patienten mit einem afebrilen Rachenkatarrh mit geringen stippchenförmigen Belägen, mit nicht typisierbaren A Strept. im Rachenabstrich und einem Antikörperanstieg von etwa nur 2 Serumverdünnungsstufen (Stetson, 1954; Siegel u. Mitarb., 1961; Stollerman, 1964). Ein sicherer Hinweis auf die Gefährdung durch eine Ersterkrankung an rheum. F. ergibt sich jedoch aus den genannten klinischen, bakteriologischen und serologischen Zeichen der schweren A Strept.-Angina nicht, weil durchschnittlich nur 3% aller Patienten mit einer schweren Strept.-Angina ein nachfolgendes rheum. F. entwickeln, sowohl im Zivilleben (Stollerman, 1964), als auch unter den besonderen epidemiologischen Verhältnissen des Wehrdienstes (Rammelkamp, 1957), und weil eine Ersterkrankung an rheum. F. bei rund einem Drittel aller Patienten nach einer klinisch völlig symptomlos verlaufenden A Strept.-Angina auftritt, die nur serologisch diagnostiziert werden kann (Rammelkamp, 1957; Christ, 1959; weitere Lit. bei Taranta, 1966b).

Nach einer Ersterkrankung an rheum. F. sind die Patienten *erheblich mehr durch erneute Strept. Inf. gefährdet*; 15 bis 70% solcher Patienten entwickeln Rezidive des rheum. F. nach erneuten A Strept. Inf., und zwar um so häufiger je schwerer die erneute Strept. Inf., beurteilt nach den genannten klinischen, bakteriologischen und serologischen Kriterien, verläuft; bei Patienten unter Penicillinprophylaxe tritt die Hälfte der Rezidive nach asymptomatischen A Strept. Inf. auf; die Häufigkeit der Rezidive nimmt allgemein zu mit der Höhe des Antik.-Anstiegs nach einer erneuten klinisch manifesten oder auch asymptomatischen A Strept. Inf. (Lit. bei Taranta,

1966 b). Das Neuauftreten von haem. Strept. im Rachenabstrich ohne Antik.-Anstieg oder auch ein Rachenkatarrh mit haem. Strept. im Abstrich, aber ohne Antik.-Anstieg führen weder zu einer Ersterkrankung noch zu einem Rezidiv des rheum. F.; solche Rachenkatarrhe werden wahrscheinlich durch eine Virus-Infektion bei einem Strept.-Träger verursacht (Taranta u. Mitarb., 1964 a u. b; Feinstein u. Mitarb., 1964 a u. b).

Die klinischen und bakteriologischen, vor allem *die serologischen Befunde (Antikörperanstieg)* sind demnach mit den gemachten Einschränkungen eine *zuverlässige Hilfe bei der Beurteilung der Gefährdung* eines Patienten durch eine Ersterkrankung an rheum. F. nach einer A Strept. Inf., besonders aber für die Beurteilung der Gefährdung durch Rezidive. Es ist deshalb zweckmäßig, die Wirksamkeit der Penicillin- oder Sulfonamid-Prophylaxe nach einer Ersterkrankung an rheum. F., d.h. die beabsichtigte Verhütung neuer Strept. Inf., zu kontrollieren durch Antikörper-(ASO-) Bestimmungen im Abstand von etwa 4 bis 8 Wochen, besonders bei Prophylaxe mit oraler Medikation, weil hierbei „Durchbrechungen", d.h. erneute Strept. Inf., am häufigsten vorkommen. Bei einem Antik.-Titer-Anstieg um zwei Serumverdünnungsstufen (s. oben), der eine erneute manifeste oder asymptomatische Strept. Inf. beweist, wäre eine volldosierte Penicillinbehandlung wie bei einer akuten Strept.-Angina, durchzuführen (s. Kapitel C 1). Freilich verhütet die Penicillinbehandlung einer solchen erneuten, nach dem Antikörperanstieg beurteilt bereits manifesten Strept. Inf. nicht mehr zuverlässig ein Rezidiv des rheum. F. (Markowitz, 1957). Wahrscheinlich sind alle akuten Rezidive, die später als 2 Monate nach völligem Abklingen eines rheum. F. auftreten, durch neuerliche Strept. Inf. verursacht (Stollerman u. Mitarb., 1956).

Die ganannte *stärkere Antik.-Bildung* nach der von einem rheum. F. gefolgten Angina im Vergleich zur unkomplizierten Angina ist eine *wesentliche Stütze für die Annahme einer allergischen Reaktion* in der Pathogenese des rheum. F. (Lit. bei: Taranta, 1966a; Christ, 1959). Untersuchungen an einer größeren Zahl von Patienten (Stetson; Taranta u. Mitarb., 1964 a u. b) ergaben im Gegensatz zu früheren Beobachtungen (Anderson u. Mitarb., 1948; Denny u. Mitarb., 1950; Winblad u. Mitarb., 1947), daß Ersterkrankungen (Stetson) und Rezidive (Taranta u. Mitarb., 1964 a u. b) des rheum F. bei Patienten, die bereits am oder vor Beginn der Strept.-Angina erhöhte Antik.-Titer aufweisen, nicht häufiger auftreten als bei solchen mit niedrigen Titern am Beginn der Angina. Die Frage, ob nur wiederholte kurz aufeinanderfolgende Strept. Inf., welche die erwähnten erhöhten Antik.-Titer bereits vor oder am Beginn einer Strept.-Angina verursachen, notwendig seien für die Entstehung eines rheum. F., wurde in den Vorstellungen über die Pathogenese viel diskutiert (Lit. bei Christ, 1959); die genannten serologischen Befunde sind demnach zumindest keine Stütze für die Annahme, daß wiederholte Strept. Inf. zur Entwicklung eines rheum. F. erforderlich seien.

Die *Antik.-Bildung am Beginn einer Strept. Inf. kann verringert werden* durch die Therapie, wahrscheinlich weniger durch die bakteriostatisch wirkenden Sulfonamide und Tetracycline als durch das bakterizide Penicillin [Verringerung der ASO-Bildung im Vergleich zu Kontrollgruppen bei Beginn der i.m. Penicillinbehandlung in den ersten 31 Stunden nach klinischem Beginn der A Strept.-Angina um 60%, bei Beginn am 5. Krankheitstag noch um 40% (Brock u. Siegel, 1953), dagegen keine Verringerung der ASO-Bildung mehr bei Beginn am 9. Krankheitstag (Catanzaro u. Mitarb., 1954)]. Die Cortisone können sowohl die Antik.-Bildung am Beginn einer Strept. Inf. verzögern (Hahn u. Mitarb., 1951; Scheiffarth u. Mitarb., 1957), als auch den Antik.-Titerabfall, z. B. bei der Cortisonbehandlung des rheum. F., beschleunigen (Harris u. Mitarb., 1956).

Die Antikörper gegen weitere Streptokokken-Enzyme

Die *Bestimmung von ASO ist z.Z. wohl die beste Routinemethode* zur serologischen Erfassung von A Strept. Inf.; andererseits zeigen rund 20% der Patienten nach Strept. Inf. keinerlei Titeranstieg, erreichen also auch nicht die genannte obere Grenze der Norm von 200 ASE (Wannamaker u. Ayoub, 1960), wofür mehrere bekannte und unbekannte Faktoren auf der Seite der infizierenden Keime und der infizierten Patienten

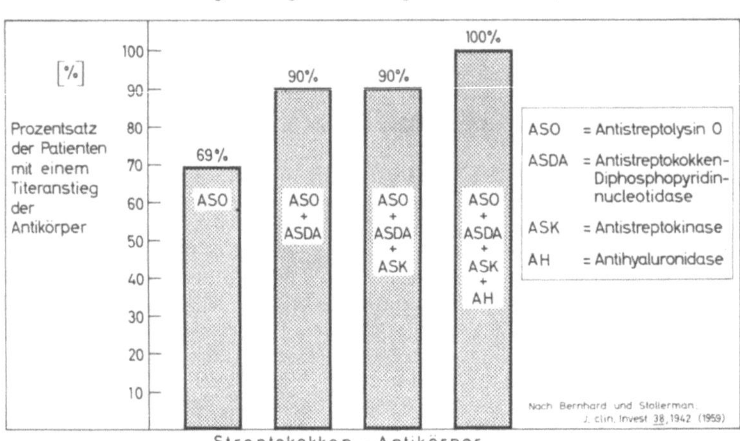

Abb. 27. Serologischer Nachweis der Strept. Inf. bei A Strept.-Angina durch Bestimmung von ASO allein bei 69%, durch Bestimmung von 2 bzw. 3 Antikörpern bei 90% der Patienten, durch Bestimmung von 4 Antikörpern bei allen Patienten; nach Bernhard u. Stollerman, 1959. ASO = Antistreptolysin O, ASDA = Anti-Streptokokken-Diphosphopyridinnucleotidase (= DPNase = NADase), ASK = Antistreptokinase, ASH = Antihyaluronidase

ursächlich verantwortlich sein können (Lit. bei McCarty, 1952 u. 1954; Wannamaker u. Ayoub, 1960). Auch Patienten, die an einem rheum. F. erkranken, entwickeln zwar zu 80% in den ersten beiden Monaten des rheum. F. Titer von 250 und mehr ASE (Stollerman u. Mitarb., 1956), zu 20% aber lediglich Titer um 250 ASE oder weniger (Stetson, 1954), welche diagnostisch schwer zu bewerten sind. Deshalb wurden *weitere Methoden zum Antik.-Nachweis* gegen weitere Strept.-Enzyme mit dem Ziel einer besseren serologischen Erfassung der Strept. Inf. entwickelt. Da die Antik. gegen die einzelnen Strept.-Enzyme und auch ihre Titeranstiege im Patientenserum meist zwar gleichzeitig, aber doch unabhängig voneinander auftreten, läßt sich eine kurz vorangegangene Strept. Inf. durch die Bestimmung mehrerer Antik. serologisch häufiger nachweisen als durch die Untersuchung eines Antik. allein (Lit. bei: Wannamaker u. Ayoub, 1960; Köhler, 1963; Christ, 1959; s. Abb. 27).

Die *Streptokinase der haem. Strept.* (SK) aktiviert die Vorstufe (= Plasminogen) eines proteolytischen Enzyms (= Plasmin), das nur im Serum von Mensch und Säugetieren vorkommt; sie leitet auf diesem Weg den Abbau von menschlichem Fibrin ein. Da sie nicht direkt sondern indirekt (durch die Aktivierung von Plasminogen zu fibrinspaltendem Plasmin) Fibrin zum Abbau bringt, wurde die ursprüngliche Bezeichnung Fibrinolysin (Tillet u. Garner, 1933) später in Streptokinase geändert (Lit. bei Köhler, 1963; Christ, 1959). Die SK wird inaktiviert durch den nach Strept. Inf. bei Mensch und Tier im Serum auftretenden Antikörper (Antistreptokinase = ASK; Tillet u. Mitarb., 1934; H. Schmidt, 1936; Fletscher u. Mitarb., 1958). Die Menge der in einem Serum vorhandenen

ASK wird in einer Serumverdünnungsreihe (s. bei ASO) gemessen an der Hemmwirkung des Serums auf eine vorbestimmte Menge SK in einem Indikatorsystem, das Fibrinogen, Plasminogen und Thrombin enthält (Technik in USA bei Kaplan, 1946; Christensen, 1949; in Deutschland: H. Schmidt, 1936; Hartl, 1962; Lit. über Fehlerbreite der ASK-Bestimmung, Normaltiter, Titerverlauf bei Strept. Inf. bei Stollerman u. Mitarb., 1956; Christ, 1959; Wannamaker u. Ayoub). Die *Standardisierung der Reaktion zum ASK-Nachweis* ist schwierig[3]. Die untersuchten Patientensera enthalten wechselnde Mengen von Substanzen, welche das Indikatorsystem verändern können (Plasminogen und andere Hemmstoffe als der spezifische Antik.; Fletscher u. Mitarb., 1958; Übersicht bei Christensen 1954). Plasminogen kann durch Hitzeinaktivierung der Patientensera nur teilweise ausgeschaltet werden (Fletscher u. Mitarb., 1958). Die Methode der Ausfällung der antikörperhaltigen Globuline aus den Patientensera und die Bestimmung der ASK in diesen ausgefällten Globulinen erbringt zwar zuverlässigere Ergebnisse (Fletscher u. Mitarb., 1958), ist aber für den Routinegebrauch zu kompliziert. Wegen der Schwierigkeiten in der Beschaffung reiner Reagentien für das Indikatorsystem und der Schwierigkeiten in der Ausschaltung unspezifischer Hemmstoffe im Patientenserum, die nicht dem echten Antikörper entsprechen, hat sich die ASK-Bestimmung nicht allgemein eingeführt.

Die *Hyaluronidase der haem. Strept.* (Lit. bei: H. Schmidt, 1955; Wannamaker u. Ayoub, 1960; Christ, 1959) depolymerisiert Hyaluronsäure zu niedermolekularen Abbauprodukten. Hyaluronsäure ist neben Chondroitinschwefelsäure ein Hauptbestandteil der Bindegewebsgrundsubstanz (s. Kapitel A 4 u. 5). Da sich der rheumatische Grundprozeß im Bindegewebe abspielt, wurde eine direkte Toxinwirkung der Strept.-Hyaluronidase als Ursache für die Entstehung eines rheum. F. diskutiert, was jedoch nicht wahrscheinlich ist (Lit. bei: Taranta, 1966 a; Christ, 1959). Die Wirkung der Hyaluronidase wird gehemmt durch einen echten hitzebeständigen Antikörper (Anti-Streptokokken-Hyaluronidase = ASH), der nach Inf. durch haem. Strept. im Gamma-Globulin des Patientenserums auftritt (Good, 1952; Friou, 1949; Moore u. Harris, 1949) und durch einen unspezifischen thermolabilen, elektrophoretisch vorwiegend mit dem Album in wandernden Hyaluronidasehemmstoff (Lit. bei Gibian, 1959), dessen Bestimmung in der Rheumaserologie auch als „Akute Phase-Reaktion" zur Beurteilung der Aktivität einer rheum. Erkrankung benutzt wird (Good). Die Antihyaluronidasewirkung eines inaktivierten (56° C/30 min.) Serums kann deshalb weitgehend als Wirkung eines echten Antik. angesehen werden (Quinn u. Liao). Das Indikatorsystem, in welchem die Depolymerisation der Hyaluronsäure durch die Hyaluronidase, und auch die Hemmung der Hyaluronidase durch die ASH gemessen wird, benutzt die Fähigkeit der Hyaluronsäure zur Bindung an Eiweiß im sauren Milieu; diese Eiweißbindung führt zur Änderung der Viskosität oder zur Trübung in dem Reagentiengemisch oder zur Ausfällung eines Mucin-Gerinnsels (= mucin clot). Die drei zum Nachweis der ASH entwickelten Verfahren (Viscosimetrie, Harris u. Mitarb., 1950; Trübungsmessung, Faber, 1953; Mucin-Clot-Prevention = MCP-Test) liefern vergleichbare Werte (Harris u. Mitarb., 1950). Meist wird der MCP-Test (Technik bei: Quinn, 1948; Dicaprio u. Mitarb., 1952) benutzt, weil er am besten zur Untersuchung einer größeren Zahl von Sera geeignet ist. Der Titerverlauf der ASH gleicht dem von ASO nach unkomplizierten Strept. Inf. weitgehend; mehrere Untersucher fanden jedoch bei rheum. F. (Faber, 1953; Quinn u. Liao; Harris u. Mitarb., 1949) und bei ak. N. (Faber, 1953) erheblich höhere Titeranstiege über die obere Grenze der Norm für die ASH als für ASO; die Autoren waren damals (d.h. vor Einführung der Anti-NADase- und Anti-DNase-Reaktion) der Ansicht, daß die ASH-Bestimmung besser als die ASK-Bestimmung geeignet sei, zusammen mit der ASO-Reaktion den serologischen Nachweis von Strept. Inf. beim rheum. F. und ak. N. zu verbessern. Die Schwierigkeiten in der ASH-Reaktion bestehen einmal darin, daß das Substrat (genügend hoch polymerisierte Hyaluronsäure) im Handel nicht allgemein erhältlich ist, und darin, daß man sich das Enzym (Hyaluronidase in Kulturflüssigkeit von A. Strept.) selbst herstellen muß (Technik der Herstellung von Hyaluronsäure aus Nabelschnüren bei McClean; Herstellung des Enzymes bei Quinn, 1948, Köhler). Außerdem ist die Gerinnsel-(clot-)Bildung, und damit die Ablesung des Endpunktes der Antihyaluronidasewirkung, d.h. des ASH-Titers, sehr abhängig von der genauen Einhaltung der Salzkonzentration und des pH (Tolksdorf, Gibian; Lit über Fehlerbreite der einzelnen ASH-Nachweismethoden bei Quinn, 1948; Christ, 1959). Wegen dieser Schwierigkeiten in der Herstellung des Substrates und der Standardisierung der Versuchsbedingungen wird die ASH-Bestimmung nicht allgemein vorgenommen.

---

[3] Reagentien für das Indikatorsystem (Fibrinogen, Plasminogen, Thrombin): Streptase® für diagnostische Zwecke, Fibrinogen vom Rind, Test-Thrombin Human-Proaktivator-Plasminogen der Behringwerke, Marburg/Lahn.

Die Diphosphopyridinnucleotidase der A Strept. (Lit. bei: Wannamaker u. Ayoub, 1960; McCarty, 1965) spaltet das in allen Körperzellen von Mensch und Tier vorkommende Coenzym I (ältere Bezeichnung „Cozymase der Gärung" = Co-Dehydrase I = Dinucleotid aus je einem Molekül Adenin und Nikotinsäureamid und je zwei Molekülen Pentose und Phosphorsäure = Diphosphopyridinnucleotid = DPN). Die Streptokokken-Diphosphopyridinnucleotidase (Strept.-DPNase) wurde gefunden bei Untersuchungen über die toxische Wirkung von Streptokokkenkulturfiltraten auf die Stoffwechselenzyme des Säugetierherzmuskels (Carlson u. Mitarb., 1957); sie spaltet DPN unter Freisetzung von Nikotinamid; sie wird neuerdings auch als Nicotinamid-adenin-dinucleotidase (NADase) bezeichnet. Der nach A Strept. Inf. bei Mensch und Tier im gamma-Globulin des Serums auftretende Antikörper (Petersen, 1962b) wurde ursprünglich als Antistreptokokken-Diphosphopyridinnucleotidase-Aktivität (= ASDA, Kellner u. Mitarb., 1958), später als Antistreptokokken-DPNase oder als Anti-DPNase bezeichnet (Wannamaker u. Ayoub, 1960). Die Menge der im Patientenserum vorhandenen Anti-DPNase wird in einer Serumverdünnungsreihe gemessen an der Hemmwirkung des Patientenserums auf ein Indikatorsystem, das eine bestimmte, im Vorversuch ermittelte Menge von DPNase und DPN enthält. Am Endpunkt der Reaktion wird die DPNase-Wirkung durch Zugabe von Natrium- oder Kalium-Cyanid (Kellner u. Mitarb., 1958) oder durch Eintauchen der Röhrchen in siedendes Wasser (Petersen u. Mitarb., 1959) aufgehoben und die von der DPNase nicht gelöste Menge von DPN als Cyanid-DPN-Komplex (Kellner u. Mitarb., 1958) oder mit der sogenannten ADH-Methode (Überführung von DPN durch ADH = Alkohol-Dehydrogenase in DPNH, Petersen u. Mitarb., 1959) spektrophotometrisch gemessen. Der Anstieg der Anti-DPNase-Titer tritt nach A Strept. Inf. im Patientenserum etwa gleichhäufig auf wie bei ASO (Anti-DPNase-Titeranstieg: unkomplizierte A Strept.-Angina bei 63 bis 75%, rheum. F. bei 87% der Pat.; Kellner u. Mitarb., 1958; Bernhard u. Stollerman, 1959). Der Vorteil der Anti-DPNase-Reaktion liegt darin, daß das Substrat (DPN) in weitgehend reiner Form im Handel erhältlich ist[4], und vor allem darin, daß sowohl die Enzymaktivität (DPNase-Wirkung) im Vorversuch als auch die Hemmwirkung des Patientenserums auf das Enzym (Antikörpergehalt) im Hauptversuch durch die quantitativ chemische Bestimmung des nicht gelösten Substrates gemessen werden kann. Die Fehlerbreite der Methode wird daher auch als gering angegeben (± 30%, Kellner u. Mitarb., 1958; 10%, Bernhard u. Stollerman, 1959; ± 6%, Petersen, 1962b). Die DPNase wird offenbar auch nicht durch Lipoproteine des untersuchten Serums gehemmt, d.h. „falsch positive" Titer kommen bei der Anti-DPNase-Bestimmung, zumindest durch Lipoproteine, nicht vor (Petersen, 1962b). Die Anti-DPNase-Reaktion wird deshalb als „Ergänzungsreaktion" zur ASO-Reaktion zur Erkennung unspezifisch erhöhter ASO-Titer (Petersen, 1962 b) und zur Verbesserung der serologischen Diagnostik (Wannamaker u. Ayoub, 1960; Bernhard u. Stollerman, 1959) empfohlen.

Die Desoxyribonuclease der A Strept. (= DNase), auch Streptodornase genannt, depolymerisiert Desoxyribonucleinsäure (= DNS; im anglo-amerikanischen Schrifttum desoxyribonucleic acid = DNA). Insgesamt wurden bisher vier verschiedene Desoxyribonucleasen, DNase A, B, C, D isoliert; sie lassen sich vorwiegend durch ihre antigenen Eigenschaften serologisch unterscheiden, d.h. der Antikörper gegen eines der vier Enzyme neutralisiert nur die Wirkung dieses Enzymes und nicht die der übrigen drei (Wannamaker, 1959, 1964). Da die meisten A Strept.-Stämme vorwiegend DNase B bilden, wird der Anti-DNase B-Antikörper oft bei Gesunden gefunden; die Antik.-Titer steigen nach Strept. Inf. an, und hohe Titer werden beim rheum. F. etwa gleichhäufig beobachtet wie beim ASO (Ayoub u. Wannamaker, 1962). Die Anti-DNase-Menge im Patientenserum wird in einer Serumverdünnungsreihe (mit Sprüngen von 1:1,25 oder 1:2,0, s. ASO) gemessen an der Hemmwirkung des Serums auf eine im Vorversuch bestimmte Menge von DNase in einer Versuchsanordnung, die äußerlich dem MCP-Test für die ASH-Bestimmung gleicht. Das Patientenserum soll hitzeinaktiviert werden zur Zerstörung darin enthaltener menschlicher DNase. Nach Bebrütung (Inkubation) der Serumverdünnungsreihe mit konstanten Mengen DNase B wird die Menge der nicht neutralisierten DNase B bestimmt durch Zugabe einer bestimmten Menge von DNS (Substrat). Nach erneuter Bebrütung wird durch Zugabe von Alkohol das nicht gelöste Substrat als weißes Gerinsel ausgefällt und der Titer der Anti-DNase B nach dem Auftreten dieses Gerinsels in der Serumverdünnungsreihe abgelesen (Wannamaker, 1959). Das Substrat (DNS) soll genügend hochpolymerisiert sein (Herstellung bei Wannamaker, 1959); es ist auch im Handel erhältlich[5]. Das Antigen (DNase) muß man selbst bereiten. Das selbst bereitete Antigen soll mit einem Antiserum, das eine

---

[4] NAD (freie Säure) der Firma C. F. Boehringer & Söhne, Mannheim.
[5] DNA der Firma Sigma, Co., St. Louis, USA.

bekannte Menge von Anti-DNase enthält, auf seinen Gehalt an DNase geprüft werden (Wannamaker, 1964). Ein Vorteil der Anti-DNase B-Bestimmung besteht darin, daß erhöhte Titer dieses Antik. nach A Strept. Inf. anscheinend über längere Zeit im Patientenserum nachweisbar sind als bei ASO und Anti-DPNase (Wannamaker, 1964; Ayoub u. Mitarb., 1960).

Zusammenfassende Beurteilung der klinischen Bedeutung der Streptokokken-Antikörperbestimmungen

Das Ausmaß des Antikörperanstiegs, die absolute Titerhöhe und auch die Geschwindigkeit des Titerabfalls stehen in *keinerlei Beziehung zum klinischen Ablauf* einer Erkrankung an rheum. F. Die Antikörpervermehrung bildet sich bei rasch und komplikationslos abklingenden Erkrankungen im gleichen Zeitraum zurück wie bei Erkrankungen mit langandauernder Aktivität oder bei Patienten, die eine rheum. Karditis entwickeln (Stollerman u. Mitarb., 1956). Die Beobachtung der Titerhöhe und des Titerabfalls erbringt deshalb beim rheum. F. keinerlei Hilfe für die Aktivitätsdiagnose; dies sei besonders betont. Dagegen ist ein erneuter Titeranstieg um zwei Serumverdünnungsstufen im weiteren Ablauf eines rheum. F., wie erwähnt (s. S. 73), ein zuverlässiger Hinweis auf eine erneute Strept. Inf. und damit auf die Gefahr eines Rezidivs.

Alle genannten Strept.-Antikörperbestimmungen sind für rheum. Erkrankungen unspezifisch, d.h. sie beweisen zwar unter Berücksichtigung des zeitlichen Ablaufs der Antikörpertiterkurve eine vorangegangene Strept. Inf.; sie beweisen aber nicht die Zugehörigkeit einer vorliegenden Erkrankung zum Formenkreis des rheum. F. Es trifft zwar, im Durchschnitt gesehen, zu, daß Strept. Inf. mit nachfolgendem deutlichem Anstieg der Antikörper häufiger zu einem rheum. F. führen als solche mit geringem Anstieg; im Einzelfall kann aber eine klinisch manifeste Strept. Inf. die nur wenige Tage andauert und ohne Komplikationen ausheilt, zu einer langanhaltenden deutlichen Erhöhung der Antik.-Titer führen und eine klinisch latente Strept. Inf., die von einem rheum. F. oder einer ak. N. gefolgt wird, kann geringe Titererhöhungen verursachen, und diese können sogar völlig übersehen werden, wenn nur ein Antikörper bestimmt wird. Den Strept.-Antik.-Bestimmungen kommt für die Diagnose des rheum. F. deshalb nicht etwa die gleiche Beweiskraft zu wie der Wassermannschen Reaktion für die Diagnose der Spätmanifestationen der Lues oder dem L. E.-Phänomen für den Erythematodes. Da der Anstieg der Antik. nach Strept. Inf. zwar gleichzeitig aber unabhängig voneinander einsetzt, und da nur jeweils 80—85% der Patienten Antik. gegen die einzelnen Antigene bilden, lassen sich die Strept. Inf. durch die Bestimmung mehrerer Antik. häufiger nachweisen als durch die Bestimmung eines Antik. allein. Am zuverlässigsten läßt sich eine dem Beginn einer rheum. Erkrankung kurzfristig und deshalb wahrscheinlich auch ursächlich vorangegangene Strept. Inf. serologisch erfassen in den ersten zwei bis zwölf Wochen nach dem Beginn der Erkrankung durch die Beobachtung des Titeranstiegs oder Abfalls mit wiederholten Bestimmungen von zwei oder drei Antikörpern im Abstand von etwa 8 Tagen. Wegen der „Überlappung" im Bereich gering erhöhter Titer zwischen Gesunden und Patienten mit rheum. F. läßt sich aus dem Befund gering erhöhter Titer im weiteren Ablauf einer rheum. Erkrankung die Diagnose einer dem Beginn der Erkrankung kurzfristig und deshalb wahrscheinlich auch ursächlich vorangegangenen Strept. Inf. serologisch nicht mehr sichern. Andererseits schließt das Fehlen von jedem Hinweis auf eine Strept. Inf. (wiederholt für A Strept. negativer Rachenabstrich, wiederholt Normaltiter von zwei oder drei Antikörpern im Zeitraum von 2 bis 12 Wochen nach Krankheitsbeginn, keine kurz vorangegangene Erkrankung an Scharlach) die Zugehörigkeit einer Erkrankung zum Formenkreis des rheum. F. aus, mit Ausnahme der isolierten Chorea und der isolierten rheumatischen Karditis (Taranta, 1966 b). Mit den gemachten Einschränkungen werden die genannten klinischen, bakteriologischen und serologischen Befunde einer kurz vorangegangenen Strept. Inf. neuerdings als „bestätigende" Kriterien für die Diagnose des rheum. F. angesehen (Stollerman u. Mitarb., 1965). Die ASO-Bestimmung hat sich zur serologischen Erfassung von Strept. Inf. am besten bewährt; als Ergänzungsreaktionen werden in der Reihenfolge ihrer klinischen und methodischen Brauchbarkeit die Bestimmung der Anti-DPNase, Anti-DNase B, ASH und ASK empfohlen.

Serologische Befunde bei unkomplizierten Streptokokken-Infektionen und bei rheumatischen Erkrankungen

Bei der unkomplizierten A Strept.-Angina wird ein beweisender Anstieg der Strept.-Antik. (s. S. 72) gefunden mit der Bestimmung des ASO allein bei etwa 70%, mit der Bestimmung von ASO und Anti-DPNase, bzw. von ASO, Anti-DPNase und ASK bei 90% der Patienten und mit der Bestimmung von ASO, Anti-DPNase, ASK und ASH bei allen Patienten (Bernhard u. Stollerman, 1959; s. Abb. 27). Die Bestimmung von wenigstens zwei oder drei Strept.-Antik. erlaubt deshalb eine zuverlässige Unterscheidung gesunder A Strept.-Träger von latent infizierten Patienten, die Unterscheidung der Strept.-Angina von der Virus-Angina, und damit eine zuverlässige Beurteilung der Gefährdung durch eine Ersterkrankung oder ein Rezidiv des rheum. F. (Feinstein u. Mitarb., 1964; Taranta u. Mitarb., 1964 a und b).

Beim rheum. F. läßt sich eine kurz vorangegangene Strept. Inf. im Zeitraum von zwei Monaten nach Beginn der Erkrankung durch den Befund über die obere Grenze der Norm erhöhter Antik. mit dem ASO allein bei rund 80%, mit gleichzeitiger Bestimmung von ASO und ASH bei 90% und mit Untersuchung von ASO, ASH und ASK bei 95% der Patienten nachweisen (Stollerman u. Mitarb., 1956). Titer im Normbereich werden, wie erörtert (s. S. 72), vor allem gefunden bei den Spätmanifestationen des rheum. F., der isolierten Chorea (Taranta u. Stollerman, 1956) und der isolierten Karditis (Chamberlain u. Mitarb., 1958). Da die Titer nach einem rheum. F., sofern erneute Strept. Inf. durch eine Prophylaxe vermieden werden, im Laufe eines Jahres bei 85% der Patienten zur oder unter die Normgrenze abfallen, beweisen erhöhte Titer, die ein Jahr nach Beginn eines rheum. F. oder später gefunden werden, praktisch eine erneute Strept. Inf. Solche eine neuerliche Strept. Inf. im weiteren Ablauf des rheum. F. beweisenden *Titererhöhungen* haben eine *wesentliche praktische Bedeutung*, vor allem für die *Diagnose der rezidivierenden rheum. Karditis* (Taranta u. Mitarb., 1964; Eckert u. Mitarb., 1965). Die rheum. Karditis schreitet offenbar unter diesen erneuten serologisch nachgewiesenen Strept. Inf. klinisch fort; so fanden Eckert u. Mitarb. (1965) einen klinisch schweren Verlauf etwa fünfmal häufiger bei erworbenen Herzklappenfehlern mit erhöhtem ASO im Vergleich zu solchen mit Normaltitern. Bei einem klinisch inaktiv erscheinenden rheum. Herzklappenfehler rechtfertigen erhöhte Titer demnach allein für sich die Penicillinprophylaxe (Eckert u. Mitarb., 1965).

Der Fragenkomplex um die *sekundär-chronische Polyarthritis* (Schoen, 1959, 1967) wurde auch mit den bisher vorliegenden Untersuchungen über die Strept.-Antik.

und die Rheumafaktoren nicht geklärt (s. Kapitel C 2 u. C 5b; Lit. über Strept.-Antik. und Rheumafaktor bei *sekundär-chronischer Polyarthritis* bei Müller, 1962). Die sekundär-chronische Polyarthritis (sek. chron. P.; Jaccouds Syndrom) wird als chronische rheumatische Gelenkerkrankung mit oder ohne Herzbeteiligung, *Erythema marginatum* bzw. *subkutane Knoten* angesehen, die dadurch entsteht, daß mehrere auf eine Ersterkrankung an rheum. F. folgende durch neue Strept. Inf. verursachte Schübe schließlich auch ohne serologischen Nachweis weiterer Strept. Inf. nicht mehr völlig abklingen (s. dazu Ruderman u. Abruzzo, 1966). Besonders skandinavische (Edström, 1937, 1955), französische (Ravault u. Mitarb., 1958; Layani u. Chaonat, 1957; Chevalier, 1963; Françon, 1959; Coste, 1966) und deutsche Autoren (Müller u. Schupp, 1959; Tichy u. Mitarb., 1962; Behrend u. Mitarb., 1962) halten nach ihren klinischen Beobachtungen und vor allem nach ihren serologischen Befunden an der Existenz verschiedener Verlaufsformen der chronischen Polyarthritis und an der Existenz der sek. chron. P. fest. In der anglo-amerikanischen Literatur (Short, 1959; Short u. Mitarb., 1957) wurden bisher Erkrankungen, bei denen sich nach einem oder mehreren vorausgegangenen Schüben eines rheum. F. mit nachfolgendem symptomfreiem Intervall das Bild einer fortschreitenden chronischen Polyarthritis entwickelte, als primär-chronische Polyarthritis (rheumatoid arthritis) angesehen, selbst wenn bei Beginn der chronischen Polyarthritis ein Herzklappenfehler vorlag. Solche Erkrankungen wurden im skandinavischen (Edström, 1937, 1955) und deutschen (Tichy u. Mitarb., 1962; Behrend u. Mitarb. 1962) Schrifttum wohl meist als sek. chron. P. bezeichnet. In der neueren anglo-amerikanischen Literatur (Bywaters, 1950; Ruderman u. Abruzzo, 1966) wird über Erkrankungen an „*Chronic Rheumatic Fever*" berichtet [frische Arthritis, Perikarditis, Endokarditis oder neue subkutane Knoten sechs bzw. sieben Monate oder länger nach Beginn einer Ersterkrankung oder meist nach Beginn erneuter Schübe des rheum. F. ohne serologischen Anhalt für erneute Strept. Inf. bei etwa 3% aller Erkrankungen an rheum. F. (Stollerman u. Mitarb., 1956; Taranta u. Mitarb., 1962)]. Dieser Begriff „Chronic Rheumatic Fever" deckt sich demnach mit unserer Bezeichnung sek. chron. P. Tichy (1960) und Tichy Mitarb. (1962) unterscheiden nach ihren Untersuchungen über das ASO und den Rheumafaktor einen sogenannten Antistreptolysin-Typ des chron. Rheumatismus, den sie auch als sekundär-chronischen oder chronischen Kokkenrheumatismus bezeichnen (asymmetrischer Befall der großen Gelenke, bei 65% der Patienten erhöhtes ASO, Waaler-Rose-Titer normal), und den sogenannten Agglutinationstyp des chronischen Rheumatismus (Waaler-Rose-Titer erhöht, ASO im Normbereich bei 60% der Patienten mit progredienter primär chronischer Polyarthritis und symmetrischem Befall der kleinen Gelenke). Dagegen kommt W. Müller (1962) anhand seiner ausgedehnten Untersuchungen über ASO, ASK und den Rheumafaktor zu dem Schluß, daß eine Abtrennung der sek. chron. P. von der primär chronischen Polyarthritis nach serologischen Befunden allein nicht möglich sei; der Autor fand keinen sicheren serologischen Hinweis auf die Auslösung der Schübe einer sek. chron. P. durch Strept. Inf. (Anstieg von ASO oder ASK nur bei 4 von 58 Patienten mit akuten Schüben der sek. chron. P.; dagegen ASO- und/oder ASK-Anstieg bei 23 von 25 Rezidiven eines rheum. F.). Die Unterschiede in den Befunden der einzelnen Untersucher kommen wenigstens zum Teil dadurch zustande, daß die Untersuchungen der amerikanischen Autoren vorwiegend bei Kindern und Jugendlichen unter Penicillinprophylaxe nach Ersterkrankungen an rheum. F., und die Untersuchungen über die sek. chron. P.

vorwiegend bei Erwachsenen (Müller, 1962; Tichy u. Mitarb., 1962) und in der Zeit vor Einführung der Penicillinprophylaxe (Edström, 1937, 1955) durchgeführt wurden. Die Frage ob ein Krankheitsbild in den Formenkreis der sek. chron. oder der primär chronischen Polyarthritis einzuordnen ist, muß demnach vorwiegend nach klinischen Kriterien (Herzbeteiligung; Behrend u. Mitarb., 1962), unterstützt durch langzeitige Verlaufsbeobachtungen mit häufiger bakteriologischer und serologischer Kontrolle neuer Strept. Inf. und kontinuierlichen Untersuchungen über das Auftreten des Rheumafaktors beantwortet werden. Dabei kommt der Beobachtung des Antikörpertiterverlaufs, wie mehrfach erwähnt, eine besondere Bedeutung für die Diagnose und damit auch für die Prophylaxe der rezidivierenden rheumatischen Karditis zu (Behrend u. Mitarb., 1962). Bei einer seit vielen Monaten oder Jahren bestehenden Polyarthritis läßt sich die Zugehörigkeit des Krankheitsbildes zur primär oder sekundär chronischen Polyarthritis mit den Antik.-Bestimmungen allein praktisch nicht beantworten.

Bei der *primär-chronischen Polyarthritis* (prim. chron. P.; rheumatoid arthritis), und zwar sowohl bei erst wenige Monate, als auch bei schon länger bestehenden Erkrankungen, werden Titererhöhungen der Strept.-Antik. nicht häufiger gefunden als auch bei Gesunden, wenn man nur Erkrankungen mit sicherer Diagnose („definite rheumatoid arthritis"; Lit. bei: McEwen, 1966) in die Untersuchungen einbezieht (Christ u. Mitarb. 1961). Wenn man Erkrankungen, die zum Formenkreis der sek. chron. P. gehören, einbezieht, werden in einem etwas höheren Prozentsatz als bei Gesunden Titererhöhungen gefunden (Lit. bei Müller, 1962; s. oben).

Bei der *juvenilen chronischen Polyarthritis* (Stillsche Krankheit; s. Kapitel C 5 a) wird in 30 bis 50% eine Erhöhung der Strept.-Antik. beobachtet (Calabro, 1966; Stoeber u. Mitarb., 1964.). Diese Antik.-Erhöhung kann alleine durch das Lebensalter bedingt sein, weil schon etwa 30% der gesunden Kinder um das 10. Lebensjahr ASO-Titer von 250 ASE oder mehr aufweisen (Rantz, 1952). Andererseits erschweren solche Titererhöhungen die Unterscheidung der juvenilen chronischen Polyarthritis vom rheum. F.

Bei der *Spondylitis ancylopoetica* (Morbus Bechterew; ankylosing spondylits; s. Kapitel C 6) werden in einem geringen Prozentsatz mäßige Erhöhungen der Strept.-Antik. gefunden (Tichy, 1962; weitere Lit. bei Müller, 1962), die serologisch keine Aussage über die Ursache der Krankheit erlauben (Böni, 1961).

Bei den übrigen Erscheinungsformen des entzündlichen Rheumatismus (Polyarthritis psoriatica u.a., s. Kapitel C 7), den Kollagenkrankheiten, degenerativen Gelenkerkrankungen, extraartikulären rheumatischen Erkrankungen und den Gelenkerkrankungen bei Stoffwechselstörungen (s. die entsprechenden Kapitel) sind Titererhöhungen der Strept.-Antik. nicht häufiger zu erwarten als bei Gesunden.

Bei der *Herainfektion* in chronisch entzündeten Tonsillen (Lit. bei Böhmig, 1956; Köhler, 1963) und an den Zähnen (Lit. bei: Lautenbach, 1962; Guthof, 1953, 1956; Guthof u. Steller, 1958) werden vorwiegend vergrünende Streptokokken neben Enterokokken und anaeroben sporenlosen Bakterien gefunden, welche die Enzyme der haem. Strept. nicht bilden; haem Strept. werden in der Minderzahl isoliert. Eine Hilfe für die Diagnose einer Herdinfektion ist deshalb von der Bestimmung der Strept.-Antik. nicht zu erwarten (stark erhöhte Titer in ASO, ASH oder ASK nur bei 5 von 65 Patienten mit Zahnherden und bei 3 von 47 Patienten mit chronischer Tonsillitis; Christ, 1959). Erhöhte Antistaphylolysin-Titer (s. S. 82) bei der chronischen Tonsillitis (Eigler u. Mitarb., 1957) sind schwer zu bewerten, weil die Staphylokokken im Gegensatz zu den haem. Strept. ihren normalen Standort in der Nase haben (Morse, 1965). Die Herdsanierung (Lit. bei Christ, 1966), auch die Tonsillektomie (Chamovitz u. Mitarb., 1960), verhütet die Strept. Inf. und das rheum. F. nicht.

Serologie der Staphylokokken-Infektionen bei rheumatischen Erkrankungen

Untersuchungen über *Staphylokokken-Infektionen* (Staph. Inf. = Infektionen durch Staphylococcus aureus = Mikrococcus pyogenes; Lit. bei: Morse, 1965; Elek, 1959) bei rheumatischen Erkrankungen liegen nur in geringer Zahl vor.

Zum Antikörpernachweis (Lit. bei Quie u. Wannamaker, 1964) wurde dabei unter den zahlreichen antigenen Substanzen der Staphylokokken vorwiegend das alpha-Toxin (= alpha-Hämolysin) benutzt, weil das Verfahren zum Nachweis des Anti-Staphylokokken-alpha-Hämolysin (= Antistaphylolysin = AStaL) nach einem international eingeführten Standardserum (Hartley u. Lewellyn Smith, 1935) standardisiert werden kann und das Substrat (Kaninchenblutkörperchen) einfach zu beschaffen ist; Antigen (alpha-Hämolysin) und Antiserum sind im Handel erhältlich[1] (Harter u. Mitarb., 1965). Die Antistaphylolysin-Reaktion wird im wesentlichen wie die ASO-Reaktion durchgeführt (Technik bei: Harter u. Mitarb., 1965; Kienitz u. Kümmel, 1960; Seifert, 1961; Packalén u. Bergqvist, 1947). Unspezifisch positive Titer sind bei der AStaL-Bestimmung anscheinend erheblich seltener als bei der ASO-Bestimmung (Kienitz, 1960). Als Normaltiter gelten Werte bis 2,0, als mäßig erhöht Werte bis etwa 4,0 und als stark erhöht solche über 5,0 AStaL-Einheiten pro 1,0 ml Serum (= I. E./ml; Lit. bei: Harter, 1966; Christ u. Mitarb., 1961). Es fällt auf, daß die meisten Untersucher (Lit. bei Harter u. Mitarb., 1965) beim entzündlichen Rheumatismus in etwa 10 bis 25% stark erhöhte AStaL-Werte fanden, und zwar bei der chronischen Polyarthritis etwas häufiger als beim rheum. F. Alle Untersucher fanden jedoch beim rheum. F. erheblich häufiger erhöhte Strept.-Antik. im Vergleich zu den erhöhten AStaL-Werten. Mäßig erhöhte AStaL-Titer sind schwer zu bewerten, weil der Nasenrachenraum auch bei 20 bis 70% der Gesunden mit Staphylokokken besiedelt ist, und weil auch 5 bis 9% aller Gesunden wenigstens einmal im Jahr eine Staphylokokken-Hautinfektion, meist in Form eines Furunkels, durchmachen (Lit. bei: Wilson u. Miles, 1964; Morse, 1965). Abgesehen von wenigen Einzelbeobachtungen (Westergren, 1956; Christ, 1959; Müller, 1962) konnte bis jetzt die ursächliche Bedeutung von Staph. Inf. für die Entwicklung und das Fortschreiten einer chronischen Polyarthritis nicht wahrscheinlich gemacht werden (über „komplexe Ätiologie" der chron. P. durch gleichzeitige oder aufeinanderfolgende Strept. Inf. u. Staph. Inf. s. bei Westergren, 1956; über Staph. Inf. bei Angina mit Belägen s. bei Christ, 1959; Christ u. Mitarb., 1961).

Serologie der chronischen Polyarthritis

T. L. Vischer

Bei der pcP können neben unspezifischen serologischen Veränderungen, wie Dysgammaglobulinämie und Erhöhung der Blutsenkungsreaktion, sogenannte Rheumafaktoren und, seltener, antinukleäre Faktoren gefunden werden.

Rheumafaktoren, erstmals von Cecil u. Mitarb. (1931) beobachtet, sind seit den Vierzigerjahren, ursprünglich durch die Arbeiten von Waaler, E. (1940), näher bekannt geworden. In Seren von Patienten mit pcP wurden damals Substanzen festgestellt, die verschiedenste Teilchen, wie Streptokokken, Staphylokokken, Kollodium und Erythrozyten zur Agglutination bringen. Es stellte sich dann heraus, daß die Agglutination durch Reaktion dieser Substanzen mit Gammaglobulin, das die Teilchen umhüllt, zustande kommt, und daß diese, als Träger, keine spezifische Rolle

---

[1] Staphylolysin-Reagenz und standardisiertes Anti-Staphylosin-Serum der Behringwerke AG, Marburg/Lahn.

dabei spielen. Die Eigenschaften der Rheumafaktoren und ihre Bedeutung für die Klinik der pcP wurden während der letzten 20 Jahre eingehend erforscht. Antinukleäre Faktoren, die vor allem bekannt sind durch den LE-Faktor, wurden erst später bei einem kleineren Teil der Kranken mit pcP festgestellt; ihre Bedeutung für die Klinik der pcP ist noch weniger sicher.

a) Eigenschaften der Rheumafaktoren

Die Rheumafaktoren gehören zu den Immunglobulinen und sind damit Antikörper. Gewöhnlich gehören sie zur Klasse der IgM und haben somit ein Molekulargewicht von 1 Million. Auch IgG-Rheumafaktoren kommen vor (siehe Kapitel A—1 oder 2). Rheumafaktoren reagieren spezifisch als Antikörper mit IgG-Molekülen, sie können deshalb auch Anti-Antikörper genannt werden. Die Antikörper-Spezifität der Rheumafaktoren richtet sich gewöhnlich gegen gewisse Antigenstellen auf den H-Ketten der IgG-Moleküle, die genetisch bestimmt sind. Rheumafaktoren reagieren am besten mit IgG-Molekülen, deren tertiäre Struktur verändert ist; dies kann bei einer Antigen-Antikörper-Reaktion, bei Adsorptjon an inerte Teilchen oder bei Wärmedenaturierung geschehen. Dabei werden reaktionsfähige Antigen-Stellen frei, die sonst im Inneren des Moleküls verborgen sind.

Rheumafaktoren haben Hetero-, Iso- und Autospezifität, d.h. sie reagieren mit IgG anderer Spezies, anderer Individuen oder mit dem körpereigenen IgG. So finden sich meistens im Serum eines einzelnen Kranken gleichzeitig mehrere Rheumafaktoren mit verschiedener Spezifität.

Bei Kranken, die hohe Rheumafaktortiter zeigen, lassen sich gelegentlich im Serum Rheumafaktor-IgG-Komplexe nachweisen, die in vitro wieder in Rheumafaktoren und IgG aufgetrennt werden können (Franklin u. Mitarb., 1957). Dies ist ein Hinweis, daß Rheumafaktoren Auto-Antikörper sein können.

b) Nachweismethoden für Rheumafaktoren

Rheumafaktoren werden gewöhnlich durch Agglutinationsreaktionen nachgewiesen: Rheumafaktoren agglutinieren Träger, die mit IgG beladen sind (siehe Abb. 28).

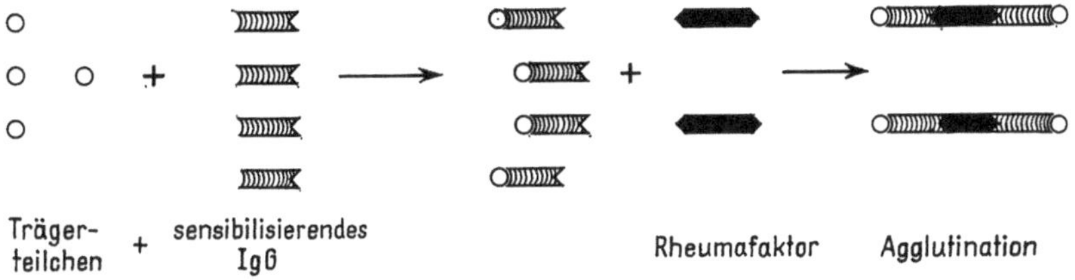

Abb. 28. Prinzip der Rheumafaktorteste

Tabelle 11 zeigt die am häufigsten verwendeten Agglutinationssysteme. Der Latex-Fixationstest (Singer & Plotz, 1956) und der Waaler-Rose-Test haben sich, in verschiedenen Modifikationen, am besten eingebürgert.

α) Latex-Fixationstest

Menschliches IgG wird an Polystyren-Latexteilchen adsorbiert. Rheumafaktoren reagieren mit den IgG-Molekülen und bringen damit die Teilchen zu sichtbarer

Tabelle 11. *Agglutinationssysteme für Rheumafaktornachweis*

Träger	sensibilisierendes IgG	Reaktion Träger-IgG	Test
Hammelerythrocyten	Kaninchen-Ambozeptor	Antigen-Antikörper-Reaktion	Waaler-Rose-Test
menschliche Erythrocyten der Gruppe o	Kaninchen-Ambozeptor	Antigen-Antikörper-Reaktion	modifiz. Waaler-Rose-Test
Polystyren-Latex-Teilchen	menschliches IgG	unspezifische Adsorption	Latexfixationstest
Bentonit-Teilchen	menschliches IgG	unspez. Adsorption	Bentonit Flocculationstest

Agglutination. Am weitesten verbreitet ist der Latex-Tropfentest (oder Latex-Schnelltest); hierbei wird der qualitative Nachweis auf einfache Weise auf einem Objektträger durchgeführt. Für quantitative Bestimmungen sind verschiedene Methoden zur Titrierung mit geometrischen Verdünnungsreihen beschrieben worden. Alle basieren auf der Methode von Singer und Plotz. Die Empfindlichkeit der verschiedenen Modifikationen ist sehr verschieden, und selbst bei sehr ähnlichen Methoden können die Titer von einem Laboratorium zum anderen variieren. Deshalb muß bei diesen quantitativen Testen jedes Laboratorium seine Normwerte selbst bestimmen. Wie bei vielen serologischen Methoden ist eine Titerveränderung um eine Stufe auf- oder abwärts meist technisch bedingt und ohne klinische Bedeutung. Tabelle 12 zeigt, wie sehr empfindlich die Latex-Teste sind. Ein positiver Ausfall

Tabelle 12. *Rheumafaktorteste (Vergleich des Latexfixationstestes und des Waaler-Rose-Testes)**

| | Anzahl Teste | % positiv | |
		Latexfixationstest	Waaler-Rose-Test
Kranke mit pcP	87	86%	68%
Normale Personen	340	3%	0,3%
Verschiedene Krankheiten	30	3%	o

   * Nach Waller u. Mitarb. (1961)

tritt nun auch bei Patienten, die nicht an einer pcP leiden, oder gar bei Gesunden auf. Dies sollte speziell beim so beliebten Latex-Tropfentest beachtet werden (s. unten).

b) Waaler-Rose-Test

Anstelle von menschlichem IgG wie beim Latex-Test dient beim Waaler-Rose-Test und seinen Modifikationen Kaninchen-IgG als Antigen. Hammel-Erythrozyten werden durch Kaninchen-Antikörper (Ambozeptor) in einer Menge, die diese gerade noch nicht agglutiniert, sensibilisiert. Diese sensibilisierten Erythrozyten werden beim Test zu den Verdünnungen des zu untersuchenden Serums gegeben und dann durch die Rheumafaktoren agglutiniert. Da bei Vorhandensein von Komplement eine Hämolyse auftritt, müssen die Seren zuvor während 30 Min. bei 56° C im Wasserbad inaktiviert werden.

Beim Menschen kommen normalerweise Antikörper gegen Hammel-Erythrozyten vor (sogenannte heterophile Antikörper); diese müssen vor dem Test mit nicht sensibilisierten Hammel-Erythrozyten absorbiert werden. Aus diesem Grunde werden bei gewissen Modifikationen des Waaler-Rose-Tests anstatt der Hammelerythrozyten menschliche Erythrozyten der Blutgruppe O verwendet, so daß diese Absorption der Testseren unnötig wird. Auch hier werden Kaninchen-Antikörper, diesmal gegen menschliche Erythrozyten, zur Sensibilisierung verwendet. Der Waaler-Rose-Test mit Kaninchen-IgG als Substrat ist der spezifischste Test für die pcP (Tab. 12). Seine Durchführung ist jedoch sehr zeitraubend und damit meist an größere Laboratorien gebunden.

c) Vorkommen der Rheumafaktoren

Außer bei der pcP werden Rheumafaktoren gelegentlich auch bei anderen Krankheiten nachgewiesen: meist handelt es sich um Infektionskrankheiten und Erkrankungen mit einer chronisch entzündlichen Reaktion, wie z.B. die anderen Kollagenkrankheiten (siehe Tab. 13). Auch ein Teil der älteren Bevölkerung weist Rheuma-

Tabelle 13. *Vorkommen von Rheumafaktoren*

Kollagenkrankheiten:	pcP
	LED
	Sklerodermie
	Dermatomyositis
	Sjögren's Syndrom
Infektionskrankheiten wie:	Hepatitis
	Tuberkulose
	Syphilis
	Lepra
	Kala Azar
	Endocarditis lenta
andere Erkrankungen wie:	Cirrhose
	Silikose
	Boecksches Sarkoid
	Neoplasma (speziell Lymphoma)

Tabelle 14. *Rheumafaktoren in verschiedenen Altersklassen**

Alter	% positiv Latexfixationstest	Waaler-Rose-Test
0—29	3,08	0,07
30—59	4,3	0,3
60—89	27,8	2,1

* Nach Waller u. Mitarb. (1964)

faktoren auf, ohne daß dafür ein spezifischer Grund ersichtlich wäre (Tab. 14). Im allgemeinen fällt der Latex-Test häufiger positiv aus als der Waaler-Rose-Test; dieser Letztere ist somit der spezifischste Test für die pcP. Andere Gelenkserkrankungen, wie Gicht, Arthrosen, Arthritis bei ulzerativer Kolitis etc., zeigen kein erhöhtes Vorkommen von Rheumafaktoren (siehe Tab. 15), was bei der Differentialdiagnose helfen kann.

Negative Rheumafaktor-Teste schließen eine pcP nicht aus. Die Diagnose einer pcP muß in erster Linie von der Klinik her gestellt werden. Rheumafaktor-Teste sind also lediglich ein diagnostisches Hilfssmittel.

Tabelle 15. *Waaler-Rose-Test bei Gelenkserkrankungen (außer pcP)**

	Anzahl Teste	% positiv
Febris rheumatica	72	1,4
Gicht	62	0
Spondylarthritis ankylopoietica (ohne periphere Gelenkbeteiligung)	95	2,1
Arthrosen	103	4,8
Reiter-Syndrom	12	0
Infektiöse Arthritis	24	0

* Nach Jacobson u. Mitarb. (1956)

Bei der pcP werden Rheumafaktoren auch im Gelenkpunktat gefunden; ihr Nachweis kann hier positiv sein, auch wenn er im Serum negativ ist. Außerdem werden im Zytoplasma der Leukozyten des Gelenkexsudates kleine Einschluß- körperchen, sog. Ragozyten, beobachtet (Abb. 29), in denen u. U. Rheumafaktoren

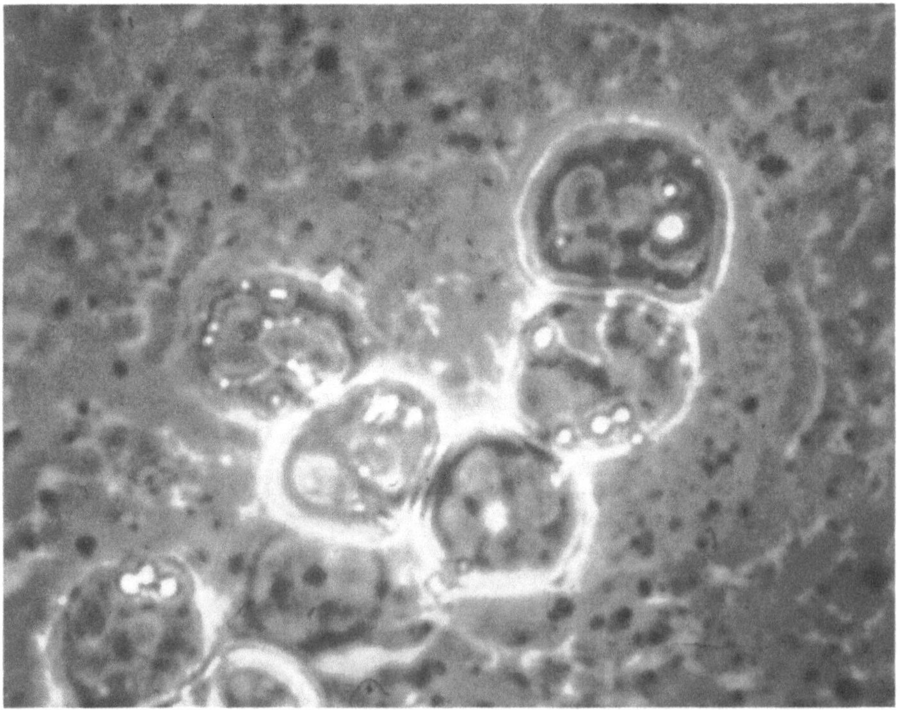

Abb. 29. „Rhagozyten". Die Einschlüsse im Zytoplasma der Leukozyten sind als helle Bläschen erkennbar (Photo Dr. Boussina, Genf)

nachzuweisen sind. Ähnliche Einschlußkörperchen können aber auch bei anderen entzündlichen Gelenksaffektionen gefunden werden, wo sie aus Fettstoffen bestehen (Hersko u. Mitarb., 1967). Diagnostisch sind deshalb die Ragozyten nur für die Diagnose einer pcP verwertbar, wenn Rheumafaktoren in ihnen nachweisbar sind oder wenn sie in großer Anzahl gefunden werden (Delbarre u. Mitarb., 1964).

d) Rheumafaktoren und Klinik der pcP

Typische Fälle von pcP mit symmetrischem Befall der Gelenke, insbesondere der kleinen Gelenke der Hände und Füße, sind häufiger seropositiv als andere Fälle. Sind Rheumaknoten vorhanden, dann werden praktisch immer Rheumafaktoren gefunden. Rheumafaktor-Teste werden im Allgemeinen frühzeitig d.h. innerhalb eines Jahres, nach Beginn einer pcP positiv. Fälle von pcP, die seronegativ sind, können den gleichen Verlauf wie seropositive Fälle nehmen und zu den gleichen Deformierungen führen. In der seronegativen Gruppe finden sich aber häufig atypische Fälle.

Das Vorkommen der Rheumafaktoren zeigt eine gewisse Beziehung zum Schweregrad der Krankheit und somit zur Prognose. Bei Studien, wo Patienten auf Jahre hinaus nachkontrolliert werden, zeigt sich eine positive Korrelation zwischen dem Vorkommen der Rheumafaktoren und der funktionellen Beeinträchtigung (Tabelle 16).

Tabelle 16. *Rheumafaktoren und Prognose**

		leicht od. nicht behindert	stärker behindert
167 bei der I. Untersuchung seronegative Pat.	I. Untersuchung	87%	13%
	ca. 10 Jahre später	82%	18%
164 bei der I. Untersuchung seropositive Pat.	I. Untersuchung	82%	18%
	ca. 10 Jahre später	29%	71%

* nach Ragan und Farrington (1962)

Auch haben Patienten mit maligner pcP und vaskulären Komplikationen im Sinne einer Arteriitis, die histologisch wie eine Periarteriitis nodosa aussehen kann, immer hohe Titer von Rheumafaktoren.

Der Aktivitätsgrad der Krankheit spiegelt sich aber nicht im Titer der Rheumafaktoren. Veränderungen in der Aktivität der pcP, wie sie durch die Senkungsreaktion erfaßt werden, beeinflussen den Titer der Rheumafaktoren nicht signifikant. Zudem ist zu bedenken, daß bei quantitativen Testen Änderungen von 1—2 Titerstufen technisch bedingt und deshalb klinisch nicht verwertbar sind. Eindeutig sind die Rheumafaktor-Titer nur bei langanhaltenden Remissionen vermindert. Das gleiche gilt für die Wertung der medikamentösen Therapie. Die meisten üblichen Pharmaka unterdrücken die Symptome der pcP, ohne daß sie das grundlegende Krankheitsgeschehen kausal beeinflussen. Auch hier zeigt der Rheumafaktor-Titer nicht den jeweiligen Erfolg einer Behandlung an, außer wenn sich eine andauernde Remission einstellt.

e) Eigenschaften der antinukleären Faktoren

Antinukleäre Faktoren sind Antikörper gegen verschiedene Zellkern-Bestandteile, wie Nucleoproteine, Desoxyribonucleinsäure und Histon. Zu ihnen gehört der bekannte LE-Faktor, der das Komplement-abhängige LE-Phänomen auslöst. Antinukleäre Faktoren zeigen keine Speziesspezifität; sie können daher mit Kernmaterialien menschlicher oder auch tierischer Herkunft reagieren. Sie gehören zur IgM und zur IgG-Klasse der Antikörper. Neben dem LE-Test wird die auf der Immunofluo-

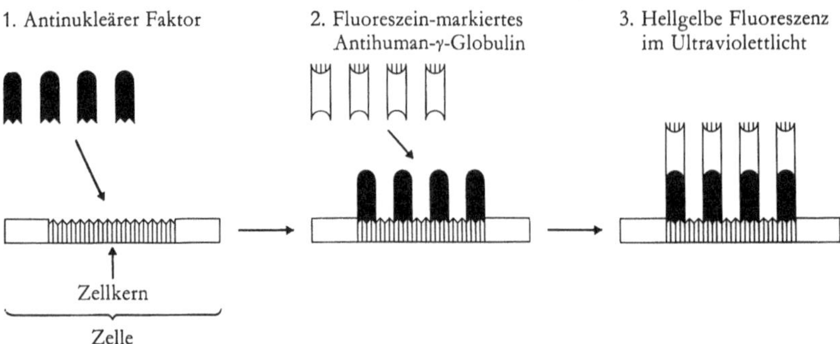

Abb. 30. Prinzip der Immunfluoreszenz (nach Vischer und Ziff, 1968; mit Erlaubnis der Documenta Geigy)

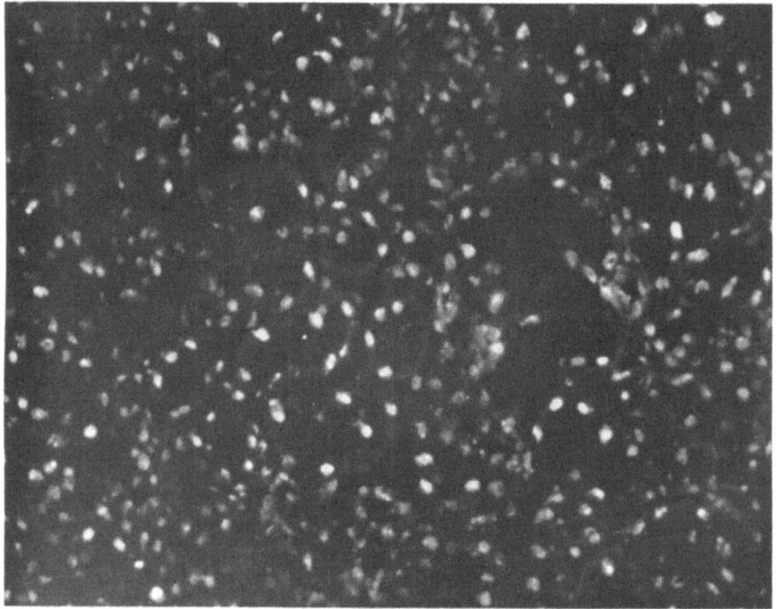

Abb. 31. Positiver Test für antinukleäre Faktoren mit der Immunfluoreszenzmethode. Cryostatschnitt einer Rattenniere. Die Kerne zeigen apfelgrüne bis gelbe Fluoreszenz (helle Flecken)

reszenz beruhende Bestimmungsmethode immer verbreiteter; sie ist in Abb. 30 kurz erläutert. Abb. 31 gibt das Bild eines positiven antinukleären Faktor-Testes mit der Immunofluoreszenz-Methode wieder.

Antinukleäre Faktoren, und damit das LE-Phänomen, sind in erster Linie beim Lupus erythematodes disseminatus nachweisbar. Sie kommen aber auch bei den andern Kollagenkrankheiten und damit auch bei der pcP vor (Tabelle 17). Tabelle 18 zählt die Krankheiten auf, bei denen antinukläre Faktoren ebenfalls gefunden werden. Besonders sei hier auf bestimmte Medikamente als auslösender Faktor hingewiesen. Ältere Leute ohne bestimmte Krankheiten zeigen ein gehäuftes Vorkommen von antinukleären Faktoren.

Tabelle 17. *Antinukleäre Faktoren beim LED und bei der pcP*

	LED		pcP		Gesunde
	Anzahl	% pos.	Anzahl	% pos.	% pos.
Le-Phänomen*	18	100	488	17	< 1
Antinukleäre Faktoren, bestimmt mit der Immunfluoreszenzmethode**	62	100	273	23	< 1

 * Nach Kievits u. Mitarb. (1956)
 ** Nach Ward u. Mitarb. (1964)

Tabelle 18. *Krankheiten mit antinukleären Faktoren*

LED	Reaktionen auf Medikamente wie:
pcP	Hydralazine
Sjögren's Syndrom	Isoniazid
Sklerodermie	Methyldopa
Dermatomysitis	Phenylhydantoin
Periarteriitis nodosa	
Lymphoma und Dysproteinämie	lupoide Hepatitis

f) Antinukleäre Faktoren und Verlauf der pcP

Je nach Bestimmungsmethode werden in 10—30% der Fälle von pcP antinukleäre Faktoren gefunden. Ihre klinische Bedeutung für die pcP ist noch nicht so gut erforscht wie die der Rheumafaktoren. Ihr Vorkommen ist auch bei gutartigem Verlauf einer pcP möglich. Es besteht aber eine statitische Korrelation mit den schweren Fällen speziell in Form der pcP, die mit Krankheitserscheinungen außerhalb der Gelenke einhergehen. Fälle von pcP mit schwerer Allgemeinerkrankung und positiven antinukleären Faktoren sind u. U. schwer vom Lupus erythematodes disseminatus abgrenzbar — ein Hinweis, daß zwischen beiden Erkrankungen eine enge Beziehung besteht. Wie die Rheumafaktoren sind auch die antinuklären Faktoren kein Maß für die Aktivität der Krankheit.

g) Bedeutung der Autoimmunfaktoren bei der pcP

Die pcP wird zu den Kollagenkrankheiten gerechnet, bei denen verschiedene Auto-antikörper, wie Rheumafaktoren und antinukleäre Faktoren, häufig gefunden werden. Deshalb spielen Autoimmunmechanismen bei der Diskussion um die Pathogenese dieser Krankheiten eine beherrschende Rolle. Auf welche Weise könnte man sich eine Beteiligung solcher Autoantikörper, wie Rheumafaktoren und antinukleäre Faktoren, bei der Pathogenese oder gar bei der Aetiologie der pcP vorstellen?

Die seltenen Fälle von maligner pcP mit Vaskulitis zeigen praktisch immerhohe Titer von Rheumafaktoren. Von Tierexperimenten her ist bekannt, daß sich Antigen-Antikörper-Komplrxe in den Gefäßwänden festsetzen und dabei arteriitische Läsion auslösen. Mit der Methode der Immunfluoreszenz können im Biopsiematerial in den Gefäßwänden Rheumafaktoren, IgG und Komplement nachgewiesen werden. Es ist also durchaus denkbar, daß Rheumafaktoren in der Pathogenese der bei der pcP vorkommenden Arteriitis beteiligt sind. Auch die Rheumaknoten sollen mit einer Arteriitis der kleinen Gefäße beginnen, wonach sich eine zentrifugale Fibrose entwickeln würde (Sokoloff und Bunim, 1957). Rheumaknoten kommen praktisch nur in seropositiven Fällen vor. Ähnliche Mechanismen wurden auch für die Pathogenese der klinisch wichtigeren Synovitis diskutiert.

Bei der akuten Gelenksentzündung könnten Rheumafaktoren auch noch auf eine andere Art beteiligt sein. So haben Hollander u. Mitarb. (1965) z.B. die Hypothese aufgestellt, daß Rheumafaktoren mit IgG im synovialen Raum Komplexe bilden. IgG und antinukleäre Faktoren sollen bei der Bildung dieser Komplexe als Antigen mitbeteiligt sein (Zwaifler, N.J., 1965). Diese Komplexe werden dann von polymorphkernigen Leukozyten und Makrophagen phagozytiert, worauf lysosomale Substanzen freigesetzt werden. Dies führt zu Entzündung und zu Fortsetzung der Leukozyten-Reaktion. Hollander hat auch eine akute Arthritis durch Injektion von autologem IgG ins Knie von Patienten mit pcP ausgelöst.

Viele Erscheinungen der Klinik werden aber durch diese Hypothesen nicht geklärt. Seronegative pcP kann den gleich schweren Verlauf nehmen wie seropositive. Rheumafaktoren kommen sehr häufig vor, ohne daß arteriitische oder artikuläre Symptome auftreten. Auch wenn die oben erwähnten Hypothesen sich als richtig herausstellen, ist nur ein kleiner Teil der Pathogenese der pcP erklärt; was löst die Produktion von Rheumafaktoren aus? Was kontrolliert die Formierung von Komplexen? Die grundlegende Störung kann eine genetische sein, im Sinne einer pathologischen Reaktionsfähigkeit des Bindegewebes oder des Immunsystemes; es kann sich aber auch um eine bisher unbekannte und noch nicht nachweisbare Infektion handeln. Das Studium der Autoimmunfaktoren hat zu unseren Kenntnissen über die pcP viel beigetragen. Die Rheumafaktoren sind nützlich für die Diagnose und Beurteilung der Krankheit. Noch sind aber viele Fragen unbeantwortet, und immer neue Fragen werden gestellt; hoffentlich können sie in der Zukunft einmal beantwortet werden.

Immunologische Probleme bei Lupus erythematodes disseminatus

B. Olhagen

a) Lupus erythematodes disseminatus (LED)
hat während der letzten Jahrzehnte den Ruf einer Immunopathie erster Ordnung erlangt. Die Annahme, daß bei dieser Krankheit immunologische Vorgänge eine wesentliche Rolle spielen, gründet sich unter anderem auf folgende Tatsachen:

Regelmäßiges Auftreten einer Hypergammaglobulinämie sowie einer Vielfalt sogenannter Autoantikörper („autoimmune" Serumreaktionen).

Die Feststellung von Kutanreaktionen gegen körpereigene Gewebselemente.

Schwache Serumkomplementfunktion.

Therapeutische Erfolge mit Cortico-Steroiden und sogenannten immunosuppessiven Agentia.

b) Diagnostische Aspekte

1. Hypergammaglobulinämie
Seit der Einführung der elektrophoretischen Serumanalyse in die Klinik wird die Hypergammaglobulinämie als ein Charakteristikum des LED betrachtet (Coburn u.

Moore, 1943; Benditt u. Walker, 1948 u. a.). Normale Gammaglobulin-Werte werden selten im allgemeinen nur bei Lupusnephrosen und während der inaktiven Phasen der Krankheit gefunden. Eine Hypergammaglobulinämie besitzt jedoch nur geringe Spezifität, da sie auch bei anderen entzündlichen rheumatischen Erkrankungen, wie der primär chronischer Polyarthritis, auftritt, so daß sich ihr diagnostischer Wert lediglich auf Fälle mit einer markanten Gammaglobulinsteigerung (mehr als 2,5 g%) wie sie bei anderen Kollagenosen selten ist, beschränkt. Im Laufe der letzten Jahre hat sich ergeben, daß auch andere, elektrophoretisch der Beta-Fraktion zugehörige Bluteiweißkomponenten immunologisch als Gammaglobuline im weiteren Sinne, d. h. als „Immunglobuline" um einen nunmehr gängigen Terminus zu gebrauchen zu betrachten sind. Aus Tabelle 19 sind die neuen und älteren Bezeichnungen zu er-

Tabelle 19. *Nomenklatur der Immunglobuline*

Neue Symbole	*Ältere Bezeichnungen*
IgG (γ G)	γ, 7 Sγ, γ_2, γ SS
IgA (γ A)	γ_2A, γ_1A
IgM (γ M)	γ_2M, γ_1M, 19Sγ, γ-Makroglobulin
IgD (γ D)	[neuentdecktes γ-Globulin]
IgE (γ E)	„Reagin"

sehen. Mit der quantitativen, immunelektrophoretischen Methode (vgl. B 3) konnte bei LED eine Zunahme der Immunglobuline, und zwar des IgG, IgM und IgA nachgewiesen werden (Fahey, 1965; Norberg u. Olhagen, 1966).

2. *Kryoproteine*

Bei der Hypergammaglobulinämie vom heterogenen „polyclonalen" Typ läßt sich durch Kälteeinwirkung auf das Serum manchmal ein geringer bis mäßiger Eiweiß-Niederschlag ausfällen, den auf einer Kryoglobulinämie beruht (Lerner u. Watson, 1947). Ganz allgemein ist die Ausfällung von Kryoprotein direkt proportional dem Grade der Hypergammaglobulinämie, so daß beim LED häufig eine Kryopräzipitation zu beobachten ist. Interessant ist, daß diese Kryopräzipitation bei LED-Seren an die Mitwirkung von Komplement (Christian u. Mitarb., 1963), vor allem an den 11-S-Faktor C_1' gebunden ist. Hauptsächlich besteht der Niederschlag jedoch aus IgG, obgleich auch IgM anzutreffen ist.

3. *Autoantikörper im Serum*

α) Antinukleäre Faktoren (ANF)

Vom praktisch-klinischen, wie auch theoretisch-medizinischen Standpunkt sind die zirkulierenden Antikörper gegen autologe Gewebselemente und Serumkomponenten von besonderem Interesse. Dieses Interesse wurde vor allem durch die Entdeckung des LE-Zellphänomens (Hargraves, 1948) wachgerufen. Im Blut von LED-Patienten tritt ein Serumfaktor mit Immunglobulincharakter auf, der mit Kernmaterial körpereigener Zellen reagiert. Dieses sowohl in vitro als auch unter gewissen Bedingungen in vivo induzierte Phänomen läßt zwei Phasen erkennen: Eine Nukleolyse mit Auflösung der Chromatinstruktur und eine Phagocytose unter Mitwirkung von Komplement (Holman u. Mitarb., 1959). Voraussetzung hierfür ist jedoch ein Zellschaden, der dem LE-Zellfaktor das Vordringen bis zur Kernmembran erlaubt.

Später konnte eine Reihe von antinukleären Faktoren gegen verschiedene Kernkomponenten nachgewiesen werden:

Antinukleoprotein (zu dem auch der LE-Zellfaktor gehört)

Antidesoxyribonukleinsäure (Anti-DNA)

Antihiston sowie Antikörper gegen lösliches Kernmaterial, das teils aus Proteinen (Holman u. Mitarb., 1959), teils aus Kohlehydraten besteht (Tan u. Kunkel, 1966)

Antinukleoläre Antikörper (Beck u. Mitarb., 1962).

Für die Diagnostik sind vor allem drei Fragenkomplexe von Interesse:

Welche Methoden eignen sich zum Nachweis von antinukleären Faktoren (ANF)?

Wie ist die Empfindlichkeit dieser Methoden?

Wie ist die Spezifität dieser Methoden?

Von den zahlreichen Verfahren zum Nachweis von ANF sind die wichtigsten in Tabelle 20 zusammengestellt.

Tabelle 20. *Methoden zum Nachweis antinukleärer Faktoren (ANF)*

Methode	Referenz
Cytologie	Dubois (1966)
Immunofluoreszenz	Holborow u. Mitarb. (1957); Friou (1967b)
„Mixed hemadsorption"	Jonsson (1966)
Agglutination (Erythrocyten, Latexpartikel, Bentonitpartikel)	Friou (1967b)
Gel-Präzipitation	Seligmann (1957)
Komplementbindung	Hijmans u. Schuit (1959)
Antiglobulinkonsumption	Steffen (1962)

Es mag bereits hier festgestellt werden, daß die Gel-Präzipitation und die Komplementbindungsreaktion verhältnismäßig unempfindlich sind und gegenwärtig wenig angewendet werden. Der Antiglobulin-Konsumptionstest ist zwar empfindlicher, technisch jedoch schwieriger und daher als Routinemethode wenig geeignet. Hingegen ist die Immunofluoreszenzmethode äußerst empfindlich sowie einfach in der Durchführung und gibt in nahezu 100% der Fälle positive Ergebnisse. Sie kann daher in all jenen Fällen als „Screening-Test" angewendet werden, bei denen ein negatives Ergebnis ein starkes Indiz gegen die Diagnose LED ist. Bei dieser Methode wird jedoch nur die Totalmenge antinukleärer Antikörper gemessen, eine Differenzierung in Anti-DNP, Anti-DNA und Antikörper gegen lösliches Antigen erfolgt nicht. Da sich gezeigt hat, daß der nur mit nativem Nukleoprotein reagierende LE-Zelltest auch dann positiv ausfallen kann, wenn der ANF-Test nach der Immunofluoreszenzmethode negativ ist (Pitkeathly u. Taylor, 1967), sollte er als Ergänzungstest angewandt werden. Dabei ist aber zu beachten, daß ein Pseudo-LE-Zell-Phänomen auftreten kann (Delacretaz u. Mitarb. u.a., 1954).

Als die gegenwärtig spezifischste, aber auch unempfindlichste Methode mag der Nachweis von Antikörpern gegen eiweißfreie Desoxyribonukleinsäure (DNA) erwähnt werden. Man bedient sich hierbei vor allem zweier etwa gleich empfindlicher Methoden: der Methode nach Boyden mit DNA-überzogenen, tannierten Erythrocyten („passive Hämagglutination") und der gemischten („mixed") Hämadsorptionsmethode nach Espmark-Fagraeus. Beide Methoden ergeben bei LED in etwa 50—75% der Fälle eine positive Reaktion (Casals u. Mitarb., 1964; Jonsson, 1966, 1967; Seligmann, 1963).

Antikörper gegen lösliches Kernantigen sind gleichfalls fast ausschließlich bei LED, allerdings nur in etwa 50% der Fälle nachzuweisen. Auch hier hat sich die gemischte Hämadsorptionsmethode als besonders geeignet erwiesen (Jonsson, 1966, 1967).

Tan u. Kunkel (1966) haben kürzlich ein Kernantigen u. zw. ein sogenanntes Sm-Antigen in Gewebsextrakten nachweisen können, das in Thymus, Leber und Nieren vorkommt. Dieses Antigen mit Kohlehydratnatur wird weder durch Trypsin noch RN-ase, DNA-ase oder Äther zerstört und verträgt eine Temperatur von 56°. Der serologische Nachweis von Sm-Antigen erfolgt mittels Gel-Präzipitation nach Ouchterlony und ergibt bei akutem LED in etwa 75% der Fälle eine positive Reaktion.

Der Antihistontest hat sich bisher als klinisch wertlos erwiesen.

Spezifität. Anti-DNA ist nach Ansicht zahlreicher Forscher so gut wie pathognomonisch für LED, doch konnten mit unter auch bei primär chronischer Polyarthritis positive Reaktionen festgestellt werden (Miescher, 1959; Seligmann, 1963). Das LE-Zellphänomen tritt bei LED in 70—90% der Fälle auf, aber auch bei anderen Kollagen-Krankheiten, u.zw. vor allem beim Sjögren-Syndrom (Bunim, 1961; Olhagen, 1959), außerdem in 5—30% der Fälle von primär chronischer Polyarthritis (Dubois, 1966), in 10—20% der Fälle von Sklerodermie und Dermatomyositis sowie vereinzelt auch bei Periarteriitis nodosa. Antinukleäre Faktoren wie das LE-Zellphänomen lassen sich auch bei Apresolin-induziertem LED („Hydralazin-Syndrom") (Condemi u. Mitarb., 1967 u.a.), bei „lupoider hepatitis" (MacKay u. Mitarb., 1956), Colitis ulcerosa (Calabresi u. Mitarb., 1960 u.a.) sowie malignem Lymphom (Howqua u. MacKay, 1963) beobachten.

Die geringste Spezifität zeigt die Immunofluoreszenzmethode zum Nachweis von ANF. Sie gibt nämlich nur die Gesamtmenge von ANF an, welche beispielsweise bei primär chronischer Polyarthritis — je nach Technik und diagnostischer Klassifizierung — in 30—60% der Fälle vorkommen, bei anderen, klinisch weniger gut charakterisierten Kollagen-Krankheiten in 20—30% der Fälle. Jonsson u. Fagraeus konnten auch bei Gesunden ANF nachweisen und stellten fest, daß ihre Häufigkeit je nach Alter und Geschlecht verschieden ist; am größten ist ihre Häufigkeit bei älteren Frauen, bei denen sie 19% erreichen. „Screening-Tests" dieser Art haben daher nur geringen diagnostischen Wert und müssen durch andere Verfahren, vor allem Titrationsmethoden ergänzt werden. Bei einer Serum-Verdünnung von mehr als 1:5 zeigen Normalseren im allgemeinen nur selten eine Reaktion (Jonsson u. Fagraeus).

Gewisse Aufschlüsse liefert das Fluoreszenzbild (Friou, 1967 a):

Eine homogene Fluoreszenz spricht für Antikörper gegen Nukleoproteine oder DNA.

Konzentration der Fluoreszenz auf der Kernmembran sowie um den Kern herum — und dadurch bedingte verschwommene („shaggy") Kernkonturen — für Anti-DNA.

Körnige oder fleckige („speckled") Kernfluoreszenz deutet auf Antikörper gegen lösliches Kernantigen.

Konzentration der Fluoreszenz auf die Nukleolen deutet nach allgemeiner Ansicht auf generalisierte Sklerodermie, ist jedoch selten (Beck u. Mitarb., 1962).

Da jedoch meistens mehrere antinukleäre Antikörper gleichzeitig vorkommen, pflegt das Fluoreszenzbild infolge gegenseitiger Überdeckung mehrerer Bilder homogen zu sein. Durch Verwendung Fluorescein-markierter Antiglobulinseren, die mit Immunglobulin-G, -M oder -A selektiv reagieren, kann die physikalische Klasse der antinukleären Antikörper bestimmt werden. Bei LED liegen sie vor allem in der IgG-Fraktion, während sie bei primär chronischer Polyarthritis vor allem in der IgM-Fraktion anzutreffen sind (Barnett u. Mitarb., 1965; Gonzalez u. Rothfield, 1966).

β) Anticytoplasma-Antikörper

Bei LED können mit Hilfe eines Komplementbindungsverfahrens Antikörper gegen Leber, Nieren und Schilddrüse festgestellt werden (Gajdusek, 1958 u.a.), die jedoch aufgrund ihres unspezifischen Verhaltens diagnostisch ebenso wertlos sind wie die Antikörper gegen Mitochondrien bzw. Mikrosomen (Meyer zum Büschenfelde u. Mitarb., 1965). Eine fast ausschließliche Spezifität für LED haben die kürzlich entdeckten Antikörper gegen Ribosomen, die jedoch nur bei etwa einem Viertel der untersuchten LED-Fälle nachgewiesen werden konnten (Sturgill u. Carpenter, 1965). Von größerem praktischem Interesse sind Autoantikörper gegen alkohollösliche Cytoplasmakomponenten u. zw. gegen das an der Wassermann-Reaktion beteiligte Lipoidantigen. Mittels des Treponema-Immobilisations-Testes (TPI) ist es möglich, eine biologisch falsch positive Wassermann-Reaktion (BFPR) von der luesbedingten Wassermann-Reaktion zu unterscheiden, die in den Kulturländern bereits seltener sein dürfte als die BFPR. Eine von Moore u. Lutz (1955) veröffentlichte Zusammenstellung der Befunde von 350 Patienten mit BFPR zeigt in 8% der Fälle einen klinisch manifesten LED. Von 192 durch Harvey (1962) untersuchten Patienten mit BFPR hatte einer LED zu Beginn der 2—30 jährigen Observationsperiode, während bei 14 die Krankheit später manifest wurde. In Finnland haben Putkonen u. Mitarb. (1967) 5 Jahre lang 81 Patienten mit chronischer BFPR beobachtet: 15 Patienten erkrankten während dieser Zeit an LED und bei 9 ergab sich der begründete Verdacht auf LED. Die Angaben über die Häufigkeit von BFPR bei LED schwanken zwischen 0 und 49% (Dubois, 1966). Demselben Verfasser zufolge zeigen 10% der Fälle einen positiven Befund, bevor LED klinisch manifest wird. Es wurde auch festgestellt, daß oft gleichzeitig mehrere autoallergische Krankheiten wie Hashimoto-Thyreoditis, Sjögren-Syndrom, erworbene immun-hämolytische Anämie sowie Thrombocytopenie auftreten, wobei besonders Frauen prädisponiert zu sein scheinen. Auch bei primär chronischer Polyarthritis kommt es in seltenen Fällen zu einer BFPR. In der Hauptsache kommt sie jedoch bei gesunden Individuen vor, die auch bei langer Beobachtung keine klinischen Krankheitszeichen zeigen. Zusammenfassend kann somit gesagt werden, daß die BFPR für den LED diagnostisch bedeutungslos ist. Nach Putkonen u. Mitarb. (1967) kann der BFPR möglicherweise eine prognostische Bedeutung bei jüngeren Individuen zugemessen werden, bei denen die Gefahr einer verhältnismäßig raschen Entwicklung eines subakuten oder fulminanten LED gegeben zu sein scheint.

γ) Antikörper gegen zirkulierende Zellen

Antierythrocytäre Antikörper. Antikörper gegen erythrocytäre Antigene können bei LED mittels direktem Coombs-Test in 5—10% der Fälle (Dubois, 1966), bei aktivem Lupus in 20—40% der Fälle nachgewiesen werden (Vaughan u. Mitarb., 1966). Immuno-hämolytische Anämie kommt jedoch nur in 2,5—5% bzw. 10—20% der Fälle vor. Abnorme antierythrocytäre Autoagglutinine vom Typ der Kälteagglutinine sind bei LED jedoch selbst im Falle eines Raynaud-Syndroms mit Gangräne ungewöhnlich.

Antileukocytäre Antikörper. Antikörper gegen Antigene der Leukocyten-Oberfläche können bei LED in 75—80% der Fälle beobachtet werden (Finch u. Mitarb., 1953; Seligmann, 1957; Killman, 1957). Das Auftreten dieser Antikörper korrespondiert jedoch nicht mit der für LED so charakteristischen Leukopenie.

Antithrombocytäre Antikörper. Antithrombocytäre Antikörper sind bei LED ebenso oft nachgewiesen worden wie die antileukocytären Antikörper, d.h. in 75—80% der Fälle (Dausset u. Mitarb., 1961; Miescher, 1961 u.a.). Zu ihrem Nachweis eignet sich am besten der Antiglobulin-Konsumptionstest (Dausset). Diese Antikörper bewirken im allgemeinen keine Agglutination der Thrombocyten, setzen sich aber an ihrer Oberfläche fest und scheinen die bei LED nicht allzu seltene Thrombopenie zu verursachen. Meyer zum Büschenfelde u. Mitarb. (1965) betonen, daß Leukocyt- und Thrombocyt-Agglutinine oft zusammen vorkommen, wobei es sich jedoch um Antikörper mit unterschiedlicher Spezifität handelt.

(Eine ausführliche Beschreibung der Verfahren zum Nachweis von antileukocytären und -thrombocytären Antikörpern bei Miescher, 1961.)

δ) Antikörper gegen Serumkomponenten

Antigammaglobulin-Antikörper (,,Rheumafaktor"). Gleichzeitig mit der Entdeckung des LE-Zellphänomens machten Rose u. Mitarb. (1948) die Wiederentdeckung der von Waaler (1942) beschriebenen Hämagglutinations-Reaktion gegen sensibilisierte Schafblutkörperchen. Ebenso wie man anfangs das LE-Zellphänomen als nahezu spezifisch für LED betrachtete, sah man auch den Rheumafaktor als spezifisch für die primär chronische Polyarthritis an. Es zeigte sich jedoch, daß der Rheumafaktor wesentlich unspezifischer als das LE-Zellphänomen ist und daß starke Überschneidungen von LED und primär chronischer Polyarthritis hinsichtlich der serologischen Reaktionen vorliegen. In der Literatur wird die Häufigkeit von positivem Rheumafaktor-Test bei LED mit 5—54%, approximativ 30%, angegeben (Dubois, 1966), aber irgendwelche vergleichende Studien größerer Serien liegen noch nicht vor. Der Rheumafaktor gehört fast ausschließlich der IgM-Klasse der Immunglobuline an und zeigt sowohl in vivo als auch in vitro die Fähigkeit zur Komplexbildung mit IgG. Rheumafaktor-Aktivität konnte jedoch auch im IgG- und IgA-Bereich nachgewiesen werden.

Svartz und Schloßmann (1957) berichten, daß aus LED-Seren kältepräzipitiertes Euglobulin im Gegensatz zum nativen Serum in der Regel Rheumafaktor-negativ ist, während die kältepräzipitierbare Fraktion der Seren bei primär chronischer Polyarthritis Rheumafaktor-positiv ist. Nach Black u. Mitarb. (1959) sind 54% der LED-Fälle Rheumafaktor-positiv, wohingegen der Kältepräzipitations-Test nur in etwa 14% der Fälle positiv ausfällt.

Bei visceralen Formen von LED fällt der Rheumafaktor-Test im allgemeinen negativ aus, bei LED-Arthritis jedoch oft positiv. In diesem Falle ist aber eine Differentialdiagnose mitunter unmöglich, und es ergibt sich als plausible Alternative, daß der Patient sowohl an primär chronischer Polyarthritis als auch an LED leidet.

Antikörper gegen Koagulationsfaktoren. Zirkulierendes Antikoagulans bei LED ist selten. Nach Dubois (1966) wurden in der Literatur bisher 34 derartige Fälle beschrieben. Das Phänomen besitzt jedoch hohe Spezifität, da derartige Antikörper nur äußerst selten auch bei anderen Erkrankungen in Erscheinung treten. Die der Immunglobulinfraktion zuzurechnenden Antikoagulansfaktoren scheinen vor allem gegen die

„Prothrombin conversion" und somit wie Anti-Thromboplastin zu wirken, sind aber nicht mit dem Heparin verwandt. Bei den nicht allzu seltenen Fällen eines gleichzeitigen echten Prothrombinmangels kommt es zu einer markanten klinischen Manifestation des Hämophilie-ähnlichen Zustandes.

4. Zellgebundene Antikörper bei LED

Intrakutan injizierter Extrakt körpereigener Leukocyten ruft bei manchen LED-Patienten eine verzögerte Überempfindlichkeitsreaktion vom Tuberkulintyp hervor, bei der jedoch das Reaktionsmaximum bereits innerhalb von 18—24 Stunden auftritt (Holman, 1950; Friedman u. Mitarb., 1960; Bennet u. Mitarb., 1961). Die Reaktion ist aber wenig spezifisch, da sie z.B. auch bei discoidem Lupus erythematodes, primär chronischer Polyarthritis und Dermatomyositis vorkommt (Tromovitch u. Mitarb., 1961 u.a.). Invitro-Methoden zum Nachweis zellgebundener Immunität können jedoch vorläufig der Diagnostik noch nicht in größerem Umfang nutzbar gemacht werden. Kürzlich wurde mitgeteilt, daß lymphoide Zellen von LED-Patienten bei Inkubation mit DNA in vitro eine sogenannte Transformation erfahren (Hirschhorn). Dank ihrer Einfachheit kann diese Reaktion möglicherweise noch diagnostische Bedeutung erlangen.

5. Die Komplementfunktion bei LED

Bei LED ist oft eine Schwächung der Serumkomplementaktivität festzustellen, vor allem bei Nephropathie aber auch in Fällen ohne klinisch manifeste Nierenerkrankung (Vaughan u.a., 1951). Die dritte Komplementkomponente (C′3) kann nunmehr mittels Immun-Elektrophorese semiquantitativ als β_{1A-C}-Globulin bestimmt werden (Seligmann u. Hahnau, 1958). Miyasato u. Mitarb. (1966) haben diese Technik bei der Untersuchung von 44 Patienten mit LED angewendet und die Ergebnisse mit den klinischen Erscheinungen sowie den Nieren-histologischen Befunden (renale Biopsie) verglichen. Geringes Vorkommen oder gänzliches Fehlen von β_{1A-C}-Globulin war hauptsächlich bei aktiver lupöser Nephritis festzustellen. Somit scheint die Änderung des Komplementgehaltes bei Patienten mit Nierenerkrankungen und/oder Kollagen-Krankheiten für die Differentialdiagnose klinischen Wert besitzen. Abgeschwächte Komplementaktivität ist zwar keineswegs LED-spezifisch, da sie auch bei akuter Glomerulonephritis, mitunter auch bei chronischer Glomerulonephritis sowie bei chronischer aktiver („lupoid") Hepatitis auftritt. Sie kommt aber weder bei primär chronischer Polyarthritis, Rheumatischem Fieber, Dermatomyositis, Sklerodermie noch bei Periarteriitis nodosa vor, die alle normale Komplementwerte zeigen. Nach Miyasato u. Mitarb. (1966) kann die Komplementfunktion auch zur Beurteilung der Wirkung von Cortison-Behandlung bei LED-Nephritis herangezogen werden.

c) Die Bedeutung der immunologischen Störungen für die Pathogenese des LED

Da der LED, dessen Ätiologie unbekannt ist, alle Zeichen einer markanten immunologischen Hyperreaktivität aufweist, wird mancherorts die Auffassung vertreten, daß die bei LED auftretenden Gewebsläsionen durch die immunologischen Faktoren selbst verursacht würden.

1. Zirkulierende Autoantikörper

In Anbetracht der Vielfalt von Autoantikörpern bei LED kam dann auch vor geraumer Zeit der Ausdruck „autoimmune" Erkrankung in Mode. Ganz abgesehen von der sprachlichen Inadvertenz des Wortes „autoimmun" — das eigentlich „unempfänglich gegen sich selbst" bedeutet und somit der Auffassung von der schädlichen Wirkung der Autoimmunität widerspricht — dürfte die Bezeichnung „Autosensitivität" oder „Autoallergie" vorzuziehen sein (Vaughan u. Mitarb., 1966), da bei Autosensitivität oder Autoallergie die Antikörper lediglich *potentiell* schädlich sind.

Einzig und allein bei der immuno-hämolytischen Anämie konnte die pathogene Wirkung antierythrocytärer Autoantikörper in überzeugender Weise dargestellt werden. Hingegen gibt es noch keine stichhaltigen Beweise für eine pathogenetische Wirkung von Autoantikörpern gegen andere zirkulierende Zellen wie Leukocyten und Thrombocyten. Wie bereits erwähnt, besteht außerdem hinsichtlich der Häufigkeit von beispielsweise Thrombocytenantikörpern und Thrombopenie bei LED eine bedeutende Diskrepanz. Vieles scheint dafür zu sprechen, daß die übrigen Autoantikörper, vor allem ANF, nur Sekundärphänomene ohne sichere pathogenetische Bedeutung darstellen:

Sie kommen auch bei gesunden Individuen vor.

Transfusion von Faktor-reichem Plasma ruft beim Empfänger keine Krankheitssymptome hervor.

Neugeborene, deren Mutter an aktivem LED leiden und ANF-positiv reagieren, erkranken zwar nicht an LED, besitzen aber oft zirkulierende antinukleäre Faktoren.

Überhaupt scheinen Autoantikörper bei Gewebsschäden verschiedenster Art wie z. B. beim Herzinfarkt aufzutreten (Gery u. Mitarb., 1960).

Seren mit hochtitrigen antinukleären Antikörpern von LED-Patienten rufen in vitro bei humanen Amnionzellen keine Schäden hervor, ja, zeigen nicht einmal Bindung an diese (Ward u. Mitarb., 1964). Auch bei Vorbehandlung derartiger Zellen mit Trypsin verhalten sich LED-Seren weder mit noch ohne Komplement cytotoxisch. Die antinukleären Faktoren vermögen nämlich die unbeschädigte Zellmembran nicht zu durchdringen.

Überraschenderweise ist beim LED keine Parallellität zwischen der klinischen Aktivität und dem Autoantikörper-Titer bzw. der Hypergammaglobulinämie festzustellen. Auch Untersuchungen mit Isotopen-markiertem IgG zeigen eine markante Steigerung des Umsatzes (oft 5—6fache Synthetisierung der Normalmenge) bei klinisch ruhigem wie auch bei akutem LED (Olhagen u. Mitarb., 1963; Ahlinder u. Mitarb., 1966). Ganz allgemein haben aber chronische Fälle von LED höhere Gammaglobulinwerte als subakute (Benditt u. Walker, 1948 u. a.).

Im Zusammenhang mit dem Rheumafaktor erhob sich erneut die Frage, ob die Autoantikörper eine nützliche Funktion erfüllen. Der Rheumafaktor ist nämlich bei LED ohne Nephritis häufiger zu beobachten als bei LED mit Nephritis (Davis u. Bollet, 1966). Daher wird vermutet, daß der Rheumafaktor imstande ist, jene *zirkulierenden Antigen-Antikörper-Komplexe* zu neutralisieren, die im Laufe der letzten Jahre in der Diskussion über die immunologisch bedingten Schäden bei LED immer häufiger erwähnt wurden. Als Ausgangspunkt dienen hierbei die von Dixon u. Mitarb. (1961) durchgeführten Untersuchungen an Tieren, aus denen hervorgeht, daß die zirkulierenden Antigen-Antikörper-Komplexe — unabhängig von der Natur des betreffenden Antigens — durch Präzipitation Gefäß- und Nierenschäden verursachen.

Beim Lupus konnte mittels Immunofluoreszenz gebundenes Gammaglobulin sowohlin den Gefäßwänden (Lachmann u. Mitarb., 1962; Paronetto u. Kofler) als auch in den Glomerula (Morse u. Mitarb., 1962) und in der Haut (Kalsbeek u. Cormane, 1964 u. a.) nachgewiesen werden. In den Glomerula war außerdem noch Komplement festzustellen (Lachmann u. Mitarb. u. a., 1962). Manches spricht auch für ein Vorkommen von Anti-DNA in den Glomerula bei LED-Nephritis (siehe unten). Der geringe Gehalt an Komplement bei LED-Nephritis könnte somit im wesentlichen auf eine Antigen-Antikörper-Reaktion in den Glomerula und Gefäßwänden zurückzuführen zu sein.

Wie bereits erwähnt, können Antigen-Antikörper-Komplexe unabhängig von der Art des Antigens Gefäßschäden verursachen. Für den LED hat nun DNA durch die kürzlich von Tan u. Mitarb. (1966) gemachten Beobachtungen an Bedeutung gewonnen. Es ergab sich nämlich, daß im Serum normalerweise so viel DNA vorkommt, daß die Bildung von Komplexen mit DNA-Antikörpern möglich ist. Dies trifft vor allem für Seren von Patienten mit akutem Lupus zu, aber auch für solche, die von Patienten mit gewissen Erkrankungen der Leber (Cholangiolitis, Leberkrebs) oder Lymphosarkom stammen, jedoch nicht für Normalseren. Der serologische Befund ein und desselben Patenten mit LED ergab bei einer Gelegenheit DNA, bei einer anderen Anti-DNA. Sowohl Präzipitationstest wie auch Komplementbindungsreaktion zeigten, daß die Seren miteinander reagierten. Tan u. Mitarb. (1966) nehmen an, daß Komplexe von DNA und Anti-DNA bei LED Nierenschäden verursachen.

2. Zellgebundene Antikörper

Im Rahmen der pathogenetischen Diskussion der Kollagenosen ist in jüngster Zeit die zellgebundene Immunität stark in den Vordergrund getreten. Mittels Lymphocyten eines Versuchstieres mit experimenteller Arthritis konnte nämlich Arthritis auf andere Tiere übertragen (Pearson u. Wood, 1964), mittels Antilymphocytenserum jedoch verhindert werden (Currey u. Ziff, 1966). In diesem Zusammenhang sind die kürzlich von Trayanova u. Mitarb. (1966) mitgeteilten Versuchsergebnisse von größtem Interesse, denen zufolge in Gewebskulturen gezüchtete Lymphocyten von LED-Patienten in vitro eine Zerstörung humaner Fibroblasten bzw. Nierenzellen bewirken. Auch die von Olhagen und Franksson (1965) an LED-Patienten gemachten Therapieversuche mit ductus-thoracicus-Drainage bei Arthritis sprechen für eine pathogenetische Rolle der Lymphocyten. Der Abfluß großer Mengen Lymphocyten-reicher Lymphe führte zu einer raschen Verbesserung der Gelenksymptome, jedoch nur während der Dauer der Drainage. Die bei LED mit Nephritis mittels immunosuppressiver Therapie erzielten Ergebnisse, besonders mit Azathioprin und 6-Mercaptopurin (Adams u. Mitarb., 1967; Lorentzen u. Mitarb., 1966) sprechen ebenfalls für eine pathogenetische Rolle der zellgebundenen Reaktivität bei LED (wie bekannt besitzt auch Cortison lymphocytolytische Wirkung).

3. Verursacht ein exogenes Antigen die immunologische Reaktion bei LED?

Die intensive Suche nach exogenen Faktoren ist bisher wenig erfolgreich gewesen, ergab aber doch Anhaltspunkte für die Annahme einer Virusgenese bei gewissen Formen von immuno-hämolytischer Anämie (Loghem u. Mitarb., 1963). Zu erwähnen wäre auch, daß Mellors (1966) kürzlich die Isolierung eines Virus-ähnlichen Agens in den Geweben neuseeländischer Bielschowsky-Mäuse mit LED-ähnlichem Syndrom gelang. Mittels-Gewebskulturen konnte Mycoplasma in Blut und Gelenkflüssigkeit sowohl bei LED als auch primär chronischer Polyarthritis nachgewiesen werden (Bartholomew u. Himes, 1965). Allerdings konnten diese Beobachtungen bisher noch nicht verifiziert

werden (Barnett u. Mitarb., 1966). In ganz andere Richtung bewegen sich die von Månsson und Olhagen (1966) eingeleiteten Untersuchungen, die darauf abzielen, die Rolle
der anaeroben Darmbakterien bei Kollagen-Krankheiten zu studieren. Vor allem bei
primär chronischer Polyarthritis, aber auch bei LED und Psoriasis-Arthritis konnte
sehr häufig im Darminhalt ein bisher nicht beschriebener Typus von Clostridium perfringens beobachtet werden, der bei gesunden Individuen noch nicht angetroffen
wurde. Die Bildung von Antitoxinen gegen Clostridium perfringens-Toxin sowie der
positive Kutantest (Typ „verzögerte Überempfindlichkeitsreaktion") gegen Alpha-
Toxine der betreffenden Mikrobe bezeugen eine immunologische Reaktion der
Patienten (Månsson u. Olhagen, 1966). Es ist aber noch abzuwarten, welche Bedeutung diesen Beobachtungen zukommt.

d) Pharmakologisch induzierte LED-Syndrome

Praktische wie theoretische Bedeutung ist dem Umstand zuzumessen, daß verschiedene Pharmaka offensichtlich ein LED-Syndrom hervorrufen können. Diese Komplikation ist vor allem bei der Behandlung der Hypertonie mit Apresolin zu beobachten,
bei der sie aufgrund langdauernder Medikation mäßiger oder hoher Dosen in etwa
10% der Fälle auftritt („Hydralazinsyndrom"). Desgleichen scheinen Antiepileptika
wie Hydantoin — und Oxazolidindionpräparate LED-ähnliche Erkrankungen hervorrufen zu können (Lindquist, 1957 u. a.). Diese Erscheinungen sind zwar reversibel,
können aber bei erneuter Medikation wieder auftreten. Beobachtungen von Holley
(1961) scheinen dafür zu sprechen, daß diese „iatrogenen Lupus-Zustände" besonders
bei Individuen aus Familien mit gehäuftem Vorkommen autoimmuner Serumreaktionen vorkommen.

e) LED — eine Frage immunologischer Hyperreaktivität?

Das Rheumatische Fieber darf dank der immunologischen Überkreuzreaktion zwi-
schen Streptokokken-Antikörpern und Herzmuskelgewebe mit gewissem Recht als
Musterbeispiel einer autoallergischen Erkrankung gelten (Kaplan u. Mitarb., 1965). Die
Möglichkeit eines ähnlichen Vorganges bei LED wurde mehrfach unterstrichen. Der
DNA-Faktor besitzt keine Artspezifität, sondern reagiert sowohl mit humanem als
auch animalem und bakteriellem DNA (Stollar u. Mitarb., 1962 u. a.). Die antinukleäre
Hyperreaktivität braucht sich also primär keineswegs gegen die eigenen Gewebe zu
richten, sondern kann vielmehr gegen DNA der Umgebung gerichtet sein, z. B. solche
von Bakterienkörpern. Somit könnte eine Überkreuzreaktion der Antikörper gegen
DNA mit körpereigenen Zellen angenommen werden. Die Vielfalt der bei LED auftretenden Autoantikörper macht diese Annahme jedoch wenig wahrscheinlich und
führte daher zur Postulierung einer Hyperreaktivität der immunologischen Bereitschaft bei dieser Krankheit (Holman u. a., 1959). Bisher liegen aber nur wenige experimentelle Untersuchungen einer derartigen Hyperreaktivität vor. Meiselas u. Mitarb. (1961) stellten fest, daß Patienten mit LED und solche mit Rheumatischem Fieber
eine erhöhte Produktion von Antikörpern gegen gewisse potente Antigene wie Brucella zeigen. Eine derartige Steigerung der Antikörperbildung konnte jedoch von anderen Forschern nicht bestätigt werden (z. B. Sarkany, 1961) und vor kurzem konnte Baum
(1961) sogar eine kutane *Hypo*reaktivität gegen Brucella-Antigen feststellen. Untersuchungen mittels Kutantest gegen Bakterien und Pilzantigene sowie DNA haben
auch keine Belege für eine zellgebundene Hyperreaktivität erbracht (Block u. Mit-

arb., 1966). Patienten mit LED zeigten aber eine etwas stärkere Hautreaktion als die Kontrollgruppe. Lediglich die Untersuchungen von Zingale u. Mitarb. (1963) geben gewisse Anhaltspunkte für die Annahme einer generellen Hyperreaktivität bei LED: kleine, subkutan injizierte Mengen inkompatibler Blutgruppensubstanz führten in mehreren Fällen innerhalb von 2—3 Wochen zur Bildung verschiedener Autoantikörper, was aus dem Auftreten von Antikoagulansfaktoren sowie aus einer vorübergehend, biologisch falsch positiven Wassermann-Reaktion hervorging.

Die Ursachen der postulierten Hyperreaktivität bei LED sind unbekannt, doch deutet vieles auf einen genetisch bedingten Defekt der immunologischen Bereitschaft hin. Mehrere Forscher konnten bei nahen Verwandten von LED-Patienten eine Häufung von primär chronischer Polyarthritis, LED, Hypergammaglobulinämie und Agammaglobulinämie beobachten (Holman u. Deicher, 1960; Leonhardt u. a., 1964). Auch rheumaserologische Reaktionen wie ANF- und Rheumafaktor-Test geben bei gesunden Verwandten solcher Patienten häufiger positiven Ausschlag (Morteo u. Mitarb., 1961).

Die Rolle des Thymus bei diesen Vorgängen ist unbekannt. Bei Fällen von akutem LED konnte mitunter eine höhere Frequenz von Germinalzentren mit Anhäufungen von Plasmazellen im Thymusgewebe beobachtet werden (MacKay u. de Gail, 1963). Thymektomie bei Patienten mit schwerem LED verblieb jedoch ohne Einfluß auf den Krankheitsverlauf (MacKay u. Smalley, 1966; Milne u. Mitarb., 1967).

Die von Burnett lancierte Theorie einer somatischen Mutation immunologisch kompetenter Lymphocyten bei gleichzeitigem Abbau der immunologischen Toleranz kann schwerlich akzeptiert werden, da LED in gewissen Fällen ja völlig zurückgehen kann. Bei einem unserer eigenen Patienten mit klassischem LED ging dieser nach Behandlung einer komplizierenden tuberkulösen Meningitis mit Tuberkulostatika vollständig zurück und ist bisher, d. h. 8 Jahre später, noch nicht wieder in Erscheinung getreten. Auch pharmakologisch induziertes LED-Syndrom erweist sich im allgemeinen als völlig reversibel, sobald die exogenen Faktoren ausgeschaltet sind. Möglicherweise haben die autoimmunologischen Spekulationen zu einem gewissen Defaitismus in der Beurteilung der Möglichkeiten der äthiologischen und pathogenetischen Erforschung der Kollagenosen geführt. Man möge sich aber beispielsweise mit Waaler (1942) vorstellen, daß die Entdeckung einer derart typischen, „autoimmunen" Serumreaktion wie der Wassermann-Reaktion vor der Entdeckung der Spiro chaetapallida erfolgt wäre, um einzusehen, daß dann vielleicht auch die Erforschung der Lues-Äthiologie zu langen Umwegen gezwungen worden wäre.

Der experimentelle entzündliche Rheumatismus

F. Delbarre

Die Auslösung einer experimentellen Arthritis bietet die Mittel zum besseren Verständnis des menschlichen Rheumatismus und der Wirkung der Antirheumatika, sowie zur Auslese neuer Mittel.

Von vorneherein müssen *Vorbehalte* gemacht werden. Die beim Tier erzeugte Entzündung unterscheidet sich meist von dem, was man beim Menschen beobachtet. Ursache und Mechanismen sind verschieden, und wir beschränken uns oft darauf, einen zeitlich begrenzten und nicht weiter unterhaltenen Prozeß auszulösen, ohne die beim Menschen beobachteten Syndrome, zum Beispiel den chronischen Rheumatismus, die Spondylarthritis ankylopoetica und die Arthrosen, zu reproduzieren.

Die Tierversuche bleiben jedoch unersetzlich. In der experimentellen Pathologie braucht man sich um die Toxizität nicht allzusehr zu kümmern und kann Reihen vergleichbarer Tiere verwenden, die Opfer einer Entzündung gleicher Art und Intensität sind. Der beim Menschen so störende Plazeboeffekt braucht nicht berücksichtigt zu werden.

Die Tests zum Studium der experimentellen Entzündung und der Antirheumatika sind sehr zahlreich und verschiedenartig (Delbarre u. Mitarb., 1964a; R. Marcy, 1961; D. L. Gardner, 1960).

Man verwendet *verschiedene Tiere* (vor allem Ratten, selten Kaninchen, Meerschweinchen, Mäuse und Affen), *verschiedene Reizstoffe* (chemische: Formalin, Krotonöl, Silbernitrat, Terpentinöl; physikalische: Kaolin, Ultraviolettstrahlen; biologische: Kantharidin, Eieralbumin, Dextran, Serotonin, Bradykinin usw.) und *verschiedene Untersuchungsmethoden*. Man mißt die Volumzunahme einer Pfote, die Zahl und Intensität der Arthritiden usw.

Versuche wie zum Beispiel jene mit „pellets" und experimentellen Granulomen entsprechen zwar nicht echten Arthritiden, sind aber trotzdem von großem Interesse (K. F. Benitz u. L. M. Hall, 1959).

Wir wollen uns auf Beispiele beschränken und die Tests in 6 Gruppen einteilen[1]:

1. Die Tests der „Arthritis" der Rattenpfote (Formalin, Kaolin, Viscarin, Serotonin), welche die akute Entzündungsphase erforschen.

2. Der Test des subkutanen „pellet" (Ratten), das 8 Tage nach der Implantation entfernt wird, untersucht die zelluläre Spätreaktion und die Fibroblastenproliferation.

3. Das Granulom an der Ratte, das 8 Tage nach einer subkutanen Injektion von Viscarin beurteilt wird, erforscht die Kollagenbildung (Benitz und Hall, 1959).

4. Die durch *Mycoplasma arthritidis* induzierte Polyarthritis der Ratte kommt dem menschlichen Rheumatismus insoweit am nächsten, als sie komplexe biologische und immunologische Erscheinungen aufweist (Delbarre u. Mitarb., 1964b).

5. Die durch Freundsches Adjuvans induzierten Polyarthritiden, die der Humanpathologie noch näher kommen, sind sich selbst unterhaltende Krankheiten, bei denen keine lebenden Agenzien im Spiel sind (C. M. Pearson, 1956; C. M. Pearson u. Mitarb., 1963).

6. Verschiedene Arthritiden und Polyarthritiden.

a) Die „Arthritiden" der Planta der Rattenpfote

Die Injektion verschiedener Stoffe unter die Planta der Rattenpfote bewirkt eine „Arthritis", die ein Studium der Initialphase des Entzündungsprozesses ermöglicht.

Man verwendete zunächst Formalin und Kaolin, die eine rasch eintretende Entzündung mit Freisetzung von Histamin auslösen, zieht aber jetzt Stoffe wie Serotonin vor, die durch spezifischere Mechanismen wirken.

Dextran und Eieralbumin erzeugen gleichzeitig Histamin und Serotonin. Die Natur des Viscarinödems ist weniger klar, denn es treten weder Serotonin noch Histamin auf. Man weiß auch noch wenig über die Rolle des Bradykinins, das bei der Reaktion auf Formalin und Dextran im Spiel sein könnte.

---

[1] Nur die Gruppen 1, 4, 5 und 6, die Arthritiden oder Paraarthritiden entsprechen, sollen in dieser Arbeit untersucht werden.

Diese Ödeme ermöglichen die Untersuchung der allerersten Entzündungsphasen, die man in den Minuten und Stunden unmittelbar nach der Injektion mit einem Mikrometer oder einem Plethysmographen mißt.

Sie gestatten es, die Wirkung gewisser Zwischenstoffe (Histamin, Serotonin, Bradykinin) und Medikamente durch Vergleich mit Kontrolltieren zu bestimmen. So kann man die prozentuelle Zunahme des Pfotenvolumens zu einem gegebenen Zeitpunkt, bezogen auf das Ausgangsvolumen oder auf nicht behandelte Tiere, messen. Dieses Phänomen läßt sich auch graphisch darstellen, indem man auf der Abszisse die Zeiten und auf der Ordinate die entsprechenden Prozentzahlen der Volumzunahme der Pfote, bezogen auf Kontrolltiere, aufträgt.

Schwache Dosen *Azetylsalizylsäure* (150—300 mg/kg per os) hemmen die Serotonin- und Viscarinarthritiden signifikant. Es sind aber hohe Dosen nötig, um die Dextran- und Eieralbuminarrthritiden zu hemmen. Das Formalinödem wird nicht beeinflußt.

Phenylbutazon (100 mg/kg) wirkt sehr stark auf die Kaolin- oder Viscarinödeme. Weniger deutlich ist der antiödematöse Effekt bei der Formalin- und Eieralbuminarthritis; beim Serotonin- und Dextranödem ist er selbst bei nahezu toxischen Dosen nicht signifikant.

Deltakortison per os hat in diesen Tests nur eine mäßige Wirkung.

Indometazin (1—9 mg/kg) wirkt sehr stark auf Viscarin- und Kaolinödeme (Delbarre u. Mitarb., 1965); die *Fluphenaminsäure* und die *Mephenaminsäure* wirken auf das Kaolinödem, aber nur die erstere verhindert das Viscarinödem (Delbarre u. Mitarb., 1965).

Die subplantare, paraartikuläre Injektion verschiedener Stoffe gestattet also die Untersuchung der ersten Phasen der experimentellen Entzündung.

Durchführung und Beurteilung dieser Tests sind einfach unter der Bedingung, daß das Phänomen sorgfältig gemessen und dabei vor allem die Zeiten genau eingehalten werden.

Antihistaminika, Serotoninhemmer und Sympathikomimetika sind wirksam, wenn die wichtigsten chemischen Zwischenstoffe mit ihren Wirkungen dominieren, zum Beispiel beim Dextran- oder Eieralbuminödem (Histaminsekretion) oder beim Serotoninödem; sie sind aber wenig wirksam bei anderen Entzündungsarten, die das Ergebnis eines komplizierteren Prozesses sind.

Die Tests der „Arthritis" der Rattenpfote ermöglichen eine Beurteilung der Wirkung der Antiphlogistika.

Phenylbutazon ist das Mittel der Wahl für die ersten Stadien der Entzündung. Es ist sogar das einzige Präparat, welches das Kaolinödem verhindert. Das Viscarinödem spricht ebenfalls sehr gut auf Pyrazolone an.

Deltakortison hat dagegen nur in sehr hohen Dosen eine Wirkung. Indometazin wirkt sehr gut auf die ersten, aber auch auf die letzten Phasen der Entzündung, was ohne Zweifel eine Erklärung für das in der Klinik zu beobachtende breite Wirkungsspektrum ist.

b) Die Polyarthritis der Ratte, induziert durch Mycoplasma arthritidis
Selbst wenn gut definierte Reizstoffe wie Eieralbumin oder Serotonin eingesetzt werden, gehen die genannten Versuche hauptsächlich den Physiologen und Pharmakologen an. Sie entfernen uns von unserem Krankheitsbild, da sie, genau genommen,

keine Arthritis erzeugen und einen lokalen, zum vornherein begrenzten Prozeß betreffen, der sich von den Erscheinungen beim menschlichen Rheumatismus unterscheidet.

Jasmin (1957) beschrieb eine durch Injektion eines Extrakts von Lymphogranuloma Murphy bei adrenelektomierten Ratten reproduzierbare zyklische Polyarthritis. Die Krankheit ist vergleichbar mit der durche in pleuropneumonia-like organism (PPLO; Stamm L_4), (Findlay u. Mitarb., 1938) verursachten spontanen Polyarthritis der Ratte.

Auch dieses Modell stimmt mit der gewöhnlichen Pathologie noch nicht überein, obwohl die beiderseitige Nebennierenentfernung und ihre Kompensation durch DOCA nicht notwendig sind. Die Polyarhtritis tritt mit derselben Häufigkeit, derselben Verlaufsform und derselben Intensität bei der unversehrten Ratte auf (Delbarre u. Mitarb., 1964b). Eine Dextraninjektion, die ein anaphylaktoides Ödem erzeugt, begünstigt die Lokalisation der Entzündung im Bindegewebe.

Diese Methode ist klar festgelegt (Delbarre u. Mitarb., 1964b).

1. Phase: Man transplantiert bei der weißen Wistar-Ratte ein Lymphosarkom Murphy, das man regelmäßig, zum Beispiel alle 14 Tage, überimpft.

2. Phase: Ein Tumorstückchen wird in physiologischer Kochsalzlösung zerrieben (1 g zur Erzeugung der Polyarthritis bei einer Ratte). Man läßt die Reibmasse absetzen und fängt die Oberschicht auf, die dann zusammen mit der Luft einer anderen Ratte unter die Haut injiziert wird. Der so erzeugte Sack füllt sich mit einer trüben Flüssigkeit, dem arthrogenen Exsudat.

3. Phase: Dies ist das Stadium der Auslösung der Polyarhtritis bei weiteren Ratten durch Injektion eines Gemisches von gleichen Teilen arthrogenen Exsudats und 6%iger Dextranlösung.

Die Polyarthritis tritt am 3. oder 4. Tag auf und erreicht zwischen dem 8. und 10. Tag ihren Höhepunkt. Sie befällt vorwiegend die distalen Gelenke: Tibiotarsalgelenke, Radiokarpalgelenke, Fußwurzeln, Handwurzeln sowie Interphalangealgelenke. Die Haut ist rot, heiß und geschwollen; die Blutkörperchensenkungsgeschwindigkeit ist beschleunigt. Die Arthritiden eitern niemals. Die Rückbildung beginnt etwa am 12. Tag, und die Entzündung heilt in 3—4 Wochen mit einer fibrösen Gelenkversteifung ab. Die Waaler-Rose-Reaktion bleibt negativ.

Man mißt täglich an jedem Gelenk einen *Arthritisindex*, indem man den Normalzustand mit 0, ein Erythem mit 1, das gleichzeitige Vorliegen von Rötung und Schwellung mit 2, den Befund einer Pseudophlegmone mit 3 bezeichnet. Die Summe dieser Indizes bestimmt jeden Tag für jedes Tier einen *Entzündungsindex*, dessen theoretischer Höchstwert 48 ist. Für pharmakologische und therapeutische Forschungen vergleicht man die Mittelwerte der Indizes von Reihen behandelter Tiere mit jenen von Kontrolltierreihen.

Normalerweise nimmt der Entzündungsindex 8—9 Tage lang zu, geht dann durch ein Maximum und fällt nach dem 12. Tag wieder ab, wobei gewisse Arthritiden zurückgehen und die Entzündung in jedem Gelenk abnimmt.

Die besten Ergebnisse erhält man am 9. oder 10. Tag mit 0,5 ml Exsudat; ein Überschreiten dieser Dosis ist sinnlos. In unserem Laboratorium ist der Entzündungsindex $9{,}45 \pm 0{,}72$ am 6. Tag und $16{,}02 \pm 1{,}12$ am 9. Tag.

Gewisse *bakteriologische Sachverhalte* sind wichtig. Weder in der Masse eines zerriebenen Tumors noch im Exsudat eines subkutanen Sacks noch im Inhalt erkrankter

Gelenke lassen sich bei der direkten Untersuchung Keime nachweisen. Man züchtet jedoch *Mycobacterium arthritidis* aus diesen Produkten auf Gelose, auf PPLO-angereicherter Bouillon und auf Ei, das 7 Tage vorher durch Inokulation in das Eidotter befruchtet worden war[2].

Das arthrogene Exsudat ist nach 30 Minuten UV-Bestrahlung nicht mehr aktiv. Die Polyarthritis kann durch Immunisierung der Ratten mit kleinen Dosen Exsudat oder UV-bestrahltem Produkt verhindert oder passiv durch Injektion von Serum, Ganglienzellen oder Milzzellen immuner Tiere ausgelöst werden (Kahan, Delbarre u. Mitarb., 1964a und b).

Der *pathologisch-anatomische* Befund zeigt Gelenke mit entzündlichen Infiltraten im periartikulären Bindegewebe und in der Synovialmembran. Letztere bildet, erheblich verdickt, eine Zunge zwischen den Gelenkflächen, deren Knorpel zunächst wenig angegriffen ist. Das Infiltrat ist polymorph und reich an polymorphkernigen Leukozyten, jungen Fibroblasten und Kapillaren.

Später enthält das Infiltrat keine mononukleären Elemente mehr, und das Bindegewebsgerüst hat weniger Zellen und weniger Gefäße, dafür aber mehr kollagene Fasern. Der Knorpel verschwindet an einzelnen Stellen, da seine Oberfläche durch längliche Zellen maskiert wird, als ob eine Fibroblastenschicht seine Stelle einnehmen würde.

Schließlich ist die mykoplasmainduzierte Polyarthritis der Ratte ein bequemes Modell, das sich von den Arthropathien des Menschen aber durch seine Ätiologie und Pathogenese unterscheidet und daher nicht verwendet werden kann, um unsere Rheumatismusformen zu verstehen. Sie kann durch Ursache oder Folgen beeinflußende Medikamente geheilt bzw. verhindert werden, das heißt es ist in verschiedenen Phasen der Entzündung möglich, durch Stoffe einzugreifen.

Azetylsalizylsäure (50 mg/kg) und Phenylbutazon (bis zu 150 mg/kg per os) haben keine Wirkung auf die durch *Mycoplasma arthritidis* induzierte Polyarthritis, ein Ergebnis, das die Resultate der anderen Tests der Spätphase der Entzündung bestätigt.

Deltakortison übt dagegen auf die Ausbreitung und Intensität der Arthritiden eine starke Wirkung aus, die sich als eine lineare Funktion des Logarithmus der Dosen zwischen 2 und 8 mg/kg per os darstellt. Die durch die lineare Regression bedingte Variation ist mit mehr als 1% signifikant. Der Regressionskoeffizient beträgt $-1{,}25 \pm 1{,}73$ (für $p = 0{,}05$).

Indometazin (2,5 und 5 mg/kg per os) hat einen ähnlichen polyarthritishemmenden Effekt wie die Kortikoide. Die Reduktion der Entzündung im Vergleich zu den Kontrollen beträgt 58% mit einem signifikanten F-Test von über 1%.

Indometazin, das auf die erste Phase einen dem Phenylbutazon ähnlichen, dem Deltakortison aber unterlegenen Effekt hat, nähert sich jedoch letzterem in seiner Wirkung auf die Spätphase, die durch Phenylbutazon überhaupt nicht beeinflußt wird.

Von den Anthranilsäurederivaten ist die Fluphenaminsäure das einzige mit einer interessanten Wirkung. Die Mephenaminsäure ist in den verwendbaren Dosen wirkungslos.

---

[2] Die Arthritis ist das Ergebnis der Verseuchung des Lymphosarkoms durch PPLO, Stamm L_4. Die Ratten mit Tumoren oder Granulomsäcken am Rücken erkranken jedoch nur ausnahmsweise an Arthritis.

Die Malariamittel haben keinen Einfluß auf die mykoplasmainduzierte Polyarthritis; die vorherige Injektion von Goldsalzen kann sie jedoch verhindern.

Natriumaurothiopropanolsulfonat (2,5 mg/kg) schwächt die polyarthritische Entzündung signifikant ab: Die Abnahme des Entzündungsindexes in Prozenten, bezogen auf die Kontrollen, erreicht je nach den Versuchen 47—97% mit hochsignifikanten Ergebnissen ($p = 0,01$).

c) Polyarthritis der Ratte durch Injektion von Freundschem Adjuvans

Die durch *Mycoplasma arthritidis* induzierte Polyarthritis unterscheidet sich von der beim Menschen, denn bei ihm konnten die PPLO nicht mit Sicherheit angeschuldigt werden, zumindest nicht in der Rheumatologie. Da die rheumatische Polyarthritis chronischer verläuft, sich selbst unterhält und abweichende histologische Merkmale aufweist, hat man nach anderen experimentellen Modellen gesucht.

Die Injektion eines Gemisches aus komplettem Freundschem Adjuvans und mykobakteriellen Stoffen kann bei der Ratte neben erheblichen Gelenksymptomen zu viszeralen Veränderungen führen. Die Inzidenz, die Latenzzeit, die Ausbreitung und die Intensität der Polyarthritis wechseln je nach den verwendeten Substanzen, der Injektionsstelle, dem Alter und den Stämmen.

Es spielen hier besondere Mechanismen, ohne Zweifel immunologischer Natur, eine Rolle, da die abgetöteten Bakterienkörper zwar wirksam sind, ihre alleinige Injektion ohne Mischung mit dem Freundschen Adjuvans aber wirkungslos bleibt.

Pearson (1963) injiziert zum Beispiel in die Hinterpfote 0,5 ml einer Suspension von Bazillus Koch (Zucht Jamaica 22) in Mineralöl (3 mg Bakterienstoff je ml Öl).

Man kann auch in den Nacken 0,5 ml eines Gemisches aus 1 mg Wachs D von Koch-Bazillen und 1 ml Suspension, bestehend aus 4 Teilen Mineralöl, 4 Teilen physiologischer Kochsalzlösung und 1 Teil Emulgator, injizieren.

Ward injiziert in das Plantarpolster 0,6 ml eines Gemisches aus Mineralöl und *Mycobacterium butyricum* (6 mg je 1 ml Öl).

Newbould verwendet ebenfalls menschliche Koch-Bazillen, suspendiert in Paraffin, wobei die Injektion in die Hinterpfote erfolgt.

BCG (Bakterienkörper), Bazillus Stefanski (zerriebenes Leprom) und *Mycobacterium phlei* verursachen ebenfalls Polyarthritiden, wenn sie mit dem Freundschen Adjuvans gemischt werden. Interessant ist, daß man mit gereinigten Stoffen aus Tuberkelbazillen Polyarthritiden erzeugen kann. Die D-Wachse, die aus den Wänden der Mykobakterien stammen, geben bis zu 100% positive Resultate, während die A-, B- und C-Wachse und die D-Wachse bovinen Ursprungs wirksam sind (Lacapère u. Mitarb., 1964; Lederer).

Wir verwenden nach J. Lacapère u. Mitarb. (1964) das D-Wachs des Bazillus Koch.

Das Wachs (Stamm B. K. Canetti oder Brevannes) wird in einem Teil Tween 80, 4 Teilen Paraffinöl und 4 Teilen physiologischer Kochsalzlösung homogenisiert (1 mg Wachs je ml). Das Gemisch wird bei 120°, 30 Minuten lang sterilisiert und vor Gebrauch geschüttelt.

Man injiziert 0,5 ml desselben in die Planta der Hinterpfote 30—90 Tage alter Ratten (Wistar oder Long Evans).

Die Reaktion ist je nach Alter verschieden. Von den Neugeborenen reagieren nur wenige (etwa 10%) und spät (nach einem Monat) mit einer geringfügigen und flüchtigen Entzündung.

1 Woche alte Ratten sprechen zahlreicher an (30%) und mit einer kürzeren Inkubationszeit; die Polyarthritis aber immer noch geringfügig. Im Alter von 2 Wochen sind die Arthritiden noch zahlreicher und stärker, und bei Tieren von 1—3 Monaten ist das Phänomen am deutlichsten (Reaktion bei 90—100% der Fälle), nach einer Inkubation von 15—20 Tagen.

Es gibt zwei Arten von Gelenkreaktionen, und zwar:

Die *frühzeitigen Reaktionen* an der Injektionsstelle, die unspezifisch sind und zweifelsohne durch die Reizwirkung des Stoffes erzeugt werden, treten binnen 24 Stunden auf und spielen sich ohne auffallende Erscheinungen in einer Woche ab.

Die *sekundäre Polyarthritis* erscheint 10—25 Tage nach der Injektion als verzögerte Überempfindlichkeitsreaktion in Form einer Schwellung einer oder mehrerer Pfoten oder eines Teiles der Pfoten oder von Flecken über den Interphalangeal-, Metakarpo- oder Metatarsophalangealgelenken. Es handelt sich um einen entzündlichen wandernden Rheumatismus, der oft die unbehaarten Partien der Extremitäten, die Sehnen und ihre Scheiden sowie die Schwanzgelenke befällt.

Bei der Wistar-Ratte findet man eine spindelförmige Auftreibung der proximalen Interphalangealgelenke und der Zehengrundgelenke. Bei Long-Evans Ratten überwiegt die Auftreibung der Fußwurzelgelenke, der Ferse sowie der Metatarso- und Metakarpophalangealgelenke, während die anderen Gelenke meistens verschont bleiben.

Die Entzündung verläuft subakut und dauert einige Wochen. Sie ist bei manchen Tieren leicht und flüchtig, bei anderen stark und länger anhaltend, bei anderen wieder schwer und dauerhaft mit Beeinträchtigung des Allgeminizustands, Fieber, Gewichtsverlust und Übergang in ein chronisches Leiden mit Dauerschäden und Gelenkversteifungen.

Die Läsionen des Schwanzes setzen etwa am 15. Tag in Form einer Rötung und knotigen Schwellung mit Schuppung an der Schwanzwurzel ein. Manchmal findet sich an mehreren Segmenten eine beulige Auftreibung. Röntgenologische Veränderungen können vorhanden sein, während der Zustand klinisch stumm bleibt.

Die adjuvansinduzierte Polyarthritis kann mit *viszeralen Läsionen* einhergehen, die man ohne sie nie beobachtet. Die Satellitenganglien der inokulierten Pfote und der befallenen Gelenke sind geschwollen, außerdem sind Hautveränderungen vorhanden: Knötchen unter der unbehaarten Haut, flüchtige Erytheme, chronische Dermatose usw. Läsionen der Augenschleimhäute (Konjunktivitis, Keratitis, Iridozyklitis), des Urogenitaltrakts (Urethritis und Balanoposthitis) und des Verdauungstrakts (Durchfälle) erinnern an die Symptome beim Morbus Fiessinger-Leroy-Reiter.

Die histologischen Veränderungen verdienen eine eingehende Besprechung, um die Stellung der adjuvansinduzierten Polyarthritis zu den Erkrankungen des Menschen definieren zu können.

Die Injektion von mycobakteriellen Stoffen in Freundschem Adjuvans bewirkt eine komplexe Arthrosynovitis mit Periarthritis, Tendinitis und Peritendinitis, Bursitis, Periostitis und verschiedenen viszeralen Läsionen.

Die erste Läsion (1., 2. Tag) besteht in einem Ödem und einem Gelenkerguß, in dem Rhagozyten zu finden sind (Delbarre u. Mitarb., 1966 b).

Eine zelluläre Reaktion (Monozyten, undifferenzierte Bindegewebszellen, Lymphozyten und einige wenige polymorphkernige Leukozyten) tritt in 24 Stunden auf, gefolgt von einer Wucherung der Synovialmembran mit Fibrinablagerungen im Gelenk und acidophilen Massen im Bindegewebe, die die Merkmale der fibrinoiden Substanz haben. Die Reaktion besteht in mononukleären Histiozyten, Lymphozyten und Fibroblasten; Neutrophile sind selten.

Das Granulationsgewebe erscheint zwischen dem 5. und 10. Tag mit einem Pannus der subchondralen Regionen, der auf die Knochen und die Sehnen übergreift. Die zelluläre Reaktion des Gelenkergusses (Monozyten und Makrophagen) fixiert die Fibrinablagerungen.

Zwischen dem 11. und 20. Tag beobachtet man das Wachsen des Pannus mit einer Periostreaktion sowie die Invasion des periartikulären und tendinösen Bindegewebes durch Lymphozyten und Plasmozyten. Hyperplastische Synovialzotten dringen zwischen dem 20. und 30. Tag in die Gelenke ein. Das Granulationsgewebe dringt in die subchondrale Zone und die Kortikalis an den Rändern des Gelenkknorpels bis zu den darunterliegenden Markräumen vor. Lymphozytenknötchen treten immer zahlreicher im periartikulären Gewebe auf.

So wuchert vom 30. bis 60. Tag das Granulationsgewebe in die Gelenke ein und zerstört den Knorpel an seinen beiden Flächen mit einer fibrösen Reaktion und einer Knochenneubildung, die mit einer Gelenkversteifung enden kann.

Herde lymphoplasmozytärer Zellen sind in 25% der Fälle selbst nach 1 Jahr noch vorhanden.

Die Läsionen betreffen überwiegend die distalen Gelenke; Knie, Ellbogen, Schultern, Hüften, Hals- und Brustwirbelsäule bleiben verhältnismäßig verschont. Es sind erhebliche Veränderungen der Lumbal- und Sakralwirbel sowie der Schwanzgelenke vorhanden. Die Sakroiliakalgelenke sind häufig betroffen.

Die Gefäßveränderungen sind in den Gelenken niemals erheblich, man findet sie aber im Auge, den Genitalorganen und der Haut in Form vaskulärer und perivaskulärer Infiltrate.

Die in der Lunge, der Leber, dem subkutanen Gewebe und den Genitalorganen gefundenen Granulome scheinen die Folge von Mikroembolien durch das Adjuvans zu sein und nicht in direktem Zusammenhang mit dem zugrunde liegenden Prozeß zu stehen.

Die Veränderungen dieser Polyarthritis gleichen denen der schweren entzündlichen Rheumatismusformen des Menschen. Die Erkrankung der Lendenwirbelsäule und der Kreuz-Darmbein-Region kann mit der Spondylarthritis ankylopoetica verglichen werden, und wenn man auch nie typische rheumatische Knötchen findet, so erinnern doch die Wucherung der Synovialmembran und der Pannus an die Läsionen der rheumatischen Polyarthritis.

Die *bakteriologischen Untersuchungen* sind vergeblich, und die Veränderungen weichen von denen der infektiösen Arthritis oder der PPLO-Arthritis ab. Die Latenzzeit, der Parallelismus zwischen Lokalreaktion und Allgemeinreaktion, die Schwierigkeit, bei sehr jungen Tieren eine Polyarthritis auszulösen, die vorbeugende Wirkung der Bestrahlung, der Kortikoide und der Immunosuppressoren sprechen vielmehr für ein immunologisches Geschehen. Die frühzeitige Entfernung der Satellitenganglien der Injektionsstelle verhindert ebenfalls eine Polyarthritis, die sich übertragen läßt, wenn man Lymphzellen polyarthritischer Tiere normalen Tieren injiziert.

Obwohl man den genauen Mechanismus und das verantwortliche Agens nicht kennt, gibt die Arthritis durch Freundsches Adjuvans Anlaß zu interessanten theoretischen Überlegungen und erlaubt die Siebung antirheumatischer Medikamete.

Man kann nämlich die Reaktion messen (Ward), in dem zum Beispiel ein Entzündungsindex bestimmt wird (Stufe 1 = Erythem; Stufe 2 = gleichzeitiges Vorliegen von Erythem und Schwellung; Stufe 3 = Bild der Pseudophlegmone; Stufe 4 = Nekrose). Newbould mißt die Schwellung mit einem Mikrometer.

Die Primärreaktion, ohne Zweifel einfach eine Reaktion auf das Adjuvans, kann durch die klassischen Antiphlogistika verhindert oder gemildert werden. Kortikoide, Pyrazolone, Indolverbindungen und selbst Salizylate wirken, aber die Chinolinmalariamittel sind unwirksam.

Die meisten Entzündungshemmer wirken auf die sekundäre Polyarthritis, ausgenommen die Azetylsalizylsäure, das Chloroquin und das Hydroxychloroquin. Natriumaurothiomalat hat einen bescheidenen vorbeugenden Effekt.

Es ist von Interesse, hier den Effekt der Immunosuppressoren zu studieren.

6-Merkaptopurin (25—75 mg/kg/24 h 2 Wochen lang nach der Injektion des Adjuvans) verhindert weniger die Primärreaktion als die sekundäre Polyarthritis, deren Häufigkeit es reduziert (Kalliomäki und Saarimaa, 1964).

Metothrexat (0,10—0,25 mg/kg/24 g 2 Wochen lang nach Injektion des Adjuvans) schwächt die primären und sekundären Reaktionen ab, verringert aber nicht ihre Häufigkeit.

Mechlorethamin (eine einzige Dosis von 0,7 mg/kg am Tag der Injektion des Adjuvans) wirkt weder auf die Primärreaktion noch auf die Polyarthritis.

Röntgenbestrahlung (425 r, 24 Stunden vor der Injektion des Adjuvans) schwächt die Primärreaktion, vor allem aber die Stärke der sekundären Polyarthritis ab, ohne ihre Häufigkeit zu reduzieren.

Das Antilymphozytenserum der Ratte wirkt ebenfalls vorbeugend gegen die adjuvansinduzierte Polyarthritis (Currey und M. Ziff, 1966).

Eieralbumin, Serumalbumin, Gammaglobuline vom Rind und Lipopolysaccharide verschiedener Bakterien schützen die Ratte gegen das Adjuvans und die Mykobakterien, zweifelsohne durch Blockierung der reagierenden Stellen der Ceride oder durch Eingreifen in die Stimulation des Lymphsystems.

Das Phytohämagglutinin von *Phaseolus vulgaris* schwächt die Polyarthritis durch diesen Prozeß oder durch eine spezifischere Wirkung auf die Lymphozyten ab (Delbarre u. Mitarb., 1968).

d) Verschiedene experimentelle Rheumatismusformen

Andere experimentelle Rheumatismen sind von Interesse, um die den rheumatischen Entzündungen zugrunde liegenden Prozesse genau zu erfassen.

Homologer Rheumatismus der Ratte

Die Erzeugung des homologen Rheumatismus der Ratte führt zu einem besseren Verständnis der Beziehungen zwischen den Autoimmunkrankheiten, den menschlichen Bindegewebskrankheiten und ihren artikulären Formen.

Die Homologkrankheit, die zum Beispiel erzeugt wird, indem man neugeborenen Ratten die Lymphzellen von Ratten einer anderen Rasse und dann, einige Monate später, eine weitere Dosis derselben Zellen verabfolgt, zeigt außer Allgemeinreaktionen, einem Syndrom der Abstoßung von Autotransplantaten und hämatologischen Symptomen (Anämie, Leukopenie, Thrombopenie) Symptome an den Gelenken, der

Haut und den Eingeweiden, die es verdienen, näher analysiert zu werden (Stastny und Ziff, 1962).

Eine Polyarthritis migrans tritt bei etwa 50% der Fälle 12—40 Tage nach Injektion der Zellen auf. Sie ist zunächst durch akute Zeichen (Schmerz, Schwellung, Rötung) für 2—4 Tage charakterisiert, dann durch eine leichte Schwellung des Gelenks, die sich in 4—15 Tagen zurückbildet.

Die histologische Untersuchung zeigt zunächst eine Dilatation und Anschoppung der Gefäße (hauptsächlich der Kapillaren) der periartikulären Gewebe mit Ödem und Gelenkerguß, dann ein Eindringen von Monozyten, Histiozyten, Lymphozyten und plasmozytoiden Zellen in die periartikulären Gewebe, die Synovialmembran und die Kapsel. Die Gefäßmuskel und -wände sind seltener betroffen. Öfters sieht man eine fibrinoide Degeneration und eine Wucherung der Synovialzellen. Das entzündete Gewebe kann in die Gelenkhöhle eindringen, den Knorpel anfressen und eine Periostreaktion auslösen. Die Restitutio ad integrum ist die Regel.

Das lymphoide Gewebe ist verändert. Die Follikel verschwinden zunächst; dann erscheinen mit der Polyarthritis zahlreiche plasmozytoide Zellen und Histiozyten und dann eine Fibrose.

Die Hautveränderungen lassen sich mit den Erscheinungen bei gewissen Kollagenosen des Menschen mit Infiltraten in der Synovialmembran und der Haut vergleichen. Die Hyperkeratose, die Atrophie der Epidermis, die Akanthose und das Ödem sind den Veränderungen des Lupus erythematodes ähnlich. Die Atrophie der Epidermis, die Vermehrung des Kollagens, das Verschwinden der Epidermisrunzeln erinnern an die Sklerodermie.

Es sind auch erhebliche tiefe Läsionen vorhanden. Das Endokard der Aorten-, Pulmonal- und Trikuspidalklappe kann Sitz eines Ödems, dann einer entzündlichen Reaktion (Lymphozyten, Makrophagen und Plasmozyten) und schließlich einer Fibrose werden. Das Myokard enthält ebenfalls Plasmozyten- und Lymphozyteninfiltrate.

Der homologe Rheumatismus der Ratte scheint die Folge komplexer und schwerer immunologischer Konflikte zu sein. Die Proben aus Gelenken und von anderen Stellen waren immer steril, vor allem was die PPLO anlangt; die Homologkrankheit kann übrigens auch beim keimfreien Tier reproduziert werden.

Rheumatismus durch Injektion von Fibrin
Dumonde und Glynn erhielten Gelenkreaktionen durch Injektion von auto- oder heterologem Fibrin bei sensibilisierten Kaninchen (Dumonde und Glynn, 1962).

Fibrin wurde deshalb gewählt, weil es schlecht löslich und in denaturiertem Zustand an vielen pathologischen Prozessen beteiligt ist.

Die Kaninchen werden zunächst intrakutan durch Humanfibrin oder durch eine Suspension von autologem Fibrin in Freundschem Adjuvans sensibilisiert.

Zur Auslösung einer Arthritis ist die Injektion einer Suspension menschlichen oder autologen Fibrins in ein Knie nötig.

Wenn man sich vom Zustand der Spätsensibilität durch Haut- oder Serumproben überzeugt hat, werden die Gelenkgewebe histologisch untersucht.

Die Veränderungen sind denen der rheumatischen Arthritis ziemlich ähnlich, mit Hyperplasie und Hypertrophie der Randzellen der Synovialmembran, Wucherung von Zotten, Pannus, der den Gelenkknorpel und den angrenzenden Knochen zerstört, knötchenförmigen Lymphozyteninfiltraten, einer diffuseren Entzündung durch Plasmozyten und schließlich amorphen Ablagerungen von gelber Farbe wie das Fibrinoid.

Die Gelenkentzündungen und die Schäden sind bei den mit heterologem Fibrin behandelten Kaninchen schwerer, von längerer Dauer und häufiger, die wichtigste Tatsache ist aber das Weiterbestehen der Entzündung, die nach einer einzigen intra-artikulären Injektion des Antigens mehrere Monate dauern kann.

Lucherini, Cecchi und Porzio haben beim Affen (Macaca mulatta) eine schwere Polyarthritis durch Injektion von Humanfibrin erzeugt.

Das gereinigte, getrocknete und zerriebene Humanfibrin wird nach Suspendierung in physiologischer Kochsalzlösung mit komplettem Freundschem Adjuvans ge-mischt.

Zuerst sensibilisiert man durch Injektion des Gemisches zwischen den Schulter-blättern.

Die auslösende Injektion (Fibrinsuspension) erfolgt, in das Kniegelenk, 3 Wochen nach der sensibilisierenden Injektion.

Nach 2—3 Wochen tritt eine akute Polyarthritis mit erheblichen klinischen Symp-tomen auf: symmetrische Schwellung der Extremitäten und der Knie, Schmerz und Bewegungshemmung, die von Tag zu Tag wechseln, ferner Zeichen der Allgemeiner-krankung; die Krankheit ist tödlich.

Die Autopsie zeigt eine subakute Arthritis mit Wucherung der Zotten, Hyper-plasie und Hypertrophie der Synovialzellen, Ödem und lymphoplasmozytärer Infil-tration. Wenn sich das Bild von den menschlichen Erkrankungen unterscheidet, so nur durch die Prognose; der histologische Befund erinnert an die rheumatische Polyarthritis. Der Waaler-Rose-Test bleibt jedoch negativ.

Die polyartikuläre Reaktion kann mit einer intramuskulären Injektion erzielt werden. Eiweißmangelernährung verlängert die Inkubationszeit, verzögert das Auf-treten von Gelenkreaktionen und verschlechtert den Allgemeinzustand. Die Krank-heit führt rascher zum Tod.

Indazolrheumatismus

Die orale Gabe von 6-Sulfanylinindazol (6-Sulfinylaminoindazol) löst bei der Ratte eine schwere zyklische und reversible Polyarthritis aus (Mielens und Rozitis, 1964).

Man verabfolgt jeden Tag 200—300 mg der Verbindung per os. Sie wird im all-gemeinen 4—5 Tage ohne Symptome gut vertragen.

Dann tritt je nach der Rasse in 80—100% der Fälle eine Mono- oder Oligo-arthritis auf, die sich rasch zu einer schweren Polyarthritis entwickelt.

Sie befällt zunächst nur die Gelenke unter unbehaarter Haut an den hinteren Extremitäten und dehnt sich dann auf die Knie und seltener die Radiokarpalgelenke und die Zehen der vorderen Gliedmaßen aus. Es handelt sich eher um eine Peri-arthritis als um eine echte Polyarthritis mit rotem Ödem, Schwellung, Druck-schmerz, Flüssigkeitsreaktion und Rhagozytose.

Der Rheumatismus gehorcht dem „Alles-oder-nichts"-Gesetz. Gewisse Tiere leiden an einer Polyarthritis, die sich allmählich weiterentwickelt, andere bleiben nach einem progredienten Verlauf stationär. Die Polyarthritis entwickelt sich erst während der Behandlung. Einige trophische Störungen hängen von der Schwere der Gelenk-reaktion ab. Die Röntgenbilder zeigen nichts Besonderes.

Die Pathogenese des Indazolrheumatismus bleibt ungeklärt. Mielens u. Rozitis (1964) glauben, daß das Sulfanilylindazol eine latente Mykoplasmainfektion aufdeckt. Unsere Kulturen von Gelenkergußflüssigkeit und Synovialmembran blieben jedoch steril, und unsere Versuche mit gegen PPLO immunisierten Tieren zeigen, daß die Polyarthritiden sich bei ihnen wie bei der normalen Ratte entwickeln.

Die Hypothese einer Mikrokristallarthritis bleibt plausibel, obwohl die Löslichkeit der arthrogenen Stoffe gut ist. Die Indazolpolyarthritis hat vielleicht eine ähnliche Pathogenese wie die durch verschiedene Medikamente induzierten oder aufgedeckten Kollagenkrankheiten (Hydralazin usw.).

Mikrokristallrheumatismus

Die Entdeckung von Urat- oder Pyrophosphatmikrokristallen in der Synovialmembran bei Anfällen von Gicht oder Pseudogicht und von Gelenkreaktionen nach Injektion von Sterroidkristallen hat die Autoren angeregt, Mikrokristallattacken zu reproduzieren (McCarty u. Mitarb., 1966).

Diese Injektion von Natriumurat- oder Kalziumpyrophosphatmikrokristallen in das Kniegelenk eines narkotisierten Hundes bewirkt ein Exsudat, eine Steigerung des intraartikulären Drucks, eine Abnahme des pH-Werts und eine Vermehrung der Leukozyten.

Der pH-Wert nimmt in einigen Stunden um etwa 0,5 ab, und die Leukozytenzahl erreicht nach 5—6 Stunden ein Maximum.

Diese Mikrokristallrheumatismen können verwendet werden, um die Determinierung gewisser Arthritiden und die biochemischen Zwischenstoffe der Entzündung genau zu erfassen, aber auch um neue Antirheumatika zu sieben.

Entzündliche Gelenkerkrankungen

Das rheumatische Fieber

U. KÖTTGEN

Der akute Gelenkrheumatismus — Febris rheumatica

Synonyma :   Rheumatismus verus, Polyarthritis rheumatica acuta, akute Polyarthritis, rheumatisches Fieber

Französisch :   Rhumatisme articulaire aigu, polyarthrite rhumatismale aigue, maladie de Bouillaud

Englisch :   Rheumatic fever, acute rhumatism

Italienisch :   Reumatismo articolare acuto, poliartrite acuta, febbre reumatica

Vorkommen und Ursachen

Das rheumatische Fieber in seinen 3 Manifestationen Polyarthritis, Karditis, Chorea, hat fraglos eine sehr bedeutende Rolle als Volkskrankheit gespielt, die sowohl in ihrem akuten Stadium zahlreiche Opfer forderte, wie auch durch ihre Folgeerscheinungen am Herzen die Leistungsfähigkeit der Betroffenen minderte und ihre Lebenserwartung verschlechtert. Nadas (1957) hat auf eine Statistik der Metropolitan Life Insurance Company 1944 hingewiesen, wonach das rheumatische Fieber mit seinen Folgen die häufigste Todesursache der Altersgruppe zwischen 5 und 20 Jahren darstellte. Infolge Fehlens einer Meldepflicht in den meisten Ländern stößt die genaue Erfassung allerdings auf große Schwierigkeiten und zwingt zu indirekten Schlüssen aus Krankheitsstatistiken, Schuluntersuchungen usw. Die Zahl der rheumatischen Herzerkrankungen bei Schülern ermittelten Morton u. Mitarb. (1967) mit 1,7/1000, ansteigend von 0,9 bei 6jährigen auf 4,4/1000 bei 18jährigen. Diehl u. Mitarb. (1958) haben geschätzt, daß in den USA 2 Mill. Personen (Gesamtbevölkerung 164 Mill. 1955) entweder einen rheumatischen Schub durchgemacht hätten, oder ihn noch erwarteten. Von diesen würde die Hälfte einen Herzschaden zurückbehalten und über 500000 an den Folgen eines solchen sterben. Nach Angaben der Weltgesundheitsorganisation 1957 konnte man aus internationalen Statistiken mit einer Sterblichkeit an erworbenen Herzkrankheiten, d. h. also ganz überwiegend rheumatischen, von 3 bis 5% rechnen.

Gerade hier zeigt sich aber, wie wenig bei dieser Erkrankung mit festen Zahlen zu arbeiten ist. Wie eine Infektionskrankheit schwankt ihre *Frequenz* stark mit den Jahren, wobei sich eine deutliche Parallelität zur Verbreitung des Scharlach nachweisen läßt (Köttgen u. Callensee, 1959). Die durchschnittliche Häufigkeit in Deutschland bewegte sich nach unseren Untersuchungen zwischen 1936 bis 1956 auf dem gleichen Niveau, beginnt aber seitdem zu sinken, eine Tendenz, die bei der Chorea schon früher sehr deutlich war. Ganz entscheidend gebessert hat sich fraglos die Letalität, wobei sowohl eine primäre Milderung des klinischen Verlaufes wie auch bessere Behandlungsverfahren eine Rolle spielen. Dieser Wandel des Krankheitsbildes drückt sich in einem Absinken der Letalitätsziffer in den USA von 14,3 im Jahre 1900 auf 0,4:100000 Einwohner 1960 aus (Markowitz u. Kuttner, 1965). Diese Entwicklung nahm aber schon vor dem Einsatz bakteriostatischer Medikamente ihren Beginn, ist also sicher nicht allein von ihnen abhängig, wahrscheinlich spielen der soziale Standard und die allgemeinen Lebensbedingungen auch eine Rolle.

Bei der Auswertung der *ätiologischen Faktoren* ist fraglos den *Streptokokken* eine entscheidende Rolle zuzusprechen. Schon im vergangenen Jahrhundert hatten Trousseau, 1865; Newsholme u. Longstaff auf die Beziehungen zwischen Scharlach, Erysipel, Kindbettfieber und rheumatischem Fieber hingewiesen und auf ursächlich gleiche Faktoren geschlossen. Eine genauere Verfolgung der epidemiologischen Beziehungen wurde erst möglich, nachdem eine Differenzierung der verschiedenen Streptokokken-Typen durch Lancefield (1940—41) erfolgt war und man erkannte, daß überwiegend, jedoch nicht ausschließlich ein Infekt mit β-hämolysierenden Streptokokken der Gruppe A dem rheumatischen Fieber vorausging. In großem Umfang wurden diese Zusammenhänge im letzten Weltkrieg von amerikanischen Autoren in Truppenlagern studiert und die Wanderung von Patient zu Patient, Baracke zu Baracke und Lager zu Lager verfolgt (Coburn u. Young, 1949; Rammelkamp u. Mitarb., 1952). Nur ein kleiner Teil der Infizierten, bei Streptokokken-Epidemien etwa 2,5 bis 3%, entwickelt nach einem Intervall ein rheumatisches Fieber. Gelegentlich kommen allerdings auch Raten bis zu 20% vor, was an das Vorhandensein besonders rheumatogener Streptokokken denken lassen muß, während sie bei anderen Untersuchungen nur in 0,33% bei oft nur geringem ASO-Titeranstieg als Hinweis auf einen milden Infekt bzw. Stamm gefunden wurden. Diese letzte Zahl dürfte die Verhältnisse bei der allgemeinen Durchseuchung wohl am richtigsten wiederspiegeln. Grundsätzlich ist wohl allen A-Streptokokken eine rheumatogene Potenz zuzusprechen. Wichtig erscheint die Feststellung von Rammelkamp (1955—56), daß bei Anwendung von Spezialverfahren im Beginn der rheumatischen Symptome fast immer ein *Streptokokken-Nachweis im Rachen*, d.h. also nach einem Intervall von durchschnittlich 2—3 Wochen nach Eintritt der Infektion, gelingt (üblicher Durchschnitt 60%). Man wird wohl zu Recht gerade der Tatsache des Überdauerns einer schwelenden Infektion eine Bedeutung bei dem Zustandekommen der rheumatischen Erscheinungen beimessen können. Umgekehrt entfaltet auch die etwas verspätet beginnende Behandlung einer Streptokokken-Infektion mit Penicillin bis zum 9. Tage noch einen präventiven Effekt (Catanzaro u. Mitarb., 1954).

Ein weiteres Indiz für die Bedeutung der Streptokokken boten *serologische Untersuchungen*, mit deren Hilfe gezeigt werden konnte, daß bei Anwendung kombinierter Verfahren in 95% der Fälle überhöhte Antikörpertiter gegen Streptokokken-Bestandteile beim rheumatischen Fieber nachweisbar waren (Stollermann, 1960). Bei ausschließlicher Anwendung der Antistreptolysinreaktion ist auch noch mit 80% pathologischen Werten zu rechnen. — Als letztes Glied in der Beweiskette kann schließlch der überzeugende *Erfolg prophylaktischer Maßnahmen* dienen. Die ersten Versuche mit Sulfonamiden führten schon zu einer starken Rückdrängung rheumatischer Erkrankungen bei militärischen Einheiten (Thomas u. France, 1939; Coburn u. Moore, 1939), doch blieben die Erfolge wegen zunehmender Resistenzentwicklung nicht konstant. Entscheidend erwies sich der Einsatz des Penicillin, wie es eine Serie von Rammelkamp u. Mitarb. (1952) beweisen mag. Von 996 Kranken mit Streptokokkentonsillitis entwickelten binnen 35 Tagen 23 ein rheumatisches Fieber, während in einer Vergleichgruppe mit Penicillinschutz von 978 nur 1 rheumatisch erkrankte. In einer ganz ähnlichen Serie fanden Wannamaker u. Mitarb. (1951) ein Verhältnis von 28:2. Für die rheumatoide Arthritis treffen diese Fakten nicht zu.

So klar die Tatsache der Mitwirkung von Streptokokken bei der Entstehung des rheumatischen Fiebers, so unklar sind die inneren Zusammenhänge, wozu hier nur wenige Andeutungen gegeben werden können. Die Behauptung, daß die Keime direkt z.B. an den Herzklappen die Entzündung auslösten, ließ sich durch fehlenden Nachweis widerlegen. Klinge stellte 1933 die Hypothese auf, daß es sich um ein *al ergisch-hyperergisches Geschehen* handele, zumal er im Tierversuch mit wiederholter Serumbehandlung durchaus ähnliche Gewebsschäden an Herz, Gefäßen und Gelenken fand, ein Experiment, das sich unfreiwillig bei zur Serumgewinnung verwendeten Pferden nach mehreren Toxingaben reproduziert. Soweit man eine allergische Entstehung annimmt, ist man einig, sie dem Spätreaktionstyp zuzuordnen. In diesem Zusammenhang erlangten Versuche von Murphy u. Swift (1949) Bedeutung, die bei Kaninchen nach mehrfachen Streptokokken-Infektionen der Haut am Herzen der menschlichen Karditis sehr ähnliche Veränderungen erzeugen konnten.

Einer solchen Deutung ist aber von zahlreichen Seiten widersprochen worden. So haben v. Albertini u. Grumbach (1958) pathogenetisch eine geringgradige Keimstreuung bei hoher Immunitätslage und geringer Virulenz angenommen. Eine solche Vermutung gewinnt neuerdings größeres Interesse, nachdem sich nachweisen ließ, daß auch Streptokokken ihre Gestalt wandeln und ihre Membran abstoßen können. Sie sind dann nach Entledigung ihres Stoffwechselsystems als sog. L-Formen fast unempfindlich gegen Penicillin und sollen so auch in der Blutbahn nachgewiesen sein. Eine *Streptokokken-Persistenz* hat u.a. insofern Bedeutung, als eine Immunisierung nur gegen exogene Reinfektionen vom gleichen Typ schützt, während endogene typidentische Reinfektionen auftreten können. Solche Reinfektionen scheinen sich nur nach Störung des „milieu interieur" zu entwickeln. Auch die Frage, ob dem Zusammenwirken von Streptokokken mit Viren, Bakteriophagen, eine besondere Bedeutung zukommt, steht noch offen (Übersicht s. v. Wasielewski, 1963).

Viel diskutiert sind auch die Wirkungen einzelner Leibesbestandteile der Streptokokken toxischer bzw. fermentativer Art. Mit dem, wie aus der Diagnostik bekannt, stark antigen wirkenden *Streptolysin O* konnten kardiotoxische Effekte nach vorheriger Sensibilisierung im Tierversuch ausgelöst werden (Bernheimer u. Cantoni, 1947). Auch dem *Streptolysin S* kommt eine myotoxische Wirkung zu. Die *Hyaluronidase* wird als Invasionsfaktor auf Grund ihrer Wirkung auf die Interzellularsubstanz, die *Streptokinase* durch ihre fibrinolytische Aktivität als ausbreitungsfördernd angesehen. *Proteinasen* kommt zumindest im Experiment eine myotoxische Wirkung zu, wobei im zeitlichen Ablauf ansteigend in der Streptokokken-Kultur, aber auch natürlichen Infektionen anstelle der M-Substanz bildenden matt-Formen verstärkt Proteinasebildende glossy-Formen auftreten.

Von besonderem Interesse sind Befunde von Kaplan u. Meyeserian (1962), die aus der Zellwand von A-Streptokokken eine Fraktion bestimmen konnten, die eine *Antigengemeinschaft mit Herzmuskelfasern* besitzt, so daß sich Antikörper erzeugen ließen, die nach fluoreszenzoptischer Beobachtung wie in der Komplementbindungsreaktion sowohl mit dem Keimantigen wie dem Gewebsantigen reagierten. Durch entsprechende Absättigung der Antisera mit dem Antigen aus den Streptokokken-Zellmembranen ließ sich die Immunofluoreszenzreaktion an Myofibrillen und Gefäßwänden beseitigen. Es wird danach vorstellbar, daß Antikörper, die primär gegen den Keim gebildet wurden, sich sekundär auch gegen das Myokard wenden, also eine veränderte Form einer Autoantikörperbildung.

Angesichts der Tatsache, daß nach Streptokokken-Infektionen jeweils nur ein sehr begrenzter Anteil erkrankt, wird man besonders nach zusätzlichen, begünstigenden Faktoren zu suchen haben. Schon lange war eine *familiäre Belastung* aufgefallen, die sich durch eingehende Untersuchungen sichern ließ. Sehr instruktiv sind hier Zwillingsuntersuchungen, wie sie von Claussen (1955) anhand eigener und fremder Erhebungen zusammengetragen wurden.

		konkordant	diskordant
Claussen (1955)	43 E	14 = 33%	29
73 Paare	30 Z	2 = 7%	28
insgesamt mit Fällen aus der Literatur	99 E	30 = 30%	69
226 Paare	127 Z	12 = 9%	115

Die weit höhere Konkordanz bei den Erbgleichen läßt auf eine rheumatische Disposition, die insgesamt aber größere Zahl diskordanten Verhaltens auf einen nur begrenzten Einfluß erblicher neben wahrscheinlich zahlreichen anderen Faktoren schließen. Interessant sind hier auch Mitteilungen von Davies u. Lazarov (1960) aus einem israelischen Kibbuz, wo bei überwiegender Gemeinschaftserziehung aller Kinder und damit auch gleichförmiger Durchseuchung doch diejenigen aus rheumatisch belasteten Familien $2\,^1/_2$ mal häufiger an einer Karditis litten als die Kontrollfälle. In welcher Weise der Erbfaktor sich auswirkt, ob in einer verstärkten Anfälligkeit gegen Streptokokken-Infektionen, in einer solchen bestimmter Gewebsanteile oder schließlich in einer besonderen immunologischen Reaktionsweise ist ebensowenig klar entschieden wie die Frage des Erbganges.

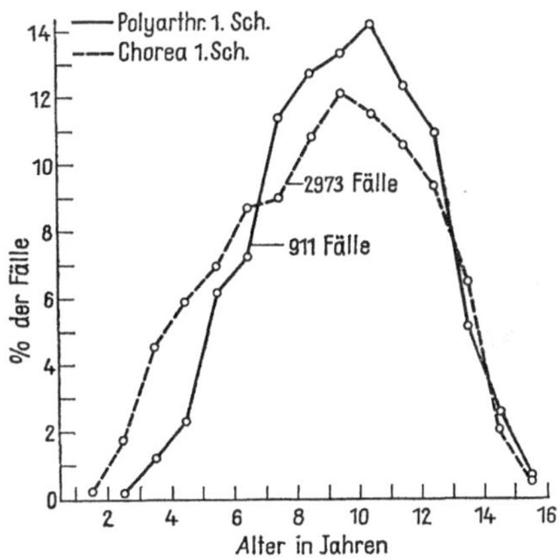

Abb. 32. Alter bei Beginn des 1. Schubes der Polyarthritis und Chorea mit und ohne Herzbeteiligung (nach Köttgen u. Callensee, 1959)

Sehr entscheidend ist sicher eine *Altersdisposition* mit eindeutigem Gipfel um das 9. Lebensjahr auch unter Einbeziehung des Erwachsenenalters (Abb. 32). Rheumatisches Fieber und Chorea verhalten sich dabei gleich. Säuglingserkrankungen sind extrem selten, solche unter 4 Jahren ungewöhnlich. Von praktischem Interesse ist die Feststellung des fallenden Anteils einer begleitenden Karditis von früher 80—90% bei Kindern auf 35% bei älteren Erwachsenen und der ebenfalls fallenden Rezidivneigung. Von einer behaupteten Vorverlegung der rheumatischen Erkrankungen im Rahmen der Akzeleration konnten wir uns an einem Material von fast 4000 Fällen aus 20 Jahren nicht überzeugen (Köttgen u. Callensee, 1959). Eine sichere Geschlechtsdisposition besteht bei der Chorea mit einem Verhältnis 2:1 für die Mädchen, während bei der Polyarthritis nach unseren Erhebungen eine allerdings nur unbedeutende Knabenwendigkeit vorliegt.

Häufig hervorgehoben wird der fördernde Einfluß *ungünstiger sozialer Faktoren*, eine Tatsache, von der wir uns bei statistischer Auswertung unseres großen Materials nicht eindeutig überzeugen konnten. Wenn in anderen Ländern, besonders den USA, der sozialen Herkunft eine entscheidende Rolle eingeräumt wird, so mag bei entsprechender Sicherung dieses Zusammenhanges, wozu allerdings nicht nur der Nachweis eines häufigeren Auftretens bei Minderbemittelten allgemein, sondern auch einer eindeutigen Betonung der relativen Repräsentanz gerade dieser Gruppe in dem Gesamtkollektiv gegenüber der Norm gehört, eine unterschiedliche sozialmedizinische Betreuung eine Rolle spielen. Aus epidemiologischen Überlegungen wird man eine gesteigerte Streptokokken-Durchseuchung bei zu großer Wohndichte besonders in der Großstadt anzunehmen haben, wie sie sich auch in Kasernen so stark auswirkte. Ob der von Coburn (1960) betonte Einfluß einer Mangelernährung besonders an Eigelb eine Rolle spielt, erscheint uns zweifelhaft.

Schon aus dem Gefühl heraus wurde die Frage nach *klimatischen Einflüssen* im allgemeinen dahingehend beantwortet, daß Kühle und Feuchte begünstigend sein müßten, eine Vermutung, die sich in Wirklichkeit für das rheumatische Fieber nicht bestätigen ließ. Bei geographischer Betrachtung der deutschen Verhältnisse fanden wir eindeutig

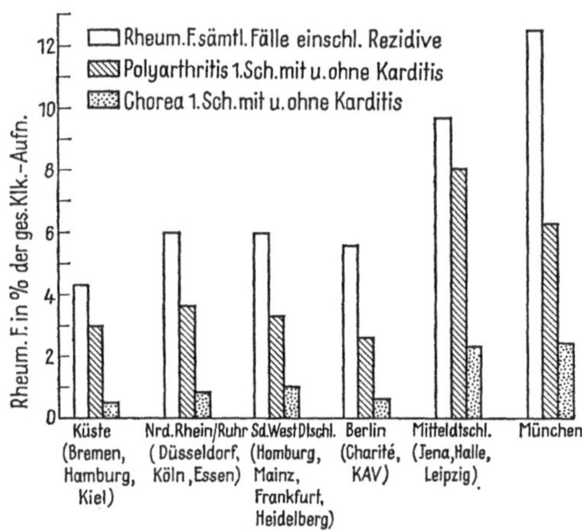

Abb. 33. Rheumatisches Fieber in % der gesamten Klinikaufnahmen nach Landschaften. Fälle von 1946—56

die geringste Frequenz in küstennahen Bereichen, die höchste dagegen in küstenfernen (Abb. 33), eine Feststellung, die durch amerikanische Erhebungen einer nachweislichen Bevorzugung klimatisch kontinentaler Landstriche mit starken jahreszeitlichen Temperaturdifferenzen z.B. den Rocky Mountains bestätigt wird. Diese Differenzen treffen wohlgemerkt nicht für die Streptokokken-Durchseuchung zu, so daß dem Klima sicher ein begünstigender Faktor direkt auf das rheumatische Geschehen zukommt. Für Deutschland liegt der jahreszeitliche Höhepunkt der Polyarthritis ähnlich wie des Scharlachs im Herbst, der Chorea bemerkenswerterweise etwa 3 Monate später. An der Westküste der USA liegt der Gipfel im Januar — Februar, im Osten im März — April, in England im November (Markowitz u. Kuttner, 1965). Zur Erklärung möchten wir annehmen, daß der plötzliche Abbruch z.B. einer kontinuierlichen Hochdruckperiode im Herbst mit starken klimatischen Folgen besonders in kontinentalen Landstrichen sich eher begünstigend auswirkt als die ausgeglicheneren Wetterlagen der maritimen Bereiche, in denen möglicherweise die häufigen kühlen Winde einen gewissen abhärtenden Einfluß entfalten (Köttgen). Die früher verbreitete Annahme, daß rheumatische Erkrankungen in den Subtropen und Tropen nicht vorkämen, hat sich nicht bestätigt, was u.a. auch für die Karditis zutrifft.

Klinisches Bild

Im üblichen Verlauf der rheumatischen Erkrankung pflegt den spezifischen Erscheinungen ein *Infekt*, seinerseits verursacht durch Streptokokken, um 10—20 Tage vorauszugehen. Alle Abstufungen von einer geringgradigen Pharyngitis bis zur schweren eitrigen Angina können dabei vorkommen. Den fast unterschwelligen Entzündungen, die wir besonders aus der Rezidiv-Beobachtung kennen, kommt insofern eine besondere Beachtung zu, als die ihnen folgenden Erscheinungen, wenn sie sich ohne Schmerzen nur am Herzen abspielen, sehr leicht übersehen und mißdeutet werden. Nur gelegentlich macht sich dieser Infekt in Gestalt einer Lymphadenitis oder Otitis media bemerkbar. Entsprechend der oben beschriebenen Streptokokken-Persistenz sehen wir öfter die entzündlichen Erscheinungen auch mit subfebrilen Temperaturen, Müdigkeit, Leistungsschwäche, Appetitlosigkeit, Nasenbluten bis zum eigentlichen Auftreten rheumatischer Symptome fortschwelen.

Die klassische *Polyarthritis rheumatica* betrifft ihrem Namen entsprechend fließend mehrere Gelenke, wobei die großen bevorzugt, die kleinen jedoch keinesfalls ausgespart werden. Der gleichzeitige Befall auch von Wirbelgelenken führte früher zusammen mit der durch die Schmerzen bedingte Unfähigkeit zu stehen nicht selten zu der sehr typischen Fehldiagnose Poliomyelitis. Schwellung, Rötung und Hitze der betroffenen Gelenke können zwar auftreten, fehlen aber heute meistens, da wir überhaupt die früher so schweren, hochgradig schmerzhaften Verläufe kaum mehr sehen. Im Gegenteil hören wir von Gelenkerscheinungen oft nur nach eingehender Befragung, in anderen Fällen beschränken sie sich auf ein Gelenk oder fehlen völlig. Die Schwere der Polyarthritis geht durchaus nicht mit der Frequenz der Herzbeteiligung parallel, eher im Gegenteil.

Auch die für den Gesamtverlauf allein entscheidende *Karditis* zeichnet sich abgesehen von der ganz in der Minderzahl befindlichen Pankarditis durch Erscheinungsarmut aus. Es sind oft mehr Allgemeinbeschwerden wie schnelle Ermüdbarkeit, Unlust zu Spiel oder sonstiger körperlicher Betätigung, die geklagt werden, während auf eine initiale Dekompensation hindeutende Symptome wie Dyspnoe nach Belastung, Cyanose, Appetitlosigkeit, Bauchschmerzen in der Lebergegend oder Husten nur in 5—10% der Erstattacken vorkommen. In früherer Zeit waren Dekompensationen häufiger. Treten sie im weiteren Verlauf der Krankheit auf, so sprechen sie öfter für eine Aktivierung. Die Pulsfrequenz kann sowohl im Sinne einer speziell auch im Schlaf anzutreffenden Tachykardie wie einer Bradykardie sich verändern, wobei auf eine anhaltende Frequenzsteigerung schon nach Normalbelastungen verwiesen sei. Die übliche Tagesrhythmik der Frequenz verschwindet teilweise (Starre der Pulsfrequenz, Kirchhoff u. Mitarb., 1959). Eine Herzvergrößerung, meist nur mäßigen Grades, fanden wir in 43% unserer Fälle. Eine starke, schnell zunehmende (ebenso aber auch unter der Behandlung schnell abnehmende) Vergrößerung spricht für einen entzündlichen Erguß, während länger bestehende Vergrößerung gemeinsam mit Lungenstauung und gegebenenfalls anderen Dekompensationszeichen mehr eine myogene Dilatation andeuten. Stärkere Herzvergrößerungen haben eine wesentliche prognostische Bedeutung (Feinstein u. Mitarb., 1964). Auskultatorisch sei auf die Abschwächung des ersten bei zunehmend akzentuiertem zweiten Ton verwiesen (Hinweis auf inkompletten Herzblock), daneben können Embryokardie (Tick-Tack-Rhythmus) und Galopprhythmus als Zeichen der Myokardschädigung bestehen. Bei der Bewertung von Geräuschen muß bekanntlich eine Abgrenzung von den so verbreiteten akzidentellen Geräuschen vorgenommen werden, wobei Lokalisation an der Spitze, Fortleitung zur Axilla, Konstanz bei wechselnder Lage und Atemphase, Ausdehnung über die ganze oder den größten Teil der Systole für eine Karditis sprechen. Sehr nützlich kann der Amylnitrit-Test sein, in dessen Verlauf Zunahme des Geräusches nach dem Medikament auf eine harmlose Art des Geräusches deutet. Neben diesen häufigsten systolischen, kommen solche von mesodiastolischem Charakter (Carey-Coombs-Geräusch) vor, sehr viel seltener basale diastolische Geräusche über der Aorta, da eine Beteiligung dieser Klappe zahlenmäßig hinter der der Mitralis ganz zurücktritt. Hinweise auf eine Mitralstenose entwickeln sich erst lange nach dem ersten Beginn der Karditis. Eine Perikarditis fand sich in größeren Reihen der letzten Jahre in etwa 5—8% der Fälle. Geringe Reibegeräusche werden leicht übersehen. Überhaupt muß auf die Notwendigkeit verwiesen werden die klinischen wie elektrokardiographischen Kontrollen laufend vorzunehmen, weil anderenfalls für die Beurteilung wichtige Befunde unentdeckt bleiben.

Im EKG wird als häufigste Veränderung eine PR-Verlängerung gefunden (wechselnde Angaben von 25—50%), die als solche aber nicht beweisend für eine rheumatische Karditis ist, jedoch besonders in diagnostisch unklaren Fällen als zusätzlicher Hinweis nützlich sein kann. Die Frage der Entstehung dieser Leitungsverzögerung ist noch nicht geklärt. Da sie in etwa gleicher Häufigkeit bei akut rheumatisch Kranken mit und ohne andere Zeichen einer Karditis vorkommt (Feinstein u. Mitarb., 1959; Wendler, 1967), ist sie offenbar kein Beweis für eine Myokarditis und besitzt zudem keine prognostische Aussagekraft. Auch aus einer QT-Verlängerung lassen sich keine weitergehenden Schlüsse ziehen. Zur Sicherung der Diagnose einer Myokarditis gehören schwere Veränderungen des QRS-Komplexes oder der Endschwankung.

Im Bereich der *Haut* finden sich als Zeichen eines rheumatischen Prozesses subkutane Knötchen von 0,2—2,0 cm Durchmesser, meist vorwiegend an Strecksehnen, über den Dornfortsätzen der Wirbel sowie der Galea des Kopfes. Ebenso wie das Erythema marginatum (anulare), ein sehr diskretes ring- oder girlandenförmiges Exanthem von rosaroter, livider Farbe am Rumpf, erscheinen sie überwiegend bei schweren, rezidivierenden Erkrankungen, meist mit Karditis. Sie werden demzufolge heute nur relativ selten gesehen. Das Erythema nodosum ist, zumindest im Kindesalter, fast nie Zeichen eines rheumatischen Fiebers dagegen häufig immer noch einer Tuberkulose oder sonst eines allergischen Geschehens zum Beispiel gegen Medikamente.

Die zentralnervöse Manifestation des rheumatischen Fiebers in Gestalt der *Chorea minor* ist in ihrem Erscheinungsbild so bekannt, daß dessen Schilderung unterbleiben kann. Jenseits des 20. Lebensjahres ist sie extrem selten, nur eine Schwangerschaft scheint sie zu begünstigen. Sie ist zahlenmäßig beträchtlich zurückgegangen. Das Intervall zwischen primärem Streptokokken-Infekt und Chorea ist wesentlich länger und beträgt meist mehrere Monate, was es verständlich macht, daß der Gipfel der jahreszeitlichen Häufung auch 3 Monate später liegt als der der Polyarthritis. Die serologischen Streptokokken-Reaktionen sind dementsprechend meist bereits wieder abgeklungen. Der pathogenetische Mechanismus der Chorea ist noch ganz unklar, die frühere Vermutung allergischer Vorgänge unbewiesen und zweifelhaft. In nicht wenigen Fällen spielen psychische Faktoren eine unterstützende Rolle, sei es daß eine labile Persönlichkeitsstruktur vorliegt oder daß besondere Belastungen vorausgingen. Eine Kombination der Chorea mit schweren Gelenkschmerzen pflegt nicht vorzukommen, wohl können sie einander folgen, während eine Karditis durchaus gleichzeitig auftreten kann. Ein nicht kleiner Teil der Fälle zeigt allerdings keinerlei Herzbeteiligung, sog. reine Chorea, und scheint nach unserer Erhebung (Köttgen und Callensee, 1959) meist auch bei den nicht seltenen Rezidiven hiervon vorerst freizubleiben. Langfristige Kontrollen durch Bland (1961) über 20 Jahre zeigten aber, daß schließlich doch der Anteil der Herzschäden auf 23,3% ansteigt, eine Feststellung, die die absolute Notwendigkeit belegt auch diese Kranken unbedingt einer langfristigen Rezidivprophylaxe zu unterziehen.

Die Frage, ob es eine spezifische *rheumatische Pneumonie* gibt, scheint noch nicht ausreichend geklärt zu sein. Bei den vorliegenden Beschreibungen wird auf Dys- und Tachypnoe, Husten, Schmerzen, Cyanose, Haemoptoe, hohes Fieber verwiesen, röntgenologisch perivaskuläre, miliare Knötchen bis größere Infiltrate, autoptisch gummiartige Konsistenz der Lungen mit Hämorrhagien und feiner Granulierung beschrieben. Da beweisende histologische Veränderungen insbesondere Aschoff'sche Knötchen fehlen, bleibt bei diesen Kranken, die zudem meist an einer schweren Karditis leiden, die letzte Entscheidung offen, ob es sich um echte rheumatische Veränderungen, Folgen der Herzerkrankung oder schließlich eines begleitenden Infektes handele.

Abdominalbeschwerden sind bei beginnendem rheumatischen Fieber häufig (in unserem Material 30%) und können leicht vor dem Auftreten der Gelenkschmerzen zu Abgrenzungsschwierigkeiten mit einer Appendicitis führen. Bioptisch finden sich diffuse Rötung, geringes serös-hämorrhagisches Exsudat und Mesenterialdrüsenschwellung. Differentialdiagnostisch kann unter anderem die beim rheumatischen Fieber meist hochgradig beschleunigte BSG von Nutzen sein.

Seltener sind Escheinungen von Seiten der *Niere*, obwohl die Nephritis ja auch die Folge einer Streptokokken-Infektion, allerdings einer spezifischen, darstellt. Überwiegend findet sich nur eine leichte Haematurie, während eine klassische Nephritis die Ausnahme darstellt. Hartmann u. Bland (1951) sammelten zwei Serien, eine klinische von 117 Fällen akuter Nephritis, die in 2,5% gleichzeitig an einem rheumatischen Fieber litten, sowie eine autoptische von 188 Sektionen mit rheumatischem Fieber bzw. dessen Folgen, von denen 3% eine akute Nephritis, 2% eine chronische Nephritis und 3,7% eine leichte Glomerulitis zeigten. Insgesamt hatten in der Nephritisserie 4,2% Zeichen einer akuten oder chronischen Herzerkrankung und in der Rheumatismusserie 5% eine akute oder chronische Nephritis.

Während auf die Laboratoriumsdiagnose bereits verwiesen werden konnte, seien einige Hinweise auf die *Differentialdiagnose* angeschlossen. Diese ist seit Jahren mit der weitgehenden Verdrängung schwerer akuter Krankheitsbilder oft wesentlich schwieriger geworden. Aus der erheblichen Zahl der Fehleinweisungen in die Klinik läßt sich diese Tatsache leicht ablesen, aber auch gleichzeitig der Schluß ziehen, daß wohl sicher viele Fälle in der allgemeinen Praxis ungenügend behandelt bleiben. Überängstlichkeit und damit unrichtig falsche Annahme eines rheumatischen Fiebers (overdiagnosis) ist allerdings ebenso wenig wünschenswert, da konsequenterweise eine vieljährige Dauerprophylaxe mit Penicillin angeschlossen werden sollte, ohne daß später noch die Möglichkeit der Überprüfung der Diagnose bestünde. Eine ganz eindeutige Sicherung mit Hilfe aller diagnostischer Methoden bereits in den ersten Tagen ist deshalb dringend anzustreben.

Bei Kleinkindern kann besonders die sogenannte *Infektarthritis* mit mono- oder polyartikulären Gelenkbeschwerden (bevorzugt am Hüftgelenk) nach einem Fieberschub diagnostische Schwierigkeiten bereiten. Es fehlt stets eine Herzbeteiligung, die BSG ist im allgemeinen weniger beschleunigt, der ASO-Titer nicht pathologisch. Die Beschwerden verschwinden bei Bettruhe auch ohne Therapie in wenigen Tagen. Es dürfte sich um eine leichte seröse, vielleicht frühallergische Reaktion auf den initialen Infekt handeln. Eine ähnliche Stellung nimmt nach unserer Meinung das *Scharlach-Rheumatoid* ein. Ebenfalls in die Gruppe der infektionsallergischen Störungen gehören Gelenkbeschwerden nach einem Infekt bei der *anaphylaktoiden Purpura* (Schönlein-Henoch), die sich aber durch die begleitende haemorrhagische Diathese zu erkennen gibt. Rheumatoide Gelenkbeschwerden in vereinzelten Fällen von Primär-Tuberkulose seien hier noch genannt, während die Serumkrankheit mit Gelenkbeschwerden kaum zu verkennen ist.

Sehr schwierig kann anfänglich die Abgrenzung von einer akut beginnenden *rheumatoiden Arthritis* sein, die eben durchaus nicht immer primärchronisch einsetzt. Die meist weniger hochgradig beschleunigte BSG und fehlende Hinweise auf eine Streptokokken-Infektion geben bereits Verdachtsmomente, die im weiteren Verlauf durch gewisse Therapieresistanz bzw. Neigung zu neuen Verschlechterungen sowohl bezüglich der Gelenkschmerzen wie der Höhe der BSG entscheidend gestützt werden. Die beim Erwachsenen üblichen serologischen Rheumareaktionen geben bei Kindern im allgemeinen keine Auskünfte. Ganz ähnlich können die Verhältnisse im Beginn eines *Lupus erythematodes* (ähnlich einer Periarteriitis nodosa oder Dermatomyositis) liegen, weshalb bei ungenügendem therapeutischen Effekt auch eine genauere Suche in dieser Beziehung anzuraten ist. — Auch primär monotope Prozesse durch eitrige Infektion wie eine *Arthritis* oder gelenknahe *Osteomyelitis* können im Rahmen des septischen Geschehens polyartikuläre Schmerzen und damit differentialdiagnostisch große Schwierigkeiten bereiten (starke Leukozytose mit Linksverschiebung und toxischer Granulation, Beeinflussung durch hochdosierte Antibiotika, evtl. Gelenkpunktion). — Kurz erwähnt sei die Tatsache, daß *Leukosen* gelegentlich wochenlang vor dem Auftreten des typischen Blutbildes polyarthritische Beschwerden machen können. Es erscheint angebracht zu betonen, daß vor jeder Annahme von echten Gelenkbeschwerden eine genaue Lokalisationsdiagnose und der Ausschluß von Schmerzen der Muskeln, Sehnen, Schleimbeutel, durch statische Störung usw. erfolgen muß.

Auf die großen Verwechslungsmöglichkeiten pathologischer Geräusche durch eine Karditis mit sogenannten harmlosen, akzidentellen Geräuschen wurde bereits hingewiesen. Bezüglich aller Einzelheiten sei auf die kardiologische Literatur verwiesen.

Zur Zusammenfassung und Auswertung der verschiedenen diagnostischen Einzelfaktoren sind seit langem die sogenannten *Jones-Kriterien* speziell auch bei der Planung von Gemeinschaftsarbeiten gebräuchlich, wobei das Zusammentreffen von 2 Hauptkriterien oder von einem Hauptkriterium mit 2 Nebenkriterien das Vorliegen eines rheumatischen Fiebers sehr wahrscheinlich machen. Ohne Frage haben sie einen großen Nutzen, da eben niemals Einzelsymptome bereits die Diagnose gestatten. Andererseits sei vor einer Überbewertung besonders beim Zusammentreffen von Gelenkschmerzen, Fieber und erhöhter BSG gewarnt, da die Abgrenzung Polyarthritis und „arthralgia" in der Praxis recht problematisch bleibt.

Tabelle 21. *Modifizierte Jones-Kriterien* (nach Committee on Standards and Criteria for Programs of Care, American Heart Association (1956)

Hauptkriterien	Nebenkriterien		Andere Erscheinungen
I. Karditis	I.	Fieber	
II. Polyarthritis	II .	Gelenkschmerzen	Gewichtsverlust
III. Chorea	III.	Verlängertes PR-Intervall im Ekg	leichte Ermüdbarkeit
IV. Subkutane	IV.	Beschleunigte BSG, Vorhandensein von	Unwohlsein
Knötchen		C-reaktivem Protein oder Leukozytose	Schwitzen
			Blässe oder Anämie
V. Erythema	V.	Hinweis auf vorausgegangene Infektion	Tachykardie im Schlaf
marginatum		mit β-hämolysierenden Streptokokken	
(annulare)		(Scharlach, Streptokokkennachweis oder	Nasenbluten
		erhöhter ASO-Titer)	Erythema nodosum
	VI.	Früheres rheumatisches Fieber oder	präkordiale
		Nachweis einer inaktiven rheumatischen	Schmerzen
		Herzerkrankung	Bauchschmerzen
			Kopfschmerzen
			Erbrechen

Behandlung

Bei der Bekämpfung einer akut rheumatischen Erkrankung sind grundsätzlich zwei unterschiedliche Maßnahmen zu unterscheiden: Die Ausrottung der primär auslösenden Streptokokken durch ausreichend hohe Penicillindosen, der ohne Unterbrechung eine kontinuierliche Dauerprophylaxe zur Verhütung von Neuinfektionen zu folgen hat, sowie die Dämpfung der entzündlichen Veränderungen durch eines der sog. Antirheumatika. Zur sicheren Beseitigung der nicht immer zu Beginn des rheumatischen Fiebers nachweisbaren, aber wohl stets im Organismus noch vorhandenen Streptokokken erweist sich nur das bakterizid wirkende *Penicillin* (bei Unverträglichkeit das allerdings weniger sichere Erythromycin nicht dagegen ein Sulfonamid) als verläßlich. Wir bevorzugen orale Gaben von 200 000 bis 250 000 E. 4 mal täglich über 10 Tage, der gleiche Effekt ist auch von einer einzigen intramuskulären Injektion von 600 000 bis 900 000 E. Benzathin-Penicillin zu erwarten. Es muß nachdrücklich betont werden, daß die Verabreichung von Antibiotika nur einen Teil der Therapie darstellt. Die akut entzündlichen Erscheinungen im Rahmen der dem Streptokokken-Infekt folgenden Reaktionskrankheit sind sozusagen selbständig gegenüber der Primärinfektion geworden und durch antibakterielle Maßnahmen nicht mehr zu beeinflussen. Auf ihre möglichst vollständige Unterdrückung muß aber Wert gelegt werden, wenn es auch am Herzen zu einer völligen Ausheilung kommen soll. Wir sind uns dabei darüber im Klaren, daß die Beeinflußungsmöglichkeit der Karditis begrenzt ist.

Die *Salizylate* sind am längsten in der antirheumatischen Therapie im Gebrauch und werden in den angelsächsischen Ländern auch heute weitgehend bevorzugt. Ihr Effekt auf Fieber und Gelenkschmerzen ist unverkennbar, die Einwirkung auf die Karditis problematischer. Unangenehm wirkt sich die Tatsache aus, daß therapeutische und toxische Dosis eng benachbart liegen. Als Maß sind 100 mg/kg/Tag Ac. salicylicum verteilt auf 4—6 Dosen zu empfehlen, wodurch es im allgemeinen zu einer erwünschten Höhe des Serumspiegels von 25—35 mg% kommt. Als Nebenerscheinungen sind Appetitlosigkeit, Übelkeit, Erbrechen, Ohrensausen nicht ungewöhnlich, gelegentlich gesteigert bis zur Intoxikation mit Schwindel, Unruhe, Delirien, Stupor. die sofortiges Absetzen verlangen Der Versuch einer Abmilderung durch Natr. bicarbonicum ist sinnlos, da hierdurch der therapeutische Effekt des Salizyls ebenfalls herabgesetzt wird.

In Deutschland wird das *Amidopyrin (Pyramidon)* wegen seiner weitaus besseren Verträglichkeit bevorzugt. Die Möglichkeit toxischer Knochenmarkschäden ist nach Erfahrungen zahlreicher deutscher Kinderkliniker fraglos zumindest bei Kindern äußerst gering, jedenfalls weitaus kleiner als die Gefahr toxischer Salizylschäden. Als Dosis sind je nach dem Lebensalter 3—7 mal 0,3 g täglich zu empfehlen Leukozytenkontrollen sind anzuraten.

Mit großen Hoffnungen begrüßt wurde die *Kortikoidbehandlung*, ohne auf die Dauer den hochgespannten Erwartungen voll entsprochen zu haben. Unbestritten ist der günstige kurzfristige Effekt gerade bei schweren Erkrankungen; Fieber und Gelenkschmerzen verschwinden schnell, die BSG normalisiert sich meist in kürzerer Zeit Ihr Einsatz bei einer Karditis, insbesondere natürlich den schweren exsudativen Formen mit Pankarditis, wird deshalb wohl überall empfohlen, während über den Gebrauch auch bei leichteren Erkrankungen keine Einigkeit besteht. Als Dosis sind 1—2 mg/kg/täglich Prednison zu verabreichen. Genauso wenig wie den Salizyl- und Pyrazolon-Präparaten kann man den Kortikoiden einen echt heilenden Effekt, beispielsweise wie den der Antibiotika bei einem bakteriellen Infekt, zusprechen Es kommt nur eine die entzündlichen Reaktionen unterdrückende Wirkung zustande, die beim Absetzen besonders nach Kortikoidgabe von einer neuerlichen Reaktivierung (rebound) gefolgt sein kann. Immerhin kann auch hierin zumindest bei hochentzündlichen Vorgängen ein Nutzen erblickt werden der ein zu starkes Fortschreiten so lange hemmt, bis die Aktivität entsprechend dem allgemeinen Krankheitsablauf auch spontan zurückgeht bzw. erlischt. Schäden im Sinne eines stärkeren Hypercorticismus sind bei einer begrenzten Anwendungsdauer über wenige Wochen im allgemeinen nicht zu fürchten.

Intensive Bemühungen im Rahmen ausgedehnter Sammeluntersuchungen, den Effekt der Kortikoide oder anderer Antirheumatika zu objektivieren, haben widersprechende und insgesamt wenig beweisende Ergebnisse insbesondere zur Frage der Verhütung oder Behandlung der Karditis ergeben (Übersicht s. Köttgen und Callensee, 1961; Markowitz und Kuttner, 1965). Die *Behandlungsrichtlinien* unterliegen deshalb nicht selten einer gewissen subjektiven Einstellung der verschiedenen Kliniker. In Fällen ohne oder mit unbedeutender Karditis kann wohl auf eine Kortikoidbehandlung verzichtet werden. Wir selbst sind ebenso wie Küster (1966) in der Mehrzahl der Fälle geneigt, angesichts der Ungewißheit einer ganz sicheren Entscheidung über die Frage der Herzbeteiligung eine kombinierte Behandlung mit Pyramidon und Prednison durchzuführen, in der Erwartung, daß durch den unterschiedlichen Angriffspunkt der Medikamente möglicherweise sich eine Verbesserung der Wirkung erzielen läßt. Während die Prednison-Behandlung ungefähr 4 Wochen durchgeführt wird, verabreichen wir das Pyramidon noch etwa 2 Wochen länger und haben den Eindruck, daß Zahl und Schwere der rebound-Phänomene hierdurch vermindert werden. Diese verlangen keine neue Therapie, wenn sie sich nur durch Änderung der Laborwerte anzeigen. Im allgemeinen ist die BSG als entscheidender Indikator der Aktivität bereits Wochen vor dem endgültigen Behandlungsschluß normalisiert, nur ganz vereinzelte Fälle nehmen einen längeren subakuten Verlauf. — Der Rheumatologe Feinstein dagegen betrachtet das Salizyl stets als sein Mittel der ersten Wahl unabhängig von der Schwere der Karditis, das er allerdings bei ungenügendem Effekt manchmals bereits nach wenigen Tagen durch Prednison (40—80 mg täglich) ersetzt. Am Ende der Prednison-Phase empfiehlt er wiederum eine Überlappung mit Salizyl, um ein rebound einzuschränken.

An sonstigen Maßnahmen ist natürlich anfangs *Bettruhe* zu empfehlen, die wir allerdings nicht in liegender Position wie früher üblich erzwingen und nach Normalisierung der BSG mit 4 Wochen langsam beenden. Soweit kein Klappenfehler zurückbleibt, lassen wir das Kind nach 3 Monaten völlig frei spielen und am Sport teilnehmen. Bei Entwicklung eines leichteren, voll kompensierten Klappenfehlers erteilen wir nach ½ Jahr wieder Sporterlaubnis. — Die Verschickung in ein Kinderheim ist im allgemeinen wegen der gesteigerten Streptokokken-Gefährdung nicht ohne Bedenken, in ein Herzheilbad sinnlos.

Die so viel empfohlene *Tonsillektomie* als „Herdsanierung" ist bei dieser Erkrankung nur von begrenztem Nutzen, da die Neuinfektionen von der gesamten Schleimhaut, von Nase und Rachen ausgehen. Wir führen sie durch bei eindeutig chronisch entzündeten Tonsillen mit regionärer Lymphdrüsenschwellung sowie bei einer wider Erwarten langdauernden Beschleunigung der BSG. *Zahnsanierungen* sind angebracht im Gedanken an die verstärkte Gefährdung eines rheumatisch vorgeschädigten Herzens durch eine spätere Endokarditis lenta, während sich rheumatogene Streptokokken an Zahnherden im allgemeinen nicht finden.

Prophylaxe

Angesichts der Tatsache, daß nach einem rheumatischen Fieber eine erhebliche Rezidivneigung besteht und mit jedem auch klinisch inapparenten Streptokokken-Infekt die Gefahr einer solchen mit der Möglichkeit eines neuen oder wiederholten Herzschadens zunimmt, muß in allen Fällen eine *Dauerprophylaxe* zur Verhütung neuer Streptokokken-Infektionen durchgeführt werden (Übersichts. Küster, 1961). Die Anregung hierzu wurde von Thomas und France (1939) sowie Coburn und Moore (1939) gegeben, die eine langfristige *Sulfonamid-Verabreichung* empfahlen, welche auch heute noch zum Beispiel in der Form des Sulfadiazin (0,5—1,0 g/tägl.) angewandt wird. Es sei betont, daß Sulfonamide nur für die Dauerprophylaxe nicht für die primäre Beseitigung der Streptokokken infrage kommen. Bei zuverlässiger Verabreichung, die leider öfter nicht garantiert ist, läßt sich die Zahl der Rezidive sehr stark reduzieren. Mit der Möglichkeit von Unverträglichkeitsreaktionen (Haut, Granulozytopenie) ist, wenn auch relativ selten, zu rechnen.

Verbreiteter ist die Anwendung eines geeigneten *Oral-Penicillins* (200000 E. 1 bis 2mal täglich, nüchtern verabreichen). Allergische Hauterscheinungen sind bei Kindern sehr selten, ja verschwinden sogar in leichteren Fällen nach einer Pause von mehreren Tagen selbst bei anschließender Fortsetzung der Therapie. Der Schutzeffekt ist ebenfalls sehr gut. Die sicherste Wirkung ist fraglos durch eine monatlich einmal verabreichte i. m. Injektion von 1,2 Mega *Benzathin-Penicillin* zu erzielen, der Nachteil dieses Weges besteht in der Notwendigkeit zu einer oft schmerzhaften Injektion. Dem Vorzug größerer Sicherheit und der monatlichen allgemeinen Kontrolle steht das Bedenken gegenüber, daß Eltern und Kinder wegen der mit der Injektion verbundenen Beschwerden den Kontakt nach einiger Zeit völlig unterbrechen. Wood u. Mitarb. (1964) verglichen den Wert der verschiedenen prophylaktischen Verfahren an einer Serie von insgesamt 1681 Patienten. Es entfielen dabei auf je 100 Patientenjahre bei Benzathin-Penicillin 0,4, bei Oral-Penicillin 5,5 und bei Sulfadiazin 2,8 rheumatische

Rezidive (Unterschied zwischen Oral-Penicillin und Sulfadiazin statistisch nicht gesichert). Alle Autoren sind sich einig, daß diese Dauerprophylaxe mindestens 5 Jahre lang fortgesetzt werden sollte, da in dieser Zeit die meisten Rezidive auftreten. Eine Sicherung gegen solche ist angesichts der bestehenden Disposition der Patienten auch später nicht gegeben. Unter diesen Umständen sollte zumindest beim Vorliegen eines rheumatischen Herzschadens, ähnlich auch bei verstärkter Exposition, die Prophylaxe länger, evtl. unbegrenzt durchgeführt werden (Mortimer u. Rammelkamp, 1956). Daß die konkrete Durchführung einer so langfristigen Maßnahme ganz besondere Anforderungen an Einsatz und Überzeugungskraft des Arztes stellt, kann nur erwähnt werden.

Prognose

Mit der Entwicklung der Dauerprophylaxe hat sich fraglos die Prognose des rheumatischen Fiebers entscheidend gebessert. Die bekannte große Sammelstatistik von Bland u. Jones (1951) mit Verfolgung von 1000 Patienten (1921—1951) hatte ergeben, daß nach 10 Jahren 202, nach 20 Jahren 300 vorzeitig verstorben waren. Von 70 Kranken mit primär stärkerer Herzvergrößerung waren nach 10 Jahren 80% von 207 Kranken mit früher Dekompensation nach 10 Jahren 71% ihrem Leiden erlegen. Mit der Unterdrückung von neuen Streptokokken-Infekten verschwanden praktisch die frischen karditischen Schübe, die früher entscheidend den schlechten Verlauf bestimmten. *Todesfälle* an rheumatischem Fieber und seinen Folgen gehören mit 1,6—3,3% heute zumindest in der Kindheit zu den Ausnahmen (Markowitz u. Kuttner, 1965). — Im primären Verlauf sind die *Gelenkbeschwerden* unter Therapie in wenigen Tagen beseitigt. Man sollte sich aber keineswegs hierdurch zu dem Fehlschluß verleiten lassen, der Prozeß hätte seine Aktivität verloren. Unbehandelt rechnet man mit Aktivitätszeichen während 2—3 Monaten. Unter der Therapie werden sie zumindest im allgemeinen unterdrückt, können sich aber, wie die Neigung zum rebound zeigt, nach Beendigung derselben schnell wieder einstellen. Das Ausmaß der Beeinflußbarkeit erscheint nach den Untersuchungen von Feinstein u. Spagnuolo (1961) zweifelhaft. Über die Entwicklung einer *Karditis* und damit der Möglichkeit eines Herzfehlers fällt bei 76% bereits während der ersten Krankheitswoche die Entscheidung, in etwa 87% während der ersten 4 Wochen (Massel u. Mitarb., 1958). Ihre Häufigkeit wird von Wendler (1967) in Übereinstimmung mit anderen neueren Arbeiten mit 27,8%, der Ausgang in einen Herzklappenfehler mit 15,8% angegeben. Aus diesen Zahlen geht hervor, daß ein nicht geringer Teil auch gesicherter Herzveränderungen noch rückbildungsfähig ist, ohne einen Klappenfehler als Dauerzustand zu hinterlassen. Daß diese Aussicht bei Beteiligung mehrerer Klappen geringer wird, liegt auf der Hand. Insofern während der aktiven Phase keine signifikanten Zeichen einer Karditis bestanden, entwickelt sich auch weiterhin im allgemeinen kein Herzfehler, ja selbst bei späteren Rezidiven scheinen diese Patienten geringer gefährdet zu sein. Je früher die Behandlung einsetzt, desto geringer ist durchschnittlich das Ausmaß der Restschäden. Inwieweit es gelingen wird, die Zahl der rheumatisch bedingten Mitralstenosen zurückzudrängen, die erst beim jugendlichen Erwachsenen nicht selten ohne eindeutige spezifische Anamnese, eine größere Rolle spielen, bleibt der weiteren Beobachtung vorbehalten.

Rezidivierendes chronisches rheumatisches Fieber

F. Scheiffarth

Synonyma : Rezidivierendes chronisches rheumatisches Fieber, sekundär chronische Polyarthritis, auch chronischer Streptokokkenrheumatismus
   im amerikanischen Schrifttum : Chronic postrheumatic arthritis: Jaccoud's disease.

Definition

Das rezidivierende chronische rheumatische Fieber wird als eine im Gefolge wiederholter Schübe von akutem rheumatischen Fieber auftretende chronisch verlaufende Polyarthritis definiert. Diese heute seltene Erkrankung geht u. a. mit einer Deformierung der kleinen Finger- und Zehengelenke einher. Sie ist, wie das akute rheumatische Fieber, mit einer Carditis vergesellschaftet.

   Beziehungen zur primär chronischen Polyarthritis scheinen nicht zu bestehen.

Pathogenese

Das rezidivierende chronische rheumatische Fieber gehört zum Formenkreis des akuten rheumatischen Fiebers. In pathogenetischer Hinsicht handelt es sich, wie bei diesem, um eine Folgekrankheit nach Infekten mit β-hämolytischen A-Streptokokken. Eine Sensibilisierung gegen diese Erreger kann serologisch wahrscheinlich gemacht werden. Während Edström noch 1955 annahm, daß sich bei 21% der Patienten mit akutem rheumatischen Fieber eine sogenannte sek. chron. Polyarthritis entwickelt, gilt die Entwicklung der chronischen Verlaufsform heute als seltenes Ereignis. Im Gegensatz zum akuten rheumatischen Fieber, das als eine hochfieberhafte Erkrankung mit Carditis, Chorea und insbesondere mit Synovitis, meist der großen Gelenke, charakterisiert ist, scheint bei den protrahierten, chronischen Verlaufsformen eine besondere Immunitätslage gegenüber den aulösenden Streptokokken nach mehrfachen Rezidiven maßgeblich zu sein, ohne daß bislang genügend Klarheit über diejenigen Faktoren besteht, die zu dieser klinischen Entwicklung führen.

   Möglicherweise spielt hierbei der Zeitpunkt des Krankheitsbeginnes eine Rolle, der bei den chronischen Verlaufsformen mit seinem Gipfel etwa 10 Jahre später als der Gipfel des akuten rheumatischen Fiebers liegt. Mathies u. Schattenkirchner (1967) vermuten, daß eine unterschwellige Durchseuchung der Bevölkerung mit β-hämolysierenden A-Streptokokken bei dieser Entwicklung maßgebend sei.

   Von vielen Autoren ist die Notwendigkeit der Abgrenzung eines solchen rezidivierenden, chronischen rheumatischen Prozesses als selbständiges Krankheitsbild gegenüber dem akuten rheumatischen Fieber abgelehnt worden, zumal heute auch das akute rheumatische Fieber kaum mehr in der klassischen Form, zumindest nicht in Nordeuropa und Nordamerika, beobachtet wird. Andererseits ist das 1868 erstmals von Jaccoud beschriebene Syndrom in den jüngsten Jahren von amerikanischen Autoren (Bywaters, 1950; sowie Zvaifler, 1962) wie auch von deutscher Seite (Hartmann, 1965; Mathies u. Schattenkirchner, 1967 u. a.) erneut klinisch als eigene Krankheitsform abgegrenzt worden. Dieses Syndrom ist nicht schlechthin mit der sogen. sekundär chronischen Polyarthritis gleichzusetzen, die in den fünfziger Jahren noch vor Einführung der heute üblichen serologischen Unterscheidungsmöglichkeiten eine auch in Deutschland wohl zu häufig gestellte Diagnose war. Hartmann (1965) schlägt daher, wie Bywaters (1950) vor, statt von sekundär chronischer Polyarthritis von chronischem rheumatischen Fieber zu sprechen. Diese Bezeichnung sollte eine gegenüber der *primär* chronischen Polyarthritis unterschiedliche Symptomatik und Pathogenese zum Ausdruck bringen und einen, aus einem akuten rheumatischen Fieber hervorgegangenen Gelenkrheumatismus im Gefolge eines Streptokokkeninfektes charakterisieren. Auf Grund der verbesserten serologischen Untersuchungsmethoden und neuerer Erkenntnisse auf dem Gebiet der Immunpathogenese rheumatischer Erkrankungen müssen gegenüber dem seinerzeit häufig verwandten Begriff der sekundär chronischen Polyarthritis Bedenken angemeldet werden, da es sich in der Mehrzahl der Fälle wohl um eine primär chronische Polyarthritis mit relativ akutem Verlauf und Befall der großen Gelenke gehandelt und nur in wenigen Fällen eine Folgekrankheit nach Streptokokkeninfekten vorgelegen haben dürfte. Für Beziehungen des rezidivierenden rheumatischen Fiebers zur primär chronischen Polyarthritis besteht kein Anhalt, wenn auch die Prädilektion der arthritischen Veränderungen eher für letztere Erkrankung typisch ist und andererseits eine Carditis auch bei der primär chronischen Polyarthritis beobachtet werden kann. Der Rheumafaktor fehlt jedoch stets, so daß nur Schwierigkeiten bei der Differentialdiagnose rheumafaktornegativer Fälle von primär chronischer Polyarthritis entstehen können.

Pathologische Anatomie

Das pathologisch-anatomische Substrat ist charakterisiert durch eine Fibrose der Gelenkkapsel (rheumatisme fibreux-Jaccoud) und des periartikulären Gewebes bei normalen Befunden an der Synovialmembran. In wenigen Fällen kann sich ein Pannus ausbilden, der bei Vordringen von der Gelenkkapsel her Knochen- und Knorpelerosionen bewirkt, die zu den charakteristischen Gelenkläsionen führen. Histologisch unterscheidet sich der Prozeß von dem des akuten rheumatischen Fiebers insbesondere durch fehlende oder doch wenigstens gering ausgeprägte entzündliche Veränderungen im Bereich der Gelenkkapsel. Die Herzklappen und das Perikard zeigen das auch für das akute rheumatische Fieber typische morphologische Bild, wobei jedoch auch hier die Fibrose dominiert und die Aktivität der entzündlichen Veränderungen eher gering ausgeprägt ist. Die in seltenen Fällen vorhandenen subkutanen noduli rheumatici zeigen, wie bei der primär chronischen Polyarthritis, eine zentrale fibrinoide Nekrose, umgeben von großen mononukleären palisadenartig angeordneten Zellen und chronisch entzündliche Veränderungen in der Umgebung (Bywaters, 1950).

Klinisches Bild

In der Anamnese werden, wie Bywaters betont, zumeist mehrere, etwa 2—5 Schübe eines akuten rheumatischen Fiebers und häufige Rezidive Streptokokken-bedingter Anginen, Nebenhöhlenaffektionen etc. angegeben. Die vorausgegangenen polyarthritischen Schübe sind zumeist in klassischer Form mit hohem Fieber, von Gelenk zu Gelenk springender Arthritis, Endocarditis und Chorea verlaufen. Der Schweregrad der vorangegangenen Schübe ist unterschiedlich. In der Regel scheint es zu einer vollkommenen Remission der Gelenkerkrankungen zu kommen. U.U. bleibt jedoch nach den einzelnen Schüben eine gewisse Steifigkeit der befallenen Gelenke zurück, insbesondere dann, wenn auch die Metacarpophalangealgelenke mitbefallen waren. In anderen Fällen werden Gelenkschwellungen bis zu einer Dauer von mehreren Jahren beobachtet. Im Gegensatz zu dem akuten Verlauf des rheumatischen Fiebers entwickelt sich das rezidivierende chronische rheumatische Fieber aber für gewöhnlich nach einem symptomfreien Intervall. Das Allgemeinbefinden der Patienten ist während dieser langsam fortschreitenden Gelenkerkrankung relativ gut. Die Kranken sind im allgemeinen fieberfrei, allenfalls subfebril. Exantheme fehlen. Subkutane Knötchen sind beobachtet worden. Wo sie vorkommen, besteht Grund an der Diagnose eines rezividierenden rheumatischen Fiebers zu zweifeln, da sie wohl eher für eine primär chronische Polyarthritis typisch sind (Bywaters, 1950). Das Allgemeinbefinden wird nur dann beeinträchtigt, wenn gleichzeitig eine Carditis abläuft. Sie ist allerdings in einem hohen Prozentsatz dieser insgesamt seltenen Krankheitsform zu beobachten; sie führt, wie die Endocarditis beim akuten rheumatischen Fieber, zu Herzklappenfehlern, und zwar vorwiegend zu Stenosen und zu myogener Insuffizienz. Unterschiede in der Häufigkeit der einzelnen befallenen Herzklappen gegenüber dem akuten rheumatischen Fieber werden nicht beschrieben. Sonstige Begleiterscheinungen des akuten rheumatischen Fiebers, etwa eine Nierenerkrankung oder eine Polyserositis, sind nicht beobachtet worden. Die beim redizivierenden chronischen rheumatischen Fieber befallenen Gelenke sind im allgemeinen wenig entzündlich verändert und nicht sehr schmerzhaft.

Eine Synovitis mit Erguß der großen Gelenke kommt vor (Bywaters, 1950). Meist handelt es sich um eine periartikuläre Entzündung mit Übergreifen auf die über die Gelenke hinwegziehenden Sehnen der langen Fingerbeuger; durch Befall der Sehnenscheiden kann das Bild der Tendinitis crepitans entstehen. Am häufigsten sind die Grund-, Mittel- und Endgelenke der Finger und Zehen befallen. Demgegenüber scheint die Entwicklung der Veränderungen an den großen Gelenken und den Gelenken der Wirbelsäule eher selten zu sein. In den Fingergrundgelenken treten wie dies zuerst Jaccoud (1868) beschrieben hat, zunehmende Deformitäten mit Beugung und ulnarer Abduktion, insbesondere im Bereich des 4. und 5. Fingers auf. Während die Veränderungen in den frühen Krankheitsstadien noch korrigierbar sind, kann es später zu schweren irreparablen Deformitäten mit Subluxation und Versteifung kommen, die dann dem Bild der primär chronischen Polyarthritis völlig gleichen (s. Böni). An den deformierten Fingern und Zehen treten schließlich auch trophische Störungen mit Verlust der Nägel auf. Bisweilen finden sich Pigmentverschiebungen, wie sie auch bei der primär chronischen Polyarthritis vorkommen.

Laborbefunde

Die humoralen Reaktionen gleichen denjenigen bei akutem rheumatischem Fieber. Die Senkungsreaktion ist gewöhnlich stark beschleunigt. Die Transaminasen sind phasenweise erhöht. Elektrophoretisch findet sich eine Dysproteinämie mit Vermehrung der Alpha$_2$- und γ-Globuline. In der Immunoelektrophorese sind insbesondere das Alpha$_2$-Glykoproteid, das Haptoglobin sowie die IgG-Fraktion vermehrt. Die Serumlabilitätsproben sind nicht typisch verändert. Das C-reaktive Protein ist positiv. Das Blutbild zeigt Veränderungen im Sinne der hypochromen Anämie und der mäßigen Leukozytose.

Typischerweise sind der Antistreptolysintiter, der Antistreptokinase- und der Antihyaluronidasetiter erhöht. Titer bis zu 1200 Einheiten kommen vor. Von diagnostisch größerer Bedeutung scheint der während eines Rezidivs zu beobachtende steile Titeranstieg zu sein, der als anamnestische Reaktion bei einem infektionsallergischen Prozeß gedeutet wird. Die differentialdiagnostische Bedeutung der Antikörper gegen die Enzyme der β-hämolytischen A-Streptokokken ist andererseits durch deren weite Verbreitung auch bei Nichtrheumatikern in gewisser Weise eingeschränkt. Rheumafaktor und antinukleäre Antikörper fehlen beim rezidivierenden chronischen rheumatischen Fieber regelmäßig. Antikörper gegen andere Bakterien, die als Ursache einer Infektarthritis in Frage kommen, sind in der Regel nicht vorhanden. Sie sind für die Differentialdiagnose gegenüber chronisch verlaufenden Infektarthritisformen z.B. bei Brucellosen, dem Morbus Boeck, der Gonokokkenarthritis u. a. wesentlich.

Röntgenologisch finden sich erst in fortgeschrittenen Stadien die für die primär chronische Polyarthritis charakteristischen Gelenkveränderungen, während zu Beginn allenfalls eine Osteoporose auffällt. Als beinahe typisch für die postrheumatische Arthritis wird die Diskrepanz zwischen dem klinischen und dem röntgenologischen Befund hervorgehoben. (Bywaters, 1950).

Im EKG kommen nur bei aktiver Myocarditis entsprechende Veränderungen zur Darstellung.

Prognose

Das Schicksal dieser Kranken wird im wesentlichen vom Ausmaß eingetretener Herzklappenveränderungen bestimmt. Die Gelenkerkrankung kann bei rechtzeitiger und konsequenter Behandlung zur Ausheilung gebracht werden.

Die Therapie entspricht den Richtlinien der Behandlung des rheumatischen Fiebers.

Rheumatoide bei Infektionskrankheiten

F. O. Höring

Geschichtliches

In einer Zeit wie der heutigen, wo die Infektionskrankheiten so stark zurückgegangen sind und die klinischen Erfahrungen mit der früher so viel angewandten Heilserumtherapie nur noch den alten Ärzten erinnerlich sind, wo zudem die Neigung besteht, fast jeden Gelenkschmerz „reflektorisch" mit den A-Streptokokken in pathogenetische Beziehung zu setzen (und deshalb mit Penicillin zu behandeln), ist es von größter praktischer Bedeutung, die Existenz und die Häufigkeit der postinfektiösen Rheumatoide auf allergischer Grundlage in Erinnerung zu halten, die den Ärzten früherer Zeiten selbstverständlich war. Die Schwierigkeit besteht freilich darin, daß die klinische Abgrenzung oft unmöglich ist und Übergangsformen zum rheumatischen Fieber einerseits, zur Infektarthritis und zur septischen Gelenkmetastase andererseits häufig sind, letzteres gerade wegen der Wirksamkeit der Antibiotika. Deshalb sollte die so eindrucksvolle und früher jedem praktizierenden Arzt geläufige Erfahrung mit der Serumkrankheit, die rheumatoide Gelenkprozesse von leichter bis zu schwerster und generalisierender Art auszulösen vermochte (besonders vor der Zeit der Fermo-Seren), in Erinnerung gehalten werden, gerade weil sie zwar nicht im strengen Sinne „postinfektiös", aber doch der Prototyp eines eindeutig rein allergischen, fremdeiweißbedingten Rheumatoids war. Denn sie zeigte in „klassischer" Form die pathogenetischen Eigenschaften des „echten" Rheumatoids, das nichts mit direkter Bakterien- oder gar Streptokokken-Einwirkung zu tun hat.

Definition

Das para- und postinfektöse Rheumatoid (Früh- und Spätrheumatoid) ist eine akut oder subakut verlaufende, gewöhnlich polyartikuläre Komplikation, die prinzipiell bei jeder Infektion, von den Virus- bis zu den Protozoen-, ja den Wurminfektionen in ähnlicher klinischer Form auftreten kann, also ein „unspezifisches" Syndrom, das den infektiösen Allergien zugehört und nicht mit Absiedlung des Erregers in den befallenen Gelenken einhergeht, obgleich es sekundär die Grundlage für eine solche Absiedlung abgeben kann. Das postinfektiöse (Spät-)Rheumatoid, das häufiger und hartnäckiger als das besonders bei zyklischen Infektionskrankheiten im Generalisationsstadium flüchtig auftretende parainfektiöse Frührheumatoid ist, kommt bevorzugt bei Lokalinfektionskrankheiten wie Angina, Scharlach und Bakterienruhr vor.

Pathogenese

Jedes Rheumatoid ist ein Schock-Fragment im Sinne von K. Hansen, 1957, also eine klinisch vorkommende Teilerscheinung des tierexperimentellen Grundversuchs der Allergielehre, des anaphylaktischen Schocks am Meerschweinchen, zu dessen komplettem Bild bekanntlich schwere Gelenkerscheinungen gehören (Höring, 1957). Auslösend für dieses unspezifische Syndrom wirkt also eine spezifische Antigen-Antikörper-Reaktion. Die Frührheumatoide treten dementsprechend in dem auf Hyperergie beruhenden Generalisationsstadium zyklischer Krankheiten auf und sind wie dieses flüchtiger Art, oft von den für dieses Stadium typischen Gliederschmerzen schwer abtrennbar. Die Spätrheumatoide, die bei akuten Infektionskrankheiten in der 2.—4. Krankheitswoche auftreten, sind Ausdruck der hyperergischen Nachphase, die im Verlauf einer Immunisierung auftritt und wohl so zu erklären ist, daß zu dieser Zeit und nach Verschwinden oder Gewebsfixierung des Erregers noch Reste von dessen antigenen Eiweißstoffen ungebunden kreisen und nun erst eine Boosterung der Antikörperbildung im Sinne einer verspäteten rhythmisch-phasischen Gegenregulation erfolgt (Höring, 1962). Dispositionelle Einflüsse, so besonders Bahnungen durch vorausgegangene individuelle Faktoren, spielen dabei eine Rolle, wie sich im häufigeren Befall stark beanspruchter Gelenke durch Rheumatoide zeigt (Walther, 1940, 1941, 1943). Diese Genese der Rheumatoide zeigt sich auch dadurch, daß nicht selten andere Schockfragmente in dieser Phase beobachtet werden, und zwar klinisch Symptome wie das 1—3 tägige sog. Nachfieber, tachykarde Anfälle, Urtikaria, Quincke-Ödem, asthmatoide Zustände, Blutdruckkrisen (postinfektiöse Hypertonie) oder Kollapse, bei Blutuntersuchung Zeichen wie Senkungsverlangsamung, Leukopenie, Eosinophilie, Antikörper- und Komplementstürze, therapeutisch ein Ansprechen auf Kalziumgaben und Antihistaminika. — Die allergische Genese der Rheumatoide zeigt sich auch dadurch, daß sie gelegentlich durch iatrogene Zufuhr des Antigens provoziert werden, so durch Typhusimpfstoff bei Typhusimmunen, vor allem durch Tuberkulin beim tuberkulös Infizierten (Werner, 1957).

Klinische Abgrenzung

Para- und postinfektöse Rheumatoide sind klinisch meist polyartikuläre und ziemlich plötzlich auftretende *Arthralgien*, die von Schwellung, seltener Rötung oder Ergußbildung von einem oder auch mehreren der befallenen Gelenke begleitet sein können. Häufig beginnt das Rheumatoid in „allen" Gliedern und konzentriert sich dann rasch auf ein oder einige Gelenke. Die *Allgemeinerscheinungen* wie Fieber, Tachykardie, Prostration, Kopfschmerzen, Appetitlosigkeit sind wechselnd und entsprechen meist der Schwere des Falles, die von flüchtigen, kaum geklagten bis zu heftigsten Schmerzen und völliger Immobilisation reichen kann. Unbehandelt ist die *Dauer* des Rheumatoids in etwa der Hälfte der Fälle nur 1—2 Tage, sonst wechselnd bis zu 4 Wochen Die *Prognose* ist immer gut. Das postinfektiöse Rheumatoid ist gewissermaßen ein Symptom der Rekonvaleszenz. Gegenüber der Polyarthritis rheumatica ist es durch das *Fehlen von 3 wichtigen Symptomen* gekennzeichnet: es fehlt 1. die starke Beschleunigung der Blutsenkung, 2. die Beteiligung des Endokards und 3. das Ansprechen auf Salicylsäure.

Pathologisch-histologisch ist die Synovia von mono-lymphozytären Infiltraten durchsetzt; das typische rheumatische Knötchen wird nicht gefunden. Ein eventuelles Gelenkexsudat ist zähflüssig und kann Agglutinine gegen den Erreger der betreffenden Infektionskrankheit in mäßiger Titerhöhe enthalten. Diese Erreger selbst sind prinzipiell im befallenen Gelenk nicht nachweisbar.

Differentialdiagnostisch ist die Abgrenzung anzustreben gegen 1. die echte Polyarthritis rheumatica (rheumatic fever), 2. gegen die Infektarthritis, der eine Absiedlung des Erregers im Gelenk während einer zyklischen Generalisation (z.B. bei Gonokokken-, Brucellen-, tuberkulöser Infektion) oder auch durch eine akzidentelle Bakteriämie (Streptokokken-Infektarthritis, meist nur monartikulär) zugrunde liegt, und 3. gegen eitrige Gelenkmetastasen bei solchen Bakteriämien oder echter Sepsis, die meist erst auf dem Wege über die Osteomyelitis das Gelenk erreichen. — Am wichtigsten und schwierigsten ist die Abgrenzung vom „echten Rheumatismus", der viel zu oft diagnostiziert wird. Man sollte sich vor seiner Annahme immer fragen, ob es sich nicht doch nur um ein Rheumatoid handelt!

Therapeutisch reagieren Rheumatoide nicht auf Salicylsäure und ihre Abkömmlinge, mäßig auf Pyramidon und Phenacetin, besser auf Phenylbutazon, meist gut auf Corticosteroide, die aber ihren Ablauf vorwiegend nur zu verzögern scheinen (Höring, 1955). Darüber liegen noch keine sicheren Aussagen vor. Ein gutes Ansprechen auf Antihistmaninika (Bruns, 1949) und Calcium i. v., wie es bei der Serumarthritis gefunden wird, ist bei postinfektiösen Rheumatoiden nicht immer anzutreffen, sichert aber, wenn vorhanden, die Diagnose ex iuvantibus.

Infektionskrankheiten, die typischerweise zu Rheumatoiden führen, sind:

Scharlach: Das Frührheumatoid tritt gegen Ende der 1. Krankheitswoche in 2 bis 4% der Fälle, das Spätrheumatoid zur Zeit des „zweiten Krankseins", d. h. in der 3. bis 4. Woche, in 1,5—2% (Bulgarelli, 1960) auf. Das Scharlachrheumatoid ist ein von β-hämolytischen A-Streprokokken hervorgerufenes Rheumatoid!

Postanginöses Rheumatoid: Wie beim Scharlach, ist ein Rheumatoid nach Streptokokken-Angina nichts Seltenes. Es wird in Deutschland fast immer als echter Rheumatismus verkannt, den es heute als Primärerkrankung nur noch im Kindesalter gibt. Die französische Schule aber unterscheidet sehr richtig den „Rhumatisme postangineux de l'adulte" im 3. bis 5. Jahrzehnt, der immer einen hohen Antistreptolysintiter und stets eine gute Prognose hat, von der „maladie de Bouchard", dem echten Rheumatismus, und bezeichnet ihn als „pseudo-rhumatisme infectieux" (vgl. z.B. Terasse u. Mitarb., 1964).

Rheumatoide kommen seltener auch bei anderen Kokken-Krankheiten vor wie *Erysipel,* bakteriellen *Pneumonien, Wundinfektionen,* auch mit Staphylokokken, *Meningitis epidemica, Gonorrhoe* (hier aber häufig übergehend in Infektarthritis, die Monarthritis gonorrhoica).

Bakterienruhr: Auch hier läßt sich ein Früh- und Spätrheumatoid unterscheiden. Seine Häufigkeit wird mit 0,27 bis 10% angegeben. Wegen genauer Darstellung sei hier auf Walther (1940) und Wetzel (1950) verwiesen, wegen des postdysenterischen Morbus Reiter auf Kapitel 7c von Fehr.

Seltener sind Rheumatoide bei anderen Bakterienkrankheiten wie *Typhus* und *Paratyphus abdominalis*, bei *Brucellosen* (vgl. Kapitel 7g von Barcelo). Das *tuberkulöse Rheumatoid*, der sog. *M. Poncet*, hat im Schrifttum viel Beachtung gefunden (Schoen u. Tischendorf, 1954). Seine Provokation durch Tuberkulin-Einspritzungen, die bereits von Poncet (1903) sowie Poncet und Leriche (1908) beschrieben wurde, wurde schon oben erwähnt. Schwere Rheumatoide gehören zum Bilde der *Lepra* im Rahmen der sog. Lepra-Reaktionen.

Von den Spirochätosen sind Rheumatoide wohl bekannt bei *Leptospirosen*, vor allem aber bei der *Syphilis* im Sekundär- und Tertiärstadium (Schoen u. Tischendorf, 1954) sowie ebenfalls im Frühstadium der *Frambösie* (Höring, 1950).

Bei den exanthematischen Rickettsiosen gehören Früh-, seltener auch Spätrheumatoide besonders beim klassischen *Fleckfieber* zu den häufigen Komplikationen.

Von den Viruskrankheiten sind die Frührheumatoide bei der *Hepatitis epidemica* im sog. Prodromalstadium wohl bekannt. Sie kommen auch vor bei *Mumps*, *Röteln* u.a. Spätrheumatoide sind eine häufige Komplikation bei *Variola vera*, typisch bei der *Dengue*.

Ein ausgiebiges Schrifttum liegt vor über das Problem von Rheumatoiden bei *Amöbiasis* (Höring, 1950; Lyon, 1958; Adams und Maegraith, 1960; Willmot, 1962). Man sei aber mit der Annahme eines solchen, auch im Gutachterwesen, sehr zurückhaltend, da die Amöbiasis erfahrungsgemäß für „alles" angeschuldigt wird (Elsdon-Dew, 1965).

Auch im Verlauf schwerer *Hakenwurm*-Erkrankungen wird über echte Rheumatoide berichtet.

Metastatische Infektarthritis und ihre Differentialdiagnose

W. Koch

Einleitung

Die metastatische Infektarthritis ist eine Komplikation septischer Krankheitsprozesse zahlreicher Infektionen. Diese sekundäre Gelenkentzündung (Chiari, 1934) auch nicht selten unspezifisch genannt, kann Folge einer haematogenen Fernmetastase sein oder sie entsteht aus einer fortgeleiteten Entzündung aus der unmittelbaren Nachbarschaft der Gelenke unter Einbeziehung der Schleimbeutel. Im Kindesalter spielt aus Gründen der besseren Blutversorgung der Gelenkeinbruch einer auf dem Blutweg gesetzten Entzündung des Knochens in der Epi- und Metaphyse die wichtigste Rolle, während das Auftreten der bakteriellen Arthritis (Hauss und Bruch, 1953) beim Erwachsenen durch die Entzündung der stark durchbluteten Gelenkschleimhaut begünstigt wird.

Für die haematogene Gelenkinfektion kommt jede meist durch Eitererreger hervorgerufene Entzündung, völlig unabhängig von ihrem Sitz, im Körper infrage. Nach Ausschluß einer durch äußerliche Einwirkung entstandenen primären Gelenkentzündung und einer von der Gelenkumgebung auf dem Lymph- und Blutweg weitergeleiteten Erreger-Arthritis muß immer nach dem Ausgangsherd gesucht

werden. So ist bei einer Säuglingscoxitis und Arthritis im Kleinstkindesalter an eine
Nabelinfektion, eine Otitis media, einen eitrigen Infekt des Nasen-Rachenraums
und der oberen Luftwege sowie an eitrige oder mischinfizierte Hautefflorenszensen
bei Impetigo, Varizellen und im Anschluß an eine Vaccination zu denken. Beim Erwachsenen stehen als Infektionsquellen die eitrige Angina, ein eitriges Zahnwurzel-
granulom und die bakteriellen Infektionen der Harn- und Gallenwege sowie des
Darmtraktes ganz im Vordergrund. Eine Otitis externa oder eine abgeheilte banale
Nagelbetteiterung darf in der Anamnese einer metastatischen Arthritis nicht übersehen werden.

Pathologie

Die metastatische bakterielle Arthritis läßt sich in eitrige und nicht eitrige Formen
unterteilen, von denen die seröse und fibröse Gelenkentzündung als Vorstufe für
das eitrige Gelenkempyem von praktischer Bedeutung für die Klinik sind.

Die seröse Arthritis geht mit einer vermehrten Exsudation seröser Flüssigkeit in
die Gelenkhöhle einher. Im akuten Stadium ist bei unversehrtem Gelenkknorpel die
Gelenkschleimhaut geschwollen, die Synovialzotten sind verdickt und die Blutgefäße
erweitert. Neben Leukozytenansammlungen im Gewebe können auch bei bakterieller
Ursache nicht immer Keime in der Gelenkflüssigkeit nachgewiesen werden.

Von der serösen Form der Arthritis bestehen fließende Übergänge zur fibrösen
Gelenkentzündung. Infolge einer Plasmadiapedese treten Fibrinausfällungen in der
Gelenkflüssigkeit auf, und es bilden sich Beläge, welche teilweise oder völlig den
Gelenkknorpel bedecken.

Die purulente Arthritis kann mit einem Empyem, einer Kapselphlegmone oder
einer Panarthritis d.h. einer totalen Gelenkvereiterung ablaufen. Die dunkelrote,
eitrigbelegte Synovialis geht mit einer Quellung der Schleimhautzotten einher. In
den durch proteolytische Fermente veränderten Gelenkknorpel dringen Eiterzellen
ein, und neben einer Verfettung und Zerfaserung bilden sich Knorpelsequester. Die
Ph-Werte der Synovia sind hierbei sauer. Bei der Kapselphlegmone führt das Granulationsgewebe durch seine übermäßige Entwicklung nicht nur zu einem weiteren
Substanzverlust des Gelenkknorpels sondern auch zu einer blasig, sulzigen Gewebsveränderung von Kapsel und Bändern, die Anlaß einer Distensionsluxation des Hüftgelenkes nach Niederecker (1961) sein kann. Greift die eitrige Gelenkentzündung auf
den Knochen über und sind somit alle gelenkbildenden Gewebe beteiligt, sprechen wir
von der Panarthritis. Die eitrige Markphlegmone des Knochens hat Sequesterbildung
mit schalenförmiger Abstoßung und in Fällen schwerster Destruktion die Luxation
des Gelenkes zur Folge. Die Panarthritis kann zu einer fibrösen oder knöchernen
Gelenkeinsteifung führen. Diese Ankylose erfolgt fast immer in einer Gelenkfehl-
stellung und ist in Abhängigkeit vom Ausmaß der Gelenkzerstörung mit einer Glied-
maßenverkürzung verbunden.

Klinik

Die metastatische Arthritis tritt akut in einem oder mehreren Gelenken auf. Das
Gelenk ist geschwollen, die Konturen sind verstrichen und die Haut ist über den
Gelenken heiß und gerötet. Der Spannungsschmerz der Gelenkkapsel und der Bewegungsschmerz der Gelenke führt nicht selten zur völligen Funktionslosigkeit,
so daß eine Lähmung der Extremität vorgetäuscht wird. Außerdem nehmen die

Gelenke eine Entlastungsstellung ein, welche z.B. für das Hüftgelenk in einer Beugung, Abduktion und Außenrotation besteht. Starke Gelenkergüsse überdehnen den Kapselbandapparat und haben ein Schlottergelenk mit Neigung zur spontanen Subluxation zur Folge. Das Allgemeinbefinden der Patienten ist erheblich gestört. Die Körpertemperatur steigt bis 40 Grad und die Blutkörperchensenkungsgeschwindigkeit ist stark bis mittelstark erhöht. Die Leukozytenzahl ist vermehrt und das weiße differenzierte Blutbild läßt eine Linksverschiebung erkennen.

Die Röntgendiagnostik der metastatischen, bakteriellen Arthritis kann anfänglich Schwierigkeiten bereiten. In Abhängigkeit von der Größe des Gelenkergusses kommt

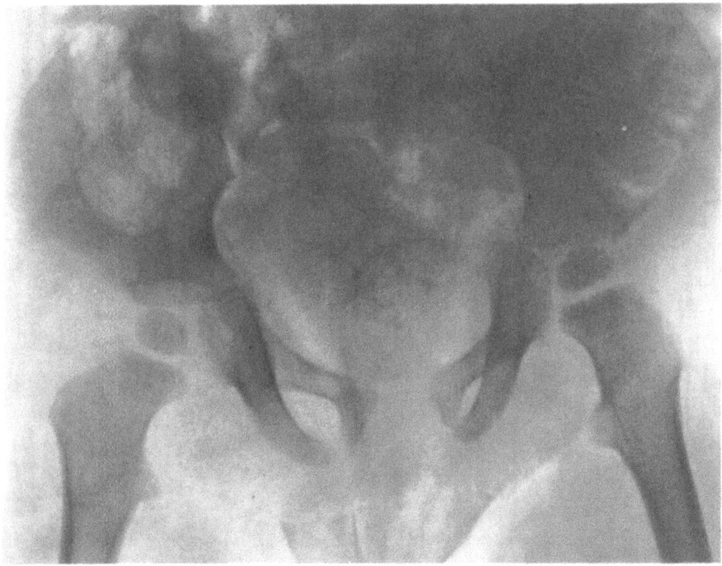

Abb. 34. 1,8 J. Lateralisation rechter Hüftkopf mit Gelenkspalterweiterung bei Coxitis 3 Wochen nach fieberhafter Darmerkrankung

es bei den einzelnen Extremitätengelenken mehr oder weniger ausgeprägt zu einer Verbreiterung des Gelenkspaltes (Abb. 34). Einige Wochen später ist der Gelenkspalt verschmälert und die gelenkbildenden Knochenabschnitte lassen eine Atrophie erkennen.

Die Gelenkpunktion entlastet das unter Spannung stehende Gelenk und läßt Material für die bakteriologische Untersuchung gewinnen. Neben dem mikroskopischen Erregernachweis ist der Kulturversuch zur Bestimmung der Pathogenität und Resistenz der Bakterien unerläßlich für die Diagnostik und entscheidend für die Weiterführung der sofort bei der Punktion einzuleitenden Therapie mit antibiotischen Medikamenten. Als die wichtigsten Keime der metastatischen purulenten Arthritis müssen die Staphylokokken, Streptokokken und Pneumokokken herausgestellt werden. Weniger häufig sind die Coli-, Typhus- und Paratyphus-Bazillen, während die Gonokokken heute nur noch selten als Erreger der Gelenkentzündung infrage kommen.

Payr (1919) stellt dem einfachen Gelenkempyem die Kapselphlegmone und die totale Gelenkvereiterung mit ihren verheerenden Auswirkungen auf Form und Funktion des Gelenkes gegenüber, wie es am Beispiel des Hüftgelenkes ausführlich besprochen werden soll.

Bei der nicht zu Unrecht gefürchteten, akut auftretenden Säuglingscoxitis kommt es zu einem raschen, epiphysenwärts gerichteten Fortschreiten der haematogen entstandenen Osteomyelitis im Schenkelhals, wobei die Barriere des Wachstumsknorpels auf dem Lymph- und Blutweg durchbrochen wird. So entsteht bei einem acht Monate alten Säugling eine doppelseitige Hüftgelenksluxation, nachdem eine Staphylokokken-Sepsis im ersten Lebensmonat bei bestehendem Morbus haemolyticus neonatorum zum Auftreten einer Meningitis und multiplen Knochenherden geführt hatte. Die relativ gut entwickelten Pfannen lassen auch ohne Kenntnis der Vorgeschichte eine sog. angeborene Hüftgelenksluxation ausschließen. Das coxale Femurende stützt sich auf der linken Seite mit dem Trochanter major am Darmbein ab, und der Trochanter minor steht in Höhe des Pfannengrundes (Abb. 35).

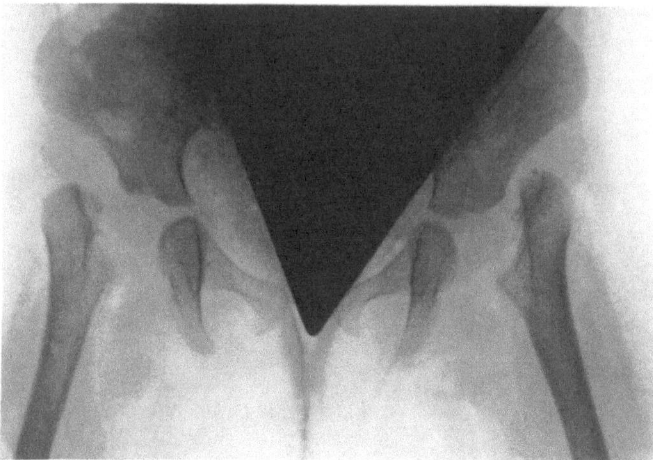

Abb. 35. 8 M. Doppelseitige Hüftgelenksluxation nach Säuglingscoxitis beiderseits infolge einer Staphylokokkensepsis im 1. L. M.

Nicht in jedem Fall ist die eitrige Säuglingscoxitis mit einer Hüftverrenkung verbunden. So hat sich bei dem 22jährigen in der Landwirtschaft tätigen Mann im Laufe von 21 Jahren ein belastungsfähiges Stemmgelenk entwickelt, das eine ausreichende Scharnierbeweglichkeit bei aufgehobener Rotation und eingeschränkter Abspreizfähigkeit besitzt. Durch die Zerstörung des Kopfes und medialen Schenkelhalses ist es zu einer Beinverkürzung und Trochanterhochstand mit einem positiven Trendelenburgschen Zeichen gekommen. Im Röntgenbild zeigt sich ein verbreiterter Pfannenboden und eine höher angelegte Sekundärpfanne zwischen Schenkelhalsrest und Darmbein (Abb. 36).

Noch schwerwiegender sind die Folgen, wenn es durch eine eitrige Coxitis im Anschluß an eine Kieferhöhlenvereiterung im Alter von 19 Jahren zu einer knöchernen Ankylose des linken Hüftgelenkes in Anspreiz- und Beugestellung mit einer relativen Beinverkürzung von 10 cm kommt. Durch die Adduktion des linken Hüftgelenkes ist das Becken zur rechten Seite gekippt und eine statische, rechtskonvexe, teilfixierte Skoliose der unteren Brust- und Lendenwirbelsäule ist für die Kreuz- und Rückenschmerzen des 52jährigen Mannes verantwortlich. Sie können weder durch orthopädische Schuhe noch durch eine Umstellungsosteotomie der linken Hüfte bei dem älteren Patienten beseitigt werden (Abb. 37).

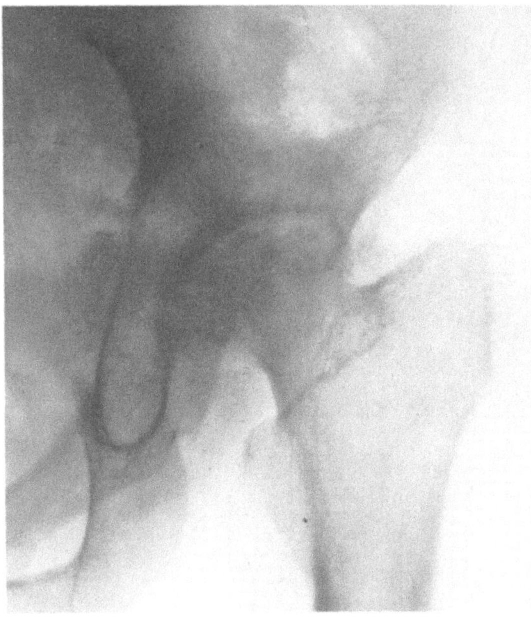

Abb. 36. 22 J. Eitrige Panarthritis linkes Hüftgelenk im 2. L. J. mit Entwicklung eines Stemmgelenkes nach Zerstörung von Kopf und Pfanne

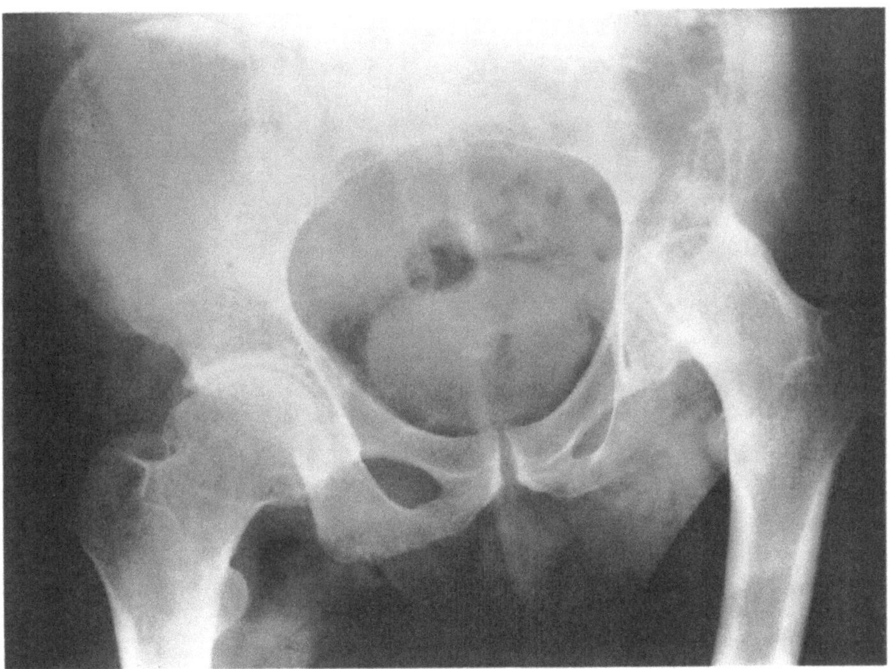

Abb. 37. 52 J. Knöcherne Ankylose des linken Hüftgelenkes in Adduktion nach eitriger Coxitis im Alter von 19 J. und statischer Beckenkippung nach rechts

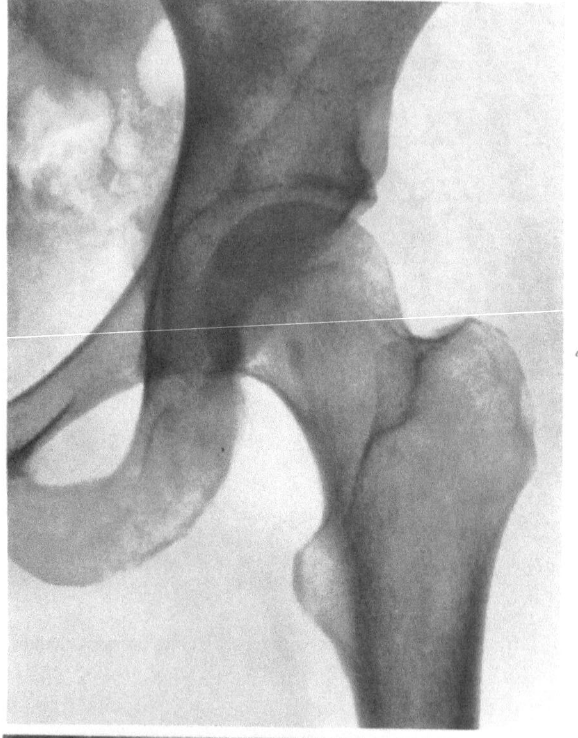

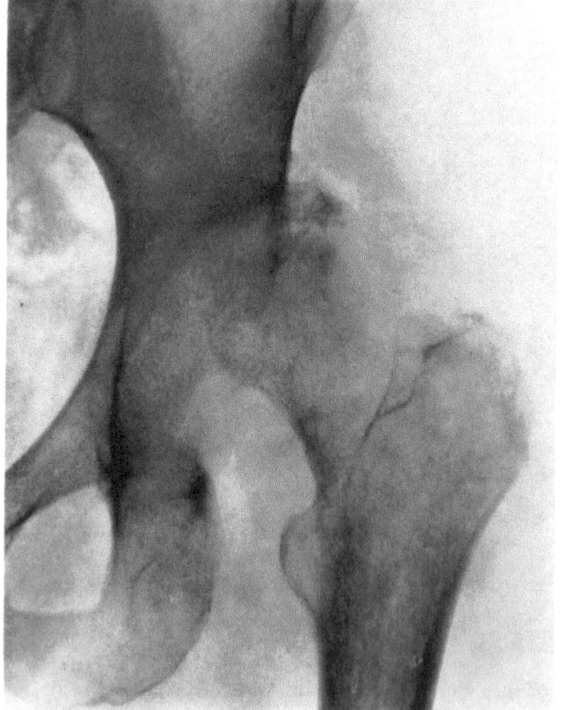

Abb. 38. 30 J. Metastatische Staphylokokkencoxitis nach Mastitis mit fortschreitender Destruktion und Subluxation des linken Hüftgelenkes (a Krankheitsbeginn, b 5 M. später)

In diesem Zusammenhang sei auf die meist mit einer knöchernen Ankylose ausheilende Gonokokkenarthritis bei überwiegend monoartikulären Vorkommen am Knie- und Hüftgelenk hingewiesen. Klinisch stehen bei dieser selten gewordenen Gelenkentzündung in der dritten Krankheitswoche unerträgliche Gelenkschmerzen bei sämtlichen Entzündungszeichen im Vordergrund und sie übertreffen die Gelenkschmerzen einer akuten Polyarthritis. Der Nachweis von Gonokokken im eitrigen Gelenkpunktat und die positive Komplementbildungsreaktion sichern bei einer floriden, genitalen oder rektalen Gonorrhoe sowie einer Ophthalmo-Blenorrhoe des Säuglings die klinische Diagnose einer Gonokokkenarthritis.

Ebensowenig dürfte das metastatische Auftreten einer Arthritis in der dritten bis vierten Krankheitswoche bei Typhus und Paratyphus zu übersehen sein. Die eitrige Coxitis ist keine Seltenheit, und die Teilzerstörung von Kopf und Pfanne begünstigt eine Destruktionsluxation oder eine knöcherne Ankylose in Adduktion und Beugung, welche frühzeitig durch eine Adduktorentenotomie und subtrochantäre Osteotomie nach dem Vorschlag von Lange (1965) beseitigt werden sollte, nachdem zu Krankheitsbeginn die Diagnose durch die Anamnese und dem positiven Ausfall des Agglutinationstestes gesichert wurde. Die früher gefürchtete Streptokokkenarthritis bei Scharlach mit ihren schweren Gelenkzerstörungen und der nachfolgenden, teilweisen und völligen Gelenkeinsteifung dürfte bei dem heute möglichen Impfschutz und der prophylaktischen Penicillinbehandlung ausgesprochen selten sein.

Differentialdiagnose

Differentialdiagnostische Überlegungen sind bei der metastatisch hervorgerufenen bakteriellen Arthritis nicht nur allgemeiner Art. Sie haben auch das einzelne Gelenk speziell zu berücksichtigen.

Wegen des akuten Krankheitsbeginns der bakteriellen Arthritis mit hohem Fieber, schmerzhafter Schwellung und Rötung meist großer Gelenke muß der akute Gelenkrheumatismus ebenso ausgeschlossen werden, wie an das Vorliegen von Rheumatoiden bei bekannten Infektionskrankheiten, z. B. bei Hepatitis, Tuberkulose, Morbus Bang, Scharlach und Gonorrhoe zu denken ist (Miehlke, 1961)

Bei der in wenigen Monaten auftretenden Zerstörung und Subluxation des linken Hüftgelenkes einer 30 jährigen Frau ist ein sarkomatöser Knochenprozeß auszuschließen (Abb. 38 a u. b). Allerdings sprechen anamnestisch das Auftreten starker Hüftschmerzen vier Wochen nach einer inzidierten Mastitis sowie der fieberhafte Krankheitsverlauf und die entzündlichen Blutbildbefunde bei gleichzeitigem Nachweis von Staphylokokkus aureus haemolyticus im Gelenkpunktat eindeutig für eine Panarthritis.

Auch die überwiegend verkäsende und zerstörende Knochen- und Gelenktuberkulose muß differentialdiagnostisch diskutiert werden. Jedoch spricht der schleichende Krankheitsbeginn und der anamnestische Hinweis auf eine im Kindesalter abgelaufene Hilusdrüsentuberkulose und eine feuchte Rippenfellentzündung des Erwachsenen neben den übrigen Laborbefunden gegen eine bakterielle Arthritis. Auch das Röntgenbild der seit 30 Jahren bestehenden Coxitis tuberkulosa eines 44 jährigen Mannes zeigt eindrucksvoll auf den Schichtaufnahmen die Zerstörungsherde im Kopfrest und im Pfannendach bei ausbleibender knöcherner Ankylose (Abb. 39).

Das akute Auftreten einer einseitigen Coxitis zu Beginn der Spondylitis ankylopoetica im 2. oder 3. Lebensdezennium kann wegen der starken Schmerzhaftigkeit, der erhöhten Blutkörperchensenkungsgeschwindigkeit und einer im Röntgenbild sichtbaren Gelenkspaltverschmälerung sowie verwaschenen Knochenzeichnung mit rasch einsetzender knöcherner Einsteifung zu Krankheitsbeginn eine metastatische Arthritis oder eine Coxitis tuberkulosa vortäuschen. Die immer nachweisbare Beteiligung der beiden Iliosakralgelenke bewahrt den Erfahrenen vor einer Fehldiagnose mit all ihren therapeutischen Konsequenzen (Koch, 1958).

Selbstverständlich sollte eine Sudecksche Knochendystrophie im akuten entzündlich-schmerzhaften I. Stadium mit bevorzugter Beteiligung der Hand- und Fußwurzelgelenke genau so wenig fehlgedeutet werden wie ein schmerzhafter Gichtanfall an den Zehen- und Fußgelenken mit all seinen Entzündungszeichen. Auch das spontane Auftreten einer sehr schmerzhaften Bursitis subdeltoidea am Schultergelenk mit Kalksalzablagerung im Schleimbeutel oder Nebengelenk wird eine metastatische Arthritis bei negativer Labordiagnostik und positivem Röntgenbefund sicher ausschließen lassen.

Die hormonelle Wachstumsstörung führt in der Adoleszenz im Rahmen der Epiphysiolysis capitis zum akut schmerzhaften Hüftkopfabrutsch und liegt das Bein bewegungslos in Außenrotation, Beugung und Abduktion. Jeder Bewegungsversuch wird aus Schmerzgründen ängstlich vermieden, was ohne Kenntnis des so typischen Röntgenbefundes und den normalen Laborbefunden eine Hüftgelenksentzündung annehmen läßt.

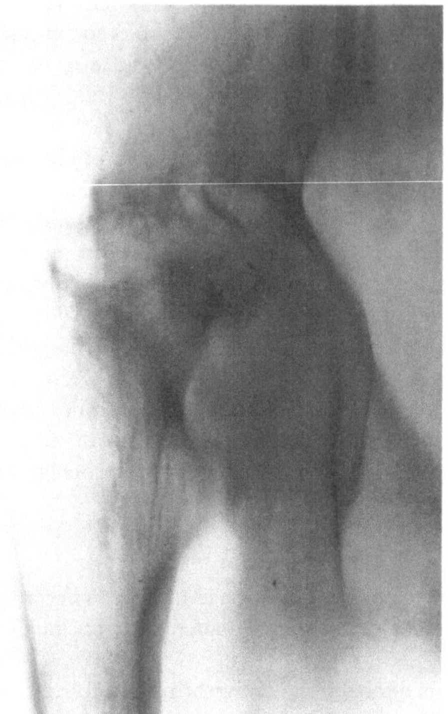

Abb. 39. 44 J. Rezidivierende Coxitis tuberkulosa rechtes Hüftgelenk mit Destruktionsherden in Kopf und Pfanne (Schichtaufnahme)

Nicht zuletzt läßt der Krankheitsverlauf einer eitrigen Coxitis nach Keuchhustenbronchitis des einjährigen Kindes trotz operativer Ausräumung von Granulationsgewebe aus dem Pfannengrund sechs Jahre später einen nicht abgeschlossenen Kopfaufbau erkennen, wie es bei Vorliegen einer Perthesschen Erkrankung üblich ist (Abb. 40). Ohne Kenntnis des bisherigen Krankheitsverlaufs mit Sklerosierung und völligem Verschwinden des Kopfkerns im 2. Lebensjahr und noch nicht abgeschlossenem Kopfaufbau nach drei Jahren läßt vermuten, daß eine bakterielle Arthritis über das Gelenk hinweggegangen ist.

Die Therapie der metastatischen Arthritis wird durch den Erregernachweis im Gelenkpunktat, die Erregervirulenz und die allgemeine Abwehrlage des Organismus mitbestimmt. Die örtliche Abwehrkraft unterstützt eine genügend lange Ruhigstellung des erkrankten Gelenkes in funktioneller Gebrauchsstellung im gepolsterten Gipsverband. Die hochdosierte Anwendung von Bakteriostatika intraartikulär und parenteral sollte bei hochentzündlichen Gelenkprozessen bereits vor der Resistenz-

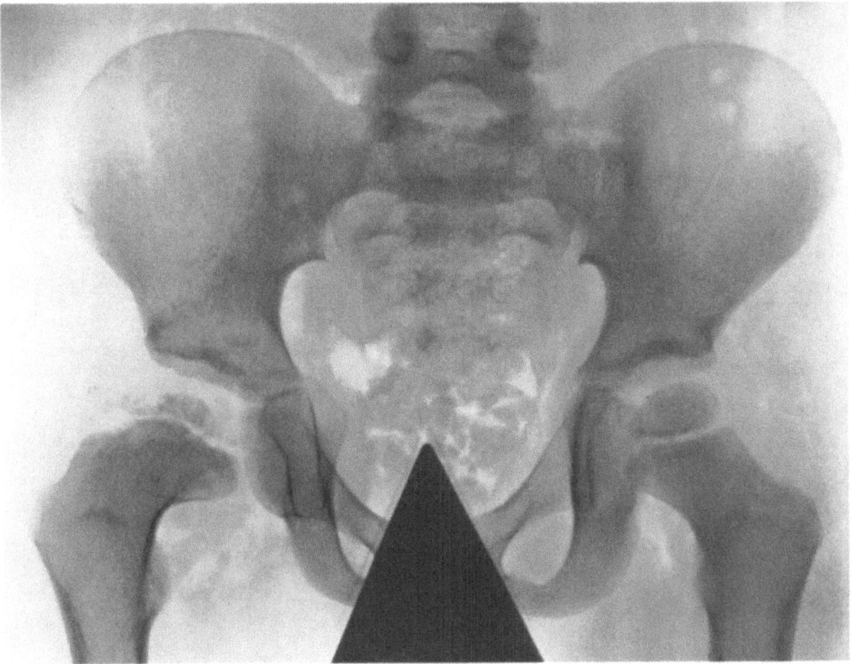

Abb. 40. 5 J. Verzögerter Aufbau des rechten Hüftkopfes nach purulenter Coxitis im 1. L.J.

bestimmung einsetzen. Sie wird durch eine Arthrotomie in diagnostisch unklaren Fällen ergänzt und falls notwendig eine sofortige Gelenktoilette mit anschließender Spüldrainage angeschlossen, um das Gelenk vor seiner Zerstörung durch eine Panarthritis zu retten. Entstehen trotz dieser konservativen und operativen Behandlung Gelenkfehlstellungen, die sich ungünstig auf die Funktion und Statik auswirken, müssen dieselben rechtzeitig durch eine Umstellungsosteotomie oder gelenkverbessernde Operationen beseitigt werden. Das Krankheitsbild der metastatischen Arthritis wird auf diese Weise weitgehend zu beherrschen sein und die mit Recht gefürchteten Spätfolgen bleiben auf ein Mindestmaß begrenzt.

Die progredient chronische Polyarthritis

A. Böni

Synonyma :   Polyarthritis chronica progressiva, „Primär chronische Polyarthritis“, Rheumatoide Arthritis, Chronisch entzündlicher Gelenkrheumatismus
Französisch : Polyarthrite chronique évolutive, Maladie de Charcot
Italienisch : Poliartrite cronica primaria, Artrite reumatoide
Englisch :   Rheumatoid arthritis, Atrophic arthritis, rheumatoid disease

Allgemeine Charakteristik

Es handelt sich um eine chronisch verlaufende, progrediente, entzündliche, nicht ansteckende allgemeine Erkrankung. Sie ist klinisch gekennzeichnet durch eine

Tabelle 22 a. *Häufigkeit der progredient chron. Polyarthritis*

Land	Jahr	Autor	Alter	Männer	Frauen	männl./weibl. Personen	Untersuchungsmethodik
1. Leigh, Lancs.	1957	Cobb/Lawrence	über 15 J. 55—64 J			1,1% 2 %	Klinische Untersuchung mit Röntgen- und serol. Befunden
2. USA, Pittsburg	1956	Cobb/Lawrence	ab 15 J. 55—64 J.			2,7% 0,3%	Klinische Untersuchung mit Röntgen- und serol. Befunden
3. Canada	1960	Robinson	55—64 J.			2 %	Klinisch gesicherte Diagnose auf Grund der Erhebungen der canadischen Gesellschaft für Arthritis u. Rheum.
4. Haida (brit. Columbien) Indianer der Queen Charlotte Islands	1962	Gofton Robinson Price	über 15 J. 55—64 J.	0,4% 1,7%	1,5% 0,5%		Klinische, serologische und Röntgen- untersuchungen, entsprechend den von Lawrence angegebenen Kriterien
5. Belgien	1955	Ruelle Henrard	alle			0,5% 0,3%	Nicht genannt
6. Finnland	1962	Laine	alle	1,3%	4,2 %		Klinische Untersuchung mit Röntgen- und serologischen Befunden
7. Niederlande gesamtes Gebiet	1963	De Blécourt	ab 15 J.			0,8%	Klinische Untersuchung
8. Schweden	1964	Allander Lövgren		1,1%	2,47%	3,5%	Auswahl von insgesamt 365 Personen aus dem Telefonbuch. Fragebogen, klinische, serologische u. Röntgen- untersuchungen
9. Japan	1960	Ohashi	alle			0,60%	Klinische Untersuchung
10. Schweiz	1963	Wagenhäuser	über 15 J.	0,5%	1,6%	1,04%	Klinische, radiologische und sero- logische Beurteilung nach A.R.A. Kriterien

schubweise fortschreitende Entzündung der Gelenke mit Tendenz zur Versteifung in oft charakteristischer Fehlstellung, besonders typisch der Hände und Füße.

Häufigkeit (Tabelle 22 a)

Zieht man das Fazit aus den verschiedenen Statistiken der Populationsuntersuchungen, so erkranken $1/2$—1% der Gesamtbevölkerung an progredient-chronischer Polyarthritis (pcP). Daß die pcP — wie englische Autoren glauben — eine maximale Häufung zwischen dem 50. und 60. nördlichen Breitengrad aufweist, kann neben geophysikalischen und klimatologischen Faktoren durch deren bessere statistische Erfassung bedingt sein.

Geschlechtsverteilung

Frauen werden dreimal so häufig befallen wie Männer. Die 1024 pcP-Fälle der Universitätsrheumaklinik Zürich teilen sich in 28% Männer und 72% Frauen auf.

Tabelle 22 b. *Häufigkeit der progredient chronischen Polyarthritis nach Geschlecht* (Zürcher Rheumaklinik)

Total	Mögliche pcP	wahrsch. pcP	eindeut. pcP	klass. pcP	juv. pcP	atyp. pcP	Pfropf pcP	Alters- pcP	LE + pcP	PAN + pcP	Urica + pcP	sog. maligne. + pcP
♂												
293	21	19	36	124	4	29	28	10	4	4	3	11
28%	7,0%	6,5%	12%	42%	1,4%	10%	9,5%	3,5%	1,4%	1,4%	1%	3,5%
♀												
731	43	104	92	299	22	35	79	20	12	4	1	20
72%	6%	14%	12,5%	41%	3%	5%	11%	2,5%	1,5%	$< 1\%$	$< 1\%$	2,5%
1024	64	123	128	423	26	64	107	30	16	8	4	31
100%	6,2%	12%	12,6%	41,5%	2,5%	6,1%	10,0%	2,9%	1,5%	0,8%	0,4%	3,5%

Altersverteilung

Nach Seidel (1961) findet man eine Häufung der Erstmanifestation der pcP bei Frauen zwischen dem 46. und 50., bei Männern zwischen dem 36. und 40. Lebensjahr. Nach Hargraves (1958) liegt das Maximum der Ersterkrankung für beide Geschlechter zwischen dem 45. und 54. Lebensjahr.

Familiäres Vorkommen

Die pcP tritt familiär gehäuft auf (Böni, 1966a; Hangarter, 1963; Stecker, 1957; Vorländer, 1966; Blécourt u. Mitarb., 1962). Der genaue Erbgang ist jedoch noch unbekannt. Die Häufung positiver Rheumafaktor-Nachweise bei gesunden Probanden von pcP-Sippen spricht für eine immunologische Disposition.

Klinik der progredient chronischen Polyarthritis

Das klinische Bild der klassischen pcP ist eine Abstraktion von unzähligen Fällen. Es lassen sich aber einige typische Leitsymptome daraus ableiten, die uns die Diagnose ermöglichen, verschiedene Verlaufsformen schildern und differential-diagnostisch ähnliche Krankheitsbilder abtrennen lassen.

Am Hervorstechendsten sind die Gelenkveränderungen, und zwar im Sinne einer entzündlichen Gelenkschwellung und Deformierung. Die Gelenkschwellung wird im wesentlichen durch zwei Veränderungen hervorgerufen:

1. Durch eine sulzige, weiche Verdickung der Gelenkkapsel und der Synovialis.
2. Durch die Vermehrung der Gelenkflüssigkeit (Gelenkerguß).

Die betroffenen Gelenke sind je nach Entzündungsgrad mehr oder weniger stark überwärmt, während eine Hautrötung fast stets fehlt. Die entzündlichen Gelenkveränderungen weisen bei der klassischen pcP eine symmetrische Verteilung auf; am häufigsten sind nach den Erfahrungen der Züricher Universitätsrheumaklinik die Grund- und Mittelgelenke der Finger betroffen, an zweiter Stelle die Handgelenke, an dritter die Sprunggelenke und an vierter Stelle die Zehengelenke. Dann folgen Knie-, Schulter- und Hüftgelenke.

Tabelle 23. *Erstlokalisation der Gelenkveränderung* (Schlegel)

Gelenk	*alle Probanden (in %)*
Fingergelenke	35,8
Kniegelenke	14,3
Handgelenke	12,0
Sprunggelenke	11,7
Schultergelenke	10,1
Zehengelenke	8,1
Wirbelsäule	3,9
Ellenbogengelenke	2,1
Hüftgelenke	1,5

Neben den eigentlichen Gelenkstrukturen sind auch Sehnen, Sehnenscheiden und Bandapparat betroffen, vor allem im Bereich der Hände und Füße (Abb. 41). Nicht selten findet man eine zwerchsackartige Verdickung proximal und distal des

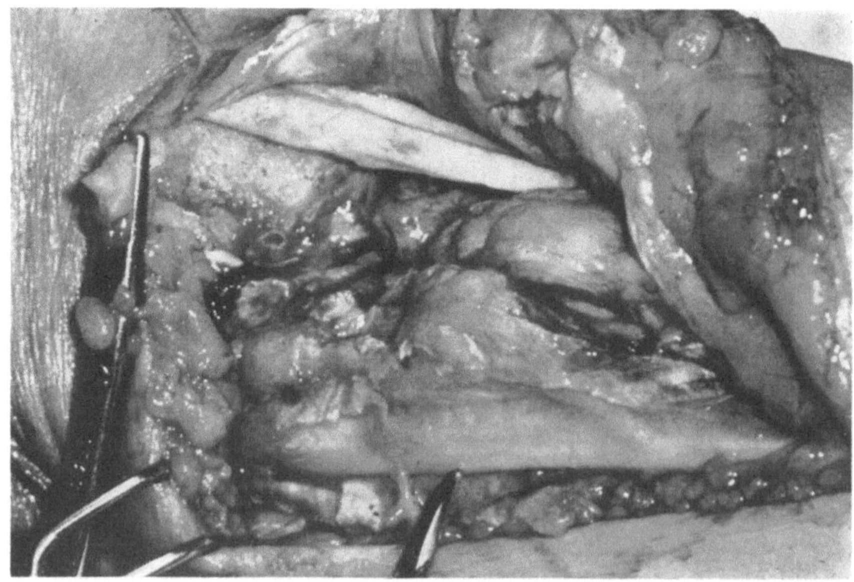

Abb. 41. Schwere rheumatische entzündliche Sehnen- und Sehnenscheidenveränderung bei pcP

Retinaculum extensorum als Ausdruck einer Tendosynovitis. Volar der Fingergrundgelenke ist oft eine stenosierende Tendovaginitis oder eine knötchenartige Verdickung der Sehne anzutreffen, die zum Symptom des schnellenden Fingers führt. Das häufig verkannte *Carpaltunnelsyndrom* bei pcP ist durch eine Tendosynovitis bedingt.

Die Sehnenrupturen, besonders der langen Strecksehne des Daumens, sind speziell zu beachten, da durch konservative Maßnahmen keine Besserung der Funktion zu erzielen ist. Durch die entzündlichen Veränderungen im Bereich der Hand-, Finger- und Fußgelenke, der Sehnen und des Bandapparates entstehen die folgenden typischen Gelenkdeformationen:

(Wir bezeichnen das Metacarpo-Phalangeal-Gelenk mit MP, das proximale Interphalangealgelenk mit PIP, das distale Interphalangealgelenk mit DIP.)

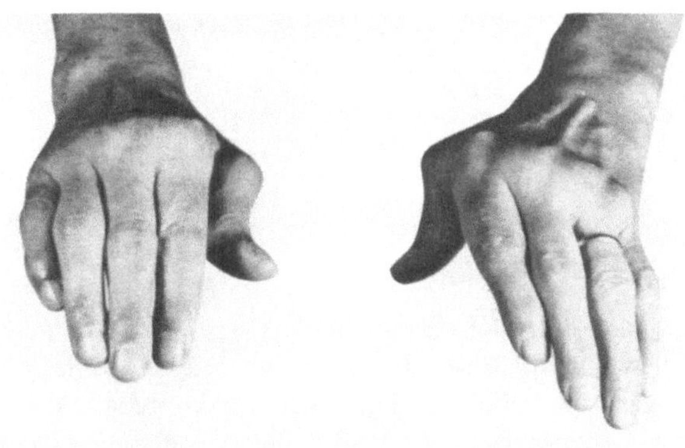

Abb. 42. Ulnardeviation der Finger

1. Die Ulnardeviation der Finger (Abb. 42)
Durch die ulnarwärts gerichtete Zugtendenz der langen Fingerbeuger und -strecker wird der radiale Kapsel- und Bandapparat überdehnt, unterstützt durch die schon früh einsetzende Insuffizienz des M. interosseus I., der den Zeigefinger radialwärts zieht

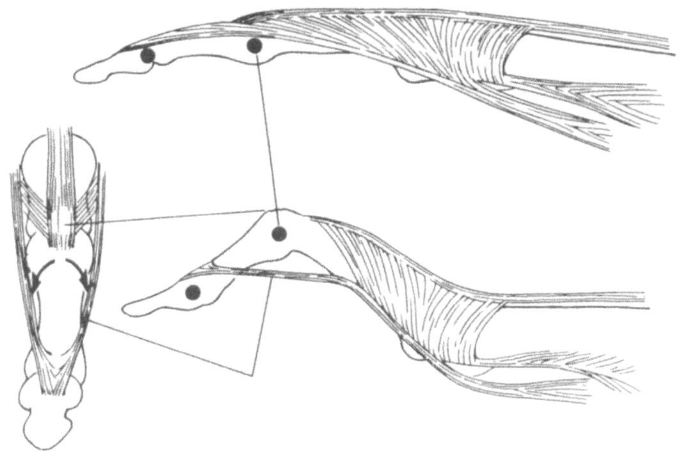

Abb. 43. Knopflochdeformität

2. Die Knopflochdeformität der Fingergelenke (Abb. 43)
Sie besteht in einer Überstreckung des DIP und einer Beugefehlstellung des PIP, hervorgerufen durch die Veränderungen des Streckapparates auf Höhe des PIP.

3. Die Schwanenhals-Deformität (Abb. 44)

Sie tritt vor allem bei Spätformen auf. Durch die Retraktion der Mm. interossei werden die PIP zunehmend überstreckt, was sekundär unter der Einwirkung des M. flexor digitorum profundus zu einer Beugung der DIP führt. Durch diese Deformierung fallen Faustschluß und Spitzgriff (z.B. das Halten eines Bleistiftes) aus.

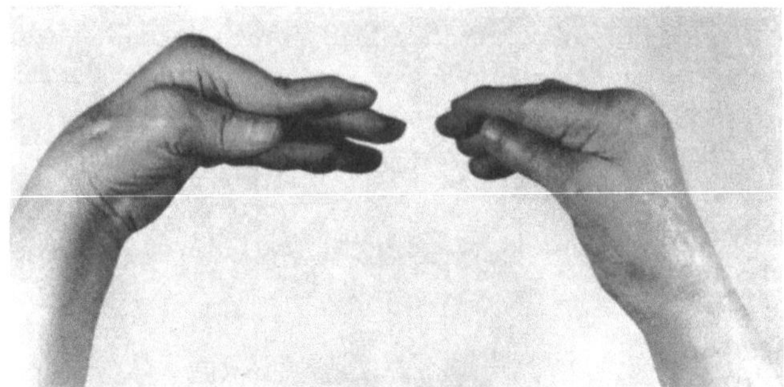

Abb. 44. Schwanenhalsdeformität

4. Das Caput-ulnae-Syndrom (Abb. 45)

Das Ulnaköpfchen springt dorsal vor. Die Sehne des M. extensor carpi ulnaris wird volarwärts verschoben. Die am Ulnaköpfchen vorbeiziehenden Fingerstrecker-Sehnen scheuern sich am aufgerauhten vorstehenden Knochen durch, wobei vor allem der V., IV. und III. Finger betroffen werden und in Beugestellung fallen.

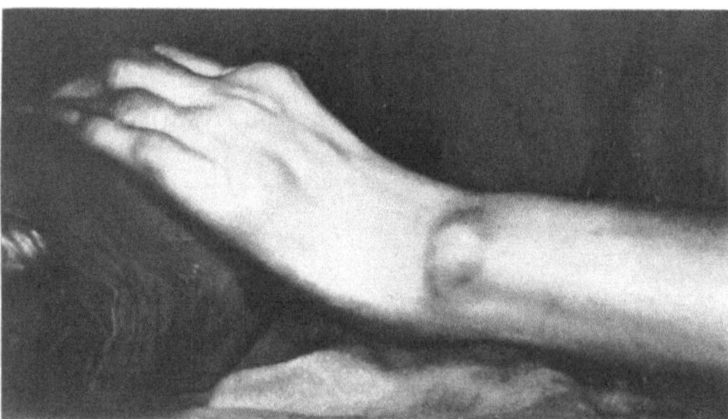

Abb. 45. Caput ulnae-Syndrom

5. Fußdeformationen

Am Fuß kommt es zu schmerzhaften Veränderungen des Vorfußes und später zum kontrakten Spreizfuß, nicht selten treten Deformationen an den Grundgelenken und Luxationen der Zehen auf. Die beiden unteren Sprunggelenke sind in 2/3 aller Fälle betroffen, das obere nur in 10%.

Die Knie-, Hüft-, Ellbogen -und Schultergelenke zeigen bei pcP klinisch kaum nennenswerte Unterschiede gegenüber anderen, chronisch-entzündlichen Prozessen. Als Folge der Hüftgelenksarthritis ist gelegentlich eine Protrusio acetabuli röntgenologisch festzustellen. Ob die Hüftgelenksnekrose, die bei der pcP ebenfalls beobachtet wird, auf die entzündlichen Vorgänge direkt oder auf Therapiemaßnahmen (Corticosteroide, speziell intraarticulär) zurückzuführen ist, bleibt unentschieden.

Weichteilveränderungen (Abb. 46)
Es sind besonders die *Rheumaknoten* zu erwähnen: Hasel- bis walnußgroße subcutane
Knoten, die meist mit der Unterfläche verwachsen sind. Am häufigsten findet man
sie an der Streckseite des Ellbogens, am Unterarm und an anderen Stellen, die einem
Druck oder einer Traumatisation besonders ausgesetzt sind. Nach amerikanischen
Statistiken sollen sie in 20—25 % vorkommen, in unserem Krankengut treten sie in
knapp über 2 % auf.

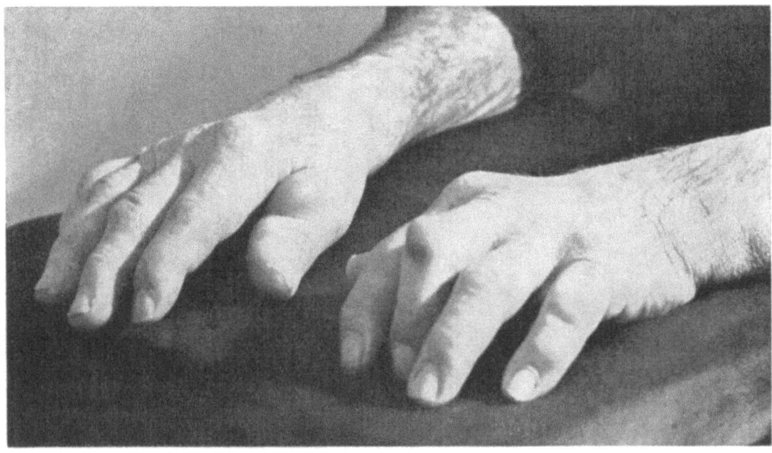

Abb. 46. pcP mit Rheumaknoten, Rheumatismus nodosus

Die Organbeteiligung = viscerale Prozesse bei der pcP
Im Gegensatz zur Febris rheumatica treten die spezifischen *cardialen* Affektionen bei
der pcP klinisch außerordentlich stark in den Hintergrund (Fassbender, 1967). Die
von Schlegel zusammenge-
stellte Tabelle vermittelt uns
eine ausgezeichnete Über-
sicht (Tabelle 24). Ohne
Zweifel ist die Pericarditis
die häufigste viscerale Mitbeteiligung. Die Myocarditis
ist selten, kann aber außerordentlich eindrücklich verlaufen, wie Ühlinger/Ender-
lin (1964) beschrieben haben.

Im geschilderten Fall stand der
56jährige Patient wegen einer pcP
unter   Dauersteroidbehandlung
während 8 Jahren. Mai 1961: Sinu-
stachycardie, Februar 1963: mäßi-

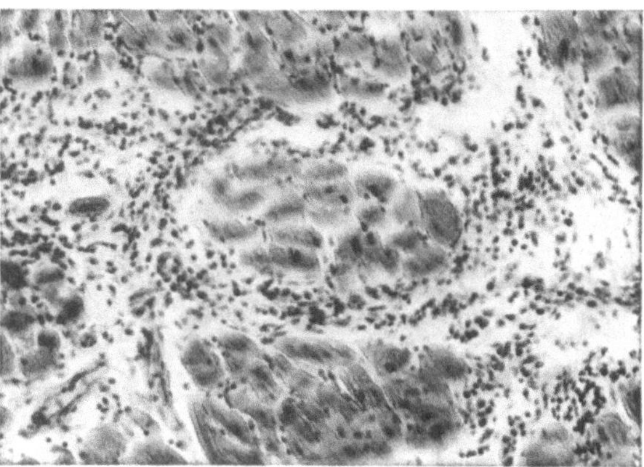

Abb. 47. Interstitielle histiolymphocytäre Myocarditis bei pcP

ge Linksinsuffizienz, 3. Dezember 1963: Exitus an akutem Kreislaufversagen (partieller Schenkel-
block bei Cor bovinum, fraglicher Herzinfarkt). Histologisch konnte eine diffuse, interstitielle,
histiolymphocytäre Myocarditis fest gestellt werden (Abb. 47).

Affektionen der Herzklappen sind klinisch kaum zu diagnostizieren. Bei Autopsien werden von einigen Autoren zentralnekrotische, knotige Prozesse in der Nähe

Tabelle 24. *Übersicht über Literaturangaben über durch pcP bedingte Cardiopathien*

Autor	rheumatoide Arthritis (rh. a.) od. pcP	Klinisches Bild	autopischer Befund	%	Fallzahl (100%)
Cruickshank	rh. a.	—	Rheumagranulome an Mitral- und Aortenklappe und Myocard	5	100
			Frische Endocarditis	1	
			Geheilte Endocarditis	5	
			Unspezifische chronische Endocarditis	9	
			Unspezifische Myocarditis	10	
			Arteriitis	20	
			Alte Pericarditis	15	
			Amyloidose bei generalisierter Amyloidose	1	
Gedda	rh. a.	—	Herzklappenfehler	4	45
Fingerman und Andrus	rh. a.	—	Pericarditis oder Pericardadhäsion	11	
Handforth and Woodbury	rh. a.	Pericarditis, Herzblock Stenocardien	Rheumagranulom im Reizleitungssystem, Coronararteriitis mit folgender Myocardischaemie		je 1 Fall
Sokoloff	rh. a.	—	Rheumagranulome in Myo- und Pericard und Aortenklappe	1—3	
Makarevich	pcP	Mitralvitium	Aschoffsche Knötchen im interstitiellen Bindegewebe		2 Fälle
Vignon u. Mitarbeiter	pcP	—	Endocardläsion, geringe fibröse Klappenveränderungen	25	12
Clark, Kulka u. Bauer	rh. a.	—	Aorteninsuffizienz	0,9	22
Goehrs, Baggenstoss u. Mitarbeiter	rh. a.	(in 2 Fällen anamnestisch Rheumafieber)	Hypertrophie	70	36
			Pericarditis	42	
			Valvularsklerose	42	
Wilkinson	rh. a.	Pericarditis	—	2	197

Tabelle 24. Fortsetzung

Autor	rheumatoide Arthritis (rh. a.) od. pcP	Klinisches Bild	autopischer Befund	%	Fallzahl (100%)
Trofimova	pcP	Pericarditis und Pleuritis	—		3 Fälle
Shikhov u. Orzheshkovskii	pcP	Pericarditis	—	3,6	222
Katuyasu	rh. a.	—	Pericarditis	50	6
			Geringe Klappenveränderung	33	
			Myocarditis	33	
		EKG-Abweichungen (ST- u. T-Veränderungen)		20	117
Gros H.	pcP	Vitium cordis		0,5	408
Smid u. Vachtenheim	pcP	Vitium cordis	—	1,33	450
	pcP	—	Rheumaknoten		3 Fälle
			kombiniertes Mitralvitium } 6 Frauen		5 Fälle
			Aorteninsuffizienz		1 Fall
Fellinger u. Schmid	pcP	Myocardschaden		8	
		Röntgenologisch		23	
			autopisch	22—65,7	
Edström	juvenile rh. a. Morbus Still	Herzveränderungen		11	fast alle Fälle
		Herzveränderungen			
Scheiffrath, Frenger u. Wagner	pcP	Herzbeteiligung		8,3	192
Ravault-Vignon	pcP	Herzbeteiligung		4,5	
Voit und Gamp	pcP	pathol. EKG-Befunde		32	

der Aortenklappen erwähnt, wobei sekundär an der Aortenklappe fibröse oder hyaline Veränderungen angetroffen werden.

Periphere *Gefäßerkrankungen* sind zum Teil verantwortlich für das ausgesprochene Kältegefühl der Acren und die raynaudartigen Zustandsbilder, besonders im Beginn der Krankheit.

Pan- oder Periphlebitiden sind bei der pcP möglicherweise mit dem Grundleiden in Beziehung zu bringen. Wie weit jedoch auch hier die Corticosteroidbehandlung mitverantwortlich ist, bleibt vorläufig noch unklar.

Nierenbeteiligung

Die Angaben über Nierenparenchymschädigung bei pcP schwanken zwischen 2—30%. Die Amyloidose dürfte die häufigste Komplikation sein, die mit der Grundkrankheit direkt zusammenhängt, während die interstitielle Nephritis eher auf Analgetica-Abusus und chronische Pyelonephritis zurückzuführen ist, also mit der Grundkrankheit nicht in direkten Zusammenhang gebracht werden kann.

Lebererkrankungen

Außer der Amyloidose dürfte für die pcP keine charakteristische Lebererkrankung bestehen (Taubner, 1961). Die Serumeiweißverschiebungen (vgl. S. 163) sind größtenteils direkt auf die pcP zurückzuführen.

Lungenerkrankungen

Wichtig sind die sklerosierenden Prozesse des Interstitiums, wohl als Folge von interstitiellen Pneumonien, wobei lymphocytäre Infiltrate mit Plasmazellen, und in einigen Fällen auch mit Riesenzellen, dem Geschehen ein „spezifisches Gepräge" geben. In rund 20% werden bei der pcP Pleuraadhaesionen beobachtet (Gruenwald, 1948). Extrem selten ist im interstitiellen Gewebe ein Rheumaknoten zu beobachten.

Augenerkrankung (siehe auch Witmer)

Typisch ist die Uveitis als Ausdruck der rheumatischen Entzündung. Diese rheumatische Uveitis kommt aber bei der pcP relativ selten vor Die Angaben schwanken zwischen 9—20% (Vanysek u. Mitarb., 1967).

Tabelle 25. *Augenaffektionen bei pcP* (Schlegel)

Art der Erkrankung	Autor	Fallzahl/%	Besonderheiten
Uveitis	Stanworth und Sharp	20%	Bei Morbus Bechterew häufigeres Auftreten als bei rheumatoider Arthritis
Cataract	Goldmann	2%	(der Rheumatoidarthritis-Patienten)
	Oglesby u. Mitarb.	45%	unter Prednisontherapie
	Irby u. Mitarb.	19,7%	unter Prednisontherapie
Iridocyclitis	Oreskovsky u. Mitarb.	5,2%	kombiniert mit Cataract
Skleritis und Episkleritis	Goldmann	1—2%	
Akleromalacia perforans	Williams und Rosental	1 Fall	sehr selten
Konjunctivitis	Oreskovsky u. Mitarb.	18,9%	
Blepharitis	Oreskovsky u. Mitarb.	4,5%	
Tränenkanalstenose	Oreskovsky u. Mitarb.	1,7%	

Entwicklung und Verlauf der pcP

Für eine erfolgreiche Therapie ist es von fundamentaler Bedeutung, Prodromal- und Frühsymptome der Krankheit genau zu kennen. Wenn auch die prodromalen Symptome (Enderlin, 1961; Schlegel, 1967 und Hoch) keineswegs eine sichere Diagnose erlauben, können sie doch einen wichtigen Hinweis geben, den Patienten unter Kontrolle zu behalten und daran zu denken, daß sich eine pcP entwickeln könnte.

8 Kriterien zur Diagnostizierung der pcP wurden 1961 anläßlich eines Symposiums der Weltgesundheitsorganisation (WHO) in Rom zusammengestellt (Hartmann 1965):

1. Morgensteifigkeit.
2. Bewegungsschmerz oder Empfindlichkeit in mindestens einem Gelenk (von einem Arzt beobachtet).
3. Schwellung mindestens eines Gelenkes (von einem Arzt beobachtet). Weiche periarticuläre Gewebsverdickung oder Gelenkerguß (knöcherne Wucherungen genügen nicht).
4. Schwellung mindestens eines weiteren Gelenkes (Das von Gelenksymptomen freie Intervall zwischen dem Befall der beiden Gelenke soll nicht mehr als 3 Monate betragen).
5. Symmetrische Gelenkschwellungen mit gleichzeitigem Befall eines Gelenkes auf beiden Körperseiten (Doppelseitiger Befall der proximalen Interphalangealgelenke (PIP), der Metacarpophalangealgelenke, oder der Metatarso-Phalangealgelenke kann auch ohne strenge Symmetrie gewertet werden). Der Befall der Fingerendgelenke (DIP) erfüllt dieses Kriterium nicht.
6. Subcutane Knoten über Knochenvorsprüngen, Streckseiten der Extremitäten oder in Gelenknähe (von einem Arzt beobachtet).
7. Typische röntgenologische Veränderungen, mindestens Entkalkung, in der Umgebung erkrankter Gelenke.
8. Nachweis von Antikörpern gegen 7 S-Gammaglobuline mit einer Methode, die in 2 Laboratorien nicht mehr als 5% positive Ergebnisse bei Gesunden geliefert hat.

Die folgende Tabelle vermittelt einen Überblick über die prodromale Symptomatik (Tabelle 26 a).

Tabelle 26 a. *Prodromalsymptome*

Mittelwerte der Städte Marburg, Wiesbaden, Bad Schwalbach.
Angaben in % (Schlegel). Total 248 Patienten

I. Allgemeinsymptome

a) Vermehrte Schweißneigung	50%
b) Rasche geistige und motorische Ermüdbarkeit	41%
c) Appetitlosigkeit	36%
d) Gewichtsabnahme ohne Grund	23%

II. Charakteristika

a) Parästhesien	59%
b) Steifigkeit am Morgen	55%
c) Spannungsgefühl in umschriebenen Gelenkbezirken	51%
d) Zunehmende Unbeholfenheit	49%
e) Schmerzhafte Empfindungen im kalten Wasser	44%
f) Gänsslensches Zeichen (Schmerz der Fingergrundgelenke bei kräftigem Händedruck)	34%
g) Blasswerden einzelner Finger	31%
h) Acrocyanose, Cutis marmorata	23%
i) Heiserkeit (als Zeichen einer Entzündung des Cricoarytenoid-Gelenkes)	16%
k) Abnorme Pigmentation an den dem Sonnenlicht am meisten ausgesetzten Stellen	11%
Keinerlei Prodromalsymptome erinnerlich	11%

Die Prodromalsymptome können Wochen, Monate, manchmal sogar Jahre bestehen, bevor die Symptome der pcP auftreten. In der Regel ist der Krankheitsbeginn schleichend. In rund 95% werden zuerst die Mittel- und Grundgelenke der

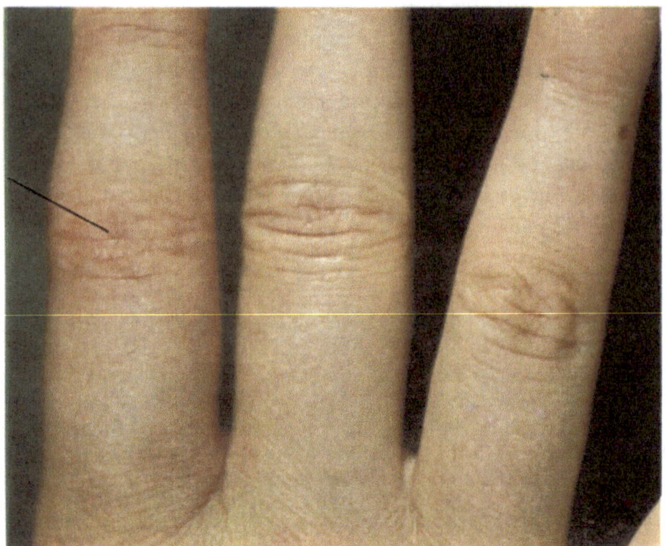

Abb. 48a. Fusiforme Schwellung der Mittelgelenke

Finger befallen, welche die typische fusiforme Gelenkschwellung zeigen. Diese Gelenkschwellungen können anfangs flüchtig sein und nur über Stunden oder Tage anhalten — besonders häufig sind sie morgens anzutreffen — und treten meistens symmetrisch auf. Über den befallenen Gelenken fällt die bräunliche Hautfarbe auf

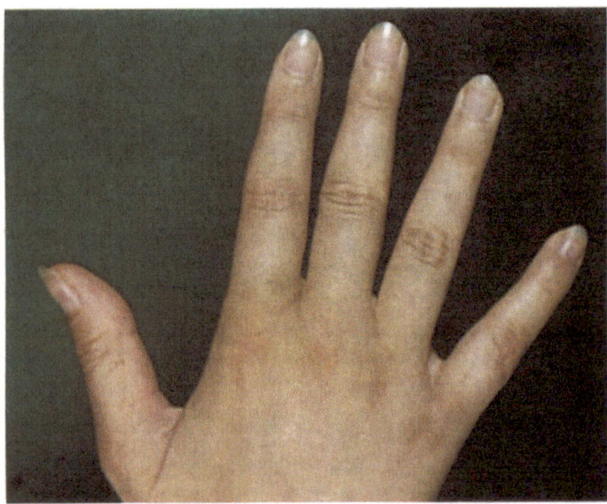

Abb. 48b. Bräunliche Hautfarbe über den befallenen Gelenken

(Enderlin), (Abb. 48a,b), gelegentlich ist ein Palmarerythem zu sehen. Beim Zusammenpressen der Fingergrundgelenke (Zeichen nach Gaensseln), zuckt der Patient zusammen. Dieser „Begrüßungsschmerz" kann aber auch durch die Entzündung der Handgelenke ausgelöst werden. Die passive Volarflexion des Handgelenkes ist, bei objektiv noch sehr diskreter Veränderung, sehr häufig schmerzhaft. Verstärktes

Schwitzen der Hände und eine ausgesprochene morgendliche Steife der Finger runden das klinische Bild des Frühstadiums ab. Der Patient fühlt sich müde, antriebslos und beklagt sich nicht selten über ein fiebriges Gefühl und Appetitlosigkeit. Rund 60% der Patienten klagen über unbestimmte „rheumatische" Muskelschmerzen, vorwiegend in den Armen.

Neben diesen Frühsymptomen sind zu erwähnen:

1. Brusitiden, 2. Tendosynovitiden, 3. Uveitiden und 4. Periarthritis humero-scapularis.

Laboratoriums- und Röntgenbefunde im Frühstadium
Fast immer ist die Senkungsreaktion beschleunigt, und es besteht eine leichte Anaemie mit erniedrigtem Serumeisen. Der Rheumafaktor ist bei diesen Frühfällen selten nachweisbar. Im allgemeinen tritt er erst etwa 6 Monate nach Beginn der klinischen Symptome auf.

Der Röntgenbefund ist in diesem Stadium wenig charakteristisch, an den Händen findet man meistens nur die schon klinisch erfaßbare Weichteilschwellung, gelegentlich kann aber schon die bandförmige, gelenknahe Osteoporose auftreten.

Verlauf
Nicht immer beginnt die Krankheit schleichend. Ein akuter Beginn ist nach den Erfahrungen der Zürcher Rheumaklinik bei Männern in 23%, bei Frauen in 17% zu beobachten. Auch der Gelenkbefall ist nicht stets klassisch symmetrisch. In rund 5—10% beginnt die Krankheit monoarticulär. Ein asymmetrischer Gelenkbefall wird von den verschiedenen Autoren zwischen 1% und 30% beobachtet: Tab. 26 b.

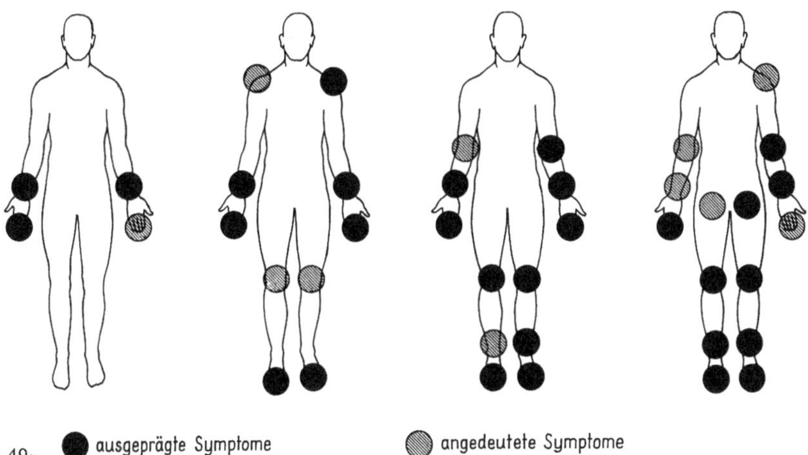

Abb. 49.

Typische Verlaufsformen
Wie bei den meisten biologischen Abläufen ist die Krankheitsentwicklung keineswegs nur linear progredient, wie dies dem Namen der Krankheit entsprechen würde. In rund $^1/_3$ aller Fälle verläuft sie schubweise fortschreitend (Tab. 27, Abb. 49).

Die *Schubsituation* bei der progredient chronischen Polyarthritis zu kennen und richtig zu deuten, ist wegen der differentialdiagnostischen und therapeutischen

Tabelle 26b. *Krankheitsbeginn der pcP. Übersicht über akuten und schleichenden Beginn (zeitlicher Verlauf)*, (Zürcher Rheumaklinik)

♂	Total	klass. pcP	juv. pcP	atyp. pcP	Pfropf pcP	Alters pcP	LE + pcP	PAN + pcP	Urica + pcP
akuter Beginn	69 = 23%	54 = 18%	1 = 0,35%	8 = 2,8%	3 = 1%	2 = 0,7%	1 = 0,35%	—	—
schleichender Beginn	154 = 53%	104 = 37%	1 = 0,35%	18 = 6,2%	22 = 7%	4 = 1,4%	2 = 0,7%	2 = 0,7%	1 = 0,3%
keine Angaben	70 = 24%	53 = 18%	2 = 0,7%	3 = 1%	3 = 1%	4 = 1,4%	1 = 0,35%	2 = 0,7%	2 = 0,7%
	293 = 100%	211 = 73%	4 = 1,4%	29 = 10%	28 = 9%	10 = 3,5%	4 = 1,4%	4 = 1,4%	3 = 1,0%

♀	Total	klass. pcP	juv. pcP	atyp. pcP	Pfropf pcP	Alters pcP	LE + pcP	PAN + pcP	Urica + pcP
akuter Beginn	122 = 17%	99 = 14%	5 = 0,7%	4 = 0,6%	9 = 1,2%	2 = 0,3%	2 = 0,3%	—	1 = 0,2%
schleichender Beginn	393 = 53%	288 = 39%	6 = 0,8%	22 = 3%	55 = 7,5%	13 = 1,8%	7 = 0,9%	2 = 0,3%	—
keine Angaben	216 = 30%	171 = 23%	11 = 1,5%	9 = 1,2%	15 = 2,1%	5 = 0,7%	3 = 0,5%	2 = 0,3%	—
	731 = 100%	558 = 76%	22 = 3%	35 = 4,8%	79 = 10,8%	20 = 2,8%	12 = 1,7%	4 = 0,6%	1 = 0,2%

Tabelle 27. *Verlaufsformen bei pcP. Mittelwerte der Städte Marburg, Wiesbaden, Bad Schwalbach* (Schlegel)

Verlaufsformen:

Schleichend (langsam fortschreitend)	45,5%
Chronisch progredient (unaufhaltsam fortschreitend)	22,8%
Schubweise progredient	31,7%

Konsequenzen sehr wichtig. Der entzündliche Schub beginnt meistens mit Verstärkung der Allgemeinsymptome, wie zunehmender Schwäche und Müdigkeit, subfebrilen Temperaturen, verstärktem Nachtschweiß und Appetitlosigkeit. Die Gelenksymptome, die immer mitberücksichtigt werden müssen, sind wie folgt charakterisiert:

1. Massive Zunahme der Gelenkschwellung (Erguß oder periartikuläre Weichteilschwellung).
2. Überwärmung (sehr selten Hautrötung).
3. Subjektiv ausgesprochen heftiger Gelenksschmerz, Tag und Nacht andauernd, mit innerhalb weniger Stunden einsetzender Gelenksteife (Übergang der morgendlichen Steifigkeit in Dauersteifigkeit).

Parallel zum klinischen Bild verändern sich auch die Laboratoriumswerte. Das wichtigste Kriterium ist der rasch einsetzende Senkungsanstieg. Daneben sind bemerkenswert: Die Vermehrung der Alpha-2-Globuline, das Absinken des Serumeisens und etwas später auch des Haemoglobins. Manchmal tritt ein leichter Leukocytenanstieg auf, aber praktisch nie eine Linksverschiebung (Differentialdiagnose Infekt!). Ein Anstieg des Rheumafaktortiters kann erfolgen, wenn der entzündliche Schub lange Zeit andauert. Ebenso können bei bestimmten Formen der pcP LE-Zellen und antinukleäre Antikörper auftreten.

Wie immer aber auch der Krankheitsverlauf sein mag, früher oder später werden, oft erst nach Jahrzehnten, verschiedene Krankheitsstadien durchlaufen, die man in vier Kategorien einteilen kann. (Schema nach Steinbrocker, modifiziert durch die Eidg. Rheumakommission.)

Stadium I (Frühstadium)
Klinisch mehr oder weniger deutliche Gelenkschwellung mit oft sulziger Verdickung der Gelenkkapsel, jedoch keine Gelenkdeformation. Destruktive Gelenkveränderungen im Röntgenbild fehlen, dagegen darf eine leichte, in der Regel bandförmige gelenknahe Osteoporose vorhanden sein.

Funktion: Vollständige funktionelle Kapazität.

Stadium II (mäßig fortgeschrittenes Stadium)
Einschränkung der Gelenkbeweglichkeit. Beginnende Muskelatrophie (z.B. Interossei). Weichteilveränderungen, wie Rheumaknoten und chronische Tendovaginitiden. Keine Gelenkdeformitäten.

Obligat: Röntgenologisch nachweisbare, meist bandförmige gelenknahe Osteoporose mit oder ohne leichte Knorpel- und Gelenkdestruktion (Usuren).

Funktion: Mit Ausnahme einer leichten Behinderung eines oder mehrerer Gelenke noch gute Beweglichkeit.

Stadium III (fortgeschrittenes Stadium)
Ausgeprägte Knorpel- und Knochendestruktionen, Osteoporose.

Obligat: Gelenkdeformation, wie Subluxationen, Achsendeviationen, jedoch Fehlen fibröser oder ossärer Ankylosen. Ausgesprochene Muskelatrophie, extraartikuläre Weichteillaesionen wie Rheumaknoten und Tendovaginitiden können vorhanden sein.

Funktion: Arbeitsfähigkeit stark eingeschränkt. Selbsthilfe oft ungenügend.

Stadium IV (Endstadium)

Fibröse oder knöcherne Ankylosen. Übrige Kriterien wie Stadium III.

Funktion: Meist vollinvalid, bett- oder fahrstuhlinvalid. Selbsthilfe ohne Training praktisch ausgeschlossen (Abb. 50 Schema A).

Besonders atypische Verlaufsformen

Die Definition der klassischen pcP ist willkürlich, wie sich überhaupt biologische Erscheinungsformen nur selten in ein Einheitsschema pressen lassen.

Von den 1024 pcP-Fällen der Jahre 1958—1966 der Zürcher Universitäts-Rheumaklinik konnte in 427 Fällen = 41,5% eine klassische pcP diagnostiziert werden, in 62 Fällen = 6,1% wurde eine atypische pcP, in 128 Fällen = 12% eine eindeutige pcP, in 123 Fällen = 12% eine wahrscheinliche pcP und in 64 Fällen = 6,2% eine mögliche pcP diagnostiziert. Die restlichen 22% verteilen sich auf Pfropf-pcP, Alters-pcP und weitere verhältnismäßig seltene pcP-Formen (Tab. 22b). Die nicht klassischen und oft nur rudimentären Erscheinungsformen nach einem einheitlichen Einteilungsprinzip zu ordnen, dürfte schwer fallen. Es ist deshalb von Vorteil, die Krankheitsbilder nach verschiedenen Gesichtspunkten aufzuteilen und nach den folgenden Kriterien neu zu gliedern (Tab. 28).

ad. 1, Altersbeginn

Die juvenile Polyarthritis (Morbus Still)
Sie bildet nur eine Sonderform der klassischen pcP, zeigt aber eine häufige Beteiligung der Halswirbelsäule und der Ileosacralgelenke, wobei es an der HWS zu einer knöchernen Ankylose der kleinen Wirbelgelenke ohne Syndesmophyten kommt. Die Ileosacralgelenke zeigen entzündliche Veränderungen, aber es kommt fast nie zu einer knöchernen Ankylose. Bemerkenswert ist auch der häufige Befall der Hüftgelenke. Der Rheumafaktor-Nachweis ist nur selten positiv.

Tabelle 28. *Untergruppen der pcP*

1. *Altersbeginn:*	0—15 Jahre	juvenile pcP (Stillsche Krankheit)	
	40—55 Jahre	klassische pcP	
	ab 65. Jahr	Alters-pcP mit Untergruppen	
2. *Gelenkbefall:*	a) monoartikuläre Form		
	b) oligoartikuläre Form		
	c) asymmetrischer Gelenkbefall		
	d) periartikuläre Form		
	e) Befall der Ileosacralgelenke		
3. *Serologische Symptome:*	a) seronegative pcP		
	b) Rheumafaktor + antinukleäre Antikörper nachweisbar		
4. *Klinischer Verlauf:*	a) chronische Form		
	b) subakute Form		
	c) akute Form		
5. *Sonderformen:*	a) Stillsche Krankheit		
	b) Felty-Syndrom		
	c) Sjörgen-Syndrom		

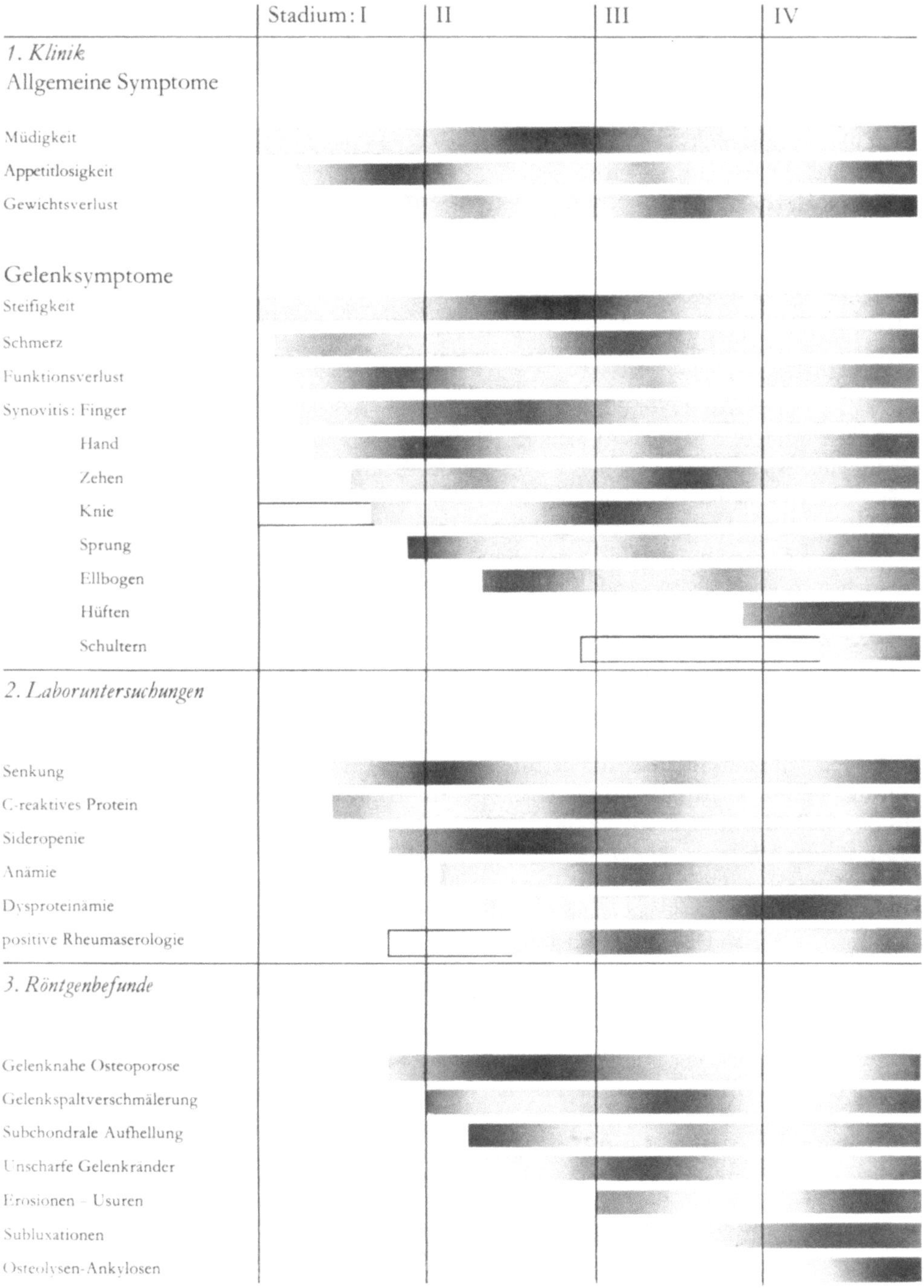

	Stadium: I	II	III	IV
1. Klinik				
Allgemeine Symptome				
Müdigkeit				
Appetitlosigkeit				
Gewichtsverlust				
Gelenksymptome				
Steifigkeit				
Schmerz				
Funktionsverlust				
Synovitis: Finger				
Hand				
Zehen				
Knie				
Sprung				
Ellbogen				
Hüften				
Schultern				
2. Laboruntersuchungen				
Senkung				
C-reaktives Protein				
Sideropenie				
Anämie				
Dysproteinämie				
positive Rheumaserologie				
3. Röntgenbefunde				
Gelenknahe Osteoporose				
Gelenkspaltverschmälerung				
Subchondrale Aufhellung				
Unscharfe Gelenkränder				
Erosionen – Usuren				
Subluxationen				
Osteolysen-Ankylosen				

Abb. 50 Schema A. Typischer pcP-Verlauf. Manifestation der wichtigsten Symptome (klinisch, labormäßig, radiologisch)

Alters-pcP mit Untergruppen

Klassische Alterspolyarthritis (Böni, 1967)

1. Meist schleichender Krankheitsbeginn, aber in etwa $^1/_3$ der Fälle akut.

2. Gelenkbefall oft lange Zeit monoartikulär (Hand-, Schulter- und Kniegelenke), erst später symmetrisch und polyartikulär. Die befallenen Gelenke sind geschwollen und überwärmt, die Gelenkkapsel ist sulzig-weich verdickt.

3. Das Allgemeinbefinden ist reduziert, allgemeine Schwäche, Inappetenz und gelegentlich subfebrile Temperaturen herrschen vor.

4. Die Senkung ist im Allgemeinen stark erhöht, es besteht eine Dysproteinaemie. In rund $^2/_3$ der Fälle ist der Rheumafaktor-Nachweis positiv. Der Antistreptolysintiter ist nicht erhöht. Die Lunkozyten-Werte sind meistens im Bereich der Norm, mäßige Leukozytose und Leukopenie können aber vorkommen. Fast immer ist eine norma bis hypochrome Anaemie vorhanden. Das Serumeisen zeigt nicht selten sehr niedrige Werte.

5. Röntgenologisch ist die bandförmige Osteoporose an Finger- und Zehengelenken weniger scharf ausgeprägt, die Umgebung der entzündeten Gelenke vielfach diffus osteoporotisch. Schon zu Beginn der Erkrankung, vor allem aber wenn die größeren Gelenke betroffen sind, finden sich häufig arthrotische Veränderungen.

Neben der klassischen Form der Alterspolyarthritis gibt es einige Sonderformen, wie etwa die *Pseudopolyarthritis*, von französischen Autoren (Serre/Simon, 1967) beschrieben, bei der vorwiegend die Stammgelenke befallen werden, mit akutem, fieberhaftem Krankheitsbeginn. Die Krankheit, so bedrohlich sie zu Beginn auch erscheinen mag, klingt oft spontan ohne Restzustände ab.

Von großer praktischer Bedeutung ist die sogenannte Pfropf-pcP, eine Mischform von Heberdenarthrose und pcP. Wir treffen sie erwartungsgemäß stets in der gleichen Altersgruppe wie die Alterspolyarthritis an. Vor Beginn der Erkrankung sind die typischen Symptome der Heberdenarthrose festzustellen: Verdickung der Fingerendgelenke und symmetrische, derbe, reiskorngroße Knötchen lateral am Gelenkspalt. Entzündliche Symptome fehlen oder sind lokal begrenzt. Die Senkungsreaktion ist normal oder nur leicht erhöht, der Rheumafaktor fehlt.

Fast unbemerkt, oft Jahre nach Bestehen dieser Grundkrankheit, treten neben der Verdickung der Endgelenke auch Schwellungen der Mittel- und Grundgelenke auf und auch die Handgelenke werden betroffen, die bei der Heberdenarthrose verschont bleiben. Gleichzeitig tritt eine Senkungserhöhung auf, der Rheumafaktor wird positiv.

Aus therapeutischen Gründen ist es wichtig, das Aufpfropfen des entzündlichen Prozesses auf einen degenerativen Grundprozeß zu bemerken. Eine beizeiten einsetzende Goldbehandlung — die bei der Heberdenarthrose ohne therapeutischen Wert wäre — kann den entzündlichen Gelenkprozeß hemmen. Im Zürcher Krankengut finden wir diese Pfropf-pcP in rund 10% aller Fälle, wobei wiederum Männer weniger häufig betroffen werden als Frauen (Tab. 29).

Total der Patienten	*Pfropf-pcP*
731 Frauen	79 = 10,8%
293 Männer	28 = 9,5%
1024 = 100%	107 = 10,4%

Tabelle 29. *Pfropf-pcP. Verteilung bei Frauen und Männern* (Zürcher Rheumaklinik)

ad. 2, Gelenkbefall
Berücksichtigt man bei der Einteilung den Gelenkbefall, so muß man vor allem die mono- und oligoartikulären Formen hervorheben, die differentialdiagnostisch außerordentliche Schwierigkeiten bereiten können. Der Rheumafaktor ist im Serum seltener nachweisbar als bei der klassischen pcP. Auch die Senkung kann über längere Zeit nicht oder nur mäßig erhöht sein. Ebenso versagt die Kapselbiopsie häufig, da man nicht selten nur eine unspezifische Synovitis findet. Verdächtig auf eine monoartikuläre pcP sind Einschlußkörperchen in den Leukozyten, sofern sie gehäuft in den Leukozyten des Gelenkpunktates vorkommen und im Leukozyten-Homogenisat der Rheumafaktor nachgewiesen werden kann. Bei diesen Formen sind vor allem die mittelgroßen Gelenke, wie Knie-, Ellbogen-, Schulter- und Sprunggelenke befallen, sehr selten die Hüftgelenke.

Schließlich gibt es auch Formen, bei denen die Gelenkbeteiligung gegenüber den entzündlichen Prozessen in den Sehnenscheiden, Bursen und Weichteilen in den Hintergrund tritt, und die jahrelang unter dem Bild exsudativer, chronisch-entzündlicher Bursitiden und Tendovaginitiden verlaufen. Früher oder später treten aber bei diesen Formen Gelenksymptome auf. Der Rheumafaktor ist nicht selten schon vor der Gelenkmanifestation positiv, was uns ermöglicht, diese „Weichteilerscheinungen" als der pcP zugehörig zu klassieren.

Sind im Rahmen einer Polyarthritis die Ileosacralgelenke befallen, so handelt es sich in über 90% der Fälle nicht um eine pcP. Nur sehr selten kommt eine Ileosacralgelenksbeteiligung bei pcP vor (Bechterewoide Polyarthritis oder juvenile Polyarthritis).

ad. 3, Serologische Symptome
3a. Die echte seronegative pcP (Gross u. Mitarb., 1967)
Das Bild der echten seronegativen pcP ist von einer seropositiven Polyarthritis kaum zu unterscheiden. Verschiedene Autoren geben an, daß bei der seronegativen Polyarthritis weniger Rheumaknoten vorkommen und die Ileosacralgelenke weniger befallen seien. Französische Autoren (De Sèze, 1967a) sind der Ansicht, daß die Hüftgelenkbeteiligung bei der seronegativen pcP häufiger sei als bei der klassischen Form. Der klinische Verlauf soll im allgemeinen milder sein als bei der klassischen pcP.

3b. Rheumafaktor und antinukleäre Antikörper nachweisbar (Böni, 1966b).
Es handelt sich dabei um einen besonders malignen Verlauf, deshalb die Bezeichnung maligne lupoide oder autoagressive Polyarthritis = MLA.
Folgende Symptome sind typisch:
Gelenkbeteiligung: Gelenk- und Wirbelsäulenbeteiligung wie bei der klassischen pcP.
Röntgenbild: Stark destruktive Osteolyse, 40% großcystische Veränderungen.

ad. 4, Klinischer Verlauf
Akuter bis subakuter Beginn, Adynamie, starke Abmagerung, hohes intermittierendes Fieber, schweres Krankheitsgefühl, viscerale Beteiligung kaum stärker als bei der klassischen pcP. Kein Ansprechen auf die übliche Therapie (Gold, Antimalaria), ebenfalls ausgesprochene Cortisonresistenz (3—4fache Dosis erforderlich (Böni, 1966b).

ad. 5, Sonderformen der pcP
Der Begriff der *Stillschen Krankheit* ist eine Sonderform der juvenilen Polyarthritis (siehe S. 181).

Das *Felty-Syndrom* umfaßt nach der Originalarbeit (Felty 1924) folgende Symptome: Entzündliche Gelenkveränderungen, die klinisch und histologisch von der klassischen pcP nicht zu unterscheiden sind, Splenomegalie, Leukopenie und pellagraähnliche Hautpigmentation. Ein typisches Felty-Syndrom ist äußerst selten anzutreffen, die Therapie unterscheidet sich nicht von der einer gewöhnlichen pcP.

Das *Sjögren-Syndrom* ist eine Systemerkrankung der Drüsen mit äußerer Sekretion, es läßt sich bei der pcP gelegentlich beobachten. Typisch sind die Kerato-Konjunktivitis, die Xerostomie und die Rhino-Pharyngo-Laryngitis. Da auch die exkretorischen Drüsen des Magen-Darmtraktes erkranken, kommt es zu Verdauungs- und Resorptionsstörungen mit hypovitaminotischen Erscheinungen. Das Sjögren-Syndrom tritt nicht nur bei der pcP, sondern auch bei den Kollagenkrankheiten auf. Als wichtiger Laborbefund sind die „Sjögrenzellen" zu erwähnen, die eine gewisse Ähnlichkeit mit den LE-Zellen aufweisen (fleckförmige Phagocytose). Es sind wie die LE-Zellen Zellformationen, die durch antinukleäre Faktoren induziert werden. Sie lassen sich morphologisch von den LE-Zellen deutlich unterscheiden (Beumer 1966).

Differentialdiagnose der pcP
Will man eine umfassende Differentialdiagnose durchführen, ist man gezwungen, beinahe die gesamte Rheumatologie, soweit sie Gelenkerkrankungen betrifft, zu berücksichtigen. Deshalb ist eine Beschränkung auf die häufigsten und wichtigsten Krankheitsbilder nötig. Primär ist vor allem zu entscheiden, ob es sich um einen entzündlichen oder degenerativen Gelenkprozeß handelt. Da bei der pcP die polyartikuläre Form die Regel ist, muß der polyartikuläre Typ der Heberdenarthrose, einer degenerativen, regressiven Gelenkkrankheit gegenübergestellt werden (siehe Kapitel Polyarthrose).

Tabelle 30. *Differentialdiagnose pcP-Heberdenarthrose*

	pcP	*Heberdenarthrose*
Alter:	40—65 Jahre juvenile Form 1—15 Jahre	50—65 Jahre juvenile Form fehlt
Geschlecht:	$^2/_3$ Frauen $^1/_3$ Männer	$^4/_5$ Frauen $^1/_5$ Männer
Häufigkeit:	1—3%	10—20% (Schätzung)
Lokalisation:	Hand-, Fingergrund- und Mittelgelenke (symmetrisch)	Fingerendgelenke II-V Carpo-Metacarpalgelenk Daumen (Rhizarthrose), (symmetrisch) Bouchard: Vereinzelte Mittelgelenke mit Knötchen
Deformierung:	Typische Kapselschwellung, ulnare Deviation	symmetrische, reiskorngroße, derbe Knötchen, seitlich am Gelenk
Röntgenbild:	bandförmige Osteoporose, Gelenkspaltverschmälerung, subchondrale Usuren	Gelenkspaltverschmälerung, keine Osteoporose, am Gelenkrand seitlich feine Exostose. Sklerosierung des Gelenkrandes. Bouchard: Gelenk oft stark zerstört, aber scharf begrenzt, keine Osteoporose.
Laboratoriumsbefunde:	Senkung stark erhöht, Rheumafaktor positiv.	Keine abnormen Laborwerte

Am einfachsten lassen sich die beiden Krankheitsbilder anhand eines Schemas differenzieren (Tabelle 30).

Bei den mono- oder oligoartikulären Erkrankungen sind besonders zu Beginn entzündliche und nicht entzündliche Formen recht schwer zu unterscheiden. Besteht über längere Zeit keine Senkungserhöhung und ist die Kapsel nicht weich-sulzig, sondern fibrös-derb, so muß eine Arthrose erwogen werden. Im Gelenkpunktat sind bei der Arthrose die Rhagocyten nur in etwa 10% vorhanden, bei der pcP (über 50jährige Patienten) dagegen in 90% (vergleiche S. 162). Bei entzündlichen Zeichen ist auch an eine Infektarthritis zu denken, vor allem, wenn während eines vorausgehenden Status febrilis eine Leukozytose mit Linksverschiebung auftrat. Der Erregernachweis im Gelenkpunktat sichert diese Diagnose. Differentialdiagnostisch sind auch eine Tbc-Arthritis oder eine atypische Gicht zu erwägen, besonders wenn eine Senkungserhöhung vorhanden ist. Bei normaler Senkungsreaktion kann auch eine traumatische Gelenkveränderung oder eine Arthrose im Reizzustand eine Monarthritis vortäuschen. Bei asymmetrischem Gelenkbefall ist an den oberen Extremitäten an ein Schulter-Hand-Syndrom, sehr selten an eine Schulter-Tbc (Caries sicca) zu denken. Auch die Febris rheumatica, bei der ein Gelenk nach dem andern entzündliche, sehr schmerzhafte Erscheinungen aufweist, darf nicht vergessen werden. Treten bei solch wandernden Gelenkentzündungen cardiale Symptome in den Vordergrund, fehlt der Rheumafaktor und ist der Antistreptolysintiter über längere Zeit erhöht, so kann eine Febris rheumatica als sicher angenommen werden. Von den entzündlichen polyartikulären Formen sind folgende Gruppen auszuschließen:

    a) sogenannte Kollagenkrankheiten im engeren Sinn,
    b) „besondere Arthritisformen",
    c) Spondylarthritis ancylopoetica mit Gelenkbeteiligung,
    d) Gicht (Arthritis urica).

a) *Kollagenkrankheiten*

Unter den Kollagenkrankheiten sind in erster Linie der *Lupus erythematodes disseminatus* und die *Periarteriitis nodosa* von der pcP abzugrenzen. Es ist viel zu wenig bekannt, daß beide Formen die typische Gelenksymptomatologie einer pcP aufweisen können, und daß oft erst nach Monaten oder Jahren eines klassischen pcP-Verlaufes die Kollagenkrankheitssymptome auftreten. Bei den 1024 pcP-Fällen der Zürcher Universitätsrheumaklinik sind LE + pcP in 16 Fällen = 1,5% und Periarteriitis nodosa (PN) + pcP in 8 Fällen = 0,8% gefunden worden (Tab. 31 u. 32).

Tritt eine Periarteriitis nodosa bei Gelenkveränderungen auf, die einer pcP entsprechen, ist der Rheumafaktor-Nachweis fast immer positiv. Das darf kein Grund sein, eine Periarteriitis nodosa auszuschließen. Gefäßautoantikörper sind öfters nachweisbar.

Die Dermatomyositis kann neben der lila-rötlichen Verfärbung und oedematösen Schwellung der Haut, der Schwellung und Druckempfindlichkeit der stammnahen Extremitätenmuskulatur und der näselnden Sprache auch Arthralgien oder eine Polyarthritis aufweisen. Auch bei dieser Krankheit kann der Rheumafaktor vorhanden sein. Typisch sind die Kreatinurie und die Erhöhung der Transaminasen sowie der andern Muskelfermente.

Die Sklerodermie wird besonders in den Anfangsstadien der Krankheit nicht selten mit der pcP verwechselt. Durch die Induration des Bindegewebes der Haut und der

Tabelle 31. *Unterschiede im klinischen Bild des LED im Vergleich zur progredient chronischen Polyarthritis*

	LED oder LEV	Progredient chronische Polyarthritis
Gelenke	entzündliche Gelenkveränderungen klinisch nicht von pcP zu unterscheiden 1,5%, in 90% nur Arthralgien	entzündliche Gelenkveränderungen
Herz	in 40% der Fälle beteiligt (Libman-Saks-Endokarditis) Perikarditis nicht isoliert	in 5—15% der Fälle beteiligt. Entzündliche Herdbildungen im Myokard? Isoliert auftretende Perikarditis
Niere	Klinische Herdnephritis, Glomerulonephritis, nephrotisches Syndrom, Schrumpfnierenbildung Drahtschlingenphänomene, Hämatoxyphile Körperchen	Amyloidnephrose, sehr selten chronische Glomerulonephritis renale Amyloidose
Pleura	Pleuritis häufig, nicht selten Frühsymptom	keine Pleurabeteiligung
Lungen	perivaskuläre Infiltratbildungen mit herdförmigen Lungenveränderungen	sehr fraglich
Immunologie	a) positiver Rheumafaktor in 35% der Fälle, nicht kältepräzipitierbar. b) LE-Zellen positiv, LE-Faktoren im Blut in 90% der Fälle c) vielfältige autosensible Vorgänge	positiver Rheumafaktor in 80—90% der Fälle, kältepräzipitierbar. LE-Zellen und LE-Faktoren als Ausnahme. Keine zusätzlichen immunologischen Vorgänge

Tabelle 32. *Symptome der Periarteriitis nodosa nach Häufigkeit in %. 890 Fälle* (Portwich)

Es ist zu beachten, daß die Periarteriitis nodosa in rund 50% ohne Gelenkerscheinungen einhergeht.

Sind polyarthritische oder polyarthralgische Symptome vorhanden, muß eine Periarteriitis nodosa in Betracht gezogen werden, wenn folgende Erscheinungen auftreten:

Fieber (89%)	Hypertonie (67%)	Zerebrale Symptome (48%)
Tachykardie (83%)	Neuritis (61%)	Arthritis (46%)
Gewichtsverlust (76%)	Myositis (57%)	Lungensymptome (40%)
Bauchschmerzen (73%)		

Subcutis resultiert eine Bewegungseinschränkung der Finger- und Zehengelenke, was sehr leicht eine Flexionsstellung der Finger verursacht. Röntgenologisch findet man in späteren Stadien eine Knochenresorption im Bereiche der Finger- und Zehen-Endphalangen (Differentialdiagnose Psoriasisarthritis). Es muß auch auf die viscerale Beteiligung der Lungen, des Herzens (Pericarditis) und des Oesophagus geachtet werden.

b) Besondere Arthritisformen

Als klinisch häufigste und daher bedeutendste besondere Arthritiden sind das Reiter-Syndrom und die Polyarthritis bei Psoriasis zu erwähnen.

Das *Reiter-Syndrom* ist charakterisiert durch die Trias Conjunctivitis, Urethritis, Polyarthritis. In rund 20% der Fälle sind die Ileosacralgelenke beteiligt. Nicht selten fehlt aber eines der Kardinalsymptome. Der Verlauf ist trotz oft dramatischem Krankheitsbeginn im allgemeinen günstig.

Die Polyarthritis bei Psoriasis zeigt typische Abweichungen von der pcP: Es sind in der Regel die Endgelenke der Finger und Zehen befallen, die Symmetrie der Gelenkbeteiligung ist weniger deutlich als bei der klassischen pcP, es kommen auch

häufig mono- oder oligoartikuläre Formen vor. In rund 40% sind die Ileosacralgelenke betroffen, es kommt aber praktisch nie zu einer vollständigen knöchernen
Ankylose. Osteolytische Laesionen an den Epiphysen der kleinen Röhrenknochen
sind typisch für die Psoriasis-Arthritis.

Das wechselhafte Bild der *symptomatischen Polyarthritisformen* kann den Kliniker
vor große diagnostische Probleme stellen. Oft flüchtige, kaum destruierende Gelenkentzündungen treten besonders bei Bronchus-Carzinomen, Myelomen und
Leukämien auf. Meistens bleibt der Rheumafaktor-Nachweis negativ, bei massiver
Leberbeteiligung (Metastasen) kann er aber positiv ausfallen. Es ist umstritten, ob
man die Polyarthritis bei Morbus Boeck und Colitis ulcerosa zu den symptomatischen
Polyarthritiden rechnen soll.

c) Die Spondylarthritis ankylopoetica (Morbus Bechterew)
Sie bietet in ihrer klassischen Form gegenüber der pcP keine differential-diagnosti-
schen Schwierigkeiten. Werden aber die stammnahen oder gar die peripheren Gelenke befallen, so kann das „Gelenkmuster" von der klassischen pcP oft nicht abgegrenzt werden. Man soll sich deshalb zur Regel machen, bei der Untersuchung der
pcP auch die Wirbelsäule zu berücksichtigen. Ist sie in ihrer Gesamtheit versteift
(nicht nur in einem einzelnen Wirbelsäulenabschnitt), ist eine röntgenologische Abklärung der WS und der Ileosacralgelenke angezeigt. Im Gegensatz zu den übrigen
Polyarthritisformen mit Ileosacralgelenksbeteiligung, kommt es fast immer zur
knöchernen Ankylose. An der WS sind die Syndesmophyten ein typisches Merkmal
des M. Bechterew. Der Rheumafaktor ist negativ.

d) Gicht (Arthritis urica) (Gamp, 1965)
Der akute Gichtanfall mit der typischen mono- (59%) oder seltener oligoartikulären
(41%) Beteiligung kann vom Patienten auf Tag und Stunde genau angegeben werden.
Er kann höchstens gegenüber einer monoartikulären foudroyant verlaufenden Infekt-
Arthritis differentialdiagnostische Schwierigkeiten bereiten. (Cave Inzision am
akuten Gichtgelenk!) Die Abgrenzung der chronischen Gicht von der pcP kann
jedoch sehr schwierig sein, da auch bei der pcP in gewissen Phasen eine leichte
Hyperuricaemie bestehen kann (5,5—6,5 mg%). Anamnestisch ist fast immer ein
akuter Gichtanfall zu Beginn des Krankheitsgeschehens zu eruieren. Der Gelenkbefall bei der Gicht ist in der Regel weniger symmetrisch als bei der pcP. Das Röntgenbild zeigt nicht immer die klassischen scharfbegrenzten Spongiosadefekte und
tiefen Usuren (Tophi), sondern oft uncharakteristische Gelenkspaltverschmälerungen
mit kleinen Usuren und Randzacken. Die Harnsäure im Blut soll mindestens 6 mg%
betragen, der Rheumafaktor fehlt (Tabelle 33).

Tabelle 33. *Differentialdiagnose*

    — Entzündlicher oder degenerativer Prozeß?
    — Febris rheumatica?
    — Stoffwechselstörung (chron. Gicht)?
    — Reflexdystrophisches Geschehen?
    — Infektarthritis?
    — Symptomat. Polyarthritis?
    — Kollagenose im engeren Sinn?
    — Spondylarthritis ankylopoetica mit peripherer Gelenkbeteiligung?
    — Psoriasis Arthritis?
    — Reiter-Syndrom

Laboratoriumsbefunde bei der pcP

(Ziff u. Baum, 1966; Gross, 1967a)

Senkungsreaktion

Mit Ausnahme der ausgesprochenen Frühfälle ist die Senkungsreaktion bei der pcP meistens stark erhöht. Werte von 40—80 mm in der 1. Stunde bilden die Regel.

Nach wie vor ist die Beobachtung der Senkungsreaktion ein ausgezeichnetes Indiz für die Aktivität des entzündlichen Prozesses. Verantwortlich für die Senkungserhöhung ist die Vermehrung von Fibrinogen sowie Alpha-2- und Gammaglobulinen. Die bei der pcP auftretende relativ leichte Anaemie dürfte die Senkungsreaktion nicht wesentlich beeinflussen. Sie erreicht bei unkomplizierten Fällen nur mäßige Grade: Bei Frauen nur in etwa 22,7% der Fälle unter 10 gr%, bei Männern in 11,5% unter 11 gr% Hb. Die Anaemie wird meistens als chronische Infektanaemie beschrieben, was in neuerer Zeit allerdings nicht unwidersprochen bleibt, obschon man ihre Genese noch nicht abklären konnte. Das Serumeisen ist häufig stark erniedrigt. Möglicherweise ist dies nicht nur Ausdruck der Anaemie, sondern kann Beziehungen zum immunologischen Geschehen haben. In diesem Sinn könnte auch die Erhöhung des Serumkupferspiegels interpretiert werden.

In rund 25% der pcP-Fälle sind die Leukozyten auf Werte um 10 000/mm³ erhöht. Leichte Leukopenien um 4 000/mm³ sind aber nicht selten anzutreffen. Unter der Cortisontherapie findet man häufiger erhöhte Lc-Werte, die zwischen 10—15 000 schwanken. Akute entzündliche Schübe führen in der Regel nur zu einer leichten Vermehrung der Leukozyten, nicht aber zu einer Linksverschiebung.

Die Serumproteine zeigen keine für die pcP spezifische Veränderung. Das Serumalbumin ist meist erniedrigt. Alpha-2- und Gammaglobuline sind erhöht, Alpha-1- und Betaglobuline sind nicht signifikant verändert. Das Seromucoproteid ist deutlich erhöht (Badin u. Mitarb., 1955). Parallel zur Senkungserhöhung sind auch die Glycoproteine (Hexose- und Hexosamin-Eiweißverbindungen) erhöht (Shetlar u. Mitarb., 1956). Bei den entzündlichen Vorgängen im kollagenen Bindegewebe lassen sich mit den heutigen Methoden keine Störungen des Eiweiß-Stoffwechsels nachweisen. Aminosäuren- und Hydroxyprolin-Ausscheidung sind nach den wenigen vorliegenden Untersuchungen normal (Spiera, 1963).

Besonders bei den mono- oder oligoartikulären Fällen von pcP ist die Untersuchung des *Gelenkpunktates* von großer Wichtigkeit. Die Gelenkflüssigkeit ist zähflüssig, gelegentlich mit Fibrinflocken durchsetzt und weist eine gelblich-grünliche Farbe auf. Die Zellzahl schwankt bei 75% aller pcP-Patienten zwischen 15—20000. In den Leukozyten findet man nicht selten 0,5—2 mikron große Einschlußkörperchen (Rhagocyten) im Zellplasma. Sie kommen auch bei andern Gelenkerkrankungen vor, aber quantitativ weniger häufig als bei der pcP (bei pcP über 50%, bei anderen Gelenkerkrankungen nur ca. 5—10%). Werden die zellulären Elemente abzentrifugiert und mechanisch zertrümmert, so kann in diesem Material bei pcP-Fällen der Rheumafaktor in rund 1/3 nachgewiesen werden (Gross, 1966). Der Gesamtkomplementtiter im Gelenkpunktat ist auffallend niedrig, im Mittel 4,1 E, während er im Serum normal ist (zwischen 24,8 und 46,0 E (Fehr, 1968). Die Aldolase (normal 0,5—2,9 IE) ist im Mittel auf 16,8 IE, die Lactatdehydrogenase (normal 200—500 IE) im Mittel auf 1145 IE vermehrt (Jessar, 1966).

Immunologische Befunde

Es ist heute unbestritten, daß bei der pcP eine Vielzahl immunologischer Phänomene auftritt. Unklar ist aber ihre Rolle bei der Entstehung oder im Verlauf der Krankheit. (Siehe Kapitel Aetiologie und Pathogenese der pcP.)

Rheumafaktor

Beim Rheumafaktor handelt es sich um ein Makroglobulin mit einem Molekulargewicht von 900000—1000000, einem Gamma-M- oder IgM mit einer Sedimentationskonstante von 19 S. Neben der Ultrazentrifugierung dient auch die Säulenchromatographie zur Isolierung. Neben den 19 S-Rheumafaktoren gibt es auch solche mit einer Sedimentationskonstante von 22 S. Diese können in 19 S- und 7 S-Komponenten gespalten werden, wobei die 19 S-Anteile fast ausschließlich die agglutinierende Aktivität aufweisen. Zusätzlich existieren bei ca. 50% der pcP-Seren 7 S-Anti-Gamma-Globuline; sie lassen sich aber auch in rund 20% einer gesunden Kontrollgruppe nachweisen.

Sind neben diesen Rheumafaktoren auch antinukleäre Antikörper vorhanden, so vereinigen sich diese 7 S-Komponenten mit den Rheumafaktoren zum S-22-Komplex.

Der Rheumafaktor ist ein Antikörper gegen patienteneigene Gamma-Globuline, die in einem Immunkomplex vereinigt sind. Zum Nachweis sind vor allem Agglutinationsreaktionen gebräuchlich. Mit Hilfe von Gamma-Globulin beladenen Trägern wird die Reaktion makroskopisch sichtbar gemacht.

Die ursprünglichen Bakterien-Agglutinationsreaktionen (vorwiegend Streptokokken) sind nur noch von historischem und wissenschaftlichem Interesse.

Klinische Bedeutung haben die Haemagglutinationsreaktionen (Waaler-Rose-Test modifiziert nach Svartz und Schloßmann) und der Fraktion-II-Test nach Heller. Mit diesen Methoden kann der Rheumafaktor in rund 70% der pcP-Fälle nachgewiesen werden (Müller, 1962).

Als biologisch inerte Gamma-Globulin-Träger eignen sich vor allem Latex-Partikel. Der Latex-Fixationstest von Singer und Plotz in seinen verschiedenen Variationen ergibt in rund 80% positive Resultate (Fehr, 1965). Für die Praxis sind von verschiedenen Firmen Latex-Tropfen-Tests entwickelt worden, die zur groben Orientierung geeignet sind.

Die erwähnten Rheumafaktor-Nachweise fallen aber auch unabhängig von der pcP gelegentlich positiv aus, vor allem bei Lebererkrankungen (bis 70%) und im höheren Alter (Schirmer/Wegmann, 1967). Tabelle 34 und 35.

Tabelle 34. *Rheumafaktor im höheren Alter* (nach Waller u. Mitarb.)

Alter	Anzahl	% positiv (Latex)	% positiv (SSCA)
0—29	2828	3,08	0,07
30—59	2536	4,3	0,29
60—89	97	27,8	2,06

Tabelle 35. *Vorkommen des Rheumafaktors bei Kollagenkrankheiten*

	Patienten	Positiv	
		Anzahl	%
Lupus erythematodes viszeralis	83	28	34
Sklerodermie	39	16	41
Dermatomyositis	8	1	12
Polyartheriitis nodosa	14	3	21
Sjörgen-Syndrom	44	31	70

LE-Phänomen und antinukleäre Antikörper

Bei der pcP können antinukleäre Faktoren wie beim LE auftreten, vor allem bei der malignen lupoiden pcP (7 S-Gamma-Globulin oder Makro-Globulin vom IgG-Typ), (Baum/Ziff, 1962).

Das LE-Phänomen fällt in rund 10% der schweren pcP-Fälle positiv aus, klinisch ist dies als ungünstiges Zeichen zu bewerten. Parallel dazu lassen sich relativ niedrige Titer antinukleärer Faktoren (inkonstant) mit dem Anti-Globulin-Konsumptionstest mit Zellkernen (AGKT) nachweisen.

Komplement-Titer

Bei den meisten immunologischen Vorgängen spielt das Komplementsystem, von dem bereits mehrere Fraktionen bekannt sind, eine große Rolle. Es handelt sich um Eiweiß-Substanzen, die eine Haemolyse bewirken und körperfremde Zellen der Phagozytose zuführen. Werden bei Autoimmun-Krankheiten körpereigene Zellen als Antigen erkannt, mit Antikörpern markiert und unter Mitwirkung des Komplements phagozytiert, kann von einem cytotoxischen Einfluß des Komplements auf den eigenen Organismus gesprochen werden.

Eine Serum-Komplementerhöhung muß als unspezifischer Ausdruck einer Entzündung oder einer Gewebsnekrose aufgefaßt werden. Bei der pcP ist der Komplementtiter im Serum meistens erhöht oder normal, nur bei der malignen lupoiden pcP ist er erniedrigt (Böni, 1966b).

Nekrotoxinfaktor

Von verschiedenen Autoren ist ein nekrotisierender Faktor im Serum von Kranken mit chronischen Entzündungen jeder Genese und Prozessen, die mit einem Gewebszerfall einhergehen, beobachtet worden. Es handelt sich um ein ausgesprochen wärmelabiles Beta-Globulin, das bei der pcP in 93% aller Fälle vorkommt. Über die pathogenetische Bedeutung ist nichts bekannt, der Nekrosefaktor kommt aber in pcP-Familien bei klinisch noch gesunden Probanden gehäuft vor (Böni u. Mitarb., 1964).

Schließlich darf der von Nienhuis und Mandema (1964) entdeckte *Antiperinuclease-faktor* nicht unerwähnt bleiben. Es handelt sich um ein Spezies spezifisches Immunglobulin, das mit den sogenannten Kerato-Hyalin-Granula der menschlichen Mucosazellen des Mundes reagiert (Marmont u. Mitarb., 1967). Dieser Faktor wurde in rund 51% der pcP-Fälle gefunden, und zwar bei schwer verlaufender Form mit stark erhöhtem Rheumafaktortiter. Beziehungen zu den antinukleären Faktoren bestehen nicht. Ob er eine pathogenetische Rolle spielt, ist noch unbekannt. Tabelle 36.

Tabelle 36. *Übersicht der Laborbefunde bei pcP* (in Anlehnung an Hollander)

Humorale Entzündungszeichen

Blutsenkung:	mäßig bis sehr stark beschleunigt
C-reaktives Protein:	positiv
Serum-Proteine:	Fibrinogen, Alpha-2- und Gammaglobuline meistens, Alpha-1-Globulin manchmal erhöht, Beta-Globulin normal, Albumin erniedrigt
Serumucoproteid, protein-gebundene Hexose und Haptoglobin:	im Allgemeinen erhöht

Blutbild

Erythrocyten:	mäßige normo- oder hypochrome normocytäre Anämie, niedriges Serumeisen bei normaler Verwendung des Plasma-Fe
Leukocyten:	normal oder leicht erhöht beim Erwachsenen, selten Leukopenie, gel. Eosinophilie. Leukocytose mit Linksverschiebung bei juveniler pcP

Immunologische Befunde

Rheumafaktor:	in der Mehrzahl der Fälle bei Erwachsenen nachweisbar.
Antistreptolysintiter:	normal
LE-Faktor:	in ca. 10% der schweren Fälle vorhanden (signum mali ominis)
andere antinucleäre Faktoren:	selten vorhanden
Komplement-Titer:	oft leicht erhöht im Serum, deutlich erniedrigt im Gelenkpunkta
Leberfunktionen	normal
Nierenfunktionen	im Rahmen der möglichen Amyloidose Proteinurie

Verschiedene Befunde

Hydroxy-Prolin- und Aminosäurenausscheidung normal, Serumharnsäure normal bis leicht erhöht, Serum-Kupfer erhöht
Rhagocyten in 90% der Fälle im Gelenkpunktat nachweisbar

Röntgenbefunde bei der pcP

Bei der pcP besteht an den betroffenen Gelenken in den Frühstadien eine Synovitis, die auf dem Röntgenbild als para-artikuläre, spindelförmige Weichteilschwellung zu sehen ist. In vielen Fällen zeigt sich schon früh die subchondrale Atrophie als band-förmige Osteoporose, besonders an Finger- und Zehengelenken (Abb. 51). Die dem Gelenk zugekehrte Corticalis bleibt noch längere Zeit erhalten. Ein weiteres selte-neres Frühsymptom ist die periostale Reaktion in Form eines, die Corticalis begleiten-den zarten Schattens. Dieses Symptom ist besonders am Metatarsale V deutlich, kommt aber auch an den Metacarpalia und den Phalangen vor. Erst wenn durch den entzündlichen Pannus der Gelenkknorpel geschädigt wird, kommt es zur Verschmä-lerung des Gelenkspaltes. In den marginalen Zonen der kleinen Gelenke, am Ansatz der Gelenkkapsel, treten kleine randständige Erosionen auf. Durch die Vergrößerung der randständigen Usuren entstehen oft ausgedehnte Cysten mit Durchbruch in den Markraum und Zerstörung des Gelenkes. Unscharf begrenzte Defekte in unmittel-barer Nähe der Gelenke sind nicht selten durch rheumatische Herde bedingt. Schließ-lich entstehen Endstadien mit schwersten Luxationen und Verwischung der Grenzen von Hand- und Fußwurzelknochen (Abb. 52). In seltenen Fällen kann eine hoch-gradige Knochenresorption im Bereich der befallenen Gelenke zu einer Verkürzung der Diaphyse führen („Main en lorgnette"). Ähnliche Erscheinungen treten auch an den Zehengelenken auf. Die Veränderungen an den Hüftgelenken bei Coxitis rheumatica im Rahmen der pcP kommen beim Erwachsenen selten vor, im Gegensatz zur juvenilen Polyarthritis. Der Gelenkspalt ist ziemlich gleichmäßig verschmälert,

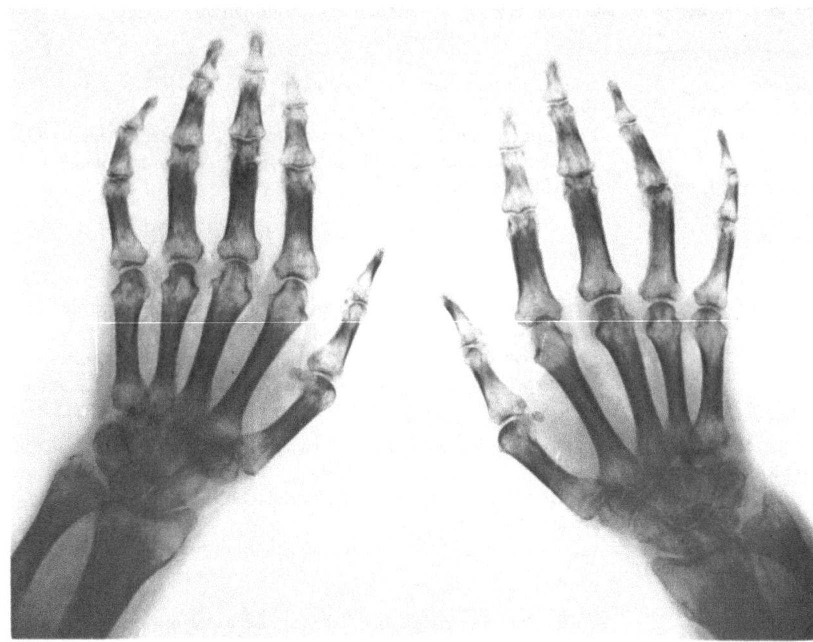

Abb. 51. Bandförmige Osteoporose mit Gelenkspaltverschmälerung

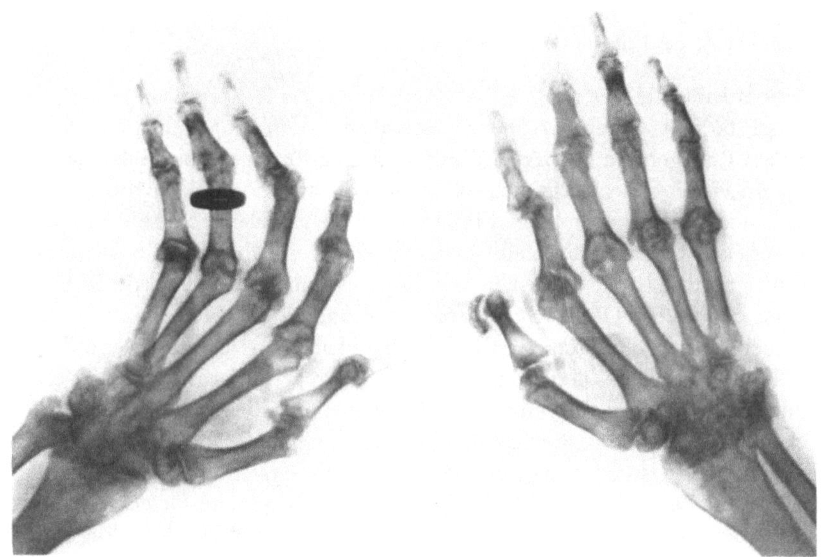

Abb. 52. Endstadium mit Luxationen und gelenksnahen Usuren

es besteht eine diffuse Osteoporose des Hüftgelenkes (Abb. 53). Die Gelenkbegrenzung ist unscharf und flau, oft fein gezackt und zeigt Einkerbungen. Häufig ist eine Protrusio acetabuli als Folge der Coxitis anzutreffen, während die knöcherne Ankylose, im Gegensatz zur Tbc-Arthritis oder Spondylarthritis ankylopoetica, sehr selten vorkommt (Françon, 1968).

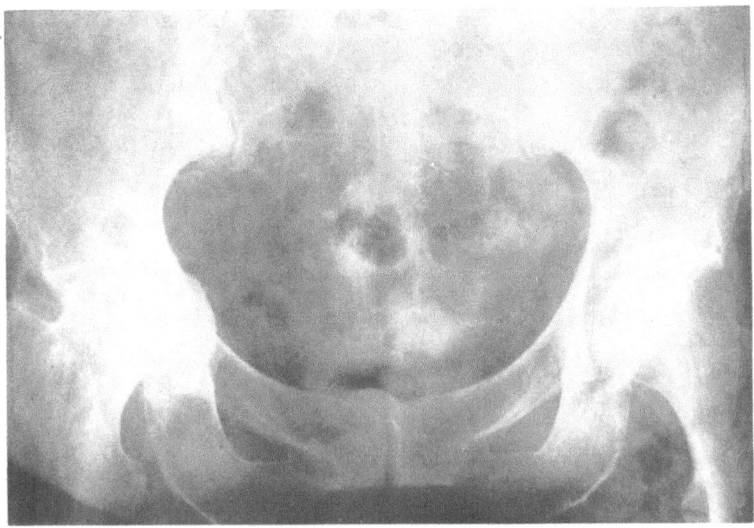

Abb. 53. Protrusio accetabuli bei Coxitis rheumatica (pcP)

Das Schultergelenk zeigt eine diffuse Osteoporose. Großcystische multilokuläre Veränderungen sind vorwiegend bei der malignen Form der pcP zu beobachten (Abb. 54/55) Die Kniegelenke bieten im Röntgenbild keine spezifischen Befunde. Es handelt sich um ein Bild, das der Röntgenologe als „Arthritis unbekannter Genese" bezeichnet. In späten Stadien kommt es zur sekundären Arthrose.

Die HWS kann bei pcP folgende röntgenologischen Veränderungen aufweisen (Abb. 56/57). Durch die entzündlichen Vorgänge in den Bandscheiben (Discitis) kommt es zur Verschmälerung und unregelmäßigen Begrenzung der Wirbelkörper. Teilweise ist die Corticalis unterbrochen, und es bestehen Verschiebungen der Wirbelkörper häufiger nach ventral als dorsal. Die Intervertebralgelenke zeigen eine flaue Begrenzung, Gelenkspaltverschmälerung und einzelne Usuren; später treten Arthro-

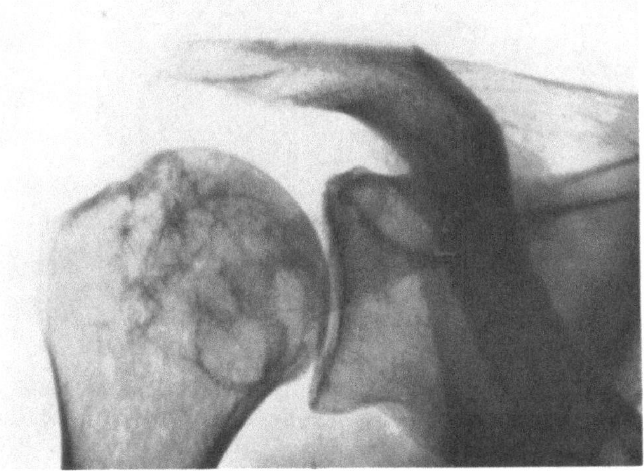

Abb. 54. Großcystische Veränderungen im Schultergelenk bei pcP

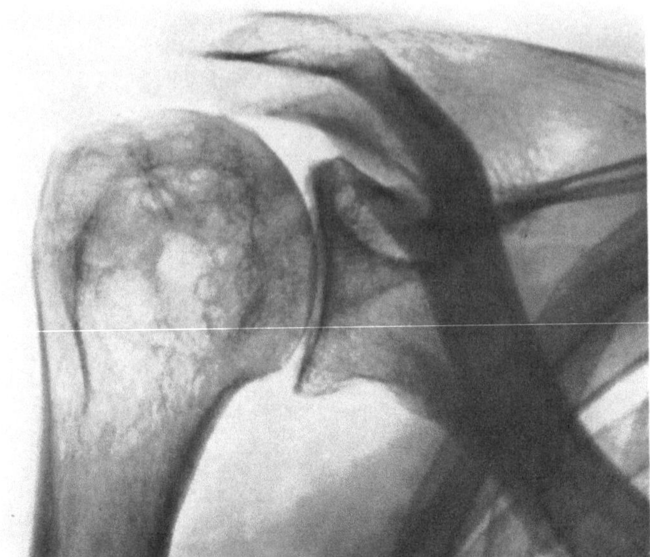

Abb. 56. Großcystische multilokuläre Veränderungen im Schultergelenk

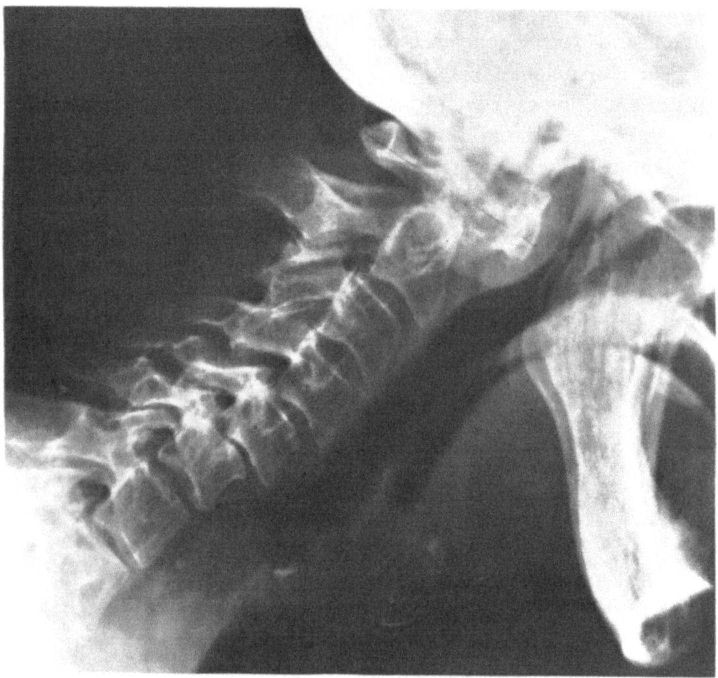

Abb. 56. Befall der HWS einer 61jährigen Patientin mit pcP seit 1949. In der Röntgenaufnahme in maximaler Beugung des Kopfes nach vorn sind zu erkennen: eine allgemeine Osteoporose, eine atlanto-dentale Subluxation von 13,5-mm; der Dens axis ist arrodiert und zugespitzt; Wirbelkörperverschiebungen nach vorn (bzw. Wirbelkörperseriensubluxation) von C 2/3, C 4/5 und C 5/6, Bandscheibenraumverschmälerungen ohne wesentliche Osteophytose auf Höhe C 2/3, C 4/5 und C 5/6 (= Discitis). Die Wirbelkörperdeckplatten C 5/6 sind im dorsalen Abschnitt usuriert und die Intervertebralgelenke C 2/3 zeigen das entzündlich-destruktive Bild der Briefmarkenzähnelung

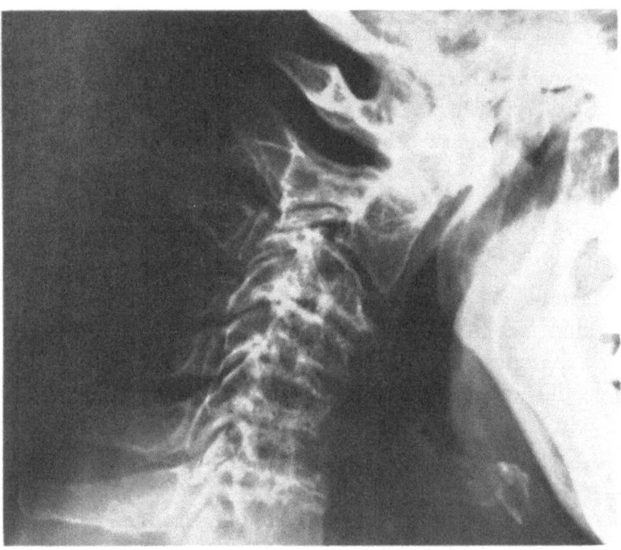

Abb. 57. HWS-Aufnahme einer 65jährigen Patientin mit pcP seit 1944 mit ausgeprägter Osteoporose, mit Wirbelkörperverschiebung C 2/3, mit starken Bandscheibenraumverschmälerungen in allen Abschnitten und mit teilweiser Zerstörung der Wirbelkörper und Wirbelkörperdeckplatten (= Spondylo-Discitis)

sen der Wirbelgelenke auf, sehr selten knöcherne Ankylosen, die vor allem bei der juvenilen Polyarthritis zu beobachten sind. Die Osteolyse an den Dornfortsätzen führt zum Bild der ausgezogenen Spitzen. Die Veränderungen am Atlanto-Occipitalgelenk sind wegen der Blockierung der HWS nur selten einwandfrei zur Darstellung zu bringen (Aufdermaur, 1958).

Man findet häufig Achsenverschiebungen und Arrosionen, besonders des Dens epistrophei. Die Kiefergelenke können sowohl entzündliche als auch (sekundäre) arthrotische Veränderungen aufweisen.

Pathologie

Die hervorstechendsten Veränderungen finden sich an den Gelenken und deren Umgebung, während die viscerale Beteiligung gegenüber den sogenannten Kollagenkrankheiten stark in den Hintergrund rückt. Im Gegensatz zu den Arthrosen, bei denen der Gelenkknorpel den primären Erkrankungsort darstellt, ist es bei der pcP die Synovitis mit den verdickten Synovialzotten und dem fast nie fehlenden Gelenkerguß. Die Synovialschicht ist oedematös durchtränkt. Im Bereich der oberflächlichen Nekroseherde setzt sich Fibrin fest. Von besonderer Bedeutung sind die zellulären Infiltrationen, wo neben polymorphkernigen Leukozyten mononukleäre Elemente (Lymphocyten, Plasmazellen) besonders hervortreten, und zwar zum Teil diffus, zum Teil in kleinen, knötchenförmigen Ansammlungen um die kleinen Gefäße. Mehrkernige Riesenzellen sind selten anzutreffen. Wo sich im Gewebe zelluläre Infiltrationen lokalisieren, ist eine Proliferation von synovialen Fibroblasten und Blutgefäßen anzutreffen, was zur Verdickung der Gelenkkapsel und der Synovialzotten führt, und am Übergang der Synovialis zum Knorpel als entzündlicher Pannus den Gelenkknorpel zerstört. Das entzündliche Granulationsgewebe führt an sich nicht zur Chondrolyse; es müssen Enzyme wie die von Leukocyten stammenden Proteasen, Plasmin und Kathepsin mit eine Rolle spielen. Der Gelenkknorpel kann völlig verschwinden. Das Granulationsgewebe führt zu Adhäsionen und Ausfüllung des Gelenkspaltes oder in späteren Stadien zur fibrösen Ankylose Selten kommt es infolge einer Metaplasie zu einer kartilaginären, etwas häufiger zu einer ossären Ankylose. Entzündliche Reaktionen im Knochen sind vor allem im Epiphysenbereich anzutreffen. Das subchondrale Granulationsgewebe steht durch Defekte in der Corticalis mit der Synovialis im Zusammenhang. Eine unregelmäßig auftretende Osteolyse führt im Röntgenbild zu randständigen Usuren und Zysten. Große, manchmal mehrkammerige Zysten finden sich vor allem bei der malignen pcP (Gross, 1958). Der Osteolyse parallel geht eine Neubildung und Neumodellierung des Knochens, die von der gelenkmechanischen Belastung abhängig ist. Die schweren artikulären Veränderungen sind aber nicht allein durch die knöchernen Deformitäten bedingt, sondern auch durch die Beteiligung der Sehnen, Sehnenscheiden sowie des Bindegewebes und der Muskulatur. Oft werden Sehnen durch den entzündlichen Vorgang „zerfressen". Dies führt vor allem im Bereich der Hände und Füße zu schweren Fehlstellungen der kleinen und mittelgroßen Gelenke. Von den Weichteilveränderungen seien die subcutanen Rheumaknoten hervorgehoben. Sie sind für die pcP charakteristisch, wenn auch nicht spezifisch. Der Rheumaknoten zeigt histologisch folgende Merkmale:

1. Zentrale fibrinoide Nekrose (v. Albertini, 1945).
2. Pallisadenzellen, die radiär um die nekrotischen Zonen gelagert sind. (Es handelt sich um der Länge nach vergrößerte Bindegewebszellen.)
3. Umgebendes Granulationsgewebe mit entzündlichen Zellen.

Die Pallisadenzellen haben Eigenschaften, die denen der Makrophagen gleichen (Norton/Ziff, 1964). Sie sind in der Lage, proteolytische Enzyme zu produzieren und sind wohl an der Entstehung der fibrinoiden Nekrose beteiligt (Glenner u. Mitarb., 1959).

Außer den Gelenken wird auch die Wirbelsäule befallen, aber interessanterweise fast ausschließlich die Halswirbelsäule, wo sich die Veränderungen auf Bandapparat, Dornfortsätze, Intervertebralgelenke, Bandscheiben und Wirbelkörper erstrecken (Aufdermaur, 1957, 1958, 1965). Die Enden der Dornfortsätze sind abgeschrägt und erscheinen wie ausgezogen und zugespitzt. Diese Veränderungen sind durch eine herdförmige Osteolyse im Bereich der Corticalis bedingt. Granulationsgewebe mit Osteoklasten „nagt" die Corticalis an. Später findet man in den Lacunen fibröses Narbengewebe. An den Ligamenten, z.B. am Ligamentum supraspinale, können Rheumagranulome gefunden werden, was zur Lockerung der festen Verbindung zwischen Band und Knochen führt, und bei völliger Auflösung das aktive Heben des Kopfes verunmöglicht.

Der Gelenkknorpel der Intervertebralgelenke ist von der Gelenkkapsel her in verschiedener Ausdehnung von einem pannusartigen Bindegewebsstreifen bedekt und arrodiert. Durch die bindegewebige Verbindung der knöchernen Gelenkenden kommt es zur Synchondrose. Auch bei den Bandscheiben treten entzündliche Erscheinungen auf (Discitis). Die Bandscheiben der HWS des Erwachsenen weisen seitliche Spalten auf (Töndury, 1942/43). Bei pcP zeigt der in den Spalt hineinragende Bindegewebslappen typische entzündliche Elemente. Er wird zum interdiscalen Pannus, der die betroffenen Bandscheibe völlig zerstören kann.

Durch die perispondylogenen rheumatisch-entzündlichen Prozesse wird auch der Wirbelkörper arrodiert (vor allem die Corticalis), so daß die Begrenzung der Wirbelkörper röntgenologisch ein „angefressenes" Aussehen bekommt, wie das De Sèze u. Mitarb. (1967b) beschrieben haben.

Die visceralen Veränderungen sind gegenüber den artikulären klinisch nicht immer erfaßbar. Die Vasculitis verläuft im Gegensatz zur Periarteriitis nodosa milde und erfaßt im allgemeinen nur vereinzelte Endarterien von 35—40 mikron Durchmesser. Der histologische Befund dieser Arteriitis ist wenig charakteristisch. In späteren Stadien können Gefäßnekrosen auftreten. Die Vasculitis ist häufig von einem hohen Rheumatiter und subcutanen Rheumaknoten begleitet. Ob eine Corticosteroidbehandlung diese Vasculitiden fördert oder gar verursacht, ist noch umstritten. Es ist denkbar, daß entzündliche Gefäßverschlüsse das Auftreten von Knochennekrosen (Hüftgelenk, Phalangen) begünstigen.

Eine spezifische cardiale Beteiligung wird von den Klinikern selten festgestellt, die pathologisch-anatomischen Befunde bei der Obduktion sind nicht immer auf das Grundleiden zurückzuführen. In rund 40% aller Fälle soll bei der pcP eine Pericarditis festgestellt werden (Sokoloff, 1966.) Granulomatöse Prozesse, ähnlich den subcutanen Rheumaknoten, sind gelegentlich an Herzklappen, Myocard oder Epicard beschrieben worden, sehr selten eine Coronararteriitis oder eine interstitielle Myocarditis. Ob die gelegentlich beobachteten Aortenstenosen und Aorteninsuffizienzen durch die Grundkrankheit bedingt sind, bleibt häufig unentschieden (Faßbender, 1965, 1967).

Lungenveränderungen — die ganz seltenen Rheumagranulome im Interstitium ausgenommen — sind nicht ohne weiteres als Folge der Grundkrankheit zu bewerten, dies gilt vor allem für die Lungenfibrose. Bei 23'598 Autopsien von pcP-Patienten wurde nur bei 27 eine Lungenfibrose festgestellt (Brannan, 1963.) Es ist bemerkenwert, daß sich bei pcP-Patienten nicht mehr Lungenerkrankungen finden als in der Kontrollpopulation (Aronoff u. Mitarb., 1955). Die Amyloidose ist die Hauptursache für Nierenerkrankungen bei der pcP.

Ätiologie und Pathogenese der pcP

Auch heute sind Aetiologie und Pathogenese der pcP noch nicht geklärt. Es ist nur zu verständlich, daß wegen des Denkschemas Entzündung = Infektion, immer wieder die infektiöse Genese erwogen wird. Angefangen von den Erregern der Tuberkulose (Poncet-Rheumatismus, 1902) bis zu den Mykoplasmen (PPLO) (Pearson/Wood, 1958), sind vor allem in den dreißiger Jahren Streptokokken (Rosenow, 1929) und Staphylokokken (Crowe) mit der pcP in Zusammenhang gebracht worden, ohne daß je ein sicherer Beweis dafür erbracht werden konnte. Die Fortschritte der Labortechnik und das absolute Versagen jeder antibiotischen Therapie widerlegten aber auch diese Theorie. Für eine ursächliche Wirkung von Viren fehlen ebenfalls Beweise.

Zu diskutieren bleiben Überempfindlichkeit, Ernährungs- oder Stoffwechselstörungen, endokrine Abweichungen und psychosomatische Komponenten, denen aber wohl allen nur die Rolle von Teilfaktoren zukäme. Die familiäre Häufung steht außer Zweifel (Böni, 1966a; Hangartner, 1963; Stecker, 1957; Vorländer, 1966; Blécourt u. Mitarb., 1962). Es ist auffallend daß in pcP-Sippen der Rheumafaktor auch bei klinisch Gesunden häufiger vorkommt. Damit ist eine pathogene Wirkung des Rheumafaktors natürlich nicht bewiesen, er dürfte aber Ausdruck einer genetisch bedingten Abnormität der antikörperbildenden Zellen sein.

Für die Entstehung der pcP müssen auf jeden Fall verschiedene Komponenten zusammenwirken.

Heute steht das immunologische Geschehen im Mittelpunkt des Interesses. Immunologische Phänomene sind bei jeder Auseinandersetzung mit einem Erreger nachweisbar; in den letzten Jahren konnte man aber beweisen, daß sie auch bei anderen Krankheitsprozessen, unabhängig von Mikroorganismen, auftreten, vor allem beim Mechanismus der Autoimmunisierung (Vorländer, 1966; Stastny u. Mitarb., 1967). Dabei sind 2 Gruppen von Störungen der Immuntoleranz zu unterscheiden:

Störungen die von Autoantigen ausgehen
Körpereigenes Gewebe kann durch Entzündung oder durch metabolische Störungen antigene Eigenschaften erhalten. Eine weitere Möglichkeit besteht darin, daß Gewebe, die von einem Immunsystem abgeschlossen sind durch Traumen, Operationen usw., plötzlich den Körper überschwemmen und gewisse Bestandteile davon wie körperfremde Stoffe = Antigen, empfunden werden (sympathische Opthalmie?). Diese körpereigenen Antigene regen die Autoantikörperbildung an.

Störungen der immunologisch kompetenten Zellen
Lymphatische Zellen können sich so verändern, daß sie einige der normalen Gewebsantigene nicht mehr als eigen erkennen und gegen sie reagieren, wie das beispielsweise bei haemolytischen Anaemien oder bei chronischer lymphatischer Leukämie der Fall ist. Stastny u. Mitarb. konnten tierexperimentell bei Störung der immunologisch kompetenten Zellen von Ratten, die sog. Transplantationskrankheit auslösen:

Neugeborene Ratten wurden durch Injektion von Milz- und Lymphknotenzellen tolerant gegen einen Stamm von Inzuchtratten. Nach Prüfung der Toleranz durch ein Hauttransplantat, wurden ihnen im Alter von 4 Monaten 3 mal wöchentlich 400 bis 800 $\times$ 10^6 Milz- und Lymphknotenzellen des andern Stammes injiziert. Unter anderem trat bei diesen Ratten eine Polyarthritis auf. Die klinischen Erscheinungen dauerten etwa 1 Woche. Histologisch fand man in den betroffenen Gelenken Ödeme, Ergüsse und Dilatation der Gefäße, mononukleäre Infiltrate mit Histiocyten, Lymphocyten und Plasmazellen, häufig perivasculär. Eine Proliferation der Synovialis mit Hypertrophie der basalen Schicht ohne Erosion des Knorpels wurde ebenfalls gefunden. Erreger wurden in der Gelenk-, Blut- und Körperflüssigkeit nicht nachgewiesen.

Andere Tierversuche
Die Gruppe der Mykoplasmen (PPLP = Pleuro-Pneumonia-Like-Organism) erzeugt 3—5 Tage nach der Infektion bei Ratten und Mäusen eine Polyarthritis, die 7—10 Tage dauert und schwere knöcherne Destruktionen und Ankylosen zurückläßt (Pearson/Wood, 1959). Ähnliche Polyarthritisformen mit intensiven entzündlichen Erscheinungen in der Synovialis und späterem Auftreten von Plasmazellen wurden durch die PLT-Erreger (Psittacosis-Lymphogranuloma-venerum-Trachoma) bei Schafen erzeugt (Notron/Storz, 1967).

Rawson und Torralba (1967) konnten mit intraarticulären Injektionen von Immunkomplexen bei Kaninchen Arthritiden erzeugen, die das Bild einer villösen Synovitis zeigten. Später kam es zur Bildung eines Pannus mit Zerstörung des Gelenkknorpels. Mikroskopisch findet man im Kapselgewebe Follikel von Lymphocyten und Plasmazellen. Das injizierte Material enthält ein Proteinantigen, ein Polysaccharid-Hapten und Rheumafaktor-Antigammaglobulin. Antigammaglobulin-Injektionen allein erzeugen auch eine Arthritis, deren Bild aber weniger dem der pcP entspricht. Auch mit dem Freundschen Adjuvans (Pearson/Wood, 1959) und mit Immunisierung durch Fibrin (Glynn, 1965), wurde eine Polyarthritis bei Ratten und Affen erzeugt. Im Serum der experimentell an Polyarthritis erkrankten Tiere läßt sich kein Rheumafaktor nachweisen. Nur Svartz (1965) konnte bei Kaninchen und Schweinen durch Streptokokken vom Typus B. agalactiae eine subakute oder chronische Polyarthritis mit Rheumafaktor auslösen. Eine Bestätigung von anderer Seite ist allerdings ausgeblieben. Alle Tierversuche sind lediglich Modelle und nicht identisch mit der menschlichen pcP. Es dürfen daraus deshalb keine aethiologischen Schlüsse gezogen werden.

Wir können vermuten, daß auch bei der pcP immunologische Mechanismen wirksam sind, haben bis heute aber keinen strikten Beweis dafür. Eine pathogenetische Wirkung von Autoantikörpern ist bei der pcP durchaus möglich und bei der malignen (lupoiden) Form (Böni, 1966b), (siehe auch S. 157) besonders wahrscheinlich. Es steht aber zur Diskussion, ob die Immun-Phänomene nur Folge einer primären Entzündungsnoxe sind.

Bedeutung des Rheumafaktors
Nach den bisherigen Untersuchungen weist der Rheumafaktor an sich (Antigammaglobulin) keine Pathogenität auf (Glynn/Holborow, 1965), (siehe S. 163).

Nach wiederholten Transfusionen von Plasma mit hohem Rheumafaktorgehalt auf Gesunde, traten keine polyarthritischen Symptome auf. Mit dem Rheumafaktor praktisch identische Antigammaglobuline lassen sich auch bei Erkrankungen ohne Gelenkbeteiligung nachweisen. Der Verlauf seronegativer pcP-Fälle unterscheidet sich nicht von der klassischen pcP. Andererseits ist zu beachten daß die Reaktion des Rheumafaktors mit einem Antigen-Antikörperkomplex eine pathogene Bedeutung haben könnte. Durch Fluoreszenzmarkierung konnte der Rheumafaktor in der Synovialis und in den Lymphknoten nachgewiesen werden (Glynn/Holborow, 1965). Ort seiner Synthese sind Lymphocyten und Plasmazellen, die auch die übrigen Immunglobuline produzieren.

Therapie (Gross, 1967b)
Die pcP ist in ihrem Verlauf und in ihrer Krankheitsausprägung derart vielgestaltig, daß jeder Fall individuell behandelt werden muß. Da auch Äthiologie und Pathogenese noch ungeklärt sind, müssen die Erfahrungen erfolgreicher Therapiemaßnahmen berücksichtigt werden, und nicht selten kann man anhand bewährter Mittel sogar neue Gesichtspunkte der Pathogenese dieser Krankheit aufzeigen.

Es sind fünf Therapiemöglichkeiten zu unterscheiden, deren Wertigkeit, mit Ausnahme der Basistherapie, je nach Stadium und Aktivitätsprozeß verschieden sein kann.

1. Allgemein-unspezifische Maßnahmen.
2. Analgetisch-antiphlogistische medikamentöse Therapie.
3. Basistherapie.
4. Physikalisch-therapeutische und Rehabilitations-Maßnahmen.
5. Chirurgisch-orthopädische Eingriffe.

Allgemein-unspezifische Maßnahmen
Schon die Hospitalisierung allein kann subjektiv und objektiv eine Besserung des Krankheitszustandes bewirken. Bei ausgeprägter Anämie und Müdigkeit bewähren sich kleine Vollbluttransfusionen von 250—500 ml, die Eisentherapie ist fast wirkungslos. Einweißreiche Kost mit Frischgemüse und Früchten, ev. mit Vitamin-

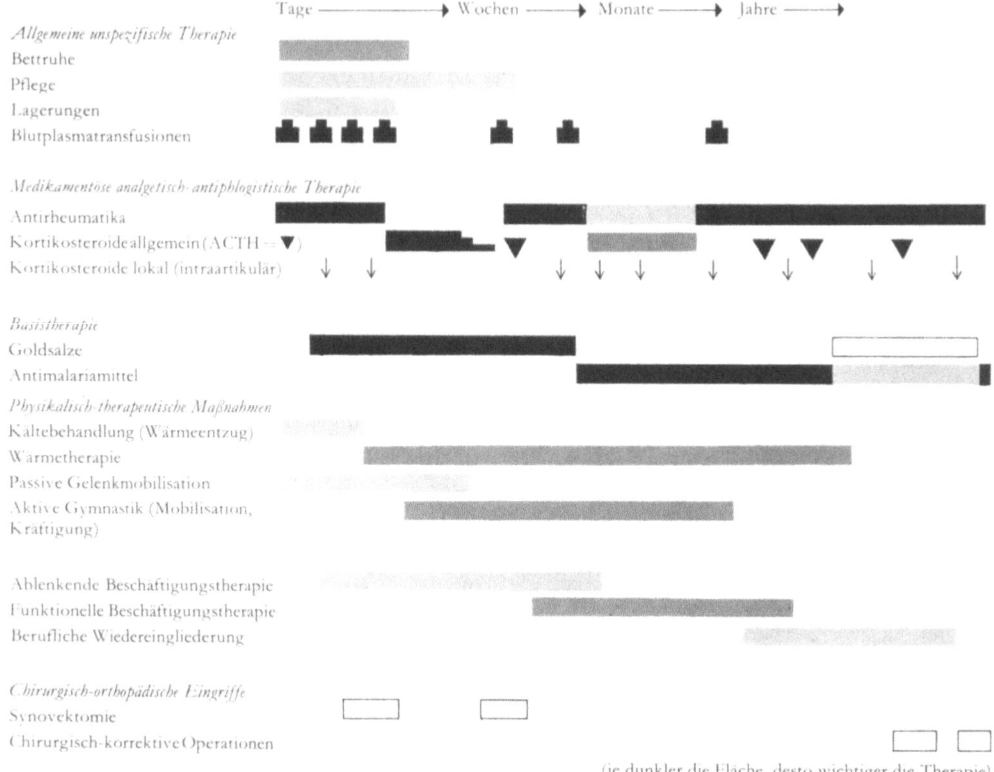

Abb. 58. PcP-Therapieschema

zusatz ist zu empfehlen. Das psychische Milieu zu Hause und im Krankenhaus muß in positivem Sinn gestaltet werden, es ist von großer Bedeutung.

Analgetisch-antiphlogistische medikamentöse Therapie (Antirheumatica)
Die analgetisch-antiphlogistische medikamentöse Therapie ist eine symptomatische Behandlung und im allgemeinen nur in bestimmten Phasen des Krankheitsverlaufes indiziert. Corticosteroide haben den intensivsten antiphlogistischen Effekt. Sie wirken im Wesentlichen aber nur so lange sie verabreicht werden. Sie eignen sich deshalb am besten (um einen akuten Schub abzufangen) in Form einer 10—14-tägigen Stoß-therapie bei folgender Dosierung:

> 4—5 Tage 30 mg Prednison
> 3 Tage 20 mg Prednison
> 4 Tage 15 mg Prednison
> oder die Äquivalenzdosis eines anderen Corticosteroids (Tabelle 37).

Nicht selten tritt nach dem Absetzen ein neuer Schub auf. Zu diesem Zeitpunkt sind die steroidfreien, antiphlogistisch wirkenden Pharmaka angezeigt, wie Pyrazo-lone in einer täglichen Dosis von 400—600 mg (Nebenwirkungen: Wasser- und NaCl-Retention, Magen-Darmulcera, Hämaturien, selten Agranulocytosen) oder Indomethacin, das am besten in einer langsam steigenden Dosis von 50 bis ca. 150 mg täglich verabfolgt wird (Nebenerscheinungen: Diffuse Schleimhautblutung vor allem im Magen-Darmtrakt, Schwindel, Übelkeit, Cephalea).

Tabelle 37. *Aequivalenzdosis verschiedener Cortisonpräparate bezüglich antirheumatischer Wirkung*

Kortison	133 mg	0,75
Hydrokortison	100 mg	1,0
Prednison	20—25 mg	4—5
Prednisolon	20—25 mg	4—5
Methylprednisolon	16—20 mg	5—6
Triamcinolon	16—20 mg	5—6
Paramethason	10—12 mg	8—10
Dexamethason	3—4 mg	25—35
Betamethason	etwa 4 mg	etwa 25

Etwas weniger wirksam als die angeführten Pharmaka sind die Anthranil- oder Mefenaminsäure-Derivate, die aber bei einer täglichen Dosis von 1'000—2'000 mg weitgehend nebenwirkungsfrei sind.

Tabelle 38. *Nebenerscheinungen der Corticosteroidtherapie*

1. Ulcus pepticum
2. Verminderte Infektabwehr: Aufflackern von Infekten (Tbc)
3. Osteoporose (Kompressionsfrakturen der Wirbelsäule)
4. Steroiddiabetes
5. Hypertonie (besonders bei ACTH)
6. Steroidschaden der Gefäße: Phlebitiden, erhöhte Fragilität (Suffusionen), Polyarteriitis
7. Steroidakne
8. Psychische Störungen: Manische Zustände, Depressionen, Aufflackern endogener Psychosen

Salicylsäurepräparate haben bei pcP nur einen relativ geringen analgetischen und antiphlogistischen Effekt. Die tägliche Minimaldosis beträgt 3 gr. Bei hohen Dosen können Magenschleimhautblutungen auftreten. Sie eignen sich (wie auch die Anthranil- oder Mefenaminsäure-Derivate) zur langfristigen Intervallbehandlung zwischen den Perioden der Basistherapie (Gross u. Mitarb., 1965).

Kann der Schub trotz der steroidfreien Antiphlogistica nicht abgefangen werden, muß der Steroidstoß wiederholt werden. In schweren Fällen sind mehrere derartige Stöße nötig. Eine längerdauernde perorale Steroidmedikation soll wenn immer möglich vermieden werden.

Unter einer kontinuierlichen Steroidbehandlung gleichbleibender Dosis treten nicht selten erneut Gelenkschmerzen auf, was zu einer Erhöhung des Steroidbedarfs führt und den Patienten früher oder später in einen chronischen Hypercortisonismus führt, mit den schweren Nebenwirkungen wie Osteoporose, Magenulcera, verminderter Infektionsabwehr usw. (Abb. 59 und 60).

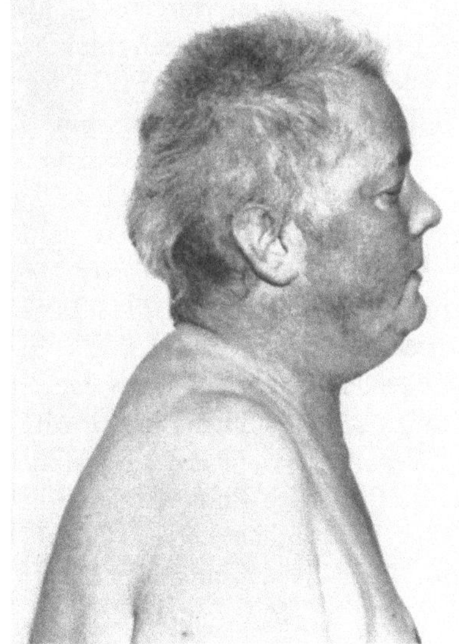

Abb. 59. Steroid-Cushing

Die Entwöhnung eines Patienten von der Dauersteroidbehandlung ist äußerst schwierig. Sie kann nur in der Klinik erfolgen und erfordert große Erfahrung.

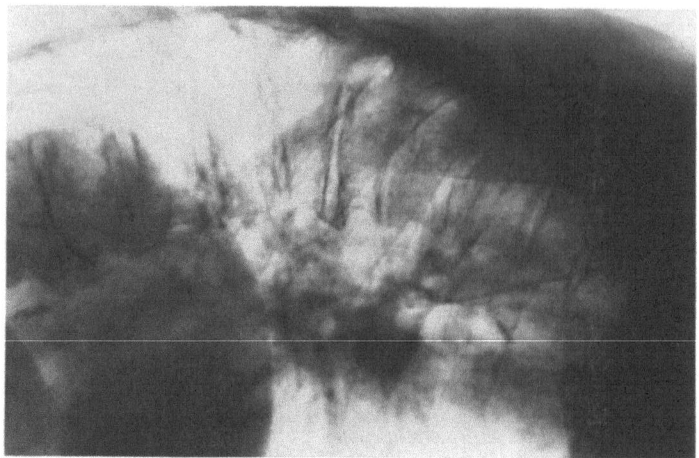

Abb. 60. Steroidosteoporose der Wirbelsäule bei pcP

Die intraartikuläre Corticosteroid-Behandlung ist von wesentlicher Bedeutung. Sie eignet sich vor allem bei leichten bis mittelschweren Schubsituationen, als Intervallbehandlung und bei oligo- und monoartikulären Verlaufsformen. Neben der prompten lokalen Wirkung kommt es auch zu einer Allgemeinwirkung, die von der Resorptionsgeschwindigkeit und der Permeabilitätsgröße des betreffenden Steroidpräparates abhängt. Es kann deshalb auch bei der lokalen Cortisonbehandlung zu einem Hypercortisonismus kommen. Günstig sind Mischpräparate, die eine wasserlösliche Komponente und ein Corticosteroid in Kristallsuspension enthalten. Der Vorteil liegt im raschen Wirkungseintritt durch das wasserlösliche Steroid und in einer Depotwirkung durch das „Kristallcorticosteroid".

Bei der intraartikulären Injektion muß strenge Asepsis beachtet werden (Injektion möglichst morgens vor Praxisbeginn, Handwaschung wie vor einer Operation, Reinigung der Haut vorerst mit Benzin (Entfettung), dann Hautdesinfektion). Je nach Größe des Gelenkes werden 10—50 mg Prednison oder eine entsprechende Äquivalenzdosis intraartikulär injiziert, pro Sitzung soll eine Gesamtdosis von 80 mg Prednison nicht überschritten werden.

ACTH wirkt als Stimulator der Nebennierenrinde auf die Cortisolsynthese. Eine Dauerbehandlung von ACTH an Stelle der peroralen Corticosteroidtherpaie ist umstritten. Es treten übrigens die gleichen Nebenwirkungen auf, bei ACTH noch häufiger Hypertonien. Wenn nach mehreren Cortisonstößen mit den üblichen Maßnahmen keine Stabilisierung eintritt, kann die ACTH-Therapie angezeigt sein.

Wegen der Gefahr der Sensibilisierung mit organischen Extraktpräparaten sind die synthetischen Polypeptide zu bevorzugen. Dosierung während 2—3 Tagen 1 bis 1,5 mg i.m. täglich = 100—150 IE. Bei völliger Inaktivitätsatrophie der NNR ist eine ACTH-Behandlung zwecklos (Prüfung des Plasmacortisols vor Therapiebeginn).

Basistherapie

Für die Basistherpie verwenden wir Medikamente, die im richtigen Zeitpunkt und in richtiger Dosierung eingesetzt, den entzündlichen Grundprozeß — nicht nur bestimmte Entzündungsphänomene — zu beeinflussen vermögen. Nicht selten treten darunter für Monate oder Jahre Remissionen auf. In einzelnen Fällen kann sogar das Erlöschen der Krankheit festgestellt werden.

Wir verwenden fast ausschließlich Goldsalze und Antimalariapräparate. Eventuell können Immunosuppressive in Zukunft ebenfalls als spezifische oder Basisbehandlung verwendet werden. Heute ist die Behandlung mit Goldsalzen noch immer die wirkungsvollste Basistherapie.

Tabelle 39. *Die Goldbehandlung bei pcP* (Fellmann/Wagenhäuser)

Behandlungsresultate von 273 Goldkuren

		Objektive (subjektive) Wirkung			Objektive Wirkung in % der Fälle	
		ver-schlechtert	keine oder geringe Wirkung	gute oder sehr gute Wirkung	verschlechtert, keine, geringe Wirkung	gute oder sehr gute Wirkung
Stadium I	♂	0 (1)	0 (0)	18 (18)	16,5%	83,5%
	♀	2 (0)	18 (18)	83 (80)		
Stadium II	♂	1 (0)	4 (3)	12 (12)	29,8%	70,2%
	♀	1 (0)	11 (10)	28 (32)		
Stadium III	♂	1 (0)	3 (6)	8 (7)	23,0%	77,0%
	♀	0 (0)	11 (11)	42 (45)		
Stadium IV	♂	1 (0)	1 (0)	3 (5)	43,3%	56,7%
	♀	2 (2)	9 (7)	14 (16)		
Total		8 (3)	57 (55)	208 (215)	23,9%	76,1%

Tabelle 40. *Dosierungsschema der Goldtherapie bei pcP*

	Pro Woche	während			Gesamtdosis in g
1 mg i.m.	2 mal	1 Woche	=	2 mg	0,002
5 mg i.m.	2 mal	1 Woche	=	10 mg	0,012
10 mg i.m.	2 mal	1 Woche	=	20 mg	0,032
25 mg i.m.	2 mal	1 Woche	=	50 mg	0,082
50 mg i.m.	2 mal	1 Woche	=	100 mg	0,182
100 mg i.m.	1 mal	11—19 Wochen	=	1100—1900 mg	1,282—2,082

Kurdauer: 17—23 Wochen. Gesamtdosis pro Kur: 1,5—2,5 g (meist um 2,0 g)
Die Schlußbehandlung kann variiert werden, indem die wöchentliche Dosis von 100 mg auf 250 mg erhöht, aber nur während 1—4 Wochen gegeben wird.
Beginn der zweiten Kur: 2—3 Monate bis ein Jahr nach der ersten Kur. Beginn der dritten Kur: ein Jahr nach Abschluß der zweiten Kur. Weitere Kuren nur nach Kontrolle des Augenbefundes (Goldeinlagerungen).

Sie ist vor allem in den Stadien I und II wirksam. Möglicherweise kann der therapeutische Effekt in den Frühstadien mit den folgenden experimentellen Ergebnissen erklärt werden (Bywaters, 1961; Fellmann/Wagenhäuser, 1966):

Intraartikuläre Injektionen von Substanzen, die die Synovialzellen „zerreißen", erzeugen eine proliverative Synovitis mit Pannusbildung und schweren „degenerativen Knorpelschädigungen".

Diese experimentelle chronische Arthritis ist auf die Wirkung der Lysosomenenzyme zurückzuführen, die durch die Zerstörung der Zellmembran frei werden. Goldsalze werden selektiv in den Lysosomen gespeichert und hemmen direkt die

Aktivität der lysosomalen Enzyme (Weißmann, 1966; Weißmann u. Mitarb., 1967; Persellin u. Mitarb., 1966).

Für die Basisbehandlung eignen sich besonders Goldsalze in öliger Lösung. Unter allmählicher Steigerung der Dosis innert 3—4 Monaten verabfolgt man intramuskulär eine Gesamtdosis von 2—2,5 g eines 30—50%igen Goldpräparates. In rund 30% treten folgende Nebenerscheinungen auf: (Tabelle 41).

Tabelle 41. *Komplikationen und Kontraindikationen bei Goldbehandlung*

1. Blutbild: a) Eosinophilie
        b) Leukopenie
        c) Thrombocytopenie
        d) Anaemie

2. Haut und Schleimhäute: a) Exantheme (meist maculo papulös)
        b) Stomatitis
        c) Pruritus
        d) Follikulitus

3. Nieren: a) Zylindrurie
        b) Proteinurie
        c) Haematurie

Die Goldkur *muß* bei folgenden Komplikationen abgebrochen werden:
a) Goldexanthem
b) Stomatitis
c) Leukopenie unter 2000
d) Thrombocytopenie
e) persistierende Eosinophilie über 12%
f) ausgeprägte und anhaltende Haematurie, Proteinurie oder Zylindrurie.

Absolute Kontraindikationen zur Durchführng einer Goldkur sind:
a) mittelschwere bis schwere Niederschäden
b) klinisch manifeste Leberschäden
c) Überempfindlichkeitsreaktion der Haut auf Gold
d) Thrombocytopenien und schwere Leukopenien.

Eine weitere Medikamentengruppe, die als Basisbehandlung eine Rolle spielt, sind die Antimalariamittel, die vor allem im Intervall zwischen den einzelnen Goldkuren oder wenn eine Goldkur kontraindiziert ist, eingesetzt werden.

Man findet eine Anreicherung der Antimalariamittel in den Lysosomen mit Stabilisierung der Lysosomen-Membran, wodurch die Wirkung der lysosomalen Fermente unterdrückt wird. Der Einbau von S^{35} in die Chondroitin-Schwefelsäure des Granulationsgewebes wird durch Chloroquin gesteigert (Hauss u. Mitarb., 1963; Hauss u. Mitarb., 1965). Der klinische Erfolg ist der Goldtherapie unterlegen. Die durchschnittliche Tagesdosis beträgt 250 mg Chloroquin oder Hydroxychloroquin. Nebenerscheinungen wie intestinale Reizungen oder Exantheme sind relativ selten und ungefährlich. Retinopathien, die äußerst selten auftreten, sind eine schwerwiegende irreversible Schädigung. Bei längerdauernder Medikamentation ist daher eine periodische ophtalmologische Untersuchung unbedingt nötig.

Auch bei dieser Behandlung bilden Leberschädigungen eine Kontraindikation.

Physikalisch-therapeutische und Rehabilitations-Maßnahmen

Die Pharmakotherapie vermag auf verschiedene Phasen und Teilfaktoren der entzündlichen Phänomene und auf die Schmerzen einzuwirken. Sie kann aber die funktionelle Komponente des Bewegungsapparates (Gelenk, Muskulatur und Innervation) nicht beeinflussen. Dies ist nur durch physikalisch-therapeutische Anwendungen möglich.

Im Vordergrund stehen krankengymnastische Maßnahmen. Bei bettlägerigen pcP-Patienten sind täglich mindestens einmal kranke und gesunde Gelenke in der anatomisch möglichen Bewegungsbahn passiv durchzubewegen, wobei die Bewegung der affizierten Gelenke allmählich über das momentan schmerzfreie Bewegungsausmaß hinaus ausgedehnt werden sollte (ärztliche Überwachung, gut ausgebildetes Hilfspersonal nötig!). Die passive Dehnung und damit die Verhütung von Kontrakturen wird unterstützt durch geeignete Lagerung, wie Streckung der Knie- und Hüftgelenke (kleine Kissen unter Knie, Arme in Abduktionsstellung usw.). Um die verbesserte Gelenkstellung zu erhalten und zu korrigieren, sind geeignete Schienen wichtig; sie können vor allem nachts angelegt werden. Gleichzeitig ist die atrophische Muskulatur zu kräftigen. Aktive Muskelübungen sind allein in der Lage, Atrophie und Kraftlosigkeit zu verbessern (Hettinger, 1966), wobei vorerst assistiv-aktive, dann isometrische Spannübungen und schließlich resistiv-aktive Bewegungsübungen (diese mit steigendem Widerstand) durchzuführen sind.

Thermische Maßnahmen, sei es in Form von lokalen Kälte- oder Wärmeanwendungen, sind zur Vorbereitung der Bewegungstherapie von großem Nutzen. Bei akuten entzündlichen Gelenkerscheinungen verschaffen kalte Wickel oder kalte Peloidpackungen eine rasche Schmerzlinderung und objektiv eine Abnahme der Gelenkschwellung .Diese Maßnahmen sind corticosteroidsparend und ohne Nebenwirkung. Nach dem Abklingen der akuten Gelenkentzündung sind feucht-warme Wickel mit Zusatz eines Heublumenabsudes (astringierend, hyperämisierend) indiziert. Da besonders die Morgensteifigkeit und der früh einsetzende Bewegungsschmerz günstig beeinflußt werden, ist diese Behandlung vor der morgendlichen Gymnastik anzuwenden. Lokale heiße Peloidpackungen oder generelle Hyperthermie und intensive trockene Wärmebehandlungen werden vom Patienten als weniger angenehm empfunden und können einen neuen Schub auslösen.

Zur Ergänzung der „abstrakten", auf einzelne Funktionen ausgerichteten Heilgymnastik ist die funktionelle Beschäftigungstherapie, die so wenig wie eine gut eingerichtete physikalische Therapie in einer Rheumaklinik fehlen darf, in den Therapieplan einzubauen. Durch geeignete Arbeiten, die Alter, Geschlecht und handwerklicher Neigung des Patienten angepaßt sind, werden die oft nur noch potentiell vorhandenen Restfunktionen voll zur Entfaltung gebracht. Vollständig ausgefallene Funktionen können durch Kompensationsbewegungen oder geeignete Hilfsmittel, die individuell gewählt und angepaßt sein müssen, oft weitgehend korrigiert werden. Auch in den schwersten Fällen muß als Ziel die Selbsthilfe angestrebt werden, was für die Persönlichkeit des Patienten und seine Menschenwürde von entscheidender Bedeutung ist (Abb. 61).

Bei Patienten im erwerbsfähigen Alter ist im Anschluß an das funktionelle Training die Wiedereingliederung zu forcieren (Rehabilitation). Bei Hausfrauen kann durch geeignete technische Ausrüstung des Haushaltes eine Wiedereingliederung auch in späten Lebensjahren erreicht werden.

Badekuren

Badekuren sind im Schub und bei schwer verlaufenden Fällen mit schlechtem Allgemeinbefinden kontraindiziert. Aber auch bei leichteren Fällen ist Vorsicht geboten; nur der erfahrene Badearzt mit entsprechender Spezialausbildung kann mit sehr vorsichtiger individueller Dosierung eine Badekur mit Erfolg durchführen.

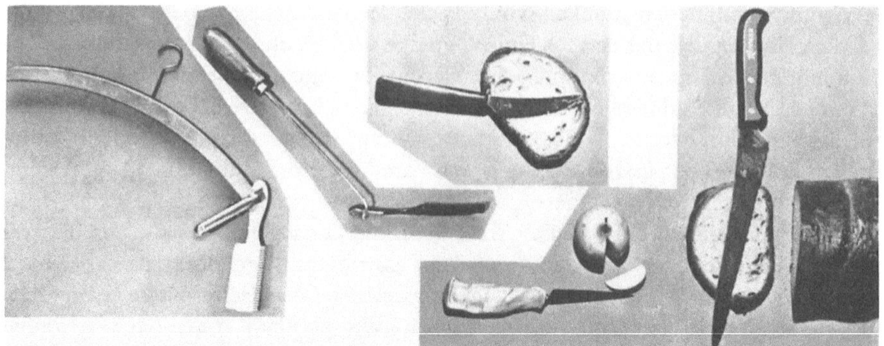

Abb. 61. Sogenannte „Aids" für pcP-Patienten für den Alltag

Das heute angestrebte Ziel, an einzelnen Badekurorten Bäderkliniken auszubauen, um die Bäderbehandlung konsequent in die Gesamttherapie einzubeziehen, ist nur zu begrüßen.

Klimatische Faktoren

Klimafaktoren, plötzliche Witterungsänderungen (besonders der Einfall von Polarluft) können zu einer Steigerung der Gelenkschmerzen führen oder Schübe provozieren. In Tierversuchen sind bei Witterungsänderungen Ionenverschiebungen festzustellen, die möglicherweise einen Einfluß auf die Schmerzempfindung (Schmerzschwelle) haben könnten (Lotmar/Häfelin, 1956).

So kann ein stabiles Klima (speziell trockene Wärme) für pcP-Patienten sehr vorteilhaft sein. Ob dieses Klima nur ungünstige exogene Faktoren fernhält oder auch einen positiven Einfluß auf das Gesamtkrankheitsgeschehen ausübt, ist noch nicht entschieden. Intensive Sonnenbestrahlung löst aber oft einen entzündlichen Schub aus und ist daher zu vermeiden.

In gewissen Gegenden des Hochgebirges sind annähernd die Forderungen eines günstigen Klimas für pcP-Patienten erfüllt. Ideal ist vor allem das Wüstenklima.

Interessanterweise sind aber Untersuchungen an pcP-Patienten in der Klimakammer bisher negativ ausgefallen, d. h. es konnte in der relativ kurzen Zeit kein Klimaeinfluß nachgewiesen werden. Trotzdem wirkt sich eine gut durchgeführte Klimakur erfahrungsgemäß stabilisierend aus.

Chirurgisch-Orthopädische Eingriffe

Bei den chirurgisch-orthopädischen Eingriffen sind die präventiven von den rekonstruktiven Methoden zu unterscheiden. Zu den präventiven Maßnahmen zählt vor allem die Synovektomie. Sie ist angezeigt, wenn trotz mehrmonatiger konservativer Behandlung im Stadium I (und II) keine Besserung eintritt. Mit der Synovektomie ist vielfach eine Revision der geschädigten Sehnen, vor allem an Hand und Fingern, verbunden. Es ist Gegenstand einer weltweiten Forschungsarbeit, abzuklären, ob diese lokalen Eingriffe möglicherweise auch die Grundkrankheit beeinflussen.

Die rekonstruktiven Maßnahmen zur Korrektur der Gelenkdeformationen sind heute bei den vielfältigen Operationsmöglichkeiten zu einer überaus wirkungsvollen Therapie geworden. Es bedarf aber einer engen Zusammenarbeit des Fachrheumatologen mit dem orthopädischen Chirurgen, um bestmöglichste Resultate zu erreichen (Gschwend, 1968).

Juvenile chronische Polyarthritis
(Stillsche Krankheit)

E. G. L. BYWATERS

Die Verwendung von Personennamen zur Bezeichnung einer Erkrankung — wie „Stillsche Krankheit" — kann aus historischen oder nosologischen Gründen in Betracht kommen.

Wahrscheinlich ließen sich in all denjenigen Fällen, in denen etwa Ärzte und ihre Entdeckungen eine Ehrung erfahren sollen, auch schon frühzeitigere Beschreibungen des mit ihrem Namen verbundenen Krankheitsbildes nachweisen — so beschrieb beispielsweise Cornil im Jahre 1864 einen Fall von juveniler chronischer Polyarthritis; auch können spätere Entdeckungen eine größere Bedeutung haben oder spätere Beschreibungen wesentlich vollständiger sein. Abgesehen davon ist jedoch der Gebrauch solcher auf Personennamen zurückgehenden Krankheitsbezeichnungen bequem und nicht an irgendeine Theorie oder an ein besonderes Erscheinungsbild gebunden. So etwa mag die juvenile chronische Polyarthritis sich in ihrer typischen Ausprägung erst während des Erwachsenenalters zeigen, sie ist auch in akuter Form zu beobachten, es kann über viele Jahre nur ein einziges Gelenk befallen sein, und schließlich tritt die Krankheit im Anfangsstadium auch ohne polyarthritische Erscheinungen auf, also nur mit Fieber und Ausschlag verbunden. „Juvenil", „chronisch", „poly" und „Arthritis" bezeichnen also keine wirklich wesentlichen Merkmale. Still selbst (1897) hat das Exanthem weder beobachtet noch beschrieben, und er hielt nur 12 von den 22 Fällen, die er während seiner zweijährigen Tätigkeit im Great Ormond Street-Kinderspital in London sah und darstellte, für Manifestationen dieser Erkrankung; von den übrigen nahm er an, daß sie im Kindesalter aufgetretene Fälle von primär chronischer Polyarthritis bzw. Jaccoud-Arthritis waren.

Wir sind gegenwärtig nicht mehr der Auffassung, daß er mit dieser Zuordnung zur Jaccoud-Arthritis Recht hatte; sie ist eine deutlich abzugrenzende und seltene Folgeerscheinung schwerer und in der Regel wiederholter Attacken von akutem Gelenkrheumatismus mit Deformitäten der Hände und Füße, jedoch ohne Bewegungseinschränkungen, die bei jüngeren Patienten mit schwerer rheumatischer Herzerkrankung auftritt (Bywaters, 1950) und zuerst von Jaccoud (1869) beschrieben wurde.

Auch glauben wir nicht, daß seine willkürliche Abgrenzung einer Erwachsenenform der Erkrankung mit Deformitäten und eines juvenilen Typs mit viszeralen Erscheinungen, Fieber, Splenomegalie, Lymphadenopathie usw. den Sachverhalt traf. Er war jedoch der erste, der die chronische Polyarthritis bei einer größeren Zahl von Kindern und fast alle ihre wesentlichen Merkmale beschrieb, und er glaubte zu Recht, daß es sich nicht um ein einheitliches Krankheitsbild wie dasjenige des akuten Gelenkrheumatismus handle (Still, 1897).

Aus all diesen Gründen wie auch wegen ihrer Kürze ziehen wir die Bezeichnung „Stillsche Krankheit" vor.

Frühere Beschreibungen der Erkrankung waren — mit wenigen Ausnahmen — mit zwei Hauptfehlern belastet: zum einen wurden die Beobachtungen hauptsächlich durch Pädiater angestellt, die die weitere Entwicklung ihrer Patienten nicht verfolgen konnten, und zum anderen bemühte man sich nicht konsequent darum, in die Beschreibung des Krankheitsverlaufes *alle* Patienten einzubeziehen. Vielmehr wurden in erster Linie diejenigen schweren Fälle berücksichtigt, die wegen der ständigen Verschlechterung des Zustandes immer wieder klinischer Behandlung bedurften. Ähnliches ist auch bei der Beschreibung anderer Erkrankungen festzustellen, so etwa der Koronarthrombose, die auf der Beobachtung solcher Patienten beruht, die die anfängliche Attacke und den Transport zur Klinik überlebt haben, während diejenigen, bei denen die Koronarthrombose zum Tode führte, unberücksichtigt bleiben. Im Vergleich zu Untersuchungen an der Bevölkerung im ganzen liegt bei allen klinischen Untersuchungen ein Auswahlprinzip vor: sie erfassen nur diejenigen Patienten, die mit der Aufnahme in einer Klinik einverstanden sind. Bei Kindern spielt dieser Faktor vielleicht eine geringere Rolle. In Ländern wie Großbritannien mit kostenloser ärztlicher Behandlung sind offenbar die meisten Eltern dazu bereit, ihre erkrankten Kinder klinisch untersuchen zu lassen, auch wenn sie selbst bei ähnlichen Beschwerden nicht immer ihren Arzt oder ein Krankenhaus aufsuchen würden (Kellgren u. Mitarb., 1953).

Eine Klinik wie diejenige von Taplow, in der sowohl akute rheumatische wie chronisch degenerative Erkrankungen behandelt werden, verfügt zudem über einen vergleichsweise repräsentativeren Querschnitt von akuten oder chronischen Krankheiten als orthopädische Kliniken oder Rekonvaleszententstationen, die nur solche Fälle zugewiesen erhalten, die während der ersten ein oder zwei Jahre der Betreuung durch den Hausarzt oder die örtliche Klinik keine Besserung erfuhren. Auswahlfaktoren spielen eine um so größere Rolle, je größer die Entfernung vom Wohnsitz des Patienten zur Klinik ist. Doch glauben wir, daß wir innerhalb des Einzugsbereiches unseres Krankenhauses die meisten auftretenden Fälle auch wirklich zu sehen bekommen.

Definitionen

Ein guter Teil der wissenschaftlichen Streitfragen ist darauf zurückzuführen, daß die in Frage stehenden Phänomene nicht hinreichend definiert werden, so daß die unterschiedlichen Auffassungen nicht von den Tatsachen herrühren, sondern auf einer unterschiedlichen Auswahl der Tatsachen beruhen, deren man sich nicht bewußt ist. Für unsere eigenen Zecke haben wir die Stillsche Krankheit folgendermaßen definiert:

Auftreten einer chronischen Polyarthritis vor dem Alter von 16 Jahren mit Beteiligung von vier oder mehr Gelenken während wenigstens dreier Monate mit zumindest zweien der folgenden drei Symptome: Schmerzen, Anschwellen der Gelenke, Bewegungseinschränkung. Sind weniger Gelenke befallen, so sollte die Diagnose nur gestellt werden, wenn die Biopsie der Synovialmembran Veränderungen im Sinne einer primär chronischen Polyarthritis ergibt und andere Erkrankungen ausgeschlossen werden können (Ansell u. Bywaters, 1959).

Von anderer Seite sind ebenfalls Kriterien zur klinischen Diagnose oder richtiger zur Klassifikation und zu Vergleichszwecken im klinischen Rahmen aufgestellt worden. Die meisten von ihnen sind komplizierter und verlangen wie die unsrigen den Ausschluß sonstiger Erkrankungen (Hellstrom, 1961; Grokoest, Snyder und Schläger, 1961; Großmann, Ozoa und Arya, 1965).

Gegenwärtig werden Kriterien für klinische Zwecke durch einen Unterausschuß der amerikanischen Rheumaliga ausgearbeitet und überprüft.

Vorkommen

Während nahezu 20 Jahren wurden uns Fälle von Stillscher Krankheit aus den vier in der Nachbarschaft von Taplow gelegenen Städten wie auch aus dem weiteren Umkreis zugewiesen. Die Häufigkeit des Vorkommens innerhalb dieser vier Städte betrug bei einer Schülerzahl von 66 000 insgesamt 0,6% (also 6 Fälle auf je 10 000 Schüler). Der Anteil war in jeder der vier Stadtgemeinden ungefähr gleich groß, und daher sehen wir den genannten Prozentsatz als eine brauchbare Minimalschätzung an, jedenfalls was den genannten geographischen Bereich betrifft.

Klinischer Verlauf der Prognose

Die klinischen Symptome der juvenilen chronischen Polyarthritis bzw. der Stillschen Erkrankung sind hinreichend bekannt und in den letzten Jahren in einer Reihe von Veröffentlichungen gut beschrieben worden, unter anderem durch Edström (1958), Stoeber, Sury (1951), Laine und andere Autoren sowie in unseren eigenen früheren Veröffentlichungen.

Beginn der Erkrankung

Die ersten Krankheitszeichen sind gewöhnlich Anschwellen der Gelenke — am häufigsten der Knie, der Fußknöchel oder der Handgelenke — mit oder ohne Schmerzen und Neigung, die Bewegung in diesen Gelenken einzuschränken. Bei manchen Kindern setzt die Krankheit mit einem in typischen Fällen hohen und remittierenden Fieber ein, dem sich oft gegen Abend ein charakteristisches Exanthem zugesellt. Die damit gegebenen diagnostischen Schwierigkeiten werden nur behoben durch Beobachtung des Ausschlages, den Ausschluß anderer Erkrankungen und das spätere Auftreten von Gelenkmanifestationen. Selten steht am Beginn eine Iritis oder eine Perikarditis.

Die Gelenkbeteiligung stellt jedoch das Hauptproblem der voll ausgebildeten Krankheit dar. Sie unterscheidet sich nur geringfügig von dem die pcP kennzeichnenden Gelenkbefall, und zwar in folgenden Punkten:

1. Häufiger Befall der Halswirbelsäule mit Bewegungseinschränkung und einer gewöhnlich zuerst an den Apophysen und dann am Wirbelkörper auftretenden Ankylose. Wichtig ist, auf die Haltung zu achten und eine ausreichende Extension aufrechtzuerhalten.

2. Nicht seltene Beteiligung des Mandibulargelenkes. In schweren Fällen kann es zu einer Behinderung der Mundöffnung oder, auch wenn dies nicht der Fall ist, zu einer Hemmung des Mandibularwachstums kommen. Wir haben in derartigen Fällen von der plastischen Chirurgie zum Zweck der Neubildung des Kiefers Gebrauch gemacht, die wegen der psychologischen Auswirkungen — vor allem bei Mädchen — besondere Bedeutung hat.

3. Auch bei Patienten ohne Anzeichen von Psoriasis sind nicht selten die Fingerendgelenke beteiligt.

4. Häufig ist eine Beteiligung der Iliosakralgelenke, und zwar in drei Formen: entzündliche Erosionen ähnlich denen anderer Gelenke, sklerosierende Erosionen wie bei ankylosierender Spondylitis oder Ankylose beider Gelenkflächen ohne nennenswerte Folgeerscheinungen bei Patienten mit schweren Hüftgelenkerkrankungen.

5. Bei jüngeren Kindern verläuft die Gelenkerkrankung manchmal erstaunlich schmerzfrei, auch wenn gewöhnlich eine gewisse Einschränkung der Gliedmaßenbeweglichkeit vorliegt.

6. Bei jüngeren Kindern, bei denen der Knorpel dicker ist als bei Erwachsenen, zeigen sich erosive Veränderungen oft erst spät im Röntgenbild, und es dauert daher auch das reversible Stadium der Läsion länger an.

7. Am meisten Beschwerden verursachen in der Regel die Hüftgelenke. Wenn sie beteiligt sind, muß manchmal länger dauernde Bettruhe angeordnet werden, bis die Krankheit unter Kontrolle gebracht ist. Doch sind dann Bewegungsübungen ohne Gewichte von besonderer Bedeutung. In einem späteren Stadium der Erkrankung und bei älteren Kindern haben wir Hüftgelenkprothesen als nützlich befunden.

Perikarditis und Pleuritis werden in etwa 7% der Fälle beobachtet, gewöhnlich in einer vorübergehenden und leichten Form, also anders als bei Erwachsenen, bei denen die Perikarditis gelegentlich zur Konstriktion führen kann. Eine Beteiligung des Endokards oder Myokards ist außerordentlich selten. Wir haben unter 400 Patienten mit Stillscher Krankheit nur einen einzigen mit deutlichen Anzeichen einer Schädigung der Aortenklappe gesehen, obwohl einige im Anschluß an eine akute Polyarthritis auch gleichzeitig eine rheumatische Herzerkrankung aufwiesen.

Eine *Iritis*, die zu Beginn gewöhnlich wenig auffällt, tritt in etwa 5% der Fälle auf. Sie kann, wenn sie vernachlässigt wird, zu Adhäsionen und Keratitis fascicularis führen sowie spätere Katarakte und vollständige Blindheit im Gefolge haben. Diese Form ist von der wesentlich akuter einsetzenden Iritis bei ankylosierender Spondylitis abzugrenzen, die sich mehrfach wiederholen kann, aber selten zu einem so ungünstigen Ausgang führt. Wegen dieser Komplikation halten wir es für erforderlich, daß Kinder mit Stillscher Erkrankung nicht nur bei der ersten klinischen Untersuchung, sondern auch danach in regelmäßigen Zeitabständen ophthalmologisch überprüft werden. Dies ist doppelt notwendig bei einer Behandlung mit Medikamenten wie Chloroquin oder Kortikosteroiden, die Augenkomplikationen herbeiführen können. Das Sjögren-Syndrom scheint bei Kindern nur sehr selten vorzukommen, ebenso die Scleromalacia perforans, die wir bei Kindern noch nicht beobachtet haben.

Rheumaknoten, Vaskulitis und Rheumafaktor. Eine weitere bei Kindern sehr seltene Komplikation besteht in Gefäßveränderungen an den Fingern oder anderen Stellen, wie man sie bei Erwachsenen sieht, bei denen diese Läsionen großenteils mit Rheumaknoten und einem hohen Rheumafaktortiter im Serum einhergehen. Bei Kindern fällt der Rheumafaktortest gewöhnlich negativ aus (Waaler-Rose-Test, Latex-Test, F-II-Titer). Zu Knoten kommt es nur bei 10% der während eines längeren Zeitraumes beobachteten Fälle, und Gefäßschädigungen mit Blockierung der Digitalarterie sind überaus selten. Der Waaler-Rose-Test wird auch dann nicht positiv, wenn die Kinder das Erwachsenenalter erreicht haben.

Amyloidose. Eine der schwersten Komplikationen ist die Amyloidose. Sie kann innerhalb eines Jahres nach Beginn der Erkrankung, aber auch nach 20 Jahren intermittierend bestehender Krankheit auftreten. Es ist deshalb sehr wichtig, den Urin während der Nachuntersuchungen in regelmäßigen Zeitabständen zu überprüfen. Wenn auch die Amyloidose während langer Zeit stationär bleiben kann und in einigen Fällen ihre klinische Zeichen sich während wenigstens einiger Jahre zurückzubilden scheinen, schreitet sie doch in der Mehrzahl der Fälle langsam voran und führt unter den Erscheinungen der Urämie, manchmal verbunden mit einem nephrotischen Syndrom oder Hypertension, zum Tode. Wir haben den Eindruck, daß die Behandlung mit Kortikosteroiden die Ausbildung bzw. Beschleunigung dieser Komplikation weder im positiven noch im negativen Sinne beeinflußt. Gegenwärtig behandeln wir einige dieser Patienten mit zytotoxischen Medikamenten (Chlorambucil, Azathioprin), doch ist noch keine Aussage darüber möglich, ob sich eine langfristige Besserung erzielen läßt.

Differentialdiagnose

Die größte Schwierigkeit in der Diagnose besteht in der Unterscheidung früher Stadien von pcP von akutem rheumatischem Fieber mit entweder leichter oder fehlender Karditis. Einen wichtigen Hinweis liefert der Fiebertyp wie auch die Sedimentationsgeschwindigkeit, die bei akutem Gelenkrheumatismus gewöhnlich höher ist als bei der Stillschen Erkrankung. Auch kommt in England das rheumatische Fieber jetzt nur selten in einem Alter von weniger als 5 Jahren vor. Entscheidender sind sonstige Anzeichen eines akuten Rheumatismus wie Erythema marginatum, ein Herzblock 1. Grades oder ein erhöhter ASO-Titer. Man sollte jedoch nicht übersehen, daß der letztere lediglich auf eine vorausgegangene Streptokokkeninfektion deutet und oft auch bei Kindern mit eindeutiger pcP erhöht ist. Rheumafaktor-Teste (Waaler-Rose, Bentonit-Flockungstest oder F-II-Agglutinationstest) haben keinen großen Wert, da nur 14% unserer Patienten mit Stillscher Erkrankung zu Beginn einen positiven Ausfall zeigen — ein Prozentsatz, der auch während der folgenden Jahre verhältnismäßig konstant bleibt. Ein weiteres bei akuter Stillscher Erkrankung oft zu beobachtendes Bild ist die Henoch-Schönlein-Purpura mit Schmerzen und Schwellung in den Gelenken. Sie bleibt nur selten längere Zeit unerkannt, da der purpurfarbene Ausschlag sich in der Regel sehr bald ausbildet. Ein schwerwiegenderer Fehler ist die Diagnose einer Stillschen Erkrankung bei Patienten mit Fieber, Schwellung und Schmerzen in den Gelenken, einer erhöhten Senkungsgeschwindigkeit und einer Anämie mit weniger als 60% Hb, die in Wirklichkeit an schwerwiegenden Erkrankungen wie Leukämie oder Neuroblastomen leiden. Die sich ausbildenden Tumoren bzw. die Knochenmetastasen und — im letzteren Fall — die Bestimmung der Tryptophan-Metaboliten bringen die Bestätigung.

Ein Kind mit monoartikulärer Gelenkerkrankung bietet ebenfalls diagnostische Schwierigkeiten. Vor 20 Jahren noch war in erster Linie die Tuberkulose in Erwägung zu ziehen, doch ist sie jetzt wesentlich seltener. Dennoch halten wir bei diesen Kindern, bei denen mehrheitlich eine pcP zu vermuten ist, eine Synovialisbiopsie für erforderlich, die entweder am freigelegten Gelenk oder mit der Biopsienadel vorgenommen wird, vor allem wenn die Tuberkulinprobe positiv ausfällt. Bei über 50% dieser monoartikulären Erkrankungen kommt es — meistens innerhalb eines Jahres — zur Beteiligung weiterer Gelenke. Bei nahezu der Hälfte bleibt es jedoch bei der Erkrankung nur eines Gelenkes während einer Zeitspanne von 3 bis zu 14 Jahren (Bywaters u. Ansell, 1965). Eine Beziehung zu dem an der Synovialis erhobenen histologischen Befund ließ sich in den von uns beobachteten Fällen nicht herstellen. In seltenen Fällen sieht man bei Kindern eine pigmentierte villonoduläre Synovitis.

In wieder anderen Fällen entwickeln sich bei Kindern mit der ursprünglichen Diagnose einer chronischen juvenilen Polyarthritis später Psoriasis, Colitis ulcerosa oder ankylosierende Spondylitis, doch auch diese Erkrankungen sind nicht häufig. Zu denken ist auch an andere Erkrankungen des Bindegewebes wie Lupus erythematodes, Dermatomyositis und Sklerodermie. Nach unserer Erfahrung erfüllen jedoch Kinder mit diesen Leiden nicht die Kriterien, die wir für die Diagnose der Stillschen Krankheit aufgestellt haben (Ansell u. Bywaters, 1962).

Prognose

Bei Kindern ist die Prognose der pcP im allgemeinen besser als bei Erwachsenen. Unsere langfristigen Beobachtungen erstreckten sich bei 140 Kindern über einen Zeitraum von 15 Jahren vom Beginn der Erkrankung an (Bywaters, 1967). Zu diesem Zeitpunkt waren 12 verstorben, darunter 4 an Amyloidose. Von den übrigen waren 88% der männlichen und 76% der weiblichen nicht oder nur wenig funktionsbehindert und in der Lage, ein vergleichsweise normales Leben zu führen, wenn auch 30% noch in irgendeiner Form an akuten arthritischen Beschwerden litten. Viele Fälle scheinen vollständig auszuheilen, doch besteht immer die Möglichkeit einer Wiedererkrankung, die sich manchmal an ein Trauma, manchmal auch an eine Entbindung anschließt. Die schwerwiegendste Komplikation ist die Amyloidose. Unter den über 400 Fällen, die wir bis zu einem Zeitraum von 20 Jahren beobachtet haben, waren insgesamt 28 Todesfälle. Die meisten waren auf eine Infektion (11 Todesfälle) oder auf ein Nierenversagen (11 Todesfälle), die Mehrzahl der übrigen auf eine refraktäre Anämie, eine Panzytopenie oder ein Trauma zurückzuführen. Im allgemeinen ist die Prognose besser, wenn nur wenige Gelenke beteiligt sind, die Senkungsgeschwindigkeit niedrig ist, der Waaler-Rose-Test negativ ausfällt und keine viszeralen Komplikationen bestehen.

Behandlung

Die Behandlung der pcP erfolgt bei Kindern nach denselben Richtlinien wie bei Erwachsenen. Noch mehr als bei Erwachsenen ist es wichtig, von Anfang an mit dem Patienten, seinen Eltern und seiner Familie zusammenzuarbeiten. In vielen Fällen handelt es sich um eine langwierige Erkrankung, bei welcher diejenigen gute Fortschritte machen, die zur Zusammenarbeit bereit sind und die Anordnungen ihrer Ärzte ausführen, während gleichzeitige Patienten eine Tendenz zur Verschlechterung des Leidens zeigen. Besonders wichtig ist es, daß die Eltern etwas über die Art der Erkrankung und die allgemeine Prognose verstehen lernen, daß sie wissen, daß es keine absolut sichere Behandlung gibt (wie etwa Penicillin bei der Lungenentzündung), daß jedoch mit modernen Behandlungsmethoden recht viel erreicht werden kann. Dazu gehört, daß auf das Tragen von Schienen während des Ruhens geachtet und Ermüdung vermieden wird, dazu zählen gymnastische Übungen — vor allem gegen Widerstand —, eine angemessene und normale Ernährung, die Anwendung von Medikamenten und manchmal chirurgische Maßnahmen.

Die Behandlungsrichtlinien sind einfach. Sie zielen darauf ab, den Patienten soweit wie möglich in einem Zustand normaler Tätigkeit zu erhalten, so daß er zu Hause ein normales Leben führt, und im Hause erforderlichenfalls diejenigen Anpassungen vorzunehmen, die ihm dies ermöglichen. Falls nötig, sind besondere Einrichtungen für Fortbewegung und Schule vorzusehen. Eine angemessene Ausbildung ist für Kinder mit vielleicht bleibenden Deformitäten und Defekten noch wichtiger als für gesunde Kinder, und man sollte keine Anstrengung scheuen, eine ständige Unterrichtung in einer Klinikschule, zu Hause oder in einer Normalschule sicherzustellen. Oft sind besondere Ruhezeiten erwünscht, etwa mittags nach dem

Essen und abends nach der Heimkehr von der Schule. Längere Bettruhe ist jedoch selten erforderlich, wenngleich sie unglücklicherweise nicht selten verordnet wird. Wenn sie nicht genau überwacht wird, führt sie zu Deformitäten, Muskelschwund, Gelenkankylose, Nierensteinen und anderen iatrogenen Störungen. Sie kann manchmal erforderlich sein, wenn belastete Gelenke wie die der Hüfte in stärkerem Ausmaß betroffen sind und der Schmerz durch die üblichen Maßnahmen nicht beherrscht werden kann.

Es ist jedoch wichtig, daß die befallenen Gelenke während der üblichen Ruhezeiten, also nachts und während der am Tag vorgesehenen Pausen, gut gelagert sind. Wir verwenden für diesen Zweck Plastik- oder Gipsschienen, vor allem für Knie-, Hand- und Fußgelenke. Auch zur Korrektur von Flexionsanomalien des Knies wird der Umstellgips benötigt, und Gelenkschienen aus plastischem Material sind oft von Nutzen zur Stützung schwacher und schmerzhafter Kniegelenke während der Remobilisation.

Physiotherapie ist jedoch wichtiger als Ruhe. In frühen, sehr schmerzhaften Stadien der Erkrankung können mit Unterstützung vorsichtig Übungen vorgenommen werden, vorteilhaft in einem Bassin mit warmem Wasser. Spätere Übungen gegen Widerstand zur Stärkung der Muskulatur und zur Verbesserung und Aufrechterhaltung der Gelenkbeweglichkeit sollten von einem Physiotherapeuten überwacht werden. Da die Krankheit häufig noch in der Kindheit inaktiv wird, kann ein während der akuten Phase vernachlässigtes Kind funktionsbehindernde Deformitäten zurückbehalten. Nur durch ein solches Übungsprogramm können diese Residualdeformitäten bekämpft werden.

Die medikamentöse Behandlung kann mit Nutzen in das angegebene Programm einbezogen werden. Das brauchbarste Medikament ist Aspirin, entweder in löslicher Form oder als keratinisiertes Aspirin. Es ist jedoch nutzlos, kleine Dosen zu verabreichen, und wir trachten danach, eine so hohe Dosis zu verabfolgen, daß ein Blutspiegel zwischen 25 und 35 mg% aufrechterhalten wird. Damit können die Gelenkschmerzen zum großen Teil unter Kontrolle gehalten werden, und die Mobilisierung wird erleichtert. Ähnliche Medikamente, die vielleicht nicht ganz so sicher sind wie Aspirin, sind Phenylbutazon, Indomethacin, Mefenaminsäure und Flufenaminsäure. Keines dieser Medikamente, selbst Aspirin nicht, ist gänzlich frei von unerwünschten Nebenwirkungen, auf die geachtet werden muß: Gelbsucht, thromobopenische Purpura, Panzytopenie, Urticaria und sonstige Hautexantheme sowie weniger schwerwiegende Symptome wie Erbrechen, Schwindel und Kopfschmerzen.

Kortikosteroide müssen unter Umständen angewendet werden, doch sucht man sie am besten so lang wie möglich zu vermeiden, da sie viele unerwünschte Nebenwirkungen haben können und wenn ein Patient eine Zeitlang mit ihnen behandelt wurde, nur unter größten Schwierigkeiten abzusetzen sind. Zu unseren Indikationen für eine Kortikosteroidbehandlung (wir verwenden fast ausschließlich Prednisolon) zählen schwere aktive Erkrankungen, die auf andere Weise nicht zu beherrschen sind, sowie akute Augenentzündungen. Dosen über 7,5 mg bringen fast unvermeidlich Komplikationen mit sich, und schon bei dieser Dosis kommt es zu Wachstumsstillstand. Zusammen mit Osteoporose bzw. Wirbelfrakturen und Katarakten zählt er zu den drei schwersten Komplikationen bei Kindern. Eine weitere, unter Umständen fatale, aber glücklicherweise seltene Komplikation ist die Verschlimmerung der Infektion. Jedes Kortikosteroid in hohen Dosen maskiert die Infektionssymptome und läßt Virusinfektionen wie zum Beispiel Varizellen viel schwerer ablaufen als es sonst der Fall sein würde. Anabolische Steroide sind manchmal während der Rekonvaleszenz von Nutzen, wir haben sie gelegentlich mit guter Wirkung zum Aufbau der Muskulatur verwendet.

Die Goldbehandlung kann bei Kindern wie bei Erwachsenen bei der Behandlung der pcP manchen Vorteil bieten, und bei einer Anzahl von Patienten haben wir dadurch die Kortikosteroide absetzen können, daß wir nach erhöhter Anfangsdosis eine Goldtherapie in Erhaltungsdosen durchführten. Antimalariamittel haben nicht viel Wert und werden wegen Nebeneffekten wie Retinopathien vielleicht besser vermieden. Auch zytotoxische Medikamente sind im Gebrauch, doch ist über ihren Wert bislang nichts bekannt.

Chirurgie. Bei der Behandlung von eindeutigen Fällen von pcP bei Erwachsenen wie bei Kindern spielt der Chirurg eine zunehmend größer werdende Rolle, und zwar nicht allein bei deformierenden und funktionsbehindernden Hüfterkrankungen und den bei diesen Kindern von Zeit zu Zeit vorkommenden Frakturen, sondern auch durch Vornahme von Synovektomien zu immer früherem Zeitpunkt. Eine Arthroplastik des Knies oder des Hüftgelenkes wird wahrscheinlich besser auf einen Zeitpunkt nach Abschluß des Wachstums verschoben.

Man sieht, daß die Behandlung eines Kindes mit Stillscher Krankheit eine regelmäßige und langdauernde Überwachung seines Lebens in vieler Hinsicht einbezieht — Stärkung der Zuversicht, Weiterführung des Unterrichtes, Herabsetzung des Schmerzes, Vermeidung iatrogener Komplikationen und Ratschläge hinsichtlich des Berufes und später der Schwangerschaft und des Familienlebens. Bei ständiger Anteilnahme an der Entwicklung des Kindes in diesem weiten Rahmen wird die Mehrzahl der Kinder — mit oder ohne zurückbleibende Deformitäten — ein verhältnismäßig normales Leben führen können.

Der subacute Gelenkrheumatismus

R. Schoen

Die strenge Unterscheidung ihrem Wesen nach zwischen dem rheumatischen Fieber (Rh.F.) auf der einen und der progredient chronischen Polyarthritis (p.c.P.) auf der anderen Seite gehört zu den heute gültigen Grundsätzen der Rheumatologie. Doch besteht kein Zweifel daran, daß es für beide Krankheiten neben den klassischen auch atypische Krankheitsverläufe gibt, deren Einordnung nicht ohne weiteres oder doch erst nach langfristiger Beobachtung des Verlaufs mit genügender Sicherheit vorgenommen werden kann. Ein Beispiel dafür bieten die subacut verlaufenden Formen des Gelenkrheumatismus, wenn sie weder eine erkennbare rheumatische Herzbeteiligung noch entscheidende serologische Merkmale aufweisen.

Die *subacute Polyarthritis* wurde zuerst 1950 von Ravault, Vignon u. Berthier anhand von 42 Fällen beschrieben, welche 1958 in einer 2. Publikation sich auf 70 Fälle erhöhten. Es wurde aber nicht beabsichtigt, damit eine eigene nosologische Einheit aufzustellen. Die Zahl der Beobachtungen war wesentlich größer, sie waren aber z. T. nicht abgeschlossen, z. T. zeigten sich im Verlauf Übergänge in eine p.c.P. Die gemeinsamen Merkmale der typischen Fälle waren folgende: Alter 25—60 Jahre, Männer leicht überwiegend, in der Hälfte vorausgehende Anginen oder — seltener —

188

rh.F. Der Beginn war allmählich und in $^2/_3$ der Fälle mit oligoartikulären Gelenkschwellungen an den unteren Extremitäten, bevorzugt an den Sprunggelenken mit Neigung zum Wandern. Häufig bestanden subfebrile Temperaturen, kurzfristige Exacerbationen aber keine viszerale Beteiligungen. Senkung etwas erhöht, ebenso CRP, leichte Anämie und Leukozytose, Zunahme der Alpha-2- und Gamma-Globuline. Rheumafaktoren stets negativ, ebenso anfänglich der ASO-Titer. Röntgenologische Veränderungen fehlten. Die Erscheinungen waren wenig akut und bildeten sich langsam zurück, in einem Drittel erfolgte eine bis mehrere Reprisen, jedoch trat stets in 7 Monaten bis längstens 2 Jahren die Heilung ein.

Ähnliche Beobachtungen teilten Layani u. Chaouat (1957) unter der Bezeichnung eines *postanginösen Rh.* nach Streptokokkenanginen mit. Auch hierbei handelte es sich meist um jüngere Erwachsene, bevorzugt Männer, mit überwiegendem Befall der Sprunggelenke. Oft bleibt die Erkrankung auf die Füße beschränkt. Die Zeichen der Entzündung sind wenig ausgeprägt, Carditis fehlt. Die Heilung erfolgt in mehreren Wochen oder Monaten, besonders rasch unter Behandlung mit Antibiotica.

Auch Chevallier (1963) beschrieb eine idiopathische Arthritis, die Françon (1959) als „Rhumatisme articulaire subaigue curable de l'adulte" bezeichnet hat, dessen Symptomatologie und günstige Prognose weitgehend mit dem von Ravault zuerst beschriebenen Bild übereinstimmt. Coste (1966) nimmt an, daß es sich in diesen Fällen um eine infektiöse Form des streptokokkenbedingten Rheumatismus handelt, welche einem rh.F. des Erwachsenen ohne erkennbare viszerale, speziell cardiale Beteiligung entspricht. Chevallier (1963) unterscheidet 4 Gruppen der subacuten P.: die streptokokkenbedingte Form, wobei eine vorausgehende Angina sowohl Ursache wie auch nur unspezifisch auslösendes Moment sein kann. Weiter die idiopathische Form ohne vorangehenden Infekt und die Übergangsformen entweder in rh.F. oder in p.c.P. Schließlich gibt es Mono- und Oligoarthritiden mit subacutem Verlauf unbekannter Ursache. So bleibt ein Teil, der nicht zu klassifizieren ist, nachdem Gicht und spezifische Arthritis abgesondert wurden.

Lièvre u. Mitarb. (1965) übersehen 86 Fälle von subacuter P., die langfristig beobachtet wurden. 24 postanginöse Fälle führten zu keinen viszeralen Komplikationen, nur 3 entwickelten sich zur p.c.P. Unter 27 Männern heilten 20 Fälle aus, 4 gingen in p.c.P. und 3 in Spondylitis ankylopoetica über. Von 26 Frauen wurden 15 geheilt, 10 entwickelten sich zur p.c.P. und ein Fall zum Lupus erythematosus.

Tzontchew u. Pilossof (1961) berichteten über 80 Fälle, wovon 43 sich zur p.c.P., die übrigen 37 sich in Richtung des rh.F. entwickelten, wovon die meisten in Schüben verliefen. Die ASO-Titer waren nur schwach positiv, die Rh.-Faktoren negativ.

Diese Beobachtungen zeigen, daß der subacute Gelenkrheumatismus kein einheitliches Geschehen ist, sondern daß sich darin verschiedene Elemente unter einer sich weithin gleichenden Symptomatologie zusammenfinden. Sie zeigen weiter, daß sich wohl bei langfristiger Beobachtung nosologisch zu differenzierende Gruppen erkennen lassen, es bleibt aber ein idiopathischer, nicht klassifizierbarer Rest. Gemeinsam ist allen Formen der abgeschwächte, entzündliche Charakter des Verlaufs, die überwiegende Lokalisation an den unteren Extremitäten, meist dem Sprunggelenk, das Fehlen viszeraler Beteiligung und der günstige Verlauf, sofern kein Übergang in p.c.P. stattfindet. Coste (1958) machte den Versuch, 85 Fälle von subacutem Rh. ätiologisch aufzuschlüsseln. Darunter war 27 × ein postanginöser Rh, 32 × ein infektiöser, 15 × ein Streptokokken-Rh. Der Rest ließ sich nicht einordnen, es besteht aber kein

Zweifel, daß die große Mehrheit der Fälle dem infektiösem Rh. zugehört. Eine Sonderstellung erkennt Coste (1958) dem subacuten Gelenkrheumatismus nicht zu, während de Sèze darunter eine Zwischenstellung zwischen rh.F. und p.c.P. versteht, die eine selbständige Bedeutung besitzt. Der gleichen Meinung sind Isemain u. Fournier (1956). Lunedei (1965) spricht in diesem Fall von Rh. 2. Ordnung. Beziehungen bestehen zu unklaren monoartikulären Formen zur serologisch negativen p.c.P. (Auquier u. Paoluggi, 1966).

Die französische Literatur hat sich bei weitem am eingehendsten mit der Frage der subacuten P. befaßt. Aufgrund von 24 Fällen = 6,9% unserer Fälle von c.P. haben wir 1961 auf die subacute P. hingewiesen und versucht, sie von der in Deutschland bis dahin allzu freigiebig diagnostizierten sekundären chron. P. zu unterscheiden, deren Existenz durchaus fraglich erscheint (Schoen, 1959; Schoen, Miehlke u. Bargon, 1961). Schon vorher hatte Tichy, 1960 subacute Verlaufsformen der P. beschrieben, welche entweder dem ASO-Typ (rh.F.) oder dem Agglutinationstyp (p.c.P.) nach seiner Unterscheidung zugehören. Es waren ähnliche Erscheinungen wie in den Fällen Layanys (1957) mit Bevorzugung oligoarthritischer Lokalisation unter spezieller Beteiligung der Sprunggelenke bei Erwachsenen, Fälle, die sich nach der einen oder anderen Richtung entwickelten. Auch unseren Fällen fehlte der akute Beginn und die viszerale Beteiligung, es handelte sich überwiegend um jugendliche Erwachsene bis zu 40 Jahren, 15 männlichen und 9 weiblichen Geschlechts. Der Verlauf war im ganzen fieberfrei mit nur mäßig erhöhter BKS, röntgenologische Veränderungen fehlten. Beteiligt waren zuerst die Sprunggelenke, darunter auch einmal das Chopart'sche Gelenk und die Kniegelenke, die meisten Fälle verliefen oligoarticulär. Die serologischen Reaktionen, sowohl ASO- wie Agglutinationsteste, waren durchweg negativ. Soweit stimmen die Beobachtungen mit denen der französischen Autoren überein, nur die Dauer betrug in unseren Fällen mehrere Jahre, die Heilungstendenz war geringer. In einem Teil der Fälle gingen Racheninfekte voraus. Im Verlauf konnten wir etwa ein Drittel der Fälle dem rh.F. und — einen etwas geringeren Teil — der p.c.P. zuordnen. Der Rest von 11 Fällen blieb hinsichtlich seiner Klassifikation offen. Einer dieser Fälle ist kürzlich nach 15 j-Dauer mit p.c.P. an Amyloid (Urämie) gestorben. Wir hielten die subakute P. nicht für einen einheitlichen Begriff, welchem eine selbständige Bedeutung zukommt. Dazu war unser Krankengut zu gering und zu wenig gleichförmig. In den letzten Jahren kommen subacute Verlaufsformen relativ häufig zur Beobachtung und sind deshalb von praktischer Bedeutung. Wenn sich das Leiden bei längerer Beobachtung in Richtung der p.c.P. entwickelt, so läßt sich rückblickend annehmen, daß es sich um den bekannten subakuten Beginn dieser Krankheit gehandelt hat, deren volle Symptomatologie sich oft erst in Jahren einschließlich serologischer Merkmale entwickelt.

Die Zugehörigkeit zum rh.F. wirft mehr Probleme auf, welche in der Umgrenzung dieses Begriffs begründet sind. Es ist eine in allen Kulturländern festgestellte Tatsache, daß das rh.F. seit fünfzehn und mehr Jahren seltener vorkommt und vor allem auffallend leicht verläuft. Dazu ist seine Begrenzung auf das jüngere Lebensalter weniger ausgesprochen. Das rh.F. im Erwachsenenalter spielt eine größere Rolle als zuvor. Bekanntlich haben die Untersuchungen von Probeentnahmen aus dem li. Herzohr bei der Operation von Mitralstenosen häufig histologisch noch floride Aschoff'sche Knötchen gezeigt in Fällen, deren Aktivität längst erloschen schien. Jaccoud (1869) hat seltene Fälle von chron. rh.F. schon früher beschrieben, die Bywaters (1950) u. Hartmann (1965) bestätigt haben. Schulze u. Wagner fanden unter 44 Fällen von rh.F. bei Erwachsenen niemals eine frische Endocarditis. Die ASO-Titer waren allerdings größtenteils positiv.

So ergeben sich neue Aspekte zur Beurteilung des rh.F., welche einen mehr torpiden Verlauf, als früher gewohnt war, anzeigen und die viszerale Beteiligung zurücktreten lassen. Diesen Änderungen des Krankheitsverlaufs und der Ausdehnung auf höhere Lebensalter scheint die Zunahme der Häufigkeit der subakuten P. einigermaßen parallel zu verlaufen. Dazu kommt, daß in einem Teil dieser Fälle Streptokokkeninfektionen vorausgehen, manchmal auch Attacken von rh.F. So liegt es nahe, die Mehrzahl der Fälle von subakuter P. in den Bereich des rh.F. einzuordnen, sofern sie sich nicht nach der p.c.P. hin entwickeln. Jedenfalls besteht kein hinreichender Grund, die subakute P. als eigene Krankheitsgruppe sui generis zu deklarieren. Offenbar gehören auch manche Fälle von beginnendem Lupus erythematodes zu dieser Gruppe, solange sie noch monosymptomatisch unter Gelenkerscheinungen verlaufen.

Die sekundär c.P. sollte nicht mit der subakuten P. verwechselt werden, was in den subakut über einige Jahre verlaufenden Fällen nahe liegen könnte, welche schließlich in eine p.c.P. übergehen. Die Annahme würde nur für solche Fälle zutreffen, welchen ein rh.F. vorausging, nicht aber für die viel häufigere p.c.P. mit langsamem, subakuten Vorstadium und klinisch ohne Herzbeteiligung. Die sekundär c.P. bleibt, wenn sie überhaupt vorkommt, ein seltenes Ereignis.

Die subakute P. verdient Beachtung wegen ihrer relativen Häufigkeit. Das Interesse daran darf sich nicht auf die Nomenklatur und Eingruppierung beschränken. Für die Therapie ist von Bedeutung, ob es sich um ein Anfangsstadium der p.c.P. handelt oder ob ein larviertes rh.F. in seiner Beziehung zu Streptokokkeninfektionen dahinter steht, welches eine antibiotische Therapie erfordert. Auch die Prognose wird je nach der Zugehörigkeit verschieden sein. Bei der geringen Aktivität und mangelnden Neigung zur Progredienz und viszeralen Beteiligung wird rechtzeitige Therapie aussichtsreich sein, zumal die postanginöse Form zur spontanen Heilung neigt. Neben dieser nicht zu unterschätzenden praktischen Bedeutung kommt der subakuten P. als oligosymptomatischem Bindeglied zwischen dem rh.F. und der p.c.P. ein nosologisches Gewicht zu, welches unser Interesse verdient. Es ist die gleiche Symptomatologie, welche verschiedenen Anfangsstadien gemeinsam sein kann, die Wege der Entwicklung können eine Strecke gemeinsam verlaufen und sich erst nach längerem Verlauf, wenn überhaupt, trennen. Nimmt man aber hinzu, daß atypische Formen der p.c.P. wie das Reitersyndrom oder das Sjögrensyndrom, die psoriatische Arthritis — um nur diese zu nennen — sich sowohl in Richtung der p.c.P. wie der Sacroiliitis und des M. Bechterew entwickeln können, daß etwa 20% der Fälle von p.c.P. antinukleäre Faktoren und 18% der Fälle von Lupus erythematosus den Rheumafaktor aufweisen, so wird man an der grundsätzlichen Trennung dieser Krankheitseinheiten etwas zweifelhaft. Es muß etwas Gemeinsames, eine einheitliche Reaktionsweise, die offenbar genetisch bedingt und mit immunologischen Vorgängen verbunden ist, vorausgesetzt werden, worüber bisher nur vage Vorstellungen bestehen. Es gibt Entwicklungen, Überschneidungen, welche die Grenzen der Nomenklatur, so unentbehrlich sie für die klassische Krankheitsdefinition sind, überschreiten können. Dessen sollte man sich bewußt bleiben und allzugroße Schematisierung des Rheumabegriffs vermeiden. Die subakute P. gibt dafür ein beachtenswertes Beispiel.

Spondylitis ankylopoetica, Ankylosierende Spondylitis

K. Gotsch und V. R. Ott

Synonyma: Spondylarthritis ankylopoetica[1], Morbus Strümpell-Marie-Bechterew[2], Morbus Bechterew[3]
Französisch: Spondylarthrite ankylosante, Pelvi-spondylite rhumatismale, Spondylose rhizomélique[4]
Englisch: Ankylosing spondylitis, Rheumatoid spondylitis[5], Marie-Strümpell spondylitis
Italienisch: Spondilite anchilosante, Spondilartrite anchilosante

I. Einleitung

Unter den versteifenden Wirbelsäulenaffektionen stehen zwei Krankheitsbilder im Vordergrund des Interesses: die *Spondylitis ankylopoetica* oder ankylosierende Spondylitis und die *Spondylosis hyperostotica* oder hyperostotische Spondylose. Beide sind durch Wirbelsäulenverknöcherung charakterisiert; aber nur die Spondylitis ankylopoetica (SpA) führt zur knöchernen Ankylose des ganzen Achsenskelettes, des Brustkorbes und oft auch der großen Extremitätengelenke. Da die Krankheit meist in der Adoleszenz oder im frühen Erwachsenenalter auftritt, sind auch ihre sozialmedizinischen Folgen oft schwer. So hat die SpA seit Jahrzehnten in Klinik und Praxis viel größere Aufmerksamkeit gefunden als die gutartigere und weniger früh in Erscheinung tretende hyperostotische Spondylose (s. Kapitel Spondylosis hyperostotica).

II. Geschichte

Knöcherne Wirbelankylosen finden sich schon an Skeletten von Dinosauriern aus der Kreidezeit (140—70 Mill. J. v. Chr.), (Moodie, 1923; Pales, 1930) und an Wirbelsäulen von Höhlenbären aus der letzten Eiszeit (Walther, 1825; Virchow, 1895). Aber auch an prähistorischen wie an frühgeschichtlichen menschlichen Skelettresten sind Wirbelsäulenankylosen beschrieben (Arnold, 1937; David, 1957; Grimm, 1959). Beide Arten der Wirbelsäulenverknöcherung sind besonders eindrucksvoll in Berichten über altägyptische Skelette von Ruffer und Rietti (1911/12, 1921) dokumentiert (Buess und Koelbing, 1964).

Die erste *anatomische* Beschreibung eines SpA-Skelettes wurde von dem Iren Bernard Connor (O'Connor) 1695 in London und Oxford publiziert. Abbildung und Beschreibung sind klassisch. Wenzel (1824) und Rokitansky (1856) stellten die fundamentalen Unterschiede der beiden Formen der Wirbelankylose erstmals klar heraus (s. Kapitel *Spondylosis hyperostotica*). Die Priorität der *klinischen Erstbeschreibung* wird bekanntlich von der deutschen, russischen und französischen Medizin beansprucht; dies hält der historischen Überprüfung nicht stand (Ott, 1953, 1957; Buess und Koelbing, 1964). Merkwürdigerweise haben sich die Briten um das Prioritätsrecht von Brodie (1850) und H. Fagge (1877) jahrzehntelang ebensowenig bemüht wie die Deutschen um das von A. Strümpell, der 1884 in einem sehr prägnanten Absatz seines Lehrbuchs die vollständige Ankylose der Wirbelsäule und der Hüftgelenke als eigenartige Sonderform des chronischen Gelenksrheumatismus beschrieb und 1897 dafür die Bezeichnung „Ankylosierende Entzündung der Wirbelsäule und der Hüftgelenke" vorschlug. Warum die deutschsprachige Medizin den Hauptkredit für die ankylo-

---

[1] „Spondylarthritis" weniger umfassende Bezeichnung als „Spondylitis".
[2] Reihenfolge der drei häufigst genannten Autoren nach Priorität.
[3] Die ausschließliche Nennung von Bechterew ist medizinhistorisch unrichtig, s. Text.
[4] Begriff von P. Marie vorgeschlagen, obsolet.
[5] Früher meist gebräuchliche Bezeichnung im amerikanischen Schrifttum, neuerdings auch dort durch den von englischen Rheumatologen stets gebrauchten Begriff „Ankylosing spondylitis" ersetzt.

sierende Spondylitis immer noch dem russischen Neurologen W. v. Bechterew einräumt, ist unverständlich; denn Bechterew hat 1893 die deutschen Ärzte für die „Steifigkeit der Wirbelsäule und ihre Verkrümmung als besondere Erkrankungsform" interessiert; wie sich aber aus seinen späteren klinischen und pathologischen Arbeiten ergibt (Bechterew, 1897, 1899a, b, 1907), hat er damit nicht die von Strümpell (1884 und 1897) beschriebene und von dem Pariser Kliniker Pierre Marie (1898) unter dem Namen „Spondylose rhizomélique" meisterhaft dargestellte, in den folgenden Jahren mit A. Léri (1899) auch autoptisch studierte entzündliche Wirbelsäulenversteifung gemeint, sondern ein Krankheitsbild, bei dem eine eindeutige Spondylosis hyperostotica mit degenerativer Rückenmarksschädigung kombiniert war (Ott, 1953).

Zu Beginn des 20. Jahrhunderts drangen in Deutschland wie in Frankreich zunächst die Autoren durch, die das Wesen der Krankheit in einer chronischen rheumatischen Arthritis der kleinen Zwischenwirbelgelenke sahen (Sivén, 1903; E. Fraenkel, 1904—1907: „Spondylarthritis ankylopoetica"). Die französische Schule gelangte im gleichen Sinn zum Begriff der „Spondylarthrite ankylosante" (Forestier u. Mitarb., 1951). Autoren, die die Ankylosierung im diskovertebralen Bereich betonten (Reuter, 1902; Simmonds, 1904: „Ankylosierende Spondylitis") fanden auf dem Kontinent geringeren Anklang, während die britischen Rheumatologen den Begriff „Ankylosing Spondylitis" (Buckley, 1935) schließlich auch gegen die jahrelang in Nordamerika bevorzugte Bezeichnung „Rheumatoid Spondylitis" durchsetzten (Boland, 1966).

In den dreißiger Jahren wurden die wichtigsten Fortschritte auf dem Gebiete der Röntgendiagnostik der SpA erzielt (W. Krebs, 1930, 1934; G. Scott, 1936; J. Forestier, 1939). Die Jahre nach dem zweiten Weltkriege brachten eine Reihe klinischer Arbeiten, unter denen der Bericht von Polley u. Slocumb (1947) über mehr als tausend Fälle aus den USA für lange Zeit die umfassendste Übersicht bot; in Europa erschienen monographische Darstellungen, die auch heute noch weitgehende Gültigkeit besitzen (Forestier u. Mitarb., 1951; Hart, 1954; Böni u. Kaganas, 1954; Lucherini

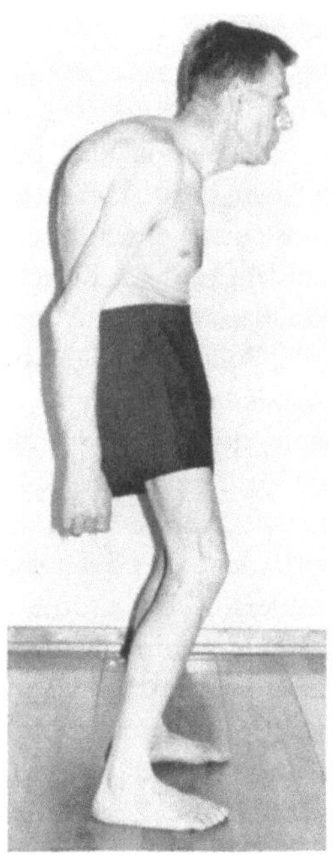

Abb. 62. *SpA, Spätstadium.* 55 jähr. Mann. Rückenschmerzen seit 24 Jahren, Iridozyklitis vor 20 Jahren. Vollständige Versteifung der Wirbelsäule mit Streckung der LWS und bogenförmiger Brustkyphose. Teilversteifung der Hüftgelenke mit Beugekontraktur. Röntgenbefund (nicht dargestellt): knöcherne Ankylose der gesamten Wirbelsäule ▶

und Cervini, 1955; Romanus und Ydén, 1955; Ott und Wurm, 1957; Wilkinson und Bywaters, 1958; Dihlmann, 1968). Die pathologische Anatomie trug Wesentliches zur Klärung des Krankheitsbildes und zu seiner Abgrenzung von der rheumatoiden (primär chronischen) Polyarthritis bei (Wurm, 1949, 1955, 1957; van Swaay, 1950, 1951; Cruickshank, 1951; Aufdermaur, 1950, 1953; Engfeldt, Romanus und Ydén, 1954). Damit war von Klinik und Pathologie der Rahmen geschaffen, in dem wir heute die SpA sehen und an ihr weiterarbeiten.

III. Klinisches Bild

A. Typische Befunde

In den Spätstadien zeigt die SpA ein außerordentlich charakteristisches Bild und ist an der typischen, nach vorn gebeugten Haltung mit Rundrückenbildung und weitgehender oder vollständiger Versteifung der Brust- und Lendenwirbelsäule, an der Behinderung der Brustatmung durch eine „Thoraxstarre" und am kugelförmig aufgetriebenen Bauch (Fußballphänomen) oft schon auf den 1. Blick zu erkennen (Abb. 62). Die Brust- und Rückenmuskulatur ist gespannt und empfindlich und besonders im Lumbalbereich hochgradig atrophisch. Teilweise ist auch die Halswirbelsäule betroffen. Der Kopf kann seitliche Drehbewegungen nicht oder kaum durchführen, so daß der Rumpf mitgedreht werden muß. Bauchlage ist unmöglich. Durch Mitbeteiligung der Hüft- und Schultergelenke, evtl. auch der Extremitätengelenke, und irreversible Fehlstellungen und Versteifungen werden die Patienten schließlich völlig hilflos. Interkurrente Infektionen oder Kreislaufkrankheiten stehen am Ende dieses beklagenswerten Zustandes. Dieses Endstadium entwickelt sich im Durchschnitt langsam fortschreitend innerhalb von 15—30 Jahren, aber nur selten (10%) kontinuierlich, vielmehr in Schüben mit Schmerzen, Temperaturerhöhungen und sonstigen Zeichen einer entzündlichen Affektion. Der Krankheitsprozeß kann aber auch in wenigen Jahren zur Invalidisierung führen, wie auch umgekehrt über 5 Jahrzehnte bis zur Ausbildung des Endstadiums benötigen (Ott, 1953). Prodromalerscheinungen können schon im Kindesalter auftreten und durch Atypien diagnostische Schwierigkeiten bereiten.

Im Beginn des beschriebenen schweren Krankheitsbildes stehen Krankheitszeichen, die uncharakteristisch und vieldeutig sind, so daß ihre Zugehörigkeit zur SpA meist nicht gleich offenkundig ist. Meist vergehen 2—3 Jahre (Fletcher, 1947), nach Saudan, 1965 im Durchschnitt sogar 7 Jahre, bis die richtige Diagnose gestellt wird. Verspannungen mit Schmerzen in der Kreuzgegend (46% Böni), Ischialgien (17% Böni, 10% Polley und Slocumb, 16% Romanus und Ydén, 25% Forestier u. Mitarb.), Intercostalneuralgien (10% Böni) und Steifigkeit in verschiedenen Abschnitten der Wirbelsäule, des Beckengürtels, aber auch an anderen Stellen des Bewegungsapparates sind die Vorboten. Eine Polyarthritis peripherer Gelenke wurde von Falck u. Mitarb. (1962) in 34%, von Böni in 16%, von Forestier und Mitarbeiter in 21% von SpA-Patienten gefunden. Die Schmerzen treten beim Husten oder Niesen, aber auch spontan besonders nächtlich oder nach längerem Liegen auf und sind bei forcierter passiver Bewegung am intensivsten. Sie sprechen vorerst gut auf trockene Wärme oder Bewegung an. Meist läßt erst ihr neuerliches Auftreten nach einem mehr oder weniger langen völlig beschwerdefreien Intervall an eine SpA denken. Von Augensymptomen (2% Böni; 18% Falck u. Mitarb.; 10% Tautenhahn, 1967; 50% Mylius, 1965) oder Kiefergelenkschmerzen (0,9% Böni) gilt das gleiche. Gelegentlich bilden eine hartnäckige Tendinitis der Achillessehne mit „Fersenschmerzen" (3%) oder Steißbeinschmerzen wertvolle Hinweise. Immer deutlicher lokalisiert sich die Erkrankung in die Sakroiliakalgelenke und den Brustkorb. Die Erkrankung ist aus dem uncharakteristischen Frühstadium in das Stadium der manifesten SpA. eingetreten. Die gürtelförmigen Schmerzen im Bereich der Kreuz-, Lenden-, Becken- und Hüftregion, sowie im Bereich der Brustwirbelsäule werden intensiver und treten schon bei geringer Belastung oder bei Erschütterung auf. Die Untersuchung ergibt eine abgeschwächte Lendenlordose und eine Brustkyphose mit erschwerter Brustkorbatmung und herabgesetzter Vitalkapazität, eine Schmerzhaftigkeit bei Kompression des Thorax, eine Druckempfindlichkeit an zahlreichen Muskelansätzen, oft auch schmerzhafte Funktionsstörungen am Hüft- und Schultergelenk, aber auch an anderen Extremitätengelenken.

Der Befall der Sakroiliakalgelenke ist für die SpA geradezu pathognomonisch. Ihre Beteiligung läßt sich am sichersten mit Hilfe der *Röntgenuntersuchung*, der ein gesonderter Abschnitt gewidmet ist, nachweisen. Eine Veränderung der Sakroiliakalgelenke bildet nicht nur ein Frühsymptom, sondern eine nahezu obligate Voraussetzung für die Diagnose (Schoen u. Tischendorf, 1954). Man sollte daher bei jeder ungeklärten Lumbalgie — Ischialgie und den angeführten Schmerzzuständen unbedingt eine röntgenologische Untersuchung der Sakroiliakalgelenke durchführen.

Klinisch läßt sich ihre Erkrankung oft mit Hilfe des Mennellschen Handgriffes nachweisen; in Bauch- oder Seitenlage wird einer der beiden Oberschenkel mit einer Hand ruckartig nach dorsal bewegt, wobei die andere Hand das Becken festhält. Ein dabei auftretender umschriebener Schmerz im Bereich der Sakroiliakalgelenke spricht für eine entzündliche Erkrankung derselben. Das Mennellsche Zeichen ist ein besonders wichtiges Frühsymptom, das oft schon vorhanden ist, bevor noch die röntgenologischen Veränderungen nachweisbar sind. Der Schmerz kann aber auch bei gesicherter SpA gelegentlich fehlen, wenn die entzündlichen Veränderungen gering sind oder bereits eine Ankylose eingetreten ist.

Die Erkrankung kann in der ersten Phase noch zum Stillstand kommen, die Krankheitszeichen können sich zurückbilden und die Beweglichkeit wiederhergestellt werden. Meist treten Schübe auf, und allmählich entwickelt sich eine von unten nach oben, seltener in umgekehrter Richtung, fortschreitende irreversible knöcherne Versteifung der Wirbelsäule mit Erschwerung des Bückens, Thoraxstarre und Bauchatmung. Von den Extremitätengelenken werden oft schon frühzeitig die Hüft- und Schultergelenke, seltener auch andere Gelenke betroffen, bis schließlich das beschriebene Endstadium vor uns liegt.

Zur Feststellung bzw. als Gradmesser für die Funktionsstörung bzw. Versteifung der verschiedenen Abschnitte der Wirbelsäule im Verlauf der Erkrankung dienen eine Reihe von Meßmethoden:

Bei Anlehnung eines aufrechtstehenden Patienten an eine Wand ergibt sich normalerweise kein *Abstand zwischen Wand und Hinterhaupt*, wohl aber bei versteifter Kyphose der Brustwirbelsäule (J. Forestier u. Mitarb.), der 10—15 cm und darüber betragen kann.

Durch Messung des *Kinn — Jugulumabstandes* beim maximal nach hinten und nach vorne gebeugten Kopf läßt sich eine Funktionsstörung der HWS feststellen. Oft ist schon einige Zeit vorher die Kopfseitwärtsneigung erschwert, leicht erkennbar beim Versuch, mit dem Ohr die Schulter zu berühren.

Eine Versteifung der Brustwirbelsäule läßt sich aus dem Distanzunterschied zwischen einer Markierung am Dornfortsatz Th. 1 und einer bei größtmöglich gestreckter Wirbelsäule 30 cm tiefer darunter markierten Stelle und dann maximaler Buckelbildung zahlenmäßig feststellen. Normalerweise verlängert sich der Abstand um 3—5 cm (Ott und Wurm).

Die Messung des Abstandes von C 7—L 5 in aufrechter und maximal gebeugter Haltung (Stibor) gibt ein Maß für die Beweglichkeit der BWS und LWS. Bei der SpA ist der Unterschied in Abhängigkeit vom Grad der Versteifung geringer oder fehlt ganz.

Zur Messung der Beweglichkeit der LWS dient das Schobersche Zeichen: vom Dornfortsatz L 5 wird in Normalhaltung 10 cm kranialwärts eine Marke gesetzt. Beim Vorwärtsbücken verlängert sich normalerweise die Entfernung um mindestens 4—5 cm, bei versteifter LWS nur wenig oder gar nicht.

Als Gradmesser für die Beweglichkeit der ganzen WS gilt vielfach die Messung des *Fingerspitzen-Fußbodenabstandes* beim maximal nach vorne gebückten Patienten. Ein pathologischer Ausfall kann aber auch andere Ursachen haben (Hüftgelenkserkrankung, Irritation des Plexus lumbo-sacralis u.a.).

Die fortschreitende Thoraxstarre läßt sich schließlich durch *Messung des Brustumfanges* in größtmöglicher In- und Exspiration in der Höhe des Dornfortsatzes des IV. Brustwirbels objektivieren und zahlenmäßig festhalten.

B. Wichtige Komplikationen

Von den Komplikationen der SpA stehen die von seiten des Herz-Kreislaufsystems im Vordergrund. Mitral- und insbesondere Aortenfehler (Ott und Wurm, Gamp und Ogorrek, 1958), Myokardschäden und Überleitungsstörungen sind in 10—12%

der Fälle, „rheumatische Herzleiden" in 4,3% (L. Bernstein und O. I. Broch, 1949), eine „Herzbeteiligung" in 12% (Stoia-Stoia, 1965) beschrieben.

Das Auftreten einer Herzschwäche wird relativ selten beobachtet. Die Erklärung dafür wird meist in der Entlastung des Kreislaufes durch die erzwungene Unbeweglichkeit gesehen. Augenkomplikationen, wie Iritis gelten für die SpA als pathognomisch. Die Angaben in der Literatur über ihre Häufigkeit schwanken zwischen 3—50%.

Gelegentlich kann eine Amyloidose auftreten (Missmahl, 1968). In der Literatur finden sich immer wieder Hinweise auf erhöhte Neigung zu Lungentuberkulose, Bronchiektasen und Lungenemphysem.

In schweren Fällen können Decubitalinfektion und Harnwegsinfekte auftreten. Bei längerer und insbesondere unkontrollierter Anwendung schmerzstillender Mittel ist mit hämatologischen Komplikationen zu rechnen, desgleichen auch nach Röntgenbestrahlung (Agranulozytose, aplastische Anämien, Leukämien).

C. Besondere Verlaufsformen

Vom typischen chronischen Verlauf mit schubweisen Verschlechterungen, die im allgemeinen erst in 2—3 Jahrzehnten zur völligen Versteifung und zur Invalidität führen, gibt es Ausnahmen.

Neben gutartigen Verlaufsformen, die auch nach Jahrzehnten ausgedehnte Ankylosierungen vermissen lassen oder sogar spontan zur Ausheilung kommen (was nach Forestier u. Mitarb. und Ott u. Wurm gar nicht so selten ist) sind Krankheitsverläufe bekannt, die in relativ kurzer Zeit, schon in wenigen Jahren zu einer völligen Versteifung führen. Ausnahmsweise kann die Krankheit einen destruierenden Charakter annehmen, mit Zeichen einer Zerstörung (pseudotuberkulöse Spondylitis), (Coste u. Mitarb., 1963).

Bekannt sind weiterhin Verlaufsformen, die sich völlig kontinuierlich ohne jeden akuten Schub und oft sogar völlig schmerzfrei im Laufe von Jahren entwickeln, wobei die Arbeitsfähigkeit bemerkenswert lang erhalten bleiben kann.

Weiters verdient die viel mildere Verlaufsform bei Frauen Erwähnung, bei denen die Erkrankung auch nach Jahrzehnten nur ausnahmsweise zur völligen Versteifung führt (Pohl und Treiber, 1962; Tyson u. Mitarb., 1953). Larvierte Formen sind bei Frauen die Regel, so daß die SpA in mehr als 50% nicht richtig erkannt wird (Pohl und Treiber).

Schließlich wurde von manchen Autoren eine juvenile Sonderform der SpA abgegrenzt (Edström u. Mitarb., 1960) mit häufigerem Beginn der Erkrankung in einem großen Gelenk und differentialdiagnostischen Schwierigkeiten besonders gegenüber der tuberkulösen Osteoarthritis und der juvenilen rheumatoiden Arthritis.

IV. Epidemiologie

A. Morbidität

Der Anteil der SpA am Krankengut rheumatologischer Spezialkliniken schwankt sehr (Boland und Present, 1945: 18%; Groß, 1966: 5,8%). Erste verwertbare Angaben über die SpA-Morbidität stammen von Schmorl u. Junghanns (1932): bei 10000 Autopsien fanden sich 6—8 Fälle. Damit stimmen Bevölkerungsuntersuchungen aus England und den Niederlanden gut überein: West (1949) fand in der Industriestadt Bristol eine Morbidität von 1:2000, de Blécourt (1963) und de Graaf in Holland (1962) 0,8⁰/₀₀. Hinweise auf gehäuftes Vorkommen in abgeschlossenen Bevölkerungen haben schon Holst u. Iversen 1952 gegeben, die in einer abgelegenen norwegischen Stadt SpA bei 3⁰/₀₀ aller erwachsenen Männer fanden. Robinson u. Mitarb. (1963) stellten bei den kanadischen Haida-

Indianern eine SpA bei 4,2% aller Männer und 2,3% der Gesamtbevölkerung fest; bei anderen Indianer-Stämmen entsprach die SpA-Morbidität der üblichen. Bemerkenswerterweise wurde auch bei den Haidas die Rheumatoide Arthritis nicht häufiger als bei der englischen Landbevölkerung nachgewiesen.

Deutliche epidemiologische Besonderheiten bestimmter Berufe ergeben sich nicht. SpA kommt bei körperlich leichten Berufen nicht seltener vor als bei Handarbeitern; auch sozial-ökonomische Zusammenhänge können nicht bewiesen werden (West, 1949; Baader, 1951; Wilkinson u. Bywaters, 1958).

B. Geschlechtsverhältnis und familiäres Vorkommen

Mit ganz wenigen Ausnahmen geben alle Autoren ein sehr starkes Überwiegen des männlichen Geschlechtes (80—90%) bei der SpA an (Einzelangaben bei Ott u. Wurm, 1957). Ebenso auffällig ist die Häufung des Leidens in Familien von SpA-Kranken (Stecher u. Mitarb., 1955; Rogoff u. Freyberg, 1949: 9%; Böni u. Hautmann, 1950: 10%; de Blécourt u. Mitarb., 1955: sogar 19,5%). Der gleiche Autor fand bei Sippenuntersuchungen in Holland in Familien von SpA-Kranken eine Morbidität von 18,1%, die die Morbidität der Gesamtbevölkerung um das 22,8-fache übertraf (de Blécourt, 1963).

V. Spezielle Diagnostik

Spezielle Anamnese, klinischer Status

Die Anamnese wird nicht nur alle Besonderheiten in der Symptomatik der SpA, die angeführt wurden, zu berücksichtigen haben, sondern auch hereditäre Faktoren und jene Erkrankungen, die ursächlich mit ihr in Zusammenhang gebracht werden (urogenitale Infektionen, insbesondere unspezifische Urethritiden u.a.).

Der *klinische Befund* wird den Konstitutionstyp (Leptosome?) festhalten, Haltungsanomalien feststellen (Skoliose der BWS, Hyperlordose der HWS u.a.) und Hinweise auf das Vorliegen von Herzklappendefekten oder entzündlichen Veränderungen am Auge festhalten müssen.

Besondere Beachtung verdienen naturgemäß jene Stellen des Bewegungsapparates, die bei der SpA bevorzugt erkranken. Alle Befunde werden am besten in einem Körperschema festgehalten, wie es auch für andere rheumatische Erkrankungen Verwendung findet.

In diagnostisch unklaren Fällen oder bei atypischen Formen der SpA (geringe oder fehlende Beteiligung der Sakroiliakalgelenke, einseitige Erkrankung u.ä.) ist nach de Sèze u. Lequesne (1963) die Diagnose mit Hilfe einer Liste von Kriterien mit Punktbewertung möglich.

Zu den Kriterien erster Ordnung werden gezählt und mit je einem Punkt bewertet (gekürzt zitiert nach W. Moll, 1964):

1. ein lumbo-, thorako-zervikalvertebrales Schmerzsyndrom (besonders wenn es nächtlich bzw. früh morgens auftritt),
2. beidseitige oder wechselseitige Schmerzen in der Gesäßregion, die spontan oder bei Druck- und Zugwirkung auf den Beckengürtel auftreten,
3. Interkostalneuralgien mit Beeinträchtigung der Atmung,
4. Monarthritiden und Periostitiden,
5. ausgeprägte Bewegungseinschränkung besonders der LWS oder HWS,
6. Iritis oder Iridocyclitis,
7. Verknöcherung des Anulus fibrosus mehrerer Bandscheiben,
8. entzündliche Intervertebralgelenkveränderungen,
9. Senkungsbeschleunigung,
10. schubweise Entwicklung mit rezidivierenden Schmerzattacken im Bereich der WS, des Brustkorbes und des Beckengürtels.

Als Kriterien zweiter Ordnung, die mit einem halben Punkt bewertet werden, gelten nach de Sèze u. Mitarb. (1962):

1. mögliche auslösende pathogenetische Momente (hereditäre Belastung, langdauernde Feuchtigkeitseinwirkung, Harnwegsinfekte, Dysenterie, Psoriasis),
2. eine vorausgegangene „akute Rheumaattacke" zwischen dem 15. und 20. Lebensjahr,
3. eine unspezifische Urethritis und Conjunctivitis,
4. ein einseitiger Gesäßschmerz, der auf das Sakroiliakalgelenk lokalisiert werden kann,
5. eine progressive praesenile Kyphosierung der BWS,
6. eine Zuschärfung einiger ventraler Wirbelkanten und
7. eine bemerkenswerte therapeutische Beeinflußbarkeit durch Phenylbutazon.

Bei mindestens 5 Punkten gilt die Diagnose als gesichert, bei 4,5 Punkten als wahrscheinlich.

Eine Kommission der *Internationalen Organisation für Medizinische Wissenschaften* (CIOMS) hat schließlich eine knappe Liste diagnostischer Kriterien zusammengestellt, die heute als international verbindlich gelten dürfen (Kellgren u. Mitarb., 1963):

1. Schmerz und Steifigkeit im Kreuz seit mehr als 3 Monaten — keine Besserung durch Ruhe
2. Schmerz und Steifigkeit in der Thorakalregion
3. Eingeschränkte Beweglichkeit der Lendenwirbelsäule
4. Eingeschränkte Dehnbarkeit des Brustkorbes
5. Anamnese oder objektive Symptome von Iritis oder Folgezuständen
6. Röntgenbefund mit den für SpA charakteristischen doppelseitigen Veränderungen der Sakroiliakalgelenke (nicht: Arthrose!).

Sichere Diagnose: Vier der fünf klinischen Kriterien oder Kriterium 6 und mindestens ein klinisches Kriterium.

VI. Röntgendiagnostik

Die SpA kann mit Hilfe der Röntgenuntersuchung am sichersten erkannt werden. In den frühen Krankheitsphasen gilt das absolut; aber auch für die klinische Beurteilung des Fortschreitens und jeweiligen Entwicklungsstandes der Krankheit ist die Röntgenuntersuchung ebenso unentbehrlich wie für die Differentialdiagnose. Boland u. Shebesta (1947); Polley u. Slocumb (1947); Forestier u. Mitarb. (1951); Böni u. Kaganas (1954); Louyot (1954); Romanus u. Ydén (1955); Ott u. Wurm (1957); Wilkinson u. Bywaters (1958); Julkunen (1962); de Sèze (1965) und Dihlmann (1968) haben gute Übersichten über die Röntgenologie der SpA gegeben.

Wir betrachten das „klassische" Endstadium (Léri, 1899; Simmonds, 1903; E. Fraenkel, 1904, 1907) als potentiellen Endpunkt des Krankheitsablaufs zuerst. Die a.p.-Aufnahme von Becken und Lendenwirbelsäule (Abb. 63) zeigt den „Bambusstab" mit glatter Verknöcherung der Bandscheibenränder (Wurm), die „dreigleisige" Vertikalstreifung durch Ossifikation der Ligamenta interspinalia und flava und der kleinen Gelenke, sowie die vollständige Verknöcherung der Kreuz-Darmbein-Gelenke. Die Hüftgelenke zeigen bei mindestens 25% arthroseähnliche Veränderungen, wenn nicht in einem fulminanten Krankheitsverlauf knöcherne Ankylose eingetreten ist (Abb. 64). Symphysenverknöcherungen und Sehnenossifikationen ergänzen das Spätbild. Schrägaufnahmen der LWS zeigen entweder eine nur periarthrale Verknöcherung der kleinen Gelenke bei gut erhaltenem Knorpel bzw. „Gelenkspalt" (Abb. 65) oder eine Synostose der Gelenkfortsätze ohne Hinweise auf erosive Arthritis. — An der Brustwirbelsäule sind Anulusverknöcherungen und periarthrale Ossifikation der Costotransversalgelenke erkennbar. An der Halswirbelsäule können Bandscheiben und kleine Gelenke durchgehend verknöchert sein,

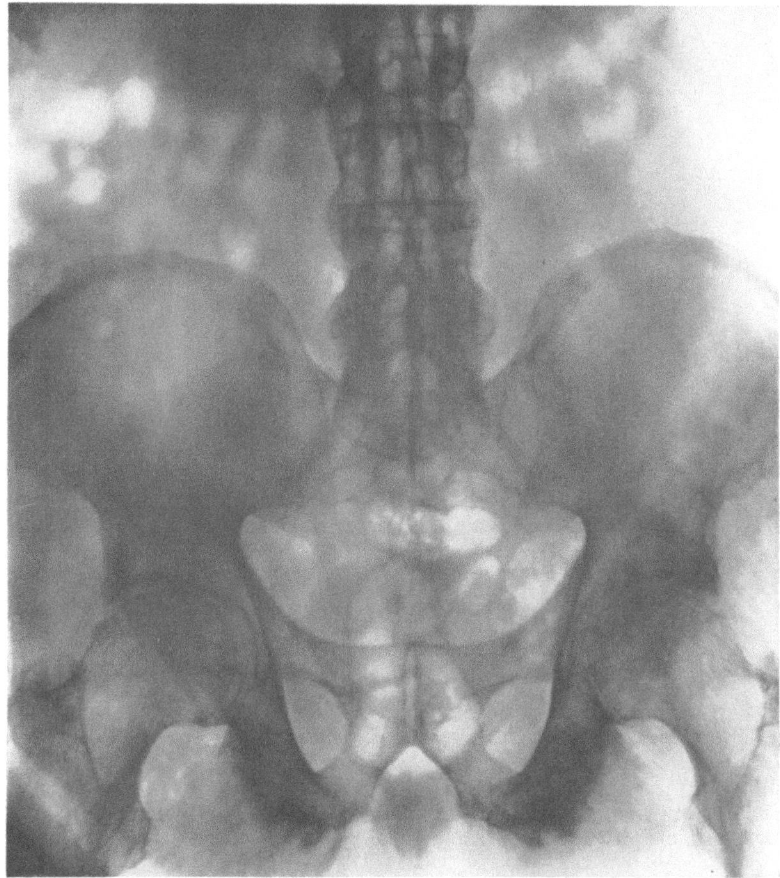

Abb. 63. Becken und LWS a.p.: *SpA, Endstadium.* 72 jähr. Mann, Krankheitsbeginn vor 50 Jahren. —
Ossifikation aller Bandscheibenränder („Bambusstab"), knöcherne Ankylose der kleinen Wirbelgelenke und der Sakroiliakalgelenke. Teilweise Verknöcherung der Symphyse. Arthroseähnliche
Veränderungen der Hüftgelenke. Kammartige Verknöcherung der Sehnenansätze an den Sitzbeinknorren (nach Ott u. Wurm, 1957)

öfter sind aber einzelne Anulusbrücken gesprengt und — bei erhaltener Beweglichkeit der kleinen Gelenke! — in eine hyperostotische Randwucherung umgewandelt
(Abb. 66). Die bei Rheumatoider Arthritis häufigen schweren Destruktionen im
Bereich C 1/2 mit ventraler Subluxation des Atlas sind bei SpA seltener (Wilkinson
u. Bywaters, 1958; Martel, 1961; Schilling, 1963).

Die *Entwicklung der Bandscheibenverknöcherung* läßt sich am besten an a.p.-Auf-
nahmen der untersten Brustwirbelsäule und oberen und mittleren Lendenwirbelsäule
studieren. Entsprechend dem anatomischen Werdegang der Anulusossifikation
(Wurm; van Swaay; Aufdermaur) verfolgt die sich bildende Brücke bei der SpA
einen *leicht sphärischen Verlauf von Wirbelkante zu Wirbelkante* (Abb. 63, Abb. 65) im
Gegensatz zu dem an der Wirbelvorder- und -seitenfläche entspringenden und zunächst mehr horizontal wegstrebenden Randwulst bei der Spondylosis deformans
(Schmorl u. Junghanns, 1932). Der in der Regel *kaudo-kranial fortschreitende Ver-*

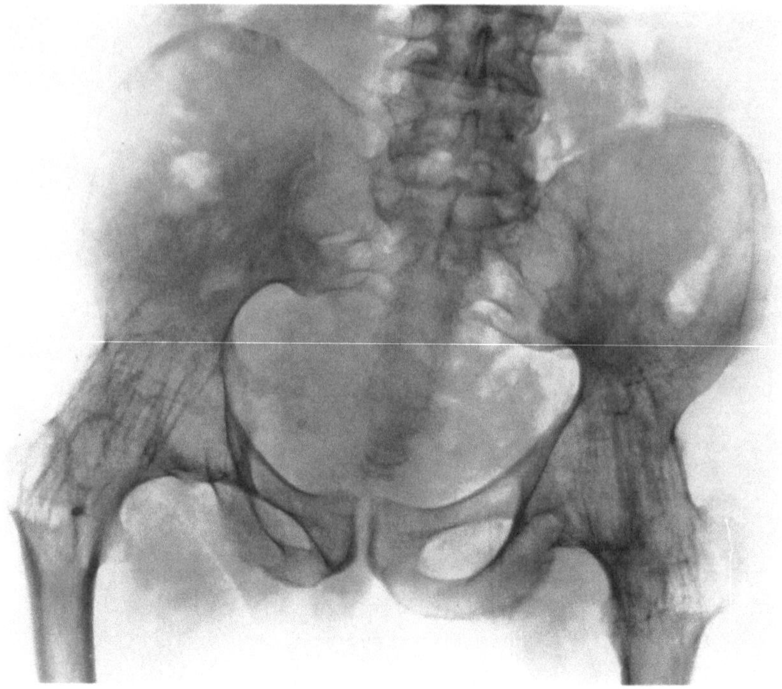

Abb. 64 und 65. *Fortgeschrittene SpA mit Ankylose der Hüft- und Kniegelenke.* 36 jähr. Mann, Krankheitsbeginn mit 6 Jahren. Vollständige Versteifung der Beine und der Wirbelsäule vom Kreuzbein bis zum obersten Drittel der BWS. Krankheitsprozeß noch deutlich aktiv; rezidivierende Iridozyklitis
Abb. 64. Becken a.p.: Knöcherne Ankylose der Hüftgelenke, weitgehende Ossifikation der Sakroiliakalgelenke (nach Ott u. Wurm, 1957)

knöcherungsprozeß kriecht nicht von Segment zu Segment, sondern ergreift sprungweise von allen drei Abschnitten der Wirbelsäule Besitz.

In einem kleinen Teil der Fälle findet sich schon früh eine Begradigung der Wirbelvorderflächen, die das Profilbild des Wirbelkörpers zu einem Quadrat umwandelt („Squaring", Rolleston, 1947), (Abb. 67). Die Bezeichnung *„Spondylitis anterior"* (Romanus und Ydén, 1955) ist nicht ganz zutreffend, weil diese Wandveränderung nicht durch eine destruktive Ostitis, sondern durch eine einfache *osteoporotische Knochenatrophie* zustande kommt (Wurm, 1957); diese hängt wohl mit dem bei SpA bioptisch und autoptisch nachgewiesenen Entzündungsprozeß im perivertebralen lockeren Bindegewebe zusammen (Wurm; Engfeldt, Romanus u. Ydén; Cruickshank). Auch die neuerdings viel diskutierte, jedoch seltene *„Spondylodiscitis"* (Louyot u. Mitarb., 1963; Coste u. Mitarb., 1963; Serre u. Mitarb., 1965; Dihlmann, 1966) gehört zwar zweifellos zum Bild der SpA (Abb. 67), aber ihre Interpretation, die sich nur auf zwei Biopsien stützt (Wholey u. Mitarb., 1960; Lorber u. Mitarb., 1961) ist fragwürdig, denn umschriebener Bandscheibenschwund und herdförmige Deckenplattenimpressionen müssen nicht Folge entzündlich-infiltrativer Veränderungen sein (Wurm, 1957). Ausbleiben von Abszeßbildungen und fortschreitender Wirbelzerstörung unterscheidet diese Bilder von den bakteriell-metastatischen Spondylitiden, besonders von der Tuberkulose.

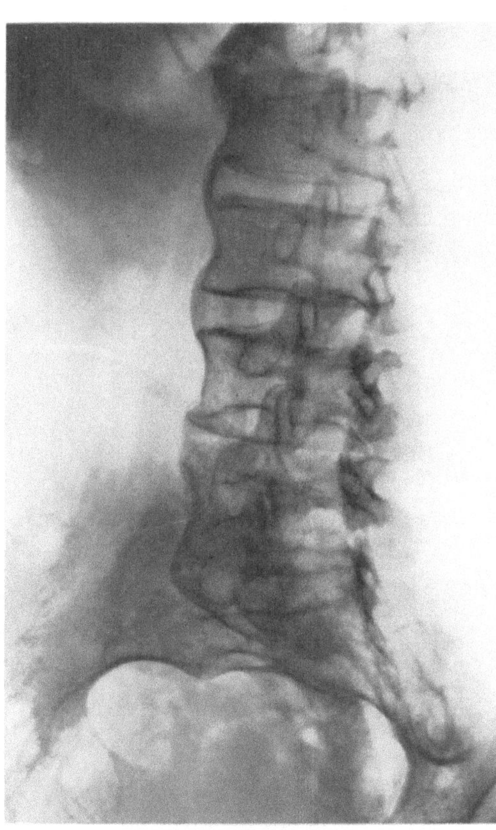

Abb. 65. LWS rechts-schräg: Verknöcherung der anterolateralen Bandscheibenränder L2/3 bis L4/5. Periarthrale Ossifikation der kleinen Gelenke L2/3 und L3/4 ohne Zerstörung des Gelenkknorpels

Abb. 66 (unten links). HWS seitlich: *SpA, Spätstadium*. 63 jähr. Mann mit Aortenvitium. — Durchgehende Anulusverknöcherung C 3/4, C 5/6, unvollständige hyperostotische Brückenbildungen C 2/3, C 4/5, C 6/7. Kleine Gelenke nicht ankylosiert!

Abb. 67 (unten). LWS seitlich: *SpA mit „Spondylodiscitis" und „Spondylitis anterior"*. 39 jähr. Frau, „Ischias" mit 23 Jahren, seither schleichender Krankheitsverlauf mit diffusen Rückenschmerzen, jahrelang als Tuberkulose gedeutet. — Zuschärfung der Kanten und Vorderwände der Wirbelkörper („Squaring"), abgegrenzter Osteolyseherd in der oberen Deckplatte L 2. Bandscheibenschwund. Sakroiliakalgelenke (nicht dargestellt) vollständig verknöchert (nach Ott u. Wurm, 1957)

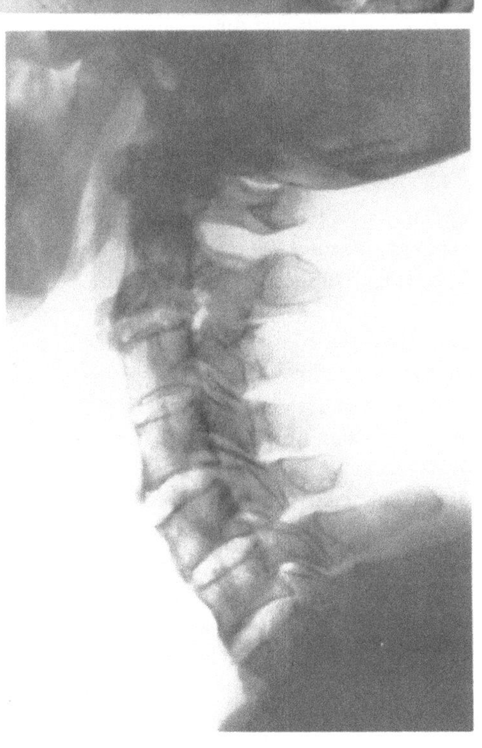

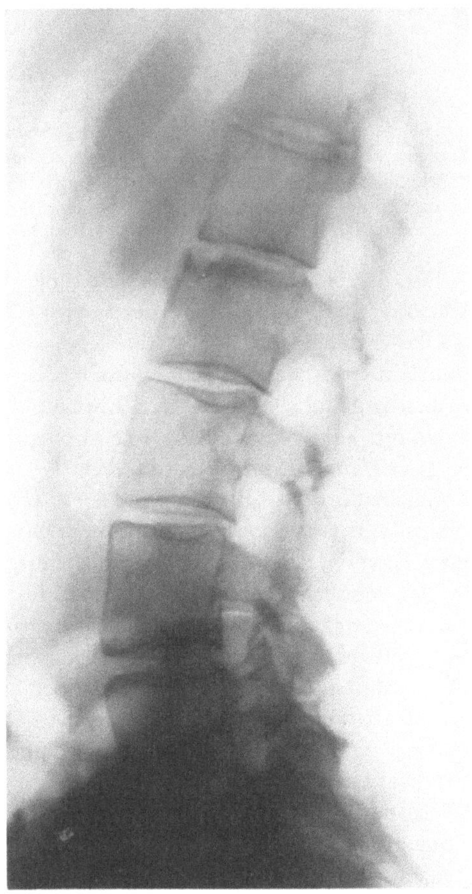

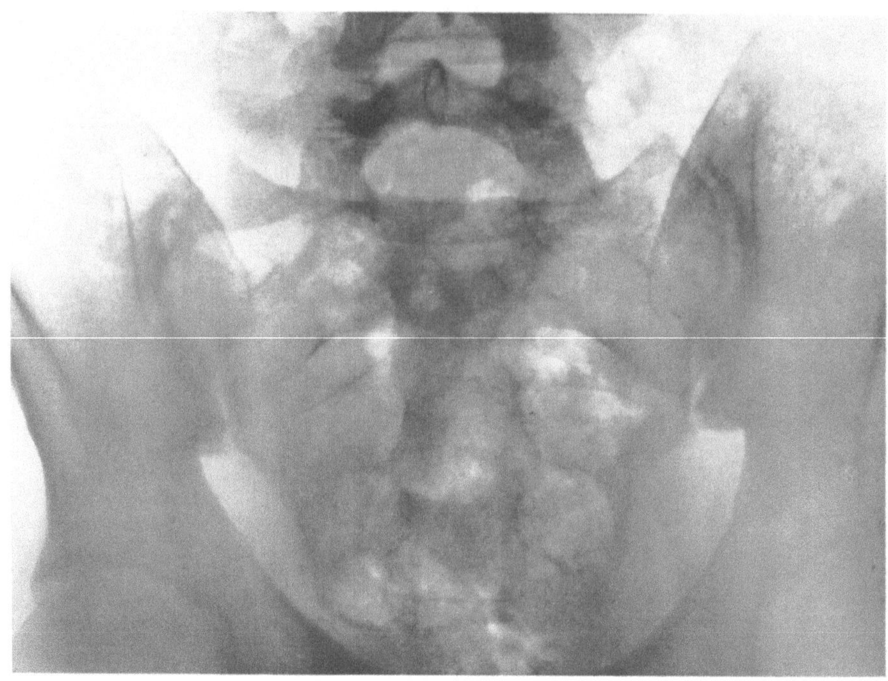

Abb. 68. *Manifeste SpA mit anfangs einseitiger Sakroiliitis.* 25 jähr. Mann, rechtsseitige Hüftschmerzen
seit dem 21. Lebensjahr. Sakroiliakalregion p.a.: *Doppelseitige Sacroiliitis, rechts Stadium I—II, links I.—*
Beidseits iliakale Randsklerose, verwaschener Gelenkspalt, rechts auch einzelne Aufhellungszonen.
Bestätigung durch Tomogramm (nicht dargestellt)

Für die eigentliche *Frühdiagnostik* der SpA sind seit W. Krebs (1930, 1934),
G. Scott (1936) und J. Forestier (1939) die Röntgenbefunde an den *Sakroiliakal-
gelenken* entscheidend. Ihre Grundlage sind die im Anschluß an die entzündliche
Infiltration des periarthralen Gewebes auftretenden knorpligen und knöchernen
Umbauvorgänge (Wurm; van Swaay; Aufdermaur; Cruickshank; Dihlmann;
Maier, 1968). Ihre von den angelsächsischen Rheumatologen eingeführte Bezeichnung
als „*Sacroiliitis*" ist problematisch.

Man hat für diese Befunde eine *Einteilung* in vier Stadien vorgeschlagen (Hart und
Robinson, 1959; Gamp u. Mitarb., 1963; Ott u. Mitarb., 1965); im *Stadium I* ist der Gelenkspalt verwaschen, scheinbar verbreitert, der Gelenkrand ist verdichtet und zeigt
einzelne rundliche Aufhellungen („Pseudo-Usuren", offenbar durch die von Wurm
und van Swaay beschriebene Knorpelsprossung verursacht) (Abb. 68). *Stadium II*
zeigt unregelmäßig begrenzten Gelenkspalt mit vermehrten und größeren Aufhellungszonen und dicht konfluierender juxtaartikulärer Sklerose (Abb. 69). Im
Stadium III wird die beginnende knöcherne Ankylose erkennbar (Abb. 70), und das
Stadium IV ist durch die vollständige knöcherne Ankylose (Synostose) charakterisiert, die wir schon beim Terminalstadium erwähnt haben (Abb. 63). Bei unklaren
Fällen, besonders in den frühen Entwicklungsstadien, können Schichtaufnahmen
(Tomogramme) der Sakroiliakalgelenke die Beurteilung erleichtern; auf die Wieder-
gabe entsprechender Vergleichsaufnahmen müssen wir hier leider verzichten.

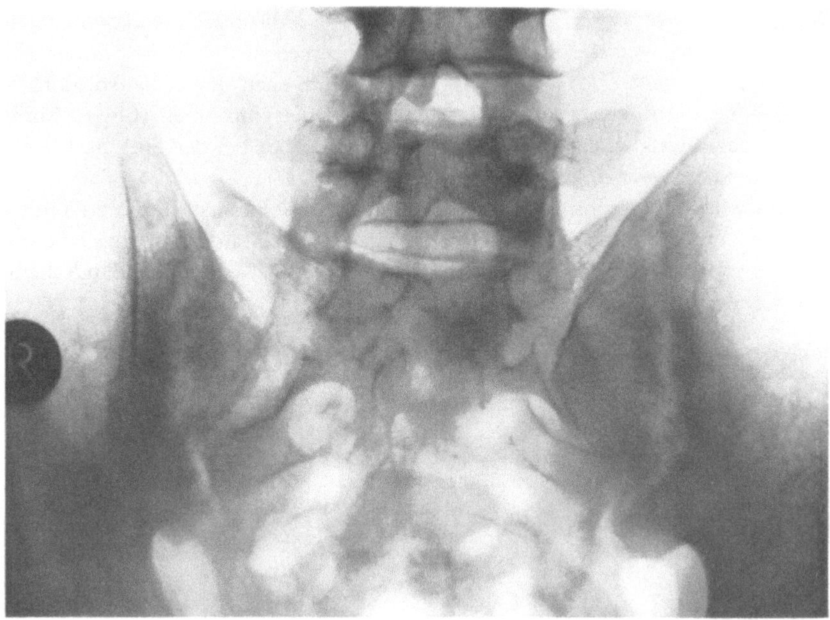

Abb. 69. Sakroiliakalregion p.a.: *Sacroiliitis Stadium II*. 26 jähr. Mann, Kreuzschmerzen seit 3 $^1/_2$ Jahren. — Unregelmäßiger Gelenkspalt, beids. konfluierende Randsklerose mit zahlreichen rundlichen Aufhellungszonen (Pseudousuren)

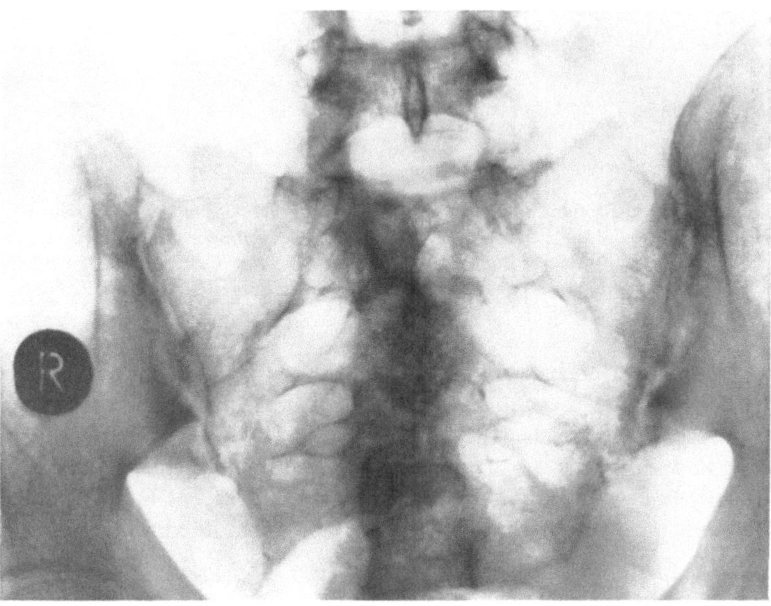

Abb. 70. Sakroiliakalregion p.a.: *Sacroiliitis Stadium III*. 38 jähr. Frau. Schmerzhafte Rückenversteifung seit 11 Jahren. — An beiden SI-Gelenken fleckige juxtaartikuläre Sklerose, rundliche Aufhellungszonen, beginnende knöcherne Ankylose am kaudalen Gelenkrand

Der *zeitliche Ablauf* erstreckt sich nach unseren Erfahrungen im *Stadium I* auf $^3/_4$ bis 3 Jahre seit den wahrscheinlichen Initialsymptomen der SpA, *im Stadium II* auf 6—14 Jahre; *Stadium III* fanden wir 5—19 Jahre nach Krankheitsbeginn, und *Stadium IV* nicht früher als 10 Jahre nach den Initialsymptomen (Ott u. Mitarb., 1965). Die Sacroiliitis kann einseitig beginnen, wird aber bei der SpA nach einigen Jahren wohl immer *beidseitig*.

Das Entwicklungsstadium der Sacroiliitis steht in keinem starren Verhältnis zur Entwicklung der Krankheit im Bereich der freien Wirbelsäule; vereinzelt kommen auch völlig verknöcherte Kreuz-Darmbein-Gelenke bei fehlender Bandscheiben-verknöcherung vor.

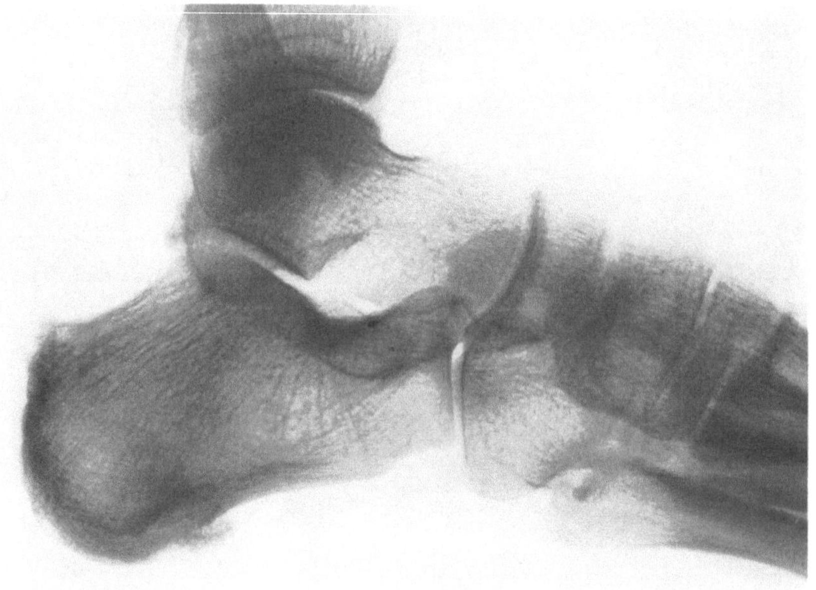

Abb. 71. Linkes Fußgelenk mit Fersenbein seitlich: *Ossifizierende Tendinitis (Tendoperiostitis) calcanei.* 20 jähr. Mann. Fußgelenk- und Fersenschmerzen seit 6 Jahren. Subperiostale Aufhellungszonen am Ansatz der Achillessehne, unscharf konturierter Kalkaneussporn mit subperiostaler Aufhellung an der Basis. Die Röntgenaufn. der Kreuzdarmbeingelenke (nicht dargestellt) zeigt eine sichere Sacro-iliitis, Stadium II (nach Ott u. Wurm, 1957)

Zum Abschluß ist noch auf ein nicht seltenes, röntgenologisch meist früh erfaß-bares Symptom hinzuweisen: die Veränderungen am Ansatz der Plantaraponeurose und Achillessehne am Calcaneus (Abb. 71). Durch unscharfe subperiostale Aufhel-lungszonen und verwaschene Verkalkungen im Bereich der Sehnenansätze sind diese Bilder vom stets klar abgegrenzten, degenerativen „Calcaneus-Sporn" röntgenolo-gisch ebenso deutlich zu unterscheiden wie klinisch durch ihre große Schmerzhaftig-keit.

Zur Differentialdiagnose
Eine umfassende röntgenologische Differentialdiagnose der SpA kann auf dem zur Verfügung stehenden Platz nicht gegeben werden. Im Rahmen der rheumatisch-

entzündlichen Krankheiten ist vor allem eine Abgrenzung gegen die *rheumatoide* (*primär chronische*) *Polyarthritis* nötig; diese führt fast nur in ihrer juvenilen Form zu Kreuz-Darmbein- und Wirbelsäulenveränderungen, die der SpA des Erwachsenen ähnlich sein können. Das *Reiter*-Syndrom ist im klinischen Rahmen zu erkennen, ebenso wie die SpA-ähnlichen Bilder bei *Psoriasis* und *Darmkrankheiten* (siehe Abschnitt „*Ätiologie*"). Die *Tuberkulose* bleibt am Kreuz-Darmbein-Gelenk meist einseitig; auch an der freien Wirbelsäule betrifft sie nur ein oder wenige Segmente.

Die *Ostitis condensans ilii* (Bársony u. Polgár, 1928) kommt fast nur bei Frauen vor. Klinisch bestehen hartnäckige, oft post partum aufgetretene Kreuzschmerzen, röntgenologisch meist doppelseitige, dreieckige homogene Verdichtungszonen der gelenknahen Darmbeinabschnitte, mit Basis am lateralen Rande der Sakroiliakalgelenke. Diese selbst bleiben intakt (Kontrollaufnahmen!), (Thompson, 1954; Kamieth, 1959; Arlet u. Ficat, 1960).

Die wichtigste, weil am häufigsten zu Schwierigkeiten führende röntgenologische Differentialdiagnose der SpA stellt die *Spondylosis hyperostotica* dar; ihr ist deshalb in diesem Lehrbuch ein eigenes, mit dem vorliegenden eng zusammenhängendes Kapitel gewidmet (Kap. Spondylosis hyperostotica).

VII. Laboratoriumsbefunde

Im Gegensatz zu vielen Erkrankungen des rheumatischen Formenkreises findet sich bei der SpA keine charakteristische serologische Konstellation, wenn man nicht gerade in diesem Umstand ein besonderes Charakteristikum der SpA sehen will. Der *Antistreptolysintiter* ist nicht selten erhöht, jedenfalls häufiger als bei der Gesamtbevölkerung. Seifert und Tichy (1954) fanden positive Ausfälle in 40%, Ott u. Mitarb. (1967) in 39%. Bei komplizierenden Aortenvitien und Mitbeteiligung der Augen konnten auch andere Autoren erhöhte Antistreptolysinwerte feststellen.

Der *Rheumatoidfaktor* ist nicht häufiger nachweisbar als bei Gesunden. Falck, Cobet und Hermann konnten ihn bei 13,2% nachweisen, besonders bei Beteiligung der peripheren Gelenke; Ott u. Mitarb. (1967) fanden dagegen nur bei 5% positive Rheumatoid-Faktor-Tests; dieser Wert entspricht der Mehrzahl der Literaturangaben.

Die *Blutsenkungsgeschwindigkeit* ist beschleunigt, aber meist nur mäßig, am ehesten während akuter Schübe. Im Beginn der Erkrankung oder im Latenzstadium ist sie bei 25% normal oder nur leicht erhöht. Eine normale Senkungsgeschwindigkeit der Erythrozyten schließt daher eine SpA nicht aus. Ihr Wert für die Differentialdiagnose ist trotzdem nicht zu unterschätzen, weil sie bei latent verlaufenden Formen schon beschleunigt sein kann bevor Schmerzen auftreten. Wichtig ist, bei jeder Senkungsbeschleunigung männlicher Personen im 3. u. 4. Lebensjahrzehnt, für die sich sonst keine Erklärung findet und die über nächtliche Kreuzschmerzen klagen, immer auch an eine SpA zu denken (Ott u. Wurm; Dihlmann).

Die elektrophoretische Untersuchung der *Bluteiweißkörper* ergibt in Abhängigkeit vom Krankheitsverlauf die Zeichen einer akuten oder chronischen Entzündung: Verminderung der Albumine, Vermehrung der Alpha-2-, Beta- und Gammaglobuline, wobei die Alpha-2-Globulin-Vermehrung stärker ausgeprägt ist als bei der rheumatoiden Arthritis. Bei akutem Verlauf überwiegt die Alpha-2- und Beta-Globulinvermehrung, bei schleichend-chronischem die Vermehrung der Gamma-Globuline.

Höhergradige elektrophoretische Veränderungen finden sich jedoch meist nur im manifesten Stadium und nur ausnahmsweise schon im Frühstadium der Erkrankung.

Der Serumeisenspiegel ist erhöht, der Serumkupferspiegel erniedrigt. Bei der rheumatoiden Arthritis (RA) ist es bekanntlich umgekehrt. Der Serumglucosamingehalt ist in einem hohen Prozentsatz (64%) erhöht (Gamp, 1955).

VIII. Differentialdiagnose

Bei der Differentialdiagnose der SpA sind vor allem die degenerativen Erkrankungen der Wirbelsäule zu berücksichtigen. Die *Scheuermannsche Adoleszentenkyphose* der BWS unterscheidet sich von der SpA durch eine Hyperlordose der LWS, durch den Röntgenbefund, die fehlende Versteifung, die normale Senkung und durch das Intaktbleiben der Sakroiliakalgelenke. Bei den *Bandscheibenschäden* und *Diskushernien* fehlen die allgemeinen Krankheitszeichen. Die WS wird zwar steif gehalten, aber die Sakroiliakalgelenke bleiben intakt. Das Röntgenbild zeigt Abflachungen der betroffenen Bandscheiben.

Bei der *Spondylosis* und *Spondylarthrosis* bleibt die Wirbelsäule beweglich und versteift niemals vollkommen. Die Rückenmuskulatur ist zwar gespannt, aber nicht atrophisch, allgemeine Krankheitszeichen fehlen. Röntgenologisch erweisen sich die Sakroiliakalgelenke als frei, dafür finden sich spondylotische Randwulst- und Zackenbildungen sowie eine Deckplattensklerose. Eine Abgrenzung der SpA gegenüber der brückenbildenden *hyperostotischen Spondylose* (Ott, 1953) ist differentialdiagnostisch besonders wichtig. Diese Erkrankung findet daher eine gesonderte Besprechung (Kapitel Spondylosis hyperostotica).

Die *Spondylitis tuberculosa* zeigt eine lokalisierte Destruktion mit charakteristischem Röntgenbefund und mit umschriebenem Druck- und Stauchungsschmerz; schwierig ist die Erkennung einer *unspezifischen Spondylitis*. Die *Rheumatoide Arthritis (RA)*, wenn sie die Wirbelgelenke betrifft, lokalisiert sich vor allem in der Halswirbelsäule, ist aber serologisch und klinisch abzugrenzen, besonders wenn auch die Handgelenke betroffen sind. Der *Morbus Reiter* kann mit Veränderungen der Sakroiliakalgelenke einhergehen und mit Veränderungen an der Wirbelsäule, die jenen der SpA ähnlich sind (Dixon u. Lience, 1961). Dasselbe gilt von der *Arthritis (Arthropathia) psoriatica*, bei der die Ähnlichkeit der Veränderungen mit SpA zur Bezeichnung Spondylitis psoriatica geführt hat. *Gicht, Ochronose* und *Fluorose* werden schließlich erwähnt, weil sie gelegentlich eine Wirbelsäulenversteifung verursachen können. Klinische und serologische Befunde werden im Verein mit dem Röntgenbefund, der sehr charakteristische Veränderungen an den Sakroiliakalgelenken aufweist, die Diagnose meist ermöglichen. Schwierigkeiten können freilich entstehen, wenn die Arthritis sacroiliaca einseitig ist oder eine Spondylitis ohne Arthritis sacroiliaca vorliegt (de Sèze u. Ryckewaert, 1965).

IX. Prognose

Quoad sanationem ist die Prognose der SpA ungünstig; aber ihre Bezeichnung als „schicksalhaft" zur Frühinvalidität führendes Leiden ist falsch. Nur die fulminanten Verlaufsformen — höchstens $^1/_4$ aller Fälle (Polley u. Slocumb; Forestier u. Mitarb., 1951) — schreiten in wenigen Jahren unaufhaltsam bis zur knöchernen Ankylose der Hüftgelenke, Versteifung der ganzen Wirbelsäule und mehr oder weniger vollständigen Invalidität fort. Im übrigen kann die Krankheit in jedem Stadium zum

Stillstand kommen oder wenigstens in einen sehr langsamen, unterschwelligen Verlauf übergehen. 64—80% der Kranken bleiben jahrzehntelang erwerbsfähig (Blumberg u. Ragan, 1956; Treiber 1956, 1967; Ott u. Wurm, 1957; Evers, 1958; Wilkinson und Bywaters, 1958; Schulz, 1964; Hart, 1966). *Quoad vitam* wird die Prognose vor allem durch die nicht seltene schwere Herzmuskel- und Aortenschädigung und durch myeloische Leukämie sowie aplastische Anämie nach Röntgenbestrahlung getrübt (siehe Abschnitte III und X dieses Kapitels und Kapitel J 2 c), sehr selten auch durch schwere Zwischenfälle der medikamentösen Therapie. Abgesehen davon wird die Lebenserwartung durch die SpA selbst nicht wesentlich verkürzt.

X. Ätiologie

Zwillingsstudien (Claussen, 1955; Claussen u. Kober, 1938; Claussen u. Steiner, 1966), Familien- und Bevölkerungsuntersuchungen (Stecher, de Blécourt) zeigen eine enorme Häufung der Krankheit in den Sippen von SpA-Kranken. Nach Hersh, Stecher u. Mitarb. (1950) ist ein *autosomales, nicht geschlechtsgebundenes, dominantes Gen* mit einer Penetranz von 70% bei Männern und 10% bei Frauen anzunehmen. Neuere genetische Forschungsergebnisse sprechen aber für ein „multifaktorielles" Erbgefüge und betonen die Bedeutung peristatischer Realisationsfaktoren (Jörgensen, 1968).

Als krankheitsauslösende Faktoren werden vor allem *Infektionen* beschuldigt. Ein spezifischer Erreger ist bisher nicht nachgewiesen. Statt der früher vermuteten Gonorrhoe wird heute eine ursächliche Rolle der *unspezifischen chronischen Prostatitis* und *Vesiculitis* angenommen, die bei SpA-Kranken viel häufiger als bei Wirbelsäulengesunden zu sein scheint (Romanus u. Ydén, 1955; Mason u. Mitarb., 1959). In diesem Zusammenhang interessiert die Tatsache, daß experimentell Harnwegsepithelien in Bindegewebskulturen die Bildung von Knochengewebe induzieren können (Beneke, 1968).

Bei Frauen wird auch der *chronischen Salpingitis* eine kausale Bedeutung zugeschrieben (Julkunen, 1964). Ein gewichtiges Argument für die ätiologische Bedeutung von Urogenitalinfektionen ist das Auftreten eines SpA-ähnlichen Krankheitsbildes im Zusammenhang mit einer *Reiterschen Krankheit* (Reiter, 1916, 1963; Mason u. Mitarb. 1959; Storck, 1962; Schilling u. Mitarb., 1965, Delbarre u. Mitarb., 1968; Ott, 1969). Reiter-Epidemien (Masbernard, 1959; Ougier u. Mitarb., 1964) lassen an einen spezifischen Erreger denken: PPLO (Decker u. Ward, 1966); Bedsoniae (Schachter u. Mitarb., 1966). Ob das Auftreten von SpA bei *Colitis ulcerosa* und *Enteritis regionalis* (Kuhlmann, 1959; McBride u. Mitarb., 1963; Ansell u. Wigley, 1964; Deicher u. Ahrendt, 1966) durch infektiös-toxische Faktoren bedingt oder als Ausdruck eines gemeinsamen immunpathologischen Geschehens aufzufassen ist, ist noch offen. Auch das häufige Auftreten von SpA bei *Psoriasis-Arthritis* läßt sich kausal noch nicht eindeutig beurteilen; gewisse Unterschiede vom Bilde der banalen SpA sind zu beachten (Coste, 1958; Wright, 1961; Bywaters u. Dixon, 1965; de Sèze u. Mitarb. 1966; Ahrendt, 1966; Schilling und Schacherl, 1967). Die traumatische Auslösung wird zwar gelegentlich postuliert (Graber-Duvernay u. Arnaudet, 1958; Evers, 1958; Louyot u. Mitarb., 1961); aus eigenen Beobachtungen müssen hier auch SpA-Fälle nach infizierten Kriegsverletzungen genannt werden. Der kausale Zusammenhang mit einmaligen stumpfen Traumen ist sehr zweifelhaft. „Mikrotraumen" gewisser Berufsarten sind als Ursache der SpA abzulehnen. Die SpA kommt bei mechanisch belastenden Berufen nicht häufiger vor als bei körperlich leichteren

(Fischer u. Vontz, 1932; West, 1949; Richmond, 1951; Baader, 1951; Wilkinson u. Bywaters, 1958).

Auch die militär- und sozialmedizinisch wichtige Frage der Anerkennung *physikalischer Umwelteinwirkungen* wie Kälte-, Nässe-Exposition wird von einzelnen Autoren befürwortend behandelt (Evers, 1958; Jancelewicz, 1966). Man wird jedoch nur ganz schwerwiegende, länger dauernde Schädigungen solcher Art akzeptieren können.

XI. Stellung der SpA im Rahmen der Rheumapathologie

Der Streit für und wider die Auffassung der SpA als spinale Variante der Rheumatoiden Polyarthritis darf als entschieden gelten. Pathologische Anatomie, Epidemiologie, Genetik, Geschlechtsverteilung, klinische Kennzeichen, Röntgenologie und Serologie sprechen eindeutig für eine Sonderstellung der klassischen SpA und gegen ihre Identität mit der Rheumatoiden Arthritis (Literatur darüber bei Ott und Wurm, 1957; Ott, 1959; Ott u. Mitarb., 1967). Die Existenz einzelner Fälle einer polyarthritischen, zur rheumatoiden Arthritis gehörigen Wirbelsäulenversteifung ist sicher (Wurm, 1957) und der Hinweis auf Mischformen ist begründet (Böni, 1961). Hier ist auf das Kapitel über Rheumatoide Arthritis zu verweisen.

XII. Therapie

Der zur Verfügung stehende Raum erlaubt nur eine Andeutung der verschiedenen therapeutischen Prinzipien. Es muß auf die Spezialkapitel dieses Lehrbuchs und die dortigen Literaturhinweise verwiesen werden.

Eine kausale Behandlung der SpA ist nicht bekannt. Die Behandlung der SpA Kranken bezweckt, den entzündlichen Krankheitsprozeß zu dämpfen oder zum Erlöschen zu bringen, die pathologische Verknöcherung zu verhüten oder hinauszuzögern, eine möglichst gute Beweglichkeit der Wirbelsäule und der Gliedmaßen zu bewahren oder wieder herzustellen und da, wo Versteifung unabwendbar ist, schwere Deformationen zu vermeiden. Schmerzlinderung — für den Patienten oft das wichtigste! — wird meist mit den gleichen Mitteln erreicht, die den Krankheitsprozeß selbst beeinflussen. In der *medikamentösen Behandlung* stehen Phenylbutazon und seine Kombinationspräparate durch ihren antiphlogistischen und analgetischen Effekt bei der SpA obenan. Auch Indometacin wirkt oft zufriedenstellend, scheint aber in therapeutischer Dosierung mehr Nebenwirkungen zu haben. Bei Intoleranz gegen diese neueren Mittel können auch die traditionellen Salizylate nützen. Corticosteroide sollten nur zum Abfangen schwerer entzündlicher Schübe gegeben werden, als Dauertherapie der SpA sind sie nicht indiziert. Gold-Präparate sind bei den Formen mit peripherer Gelenkbeteiligung wirksam, sonst weniger überzeugend als bei der rheumatoiden Arthritis.

Die Prinzipien der *Physikalischen Medizin* sind in allen Stadien der SpA unentbehrlich. Präventive nächtliche Flachlagerung und tägliche Bewegungsübungen gehören zum Leben der SpA-Kranken wie Ernährung und Körperpflege. Thermo- und Elektrotherapie sowie Massage wirken auch schmerzlindernd. Regelmäßig alle 1—2 Jahre durchgeführte *Thermal-* und *Moorbadekuren* verlangsamen den Versteifungsprozeß, wenn sie mit Bewegungstherapie kombiniert werden. In Schubsituationen (Iridozyklitis!) sind sie kontraindiziert. *Röntgentherapie* kann zweifellos schmerzlindernd wirken, verlangsamt aber den Versteifungsprozeß als solchen nicht sicher; im Hinblick auf die statistisch gesicherte Gefahr der Provokation einer myeloischen Leukämie oder aplastischen Anämie hat sich die Mehrzahl der Rheumatologen von ihr abgewandt. — Die *parenterale Thorium-X-Behandlung* halten wir für nicht mehr vertretbar, obwohl sie immer noch ihre Befürworter hat.

Die Prinzipien der *konservativen Orthopädie* decken sich mit denen der Physikalischen Medizin, seitdem man erkannt hat, daß eine langdauernde Ruhigstellung verfehlt ist, weil sie die verhängnisvolle Verknöcherung beschleunigt. Unter den Möglichkeiten der *orthopädischen Chirurgie* steht die Aufrichtung schwerster Kyphosen (vertebrale Osteotomie) im Vordergrunde; die Ergebnisse plastischer Hüftgelenksoperationen sind bei der SpA enttäuschend.

Seltene Sonderformen und Komplikationen
Das Feltysyndrom

E. Martin und I. Radi

I. Definition

Das Feltysyndrom ist durch folgende Trias charakterisiert:

      Polyarthritis

      Splenomegalie

      Leukopenie.

Darf man das Feltysyndrom weiterhin als Stein im Mosaik der rheumatoiden Arthritis belassen? Wir sind es gewohnt, bei an rheumatoider Arthritis leidenden Patienten gelegentlich einen Milztumor und eine Leukopenie, doch ebenso eine normale Milz und erhöhte Leukozytenzahl zu finden. Der Name dieses Syndroms hat überlebt und er wird weiterhin in der modernen Literatur benützt. Unserer Meinung nach ermöglicht diese Bezeichnung eine provisorische Ettikettierung der von den beiden oben genannten Symptomen begleiteten Polyarthritis. Aber die Kenntnis dieses Syndroms erweitert unser Verständnis der rheumatoiden Arthritis als solcher nicht und erbringt keine gültige Erklärung über den Ursprung dieses Syndroms.

II. Historisches

1924 hat Felty bei fünf Kranken dieses Syndrom beschrieben, das seinen Namen trägt: Milztumor, Neutropenie und rezidivierende, atrophische und ankylosierende Arthropathie bei der Frau nach der Menopause. Seit diesem Zeitpunkt sind bis 1964 154 analoge Fälle beschrieben worden (Beikert, 1964), aber sicher sind nicht alle diagnostizierten Fälle in die Literatur eingegangen. Das Syndrom ist verhältnismäßig selten, und seine Häufigkeit überschreitet sicher nicht ein Prozent der rheumatischen Erkrankungen.

III. Klinik

Das Krankengut setzt sich hauptsächlich aus Frauen jenseits der Menopause zusammen. Männer sind seltener befallen (1,7 Frauen auf einen Mann), (Denko u. Zumpft, 1962).

Die entzündliche Arthropathie entspricht in der Mehrzahl der Fälle den diagnostischen Kriterien, die vom Komitee der „American Rheumatism Association" (Collier u. Brush, 1966) aufgestellt worden sind. Das vollständige Syndrom findet man bei

Patienten mit fortgeschrittener rheumatoider Polyarthritis, doch auch zu Beginn der Evolution (Ragan, 1966). Wir haben anfangs erwähnt, weshalb wir diesem Syndrom keine primordiale Bedeutung zusprechen, man muß es jedoch in seiner klassischen Symptomatologie anerkennen; so klammern wir aus diesem Diagnosekreis diejenigen Fälle aus, bei denen man einen Milztumor nachgewiesen hat, und die von einer Arthrose oder Gicht begleitet sind. Es ist interessant festzuhalten, daß ein mit Sklerodermie (Fudenberg u. Wintrobe, 1955), Periarteriitis nodosa (Dameshek u. Rosenthal, 1951) und Lupus erythematodes disseminatus (Laszlo, Alvarez u. Mitarb., 1955). vorkommendes Feltysyndrom beschrieben ist. Im Fall des Lupus erythematodes disseminatus ist die Milzvergrößerung häufig.

Der Milztumor finhet sich in 5—10 % der rheumatoiden Arthritisfälle, unabhängig davon, ob sie mit einer Leukopenie vergesellschaftet sind oder nicht (Short, Bauer u. Mitarb., 1957). Beim Feltysyndrom ist die Milz mäßig vergrößert, kann jedoch gelegentlich die Nabelgegend überschreiten. Das histologische Bild ist nicht pathognomonisch; man fände gehäuft eine periarterielle lamelläre Fibrose. Die Leukopenie ist schwankend in ihrer Ausprägung und beträgt im Durchschnitt um 1800 weiße Blutkörperchen. Sie können jedoch auf unter 200 absinken. Die niedrigsten Werte findet man während eines akuten Schubs. Es besteht jedoch kein direktes Verhältnis zwischen der Milzgröße und dem Grad der Leukopenie. Das Differentialblutbild zeigt im allgemeinen eine Neutropenie. Sie ist nicht immer konstant und kann im Laufe der Erkrankung wieder normale Werte erreichen. Die leukozytäre Reaktion auf eine interkurrente Infektion erfolge jedoch nicht beim Feltysyndrom.

Wie bei der rheumatoiden Arthritis sind Fieber und eine Reduktion des Allgemeinzustandes mehr oder weniger ausgeprägt.

Das radiologische Bild der osteoartikulären Läsionen ist im allgemeinen typisch. Man hat immer wieder auf die Häufigkeit der subkutanen rheumatischen Knötchen hingewiesen, ihr Vorkommen sei konstanter als in den Fällen gewöhnlicher rheumatoider Polyarthritis. Es ist vielleicht interessant darauf hinzuweisen, daß man erythematöse Schübe feststellt, sowie Petechien und Ulcera cruris. Außerdem zeigten die Patienten eine erhöhte Neigung zu Infektionen in Form von Zystopyelitiden, Konjunktivo-Blepharitiden, Otitiden usw. Man hat jedoch bei dem Syndrom keine Hypogammaglobulinämie beschrieben.

IV. Laboratoriumsuntersuchungen

Das Blutbild ist nur geringgradig verändert, abgesehen von der klassischen Neutropenie, einer leichten Anämie und einer gelegentlich erhöhten Lymphozytose. Die Anzahl der Basophilen und Eosinophilen kann die obere Grenze der Norm überschreiten. Die Thrombozytenwerte sind im allgemeinen normal, gelegentlich verringert. Das Knochenmark zeigt in 60% der Fälle eine Hyperplasie der myeloiden Elemente. Die Blutkörperchensenkungsgeschwindigkeit ist beschleunigt. Die Elektrophorese zeigt eine geringgradige Erhöhung der Alpha-2- und Gammaglobuline, dagegen sind die Albumine verringert. Der L.E.-Test fällt gelegentlich positiv aus. Die Leberproben und Nierenfunktionsteste sind nicht pathologisch verändert. Man hat das häufige Vorkommen eines antinukleären Faktors beschrieben, der spezifisch mit den Leukozyten von Feltypatienten reagiere (Beikert, 1964; Faber u. Elling, 1966; Ward, Johnson u. Mitarb., 1964). Aber dieses Phänomen findet sich auch bei anderen Arthropathien.

V. Aetiologie und Verlauf

Das Syndrom beinhaltet nach der Mehrzahl der Autoren keine nosologische Einheit. Seine Aetiologie ist ebenso unbekannt wie die der rheumatoiden Arthritis und für den Milztumor und die Leukopenie kann keine befriedigende Erklärung gegeben werden. Die Prognose hängt vom Schweregrad der Erkrankung ab. Die Sterblichkeit ist um so höher, je ausgeprägter die Leukopenie wird und interkurrierende Infektionen auftreten.

VI. Differentialdiagnose

Bei voll ausgeprägtem klinischem Bild besteht kein Problem. Auszuschließen sind die Banti'sche Erkrankung und der Lupus erythematodes disseminatus, der häufig von Milztumor und Leukopenie begleitet ist (Ougier, Page u. Mitarb., 1964). Gleichermaßen ist die Differentialdiagnose gegenüber dem Wiseman-Doansyndrom — einer Panhaematopenia splenis — abzuwägen, das als Splenomegalie und Neutropenie ohne Arthropathie beschrieben ist.

VII. Behandlung

Die vorgeschlagenen Behandlungsmethoden sind widersprüchlich. Die Splenektomie hat — nach gewissen Autoren — einen günstigen Effekt auf das Blutbild (Collier u. Brush, 1966; Gibbert, Gilbertson u. Mitarb., 1965; Hume, Dagg u. Mitarb., 1964; J. R. Schneider), nach anderen zeitigt sie nur einen vorübergehenden Erfolg (Green u. Fromke, 1967). Die Arthropathie wird durch sie nicht beeinflußt (Ougier, Page u. Mitarb., 1966). Die Splenektomie ist in Fällen zu empfehlen, die durch interkurrierende Infektionen kompliziert sind, sowie bei hochgradiger Leukopenie (Collier u. Brush, 1964; Green u. Fromke, 1966). Die Kortikoidtherapie erscheint ebenfalls — in hohen Dosen — gerechtfertigt, vor allem zur Vorbereitung einer Splenektomie (Ougier, Page u. Mitarb., 1964; Hedberg u. Källén, 1964). In diesen Fällen handelt man den Erfahrungen entsprechend, die man bei gewissen Formen des Hypersplenismus erworben hat, aber es ist nicht sehr wahrscheinlich, daß die Ergebnisse immer zufriedenstellend sein werden. Nach Absetzen der Kortikoidtherapie hat man bei Patienten mit Feltysyndrom neurologische und vaskuläre Komplikationen beschrieben.

Wir wollen die entsprechenden Manifestationen unter der Bezeichnung Feltysyndrom beibehalten, da es noch in zahlreichen klassischen Abhandlungen enthalten ist. Aber wir weisen noch einmal darauf hin, daß es sich nur um eine klinische Beschreibung handelt und wir die Aetiologie des Syndroms nicht kennen. Unsere Erkenntnisse über die Krankheit werden nicht dadurch vertieft, daß man die mit Hypersplenismus assoziierte Polyarthritis anders benennt.

Das Sjögrensyndrom

E. Martin und I. Radi

I. Definition

Das Sjögrensyndrom ist charakterisiert durch die Trias:
> Xerophthalmie
> Xerostomie
> rheumatoide Polyarthritis.

Die rheumatoide Polyarthritis wird in gewissen Fällen durch eine den Kollagenosen zugehörige Arthropathie ersetzt. Überdies ist das klinische Bild der Erkrankung vielfältig, da manches Begleitsymptom vorliegen kann.

II. Historisches

Die verschiedenen, zum Sjögrensyndrom gehörenden Symptome wurden seit Ende des XIX. Jahrhunderts angegeben und allmählich präzisiert. 1882 hat Leber erstmals die Keratitis filamentosa beschrieben. Hadden stellte das gleichzeitige Vorliegen einer Xerophthalmie mit einer Xerostomie im Jahre 1888 fest. Fischer beobachtete 1889 die Vergesellschaftung einer Xerophthalmie mit einer Arthritis. Fuchs (1919) fand bei einer Frau in der Menopause eine mit Xerophthalmie kombinierte Xerostomie und vermutete eine Hormonstörung als Ursache der Krankheit.

Zur gleichen Zeit, jedoch unabhängig voneinander, haben sich 1925 Gougerot, 1927 Houwer und 1933 Sjögren um die Synthese des Syndroms verdient gemacht, indem sie die Trias vervollständigt haben. Diese Autoren haben die Polyarthritis sowie die Atrophie der exokrinen Drüsen (Tränendrüsen, Speicheldrüsen, die Drüsen der Nase, des Larynx und der Vulva) zu einem einheitlichen klinischen Krankheitsbild zusammengefaßt und die Läsionen histologisch untersucht. Gerechterweise wird das Syndrom in der französischen Literatur deshalb nach Gougerot-Houwer-Sjögren benannt.

III. Klinik

Frauen erkranken neunmal häufiger als Männer. Das Leiden beginnt meist zur Zeit der Menopause, ohne daß deshalb Krankheit und hormonale Umstimmung in ein pathogenetisches Verhältnis zueinander gebracht werden könnten. Ausnahmsweise findet man das Syndrom bei Patienten anderer Altersgruppen und beider Geschlechter (Anderson u. Mitarb., 1961; Bunium, 1965; Eliachar u. Mitarb., 1966; Fuchs, 1919 und O'Neill, 1965).

1. Xerophthalmie

Die Xerophthalmie ist Leitsymptom. Zeitlich geht sie den andern Krankheitszeichen oft voran. Es handelt sich um eine sekretlose Kerato-Konjunktivo-Blepharitis, welche schubweise verlaufen kann. Bei der Inspektion fällt der häufige Lidschlag dieser Kranken auf. Die Augen brennen und sind schmerzhaft; die Patienten klagen über das Gefühl, Sand in den Augen zu haben. Sie geben einen Schleier vor den Augen an und leiden an Photophobie. Man beobachtet Fäden auf der Hornhaut. Als Zeichen der Tränendrüsenhypertrophie ist der obere äußere Augenlidwinkel, hauptsächlich zu Beginn der Krankheit, häufig geschwollen. Der Lidspalt kann verengt sein.

Zur Abklärung dieses Augenbefundes bedient man sich in der Klinik dreier Methoden:

Biomikroskopie
Die Abwesenheit der Tränen läßt die Oberfläche des Augapfels ohne seinen physiologischen Schutz. Das Epithel liegt bloß und hebt sich teilweise von der Kornea ab. Durch diesen Vorgang entstehen makroskopisch sichtbare Fäden aus Epithel und zähem Schleim; dies hat zur Benennung „filamentöse Konjunktivitis" geführt. Die direkte Untersuchung mittels Spaltlampe erlaubt die Feststellung, daß diese flottierenden Fetzen an einem Ende an der Kornea haften.

Schirmer-Test
Der Test muß nach Absetzen jeglicher Lokalbehandlung ausgeführt werden.

Direkter Test nach Schirmer (Schirmer I).
Ein Streifen Filterpapier Whatman 41 von 5×35 mm wird unter das Oberlid beider Augen, am besten in den äußeren Lidwinkel, eingeführt, ohne daß man dabei die Kornea berührt. Man kann ihn ebenfalls nach Umknicken von 5 mm Filterstreifen am unteren Augenlid, genauer am Tränen-

sack, einlegen. Das Papier wird genau 5 Minuten in dieser Stellung belassen. Normalerweise erreicht die Befeuchtung bei jungen Individuen mehr als 15 mm, bei Leuten jenseits der Vierzigerjahre 10—15 mm. Beim Sjögrensyndrom sind weniger als 10—15 mm benetzt.

Der indirekte Test nach Schirmer (Schirmer II)
ist eine Modifikation der ersten. Zuerst anaesthesiert man die Oberfläche der Bindehaut und stimuliert dann die Tränendrüsen mit lakrymogenen Substanzen. Darauf führt man den oben beschriebenen, eigentlichen Test nach Schirmer durch.

Bengalrotfärbung
Eine 1%ige Lösung des Farbstoffs wird in den Konjunktivalsack instilliert. Unmittelbar danach wird mit physiologischer Kochsalzlösung gespült.

Bei Normalpersonen nimmt die Bindehaut die Farbe nicht an, während bei Kranken der Farbstoff in den pathologisch veränderten Konjunktiven der Kornea und des Bulbus fixiert wird.

Histologisch weisen die Epithelzellen der Konjunktiven eine hydropische Degeneration auf. Die Veränderung des subepithelialen elastischen Gewebes ist charakterisiert durch Fragmentierung der Fibrillen und lymphozytäre Infiltration. In frühen Stadien der Erkrankung kann man in den Tränendrüsen Rundzellinfiltrate beobachten. Diese Befunde erinnern an gewisse Thyreoiditiden. Die Entzündung führt schließlich zur Atrophie und Fibrose der Tränendrüse.

2. *Xerostomie*
Die Xerostomie wird in ungefähr 50% der trockenen Kerato-Konjunktivitiden und in 88% der Fälle mit Sjögrensyndrom gefunden.

Die Patienten beklagen sich über Durst, trockenen Mund, Schwierigkeiten beim Kauen und Schlucken der Nahrung, über Brennen bei Einnahme von Alkohol sowie von Gewürzen. Die Lippen sind rissig, die Mundschleimhaut ist gerötet oder gelblich, man findet auf ihr Fäden und Schleimperlen. Die Zunge ist ausgetrocknet und intensiv rot gefärbt. Die Parotiden sind, wenn auch nur flüchtig, oft hypertrophisch. Sialographisch kommen Erweiterungen der Speicheldrüsengänge zur Darstellung. Läßt man eine normale Versuchsperson eine Zitronenscheibe lutschen, so verschwindet ein in den Stenon'schen Kanal injiziertes Kontrastmittel im Verlauf von 5 Minuten. Bei Kranken mit Xerostomie dagegen bleibt es während Stunden oder gar Tagen sichtbar.

Die submaxillären und sublingualen Drüsen sind seltener befallen als die Parotis.

Die histologische Untersuchung der Speicheldrüsen ergibt folgenden Befund (Morgan, 1954; Sokoloff, 1966): In wenigen Fällen ist das Parenchym normal. Die Epithelzellen der Kanäle proliferieren, werden polymorph, geschichtet und bilden „epimyo-epitheliale Inseln". Man verzeichnet überdies eine Metaplasie der Azini und eine perikanalikuläre lymphozytäre Infiltration. Gelegentlich, wenn die lymphozytäre Infiltration mit einer kanalikulären Metaplasie vergesellschaftet ist, erinnert das mikroskopische Bild an maligne Lymphome der Speicheldrüsen. Im Spätstadium wird das atrophische lobuläre Parenchym durch Fettgewebe ersetzt.

Andere Manifestationen
Die Trockenheit des Mundes kann sich auf den Pharynx, die Speiseröhre (Buchanan u. Mitarb., 1966; Hooft u. Mitarb., 1967 und Moussio-Fournier u. Mitarb., 1946), den Magen, die Schleimhäute der Atemwege, der Genitalien (Gougerot, 1925/26 und Remaggi u. Gialetti, 1966) sowie auf die Haut und ihre Anhangsgebilde ausdehnen. Das Pankreas ist seltener befallen; anfallsweise Abdominalbeschwerden im Verlauf der Krankheit werden dieser Lokalisierung zugeschrieben. Diarrhöen sind häufig. Die

Stühle können entfärbt sein; dies wird entweder ebenfalls auf die Pankreasbeteiligung, oder auf intestinale Resorptionsstörungen zurückgeführt. Eine Insuffizienz der exokrinen Pankreassekretion ist erwiesen (Lambling u. Dejours (1951)); trotzdem konnten Kohlehydratstoffwechselstörungen bisher nicht bestätigt werden.

Pathologisch-anatomisch hat man in den Lymphdrüsen und Lungen tumorartige lymphoide Infiltrate gefunden, aus denen sich in vereinzelten Fällen Retikulosarkome oder andere maligne Tumoren entwickelt haben. Es wird angegeben, daß eine Hepato-Splenomegalie in 20% der Fälle vorliege (Delaney u. Balogh (1966), Hornbaker u. Mitarb. (1966), Miller (1967), Sokoloff (1966) und Talal u. Bunim (1964)).

3. Rheumatoide Polyarthritis

Klassischerweise ist die assoziierte entzündliche Polyarthropathie eine rheumatoide Polyarthritis, mit der sie in allen Eigenschaften übereinstimmt. In der überwiegenden Mehrzahl der Fälle handelt es sich um eine seropositive, noduläre rheumatoide Arthritis, welche den, von der „American Rheumatism Association" geforderten, klassischen Kriterien entspricht. Mehr als die Hälfte der Fälle mit Sjögrensyndrom leiden an Arthritis, die dann in der Regel den andern Manifestationen vorausgeht. Fehlt die rheumatoide Arthritis, so kann eine andere Kollagenkrankheit in Anwesenheit von Xerophthalmie und Xerostomie deren Platz einnehmen. So hat man Sjögrensyndrome gesehen, bei denen die rheumatoide Arthritis durch eine Sklerodermie (Bunim (1945), Kaldor u. Török (1965) und Shearn (1960)), eine Dermatomyositis, eine Myopathia tarda, einen disseminierten Lupus erythematodes (Bencze u. Lakatos (1963) und Heaton (1959)), eine Periarteriitis nodosa, eine Purpura Schönlein-Henoch, eine Thyreoiditis usw. ersetzt war. Gelegentlich sind die Nierenfunktionen gestört (Bucher u. Reid (1959), Kahn u. Mitarb. (1962), Curdy u. Mitarb. (1967) und Mc. Kechnie (1966)).

Es muß hier erwähnt werden, daß die Internisten die Diagnose Sjögrensyndrom nur stellen, falls die klassische Trias ausgebildet ist. Die Ophthalmologen beachten diese Regel nicht immer. Tatsächlich können Xerophthalmie und Xerostomie ohne rheumatoide Arthritis vorkommen. An deren Stelle machen sich mitunter uncharakteristische Allgemeinsymptome und Arthralgien bemerkbar, ohne daß eine eigentliche rheumatoide Arthritis vorhanden ist. Deshalb lassen sich Statistiken von medizinischen Abteilungen und ophthalmologischen Kliniken nicht vergleichen.

IV. Laboratoriumsuntersuchungen

Man findet die allgemeinen Zeichen einer Entzündung: unterschiedliche, oft sehr stark beschleunigte Blutsenkungsreaktion, Anämie, Leukopenie, Eosinophilie und selten. eine Thrombopenie. In der Elektrophorese sind die Gammaglobuline unspezifisch vermehrt und die Albumine vermindert.

Beim Sjögrensyndrom sind überdies eine Vielzahl serologischer Reaktionen positiv (Anderson u. Mitarb. (1961), Auquier u. Peltier (1965), Bäumer (1965/66), Bertram u. Halberg (1965), Bienenstock u. Bloch (1967), Biro u. Mitarb. (1965), Bloch u. Mitarb. (1960), Bunim (1965), Christian (1967), Deicher u. Mitarb. (1960), Denko (1965), Engels (1966), Hanauer u. Christian (1967), Langr u. Mitarb. (1965), Leventhal u. Mitarb. (1967), McKechnie (1966), Meyer (1948), Miller (1967), Seligmann u. Hamard (1965)). Diesbezügliche Arbeiten haben sich in den letzten Jahren gehäuft. Bei den meisten Sjögrenkranken ist der Latextest positiv; dies besagt, daß bei ihnen rheumatoide Faktoren vorkommen. Obgleich die Methoden mit Latex F II und die Bentonit-Flockulation positive Resultate ergeben, gilt dies für die Hämagglutination nur in 60—80% der Fälle. Diese Reaktionen können selbst bei Abwesenheit einer Polyarthritis positiv sein.

Die verschiedenen antinukleären Faktoren sind in mehr als der Hälfte, der L.E.-Zelltest dagegen, nur in 10—30% der Fälle nachweisbar (Bunim (1961), Heaton (1959), Shearn (1960/65)).

Antithyreoglobuline Antikörper sind in einem Drittel der Fälle vorhanden, doch ist dies eine eher unspezifische Reaktion (Auquier u. Peltier (1965) und Bunim (1965)).

V. Aetiologie

Die serologischen Befunde weisen darauf hin, daß das Syndrom zur Gruppe der Autoimmunkrankheiten gehört. Das primum movens der immunologischen Anomalie ist jedoch unbekannt. Unklar ist die Rolle familiärer genetischer Faktoren (Doni u. Mitarb., 1965). Die Theorien einer hormonalen Genese werden nicht mehr diskutiert.

VI. Verlauf

Das Sjögrensyndrom verläuft entsprechend dem Schweregrad der begleitenden Kollagenose. Außerdem kommen gelegentlich auf die Austrocknung der Schleimhäute zurückzuführende Komplikationen vor: rezidivierende Hornhautulzerationen, Erkrankungen der Atemwege und des Verdauungstraktes usw. Obgleich diese letzteren Erscheinungen das Leben des Patienten nicht gefährden, so bilden sie doch ernsthafte Komplikationen.

VII. Differentialdiagnose

Man muß diejenigen Fälle erkennen, bei denen das okuläre Syndrom das klinische Bild beherrscht und die Begleitkollagenose dahinter zurücktritt; in anderen Fällen stehen eine Polyarthritis oder eine schwere Kollagenose im Vordergrund und das Augensyndrom manifestiert sich dabei nur als unbedeutende Komplikation. Allein die Durchführung der oben erwähnten Untersuchungen erlaubt es, die Art der Xerophthalmie zu präzisieren und so die Diagnose Sjögrensyndrom zu stellen — man sollte sich nicht nur auf den klinischen Blick stützen.

VIII. Behandlung

Die Xerophthalmie läßt sich vorübergehend durch Instillation künstlicher Tränen sowie durch Elektrokoagulation der Tränenpunkte günstig beeinflussen.

Häufige Befeuchtung des Mundes verringert die Xerostomiebeschwerden.

Die kurzfristige Kortikosteroidbehandlung erleichtert das Leiden. Sie sollte sich, falls möglich, nicht über längere Zeit erstrecken, denn die Komplikationen dieser Therapie müssen bei dieser Affektion ebenso gefürchtet werden wie bei der rheumatoiden Polyarthritis.

Wenn es sich bei der Begleitkollagenose um einen Lupus erythematodes disseminatus oder eine Periarteriitis nodosa handelt, die eine Steroidbehandlung erfordern, so soll man mit ihrer Anwendung nicht zögern.

Das Sjögrensyndrom muß Rheumatologen und Internisten vertraut sein. Auf Grund seiner Zugehörigkeit zu den sogenannten Kollagenosen und seinem Reichtum an immunologischen Reaktionen ist es eine Krankheit, die unser Interesse verdient.

E. Martin und I. Radi

Das Behçetsyndrom

E. Martin und I. Radi

I. Definition

Das Behçetsyndrom wird durch folgende Trias charakterisiert:
okuläre Läsionen
Ulzerationen der Mundschleimhaut
Ulzerationen der Genitalgegend.

II. Historisches

1937 hat Behçet diese drei rezidivierenden Symptome bei drei Patienten beschrieben; sie wurden seither unter seinem Namen zu einem Syndrom zusammengefaßt. 1938 und 1939 widmete er diesem Thema zwei weitere Arbeiten. Eine sowohl die Bukkal- als auch die Genitalgegend betreffende „bipolare Aphtose", bildet das Leitsymptom dieser Krankheit. Seit Neumann 1895 als erster diesen Namen eingeführt hat, stellt sie einen klinischen Begriff dar. Touraine (1941/55) kommt das Verdienst zu, das Syndrom der Aphtose meisterhaft beschrieben zu haben, und es trägt seither oft seinen Namen.

III. Klinik

Mehr als 500 Fälle des Behçetsyndrom sind in der Literatur veröffentlicht (468 bis 1963). Der Leser ist erstaunt über die Verschiedenheit der Symptomatologie und der zur Erhärtung der Diagnose erhobenen Kriterien. Die Autoren sind sich jedoch einig, daß Ulzerationen der oralen Mukosa und der Genitalgegend (bipolare Aphtose) vorhanden sein müssen, um die Diagnose zu stellen.

1. Die Ulzerationen

a) Die Ulzera sind vor allem auf der Wangenschleimhaut, der Gingiva, der Zunge und den Lippen lokalisiert; seltener findet man sie in der Nasenhöhle, dem Pharynx und dem Oesophagus. Ihre Größe schwankt zwischen einem und mehreren Zentimetern Durchmesser. Das histologische Bild der Schleimhautläsionen und der Ulzera der Genitalgegend ist unspezifisch und nicht pathognomonisch. Lehner (1967) findet in herpesähnlichen Ulzera epitheliale Bläschen und intranukleäre Einschlußkörperchen vom Virustyp.

Die Ulzerationen sind schmerzhaft. Sie heilen nach verschieden langer Dauer (im allgemeinen einigen Tagen) spontan ab, ohne Narben zu hinterlassen; sie rezidivieren jedoch wie alle Symptome der Krankheit.

b) Die zweite Praedilektionsstelle der Ulzerationen sind Vulva, Penis, Skrotum, seltener der Anus. Die Beschreibung der oralen Ulzerationen gilt ebenso für diesen Pol der Aphtose.

2. Die okulären Manifestationen

Die Augenkomplikationen vervollständigen die klassische Trias des Syndroms. Auch ihnen ist der rezidivierende Charakter der anderen Läsionen eigen. Klinisch steht die Uveitis anterior an erster Stelle (Smith u. Mitarb., 1967). Man findet sie nach Mason (1967) in 69% der Fälle. Gleich häufig sind Iritis simplex und Iritis mit Hypopyon. Es gibt jedoch auch Fälle mit Befall der Retina; ihre Häufigkeit erreicht nach Mavioglu (1958) 50%. Smith und Mitarb. (1967) haben Gefäßläsionen der Retina beschrieben. Nach Sezer (1953/56/60) begännen die Augenläsionen im Bereich der Retina und des Nervus opticus. Nach Smith u. Mitarb. (1967) bestehen die Initialläsionen in einer Periarteriitis oder einer Periphlebitis, manchmal mit arterieller oder venöser Thrombose vergesellschaftet, und in einer Retina- oder Glaskörperblutung. Konjunktivitis, Episkleritis, Iritis, Chorioiditis oder Keratitis können ebenfalls okuläre Symptome der Behçetschen Krankheit sein.

Neben den drei Lokalisationen, die wir beschrieben haben, können *weitere Manifestationen* bei diesem Syndrom vorkommen.

3. Hautbefall

Es handelt sich im allgemeinen um einen auf dem Rücken, den Schultern, den Extremitäten (Ishii u. Mitarb., 1964) lokalisierten, dem Erythema nodosum gleichenden, Ausschlag. Mason (1967) beschreibt ein Erythema nodosum in 44% der Fälle. Aber die Dermatose kann die Form eines polymorphen Erythems annehmen, induriert und makulös sein, oder als papulopustulöse Eruption eine Follikulitis oder Akne vortäuschen (Coste u. Mitarb., 1965).

Der Hautbefall und die okularen Symptome kommen etwa gleich häufig vor.

4. Gelenkbefall

Der Befall der Gelenke ist sehr unterschiedlich, mit Vorliebe betrifft er einige wenige Gelenke, gelegentlich ist er jedoch monoartikulär. Es kann sich um einfache Arthralgien ohne objektivierbare Läsionen handeln, um entzündliche Gelenkleiden, um intermittierende Hydrarthrose des Kniegelenks. Auch bei diesen Symptomen findet man den rezidivierenden Charakter der Erkrankung. Die großen Gelenke sind häufiger befallen als die kleinen (Knie, Sprunggelenk, Schulter, Ellenbogen — geordnet nach abnehmender Häufigkeit), (Strachan u. Wizgell, 1963). Der entzündliche Rheumatismus kann das klinische Bild beherrschen.

Nach der bipolaren Aphtose, den Augen- und den Hautsymptomen finden sich die Arthropathien an vierter Stelle, nach der Häufigkeit des Auftretens geordnet (Oshima u. Mitarb., 1963). Sie begleiten in etwa der Hälfte der Fälle das Behçetsyndrom (Touraine, 1941) und können den anderen Symptomen vorausgehen, gleichzeitig oder später erscheinen. Das Intervall kann sogar mehrere Jahre betragen.

Außerdem sind von Bloch-Michel und Mitarb. (1965) extraartikuläre Symptome beschrieben worden: Talalgien, Tenosynovitiden. Myalgien können gleichzeitig mit den Gelenkerscheinungen auftreten oder auch unabhängig.

Die Arthropathie kann gelegentlich das Erscheinungsbild einer rheumatoiden Polyarthritis nachahmen, aber dann ist sie atypisch wegen ihrer Asymmetrie, der Negativität der Serumrheumafaktoren, der Abwesenheit rheumatoider Knötchen und des Krankheitsverlaufes. Lemke (zit. nach Touraine, 1961), Welfling und Mitarb. (1966) haben das gemeinsame Vorkommen eines Behçetsyndroms und einer ankylosierenden Spondylarthritis beschrieben. Die Gelenkflüssigkeit zeigt bei der Punktion entzündliche Veränderungen mit Vermehrung der polynukleären Neutrophilen sowie Abnahme der Viskosität.

Die Synoviabiopsie zeigt das Bild einer entzündlichen, nicht eiternden, unspezifischen Synovitis, durchaus verschieden von dem einer rheumatoiden Polyarthritis.

Der radiologische Befund ist negativ, gelegentlich findet man eine Osteoporose (Bloch-Michel u. Mitarb., 1965).

5. Neurologische Symptome

Sie kommen selten vor: nach Alajouanine u. Mitarb. (1961) in 10% der Fälle, nach Herrmann (1953) in 20%. Man findet sie vor allem bei den klinisch schwer verlaufenden Formen von Behçetsyndrom. Es handelt sich um eine hauptsächlich das Stammhirn betreffende Meningoenzephalitis, die okulomotorische Lähmungen, Sensibilitätsstörungen des Gesichts und Schwerhörigkeit nach sich zieht; weiterhin können Hemi- oder Monoplegien und Kleinhirnsymptome auftreten, sowie psychische Veränderungen, die von der Euphorie bis zur Demenz reichen. Meningitische Zeichen fehlen nahezu nie, Kopfschmerzen sind ein häufiges Symptom, Meningismus und Liquorveränderungen sind nachweisbar. Die neurologische Beteiligung beim Behçetsyndrom verschlechtert die Prognose, ein Drittel dieser Fälle endet letal. Alajouanine u. Mitarb. (1961) hat neurologische Veränderungen bei allen an Behçetsyndrom verstorbenen Patienten gefunden.

6. Gefäßveränderungen

Wir haben schon die vaskulären Läsionen im Bereich der Retina beschrieben. Über oberflächliche und tiefe Thrombophlebitiden des Duralsinus, der Kniekehle, des Beines ist berichtet worden. Ishii und Mitarb. (1964) beschreiben einen Fall von Thrombose der Vena cava superior. Die Häufigkeit der Gefäßbeteiligung beträgt nach France (1951) 25%. Nach Netter (1960) findet man auch Arteritiden, gelegentlich Aneurysmen.

7. Weitere Symptome

In der Literatur sind Fälle von Behçetsyndrom beschrieben, die von Epigastralgie, Diarrhöe, Pleuritis, Epididymitis, Parotitis, Adenopathien, Hepatosplenomegalie, Mastitis begleitet waren.

IV. Laboratoriumsuntersuchungen

Die Laboratoriumsuntersuchungen entsprechen einem unspezifischen entzündlichen Zustand. Man findet eine beschleunigte Senkungsgeschwindigkeit der Erythrozyten, ein positives C-reaktives Protein, gelegentlich eine Leukozytose, eine Hypergamma- und Betaglobulinämie (Louyot u. Mitarb., 1962). Es besteht keine Anämie, das Sternalmark und der Harnsäurespiegel sind normal. Rheumafaktoren, L.E.-Zellen und antinukleäre Faktoren sind im Blut nicht nachweisbar. Der Kveimtest, sowie Wassermann- und Nelsontest sind negativ.

Bloch-Michel u. Mitarb (1965) und Oshima u. Mitarb. (1963) haben eine Vermehrung der Serummukoide und der Mukoproteine nachgewiesen. Ishii und Mitarb. (1964) haben in einem Fall eine Erhöhung des Antistreptolysintiters auf über 833 Einheiten beschrieben. Haim und Sherf (1966) sahen in vier von elf Fällen eine Verminderung des Immunoglobulin-G (Ig-G) -Serumspiegels während des floriden Stadiums.

V. Aetiologie

Obwohl die von Behçet selbst aufgestellte Theorie der Virusaetiologie heute vorherrscht, so haben doch nur wenige Autoren ein Virus isolieren können (Bloch-Michel u. Mitarb., 1965; Evans u. Mitarb., 1957; Mortada u. Mitarb., 1964; Sezer, 1953). Intranukleäre Einschlüsse sind in den Ulzera (Lehner, 1967) sowie in der Synovialflüssigkeit gefunden worden (Bloch-Michel u. Mitarb., 1965). Dudgeon (1961) hat die Theorie der Virusaetiologie einer genauen Kritik unterworfen und festgestellt, daß eine gewisse Anzahl widersprüchlicher Ergebnisse vorliegt.

Jadassohn u. Mitarb. (1957) sowie Thiers u. Mitarb. (1957) haben von einer nicht ulzerierten Hautläsion, respektive einem Halslymphom ausgehend, eine Antigenpräparation hergestellt, die bei den Patienten eine positive Reaktion auslöste.

Es hat den Anschein, daß man eine Häufung in gewissen geographischen Regionen findet, z.B. im Mittelmeerraum. Wir haben jedoch keine Veröffentlichung gefunden, die von einer Epidemie oder Kontamination spräche. Außerdem konnte die Krankheit nicht experimentell ausgelöst werden (Bloch-Michel u. Mitarb., 1965). Man hat auch die Hypothese aufgestellt, es handle sich um eine Autoimmunkrankheit (Lehner, 1967 und Shimizu u. Mitarb., 1965).

VI. Verlauf

Der Verlauf des Behçetsyndroms ist im allgemeinen gutartig. Er kann sich über mehrere Jahrzehnte erstrecken. Die neurologischen Komplikationen sind gefürchtet, da sie eine hohe Mortalität aufweisen. Als weitere schwerwiegende Folge ist die Blindheit zu nennen.

VII. Differentialdiagnose

Die Differentialdiagnose ist schwierig abzuwägen, da das Syndrom schlecht umschrieben ist, wie wir eingangs erwähnt haben, zum anderen ist die Symptomatologie wechselnd und die Läsionen treten nicht immer gemeinsam auf. Als in Betracht zu ziehende Affektionen sind eine allgemeine Aphtose zu erwähnen, eine Ophthalmopathie, eine Arthro- und Neuropathie, je nach Vorwiegen der Symptome. Die Diagnose kann nur sicher gestellt werden beim Vorliegen der klassischen Trias.

VIII. Therapie

Die Behandlungsmethoden sind enttäuschend, und die Ergebnisse sind inkonstant. Behçet hat in einer Zeit, wo vor allem die Theorie der Fokalinfektion diskutiert wurde, die Sanierung von Zahnherden vorgeschlagen. Die Kortikoidtherapie sollte für schwere Fälle reserviert bleiben. Die verschiedensten Therapien wie: Antibiotika, Antivirusbehandlung (Anhydro-bis-hydroxy-aethyl-biguanid) (Duperrat u. Mitarb., 1955), Goldtherapie, Chloroquin (Louyot u. Mitarb., 1962) Phenylbutazon, Indomethazin (Coste u. Mitarb., 1965), Desensibilisierung (Temine u. Mitarb., 1960/61 und Thiers u. Mitarb., 1957), Vitamintherapie, Bluttransfusionen, Plasmagaben und Immunoglobulin-G (Haim u. Shert, 1966), Gammaglobulin und Antikoagulantien sind mit unterschiedlichem Erfolg verwandt worden. Sie beeinflussen jeweils nur ganz bestimmte Symptome des Leidens.

Das Reitersyndrom

K. Fehr

Einleitung und Definition

Mit den Beschreibungen von H. Reiter sowie Fiessinger und Leroy 1916 ging die Symptomentrias Urethritis-Konjunktivitis-Arthritis in die Literatur ein und wird seither im deutschen und angelsächsischen Sprachraum — nebst anderen Bezeichnungen — als Reitersyndrom, im französischen als „Syndrome de Fiessinger-Leroy-Reiter" bezeichnet. Die wesentlichen Symptome der Triade waren schon früher von Brodie (1818), Fournier (1868), Launois (1899) u.a. beschrieben worden. Waelsch verwies 1916 auf eine Form der abakteriellen venerisch bedingten Urethritis, die von Polyarthritis bzw. Konjunktivitis begleitet war.

Die zitierten und spätere Arbeiten ergaben, daß nebst der klassischen Trias Hautläsionen i.S. des Keratoderma blenorrhagicum und Schleimhautläsionen i.S. einer

Tabelle 42. *Symptomenhäufigkeit beim Reitersyndrom gemäß Literatur*

Symptom	angegebener %-Bereich	Autoren[1]
Befall von ♀	1.8—9.9	Oates u. Csonka, 1959; Popert u. Mitarb., 1964; Wright, 1963; Paronen, 1948
Vorkommen bei:		
NSU	3	Morton u. Read, 1957; Grimble, 1960
Urethritis i. a.	0.8	Csonka, 1958
Shig.-Dysent.	0.2—1.5	Paronen, 1948; Dulac u. Mitarb., 1966; Verdaguer u. Mitarb., 1965; Noer, 1966
Arthralgien	4—34	Csonka, 1958; Bernard u. Mitarb., 1964; Paronen, 1948
Rezidive	10—75	Noer, 1966; Hollander, 1946; Hall u. Finegold, 1953; Csonka, 1960; Weinberger u. Mitarb., 1962[2]
Restschäden	3.2—52.3	Bernard u. Mitarb., 1964; Hall u. Finegold, 1953; Csonka, 1958; Paronen, 1948; Ford, 1953[2]
Rückenschmerzen	0.4—62.2	Harkness, 1950; Noer, 1966; Paronen, 1948; Weinberger u. Mitarb., 1962; Wright, 1963; Ougier u. Mitarb., 1965; Popert u. Mitarb., 1964
röntgenol. Ileo-Sakralgel. veränderungen	18.2—81	Ougier u. Mitarb., 1965[3]; Schirmer u. Böni, 1967; Popert u. Mitarb., 1964; Csonka, 1959; Weinberger u. Mitarb., 1962; Dilsen u. Dilsen, 1964
Uveitis	3.7—25	Popert u. Mitarb., 1964; Paronen, 1948; Schirmer u. Böni, 1967; Wright, 1963; Csonka, 1959; Weinberger u. Mitarb., 1962
Keratitis	2.7—25	Csonka, 1958; Paronen, 1948; Hall u. Finegold, 1953; Weinberger u. Mitarb., 1962
Calcaneitis	3.9—43.8	Paronen, 1948; Csonka, 1958 u. 1959; Popert u. Mitarb., 1964
Balanitis	13.7—100	Wright, 1963; Csonka, 1959; Paronen, 1948; Hancock, 1960; Ford u. Rasmussen, 1964; Schirmer u. Böni, 1967; Popert u. Mitarb., 1964; Montgomery u. Mitarb., 1959; Hall u. Finegold, 1953
Cystitis	4.3—43.7	Hall u. Finegold, 1953; Paronen, 1948; Csonka, 1958; Weinberger u. Mitarb., 1962
Prostatitis	6.8—94.9	Csonka, 1959; Weinberger u. Mitarb., 1962; Mason u. Mitarb., 1958[4]
Keratoderma	2.9—50	Wright, 1963; Teller, 1964; Csonka, 1959; Hancock, 1960; Ford u. Rasmussen, 1964; Hall u. Finegold, 1953; Montgomery u. Mitarb., 1959; Harkness, 1950; Popert u. Mitarb., 1964; Weinberger u. Mitarb., 1962
Mundschleimhautläsionen	5.9—47.8	Csonka, 1958; Hancock, 1960; Ford u. Rasmussen, 1964; Popert u. Mitarb., 1964; Weinberger u. Mitarb., 1962; Montgomery u. Mitarb., 1959; Hall u. Finegold, 1953
EKG-Veränderung	6.9—30	Paronen, 1948; Hall u. Finegold, 1953

[1] Aa mit niedrigster bzw. höchster %-Angabe am Anfang bzw. Ende der Reihe
[2] Klare Abhängigkeit von Beobachtungsdauer ersichtlich
[3] erste 4 Aa-Gruppen mit stark überwiegender Fallzahl um 20%
[4] Abhängigkeit von Rigorosität der Kriterien evident

Balanitis und Stomatitis für das Syndrom typisch sind. Von Anfang an enthüllten sich auffällige Zusammenhänge mit enteralen bzw. urethralen Infekten:

Das Syndrom wurde im Anschluß an Shigella Flexner-Dysenterien (Paronen, 1948; Kokko, 1945; Verdaguer u. Mitarb., 1965; Dulac u. Mitarb., 1966 — Inzidenz siehe

Tab. 42) und nicht präzise typisierte bakterielle Dysenterien (Fiessinger u. Leroy, 1916; Reiter, 1916; Gounelle u. Marche, 1941) beobachtet. Auch banale, saisonbedingte Diarrhöen (Csonka, 1958a; Hall u. Finegold, 1953; Ford u. Rasmussen, 1964; Weinberger u. Mitarb., 1962; Bernard u. Mitarb., 1964, Schilling u. Mitarb., 1965; Schirmer u. Böni, 1967) oder (selten) Amoebiasis (Bernard u. Mitarb., 1964) wurden als Vorläufer inkriminiert. Das Syndrom folgte i. a. innerhalb 1—4 Wochen nach Diarrhoe-Beginn, zeigte sich in Dysenterie-Familien nur unter den infizierten Gliedern (Paronen, 1948) und anläßlich einer Shigellen-Schiffsepidemie nur unter den infizierten Insassen (Noer, 1966).

Vorwiegend angelsächsische Aa. beobachteten, daß dem Syndrom meist eine venerisch aquirierte, nicht durch Gonokokken bedingte, „nonspecific urethritis" (NSU) vorausgeht (Waelsch, 1916; Hall u. Finegold, 1953; Csonka, 1958, 1958a — Inzidenz in Tab. 42) und daß Eingriffe im Bereiche des Urogenitaltraktes auslösend wirken können (Ford u. Rasmussen, 1964; Csonka, 1958a, Dreffke, 1964). Die Trias folgt der NSU in durchschnittlich 12—14 Tagen (Csonka, 1959a und b; Ford, 1953; Wright, 1963).

Weder im Falle der Enteritis noch der Urethritis gelang es jedoch, eine Korrelation mit einem bestimmten Erreger herzustellen. Zudem führte die Auseinandersetzung mit diesen Formen zum Einschluß unvollständiger Syndrome unter das Krankheitsbild. Solange die Aetiologie nicht präzise feststeht, mündet die Definition des Reitersyndroms in einem Kompromiß. Die meisten Aa. sind heute der Ansicht, daß zur Reiterdiagnose mindestens eine zeitlich eng korrelierte Urethritis und Arthritis verlangt werden müssen, wobei vorausgesetzt ist, daß die Arthritis nicht in den Rahmen eines anderen Morbus gehört. Diese Einschränkung ist notwendig, da Übergänge zwischen Reitersyndrom und M. Bechterew bzw. Psoriasis-Arthritis möglich sind (siehe DD).

Klinisches Bild

Das Reitersyndrom tritt vor allem bei Männern auf und beginnt in rund 80% zwischen 20 und 40 Jahren (Paronen, 1948; Csonka, 1958a; Hall u. Finegold, 1953; Wright, 1963; Popert u. Mitarb., 1964). Frauen, Kinder und Kleinkinder werden selten befallen (Inzidenz bei Frauen siehe Tab. 42) und ihr Krankheitsbild ist von dem der Männer nicht wesentlich verschieden (Oates u. Csonka, 1959; Moss, 1964). Bei Kindern sollen nach Moss die Augen schwerer befallen sein als bei Erwachsenen und das Syndrom tritt in $^5/_6$ der Fälle anschließend an eine Diarrhoe zutage. — Eine Rassenprädisposition oder geographische Häufung fehlt. Im Beginn der Triade sind subfebrile, gerne in den Nachmittag fallende Temperaturen häufig. Erhöhungen bis 40° C sind möglich, aber Schüttelfröste fehlen (Paronen, 1948; Hollander, 1946; Hall u. Finegold, 1953; Ford, 1953; Weinberger u. Mitarb., 1962). Die Temperaturen dauern i. a. wenige Tage. Zu Beginn der Krankheit ist ein mäßiger Gewichtsverlust häufig.

Die übliche — jedoch durch viele Ausnahmen geänderte — Reihenfolge der betroffenen Organsysteme ist Urethritis, gefolgt in einigen Tagen von Konjunktivitis und wiederum in einigen Tagen von Arthritis. Die volle Trias entfaltet sich in 1—4 Wochen und mucokutane Läsionen manifestieren sich 4—6 Wochen nach Syndrombeginn. Innerhalb einer Attacke kann jedes der Hauptsysteme exazerbieren. I. a. klingen Urethritis und Konjunktivitis vor der Arthritis spontan ab und die Arthritis bestimmt die durchschnittliche Attackendauer von 2—6 Monaten (Hollander, 1946; Paronen, 1948; Ford, 1958; Csonka, 1958a; Wright, 1963; Weinberger u. Mitarb., 1962; Bernard u. Mitarb., 1964). Persistierende 1. Attacken von 3 Jahren beschrieb Csonka.

Nach wenigen Wochen (Hall und Finegold, 1953) bis zu 18 Jahren (Csonka, 1958) können Rezidive einzelner oder aller Hauptsysteme in Erscheinung treten. Die Rezidivquote erreicht bei langer Verlaufsbeobachtung über 50% (Tab. 42) und mehrere Rezidive pro Patient sind die Regel, wobei sie gerne dieselben Organe wie früher befallen (1—9 Rezidive, im Durchschnitt 2.9 pro Patient: Csonka, 1958).

Arthritis

Die Reiter-Arthritis verläuft in 80—90% polyartikulär (Paronen, 1948; Csonka, 1958; Bernard u. Mitarb., 1964), beginnt vorwiegend subakut und erreicht in etwa 3 Wochen ihr definitives Ausmaß. Nach Ford und Rasmussen, 1964 werden — nebst starken

Tabelle 43. *Gelenkbefall beim Reitersyndrom gemäß Literatur*[1]

Gelenke	Noer, 1966 (10)	Popert u. Mitarb., 1964 (82)	Harkness, 1950 (116)	Paronen[2], 1948 (334)	Wright (51) Beginn	1963/65[3] Verlauf
Knie	31.8	58.5	70.3	25.4	32	90
obere Sprungg.	19.5	31.7	55.4	16.2	30	30
Zehen-Grundg.	)9.8	26.8	)25	)8	)6	)6
-Mittelg.		11				
Tarsus	7.3	52.4	10	6.2	—	—
Hüftg.	2.4	7.3	0.4	4.2	8	26
Finger-Grundg.		18.3			6	16
-Mittelg.	—	7.3	18.6	6.5		20
-Endg.		1.2				
Handg.	2.4	18.3	9.2	6.5	12	40
Ellenbogeng.	4.9	4.8	3	4.9	—	30
Schulterg.	4.9	7.3	4.6	7.8	8	48
WS-cervikal	2.4	12.2		1.5		
-thorakal	2.4	13.2	)0.4	)2.8		
-lumbal	—	18.3				30

[1] Prozent der Fälle mit Beteiligung entsprechender Gelenke
[2] Prozent der Gelenke, welche total befallen sein könnten
[3] Ungefähre, aus der graphischen Kurve entnommene Prozentsätze

Schwankungen im Einzelfall — durchschnittlich 3—5 Gelenke befallen. Im Prinzip können alle peripheren Gelenke betroffen werden (ein Befall von Zehenendgelenken wurde nicht explizit mitgeteilt), doch konzentriert sich die Krankheit gerne auf die Gelenke der untern Extremitäten (Tab. 43). Im Attackenverlauf nimmt der Befall der Gelenke der oberen Extremitäten nach Wright (1963) zu (Tab. 42). Die Gelenkverteilung ist gesamthaft meist asymmetrisch und lediglich für große Gelenke oft symmetrisch (Csonka, 1958; Hall u. Finegold, 1953; Popert u. Mitarb., 1964; Wright, 1963; Weinberger u. Mitarb., 1962). Die Intensität schwankt von perakuten Arthritiden bis zu rein arthralgischen Formen. Arthralgisch-arthritische Mischformen sind nicht selten (Inzidenz der Arthralgien siehe Tab. 42). Das arthritische Gelenk ist überwärmt, kapsulär verdickt, funktionell behindert und schmerzhaft auf Druck. Oft findet sich in größeren Gelenken ein Erguss (Ford, 1953; Bernard u. Mitarb., 1964; Weinberger u. Mitarb., 1962) und das periartikuläre Gewebe kann ödematös verdickt sein (Ford, 1953). Ob des häufig akuten Beginns gleicht das Bild initial gerne dem der Infektarthritis (Weinberger u. Mitarb., 1962). Die entzündliche Aktivität nimmt aber spontan ziemlich rasch ab und klingt allmählich aus.

Die extraartikuläre Symptomatik betrifft vor allem den Calcaneus-Bereich, seltener das gelenknahe Periost im Bereiche der Malleolen, dann auch der Knie-, Ellenbogen-, Hand- und Fingergelenke und des Beckengürtels. Fascitis plantaris und Tendinitis achillea sind typisch, wenn auch weder klinisch noch röntgenologisch vom M. Bechterew bzw. der Psoriasis-Arthritis unterscheidbar (Ford, 1953; Wright, 1963; Brousse u. Mitarb., 1966 — dazu Tab. 42). Sie können zu anhaltenden Restschmerzen Anlaß geben. Tendovaginitiden anderer Art sind selten (7% bei Csonka, 1958).

Die gelenknahe Muskulatur befallener Gelenke kann rasch und ausgeprägt atrophieren (Hollander, 1946; Bernard u. Mitarb., 1964).

Nicht ungewöhnlich sind Rückenschmerzen im Attackenverlauf (Inzidenz in Tab. 42). Sie lokalisieren sich vorwiegend lumbal, sind gegenüber dem M. Bechterew vorübergehender Natur, milde, betreffen nur wenige Segmente (Popert u. Mitarb., 1964) und führen nicht zu deutlicher Versteifung. Auch ischiasartige Beschwerden sind möglich.

Die gesamte artikuläre, extraartikuläre und vertebrale Symptomatik pflegt nach der ersten Attacke spontan zu remittieren. Im Falle von Rezidiven jedoch und bei der seltenen chronischen Arthritis sind Restschäden häufiger (Tab. 42). Sie konzentrieren sich auf die Füße und bestehen vor allem in Varus- und Valgusdeformitäten, Hammerzehenbildung aufgrund subluxierter Zehengrundgelenke und in hartnäckigen Fersenschmerzen. Sekundäre Arthrosen und fibröse Ankylosen einzelner Gelenke sind selten. *Röntgenologisch* kann nach 2—3 Monaten, bei perakuten Fällen nach 2—3 Wochen — und wiederum häufiger bei Rezidiven — eine gelenknahe Osteoporose beobachtet werden (Hollander, 1946; Harkness, 1950; Hall u. Finegold, 1953; Popert u. Mitarb., 1964; Weinberger u. Mitarb., 1962). Oft fehlen bei der ersten Attacke jegliche Röntgenveränderungen (Paronen, 1948). Relativ typisch, aber spät erscheinend und nicht pathognomonisch sind gelenknahe Knochenappositionen, verbreiterte, unscharf begrenzte Calcaneus-Sporne sowie Verknöcherung des dorsalen Calcaneusperiosts und des Achillessehnenansatzes (Csonka, 1958a; Harkness, 1950; Popert u. Mitarb., 1964; Brousse u. Mitarb., 1966 — DD gegenüber Psoriasis-Arthritis und M. Bechterew). Gelenkspaltverschmälerung, destruktive und reparative Veränderungen oder eventuell partielle Fusion peripherer Gelenke werden lediglich bei der seltenen chronischen Reiterarthritis oder multiplen Rezidiven beobachtet.

Ein- oder meist doppelseitige Ileosakralgelenksarthrididen im Röntgenbilde kommen klinisch selten zur Manifestation (rund 20%, siehe Tab. 42). Sie sind von jenen des M. Bechterew nicht unterscheidbar. Knöcherne Fusion übertrifft jedoch den Rahmen des Reitersyndroms (siehe DD).

Urethritis

Die Reiter-Urethritis äußert sich als Dysurie oder auch lediglich als Urethralausfluß. Das Sekret variiert von wäßrig-grau/schleimig bis gelbpurulent mit vielen Neutrophilen, kann spärlich oder abundant sein und ist typischerweise steril. Bakterienbefunde (insbesondere Gonokokken) sind als Superinfekt zu betrachten. Die NSU des Reitersyndroms verschwindet meist in 1—4 Wochen und ihre Grundlage bilden nach Weinberger u. Mitarb. (1962) fokale Schleimhautulzerationen. Selten persistiert sie mehrere Monate (Paronen, 1948; Harkness, 1950). Bei milden Formen wird sie nach Ford lediglich dann erfaßt, wenn frühmorgens vor dem Urinieren das Sekret aus der Urethra ausgemolken wird.

Als Komplikationen der Urethritis sind Prostatitis, seltener Cystitis und sehr selten Pyelonephritis oder Prostataabszeß möglich (Inzidenz in Tab. 42). Die Schleimhaut der Cystitis zeigt cystoskopisch ödematöse Verdickung, z.T. membranöse Beläge und eventuell petechiale Blutungen im Sinne der hämorrhagischen Cystitis. Die Schwellung kann die Ureteren anstauen und vorübergehend eine Hydronephrose bewirken (Weinberger u. Mitarb., 1962; Hall u. Finegold, 1953).

Konjunktivitis

Die meist bilaterale Reiter-Konjunktivitis ist i.a. milde und verschwindet spontan in wenigen Tagen (Paronen, 1948; Hollander, 1946; Hall u. Finegold, 1953). Sie kann leicht übersehen werden (Wright, 1965). Das Sekret ist serös bis purulent, enthält viele Neutrophile und ist steril, eventuell superinfiziert. Petechiale Blutungen sind möglich. Als Komplikation ist vor allem eine Iritis zu befürchten (ev. mit Hypopion: Lemke, 1965), seltener eine Iridocyclitis, eine Keratitis oder eine Episkleritis (Tab. 42). Auch die Komplikationen heilen meist ohne Restschäden aus. Immerhin kann die rezidivierende Reiter-Iritis zur Katarrhakta führen. Csonka fand bei röntgenologischer Ileosakralgelenksarthritis 4 mal häufiger eine Iritis als bei Fällen ohne diese Veränderungen.

Mucokutane Läsionen

Die kutanen Läsionen des Syndroms umfassen die Balanitis sowie das Keratoderma blenorrhagicum (Tab. 42). Wegen ihrer Häufigkeit wurde die Reiter-Balanitis von Montgomery u. Mitarb. (1959) als Aequivalent der Konjunktivitis bezeichnet. Sie heilt spontan in einigen Tagen bis Wochen, während das Keratoderma i.a. 4—6 Wochen dauert. Initiale Läsion ist in beiden Fällen eine ovaläre erythematöse Papel von einigen mm Durchmesser, auf der sich eine Vesikel bildet. Im Falle der Balanitis zerfällt diese innert Stunden und hinterläßt eine oberflächliche Erosion mit leicht aufgeworfenen Rändern. Im Falle des Keratoderma formt sich die Außenwand zu einer dicken Hautkruste um (ebenso die Penisläsionen von Beschnittenen). Verschiedene Papeln können zu landkartenartigen Gebilden i.S. der Balanitis circinata bzw. zu gebirgskettenartigen Hautformationen im Falle des Keratoderma zusammenfließen. Das Keratoderma blenorrhagicum gleicht in klassischer Ausbildung weitgehend der Psoriasis pustulosa. Die Lokalisation ist symmetrisch und betrifft in abnehmender Reihenfolge Fußsohlen, Zehen, Handflächen, Finger, Extensorenseite der Beine, Arme, Haarschopf (Hancock, 1960). Generalisierung i.S. einer Dermatitis exfoliativa ist sehr selten.

20—30% dieser Fälle zeigen Nagelveränderungen (Hancock, 1960; Popert u. Mitarb., 1964). Die Nagelränder sind paronychieartig gerötet, die Nägel selbst opaque, etwas verdickt, gerillt, spröde, seltener massiv hyperkeratotisch verdickt.

Die Schleimhautläsionen konzentrieren sich auf die Mundschleimhaut (Tab. 42). Sie sind meist schmerzlos und werden leicht übersehen. In abnehmender Reihenfolge sind Gaumen, Uvula, Zunge, Wangen und Lippen befallen (Hancock, 1960). Initiale Läsion bilden verschieden große erythematöse Maculae, auf denen sich kleine opaque und leicht zerfallende Vesiculae bilden und seichte Erosionen mit unregelmäßigem Rande und oft gelblichem Belage hinterlassen. Die Zungenpapillen atrophieren im Bereiche dieser Läsionen.

Andere Läsionen

Relativ häufige Komplikationen des Reitersyndroms bilden kardiale Störungen. Sie äußern sich in reversiblen, leichten, $1^1/_2$—$5^1/_2$ Monate dauernden EKG-Veränderungen i.S. der Myokarditis oder der Perikarditis mit und ohne Reibegeräusche. (Inzidenz siehe Tab. 42 — Paronen, 1948; Csonka, 1961; Hall u. Finegold, 1953; Popert u. Mitarb., 1964; Bernard u. Mitarb., 1964; Harkness, 1950). Extrasystolie und Tachykardie sowie Schenkelblockbilder sind möglich, aber kardiale Dekompensation fehlt.

Als sehr seltene, derzeit noch zu Kontroversen Anlaß gebende Spät-Komplikation wurde eine Aorteninsuffizienz beschrieben (Csonka u. Mitarb., 1960; Rodnan u. Mitarb., 1964; Toone u. Mitarb., 1959; Schilling u. Mitarb., 1965). Die Erörterung dieser Frage führt in das an und für sich interessante, wegen fehlender aetiologischer Kenntnisse jedoch nicht klar abgrenzbare Grenzgebiet zwischen Reitersyndrom und M. Bechterew, wie die Durchsicht der entsprechenden Arbeiten zeigt.

Sehr seltene, wegen ihrer Rarität nicht genau definierte Komplikationen sind Thrombophlebitiden (Csonka, 1966), Pleuritiden (Paronen, 1948; Hall u. Finegold, 1953), reversible zentralnervöse Störungen (Csonka, 1958b), Amyloidose (Bleehen u. Mitarb., 1966; Schilling u. Mitarb., 1965) und Mitralinsuffizienz (Weinberger u. Mitarb., 1962; Binaszkiewicz, 1966).

Laborbefunde

Die klassischen Laborbefunde sind uncharakteristisch. Die Blutsenkungsreaktion spiegelt den Verlauf der Arthritis und kann in abortiven Fällen normal, in schweren Fällen obere Grenzwerte von 130—140 mm Westergreen/1. Stunde erreichen (Paronen, 1948; Harkness, 1950; Weinberger u. Mitarb., 1962). Im akuten Stadium findet sich öfters eine Leukozytose von 10000—26000 mit Linksverschiebung und Neutrophilie. In 20—40% liegt eine milde normochrome Anämie vor. Das C-reaktive Protein ist entsprechend der Entzündungsphase erhöht (Csonka, 1958a). Gesamtprotein des Serums, Elektrophorese, Gammaglobulinwerte und Harnsäure sind uncharakteristisch. Rheumafaktoren, AST-O-Titer und LE-Phänomen sind negativ. Die Urinbefunde spiegeln die urogenitalen Manifestationen des Syndroms. Antikörper gegen Prostataextrakte wurden von Grimble und Lessof (1965) beschrieben, aber auch bei NSU und M. Bechterew häufig gefunden.

Die Synovialflüssigkeit zeigt mäßig erniedrigten Mucingehalt, einen Proteingehalt von 4—5 gr% mit ziemlich großem Schwankungsbereich, oft mäßige Erniedrigung des Glucosegehaltes gegenüber dem Serum und i.a. eine Leukozytose mit Neutrophilie, wobei Werte bis zu 50000 beschrieben wurden (Weinberger u. Mitarb., 1962; Ford, 1958; Norton u. Mitarb., 1966; Paronen, 1948). Proteingehalt und Leukozytenzahl sowie Komplementgehalt gehen dem Entzündungsgrade parallel (Pekin und Zvaifler, 1964), Leukozyteneinschlußkörperchen im Sinne von RA-Zellen (= Rhagozyten) wurden von Delbarre u. Mitarb. (1966) sowie Astorga und Bollet (1965) in mehr als 50% der Fälle gefunden.

Differentialdiagnostisch bedeutsam erscheinen jüngst mitgeteilte mononukleäre Einschlüsse, welche nicht mit jenen der Rhagozyten identisch sind. 2 Typen sind zu unterscheiden: Coste u. Mitarb. (1964) und Amor u. Mitarb. (1965, 1966) beschrieben kleine, multiple, in Kernnähe gelegene ovaläre und durch Giemsa färbbare Körperchen, die sich angeblich vermehren oder wachsen können und den Kern an die Wand drücken. Die Aa halten diese Einschlüsse für mögliche Viren vom PLT (Psittakose-

Lymphogranuloma venereum-Trachoma)-Typ und fanden sie bei 66% der Reiter-Fälle in Mucosazellen und großen Lymphozyten des Urethralabstrichs, 60% der Fälle in mononukleären Synovialexsudat-Zellen und ausnahmsweise in Zellen des Konjunktivalsekrets. Dieselben Einschlüsse fanden sich in Urethralabstrichen bei 39% der NSU und 23% der M. Bechterew (vorwiegend mit peripherer Gelenkbeteiligung). Die Isolierung eines Virus gelang bis jetzt nicht.

Ein anderer Typ mononukleärer Einschlüsse wurde von Pekin u. Mitarb. (1965) beschrieben und von Norton u. Mitarb. (1966) elektronenmikroskopisch untersucht. Es handelt sich um durch Monocyten oder monocytenartige Zellen phagozytierte poly-

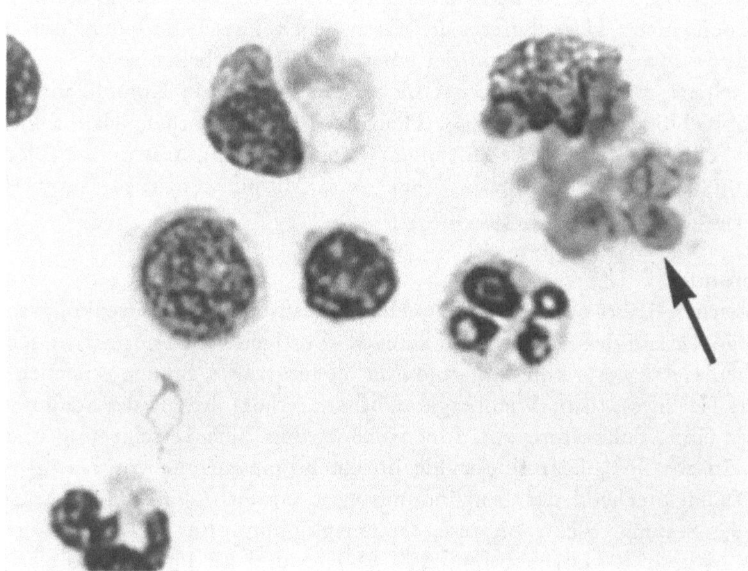

Abb. 72. Synovial-Exsudat-Zellen eines Patienten mit Reitersyndrom. Eine große mononukleäre Zelle (Pfeil) enthält einen phagozytierten, partiell abgebauten polymorphkernigen Leukozyt im Cytoplasma (Wright-Giemsa, × 1100). (Aus: „Light and Electron Microscopic Observations on the Synovitis of Reiter's Disease von W. L. Norton, D. Lewis and M. Ziff, Arthr. and Rheum. 9, 747 bis 757 (1966) — freundlicherweise von den Aa zur Reproduktion überlassen)

morphkernige Leukozyten (PMN), (Abb. 72). Der phagozytierte Kern degradiert langsam und zerfällt in kleine ovaläre Partikelchen, deren Unterscheidung von obigen Einschlüssen auch elektronenmikroskopisch nicht sicher möglich ist (Abb. 73). Norton u. Mitarb. (1966) fanden sie bei 3 von 3 in Exsudatzellen und bei 3 von 5 im Synovialgewebe. Sie sind typisch für das Reitersyndrom, jedoch nicht pathognomonisch, da sie auch bei der Streptolysin-S-Arthritis (Lewis u. Mitarb., 1966) und beim lokalen Schwarzmann-Sanarelli-Phänomen zu beobachten sind (Teichmann u. Mitarb., 1965).

Pathologisch-anatomische Befunde
Die synovialen Veränderungen des Reitersyndroms sind je nach Phase unterschiedlich. Makroskopisch liegt im akuten Stadium eine purpurrote, ödematös verdickte Synovia mit fibrinöser Exsudation vor. Die Entzündung ist endothelnahe und fokal verteilt. Ein Pannus fehlt i. a. und der Knorpel ist intakt (Kulka, 1962; Weinberger u.

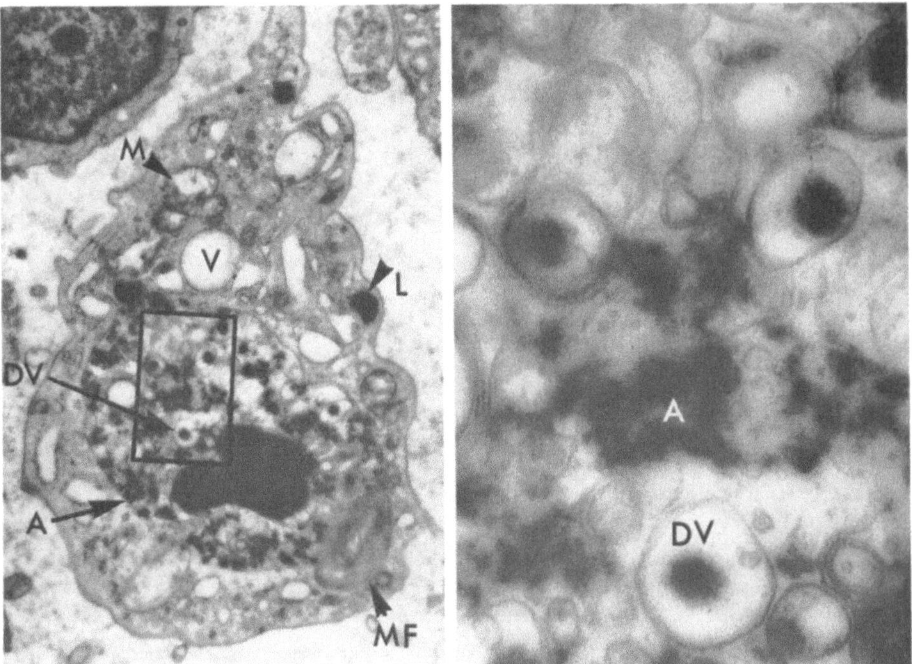

Abb. 73. a) Fortgeschrittenes Stadium der Degradation eines polymorphkernigen Leukozyten im Makrophagencytoplasma. Man beachte die noch angedeuteten Umrisse des PMN. Der Kern hat seine Struktur verloren. Dichtes, amorphes Material hat sich angehäuft (A) und die Granula degenerieren (DV). Eine Myelinfigur (MF) hat sich gebildet. Im Cytoplasma des Makrophagen erkennt man Mitochondrien (M), Vakuolen (V) und Fetttröpfchen (L), ($\times$7750). b: Vergrößerter Ausschnitt von 2a ($\times$36000)
(Aus: „Light and Electron Microskopic Observations on the Synovitis of Reiter's Disease" von W. L. Norton, D. Lewis and M. Ziff, Arthr. and Rheum. **9**, 747—757 (1966) — freundlicherweise von den Aa zur Reproduktion überlassen)

Mitarb., 1962). Die Synovialzellschicht ist einreihig oder abschnittweise mehrreihig und kann vereinzelt kleine nekrotische Zonen aufweisen. Die Zellen sind meist vom B-Typ, dann auch vom Intermediär-Typ und selten vom A-Typ (Norton u. Mitarb., 1966). Die oberflächlichen Blutgefäße sind erweitert, vollgestopft von Erythrozyten, Neutrophilen und Thrombozyten und werden stellenweise von PMN durchwandert oder zeigen Exsudation von Erythrozyten (Abb. 74). Die Gefäßumgebung ist ödematös, enthält zahlreiche PMN, wenige Lymphozyten, seltene Plasmazellen und die oben beschriebenen monozytären Einschlüsse. Bei abklingender Entzündung verschwinden die Neutrophilen und es verbleiben iuxtavaskuläre Lymphozytenansammlungen, Hämosiderindepots digestierter Erythrozyten und fibrinartige Depots.

Bei der chronischen Reitersynovitis findet sich villöse Hypertrophie mit schmaler marginaler Pannusbildung. Das histologische Bild gleicht in diesem Stadium unterscheidbar der Synovia der progredient chronischen Polyarthritis mit follikulären lymphoplasmazytären Ansammlungen etc.

Die Histologie der kutanen bzw. mucösen Läsionen zeigt abgesehen von der kutanen Hyperkeratose dieselben Elemente wie die Arthritis (Kulka, 1962; Weinberger

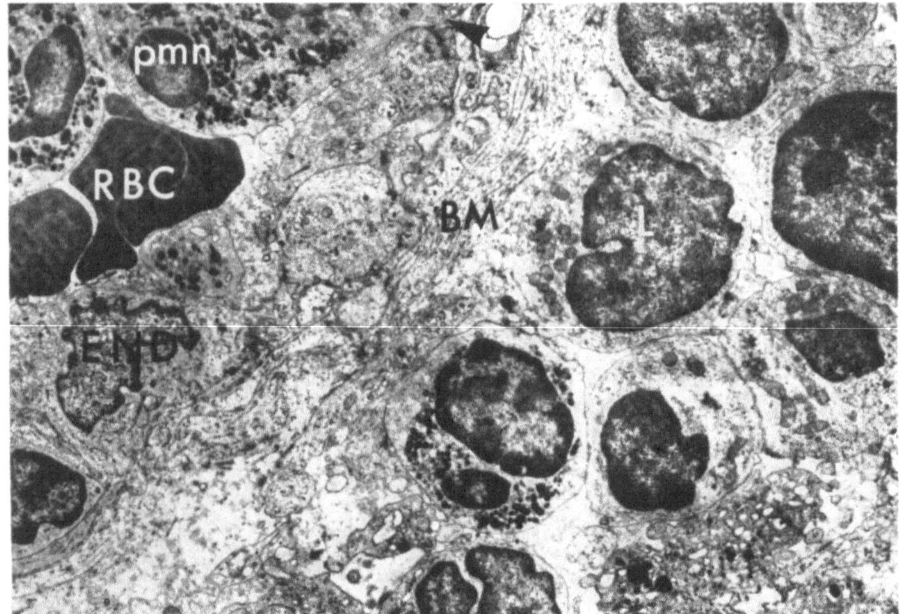

Abb. 74. Endothel einer Venole (END) mit laminär strukturierter Basalmembran (BM). Das Lumen ist angefüllt mit Erythrozyten (RBC) und polymorphkernigen Leukozyten (PMN). Ein PMN migriert durch eine Öffnung der Venolenwand aus (Pfeil). In der Umgebung der Venole finden sich Lymphozyten (L) und PMN ($\times$ 4500). (Aus: „Light and Electron Microscopic Observations on the Synovitis of Reiter's Disease" von W. L. Norton, D. Lewis and M. Ziff, Arthr. and Rheum. **9**, 747—757 (1966) — freundlicherweise von den Aa zur Reproduktion überlassen)

u. Mitarb., 1962; Harkness, 1950; Wright, 1963; Montgomery u. Mitarb., 1959). Die Dermis zeigt Accanthose, Parakeratose und Hyperkeratose. Die tiefen Schichten können verschmälert sein; die Rete-Papillen sind elongiert. Tiefe Dermisschichten und oberflächliches Corium sind infiltriert durch PMN, Lymphozyten und Plasmazellen, deren relative Zahl wechselt. Dermiszellen sind z. T. vakuolär degeneriert oder zerfallen ganz unter Bildung von intradermalen Mikroabszessen, die pilzartige Ausdehnung erreichen können.

Das histologische Bild ist von dem der Psoriasis pustulosa ununterscheidbar (Kulka, 1962; Wright u. Reed, 1964; Harkness, 1950). Ähnliche Bilder werden auch bei mucokutaner Syphilis, Stevens-Johnson-Syndrom und Behçet-Syndrom beobachtet (Kulka, 1962).

Pathogenese und Aetiologie

Aetiologie und präzise Pathogenese sind nicht endgültig geklärt, wenn auch in den letzten Jahren verschiedentlich Befunde erhoben wurden, die auf eine Virusaetiologie hinweisen. Der oben erwähnte Zusammenhang mit Urethritiden und Enteritiden verschiedener Genese führte zur Konzeption, daß Darm und Urethra lediglich die Eingangspforte für einen noch unbekannten Erreger bilden. Aufgrund tierischer Erkrankungen mit Gelenksbefall traten Mycoplasmen und Viren als mögliche Agenzien in den Vordergrund. Die Frage der Mycoplasmen wurde von zahlreichen Autoren bearbeitet und zusammenfassend von Ford u. Du Vernet (1963), Ford (1966),

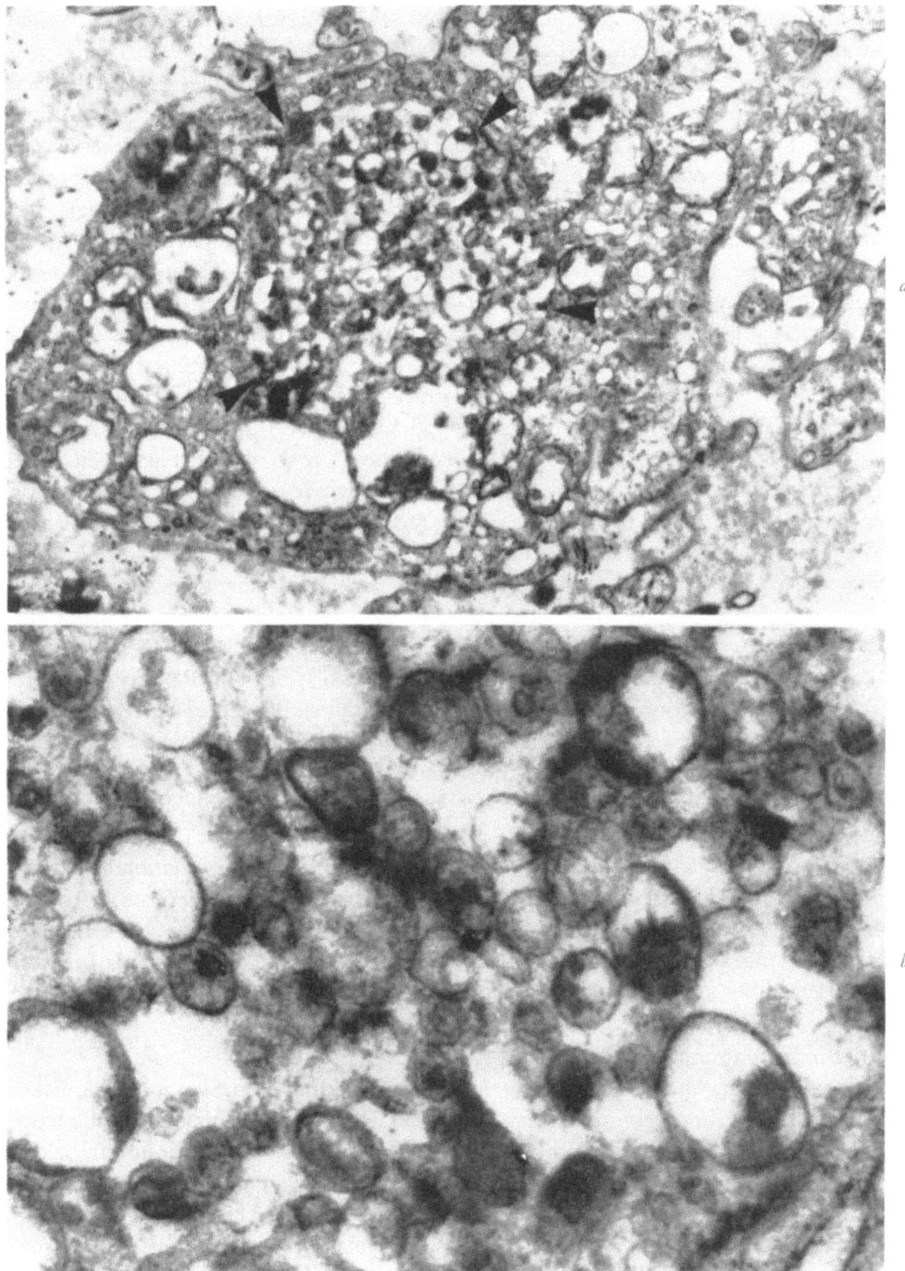

Abb. 75. a) Intrazytoplasmatischer Einschluß mit multiplen Vesikeln, welche den in Abb. 73 gezeigten Degenerationsprodukten eines PMN gleichen (× 10000). b) Vergrößerung des Einschlußmaterials von 75a. Einige Vesikeln enthalten elektronendichtes Material (Pfeile). Solche Einschlüsse können sowohl bei intraplasmacytärer Degenration von PMN beobachtet oder durch PLT-Agenzien produziert werden (× 44300). (Aus: „Light and Electron Microscopic Observations on the Synovitis of Reiter's Disease" von W. L. Norton, D. Lewis and M. Ziff, Arthr. and Rheum. 9, 747—757 (1966) — freundlicherweise von den Aa zur Reproduktion überlassen)

Sharp (1964 und 1967) abgehandelt. Obwohl oft Mycoplasmen aus Urethra, vereinzelt aus Synovialflüssigkeit und -gewebe sowie aus Konjunktivalsekret isoliert wurden, stehen den positiven Befunden weit mehr negative und Schwierigkeiten der Definierung gegenüber (Verwechslung leicht mit bakteriellen L-Formen; T-Form maßgeblich; Typisierung unvollkommen: Smith, 1964). Mycoplasmen reagieren zudem auf Tetracycline, das Reitersyndrom jedoch nicht. — Die Mycoplasmen-Hypothese ist deshalb in den Hintergrund getreten. Die Hypothese der Virus-Aetiologie wird durch den Nachweis intrazellurärer Einschlüsse, zirkulierender Antikörper gegen virale Antigene und durch Isolation von Viren gestützt. — Nebst den erwähnten virusartigen Einschlüssen der Exsudat-Zellen (siehe Laborbefunde) beschrieben Siboulet (1955), Siboulet und Galistin (1962), Dulac u. Mitarb. (1966) und Schachter u. Mitarb. (1966), in vereinzelten Fällen virusartige Einschlüsse in Zellen des Urethralabstrichs. Levy u. Mitarb. (1966), Highton und Rayns (1966) sowie Norton u. Mitarb. (1966) fanden mit dem Elektronenmikroskop virusartige Einschlüsse in synovialen Endothelzellen bzw. Gefäßendothelzellen der Synovia bzw. monocytenartigen Zellen der Synovia (Abb. 75 a und 75 b). Zirkulierende Antikörper (Komplement-Fixation) gegen ein LGV-Antigen beschrieb Harkness (1950) in 3 von 20 Reiterfällen. Schachter u. Mitarb. (1966) fanden signifikante Titer bei 3 von 5 Reitersyndromen mit einem Psittacose-Antigen und Kinsella u. Mitarb. in 37% mit einem Bedsonia-Antigen. Letztere Aa wiesen solche Antikörper auch bei 36% der inaktiven bzw. 58% der aktiven NSU nach.

Siboulet und Galistin (1962) beschrieben die Isolation von PLT-artigen Viren aus Urethral- und Konjunktivalsekret bei 3 Reiterfällen. Schachter u. Mitarb. (1966) gelang in 5 von 8 Reitersyndromen die Isolation eines dem Bedsonia-Typ ähnlichen Virus aus Gelenkmaterial bzw. Urethral- oder Konjunktivalsekret. Im TV erwies sich dieses Virus dem LGV-Virus ähnlich und produzierte bei Affen und Meerschweinchen nach intraartikulärer Injektion eine Arthritis. Obwohl zahlreiche Aa (Ford u. Rasmussen, 1964; Claus u. Mitarb., 1964; Csonka u. Furness, 1960; Weinberger u. Mitarb., 1962; Kinsella u. Mitarb.; Amor, 1965) bisher vergeblich ein Virus zu isolieren versuchten, sind die Isolationsbefunde von Schachter u. Mitarb. (1966) doch vielversprechend und legen weitere Forschungen nahe. Erweiterte, auf Bedsonia Infektion verweisende Befunde wurden von dieser Autorengruppe jüngst mitgeteilt.

Differentialdiagnose
Die Reiter-Diagnose beruht in erster Linie auf der klinischen Symptomatik. Sie ist leicht bei Vorliegen der vollen Trias oder einer Uro-Polyarthritis mit mucokutanen Läsionen. Die reine Uro-Polyarthritis ist jedoch häufig und klinisch ununterscheidbar von der Uro-Polyarthritis der Trias. Es erscheint deshalb gerechtfertigt, auch diese bisymptomatische Form zum Reitersyndrom zu zählen, wenn keine positiven Hinweise auf das Vorliegen eines anderen Morbus verweisen. — Die klassischen Laboruntersuchungen und die Röntgenbefunde helfen i. A. nicht weiter. Die beschriebenen monozytären Einschlüsse und zirkulierende Antikörper gegen Bedsonia-Antigene können hingegen brauchbare diagnostische Hinweise vermitteln.

Eindeutige Schwierigkeiten können in der Abgrenzung vom M. Bechterew mit peripherer Gelenkbeteiligung aufkommen. Es kann nach der zitierten und weiterer Literatur (Good, 1965; Sharp, 1957; Marche, 1951; Ford, 1953 u. 1958) nicht daran gezweifelt werden, daß typische Reitersyndrome in einen M. Bechterew übergehen können. Die genaue Grenzziehung ist dann individueller Beurteilung vorbehalten. U. E. übersteigen knöcherne Fusion der Ileosakralgelenke, röntgenologische Intervertebralgelenksarthriden, Syndesmophyten und nicht spondylotisch bedingte deutliche Versteifung der WS das Bild des Reitersyndroms und müssen als M. Bechterew behandelt werden.

Die Abgrenzung der Psoriasis-Arthritis kann im Falle der Psoriasis pustulosa schwierig sein. Es besteht zudem auch hier die Möglichkeit des Überganges (Maxwell u. Mitarb., 1966; Perry u. Mayne, 1965; Kahn u. Hall, 1965; Alt u. Mitarb., 1966; Harkness, 1950; Weinberger, 1962). Wright u. Reed (1964) sammelten 11 Fälle, in deren Mehrzahl sich aus einem Reitersyndrom eine Psoriasis-Arthritis entwickelte. Seltener komplizierte das Reitersyndrom die Psoriasis-Arthritis. Die sorgfältige Beachtung der Haut- und Gelenksläsionen (typische Röntgenbefunde bei Psoriasis-Arthritis) sowie von Schleimhautläsionen, die bei Psoriasis-Arthritis sehr selten sind, dürften i. a. die Diagnose ermöglichen. In DD stehen weiterhin: Die Gonokokkenarthritis, die progredient chronische Polyarthritis, das Sjögren-Syndrom mit Polyarthritis, das rheumatische Fieber, das Erythema exsudativum multiforme mit Gelenkbeteiligung, das Behçet-Syndrom und die Arthritis der Colitis ulcerosa (siehe entsprechende Kapitel).

Therapie

Eine spezifische medikamentöse Therapie des Reitersyndroms gibt es nicht. Da ein urogenitaler Superinfekt relativ häufig ist, muß er ausgeschlossen oder bei Vorhandensein (womöglich inklusive der Infektionsquelle) antibiotisch behandelt werden (Penicillin bei Gonorrhoe, Tetracycline bei Mycoplasmen etc.). Die symptomatische Behandlung der Reiter-Arthritis steht im Vordergrund (Butazolidin, intraarticuläre Corticosteroide, Salicylate). — Bei 6 sehr schweren, durch perorale Corticosteroide nicht kontrollierten Fällen mit ausgedehntem Keratoderma setzten Mullins u. Mitarb. (1966) erfolgreich Folsäureantagonisten ein. Diese Therapie ist aber wohl vorerst nur der Klinik vorbehalten.

Von Goldderivaten wurde keine überzeugende Wirkung beobachtet (Paronen, 1948; Harkness, 1950). Wichtige Maßnahmen angesichts der bis anhin recht fragwürdigen Erfolge der medikamentösen Therapie sind Ruhe, Stillegung der entzündlichen Gelenke und Dämpfung der Entzündung durch kalte Packungen. Nach Abklingen der akuten Symptomatik wirken milde Wärmeapplikationen günstig und vor allem beschleunigt eine aktive Gelenkgymnastik die Wiederherstellung der vollen Beweglichkeit und der Kraft der gelenknahen Muskulatur. Beim venerisch acquirierten Reitersyndrom des Mannes empfiehlt sich nach Ford (1953, 1966) als Prophylaxe das Tragen eines Condoms.

Das Caplan-Syndrom und andere Lungenveränderungen bei rheumatischen Krankheiten

E. FRITZE

Gewichtige Argumente lassen das bei staubexponierten Bergleuten mit rheumatoider Arthritis zu beobachtende Caplan-Syndrom (1953) und andere bei rheumatischen Krankheiten vorkommende Lungenveränderungen diesen rheumatischen oder in den rheumatischen Formenkreis gehörenden Krankheitsbildern zuordnen. Ihre Definition als Lungenmanifestationen des rheumatischen Geschehens würde aber manche Frage offen lassen und ist heute durchaus noch problematisch. Die röntgenologischen Veränderungen sind bei verschiedenen rheumatischen Krankheiten wie die anatomischhistologischen Befunde sehr ähnlich und nicht sehr spezifisch. Das mag damit zu erklären sein, daß die Reaktionen der Lungengewebe einschließlich ihrer Gefäße im Rahmen pathologischer Prozesse relativ uniform sind. Wohl aus solchen Gründen behandelt Spencer (1962) aus pathologisch-anatomischer Sicht die rheumatischen Lungenveränderungen unter dem Oberbegriff der „Lungenkrankheiten ungewisser Ätiologie".

Hinzu kommt, daß die Zuordnung bestimmter Krankheitsbilder oder Syndrome zu den rheumatischen Krankheiten, zum rheumatischen Formenkreis, zu den Kollagenosen oder Bindegewebsaffektionen in hohem Maße von den pathogenetischen Vorstellungen der verschiedenen Autoren geprägt wird. Hier sollen in diesem Rahmen die rheumatoide Arthritis oder primär chronische Polyarthritis, das rheumatische Fieber, die Spondylarthritis ankylopoetica, wegen ihrer nosologischen Verwandtschaft oder auch nur differentialdiagnostischen Bedeutung aber auch die sogenannten Kollagenosen wie die subakute bakterielle Endokarditis, der Lupus erythematodes visceralis, die Polyarteriitis nodosa, die Sklerodermie, das Hamman-Rich-Syndrom (1944) und die Wegenersche Granulomatose (1939) berücksichtigt werden. Das ist mit dem ähnlichen oder sogar identischen histologischen Bild dieser Lungenveränderungen und damit zu begründen, daß sie pathogenetisch als hyperergische Reaktionen im Sinne von Klinge (1933) als immunologisch bedingte Prozesse beziehungsweise als Autoaggressionskrankheiten aufgefaßt werden. Die Tabelle 44 stellt die rheumaserologischen Befunde und Beziehungen dieser rheumatischen und verwandten Krankheiten zusammen.

Neben diesen morphologischen und immunpathogenetischen Beziehungen ist das gemeinsame dieser rheumatischen Krankheiten die systematische Erkrankung des mesenchymalen Systems mit bestimmten biochemischen Veränderungen der Interzellularsubstanz des Bindegewebes, und auch die klinische Symptomatologie hat manche Berührungspunkte.

Lungenveränderungen sind insgesamt bei rheumatischen Krankheiten aber ausgesprochen selten. Wenn sie vorhanden sind, beanspruchen sie wegen ihrer funktionellen Auswirkungen auf Atmung und Kreislauf und wegen ihrer nosologischen Bedeutung Interesse. Abgesehen von der Geschwindigkeit ihrer Progredienz und davon, welche Entwicklungsphase des pathologischen Geschehens im Vordergrund steht, zeigen sie bei rheumatischem Fieber, bei rheumatoider Arthritis und ihren Varianten, bei subakuter bakterieller Endokarditis, bei Lupus erythematodes visceralis, bei Sklerodermie und beim Hamman-Rich-Syndrom große Ähnlichkeiten. Chronische Gelenkentzündungen werden gelegentlich auch bei Sklerodermie und beim Hamman-Rich-Syndrom beobachtet, bei Lupus erythematodes, bei Endokarditis lenta und bei Wegenerscher Granulomatose sind sie nicht selten, so daß die Beziehungen auch in dieser Hinsicht eng erscheinen.

Morphologie der Lungenveränderungen

Eine interstitielle Pneumonitis, die eine Angiitis der Arterien und Kapillaren ähnlich wie bei *Polyarteriitis nodosa* ist, mündet ein in eine progrediente interstitielle Fibrose mit bindegewebiger Organisation auch der Alveolen und Bronchioli respiratorii. Die

Tabelle 44. *Serologische Befunde bei rheumatischen und verwandten Krankheiten mit gelegentlicher Lungenbeteiligung*

Krankheit	A-Streptokokken-Antikörper	Rheumafaktoren	Antinukleäre Antikörper, L.E.-Test
rheumatisches Fieber	erhöht	negativ	negativ
chronische Polyarthritis mit Aktivität	normal (selten erhöht)	sehr häufig positiv	negativ, bisweilen positiv
chron. Polyarthritis ohne Aktivität	normal	sehr häufig positiv	negativ
Spondylarthritis anky-lopoetica	normal (in 40% erhöht)	negativ, bisweilen positiv	negativ, bisweilen positiv
M. Still-Chauffard-Felty-Syndrom	normal	häufig positiv	negativ
Caplan-Syndrom	normal	sehr häufig positiv	—
Rundherdpneumokoniose ohne chron. Polyarthritis	normal	sehr häufig positiv	—
Lungenfibrose bei Staub-exposition ohne chron. Polyarthritis	normal	sehr häufig positiv	—
subakute bakterielle Endo-karditis	normal	bisweilen positiv	negativ
Lupus erythematodes visceralis	normal	bisweilen positiv	häufig positiv
Poliarteriitis nodosa	normal	bisweilen positiv	negativ
Sklerodermie	normal	bisweilen positiv	bisweilen positiv
Dermatomyositis	normal	bisweilen positiv	—
Interstitielle Lungenfibrose (Hamman-Rich)	—	häufig positiv (25—50%)	bisweilen positiv (25%)
Wegenersche Granulomatose	—	häufig? positiv	—

Pleura ist von dem entzündlichen und fibrosierenden Geschehen häufig mit betroffen, und hier finden sich bevorzugt auch rheumatische Granulome (Spencer, 1962). Der interstitiellen Fibrosierung geht also generell ein exsudatives Stadium voraus, das aber zum Beispiel bei Sklerodermie wenig ausgeprägt ist, womit die langsame Progredienz des fibrotischen Geschehens erklärt sein mag, das bei rheumatischem Fieber, bei rheumatoider Arthritis, Lupus erythematodes, Hamman-Rich-Syndrom und anderen Krankheiten dagegen mehr oder weniger im Vordergrund stehen kann.

Als anatomisch-histologisches Substrat der Lungenrundherde bei Staubexponierten mit rheumatoider Arthritis beschreiben Gough, Rivers u. Seal (1955) und später auch Caplan u. Mitarb. (1958) sowie Campbell (1958) ein unspezifisches Granulationsgewebe um einen Kern aus hyalinisiertem Kollagen, bisweilen mit nekrotischem Zerfall. Die in der Nähe gelegenen Arterien sind durch entzündliche Veränderungen obliteriert. Lymphozyten und Plasmazellen bestimmen das zelluläre Bild. Sie deuten dieses für Silikose ungewöhnliche Gewebsbild im Zusammenhang mit der gleichzeitig bestehenden Arthritis als „rheumatisch". Tuberkelbakterien waren in diesen Granulomen niemals zu finden. Ein Teil der Fälle mit Rundherdpneumokoniose ist im Intrakutantest sogar bis zu hohen Tuberkulinkonzentrationen negativ (Dickmans

u. Fritze, 1959, 1960; Fritze u. Mitarb., 1962, 1964, 1965 a, 1965 b). In einigen Fällen bestand aber zugleich eine Tuberkulose.

Mit zentraler fibrinoider Nekrose, Lymphozyten, palisadenförmig angeordneten Histiozyten und Plasmazellen in den äußeren Bezirken des granulomatösen Gewebes unterscheiden sich rheumatische Granulome kaum von den Herden der Rundherdpneumokoniose, die meist aus zahlreichen kleineren Knötchen zusammengesetzt sind (Fritze, 1962; Niedobitek). Ähnliche granulomatöse Knoten wurden bei rheumatoider Arthritis auch ohne Staubexposition beobachtet (Locke, 1963; Noonan u. Mitarb., 1963; Robertson u. Brinkman, 1962; Sieniewicz, 1962).

Die Ansichten über die Ätiologie der pneumokoniotischen Rundherde und die Deutung ihres anatomischen Substrates sind keineswegs einheitlich. Teils werden sie für rheumatische Knoten gehalten (Gough, 1955, 1965; Spencer, 1962), mit denen sie histologisch fraglos große Ähnlichkeit haben, teils werden sie als Tuberkulome (Di Biasi, 1965; Giese, 1965) gedeutet, die allerdings bei der Tuberkulose nicht staubexponierter Menschen niemals in entsprechend großer Zahl in der Lunge beobachtet werden. Klinische und serologisch-immunologische Beobachtungen sind aber sehr wichtige Argumente für die Ansicht, daß die pulmonalen Rundherde bei staubexponierten Bergleuten Äquivalente der rheumatischen Gewebsreaktion oder Ausdruck einer Reaktionsweise des Bindegewebes sind, die der der rheumatoiden Arthritis außerordentlich ähnlich ist.

Röntgenologisches Bild

Röntgenologisch entsprechen die bei rheumatischen Krankheiten beobachteten Lungenveränderungen selten herdförmigen pneumonischen Verschattungen. Ihre äthiopathogenetische Beziehung zum Rheumatismus ist dann fast immer unklar. Selten und auch ohne Staubexposition finden sich multiple Lungenrundherde, am häufigsten ist aber das Bild der Lungenfibrose. Die richtige Beurteilung und differentialdiagnostische Einordnung einer verstärkten symmetrischen, streifigen, bisweilen netzförmig wabigen Lungenzeichnung mit Bevorzugung der zentralen und parahilären Abschnitte, wie sie für die interstitielle Bindegewebsvermehrung charakteristisch ist, als Fibrose läßt aber der subjektiven Deutung großen Spielraum und ist hinsichtlich der diagnostischen Sicherheit schwierig. Selbst beim Vorhandensein eindeutiger klinischer Zeichen eines rheumatischen Leidens oder entsprechender serologischer Befunde bleibt die Zuordnung der Lungenveränderungen problematisch. Es ist nicht einmal sicher, ob der Nachweis der Rheumafaktoren im Blut als Argument benutzt werden darf, bestehende Lungenveränderungen äthiopathogenetisch der rheumatoiden Arthritis zuzuordnen, oder ob diese antikörperartigen Makroglobuline auch unspezifisch als sekundäre Folge auftreten können.

So haftet dieser Darstellung der Lungenveränderungen bei rheumatischen Krankheiten fraglos eine gewisse Unsicherheit an, wenn auch manche Argumente die Lunge als Manifestationsorgan des rheumatischen Geschehens ausweisen mögen. Die Zuordnung solcher Lungenveränderungen zu einem rheumatischen Geschehen ist aber nur in Verbindung mit der klinischen Symptomatologie oder wenigstens mit entsprechenden immunologisch-serologischen Befunden möglich. Differentialdiagnostisch sind neben den Kollagenosen die verschiedenen Pneumokoniosen, Strahlenfibrose, Fibrose durch toxische Gase oder Paraffinöl, Retikulosen, idiopathische Lungenhämosiderose, Boecksche Krankheit, Wabenlunge, chronische obliterierende Bronchiolitis, Lymphogranulomatose und Lungenveränderungen bei Speicherkrankheiten abzugrenzen.

Funktionell führen Lungenfibrosen und andere pulmonale Veränderungen bei rheumatischen Krankheiten zu restriktiven Störungen, gelegentlich aber auch zu einem obstruktiven Syndrom und mit Auswirkungen auf den kleinen Kreislauf zum chronischen Cor pulmonale.

Lungenveränderungen bei rheumatoider Arthritis

Bei rheumatoider Arthritis wurden zuerst von Ellman (1948) Lungenveränderungen beschrieben. Dabei handelt es sich teils um entzündliche Prozesse im Lungeninterstitium, die sekundär zur Fibrose führen (Ellmann, 1948, 1954; Rubin, 1955; Cruickshank, 1959), teils um interstitielle und pleurale Veränderungen granulomatöser Natur bisweilen mit multiplen Knoten in Form und Größe ähnlich denen bei Rundherdpneumokoniose (Aronoff u. Mitarb., 1955; Christie, 1954; Edge u. Rickards, 1957; Price u. Skelton, 1956; Mattingly, 1964; Noonan u. Mitarb., 1963; Robertson u. Brinkman, 1961; Sieniewicz u. Mitarb., 1962; Locke, 1963). Moll (1958) beschreibt relativ häufige Beteiligung der Pleura und auch häufiges Vorkommen unspezifischer Pneumonien, Voit und Gamp (1958) fanden dagegen in der Regel keine Lungenbeteiligung, und Knipping u. Rink (1963) erwähnen die rheumatische Genese von Lungenveränderungen überhaupt nicht, obgleich sie die Fibrosen eingehend behandeln. Die Ansichten über das Vorkommen und die Häufigkeit pulmonaler Veränderungen bei rheumatoider Arthritis sind also sehr verschieden.

Rheumatische Lungenveränderungen bei Staubexposition

Auftreten und Entwicklung einer Pneumokoniose werden in erster Linie durch die Art, Menge und Teilchengröße des inhalierten Staubes bestimmt. Das anatomische und röntgenologische Bild der Pneumokoniose durch Quarz oder quarzhaltigen Mischstaub, wie zum Beispiel und besonders häufig im Kohlenbergbau durch Inhalation eines Mischstaubes aus Quarz und Kohle, reicht von relativ gleichmäßig in allen Lungenabschnitten verteilten kleineren und größeren Granulomen beziehungsweise Fleckschatten bis zur Bildung massiver Konglomerate aus solchen Granulomen, sogenannter pneumokoniotischer Schwielen. Aber auch bei vergleichbarer bergmännischer Exposition sind die Unterschiede in Entstehung und Verlauf einer solchen Pneumokoniose oder Silikose außerordentlich groß. Einerseits kann relativ kurzfristige Staubarbeit zu schwerer Ausprägung führen, andererseits braucht eine Pneumokoniose trotz jahrzehntelanger Exposition nicht zu entstehen. Schließlich kann sie nach kürzerer oder längerer Staubexposition und oft erst viele Jahre nach ihrer Beendigung relativ plötzlich auftreten und dann bösartig progredient verlaufen. Die zwischen Staubeinwirkung und Krankheitsentstehung sich abspielenden pathogenetischen Mechanismen werden offenbar durch Einflüsse der Disposition oder Immunitätslage geprägt und beeinflußt. Solche Zusammenhänge sind bei rheumatoider Arthritis staubexponierter Bergleute besonders häufig beobachtet und eingehend studiert worden.

I. Caplan (1953) und Colinet (1950, 1953) beschrieben eine bei gleichzeitiger rheumatoider Arthritis mit großer Häufigkeit röntgenologisch gefundene Form der Pneumokoniose der Kohlenbergarbeiter. Sie ist durch schubweise entstehende multiple pulmonale Rundherde charakterisiert, die eine Größe von etwa 0,5 bis 5,0 cm im

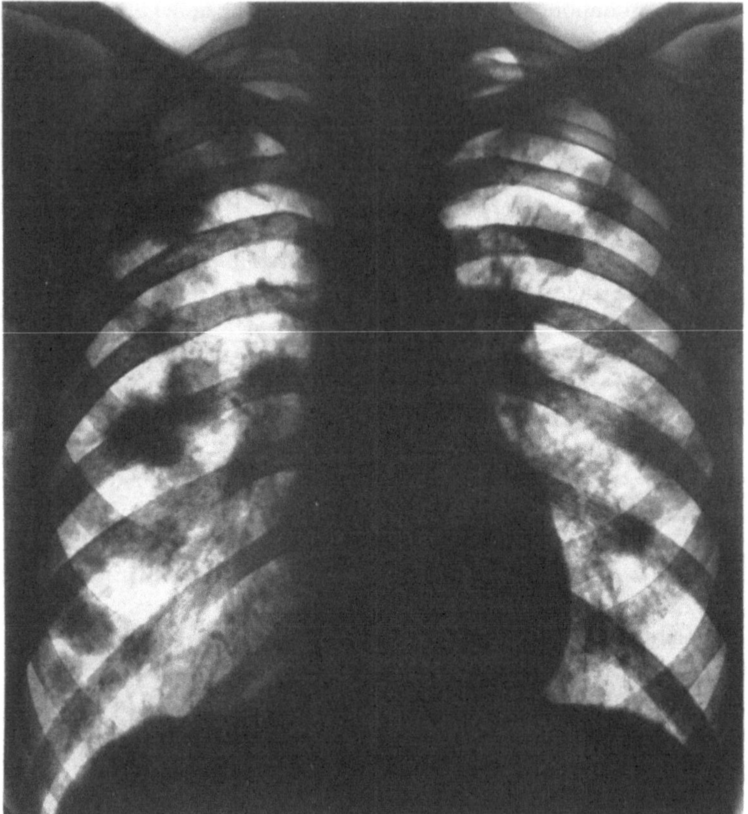

Abb. 76. Übersichtsaufnahme der Lungen bei rheumatoider Arthritis eines 55 jährigen und 26 Jahre staubexponierten Bergmannes. Caplan-Syndrom

Durchmesser zeigen und die episodisch zu gleichzeitigem Zerfall neigen. Dabei können die cavernisierten Rundherde vollständig verschwinden, und nur wenige als Narben zu deutende streifige Verdichtungen erinnern röntgenologisch später noch an die früheren Rundherde (Fritze u. Dickmans, 1962). Diese Rundherde können aber auch isoliert bestehen bleiben oder auch mit der Zeit zu größeren Konglomeraten konfluieren. Die sonst bei Pneumokoniosen typische gleichmäßig verteilte feinfleckige Herdbildung tritt röntgenologisch ganz in den Hintergrund oder fehlt vollständig (Abb. 76).

Die Abgrenzung dieser Rundherdpneumokoniose bei gleichzeitiger rheumatoider Arthritis als eigenes Krankheitssyndrom ist seit der Beschreibung durch Caplan vielfach bestätigt worden. Allerdings können die Lungenrundherde trotz bestehender rheumatoider Arthritis gelegentlich bei Staubexponierten auch fehlen.

II. Von Dickmans (1955), Fritze (1959, 1960, 1962a und b, 1964, 1965) und Schroeder (1962, 1963, 1965) wurde darauf aufmerksam gemacht, daß kleinknotige und großknotige multiple Lungenrundherde auch ohne manifeste rheumatoide Arthritis vorkommen, dann aber ebenfalls mit großer Häufigkeit und in hohem Titer die Rheumafaktoren nachweisbar sind. Bei einem Teil solcher Fälle entwickelt sich im weiteren Verlauf noch eine Arthritis, oder es entstehen extraartikuläre rheumatische Äquivalente in Form eines Rheumatismus nodosus.

Durch immunologische und chemische Untersuchungen sowie durch Ultrazentrifugierung wurde nachgewiesen, daß die im Serum von Rundherdpneumokoniosen ohne Arthritis gefundenen Makroglobuline, die für den positiven Ausfall der Rheumatests verantwortlich sind, mit den für die rheumatoide Arthritis charakteristischen Rheumafaktoren identisch sind (Schroeder).

III. Außer bei Caplan-Syndrom und bei Rundherdpneumokoniose ohne Arthritis finden sich die Rheumafaktoren auch im Serum von Bergleuten, deren Lungen röntgenologisch das Bild der interstitiellen Fibrose zeigen. Dabei treten die gleichmäßig über beide Lungen verteilten Herdbildungen der typischen Silikose ähnlich wie bei der Rundherdpneumokoniose ganz in den Hintergrund (Abb. 77).

Bei solchen Lungenfibrosen war in 78% der Fälle einer großen Untersuchungsreihe mindestens einer der Tests zum Nachweis der Rheumafaktoren positiv. In einigen solchen Fällen von Lungenfibrose entstanden im weiteren Verlauf mit oder ohne Entwicklung einer rheumatoiden Arthritis zusätzlich multiple Lungenrundherde, also ein Caplan-Syndrom beziehungsweise eine Rundherdpneumokoniose ohne Arthritis (Fritze 1964, 1965; Fritze und Holling, 1965; Schroeder). Da pathologisch-anatomische Beobachtungen noch fehlen, muß offen bleiben, ob die Lungenfibrose staubexponierter Bergleute lediglich eine besondere Erscheinungsform der Silikose ist, die Rheumafaktoren also unspezifisch und sekundär entstehen, oder ob es sich um ein „rheumatisches Geschehen" handelt. Jedenfalls sind die Rheumafaktoren bei Bergleuten häufiger als in einer gesunden Durchschnittsbevölkerung nachzuweisen. Unter etwa 1500 gesunden Bergleuten ohne oder mit geringfügiger Pneumokoniose ergab sich eine Häufigkeit von 7% mit 4 positiven Tests bzw. von 13% mit 2—4 positiven Tests, bei einer Gruppe mit schwerer Pneumokoniose lag die Häufigkeit des Rheumafaktorennachweises bei 16 bzw. 24% (Fritze u. Mitarb., 1969).

Rodnan u. Cammarata (1963) beschrieben Fälle von Sklerodermie bei staubexponierten Bergleuten. Die Hälfte dieser Beobachtungen hatte röntgenologisch eine verstärkte Lungengrundzeichnung im Sinne der Fibrose, einige hatten eine Silikose der üblichen röntgenologischen Erscheinungsform. Die Häufigkeit der Lungenbeteiligung im Sinne der Fibrose scheint also größer als in Fällen von Sklerodermie ohne Staubeinwirkung zu sein, und Brun u. Mitarb. (1961) halten die Staubbelastung für einen Katalysator der Sklerodermie überhaupt.

Lungenveränderungen bei rheumatischem Fieber
Die seltenen röntgenologischen Lungenveränderungen bei rheumatischem Fieber sind besonders schwer zu deuten. Sie ähneln dem Bild der interstitiellen Pneumonitis und werden anatomisch-histologisch teils als Ausdruck einer allergischen durch Streptokokken-Sensibilisierung provozierten Angiitis, teils als Folge der Lungenstauung bei rheumatischer Karditis gedeutet. Andererseits scheinen aber auch spezifische rheumatische Prozesse eine Rolle zu spielen (Spencer, 1962). Solche Veränderungen können zu interstitieller Fibrose führen. Obwohl die rheumatische Pleuritis als klassisches Symptom des rheumatischen Fiebers gilt, scheint ihre Häufigkeit eher gering zu sein (Ablard u. Larcan, 1966).

Lungenveränderungen bei Spondylarthritis ankylopoetica
Zwar sind Störungen der Ventilation häufige Folge der Beteiligung der Rippen-Wirbelgelenke bei dieser Krankheit, unmittelbare Veränderungen der Lungen sind

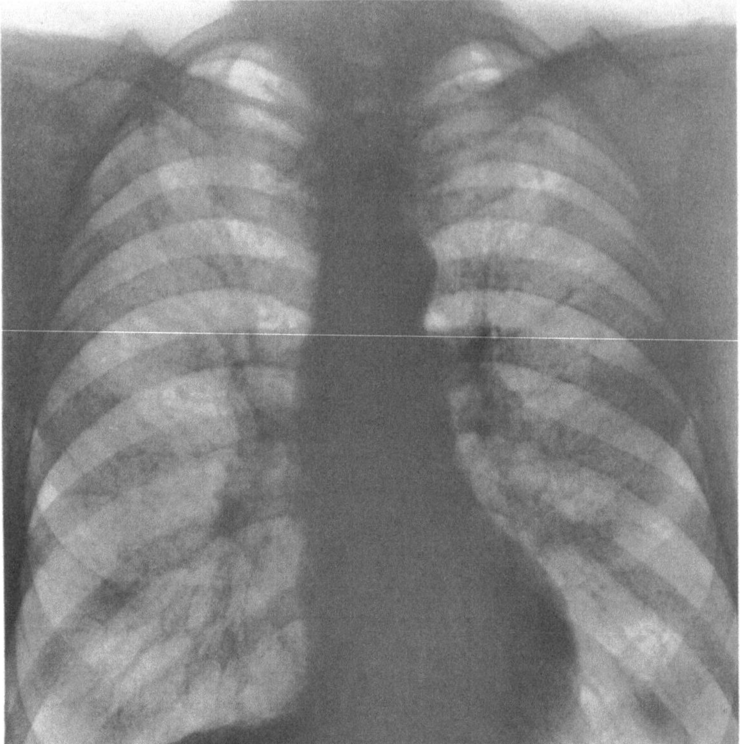

Abb. 77. Nur langsam progrediente Form einer Lungenfibrose bei einem 67jährigen Bergmann ohne Arthritis. Rheumafaktoren in hohem Titer nachweisbar

aber nicht bekannt. Ott und Wurm erwähnen lediglich das nicht ganz seltene Zusammentreffen mit einer Lungentuberkulose.

Interstitielle diffuse Lungenfibrose (Hamman-Rich-Syndrom)
Eine diffuse interstitielle Bindegewebsvermehrung in den Lungen ist also bei rheumatoider Arthritis und beim Zusammentreffen von Staubexposition mit der immunologischen Konstellation einer rheumatoiden Arthritis zu beobachten. Ähnliche oder identische röntgenologische Bilder kommen selten auch bei rheumatischem Fieber vor. Es sei dahingestellt, ob es berechtigt ist, die idiopathische Form der interstitiellen diffusen Lungenfibrose — 1897 von Rindfleisch als Cirrhosis cystica pulmonum beschrieben und 1935 beziehungsweise 1944 von Hamman und Rich als klinische Krankheitseinheit erkannt — deswegen als rheumatisches Geschehen zu behandeln, weil mit einer Häufigkeit von 25 bis 50% Rheumafaktoren oder antinukleäre Antikörper serologisch nachzuweisen sind. Ursprünglich wurden nur solche foudroyant progredienten Verläufe zum Hamman-Rich-Syndrom gezählt, die innerhalb weniger Monate zum Tode führten. Heute werden auch chronische Verlaufsformen einbezogen und solche, die mit rheumatischer Arthritis oder mit Kollagenosen wie Sklerodermie, Lupus erythematodes visceralis, Dermatomyositis oder Sjögren-Syndrom einhergehen. Histologisch sind die Unterschiede der verschiedenen Formen von Lungenfibrose, wie oben schon angedeutet wurde, unbedeutend oder fehlen überhaupt, röntgenologisch sind die Bilder weitgehend identisch (Abb. 77).

Spencer (1962) zählt das Hamman-Rich-Syndrom zu den Kollagenosen. Turner-Warwick und Doniach (1965), Tomasi u. Mitarb. (1962) halten das Hamman-Rich-Syndrom für ein rheumatisches Geschehen. Uehlinger u. Mitarb. (1960), Kramer und Siede (1962) sehen in dem Syndrom das narbige Endstadium verschiedener pathologischer Prozesse, zumal auch nach Inhalation von Aluminium-, Kobalt-, Wolframkarbid- und anderen Stäuben, bei der Farmerlunge und durch Medikamente wie Busulfan oder Hexamethonium, bei bakteriellen und Pilzinfektionen der Lungen ähnliche Veränderungen entstehen können. Im Beginn sind die Veränderungen meistens in den Unterlappen der Lungen lokalisiert und imponieren röntgenologisch als schleierartige Trübung. Später sind beide Lungen durch strang-, netz- und fleckförmige Zeichnung verändert, und pleurale Beteiligung führt zu Verschwartungen.

Lungenveränderungen bei Sklerodermie, Lupus erythematodes visceralis, Dermatomyositis, Polyarteriitis nodosa, bei subakuter bakterieller Endocarditis und bei Wegenerscher Granulomatose

Nicht ganz selten bei Sklerodermie, nur gelegentlich aber bei Lupus erythematodes visceralis, bei subakuter bakterieller Endocarditis, bei Dermatomyositis und Polyarteriitis nodosa sind röntgenologisch Lungenveränderungen im Sinne der Pneumonitis und Angiitis zu beobachten, die in die diffuse interstitielle Fibrose übergehen. Bei Sklerodermie wird die Häufigkeit der Lungenbeteiligung auf 50 bis 70% geschätzt (Pfister u. Nägele, 1956), und wegen der Organbeteiligung wird vor allem im angloamerikanischen Schrifttum die Bezeichnung als progressive Systemsklerose bevorzugt. Unter 100 Fällen von Lungenfibrose fanden Israel-Asselain u. Mitarb. (1961) 10 bis 15 Fälle von Sklerodermie. Die Lungenveränderungen können der Hautbeteiligung vorhergehen. Nicht selten sind serologisch die Rheumafaktoren vorhanden. Bei Lupus erythematodes visceralis finden sich häufig, bei anderen dieser Krankheiten gelegentlich auch antinukleäre Antikörper. Gelenkbeteiligung ist nicht ungewöhnlich, bisweilen werden Übergänge von der rheumatoiden Arthritis zur interstitiellen Lungenfibrose und zum Lupus erythematodes, aber auch zur Sklerodermie beobachtet (Spencer, 1962).

1936 und 1939 hat Wegener die Beteiligung der oberen Luftwege, der Lungen und der Nieren bei einem schweren fieberhaften Krankheitsbild beschrieben, das durch generalisierte Angiitis und durch multiple Granulombildung gekennzeichnet ist. Herz, Haut, Schleimhäute und seröse Häute können ebenfalls beteiligt sein. Wahrscheinlich handelt es sich um eine besondere Verlaufsform der Poliarteriitis nodosa (Kesselring und Zollinger, 1961; Wieners und Hilweg, 1966). Die Ätiologie dieser als allergisch-hyperergisches Geschehen gedeuteten Vasculitis ist unbekannt. Seine Zuordnung zum rheumatischen Formenkreis beziehungsweise seine Deutung als Autoaggressionskrankheit wird durch den häufigen Nachweis der Rheumafaktoren gestützt.

In einem von uns beobachteten Fall war außerdem der Anti-O-Streptolysin-Titer erheblich erhöht, der Titer an Gesamt-Komplement auffällig niedrig. In der Lunge traten wiederholt und schubweise multiple Rundherde auf, die ohne charakteristischen Bakteriennachweis im Auswurf einschmolzen. Unter Steroidmedikation klangen die schweren Haut- und Schleimhautprozesse sowie die Organmanifestationen zumindest vorübergehend ab.

Wegen der relativen Seltenheit von Lungenveränderungen bei rheumatischen oder verwandten Krankheiten ist es schwierig, auch nur einigermaßen sichere pathogenetische und nosologische Zusammenhänge zu finden. Um so größeres Interesse dürfen die nicht so seltenen Lungenveränderungen Staubexponierter bei manifester rheumatoider Arthritis oder bei entsprechender immunologischer Konstellation beanspruchen, weil ihre sorgfältige Exploration Aufschlüsse für das Verständnis der allgemeinen Pathogenese des Rheumatismus verspricht.

Psoriasis-Arthritis

F. Coste

Die bei gewissen Psoriatikern zu beobachtende Polyarthritis (Ps. A.) ist wahrscheinich eine eigene Krankheitseinheit, die von den anderen entzündlichen Rheumatismen, insbesondere der primär chronischen Polyarthritis (pcP), unterschieden werden muß.

Allgemeine Merkmale

Häufigkeit:

Gelenkerkrankungen findet man bei Psoriatikern mit einer Häufigkeit von 0,9—32% je nach den Statistiken (die hinsichtlich Beschreibung der rheumatischen Läsionen oft ungenau sind und übrigens auch darin voneinander abweichen, daß die einen einfache Gelenkschmerzen, andere alle röntgenologischen osteoartikulären Anomalien und wieder andere nur Polyarthritiden mit Gelenkdeformationen einschließen).

Interessanter ist es, die Häufigkeit der Psoriasis bei Polyarthritikern zu untersuchen. Sie schwankt bei den verschiedenen Autoren zwischen 0,8 und 9,1% (in unserem eigenen Krankengut 5%) und erweist sich der Häufigkeit der Psoriasis bei Nicht-Polyarthritikern (zwischen 0,1 und 2,7% in den einzelnen Untersuchungsreihen) deutlich überlegen.

Es handelt sich immer um einen entzündlichen Rheumatismus. Das gleichzeitige Vorkommen von Arthrosen und Psoriasis ist rein zufällig.

Geschlecht:

Bei der Zusammenstellung mehrerer Statistiken des Schrifttums finden wir bei 879 Fällen 499 Männer (56%); dies ist ein hochsignifikanter Unterschied gegenüber der primär chronischen Polyarthritis, die 3 bis 4 Frauen auf 1 Mann befällt.

Das Durchschnittsalter bei Beginn des Leidens beträgt rund 40 Jahre für die Polyarthritis und 30 Jahre für die Psoriasis.

Verlauf:

Gewöhnlich geht also die Dermatose dem Rheumatismus voraus. Die Untersuchung einiger großer Reihen (327 Beobachtungsfälle) ergibt dafür eine hochsignifikante Quote von 75% gegenüber 15% gleichzeitigem Beginn von Dermatose und Arthritis und 10% Vorausgehen der Polyarthritis.

Später treten dann die Psoriasisschübe und die Polyarthritisschübe des öfteren synchron auf; bei der Hälfte unserer Kranken waren sie streng gleichzeitig.

Bei anderen Patienten geht der Psoriasisschub dem rheumatischen Schub etwas voraus und umgekehrt kann auch der rheumatische Schub dem psoriatischen vorangehen.

Nach West ist jedoch das Fehlen der Übereinstimmung zwischen den beiden Schüben das häufigste Vorkommnis (52%).

Bei einer flüchtigen Durchsicht der großen Statistiken des Schrifttums fanden wir ungefähr 40% Nicht-Übereinstimmung (davon 5% alternierend) gegenüber 60% Übereinstimmung.

Anfangserscheinungen

a) Der pcP gehen bekanntlich manchmal *Prodromalerscheinungen* voraus (vasomotorische Störungen und Parästhesien der Extremitäten, Gelenk- und Muskelschmerzen, Beeinträchtigung des Allgemeinzustandes). Diese Prodromalerscheinungen sind bei der Psoriasis-Arthritis selten, ausgenommen die Schmerzen: Schon 1888 hatte Besnier die schmerzhafte Psoriasis beschrieben. Die Rheumatologen wissen recht gut, daß sie relativ häufig sind. Diese Schmerzen sind hartnäckig oder flüchtig und in ihrer Lokalisation fixiert. Manchmal sind sie generalisiert in Form von Steifheit der Glieder, öfter sind sie in einem Extremitätenteil lokalisiert. Meistens sind es Arthralgien, aber Myalgien sind ebenfalls häufig; selten wird es sich um eine Ischialgie, eine zerviko-brachiale Neuralgie usw. handeln.

Bei 50 Kranken findet Loyau 22 Schmerzsyndrome (44%), wobei es sich in einem Drittel um Talalgien handelt.

b) *Initial* werden von der Arthritis im allgemeinen nur ein oder wenige Gelenke erfaßt. Befallen sind entweder die großen Extremitätengelenke (Knie-, Schulter-, Ellbogen- und Hüftgelenke) oder die kleineren Gelenke der Extremitäten: Hand-, Sprung-, Finger- und Zehengelenke. Selten ist der Beginn von vorneherein polyarthritisch.

Gewöhnlich nimmt man an, daß der Beginn verhältnismäßig häufig (mindestens jeder zweite Fall) *akut* oder *subakut* ist. In unserer Arbeit aus dem Jahr 1958 mit über 25% und etwa 30% veranschlagt, werden von Loyau 12% und 14% angegeben; manchmal denkt man an einen Gichtanfall (torpid) oder eine Infektarthritis mit (selten) Gelenkerguß mit rascher Entwicklung; oder an eine subakute oder (selten) akute Polyarthritis (pseudorheumatische Form).

In den übrigen Fällen beginnt die Psoriasis-Arthritis schleichend in der Art vieler chronischer Polyarthritiden.

Weiterer Verlauf

Später kann sich der erste Schub, ob er nun akut ist oder nicht, abschwächen, dann werden andere Gelenke ergriffen werden. Recht häufig erfolgen diese Rückfälle Gelenk für Gelenk, ohne Symmetrie oder systematischen Befall aller Gelenke im Gegensatz zu dem, was sich oft bei der pcP abspielt.

Lokalisation und Art der Gliedmaßenarthritiden

a) Kleine distale Gelenke

Die amerikanischen Rheumatologen betonten mit Recht die Prädilektion der Psoriasis-Arthritis für die distalen Interphalangealgelenke (DIP) der Finger und Zehen (einschließlich Daumen und Großzehe).

Bauer ging sogar so weit vorzuschlagen, nur die Fälle als echte Psoriasis-Arthritis anzuerkennen, bei denen die Krankheit nur diese distalen Gelenke betrifft (6—7% bei unserem Krankengut).

Die meisten Verfasser haben diese Ansicht als zu einschränkend kritisiert, da sie dazu führen würde, aus dem Rahmen der Psoriasis-Arthritis zahlreiche Fälle auszuschließen, bei denen indessen der pathogenetische Zusammenhang zwischen Haut- und Gelenkleiden offensichtlich ist.

Nach Cecil ist jedoch der Befall der distalen Gelenke, obwohl er in gar manchen Beobachtungsfällen recht frappant ist, keineswegs konstant und die anderen Finger- gelenke sind gleichfalls oft betroffen, eine Meinung die von Wright bestätigt wird, demzufolge aber die Erkrankung der Interphalangealgelenke recht häufig die Krank- heit einleitet.

Wir finden (wie Wright) die distalen Interphalangealgelenke bei einem Drittel der Patienten erkrankt.

Die Häufigkeit der Entzündung anderer Gelenke der Finger und Zehen ist noch größer: bei unserem gesamten Krankengut erreicht (Grundgelenke) oder übersteigt (PIP) sie 50%.

Das, was bei den distalen Arthritiden der Psoriasis zu einem von den übrigen Gelenkentzündungen leicht abweichenden Verlauf führt, ist die starke Schwellung und das *Bild der subakuten Entzündung* mit einer mehr oder minder starken *Rötung*, einer glänzenden, gespannten Haut im Gegensatz zu einer geringen oder überhaupt fehlen- den lokalen Temperatursteigerung; auf den ersten Blick würde man an eine Gicht denken, aber der Prozeß ist weniger phlogistisch als beim Gichtanfall; dieses Bild ist auch Weissenbach aufgefallen, der von „Würstelfingern“ spricht.

Wright findet 30% Pseudogichtformen.

Andererseits scheinen die klassischen Abweichungen in Form der Ulnardeviation der Finger (coup de vent), des „M“ (Schwanenhals) oder in Beugung bei der Psoriasis- Arthritis weniger häufig als bei der pcP zu sein; meist fehlen sie; oder sie weichen in den fortgeschrittenen Fällen atypischen Deviationen, regellosen Dislokationen vor allem der Finger, die sich in verschiedenen Richtungen verziehen.

Uns fielen bei mehreren unserer Kranken die starken *distalen Osteolysen* auf, die an die Formen der usurierenden-mutilierenden Akropathie erinnern und zu ganz typi- schen „Lorgnette-Händen“ führen können.

b) Andere Gliedmaßenarthritiden

Die *großen Gelenke* können alle von der Psoriasis-Arthritis befallen werden, aber auch hier wieder mit dieser Unregelmäßigkeit, diesem Mangel an Symmetrie, dieser wahl- losen Verteilung der Gelenkentzündungen, die bei der pcP nicht üblich sind: obere Sprung-, Knie-, Schulter-, Hand- und Fußwurzelgelenke sind häufig ergriffen.

Alte Arthritiden sowohl der kleinen Interphalangealgelenke als der großen Glied- maßengelenke (Hand-, Knie-, Sprung- und Hüftgelenke) können zu einer sehr starken fibrösen Steifigkeit oder sogar zu einer totalen Ankylose durch Verschmelzung der Knochenenden führen. Alle Gelenke können befallen sein. Eine schwere, akute Er- krankung der Kiefergelenke mit Kiefersperre ist von mehreren Verfassern beschrie- ben worden.

c) Paraartikuläre Veränderungen

R. J. Weissenbach legte Gewicht auf die Form des chronischen fibrösen Rheumatis- mus nach Jaccoud mit skleröser Myotendinitis und manchmal Sehnenverkalkungen. Diese Form ist kaum von den anderen Psoriasis-Polyarthritiden abzugrenzen; sie ist einfach eine besonders stark versteifende Verlaufsform derselben. Bei einem unserer schweren Fälle wurde jedoch eine Myositis ossificans festgestellt.

Selten ist die Hautatrophie mit feuchter, feiner Haut und zinnoberrotem Palmar- erythem wie bei der pcP und man beobachtet manchmal eine sklerodermoide Umwandlung der Finger oder der Zehen mit trockener Retraktion der Gelenkflächen, die bis zur Mumifikation geht.

Ein negatives und eigenartiges Kennzeichen der Psoriasis-Arthritis ist, daß sie *fast nie* mit *gelenknahen Knötchen* an deren Prädilektionsstellen (Ellbogenkanten, Olekranon usw.) einhergeht, während man solche bei 20% (Bauer) der pcP sieht.

Das Röntgenbild der befallenen Gelenke gleicht im allgemeinen dem der primär chronischen Polyarthritis. Oft unterscheidet es sich davon, besonders an den distalen Gelenken durch eine Reihe von Nuancen:

1. An den kleinen distalen Gelenken der Hände und Füße

Die Initialläsion (Mary Shermann) ist eine marginale Arrosion der Phalangenenden. Dann erreicht sie unregelmäßig die lateralen Flächen der Phalangen, die gezähnelt und von kleinen Löchern durchsiebt werden; „gesticheltes" Aussehen, das langsam gegen die Gelenkfläche des distalen (oder selbst proximalen) Interphalangealgelenkes vorrückt, wobei dieser Zerstörungsprozeß sie becherförmig aushöhlt. Die laterale Resorption des Phalangenendes führt schließlich in einem sehr späten Stadium zu einer verjüngenden Lyse dieses Endes, das wie durch einen Bleistiftspitzer usuriert wird (pencilling nach Hench).

Außerdem erzeugt aber ein Anbauprozeß eine Eversion und ein osteophytisches Vorspringen der seitlichen Ränder der Phalange, das den vorhin beschriebenen Becher noch breiter macht; andrerseits kann ein Knochengang zur Diaphyse der Phalange zurückführen, bleibt aber im Zusammenhang mit dem Gelenk und unterscheidet sich also deutlich von den kleinen Zacken durch Periostverknöcherung, die man selbst ohne jeden Rheumatismus beim normalen Menschen die Diaphyse der Phalangen und Endphalangen gelenkferne stachelartig umstarren sehen kann.

Die Struktur der gelenknahen Epiphysen wird unscharf, „verschwommen", übersät von ganz kleinen Zonen „verdichtender Osteitis", daher das „staubige" Bild (Gougerot und Coste).

Schließlich zeigt das Röntgenbild die Verschmelzung des Gelenkspalts, ein Ergebnis der progressiven Zerstörung der Knorpel.

Das typische Bild der distalen Gelenkentzündung der schweren Psoriasis-Arthritis ist also folgendes: usurierende und aufbauende Arthritis; gesticheltes, siebartiges, angefressenes Aussehen der Epiphysen mit einer manchmal überschießenden osteophytischen Reaktion am Umfang.

Ist der Prozeß alt, so zeigen die Enden bestimmter Phalangen eine typische *Osteolyse*, die schließlich in gewissen Fällen zur dislozierten Hand, mit ausgefaserten, gediehten und sich verjüngenden, wie ein Bleistift zugespitzten Knochen führt, die wie ein Haufen Stäbchen durcheinander geworfen sind.

Manche betonen das Fehlen von Osteoporose, sogar eine Tendenz zur Verdichtung der Phalangen; vor der Annahme einer psoriatischen Genese einer alten Polyarthritis, aber ohne Entkalkung, sollte man sich immer hüten. Tatsächlich findet man die Osteoporose in einem gewissen Prozentsatz psoriatischer Polyarthritiden.

Recht häufig sieht man *Pseudozysten* der Phalangenepiphysen, die in dem etwas hypertrophierten Köpfchen der Endphalange lokalisiert sind und mit einer manchmal zackigen Verschmelzung des Spalts des distalen Interphalangealgelenks und einer peripheren Osteophytose kombiniert sind; sie verleihen diesen psoriatischen „Pseudo-Heberdenknoten" ein besonderes Aussehen. Die röntgenologische Differentialdiagnose gegenüber dem arthrotischen Heberdenknoten kann schwierig sein, wenn man den klinischen Zusammenhang nicht kennt und die Psoriasis-Arthritis nur wenig usurierend, wenig destruktiv ist und Verdichtung und Osteophytose überwiegen.

2. An den großen Gelenken

Man findet zwar manchmal das gleiche „staubige", fragmentierte Bild und den gleichen usurierenden Verlauf wie bei dem distalen Gelenken, die Bilder sind aber oft weniger auffallend und unterscheiden sich kaum von jenen der pcP.

Die oberen Sprunggelenke zeigen im allgemeinen recht geringfügige Veränderungen im Röntgenbild, obwohl sie klinisch bei der Psoriasis-Arthritis oft befallen sind.

Die Kalkaneitis ist häufig (unserer eigenen Erfahrung nach etwa bei der Hälfte der Fälle). Sie ähnelt der Form bei der Okulourethrosynovitis und bei bestimmten idiopathischen Spondylarthritiden, unterscheidet sich davon im übrigen durch das Ausmaß der weichen Knochenproliferationen der Erosionen und das Abwechseln von Knochendemineralisation und -verdichtung.

Bei den Hüften ist das Bild das einer *banalen Koxitis*, manchmal mit gezähneltem und usuriertem Aussehen der Gelenkflächen, das an das Bild der distalen usurierenden Arthritis erinnert. Die Entwicklung kann zur Protrusio acetabuli führen, ein stärkerer zerstörender Prozeß bleibt aber selten und es wurden bis jetzt keine Fälle von „Koxitis lytica" angegeben, wie man sie manchmal bei der pcP sieht.

Wirbelsäulenlokalisationen

Sie sind nicht selten. Klinisch verraten sie sich durch Rückgratschmerzen, besonders die Lumbalgie, manchmal mit Wurzelschmerzen (in der Hälfte des Krankenguts beobachtet).

Die Röntgenbilder können interapophysäre Gelenkentzündungen an der Halswirbelsäule zeigen.

Sehr selten ist eine *isolierte Spondylodiscitis* (1 Fall in unserem Krankengut), häufiger sind SpA; darauf haben wir bereits 1935 mit J. Forestier hingewiesen. Seither sind viele Fälle veröffentlicht worden. Berücksichtigt man die auf die Sakroiliakalgelenke beschränkten isolierten Pelvispondylitiden, so liegt bei etwa jedem 3. Fall von Ps.A. eine SpA vor.

Die SpA psoriatica ist im allgemeinen mit dem Befall peripherer Gelenke verbunden und man hat mit Recht die beträchtliche diagnostische Bedeutung des gleichzeitigen Vorkommens von *SpA + Arthritis der distalen Interphalangealgelenke der Finger* betont.

Die klinischen Zeichen und das Röntgenbild der Läsionen sind sehr ähnlich wie bei der idiopathischen SpA. Manche Verfasser (Robecchi) betonen jedoch einige unterscheidende Merkmale: häufigere oder länger anhaltende Einseitigkeit der Sakroileitis, „asymmetrische" Läsionen und Entwicklungen, wenn beide Sakroiliakalgelenke erfaßt sind; manchmal ungewohntes Ausmaß der usurierenden Zerstörung eines Sakroiliakalgelenks; relativ häufiges Vorkommen auf die Sakroiliakalgelenke beschränkter SpA.

Insgesamt soll die Psoriasis-Arthritis einen wenig „systemischen" und verhältnismäßig „regellosen" Verlauf sowohl am Rückgrat wie an den Extremitätengelenken nehmen.

Diese Unterschiede gegenüber der idiopathischen SpA sind in Wirklichkeit sehr subtil und die Psoriasis-Spondylarthritis kann die typischen Kennzeichen der idiopathischen SpA aufweisen.

Andrerseits haben Bywaters, Graber, Duvernay und wir selbst bei Psoriatikern sehr umfangreiche paravertebrale Verknöcherungen ohne Sakroileitis beobachtet. Kellgren betrachtet dies sogar als ein recht charakteristisches Bild der psoriatischen Wirbelsäule.

Vielleicht ist die Häufigkeit der Iritis bei der SpA mit Psoriasis geringer (2% bei unserem Krankengut) als bei der idiopathischen SpA.

Kennzeichen der Psoriasis der Haut

Man wollte der mit Gelenkerscheinungen einhergehenden Psoriasis besondere Merkmale zuschreiben: relativ häufiges Auftreten von Pruritus, intervertierter Psoriasis, exsudativer, pustulöser Psoriasis, der psoriatischen Erythrodermie und der Nagelpsoriasis. In der Tat sind alle Arten und alle Lokalisationen von Psoriasis zu beobachten. Die *Nagelpsoriasis*, deren Häufigkeit bei den mit Arthritiden einhergehenden Formen von so vielen Autoren behauptet wird, fanden wir nur bei $^2/_5$ unserer Fälle. Das häufige gleichzeitige Vorkommen von Nagelpsoriasis und Arthritiden der distalen Interphalangealgelenke ist jedoch recht auffallend.

Allgemeinzustand. Er wird im großen und ganzen durch die Psoriasis-Arthritis weniger beeinflußt als durch die primär chronische Polyarthritis: geringeres Schwächegefühl, geringere Abmagerung, geringere Anämie; weder Hypertrophie noch Funktionsstörungen von Leber und Milz.

Eine Amyloidose tritt nur ausnahmsweise auf. Wir beobachteten jedoch einen derartigen Fall und mindestens ein weiterer ist im Schrifttum zu finden. Das ist eine überraschende und vielleicht signifikante Tatsache, die noch weiter zu überprüfen ist.

Ziemlich oft ist Fieber zu beobachten, fast bei der Hälfte unseres Krankengutes; meist ist es aber nicht hoch, zwischen 37,5 und 38° C; es ist unregelmäßig und sprunghaft. Es nimmt während der Schübe zu und verschwindet während der Remissionen.

Die Laboruntersuchungen auf Entzündung sind im allgemeinen positiv: beschleunigte Blutkörperchensenkungsgeschwindigkeit, oft hohe Leukozytose (9000 und darüber in mehr als $^2/_3$ der Fälle) und Polynukleose oft gegen 80%.

Eine besonders auffallende Eigenheit ist der geringe Gehalt des Serums an *Rheumafaktor*.

Bei einer Zusammenstellung unserer eigenen Daten und jener der größten im Schrifttum veröffentlichten Reihen fanden wir 1966 bei 450 Waaler-Rose Tests 62 positiv (14%); dies bedeutet einen hochsignifikanten Unterschied gegenüber dem durchschnittlichen Prozentsatz von 65% bei der pcP.

Verlauf und Prognose

Sie sind launenhaft: Die Ps.A. führt häufig nicht zu dem symmetrischen und progredienten Befall der Gelenke, der bei der gewöhnlichen pcP so häufig ist; sie verläuft in *unregelmäßigen Schüben* hinsichtlich Zeit und Schwere, Lokalisation und Ausmaß der Gelenkbeteiligungen.

Bei manchen Kranken gehen diese Schübe ineinander über und führen unerbittlich zur Invalidität. Aber das eindrucksvolle Bild des *bettlägrigen Psoriatikers* als Opfer einer generalisierten Polyarthritis, zusammengekrümmt durch die Spondylarthritis und vollkommen ankylosiert, ist bei weitem nicht das häufigste Vorkommnis: zahlreich sind die Kranken, bei denen nach einem entzündlichen Schub in einem oder mehreren Gelenken der Rheumatismus von selbst verschwindet oder mit langen Remissionsintervallen verläuft.

Diese tiefverwurzelte Unsicherheit über die Zukunft und Prognose der Psoriasis-Arthritis muß einem immer gegenwärtig sein, wenn man versucht, die Wirkung der verschiedenen therapeutischen Mittel zu beurteilen.

Die einzelnen Faktoren zur Beurteilung der Schwere sind:

Das Vorliegen einer ausgedehnten, generalisierten Psoriasis, insbesonders wenn sie pustulös oder erythrodermisch ist;
die Schnelligkeit der Entwicklung;
das kontinuierliche Fortschreiten ohne deutliche Schübe, das oft beschleunigt wird;
die Zahl der betroffenen Gelenke;
die destruktive oder ankylosierende Tendenz der Krankheit;
die erhebliche Beschleunigung der BKS;
die Kombination einer SpA mit der Polyarthritis, welche die Krankheit durch die resultierende Bewegungsunfähigkeit und Verkrüppelung intensiviert; auch die Entdeckung einer Sakroileitis, die an und für sich die Beweglichkeit oft wenig beeinträchtigt, verschlechtert die Prognose durch die drohende Ausdehnung des Rheumatismus auf die übrige Wirbelsäule.

Pathologische Anatomie

Die Art der synovialen und artikulären Läsionen ist noch wenig untersucht worden.

W. Bauer hat als erster anhand eines Falles von typischer Psoriasis-Arthritis mit Arthritiden der distalen Interphalangealgelenke (die anatomisch untersucht wurden) auf eine Art ungewohnter und besonderer Läsionen aufmerksam gemacht: ausgedehnte Zerstörung der Gelenke und geringere Resorption der Phalangen mit marginaler Proliferation des Knochens an den Sehnenansätzen, dadurch becherförmige Deformation der Phalangenbasen. Die meisten Gelenkspalte waren durch ein dichtes Zellgewebe ersetzt, ohne entzündliche Veränderungen oder zumindest mit nur ganz minimalen Entzündungszeichen. Man konnte sich jedoch fragen, ob diese bei einem sehr alten Fall von Psoriasis-Arthritis beobachteten Läsionen auch bei frischen Formen zu finden sein würden.

Die Arbeit von Mary Shermann, die sich auf 33 bioptisch untersuchte oder operierte kranke Gelenke bezieht, kommt diesem Einwand zuvor.

Sie unterscheidet drei Stadien:

1. Bei den *Interphalangealarthritiden der Finger* findet man in einem frühen Stadium (bis zu 8 Wochen) ein granulöses Gewebe, das mikroskopisch einem unspezifischen generalisierten, chronischen entzündlichen Prozeß mit erheblichem Ödem und starker subsynovialer und noch tiefergreifender Fibrose entspricht.

2. In einem *späteren Entwicklungsstadium* sind die Läsionen analog aber vermehrt, die verdickte und geschwollene Synovia hat die Seitenflächen der Knochen und die Kanten der Gelenkflächen usuriert, welch letztere aber im übrigen gesund bleiben und keinen Pannus aufweisen.

3. In einem *späten Stadium* liegt ein dickes fibröses Gewebe vor, in dem keine Spur von Synovia mehr zu erkennen ist und das die Seitenflächen der Knochen einhüllt und die Kortikalis in ihrer ganzen Stärke usurieren kann.

Zusammen mit F. Delbarre, F. Basset u. C. Guiraudon haben wir diese histopathologische Untersuchung hauptsächlich an Stanzbiopsien der Synovia des Kniegelenkes fortgesetzt. In ein oder zwei Fällen auf zehn (bei denen trotz eines klinischen Bildes, das sich oft nicht von dem anderer Psoriasis-Arthritiden unterscheidet, die Läsionen einen rheumatischen Aspekt haben) findet man eine eher sklerotisch als entzündlich veränderte Synovia, die an Läsionen durch „mechanische Reizung" mit einer sehr geringfügigen Hypertrophie des Synovioblastensaumes und recht zahlreichen Gefäßen mit verdickten Gefäßwänden denken läßt.

In einer neueren Arbeit betonen MacEwen und Mitarbeiter auch das Vorhandensein von Gefäßveränderungen in der Synovia bei Psoriasis-Arthritiden.

Italienische Autoren (Cecchi, Lucherini, Robecchi u. Mitarb.). finden im Frühstadium Läsionen, die sich von jenen der primär chronischen Polyarthritis kaum unterscheiden, aber es handelt sich gewöhnlich um Veränderungen sklerotischer Natur, die arm an entzündlichen Infiltraten sind.

Im großen und ganzen ist die relative Seltenheit echter rheumatoider Bilder bei der „psoriatischen" Synovia hervorzuheben, diese histologische Untersuchung muß aber noch fortgesetzt werden.

Was die *muskulären* Mikroläsionen angeht haben Desmarais, Gibson, Kersley 1948 auf ihre Seltenheit aufmerksam gemacht und sie der großen Häufigkeit solcher Veränderungen bei der pcP gegenübergestellt.

Diagnose und Pathogenese der Psoriasis-Arthritis

Die Diagnose hängt selbstverständlich von der Feststellung einer Hautpsoriasis oder von der Gewißheit, daß eine solche früher bestanden hat, ab.

Man muß daran denken, auch an der behaarten Kopfhaut, in den Hautfalten und an den Nägeln nach der Dermatose zu suchen und darf es nicht an Hautbiopsien mangeln lassen.

Wir möchten jedoch auf allfällige differentialdiagnostische Schwierigkeiten (selbst histologische) zwischen psoriatiformen Parakeratosen und Psoriasis und uncharakteristischen präpsoriatischen Läsionen, die sich später zu einer echten Psoriasis entwickeln werden, aufmerksam machen.

Über die selten schwierige Differentialdiagnose zwischen Psoriasis-Arthritis und anderen akuten Arthritiden und Polyarthritiden (akuter Gelenkrheumatismus, Infektarthritis) braucht nicht viel gesagt zu werden.

Eine Verwechslung ist manchmal möglich durch die relative Häufigkeit eines akuten oder subakuten Krankheitsbeginns, die Rötung der Gelenke und das entzündliche Aussehen der Läsionen der Psoriasis-Arthritiden.

Aus demselben Grund steht manchmal die Differentialdiagnose gegenüber dem Gichtanfall zur Diskussion, aber die Unterscheidung ist meistens leicht und wir kommen nicht darauf zurück. In den letzten Jahren ist auf eine gewisse Häufigkeit der Hyperurikämie bei der Psoriasis-Arthritis hingewiesen worden. In Wirklichkeit ist der Blutharnsäurespiegel in den meisten Statistiken normal, aber, wie Eisen und Seegmiller betonten, ist eine Hyperurikämie vorhanden, wenn über 90% der Hautoberfläche von der Psoriasis befallen sind: 10% der Patienten haben einen erhöhten

Harnsäurespiegel, wenn weniger als 40% der Haut betroffen sind. Bei den Kranken mit Hyperurikämie fanden Eisen und Seegmiller einen beschleunigten Einbau von Glyzin in die Harnsäure infolge des zweifellosen raschen „turnover" der Harnsäure in der von proliferierenden Zelläsionen betroffenen Haut.

Außerdem steht manchmal die Differentialdiagnose zwischen Psoriasis-Arthritis der distalen Interphalangealgelenke und arthrotischen Heberdenknoten beim Psoriatiker zur Diskussion. Die klinischen und biologischen Merkmale des Entzündungszustandes und das Röntgenbild werden dazu beitragen, die zweite Hypothese auszuscheiden.

Es ist also noch das grundlegende Problem der Differentialdiagnose zwischen *Psoriasis-Arthritis und gewöhnlicher pcP* zu besprechen.

Die Tabelle 45 bringt eine Zusammenstellung gewisser Unterschiede die sich durch das Studium der meisten veröffentlichten Arbeiten und durch die Analyse unserer eigenen Beobachtungen zwischen Psoriasis-Arthritis und gewöhnlicher pcP herausarbeiten lassen.

Diese Tabelle könnte den Eindruck erwecken, daß sich diese beiden Varietäten der Polyarthritis deutlich voneinander unterscheiden und es sich um verschiedene Krankheiten handelt.

Tabelle 45

Unterscheidungsmerkmale	
Psoriasis-Athritis	pcP ohne Psoriasis
Prädominieren der Männer	der Frauen
Hat rein arthralgische Formen.	Hat keine solchen
Relativ häufiger akuter oder subakuter Beginn	Schleichender Beginn
Oligoarthritische Form häufig	Raschere Systematisierung
Launenhafter Verlauf, Remissionen nach Behandlung weniger selten	beständigerer und progredienter Verlauf
Häufiger Befall der DIP	DIP selten befallen
Häufigkeit entzündlicher „Radieschen" an den Fingern	deutlich geringere Häufigkeit
Relativ häufige entzündliche Rötung	selten
Atrophisches Syndrom der Gliedmaßen selten	umgekehrtes Verhalten
Nicht seltene Entwicklung zur mumifizierenden Skleroatrophie	umgekehrtes Verhalten
Regellose Deviationen der Finger und Zehen häufiger als die typischen Deviationen der pcP	ulnare Deviation des Ellbogens, Schwanenhalsdeviation oder Krallenhand, Dorsalretraktion der Zehen
Relativ häufige ankylosierende Spondylarthritis mit oder ohne distale Polyarthritis	äußerst seltenes Vorkommen der Sp.A. und dieser Kombination
Satellitenadenopathien selten	Satellitenadenopathien üblich
Gelenknahe Knoten sind eine Ausnahme	Knoten häufig (20% nach Bauer)
Iritis möglich	Iritis ist eine Ausnahme
Weniger Allgemeinsymptome als bei der pcP	Allgemeinzustand oft beeinträchtigt
Röntgenologische Nuancen: weniger Osteoporose, mehr staubige Zerbröckelung, mehr Osteolysen	als bei der pcP
Waaler-Rose Reaktion viel seltener positiv	als bei der pcP
Histologische Veränderungen oft (oder frühzeitig) fibrös und wenig entzündlich.	typische rheumatoide Läsionen.

Tabelle 46

Beginn:	Psoriasis Arthritis	pcP beim Mann
Gelenkschmerzen	+	±
Beginn oder subakut	+	±
Isolierte Initialerkrankung der DIP	+ +	—

Lokalisation der Arthritiden:		
Hände	92%	86%
Handgelenke	64%	66%
Schultergelenke	56%	64%
Füße	52%	40%
Knie	48%	76%
Ellbogen	44%	42%
Obere Sprunggelenke	42%	42%
Hüften	28%	26%
Kiefergelenke	14%	26%
Sternoklavikulargelenke (Louyot)	(2%)	2%
(Villanova u. Pinol)	(12%)	
Befall der DIP	Signifikanter	Unterschied
	↓	↓
	54%	18%
Deviationen	± regellos	±
Sp.A.	nicht selten	fehlend
	(1/3 d. Fälle)	
Hautveränderungen	sklerodermoid	sklerodermoid
Gelenknahe Knoten	Signifikanter	Unterschied
	↓	↓
	2%	14%
		(p > 0,05)
Iritis	+	—
Allgemeinzustand	wenig betroffen	wenig betroffen
Waaler-Rose Reaktion positiv	Signifikanter	Unterschied
	↓	↓
	14%	60%
Osteolyse	+ +	+
Osteophytose	+ +	+
Verlauf	sehr launenhaft	launenhaft
Histologische Veränderungen	besondere?	wie bei pcP
Röntgenologische Läsionen:		
Keine Veränderung	20%	29%
Osteoporose	77%	60%
Drüsen	52%	18%
Marginale Arrosionen	40%	6%
Osteophytische Fortsätze	52%	9%
Verschmälerung des Gelenkspalts	52%	64%
Ankylose	2%	6%
Staubiges Aussehen der Phalangen	12%	0%
Osteolyse	17%	11%
Deviation	22%	11%

Gegen diese Art der Tatsachendarstellung läßt sich aber ein Einwand erheben: Die sogenannte gewöhnliche pcP ist nämlich vor allem eine Krankheit der Frau, während die Psoriasis-Arthritis vielmehr eine Erkrankung des Mannes ist. Nun bestehen aber erhebliche Unterschiede hinsichtlich Symptomatik und Verlauf der pcP bei der Frau bzw. beim Mann.

Es muß also auch untersucht werden, ob die der Psoriasis-Arthritis zugesprochenen Unterscheidungsmerkmale sowohl beim Mann als bei der Frau vorhanden sind oder ob im Gegenteil die Polyarthritis der Psoriatikerinnen der gewöhnlichen pcP und jene der Psoriatiker der chronischen pcP des Mannes ohne begleitende Psoriasis entspricht.

Bekanntlich weist die Polyarthritis des Mannes gewisse Besonderheiten auf, die sie bis zu einem gewissen Grad dem klinischen Bild der Psoriasis-Arthritis näher bringen.

Wir haben mit Louyot dieses Problem studiert: Die Tabelle 46, die auf dem Vergleich von 50 Psoriasis-Arthritiden mit 50 Polyarthritiden bei Männern ohne Psoriasis beruht, zeigt an, daß hinsichtlich der Symptomatik erhebliche Unterschiede zwischen diesen beiden Krankheiten bestehen.

Ohne eine fixe Schlußfolgerung ziehen zu können, muß man am Ende dieser Besprechung zumindest provisorisch die Ansicht vertreten, daß selbst beim Mann die Psoriasis-Arthritis sich in einigen Punkten durch besondere Merkmale auszeichnet: recht häufige Erkrankung der distalen Interphalangealgelenke, beachtliche Quote distaler Osteolysen, Fehlen gelenknaher Knoten, besonderer entzündlicher Aspekt der Arthritiden, Tendenz zu regellosen Deviationen, recht häufige Kombination mit einer vielleicht etwas eigenartigen Form von Sp.A. Schließlich findet man beim Mann bei den Laboratoriumsproben den Unterschied, daß die Waaler-Rose Reaktion bei der pcP meist positiv und bei der Psoriasis-Arthritis negativ ist.

Geradeso wie das Problem der Eigenständigkeit der Psoriasis-Arthritis gegenüber den anderen chronischen Polyarthritiden auftaucht, könnte auch die Frage der Beziehungen zwischen der Spondylarthritis der Psoriatiker und der gewöhnlichen ankylosierenden Spondylarthritis (M. Bechterew) diskutiert werden. Man hat gesehen, daß kein einziges klinisches oder röntgenologisches Zeichen diese zwei Spondylarthritisformen voneinander unterscheidet, daß aber eine Reihe von Nuancen in Erscheinungsbild und Verlauf eine Unähnlichkeit (nicht so deutlich) zwischen ihnen aufdeckt, die jener zwischen „psoriatischen" und „rheumatoiden" Gliedmaßenarthritiden ähnlich ist.

Es sei in Erinnerung gerufen, daß die Spondylarthritis der Psoriatiker sich von der gewöhnlichen Spondylarthritis durch ihre recht häufige Kombination mit Arthritiden der kleinen Extremitätengelenke (und manchmal selbst nur der distalen Interphalangealgelenke, was wirklich eigenartig ist) unterscheidet, während die gewöhnliche Sp.A. nur in manchen Fällen mit vereinzelten Arthritiden der großen Extremitätengelenke auftritt. Es scheint logisch, bei der Besprechung die Sp.A. der Psoriatiker nicht von den peripheren Arthritiden, die oft mit ihr kombiniert sind, zu trennen und diesen ganzen Komplex als einen *einzigen und gleichen multi-artikulären Rheumatismus* zu betrachten, dessen ätiologische Beziehungen zur Psoriasis en bloc zu diskutieren sind.

Zu beachten ist noch, daß Fieber, das bei der Psoriasis-Arthritis mit oder ohne Spondylarthritis üblich ist, bei der isolierten Sp.A. nur selten auftritt.

Schließlich ist die Sp.A. mit Psoriasis bei der Frau bestimmt häufiger als die Sp.A. ohne Psoriasis.

Manche Autoren möchten folgende Unterscheidungen machen:

1. *Eine echte Psoriasis-Arthritis,* gekennzeichnet durch das komplette Vorhandensein aller oben genannten Unterscheidungsmerkmale;

2. *Eine pcP mit normaler Symptomatik, zufällig kombiniert* mit einer Psoriasis und gerne seropositiv;

3. Eine *Mischform,* bei der psoriasisartige Arthritiden mit einer pcP kombiniert sind.

Diese Aufsplitterung der Psoriasis-Arthritis erscheint willkürlich und unserer Ansicht nach rechtfertigt bei beiden Geschlechtern der recht gleichförmige und besondere Verlauf ihre Unterscheidung als autonome Krankheitseinheit.

Nichtsdestoweniger können natürlich, wenn man die Häufigkeit der Psoriasis bzw. der Polyarthritis in der Gesamtbevölkerung berücksichtigt, Koinzidenzen vorkommen, aber sie können nur für eine zweifellos recht schwache Minorität der Fälle verantwortlich gemacht werden, wo bei ein und derselben Person eine Hautpsoriasis mit einer Polyarthritis zusammentrifft.

Jedenfalls ist dieser Schluß nur dann erlaubt, wenn die Psoriasis einerseits und die pcP andrerseits zwei Krankheiten sind, die einander gegenüber nicht auslösend wirken. Das ist aber nicht bewiesen.

Nehmen wir zum Beispiel an, daß die Psoriasis oder die psoriatische Veranlagung einerseits zur pcP prädisponieren und andrerseits deren anatomische, klinische und biologische Ausdrucksform ändern, so könnte dies erklären, daß die Psoriasis bei den Polyarthritikern häufiger ist als bei der übrigen Bevölkerung und daß diese gewandelte Polyarthritis sich von der klassischen pcP durch verschiedene Symptome unterscheidet und so das Krankheitsbild der „Psoriasis-Arthritis" prägt.

Letztere würde dann nach dem von gewissen Autoren verwendeten Ausdruck zu einer „Variante" der pcP und man könnte, gestützt auf diese Hypothese, nicht mehr die Unähnlichkeiten sondern die Ähnlichkeiten (klinische, röntgenologische, histopathologische) heranziehen, die auf jeden Fall zwischen Psoriasis-Arthritis und pcP leicht zu finden sind.

Bei dieser Betrachtungsweise ist auch zu unterstreichen, daß der Rheumafaktor, obgleich weniger leicht bei der Ps.A. als bei der pcP, leichter als bei der Gesamtheit der Bevölkerung nachzuweisen ist (14% der Fälle gegenüber 3%), ein sehr signifikanter Unterschied (p < 0,01).

Schließlich sei darauf verwiesen, daß man gar nicht selten in der Gelenkflüssigkeit der Psoriasisarthritis, die sich morphologisch nicht unterscheidet, die Rhagozyten der pcP finden kann. Heute weiß man aber (Delbarre, Kahan, Krassinine), daß das rhagozytäre Aussehen nur das Vorhandensein in die Leukozyten aufgenommener Antigen-Antikörperkomplexe und nicht unbedingt, wie Hollander behauptet hatte, einen Rheumafaktor-Gammaglobulinkomplex anzeigt. Wenn das Vorhandensein von Rhagozyten bei der Psoriasis-Arthritis zweifellos das Bestehen von Antigen-Antikörperkonflikten bei dieser Krankheit bezeugt, so beweist es doch nicht, daß der betreffende Antikörper der Rheumafaktor ist.

Die Frage nach der Eigenständigkeit der Ps.A. gegenüber der pcP ist übrigens nicht die einzige, die gestellt werden kann. Es ist nämlich nicht sicher, daß man von der Ps.A. alle bekannten bakteriellen oder viralen Polyarthritiden förmlich unterscheiden muß. Man fragt sich heute, ob vielleicht Beziehungen zwischen der Ps.A. und der Okulourethrosynovitis (Reiter-Syndrom) bestehen.

Bei der O.U.S. gibt es nämlich schwer entzündliche Arthritiden, eventuell eine Spondylarthritis und Hauteffloreszenzen, die oft schwer von einer Psoriasis zu unterscheiden sind, besonders, wenn es sich um die pustulösen palmoplantaren Formen handelt. Die Psoriasisgeschwüre und die Keratose des Vidal-Jacquet Syndroms sind manchmal klinisch und histologisch nicht zu unterscheiden, da die multilokuläre schwammige Pustel von Kogoz und von Lapière das allen diesen abakteriellen Pustulosen gemeinsame Substrat ist.

Sicherlich ist eine Polyarthritis mit pseudogichtischem Verlauf, mit Befall der distalen Interphalangealgelenke, Nagelpsoriasis, manifester Psoriasis an der Haut ohne Augen-, Urethra- und Darmsymptome in der Vorgeschichte leicht als Ps.A. zu identifizieren.

Man beobachtet jedoch sehr verwirrende Fälle, bei denen ein O.U.S. Syndrom (vollständig oder unvollständig) mit oder ohne Plantarkeratose (Vidal-Jacquet Syndrom) mit einer banalen Psoriasis der Haut vergesellschaftet ist.

Die Suche nach P.L.T.-Viruseinschlüssen (Myagawella, Bedsonia) in der Harnröhrenschleimhaut, der Bindehaut und den Gelenkpunktaten (B. Amor) wird zweifellos dazu beitragen, diese schwierigen Fälle zu klären, bis die Kultur und die endgültige Identifikation eines Virus möglich sein wird (was übrigens anscheinend schon gemacht worden ist).

Die Möglichkeit von Beziehungen zwischen der psoriatischen Pustulose und dem Vidal-Jacquet Syndrom wird vielleicht die Frage nach etwaigen ätiologischen Banden zwischen diesen auf den ersten Blick verschiedenen Krankheiten aufwerfen.

Diesbezüglich sei darauf hingewiesen, daß zu den Arthritiden mit synovialen Rhagozyten gerade die bei der O.U.S. anzutreffenden Formen gehören.

Ätiologische Überlegungen

Kann man nach der vorangehenden Besprechung etwas über die Ätiologie der Psoriasis-Arthritis sagen?

Dies ist recht schwierig angesichts unserer Unkenntnis der Ursachen:

1. der Psoriasis und
2. der Polyarthritis.

1. Trotz des stark entzündlichen Bildes der Hautläsionen konnte bis jetzt keine Infektion als auslösender Faktor der *Psoriasis* angeschuldigt werden und die neurotrophe, metabolische, endokrine, allergische oder autoimmunitäre Theorie hat keinerlei stichhaltige Grundlage.

Der auslösende Einfluß moralischer Traumen, die Existenz eines psychischen Terrains infolge Angst und Psychasthenie sind nicht abzuleugnen.

Ihre ursächliche Rolle ist aber schwer zu definieren.

Die Heredität spielt eine wichtige Rolle. Touraine gibt $\frac{1}{4}$ familiäre Psoriasis an; Bolgert 29,8%; Romanus 18%. Letzterer findet bei 19 homozygoten Zwillingen 12 Übereinstimmungen und 7 Nicht-Übereinstimmungen.

Im allgemeinen macht man ein dominantes autosomes Gen verantwortlich das im homozygoten Zustand die schweren generalisierten Formen des Hautleidens zeitigen würde; die Dominanz ist meist unregelmäßig mit einer Durchschlagkraft von 60% und einer verhältnismäßig großen Zahl stummer Träger. Aufgrund dieser

Unregelmäßigkeit der Vererbung stellen manche Autoren eine Dominanz nicht fest und beschuldigen rezessive autosome Gene.

2. Die hereditären Faktoren der *primär chronischen Polyarthritis* wurden von vielen Autoren studiert, aber die Schlußfolgerungen (die vielleicht verschieden sind je nachdem, ob die pcP seropositiv oder seronegativ ist) bleiben unsicher und strittig und die Rolle der Umweltfaktoren bleibt sehr wichtig. Übrigens ist die Anwendung dieser Theorien von der Verwandtschaft zwischen pcP und Psoriasis-Arthritis, die ja selbst umstritten ist, abhängig.

Es wäre aufschlußreich, wenn man genaue Daten über die Vererbung hätte, nicht der Psoriasis oder der Polyarthritis separat, sondern über den durch die oben genannten Kennzeichen definierten Komplex „Psoriasis-Arthritis".

Aufgrund unseres eigenen Krankengutes und der Literaturdaten scheint es möglich, ungefähr folgende Häufigkeitsdaten herauszuschälen, ausgehend von der Psoriasisarthritis eines Vertreters:

> familiäre Psoriasis: 11%
> familiäre Polyarthritis: 15%
> familiäre Spondylarthritis: 2 bis 3%.

Diese Quoten lassen auf eine sehr enge Verbindung zwischen Psoriasis und Polyarthritis schließen, über die Art dieser Beziehung kann man aber nur unbestimmte Hypothesen aufstellen.

Selbst in der Annahme, daß die Psoriasis-Arthritis eine „Variante" der pcP ist, bleibt bis jetzt der Mechanismus ungeklärt, durch den die Psoriasis oder das „psoriatische Terrain" (das zum Beispiel das Köbner-Phänomen ausdrückt) die Läsionen, die Prädilektionsstellen, die lokale und allgemeine Symptomatik der Polyarthritis ändern würde.

Behandlung

Ohne auf die Liste der bis vor kurzem klassischen, aber zum Großteil wirkungslosen Behandlungsmethoden eingehen zu wollen, die nacheinander gegen die Psoriasis-Arthritis vorgeschlagen worden sind, kann man sich auf die Erwähnung einiger weniger Medikationen beschränken, deren Nutzen offensichtlich bleibt. Das sind:

a) Die *Goldsalze* trotz der Gefahr einer Exazerbation der Psoriasis (Ausdehnung der Ausschlag-Scheiben, Umwandlung zur Psoriasis pustulosa oder zur psoriatischen Erythrodermie), die eine sorgfältige Überwachung der Kur erfordern.

b) *Butazolidin* gegen die Psoriasis-Spondylarthritis.

c) Die *Kortikotherapie*, deren Wirkung auf die Psoriasis sich von jener auf die primär chronische Polyarthritis nicht zu unterscheiden scheint: Sie bekämpft das rheumatische Element erfolgreicher als die Hautpsoriasis. Letztere blaßt bei der ersten Kur recht oft ab (vollkommen oder unvollkommen), sie ist aber gegen weitere Kuren gewöhnlich resistent. Auch bei der Dauerbehandlung ist zu beobachten, daß sich die Wirkung der Kortikoide auf die Haut rascher erschöpft als auf die Gelenke.

Bei einem Vergleich von pcP und Ps.A. ist es vor allem interessant, daß der unvorhersehbare Verlauf und die unberechenbare Prognose der letzteren sich bei der Kortikotherapie bestätigen können: Während ein Rückfall nach Absetzen der Behandlung bei der pcP fast unvermeidlich ist, scheint die Gefahr bei der Psoriasis-Arthritis geringer zu sein. Gar nicht so selten kommt es nach einer gut geführten und durch vorsichtigen Abbau der täglichen Dosen beendeten Kur zu einer langanhaltenden Remission.

Man hat behauptet, daß Triamcinolon den anderen Kortikoiden überlegen sei: Diese Überlegenheit scheint uns keineswegs gesichert.

Die Dermatologen betonen derzeit die Gefahr, daß nach dem Entzug ein heftiger Schub von Hautpsoriasis (Pustulose und vor allem Erythrodermie) auftritt: Wir haben nicht den Eindruck, daß ein solches Vorkommnis gar so häufig ist. Wir glauben jedoch, daß man sich ganz streng an ein langsames Ausschleichen halten muß.

Derzeit ziehen drei neue Behandlungsmethoden die Aufmerksamkeit auf sich:

1. Die Gabe von Malariamitteln
2. Die Verwendung von Indomethacin
3. Die sogenannte immunosuppressive Therapie mit Mitosehemmern.

1. *Malariamittel:* Die Hautunverträglichkeit gewisser Malariamittel, besonders von Hydroxychloroquin bei gewissen Psoriatikern ist eine anerkannte Tatsache: es kann eine Erythrodermie oder ein Schub von pustulöser Psoriasis ausgelöst werden.

Für manche Autoren ist das eine grundsätzliche Kontraindikation gegen die Verwendung dieser Stoffe bei der Psoriasis-Arthritis. Die meisten derartigen Kranken vertragen jedoch Chloroquin und seine Abkömmlinge und manche werden davon günstig beeinflußt (allerdings weniger häufig als bei der pcP). Man braucht also nicht systematisch auf die Behandlung mit Malariamitteln zu verzichten und es ist erlaubt sie zu verwenden, wenn andere Behandlungen versagt haben.

2. *Inkonstant und variabel* bei der *primär chronischen Polyarthritis*, ist die Wirkung von *Indomethacin* auf die *Psoriasis-Arthritis* manchmal beachtlich und um so wertvoller, als dieses Pharmakon der Haut gegenüber nicht die Aggressivität besitzt, welche die Verwendung von Goldsalzen und sogar Phenylbutazon einschränkt.

Indomethacin hat aber andere heute wohlbekannte Nachteile.

Es wirkt auf die Psoriasis-Arthritis in 7 von 10 Fällen. Außerdem hemmt es die entzündlichen Erscheinungen und bessert alle Symptome, ohne die entzündliche Basis der Krankheit anzugehen; die BKS geht kaum zurück; sobald Indomethacin abgesetzt wird, kommt es zu einem neuerlichen stärkeren Ausbruch der Psoriasis und der Arthropathie.

Nichtdestoweniger kommt es vor, daß man es bei einzelnen Kranken lange Zeit verwenden kann. Es leistet ihnen dann große Dienste, obwohl wie beim Butazolidin die Wirkung auf die Haut schneller erschöpft ist als auf die Gelenke.

3. *Mitosehemmer:* Seit langem hat man sich gefragt, ob die Reduktoren, die zu einer Rückbildung der Hautpsoriasis führen, nicht auch auf die Psoriasis-Arthritis wirken könnten.

Milian glaubte an eine antirheumatische Wirksamkeit von Chrysarobin bei Anwendung auf die Psoriasis-Plaques in der Nähe des entzündeten Gelenks (was wir nicht bestätigen konnten).

Man dachte an eine ähnliche Wirkung des Dioxanthranols (die wir ebenfalls nicht feststellen konnten).

Um die Zellproliferation und die gesteigerte Teilungsaktivität des Malpighischen Epithels bei der Psoriasis zu hemmen, hatte Gübner 1951 die Idee, ein Antifolikum (Aminopterin) zu verwenden, das die Synthese der Folsäure hemmt, die für die Synthese der Purinvorstufen, die für die Mitosen unerläßlich sind, notwendig ist. Amethopterin hat eine analoge Wirkung.

Dank diesen beiden Präparaten haben Gübner und verschiedene andere Autoren einen beträchtlichen Prozentsatz von Psoriasisfällen gebessert, allerdings um den Preis bekannter und häufiger toxischer Risken (Stomatitis aphthosa, Verdauungsstörungen, Haarausfall, Leukopenie, Leberstörungen).

Übrigens wurden Amethopterin und Aminopterin entzündungswidrige Eigenschaften zugeschrieben: dafür wurden experimentelle Beweise geliefert. Es war also logisch, die Behandlung der entzündlichen Rheumatismen mit Mitosehemmern zu versuchen.

Die azotierten Senföle wurden seit über 15 Jahren nach Jimenez-Diaz von verschiedenen Autoren gegen die primär chronische Polyarthritis eingesetzt.

In neuester Zeit wurde man auf ihre Verwendung bei der Psoriasis-Arthritis aufmerksam und wir selbst haben bei bis jetzt noch vereinzelten Fällen eine günstige Wirkung von Chlorambucil festgestellt.

Bunim und seine Mitarbeiter (Black usw.) berichteten über eine Reihe von 14 Psoriasis-Arthritiden (von denen 13 durch Kortikoide schlecht in Schach gehalten worden waren), die mit Injektionen von 1—3 mg/kg Amethopterin mit 10 tägigen Intervallen behandelt wurden. Die toxischen Wirkungen waren gering und flüchtig (Stomatitis, Appetitlosigkeit, Haarausfall, Leukopenie) und die Kur war durchschnittlich von einer Remission von 1 bis 3 Monaten gefolgt. Bei einer Wiederaufnahme blieb die Behandlung wirksam.

Die Autoren betonen übrigens, daß man bei Verwendung dieser die Blutbildung stark beeinträchtigenden Substanzen vorsichtig sein muß und geben zu, daß die Langzeitwirkung auf das Knochenmark und die Leber noch nicht bekannt ist.

Sie haben einen Todesfall verzeichnet und wir selbst hatten, als wir einen Fall von generalisierter, schwerer Psoriasisarthritis mit diesen Substanzen behandelten, einen tödlichen Verlauf zu beklagen.

Die Verwendung von Chlorambucil oder Cyclophosphamid, deren toxische Nachteile einigermaßen beherrschbar zu sein scheinen, wird es sicherlich ermöglichen, bei gewissen besonders beunruhigenden Fällen die sogenannte immunosuppressive Behandlung anzuwenden.

In den letzteren Jahren haben mehrere Autoren über günstige Effekte der Amethopterin berichtet.

Rheumatoid bei Brucellosen

P. Barcelo

Die in verschiedenen Ländern getroffenen hygienischen Maßnahmen führten zu einem deutlichen Rückgang der Brucellose. So ist bei uns in Spanien, wo die Brucellose besonders in gewissen Gegenden eine erhebliche Morbidität verursachte, die Krankheit praktisch verschwunden. Andrerseits sicherten die besseren Behandlungsmethoden eine wirksame Bekämpfung der Krankheit, wodurch die Reihe der früher so häufigen viszeralen Komplikationen jetzt kaum mehr Gelegenheit haben aufzutreten.

Wie bei verschiedenen anderen Infektionen (Typhus, Staphylokokkeninfektionen usw.) wird die Mehrzahl der osteoartikulären Lokalisationen dadurch verursacht, daß die Brucellen auf dem Blutweg das Knochenmark der langen Röhrenknochen und die Spongiosa der Wirbelkörper erreichen und sich dort ansiedeln. So würden die Dinge bei der „metastatischen Brucellose" liegen. Bei der „rheumatoiden Brucellose" beziehungsweise dem „Pseudorheumatismus brucellaris" hingegen, der durch Schmerzen verschiedener Art und nicht-zerstörende Prozesse charakterisiert ist, tritt sicherlich eine Gewebsreaktion auf brucella-bedingte Noxen ohne Bakterienansiedlung auf.

Die relative Gutartigkeit der Läsionen und ihr gewöhnlich günstiger Ausgang sind eine Erklärung dafür, daß nur sehr wenig histopathologische Untersuchungen vorliegen. Im Knochenmark entwickelt sich das Bild einer Medullitis, in der die Brucella aufgefunden werden kann. Der Prozeß kann sich zurückbilden, ohne irgendwelche Spuren zu hinterlassen. Im allgemeinen sind Knochenläsionen nur selten manifest, sie können jedoch eine große Bedeutung erlangen. Manchmal ist das Periost bei starker Infiltration von Lymphozyten und Plasmazellen abgelöst. Die Veränderungen pflegen sich zurückzubilden, in manchen Fällen können sie jedoch die Ursache von Läsionen mit überschießender Knochenneubildung sein. Die rheumatoiden Gelenksreaktionen bieten gewöhnlich das Bild einer „Synovitis congestiva". Deshalb findet man Gelenkveränderungen, die als echte „Osteoarthritis" anzusehen sind und deren Pathogenese mit jener der übrigen Osteitiden und Osteoperiostitiden identisch ist, d.h. sie werden durch die Ansiedlung der Brucella in den Gelenksgeweben ausgelöst, wo dann, wie im Knochen Läsionen auftreten können, die sich entweder vollkommen zurückbilden oder Dauerschäden mit verschiedenen anatomischen und funktionellen Veränderungen verursachen.

Klinik

Bei allen von uns beobachteten Brucellosefällen fanden wir eine Gelenkmanifestation in 86%. Diese Erscheinungen äußern sich in Form einfacher Gelenkschmerzen bis zu schweren, mit Zerstörungen einhergehenden Läsionen.

Nach unserer Erfahrung sind die „auslösenden Keime" der Knochen- und Gelenksbrucellose in folgender Reihenfolge zu nennen: „Brucella melitensis", von der Ziege oder vom Schaf stammend, sehr häufig in den Mittelmeerländern; „Brucella suis" (porcina) insbesonders in den Vereinigten Staaten von Nordamerika und „Brucella abortus", vom Rind stammend.

Hinsichtlich des „Geschlechts" haben wir ein deutliches Überwiegen der Männer in einem Verhältnis von 4:1 beobachtet, was in unserem Einzugsgebiet sicherlich weitgehend durch die Arbeitsverhältnisse beeinflußt wird (Hirten, Viehhalter usw.).

Die am häufigsten betroffenen „Organregionen" sind in erster Linie die Wirbelsäule (vor allem die Lendenwirbelsäule), die Sakroiliakalgelenke und die Hüftgelenke.

Klinische Formen

Obwohl die Erscheinungen der Brucellose im Bewegungsapparat außerordentlich vielfältig sind, was dazu führt, daß die Bilder fast niemals isoliert auftreten, haben wir sie aus didaktischen Gründen unter Berücksichtigung klinischer und röntgenologischer Gesichtspunkte schematisch in drei Gruppen eingeteilt:

a) „Lokalisationen in den Weichteilen"
Es ist nicht immer leicht, Art und Herkunft von Weichteilschmerzen festzustellen. Sie können durch eine peri- oder interfaszikuläre Fibrositis der Muskeln, durch Kontrakturen von Muskeln, die von einem erkrankten Gelenk abhängig sind, durch

eine Sehnenscheidenentzündung bedingt oder auf algiogene Reizungen der Wurzeln oder peripheren Nerven zurückzuführen sein. Die „Muskelschmerzen" erscheinen frühzeitig und äußern sich in Schmerzen der Muskelmassen. „Fibrositis-Knötchen" sind nur ausnahmsweise vorhanden. Die diffusen und unbestimmten Schmerzen können durch eine toxisch-infektiöse Fibrositis verursacht sein. Genuine „Myositiden" sind äußerst selten. „Sehnenscheidenentzündungen" sind etwas häufiger. „Bursitiden" sind nicht selten; bei außerordentlich vielfältiger Lokalisation, treten sie meist akut auf; in den Schleimbeuteln konnte die Brucella isoliert werden, sie müssen also als metastatisch angesehen werden. Die „Neuralgien" können durch eine Radikulitis in Verbindung mit einer Brucella-Spondylitis oder durch eine sekundäre Plexitis im Gefolge einer Infektion in der Nachbarschaft oder durch Schmerzreize in den peripheren Nervenbahnen ausgelöst werden; eine Arachnoiditis spinalis kann sie ebenfalls verursachen.

b) „Brucella-Rheumatoid"

Das Brucella-Rheumatoid trat bei 45% gleichzeitig mit dem Fieber und im allgemeinen in den ersten 14 Tagen auf, bei 14,5% innerhalb der 3. bis 4. Woche, bei 20% im zweiten Monat und bei 14,5% vom dritten Monat an.

Das Rheumatoid kann unter verschiedenen klinischen Formen auftreten. Bei manchen Fällen zeigt es sich durch einfache Gelenkschmerzen multipler und wechselnder Lokalisation ohne Ergüsse. Die Schmerzen können sich für Stunden oder Tage in gewissen Gelenken fixieren, um dann spurlos zu verschwinden. Die Gelenke sind, abgesehen von den Spontanschmerzen, bei Mobilisationen sehr empfindlich. Dieses Bild kann Tage oder Wochen anhalten, verschwinden oder wieder auftreten. Manchmal besteht dieses Bild allein („einfache arthralgische Form") oder es kann sich mit akuten und flüchtigen Arthritiden kombinieren oder klar erkennbaren Knochen- und Gelenkläsionen vorangehen bzw. gleichzeitig mit ihnen auftreten.

Bei anderen Patienten kommt es zu einer sehr deutlichen Gelenkreaktion, die einen akuten Gelenkrheumatismus vortäuscht, wenn auch die Ergußsymptome nicht so stark und die Anfälle weniger generalisiert und wechselnd sind und sich auf Salizylate kaum bessern.

Es gibt Formen mit manifesten Knochen- und Gelenkläsionen, die echte „metastatische Osteoarthritiden" darstellen; sie können in sehr unterschiedlichen Phasen der Krankheit auftreten. Die Form der Exteriorisierung ist verschieden: Das eine Mal tritt sie brüsk mit starken Ergußerscheinungen und Verklebungen auf, das andere Mal ist sie subakut mit geringeren entzündlichen Erscheinungen, die an eine Tuberkulose denken lassen können. Obwohl behauptet wurde, daß der Prozeß dazu neigt, ohne Restzustände abzuheilen, lehrt uns die Erfahrung, daß sich sowohl bei den akuten als auch bei den chronischen Formen schwere anatomische und funktionelle Veränderungen abspielen können. Diese Fälle sind in die dritte Gruppe einzureihen.

c) „Destruktive Formen" (Osteoperiostitis und Osteoarthritis)

I. *Osteoperiostitis.* Nach unserer Erfahrung ist sie nicht häufig. Sie kann vom zweiten oder dritten Fieberschub an auftreten. Michel Bechet beschrieb eine akute, eine chronische und eine mit Knochenwucherungen einhergehende Form.

Unter den klinischen Bildern ist die „subakute Osteitis der Thoraxwand" hervorzuheben. Sie äußert sich in einer nur selten schmerzhaften Auftreibung einer

Rippe oder des Brustbeins, wobei sich manchmal ein fluktuierender Tumor ausbildet. Sie tritt meist isoliert, in großen Abständen von den Fieberperioden oder nach völliger Rekonvaleszenz auf. Sie läßt an einen tuberkulösen kalten Abszeß denken. Die Osteoperiostitis der langen Röhrenknochen ist noch viel seltener.

II. *Spondylitis.* Sie ist 1903 von Craig beschrieben worden, wurde aber erst durch Roger (1923) und dessen Schüler Martin richtig in die Klinik eingeführt. In Spanien haben sich Pedro Pons und seine Mitarbeiter Barceló und Vilaseca wiederholt mit ihr befaßt.

Sie bevorzugt das männliche Geschlecht (87%) und tritt meist zwischen dem 30. und 50. Lebensjahr auf. Am häufigsten betroffen ist die Lendenwirbelsäule (75%), gefolgt von Brustwirbelsäule (12%) und der Halswirbelsäule (5%; bei 16% ist sie dorsolumbal, bei 7% mit „multiplen Herden".

Es konnte kein Zusammenhang zwischen der Schwere der Brucellose und jener des Wirbelprozesses aufgedeckt werden, bei den schweren, mit starken Abbauprozessen einhergehenden Spondylitiden ist aber der Allgemeinzustand gewöhnlich sehr stark beeinträchtigt.

Die Spondylitis setzt gewöhnlich ein bis zweieinhalb Monate nach Ausbildung des Allgemeinbildes ein. Sie kann jedoch auch frühzeitig (als Initialbild) oder erst sehr spät in Erscheinung treten.

Die Art des Beginns ist wechselnd. Die häufigste und üblichste Form tritt nach Ablauf der ersten beiden Fieberschübe, vielfach nachdem der Kranke seine Arbeit wieder aufgenommen hat, auf. Sie beginnt mit einer diffusen Schmerzhaftigkeit der Wirbelsäule, die rasch zunimmt und den Kranken ins Bett zwingt. Sie kann aber auch akut einsetzen, so daß der Betroffene rasch arbeitsunfähig wird. Meist ist sie von einem neuerlichen Temperaturanstieg variabler Intensität begleitet. Der Allgemeinzustand ändert sich wenig, falls nicht die Schmerzen sehr intensiv werden. Die Ruhe lindert den Schmerz, bringt ihn aber nicht gänzlich zum Verschwinden, da insbesondere bei Bewegungsversuchen spontane Exazerbationen auftreten. Die Untersuchung, die in der akuten Phase schwierig ist, deckt das für einen sehr aktiven spondylitischen Prozeß typische Bild auf. Die akute Phase dauert gewöhnlich zwei bis vier Wochen, bei den schweren Fällen kann sie jedoch noch länger anhalten (bis zu 5—6 Monaten). Dann nehmen die Schmerzen allmählich bis zur völligen klinischen Ruhe ab, obgleich noch einige Monate Restbeschwerden bestehen bleiben können. In der akuten Phase können ausstrahlende Schmerzen in Übereinstimmung mit der Lokalisation des Prozesses auftreten (insbesonders Ischias bei Befall der Lumbalregion).

Im Verlauf der Krankheit kann es zur Bildung von „Abszessen" kommen. In unserer Statistik kam es bei 94 Fällen 3 mal zur Abszeßbildung. Diese, gegenüber anderen Angaben geringe Zahl ist sicherlich der frühzeitigen Diagnose und der rechtzeitig eingesetzten geeigneten Behandlung zu verdanken. Diese Abszesse sind gekennzeichnet durch ihre schnelle Entwicklung und durch ihre Erschöpfung durch Entleerungspunktionen und eine einschlägige Allgemeinbehandlung. Obwohl es gelungen ist, Brucellen aus dem gewonnenen Eiter zu isolieren, ist die bakteriologische Untersuchung meist negativ.

Die Spondylitis hat einen langwierigen Verlauf, sie kann sich acht Monate und länger hinziehen, wenn sie sich selbst überlassen bleibt. Bei entsprechender Behandlung dagegen, verkürzt sich die Krankheitsdauer auf wenige Monate.

Die Spondylitis kann mit anderen Lokalisationen vergesellschaftet sein. Fast alle Kombinationen mit Sakroileitis waren Spondylitiden der Lendenwirbelsäule. Die Spondylitis kann von einer Neurobrucellose oder einer Hodenentzündung begleitet sein.

„Röntgenologische Kennzeichen" — Nach einer kurzen symptomlosen Periode (was bei der Differentialdiagnose gegenüber Spondylitis tuberculosa von großem Wert ist) zeigt das Röntgenbild sehr deutliche, wenn auch für die Natur des Prozesses unspezifische Merkmale. Das auffälligste ist ein „Zerfallsherd im anterosuperioren Eck des betroffenen Wirbelkörpers", der sich auf eine einfache Abstumpfung der Kante beschränken oder bis zu einer tiefgreifenden Zerstörung des Epiphysensaums reichen kann. Diese „Epiphysitis" fanden wir bei 88% der Kranken, so daß man ihr einen typischen Wert zuschreiben kann. Die Läsion benachbarter Ecken zweier Wirbel ist nicht selten. Der Herd kann aber auch in der Spongiosa liegen und die Erscheinungen sind dann ähnlich wie bei tuberkulösen, typhösen und osteomyelitischen Schäden. Bei den Formen mit überwiegendem Abbau kann dieser einen erheblichen Teil des Wirbelkörpers betreffen und dessen Zusammenbruch verursachen, wodurch es dann — allerdings weniger häufig als beim M. Pott — zu einer angulären Kyphose kommt. Es ist auch keine Ausnahme, daß man das Bild eines paravertebralen Abszesses zu sehen bekommt.

Die Erkrankung der Bandscheibe ist praktisch immer vorhanden. Wir fanden sie bei 96% unserer Patienten in Form einer Verschmälerung, die von einem einfachen Zusammengedrücktwerden bis zum völligen Schwund bei den Pseudo-Pottformen schwankt. Manchmal ist die Abnahme der Bandscheibenhöhe das röntgenologische Frühzeichen der Wirbelerkrankung.

Ein anderes röntgenologisches Zeichen ist das Einwuchern des Knochengewebes in die Bänder. Mit Ausnahme der mit schweren Zerstörungen einhergehenden Formen mit Verkeilung der beiden erkrankten Wirbel sind sehr bald umschriebene syndesmophytische und osteophytische Reaktionen im Herdbereich nachzuweisen, die manchmal sogar zwei benachbarte Wirbel miteinander verbinden.

Die Lokalisation in den Epiphysen und das Ausmaß der osteoligamentären Reaktionsprozesse in einer verhältnismäßig frühen Phase sind Merkmale, die für eine Brucella-Ätiologie sprechen.

Die hinteren Wirbelbögen sind selten erfaßt; nur in einigen Fällen sind die interartikulären Apophysen erkrankt. Dagegen ist die Retrolisthesis im Zusammenhang mit der Bandscheibenerkrankung häufiger.

III. *Sakroileitis.* — Sie nimmt die zweite Stelle ein. Bei 50% der Fälle ist sie beidseitig. Sie ist überwiegend bei Männern zu finden (80%) und tritt im durchschnittlichen Alter von 36 Jahren auf.

Obwohl sie sehr frühzeitig beginnen kann, kommt sie gewöhnlich während der einzelnen Fieberschübe zum Vorschein, entweder als Einzelsymptom oder als Teil eines allgemeinen Syndroms von Polyarthralgien und Arthritis. Diese Lokalisation kann flüchtig sein oder ein solches Ausmaß erreichen, daß sie den Patienten zeitweilig invalidisiert.

Klinisch ist sie durch lokalisierte Schmerzen mit nächtlichen Exazerbationen, beim Stehen und insbesonders beim Belasten des Beines der betroffenen Seite gekennzeichnet. Außerdem treten Schmerzen in der Glutealregion mit Ausstrahlungen in das seitengleiche Bein durch Irritation der iuxtaartikulären Nervenelemente auf. Im allgemeinen sind die Handgriffe zur Untersuchung der Sakroiliakalregion (Griffe von Eriksen, Mennell, Gaensle, Druck und Perkussion usw.) sehr aufschlußreich.

Röntgenologisch beobachtet man nach einer kurzen negativen Periode eine Rarefizierung der periartikulären Knochensubstanz; der Spalt erscheint unscharf und ist unregelmäßig begrenzt. Hinten erscheint der Gelenkspalt erweitert und unregelmäßig, aber niemals tief zerfressen, wie dies bei der Sakroileitis tuberculosa zu beobachten ist. Im weiteren Verlauf kann es zu einer variablen Sklerose, einer fortschreitenden Verschmälerung des Spalts bis zur Ankylose kommen. Bei beidseitigen Erkrankungen können sowohl die Läsion als auch der Verlauf asymmetrisch sein.

IV. *Koxitis.* — Der Häufigkeit nach nimmt sie die dritte Stelle ein. Sie kann isoliert oder kombiniert mit der Sakroileitis oder der Spondylitis auftreten. Sie kann in akuter subakuter oder chronischer Form vorliegen. Abweichend von der Meinung verschiedener Autoren beobachten wir, daß gar nicht so selten anatomische und funktionelle Dauerschäden entstehen.

Röntgenologisch ist nach einer kurzen stummen Periode eine Osteoporose zu beobachten, die sowohl die Femurepiphyse als auch den Pfannenrand betrifft. Der Gelenkspalt kann sich — manchmal hochgradig — verschmälern. Wir sahen nicht nur Fälle mit völliger Wiederherstellung sondern auch andere mit einer erheblichen Verschmälerung des Gelenkspalts, auf deren Grundlage sich später eine Arthrose entwickeln kann.

Behandlung

Auf die Allgemeinbehandlung der Brucellose wollen wir nicht eingehen. Wir werden lediglich einige Besonderheiten hinsichtlich der durch die Brucellose ausgelösten Knochen- und Gelenkschäden erwähnen.

Wenn es sich um rheumatoide oder die Kapselsynovia betreffende Erscheinungen handelt, wird die Therapie in der üblichen Behandlung der Brucellose bestehen. Im allgemeinen sind die durch Knochen- und Gelenkprozesse bei der Brucellose verursachten Schmerzen gegen die üblichen schmerzstillenden Mittel recht resistent. In gewissen Fällen ist die Gabe von Kortison ratsam; sie müssen immer mit antibiotischen Mitteln kombiniert werden (Aureomycin, Terramycin und insbesonders Tetracyclin-Chlorhydrat).

Liegt eine Zerstörung des Knochens oder Gelenks vor, muß die betroffene Region für die Dauer von 3 bis 6 Monaten ruhiggestellt werden, wodurch man einen ziemlich raschen Rückgang der entzündlichen Komponente erreicht, die Schmerzen zum Verschwinden bringt und die Einnahme schädlicher Haltungen sowie die Entwicklung von Deformitäten vermeidet. Manchmal ist die einfache Immobilisation durch Ruhen in einem harten Bett ausreichend, in anderen Fällen muß man jedoch Gipsverbände verschiedener Art je nach dem betroffenen Körperabschnitt heranziehen.

Die Behandlung mit Antibiotika, Analgetika, Kortikosteroiden und Ruhigstellung kann (und muß manchmal) mit einer Vakzinetherapie ergänzt werden. Die beste Wirkung erzielt man mit einem Brucellose-Impfstoff, der sechs- bis achtmal je Serie intravenös verabfolgt wird. Für die Behandlung der akuten Arthritis kann man Tetracyclin mit der intravenösen Vakzinetherapie kombinieren. Liegen Kontraindikationen gegen die intravenöse Gabe vor, kann die Vakzine subkutan oder sogar oral gegeben werden. Auch die physikalische Therapie, wie Ultraschall- und insbesondere Röntgenbestrahlungen mit entzündungshemmenden Dosen können zur Behandlung isolierter und hartnäckiger Knochen- und Gelenksherde angezeigt sein

Ganz allgemein kann man behaupten, daß bei den Knochen- und Gelenkerkrankungen der Brucellose jedes aggressive chirurgische Eingreifen absolut kontraindiziert ist; insbesonders haben sich die bei der Behandlung der Spondylitis verwendeten Pfropfen (Plomben) niemals nutzbringend und notwendig erwiesen. Wenn die Abszesse groß sind oder zu Fisteln neigen, müssen sie, so oft dies nötig ist, punktiert werden; dadurch erschöpfen sie sich meistens und heilen ab.

Morbus Boeck

A. Taubner

Einleitung

Die Sarcoidose (M. Besnier-Schaumann-Boeck) ist eine Allgemeinerkrankung umstrittener bzw. unbekannter Ätiologie. Ihr anatomisches Substrat besteht in einer epith eloidzelligen Granulomatose, die oft generalisiert im RES verbreitet ist und auf diese Weise zahlreiche Organe gleichzeitig befällt. In morphologischer Sicht ist sie eine Systemerkrankung und nosologisch eine „Reaktionskrankheit".

Vorkommen

Wurm u. Mitarb. (1965) schätzten die Zahl der Sarcoidosekranken in der Bundesrepublik auf 10000. Die Krankheit tritt nicht vor der Pubertät auf, bevorzugt das 3. Dezennium und ist bei Frauen doppelt so häufig wie bei Männern.

Pathologie

Histologische Elementarteile sind Epitheloidzellknötchen, die sich in ihrer klassischen Form vom üblichen Tuberkel durch das Fehlen von zentralen Verkäsungen, geringe oder fehlende Lymphocytensaumbildungen und nur gelegentliches Auftreten von Langhansschen Riesenzellen unterscheiden. Die Stereotypie der Befunde bei allen Organmanifestationen gilt als charakteristisch (Mohr, 1965). Es ist für den Kliniker wichtig zu wissen, daß die Diagnose „Sarcoidose" bzw. „Epitheloidzellgranulomatose" nach übereinstimmender Ansicht vom Histologen nur „in Vorschlag gebracht", nicht aber mit letzter Sicherheit gestellt werden kann (Ühlinger, 1958; Wurm u. Mitarb., 1958, 1965; Mohr, 1965). Erst die Gesamtschau aller klinischen, serologischen, röntgenologischen und histologischen Befunde erlaubt die Diagnose, wofür zumindest zwei gesicherte Organmanifestationen zu fordern sind. Als sogenannte „Pseudosarcoidosen" werden sarcoidoseähnliche Reaktionen abgetrennt (Berylliumgranulomatose, Nematodeninfektionen, Brucellosen, Fremdkörpersarcoid, Quarzsarkoid usw.).

Für bioptische Untersuchungen bietet sich in erster Linie Material von Lymphknoten (Daniel, Mediastinoscopie), Bronchialschleimhaut (Bronchoscopie), Leber (Menghini-Bopsie Abb. 78) oder Haut an.

Diagnose

Unterscheiden wir zwischen chronischer und acuter Verlaufsform der Sarcoidose, so interessiert den Rheumatologen ganz vorwiegend die letztere, die seit der Beschreibung durch Loefgren und Lundback (1952) immer noch nicht genügend gekannt wird. Neben uncharakteristischen Allgemeinsymptomen wie Fieber, Abgeschlagenheit und BSG-Beschleunigung weisen ein Erythema nodosum, Arthralgien oder Arthritis mit Befall eines oder mehrerer Gelenke unter Bevorzugung der oberen Sprunggelenke die diagnostische Richtung an. Periphere Lymphknotenschwellungen (Biopsie) und

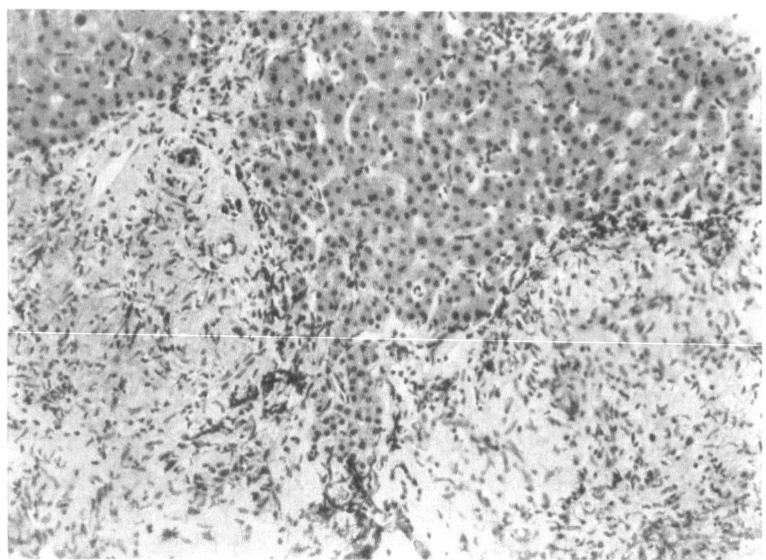

Abb. 78. Epitheloidzellgranulom der Leber (Menghini-Biopsie, Foto Selberg)

Rö.-Befund der Brustorgane (Adenopathie mediastinal kryptogenetique bilateral benigne) führen im Allgemeinen zum Ziel. Aber nur in etwa 60% sind Krankheitserscheinungen Anlaß der Feststellung der Sarcoidose. In etwa 40% ist die Lungenbeteiligung Überraschungsbefund. Die Diskrepanz zwischen ausgedehntem vielfältigen Organbefund und Geringfügigkeit subjektiver Störungen ist geradezu klassisch für die frühen, oft Monate und sogar Jahre andauernden Stadien der Epitheloidzellgranulomatose. Die Prognose des acuten M. Boeck ist günstig. Nach einem Jahr sind 80% ausgeheilt und Recidive nicht zu befürchten. Die Gefahr liegt im Übergang in die secundär chronische Verlaufsform mit den Spätfolgen der Lungenfibrose.

Serologie

Die Beurteilung der Tuberkulinempfindlichkeit ist ins Wanken geraten. Bei der hier besonders interessierenden acuten Verlaufsform fand Wurm (1965) in 55,8% normale Tuberkulinempfindlichkeit gegenüber 23,1% bei der chronischen Form.

Beim Kveim-Nickerson-Test handelt es sich um eine spezifische Hautreaktion, die 4—6 Wochen nach Impfung mit Gewebssuspension aus Milz oder Lymphknoten eines Sarcoidosepatienten beobachtet wird (Probeexcision und Histologie). Der offenbar recht zuverlässigen Reaktion stehen Schwierigkeiten in der „Antigen"-Gewinnung und die relative lange Wartezeit entgegen. Latex-Fixationstest und Inhibitionstest nach Ziff fallen negativ aus. Der ASL-O-Titer ist nicht erhöht und der LE-Faktor ist nicht nachweisbar. Die oft zitierte Hypercalcaemie (Sulkowitsch-Probe) ist ein unzuverlässiges Symptom.

Röntgenbefunde

Einen für die Sarcoidose beweisenden Röntgenbefund gibt es nicht. Die „Ostitis cystoides Jüngling" ist ausgesprochen selten. Sie ist charakterisiert durch cystischen Knochenumbau in den metaphyseren und auch gelenknahen Schaftabschnitten der Phalangen an Händen und Füßen. Oft zeigen die so veränderten Knochen ein Gitterwerk vergröberter Trabekel. Im Gegensatz zur Gicht bleiben hier die Gelenkflächen fast immer intakt (Bunim, 1960).

Ohne auf die Stadieneinteilung des Lungen-Boeck im Röntgenbild nach Wurm u. Mitarb. (1958) eingehen zu können, sei doch erwähnt, daß Röntgenverlaufsserien

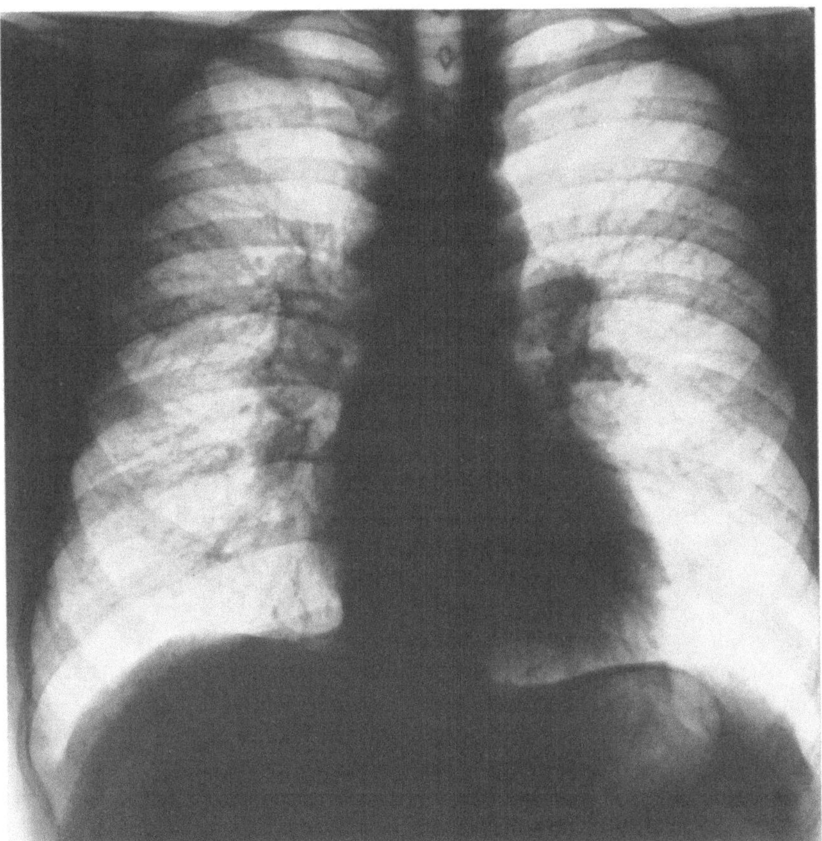

Abb. 79. Bilaterale symmetrische Lymphknotenschwellung bei M. Loefgren (Acute Sarcoidose Stadium I)

für die Sarcoidose spezifisch ausfallen. Schon einmalige Befunde können so typisch sein, daß sie eine Wahrscheinlichkeitsdiagnose erlauben (Abb. 79).

Arthritis bei Sarcoidose

Es ist auffällig, wie wenig Aufmerksamkeit dem Gelenkbefall auch in erschöpfenden Abhandlungen über die Sarcoidose bis vor kurzem gewidmet wurde. Immerhin hatten in dem großen Krankengut von Wurm u. Mitarb. (1965) (2176 Fälle) 10% ein Erythema nodosum oder „Gelenkrheuma". Die Gelenkbeteiligung ist z. T. diskret, z. T. wird sie als rheumatisches Fieber oder Polyarthritis chron. prog. fehlinterpretiert und ein etwa begleitendes Erythema nodosum (Abb. 80) auf jene bezogen.

Nach Bunim (1960) kann die Synovia primär haematogen befallen sein oder in seltenen Fällen per continuitatem vom subchondralen Knochen aus erreicht werden. Die Arthritis kann Frühsymptom sein, aber auch nach jahrelangem Verlauf hinzutreten. Nach unseren Beobachtungen ist sie meist flüchtig und reagiert ausgezeichnet auf Phenylbutanzon bzw. Steroide. Bleibende Gelenkschäden erlebt man so gut wie nie.

Behandlung

Da die Sarcoidarthritis eine meist belanglose Begleiterscheinung der Allgemeinerkrankung ist, bestimmt sich die Therapie aus der Gesamtsituation heraus und hängt

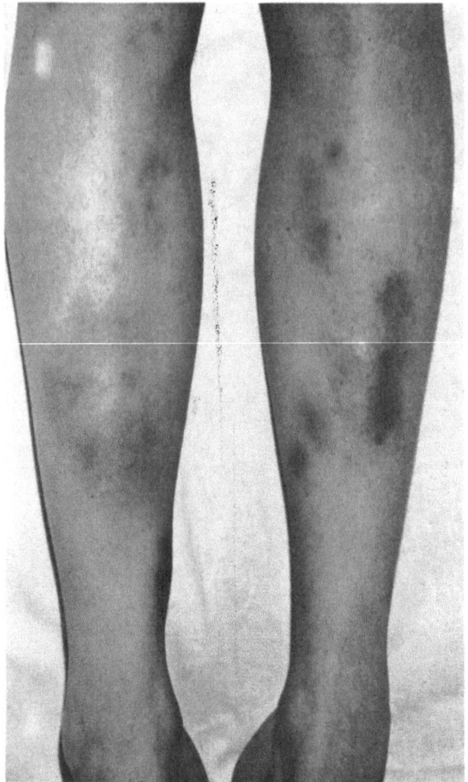

Abb. 80. Erythema nodosum bei acuter Sarcoidose

vom Schweregrad der Lungen- oder Augenveränderungen ab. Gelenksymptomatik und Erythema nodosum sprechen auf Phenylbutazon, z.B. einige Tage je 300 mg i. m., zuverlässig an. Wenn die Hiluslymphome nach 6 Wochen Bettruhe keine Rückbildungstendenz zeigen, die BSG stärker beschleunigt ist oder die Uveitis eine erhebliche Prozeßaktivität erkennen läßt, geben wir Prednison über 3—6 Monate, zunächst 30—40 mg, reduzieren die Dosis aber dann auf 15—20 mg. Die Röntgenkontrollen können verblüffende Rückbildungen großer Lymphome zeigen, enttäuschen aber nicht ganz so selten. Interessanterweise zeigen Recidive, die man nach Spontanremission so gut wie nie sieht, nach Absetzen der Steroid-Therapie das gleiche Verteilungsmuster im Lungenbild wie vor der Rückbildung. Dies spricht für die Aufhebung der Cortisonmesenchymbremse und gegen ein Aufflackern viraler oder bakterieller Herde (Wurm u. Mitarb., 1965). In solchen Fällen muß eine morbostatische Dosis von 2,5—15 mg Prednison p. d. über lange Zeit verabreicht werden. Bei positivem Tuberkulin-Test wird vorsichtshalber oft mit einem Tuberculostaticum kombiniert (5 mg Neoteben pro kg-Körpergewicht). Ohne Steroide sind Tuberculostatica zuverlässig unwirksam bei der Sarcoidose. Bei der Therapiebewertung sollte man sich grundsätzlich der guten Spontanheilungstendenz bewußt bleiben. Ziel der Behandlung ist es, den Übergang in eine chronische Verlaufsform mit Ausgang in eine Lungenfibrose zu verhindern.

Das Syndrom des Hydrops intermittens

D. GROSS

Der Hydrops intermittens (Hi) oder die Hydarthrosis intermittens gehört zu den sog. idiopathischen Gelenkergüssen. Im engeren Sinne werden darunter periodisch auftretende Gelenkergüsse verstanden, die ohne äußere Ursache in einer bestimmten Regelmäßigkeit (meist zwischen 7 und 21 Tagen) auftreten und in der Regel nach einigen Tagen spontan wieder abklingen (Ragan, 1911). Am häufigsten befallen sind die Kniegelenke, — oft beidseitig —, seltener die Schultergelenke, gelegentlich auch irgend ein anderes Gelenk. Geschlechtsreife Frauen scheinen bevorzugt darunter zu leiden. Die einzelnen Schübe können in Abhängigkeit vom Menstruationszyklus auftreten. Charakteristisch ist neben der Regelmäßigkeit mit welcher die Gelenkergüsse auftreten das Fehlen lokaler Entzündungserscheinungen. Die Patienten klagen dementsprechend auch wenig über Schmerzen. Die funktionelle Bewegungsbehinderung hängt von der Ergußmenge ab, die bisweilen 100 ml und mehr ausmachen kann. Palpatorisch sind Gelenkkapsel und Synovialis normal. Die Laboratoriumsuntersuchungen des Blutes und der Gelenkflüssigkeit zeigen keine pathologischen Veränderungen. Das Röntgenbild ist, abgesehen von dem durch den Erguß bedingten Weichteilschatten, nicht pathologisch.

Das Syndrom könnte deshalb als periodische, vorübergehende Permeabilitätsänderung der Synovialmembran bezeichnet werden.

Die Aetiologie dieses Syndroms ist unbekannt. Auf den Zusammenhang mit hormonellen Faktoren wurde bereits hingewiesen. In Frage kommen auch allergische Momente (infektiöser oder alimentärer Natur), die zusammengefaßt als angioneurotische Störungen erklärt werden (Schlesinger, 1903). Rezidivierende Kniegelenksergüsse vergesellschaftet mit Rhinitis vasomotorica oder Asthma bronchiale sprechen für die letztgenannte pathogenetische Hypothese (Sonnenschein, 1952; Copeman, 1955). In solchen Fällen pflegen zwar die Ergüsse gehäuft aufzutreten, jedoch nicht mit der individuellen periodischen Regelmäßigkeit wie beim eigentlichen Hydrops intermittens.

Im weiteren Sinn werden deshalb unter dem Syndrom des Hydrops intermittens auch andere rezidivierende Gelenkergüsse verstanden, bei denen weder makro- (Unfall) oder mikrotraumatische (Arthrose) noch infektiös metastatische Ursachen eruiert werden können. Dazu gehören die Liposynovitis infrapatellaris (Hoffa), das Lipoma arborescens genus und die Synovitis villosa pigmentosa. Sicher ist die Aetiolo-

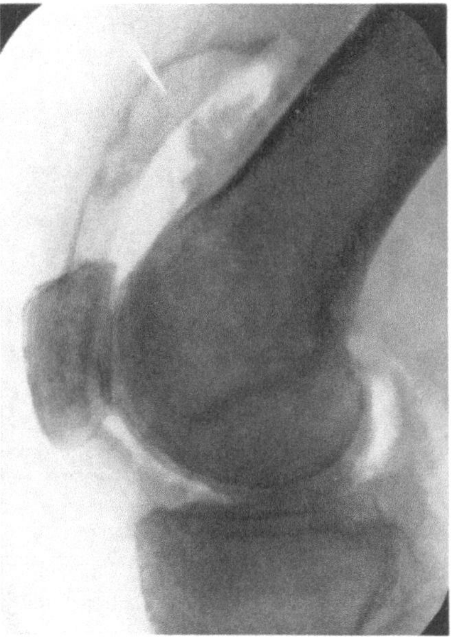

Abb. 81. Doppelkontrast- (Luft-Kontrastmittel) Arthrogramm des Kniegelenkes bei Synovitis villosa pigmentosa. Die polypösen Wucherungen im obern Rezessus stellen sich gut dar

gie dieser verschiedenen Syndrome nicht einheitlich, kann es doch vorkommen, daß
rezidivierende (posttraumatische) Gelenkergüsse zu einer Verdickung der Synovialis und schließlich zu polypösen Veränderungen derselben führen können. Die Tatsache, daß die Hyperplasie des Hoffaschen Fettkörpers (Liposynovitis infrapatellaris)
vorwiegend bei Männern, und zwar hauptsächlich bei Sportlern und Schwerarbeitern
vorkommt, deutet auf eine mechanische Genese dieser Krankheit. Unter dem Lipoma
arborescens genus verbirgt sich nicht selten eine beginnende tuberkulöse Synovitis
und schließlich können monoartikuläre, nicht infektiöse Synovitiden das Anfangsstadium einer rheumatischen Arthritis (progredient chronischen Polyarthritis, Morbus

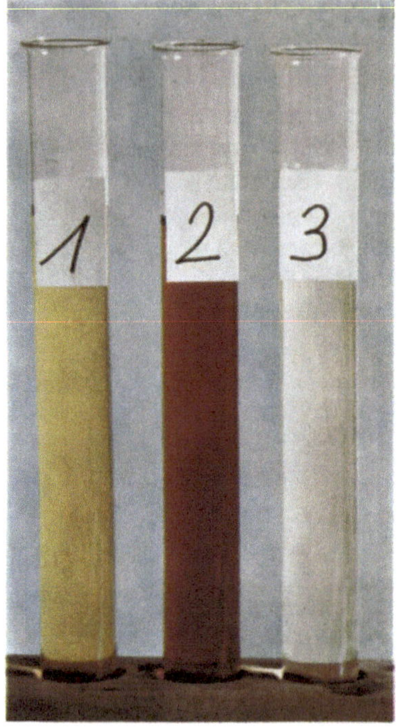

Abb. 82. Gelenkpunktate bei Synovitis villosa pigmentosa 1 im Beginn, 2 drei Wochen später, 3 Kontrolle (arthrotischer Reizerguß)

Bechterew), sein (Robin und Renier, 1955/1956). „Idiopathisch", mono- oder oligoartikuläre exsudative Gelenkprozesse sind deshalb nur per exclusionem und nach
längerer Beobachtung zu diagnostizieren. In manchen Fällen wird einem das histologische Bild einer Probebiopsie weiterhelfen. In vielen Fällen aber werden mikroskopisch unspezifische Fibrinauflagerungen auf der Synovialis, oedematöse Verbreite-
rungen derselben, perivasculäre Infiltrationen, proliferative Wucherungen (Zotten)
bis zu Hyalinisationen und knorpelige Metaplasien gefunden. Dementsprechend
kann die Gelenkkapsel palpatorisch verdickt, weich, sulzig oder derb erscheinen.

Eine besondere Erwähnung verdient die Synovitis villosa pigmentosa, die sich
nebst den genannten histologischen Veränderungen zusätzlich noch durch massive
Erythrocytenextravasate und sekundärem haematogenem Pigment auszeichnet. Dadurch erscheint die verdickte Synovialis auch von Auge braunrot bis schwärzlich,

266

so daß die Diagnose häufig schon makroskopisch anläßlich einer Probebiopsie gestellt werden kann. Dabei muß nicht immer die gesamte Synovialis befallen werden. Wir haben wiederholt gesehen, daß lediglich der eine oder andere Rezessus von den villösen Wucherungen befallen war. Radiologisch können die Wucherungen im Doppelkontrast-Arthrogramm dargestellt werden (Abb. 81). Klinisch kann die Synovitis villosa pigmentosa durch die schokoladenbraune Verfärbung des Gelenkpunktates diagnostiziert werden (DD: Haemophilie, Trauma). In beginnenden Fällen erscheint das Punktat vorerst goldgelb, wird später rötlich, bis es schließlich die typische Schokoladenfarbe annimmt (Abb. 82).

Therapie

Der Hydrops intermittens im engeren Sinne bedarf in der Mehrzahl der Fälle keiner besonderen Therapie. Im allgemeinen klingen die Ergüsse nach einigen Tagen spontan wieder ab.

Antihistaminica und antiallergische Mittel nützen im allgemeinen nichts. Milde Wärmemaßnahmen in Form von heißen Wickeln und Packungen wirken resorptionsfördernd und erleichtern die funktionellen Beschwerden. Im akuten Schub sind die Gelenke ruhig zu stellen. Dauern die einzelnen Attacken länger, so daß das Bild schließlich in den Zustand eines chronischen Ergusses übergeht, wird man um eine Punktion zur mechanischen Entlastung des Gelenkes und zur Vermeidung einer Kapselüberlastung, nicht herumkommen. Die Instillation von Corticosteroidpräparaten in die Gelenkhöhle verringert die sekundäre Exsudatbildung. Beim echten Hydrops intermittens verhindert sie aber die periodische Ergußbildung im allgemeinen nicht. Bei der fortgeschrittenen Synovitis polyposa und bei der Synovitis villosa pigmentosa genügen intraartikuläre Steroidinjektionen ebenfalls nicht, um die pathologisch anatomischen Prozesse gänzlich zum Verschwinden zu bringen. Während früher für die hartnäckigen und andauernden Kapselverdickungen Röntgenbestrahlungen verordnet wurden, deren Nutzeffekt recht unterschiedlich beurteilt wird, ist man heute eher geneigt schon frühzeitig eine chirurgische Synovectomie vornehmen zu lassen. Die Synoialmembran soll dabei so ausgedehnt wie möglich entfernt werden. Zum mindesten sind alle jene Stellen zu resezieren, die pathologisch anatomisch verändert sind. Eine totale Synovectomie z.B. am Kniegelenk wird allerdings nur selten möglich sein, weil dazu die breite Eröffnung des Knies von vorne und hinten nötig ist. In der Mehrzahl der Fälle begnügt sich der Chirurg mit der subtotalen Synovectomie unter Schonung der poplitealen Gelenkbegrenzung. Unter frühzeitiger postoperativer Mobilisation der synovektomierten Gelenke kommt es zu einer funktionell erstaunlich raschen Ausheilung. Innerhalb 3 bis 6 Wochen bildet sich eine neue strukturell annähernd normale Synovialmembran wieder aus (Key, 1940). Eine länger dauernde Ruhigstellung nach der chirurgischen Synovectomie fördert die sekundären Schrumpfungsvorgänge an Kapsel und ligamentärem Apparat, so daß die nachfolgende krankengymnastische Mobilisation oft erheblich lange Zeit in Anspruch nimmt. Die chemische Synovectomie in Form intraartikulärer Injektionen von Cytostatica allein oder in Kombination mit Steroidpräparaten hat nach unserer Erfahrung in leichten und mittelschweren Fällen (Gross, 1963; Gross u. Enderlin, 1967) zu einer völligen Restitution der Gelenke geführt, in schweren Fällen versagte sie aber, so daß schließlich doch zur chirurgischen Synovectomie geschritten werden mußte. Auch gelang es in einigen Fällen von echtem Hydrops intermittens durch Cytostatica die periodische Ergußbildung über Jahre zu verhindern. Wichtig ist immer wieder darauf zu achten, daß sich hinter einem Hi im engeren oder weiteren Sinne keine anderweitige Erkrankung, vom Gelenk oder den benachbarten Knochenpartien, verbirgt.

Rheumatische Augenerkrankungen

R. Witmer

1. Einführung

Wenn wir von rheumatischen Augenerkrankungen sprechen, so müssen wir uns bewußt sein, daß es sich bei dieser Bezeichnung meist um eine Verlegenheitsdiagnose handelt. Wir können nur in den allerseltensten Fällen beweisen, daß die entzündliche Augenerkrankung tatsächlich rheumatischer Art ist. Auch müssen wir berücksichtigen, daß Augenmanifestationen nicht als die Folge von anderen rheumatischen Erkrankungen aufzufassen sind, sondern als ein Symptom, das unter Umständen auch einmal isoliert auftreten kann. Da aber andererseits die Reaktionsmöglichkeit der hochdifferenzierten Gewebe im Auge beschränkt ist, kann dasselbe klinische Bild einer Vielzahl von aetiologischen Möglichkeiten zugrunde liegen; es kann eine akute Uveitis sowohl der Ausdruck einer bakteriellen Sepsis, einer Virusinfektion als auch eines rheumatischen Leidens sein. Wir dürfen also nicht vom Auge ausgehend eine Allgemeindiagnose stellen. Erst wenn auch andere Organmanifestationen nachzuweisen sind, die zu einem bestimmten Syndrom passen, dürfen wir solche Schlüsse ziehen.

Im vorliegenden Kapitel wollen wir zunächst den Weg vom eindeutig als rheumatisch erkannten Allgemeinleiden zum zugehörigen Augensymptom wählen. Damit werden wir aber nicht alle Erkrankungen erfassen, die wir Ophthalmologen als zum rheumatischen Formenkreis gehörend betrachten, so daß wir auch den umgekehrten Weg vom Augensymptom zur Allgemeinerkrankung werden beschreiten müssen.

2. Augenmanifestationen bei charakteristischen rheumatischen Erkrankungen

Primär chronische Polyarthritis

Diese häufigste und schwerste rheumatische Erkrankung führt nur in einem recht kleinen Prozentsatz der Fälle zu Augenerscheinungen. Kimura u. Mitarb. (1967) fanden etwas mehr als 1%. Vor allem treten Skleritis und Episkleritis (Abb. 83 u. 84) auf; sie sind meist ebenso hartnäckig wie die Grundkrankheit und können nach einem charakteristisch rezidivierenden Verlauf schließlich zu narbiger Verdünnung der Sklera im vorderen Bulbusabschnitt führen. Selten kommt es auch zum Bild der nekrotisierenden Skleramalacia perforans (Abb. 85). Sie verläuft außerordentlich torpid und kann durch Einschmelzung größerer Skleraabschnitte zu einer Panophthalmie und zum Verlust eines Auges führen. Diese schwere Erkrankung beschränkt sich aber oft lange Zeit auf die Sklera und und läßt die Uvea merkwürdig unberührt, obwohl diese auf große Strecken freiliegen kann. Eine reine Uveitis ist bei der PCP sehr selten zu beobachten. Am ehesten findet man sie noch in Kombination mit einer Skleritis. Die lokale Therapie mit Steroiden ist bei der einfachen Skleritis und Episkleritis recht erfolgreich und führt in der Regel zu guten Remissionen. Bei der nekrotisierenden Form allerdings sind Steroide nicht indiziert, da sie eine Superinfektion eher begünstigen. Hier kommen daher meist nur chirurgische Eingriffe mit plastischer Deckung des Defektes in Frage, wobei Leichensklera oder autologes Fasciengewebe Verwendung finden kann.

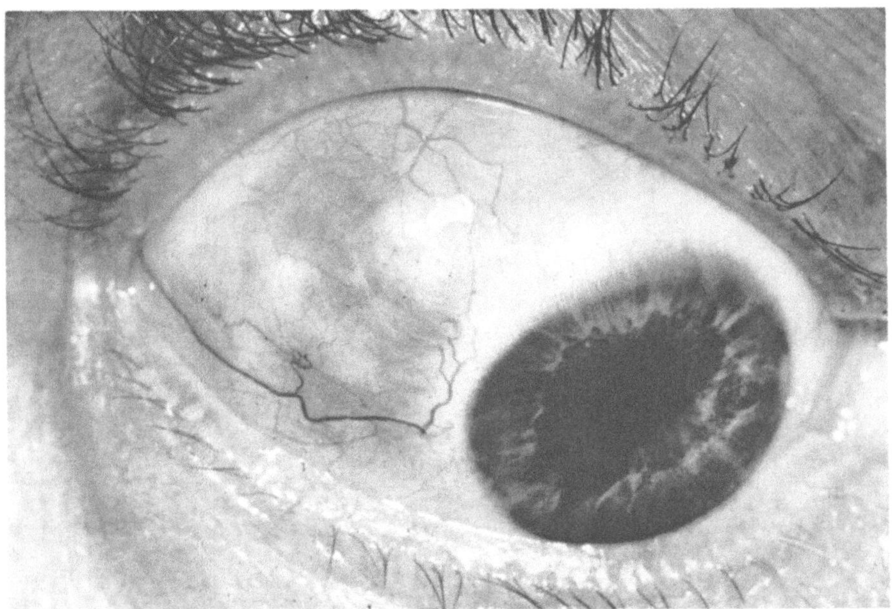

Abb. 83. Skleritis. Tiefe, ziliare Injektion der Sklera

Juvenile Polyarthritis

Das Syndrom der Stillschen Krankheit, die Polyarthritis großer Gelenke mit Fieber, Lymphadenitis und Milztumor ist an sich eine relativ seltene Erkrankung (7% aller juvenilen Polyarthritiden). In nur 5% dieser Fälle wurde eine meist doppelseitige Uveitis anterior gefunden, die eine charakteristische Trias aufweist (Abb. 86): rezidi-

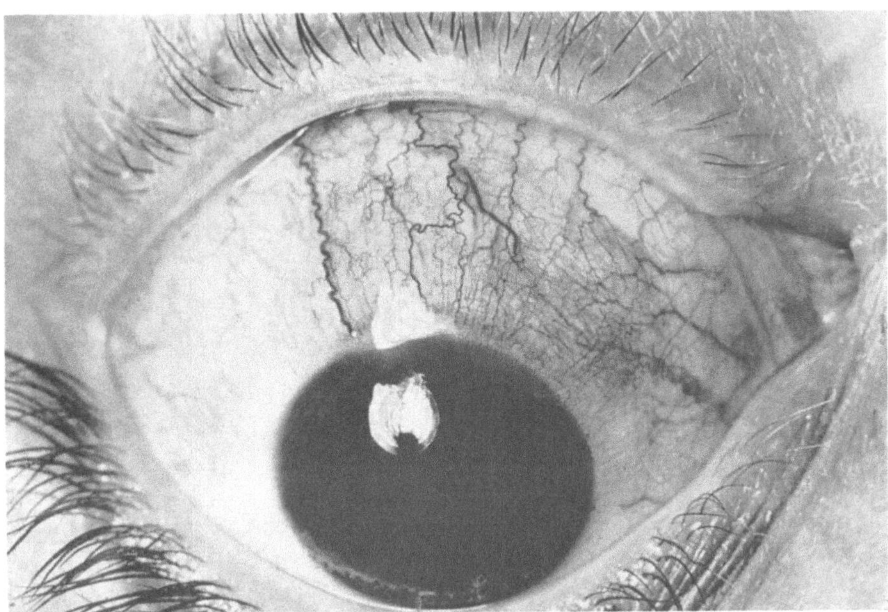

Abb. 84. Episkleritis. Oberflächliche Injektion der Episklera und Konjunktiva

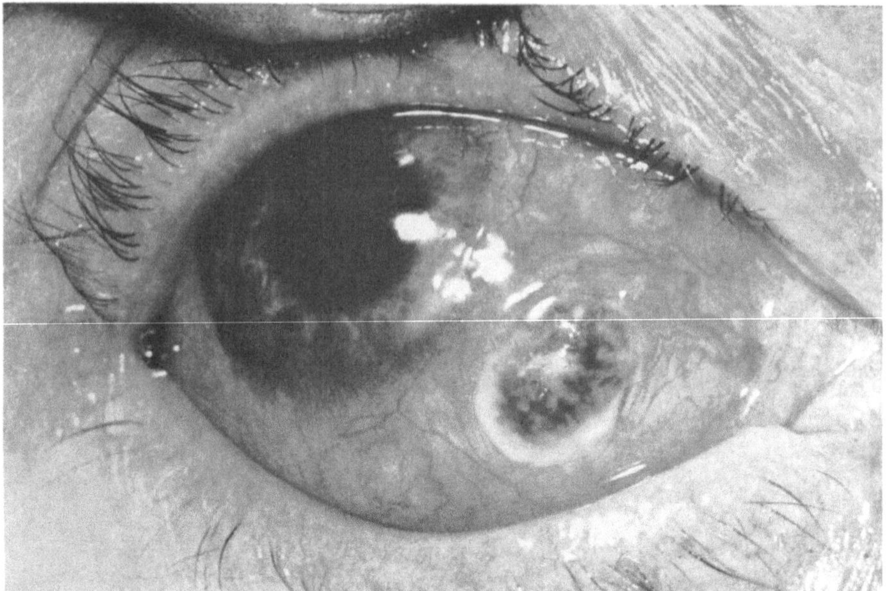

Abb. 85. Scleromalacia perorans. Ausgestanztes ulcus der Sklera

vierende subakute Uveitis anterior mit ausgesprochener Neigung zu hinteren Synechien mit der Linsenvorderfläche, frühes Auftreten einer Cataracta complicata, sowie einer bandförmig im Lidspaltenbereich angeordneten subepithelialen Verkalkung der Cornea.

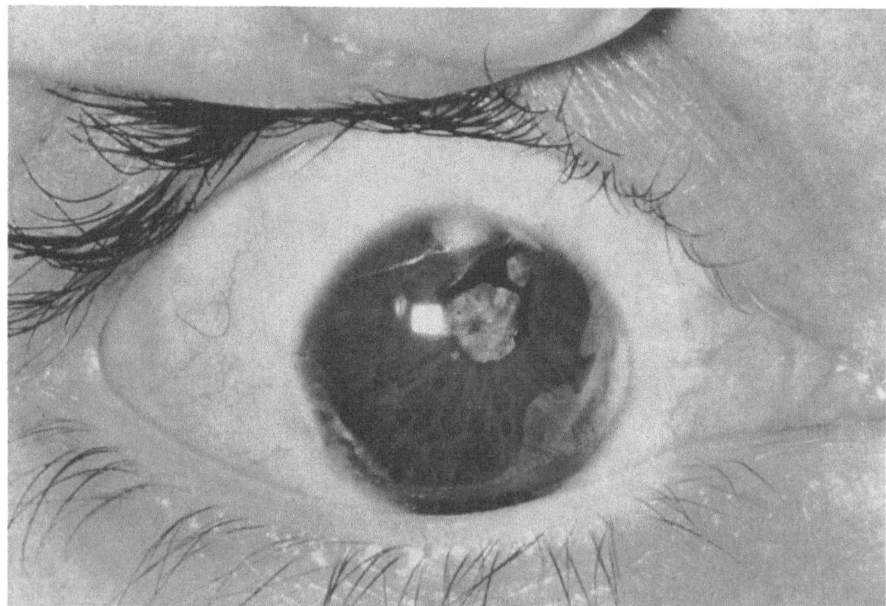

Abb. 86. Uveitis anterior mit bandförmiger Keratitis und Cataracta complicata

Es hat sich aber gezeigt, daß diese Form des klinischen Bildes charakteristisch für verschiedene chronische Uveitiden der Kinder ist; eigene Untersuchungen ergaben, daß von 25 Kindern mit der typischen Augentrias nur eines an einer wirklichen Stillschen Erkrankung litt. Hingegen waren in dieser Gruppe doch 10 Fälle von Monoarthritis zu verzeichnen. Auch Kimura u. Mitarb. (1967) fanden unter 1927 Fällen von Uveitis nur 15 sichere Stillsche Erkrankungen mit der typischen Augentrias (weniger als 1 %), während 22 andere zwar die charakteristischen Augensymptome, aber keine Arthritis hatten. Der Rückschluß auf eine Stillsche Krankheit bei Vorliegen der typischen Augensymptome ist infolgedessen nicht statthaft. Man spricht besser von einem *Oculoartikulären Syndrom*. Es ist auffallend, daß dieses Krankheitsbild viel häufiger bei Mädchen anzutreffen ist als bei Knaben, und daß die Erkrankung meist schon im Kleinkindesalter beginnt (Kimura $5^1/_2$ Jahre). Serologisch sind sowohl der Antistreptolysin-Test, als auch der Latex-Test in den meisten Fällen negativ.

Die Therapie der kindlichen Uveitis anterior ist sehr undankbar. Es gelingt auch mit massiven Steroidgaben praktisch nie, die Entzündung vollständig zum Stillstand zu bringen. Infolgedessen sind auch Komplikationen wie Sekundärglaukom und Cataracta complicata häufig. Die Prognose für die Kataraktoperation ist nicht gut. Da man meist in einem chronisch-entzündlichen Zustand operieren muß, kommt es nicht selten zu einem Wiederaufflammen der Entzündung und im Anschluß daran zu einer Hypotonie und Phthisis bulbi. Diese Erkrankung führt daher nicht selten zur Erblindung.

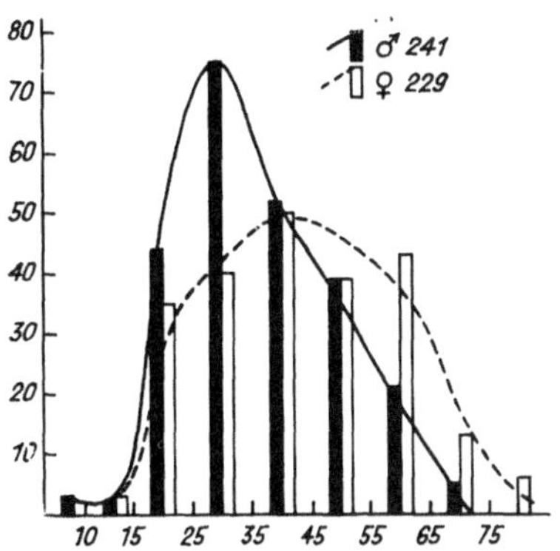

Abb. 87. Verteilung nach Alter und Geschlecht in 470 Fällen von Uveitis

Spondylitis ankylopoetica

Diese rheumatische Erkrankung führt sehr oft zur Mitbeteiligung der Augen in Form einer meist einseitigen, seltener doppelseitigen, sehr heftigen, akuten Uveitis anterior. Charakteristisch ist eine massive fibrinöse Exsudation in die Vorderkammer. In der Regel klingen die anfangs starken Beschwerden unter der Therapie mit Steroiden lokal und allgemein rasch ab, doch kommt es häufig zu Rezidiven, zur Entwicklung von zyklitischen Membranen in der Pupillarebene und Cataracta complicata, was beträchtliche Funktionsstörungen zur Folge hat.

Im Unterschied zum okuloartikulären Syndrom, das hauptsächlich Mädchen betrifft, tritt die Uveitis anterior bei der Spondylarthritis vorwiegend bei jungen Männern auf. Dies drückt sich sehr deutlich in der Alterskurve der Uveitis aus, indem wir bei den Männern einen deutlichen Gipfel im 2. und 3. Dezennium feststellen können (Abb. 87). Es fehlt nicht an Stimmen, die eine akute rezidivierende Uveitis beim jungen Mann auch ohne Zeichen einer Gelenkerkrankung bereits zum Vorläufer einer Spondylarthritis stempeln möchten, zumal da heute die früher noch gültige Alternative einer gonorrhoischen Iritis kaum mehr ins Gewicht fällt. Eine solche Interpretation geht aber entschieden zu weit. Nach Perkins soll dieser speziellen Form der Uveitis beim Mann recht häufig eine chronische Prostatitis eventuell infolge PPLO Infektion zugrunde liegen. Kimura u. Mitarb. fanden in ihrem Krankengut auf 1927 Fälle von Uveitis 41 sichere und 27 fragliche, insgesamt also 3,5% Patienten mit Spondylarthritis.

Febris rheumatica
Erstaunlicherweise ist bei dieser rheumatischen Erkrankung eine Mitbeteiligung des Auges nur ganz ausnahmsweise zu beobachten.

3. Syndrome mit typischen Augen- und Gelenkaffektionen aber fraglicher Zugehörigkeit zum rheumatischen Formenkreis

Reitersches Syndrom
Die Reitersche Erkrankung ist bei uns selten. Auch sie betrifft vor allem junge Männer und äußert sich am Auge in einer Konjunktivitis und akuter Uveitis anterior, ev. mit Hypopyon, während die Allgemeinsymptome in einer abakteriellen Urethritis und Colitis, sowie Polyarthritis, nicht selten auch Stomatitis, bestehen. Eine gewisse Verwandtschaft mit der Spondylitis ancylopoetica ist möglich. Nach Perkins (1961) sollen 28% der akuten Uveïtiden beim Manne auf einer Reiterschen Erkrankung beruhen, während Kimura (1967) auf 1927 Fälle nur 6 mal die Diagnose „Reiter" stellen konnte. Auch diese Uveitis verläuft rezidivierend. Ihre Behandlung beschränkt sich auf lokale Steroidapplikation.

Sjögren-Syndrom
Das Sjögren-Syndrom befällt häufiger Frauen vor allem in der Menopause. Am Auge kommt es zu einer charakteristischen Kerato-Conjunctivitis sicca, infolge Atrophie der Tränendrüsen durch chronische Entzündung und Verminderung der Tränensekretion. Dies führt zu einem torpiden Reizzustand der Konjunktiven, sowie zu einer diffusen Epithelschädigung der Cornea. Später kann sich eine Keratitis filiformis (Abb. 88) entwickeln, auch eine oberflächliche Vaskularisation vom oberen

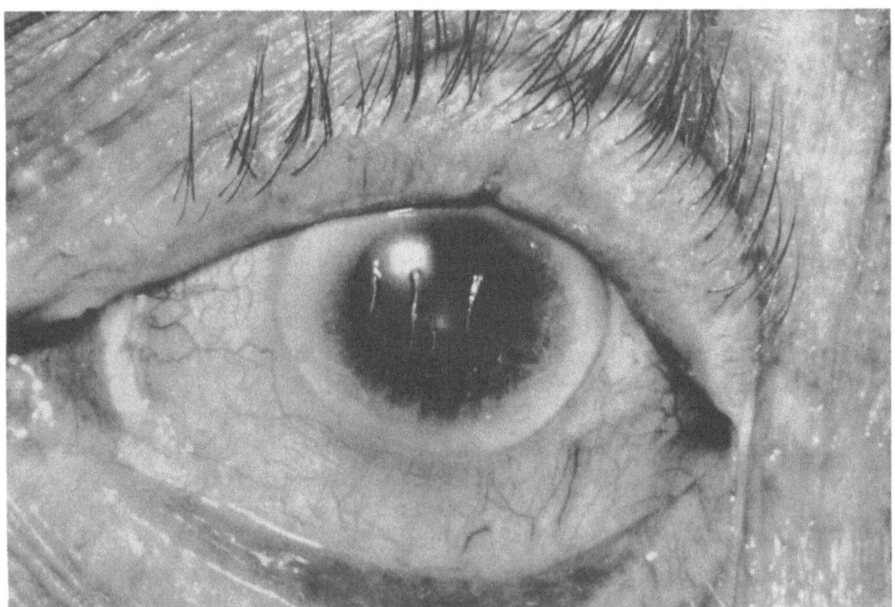

Abb. 88. Keratitis filiformis Sjögren-Syndrom. Fadenbildung des Korneaepitheles

Limbus her und Randulcera werden beobachtet. Die Allgemeinsymptome umfassen eine Laryngo-Pharyngitis sicca und eine rheumatische Arthritis in über 75% der Fälle.

Die Diagnose des Augenleidens stützt sich auf den Nachweis der herabgesetzten Tränensekretion mit Hilfe der Schirmerschen Probe, sowie der Anfärbbarkeit der Conjunctiva bulbi mit Rose bengal.

Die Therapie beschränkt sich auf lokale Maßnahmen, wie häufige Tropfen isotonischer Lösungen, hyperaemisierende Medikamente (Acetylocholin) und eventuell auch Verödung der abführenden Tränenwege (Kauterisation des unteren punctum lacrimale), um möglichst viel Tränenflüssigkeit im Konjunktivalsack zurückzuhalten.

Behçetsche Krankheit

Dieses Syndrom wird heute von den einen als zu den Kollagenosen gehörig, von anderen als wahrscheinliche Virusinfektion angesehen. Im Vordergrund stehen die rezidivierenden schweren Panuveitiden mit Hypopyon und Neuritis optica. Die Allgemeinsymptome stehen denen des Reiter-Syndroms sehr nahe, wobei aber eine Aphthose der Mund- und Genitalschleimhaut noch hinzukommt. Daneben finden sich häufig Hautläsionen im Sinne eines Erythema nodosum und recht oft Arthropathien, meistens der unteren Extremitäten. Häufig kommt es zu Thrombophlebitiden, und auch eine Mitbeteiligung des Zentralnervensystems wird beobachtet. Eine spezifische Behandlung dieses seltenen Leidens gibt es bis heute nicht. Steroide wirken nicht unbedingt günstig.

4. Augenerkrankungen fraglich rheumatischer Natur

Bis jetzt sind wir entweder ausgegangen von der Allgemeinerkrankung oder vom Syndrom. In der Folge wollen wir noch kurz vom Augensymptom her dessen fragliche rheumatische Genese betrachten.

Konjunktivitis, Keratitis

Sie ist ein meist banales, fast regelmäßiges Begleitsymptom der pcP und führt auch nicht selten zu Randulcera der Hornhaut. Die Keratitis sicca beim Sjögren-Syndrom wurde erwähnt.

Skleritis und Episkleritis

Beide Manifestationen werden als exquisit rheumatische Affektionen betrachtet, obwohl gar nicht so selten andere Organmanifestationen fehlen. Ihre flüchtige, rezidivierende Natur, die strenge Lokalisation auf das kollagene Gewebe der Sklera, sowie nicht zuletzt auch die gute Beeinflußbarkeit durch Steroide sprechen für diese Auffassung. Doch man muß sich klar sein, daß auch andere Pathogenesen möglich sind. Die seltene nekrotisierende Form der Skleromalacie wurde eingehend besprochen.

Myositis

Die Myositis der Augenmuskeln ist eine Erkrankung, die erst im Verlaufe der letzten Jahre, seit der Einführung der Elektromyographie, richtig erkannt wurde. Es handelt sich um eine meist innerhalb weniger Tage auftretende Lähmung eines oder mehrerer Augenmuskeln, die unter Umständen mit einer deutlichen Episkleritis im Bereiche der Muskelinsertionen einhergehen kann. Der entzündlich erkrankte Muskel weist einen mehr oder weniger starken Funktionsausfall auf, was zu entsprechenden Doppelbildern führt. Hingegen bleibt das elektrische Aktionspotential des gelähmten

Muskels erhalten, im Unterschied zu der neurogenen Lähmung, wo es erlischt. Gleichzeitig mit der entzündlichen Erkrankung der Muskeln kann es auch zu einer lymphozytären Infiltration des orbitalen Fettgewebes kommen, wodurch ein Exophthalmus entsteht (Abb. 89). Dieses Krankheitsbild wurde früher als Pseudotumor der Orbita bezeichnet. Steroide allgemein führen meist zu einem raschen Rückgang der Symptome, welches Kriterium unter Umständen auch zur Sicherung der Diagnose benützt werden kann. Die Myositis ist meist nicht mit anderen charakteristisch rheumatischen Organmanifestationen verbunden. Trotzdem ist, wie bei der Skleritis und Episkleritis an der rheumatischen Natur kaum zu zweifeln. Sie verläuft in der Regel gutartig, nicht selten rezidivierend. Ausnahmsweise kann es auch zum Übergreifen der Entzündung auf den N. opticus und damit zu schweren Funktionsstörungen kommen.

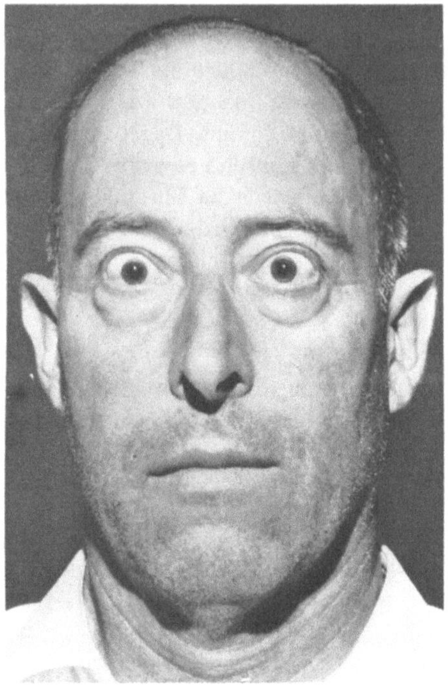

Abb. 89. Moyositis. Beidseitiger Exophthalmus bei Parese aller horizontalen Augenmuskeln

Uveitis

Die Uvea nimmt fast immer in Form einer exsudativen Uveitis anterior an einem rheumatischen Geschehen teil. Das gilt sowohl für die kindliche Uveitis, als auch für die akute Iritis des jungen Mannes. Dies schließt aber nicht aus, daß wir gerade bei der kindlichen Form, vor allem aber auch bei Behçet-Syndrom eine Neuritis optica beobachten können. Hingegen sind Fälle von Zyklitis oder von Chorioretinitis im Verein mit rheumatischen Affektionen sehr selten und beruhen wohl mehr auf einem zufälligen Zusammentreffen.

5. Diagnostik

Bei einer fraglich rheumatischen Affektion des Auges können die folgenden zusätzlichen Untersuchungen eventuell diagnostisch weiterhelfen:

Die Blutkörperchen-Senkungsgeschwindigkeit wird häufig erhöht sein, vor allem wenn neben der okulären auch andere Manifestationen vorhanden sind.

Der Antistreptolysin-Test fällt in den meisten Fällen von rheumatischen Augenerkrankungen negativ aus. Die Zahl der positiven Titer bei Uveitiden ist aber am größten in der Gruppe der Uveitis anterior mit exsudativem („rheumatischem") Charakter. Es gelingt nicht mit Hilfe von parallelen Bestimmungen des Antistreptolysin-Titers im Kammerwasser des entzündeten Auges und im Serum des Patienten eine lokal vermehrte Antikörperbildung und damit die streptogene Natur der Erkrankung zu beweisen. Man kann daraus den Schluß ziehen, daß eine bakterielle Streuung ins Auge jedenfalls sehr unwahrscheinlich ist, daß es sich also eher um allergisch-toxische Reaktionen handeln muß.

Der Latex-Test und seine Variationen zum Nachweis des Rheumafaktors, scheinen bei den okulären rheumatischen Affektionen keine Rolle zu spielen.

Infolgedessen beruht die Diagnose vorwiegend auf der klinischen Erfahrung und dem Zusammentreffen mit anderen rheumatischen Organerkrankungen. Sie bleibt eine Vermutungsdiagnose.

6. Nebenwirkungen antirheumatischer Medikamente

Steroide

Steroide allgemein in hoher Dosierung und über lange Zeit gegeben können eine Linsentrübung verursachen. Diese Cataracta complicata kann bei Abbruch der Medikation stationär bleiben, hingegen bildet sie sich nicht zurück.

Das Cortisonglaukom andererseits kommt nur bei langdauernder lokaler Applikation der Steroide vor, nicht oder ganz selten bei allgemeiner Verabreichung.

An beide Komplikationen muß man bei der Behandlung der rheumatischen Affektionen denken, sie bilden aber trotzdem keine Gegenindikation für die so wirkungsvolle Steroidtherapie. Nur muß man diese wenn irgend möglich zeitlich limitieren.

Resochin (Chloroquin)

Auch Resochin und Chloroquin, die in der Therapie der chronisch rheumatischen Affektionen Verwendung finden, führen zu unliebsamen Komplikationen am Auge. Nach genügend langer Dosierung (mehrere Monate) werden sie in kristalliner Form im Stroma der Cornea abgelagert. Dies führt zwar zu keinen Störungen, muß aber trotzdem als ernste Warnung aufgefaßt werden, da sich in der Regel bald danach eine irreversible Schädigung der Netzhaut in der Makulagegend einstellt. Diese Resochinschädigung sieht einer juvenilen oder senilen Makuladegeneration sehr ähnlich, führt zu deutlicher Herabsetzung der Dunkeladaptation, des zentralen Visus und des ERG. Die Störungen sind meist irreversibel, man muß sie also so früh wie irgend möglich erfassen und die Resochinbehandlung unterbrechen.

Gold

Auch das kolloidale Gold wird in der Cornea abgelagert. Es führt in der Regel nicht zu Störungen, die Netzhaut wird nicht in Mitleidenschaft gezogen.

7. Experimentelle „rheumatische Uveitis"

Es gelingt an Ratten durch Injektion von komplettem Freundschem Adjuvans nicht nur eine generalisierte Arthritis an fast allen Gelenken, sondern auch in einem bestimmten Prozentsatz der Tiere eine Uveitis zu erzeugen. Es handelt sich vorwiegend um eine exsudative flüchtige Uveitis anterior, eventuell auch um eine Skleritis, während die hinteren Abschnitte der Uvea am entzündlichen Geschehen nicht teilnehmen. Es scheint, daß vor allen Dingen die Antigene der Tuberkelbazillen im Freundschen Adjuvans diese Reaktion hervorrufen können, denn inkomplettes Adjuvans produziert höchstens eine flüchtige und leichte Arthritis, dagegen nie eine Uveitis. Es ist noch ganz unklar auf welchem immunologischen Mechanismus diese Uveitis beruht und es ist bis jetzt die einzige tierexperimentelle, endogene Entzündung der Uvea, welche reproduzierbar ist; sie kann nur an der Ratte erzeugt werden.

Arthritis bei Colitis ulcerosa und Enteritis regionalis

M. Enderlin †

Bereits 1929 stellte Bargen aufgrund eines ausgedehnten Beobachtungsgutes fest, daß Arthritis die häufigste Komplikation der Colitis ulcerosa außerhalb des Darmtraktes sei. 1935 kamen Hench u. Mitarb. zu dem Schluß, daß es sich bei dieser Arthritis oft um ein von der progredient chronischen Polyarthritis abzugrenzendes, mit dem Grundleiden in einer bestimmten Beziehung stehendes Krankheitsbild handle. Eine gewisse Häufung von Arthritis wurde 1954 von Van Patter u. Mitarb., auch für die Enteritis regionalis festgestellt. Diese Beobachtungen blieben lange Zeit unbeachtet und die, bei Colitis ulcerosa bzw. Enteritis regionalis auftretenden Arthritiden, wurden als Fälle von progredient chronischer Polyarthritis bei Colitis ulcerosa bzw. Enteritis regionalis aufgefaßt. Erst mit der Einführung der Agglutinationstests zum Nachweis der Rheumafaktoren zog der Umstand, daß in der überwiegenden Mehrzahl der Fälle von Arthritis bei Colitis ulcerosa bzw. Enteritis regionalis diese Tests negativ ausfielen, die Aufmerksamkeit der Forscher auf diese Arthritisform. So erschienen in kurzer Folge mehrere grundlegende Untersuchungen (Colitis ulcerosa: Bywaters u. Ansell, 1958; Fernandez-Herlihy, 1959; Ford u. Vallis, 1959; Kirsner u. Mitarb., 1957; McEwen u. Mitarb., 1958; McEwen u. Mitarb. (1962), Enteritis regionalis: Ansell and Wygley, 1964; Daffner u. Brown, 1958). 1963 wurde die Arthritis bei Colitis ulcerosa bzw. Enteritis regionalis als ein besonderes Krankheitsbild von der American Rheumatism Association anerkannt (Blumberg u. Mitarb., 1964; Decker u. Mitarb., 1964; Ruhl u. Sokoloff, 1965). Auch im europäischen Raum wird diese Affektion als selbständiges Krankheitsbild anerkannt (Caroit, 1966; Deicher u. Arend, 1966; Pfenninger, 1963; Caroit u. Mitarb., 1965).

Neben Fällen von Arthritis der peripheren Gelenke können auch solche mit entzündlichen Veränderungen der Ileosacralgelenke bis zum Vollbild des M. Bechterew mit Intervertebralgelenksarthritis und Syndemophytenbildung, bei beiden Darmaffektionen gehäuft beobachtet werden (Acheson, 1960; Ansell u. Wigley, 1964; Bywaters u. Ansell, 1958; Porrini u. Mitarb., 1964; Steinberg u. Storey, 1957; Zwaifler u. Martel, 1960).

Die *Häufigkeit* von Gelenksymptomen bei Colitis ulcerosa wird in neueren Publikationen mit 15—20% angegeben, bei Enteritis regionalis wurden „rheumatische Manifestationen" in bis zu einem Drittel der Fälle festgestellt. Dabei dürfte es sich in gut der Hälfte (in 6 bis 12% aller Fälle mit Colitis ulcerosa) um das zu besprechende Krankheitsbild der Arthritis bei Colitis ulcerosa bzw. Enteritis regionalis handeln.

Pathologie

Nach den wenigen publizierten Befunden ist das histologische Bild der Arthritis unspezifisch. Es wurden eine Hyperplasie der Synovialzellen und lymphoplasmozytäre Infiltrate beschrieben. In schwereren Fällen können auch in das Granulationsgewebe eingelagerte Fibrinmassen festgestellt werden. Knorpelusuren sind selten und nur in schweren Fällen zu beobachten. Der entzündlich destruktive Prozeß kann auch auf das subchondrale Knochengewebe und die paraarticulären Weichteile übergreifen.

Klinik

Geschlechtsverteilung

Die periphere Arthritis wird beim weiblichen Geschlecht etwas häufiger beobachtet als beim männlichen. Demgegenüber kommen die isolierte Sacroileitis und das Vollbild der Spondylitis ankylopoetica gehäuft beim männlichen Geschlecht vor.

Gelenksbefall

Bei ca. $^3/_4$ der Fälle handelt es sich um eine Arthritis der peripheren Gelenke, in $^1/_4$ um eine Ileosacralgelenksarthritis bzw. Spondylitis ankylopoetica.

a) Arthritis der peripheren Gelenke

In der Regel werden gleichzeitig nur wenige und bevorzugt größere Gelenke befallen. Am häufigsten sind dies Knie und Sprunggelenke, in abnehmender Häufigkeit folgen

Fingermittelgelenke, Ellbogengelenke, Schultergelenke, Handgelenke, Fingergrundgelenke, Hüftgelenke, Zehengrundgelenke und Zeheninterphalangialgelenke. Selten können auch Kiefer und Sternoclaviculargelenke befallen sein. Der von einer Forschergruppe beschriebene gehäufte Befall der Zeheninterphalangialgelenke wird von andern Autoren nicht bestätigt. Auch die Beobachtung, daß bei Colitis ulcerosa und Enteritis regionalis bevorzugt ein asymmetrischer Gelenksbefall bestehe, wird nicht von allen Autoren festgestellt.

Im Schub zeigen die Gelenke Schwellung, Überwärmung, eventuell Fluktuation. Oft besteht auch eine leichte Rötung der Haut, seltener ein Übergreifen der Entzündung auf die periartikulären Weichteile.

Schubweiser Verlauf: Im Gegensatz zur progredient chronischen Polyarthritis ist der entzündliche Gelenksbefall bei der Arthritis bei Colitis ulcerosa bzw. Enteritis regionalis oft flüchtig, dauert nur wenige Tage bis Wochen, seltener mehr als 2 Monate, klingt meist ohne Residuen ab oder hinterläßt nur minime Bewegungseinschränkung.

In der überwiegenden Mehrzahl der Fälle manifestiert sich die Arthritis erst nach Ausbruch der Colitis ulcerosa bzw. Enteritis regionalis oder gleichzeitig mit dieser. Oft läßt sich eine Parallelität im Schubgeschehen der Darmaffektion und der Arthritis beobachten; ein Aufflammen der entzündlichen Gelenkserscheinungen ist oft Vorbote eines erneuten Colitisschubes. Nach medikamentöser oder chirurgischer Sanierung der Darmkrankheit, kann sich die Arthritis oft schlagartig zurückbilden.

Erythema nodosum : Bei Fällen von Colitis ulcerosa bzw. Enteritis regionalis mit Arthritis wird ein gegenüber Fällen ohne entzündliche Gelenkserscheinungen gehäuftes Auftreten eines Erythema nodosum beobachtet.

Röntgenbefunde

Oft läßt sich außer Weichteilschwellung keine röntgenologische Gelenksveränderung nachweisen. Bei länger anhaltenden Gelenkschüben kann eine gelenksnahe Osteoporose vorhanden sein, selten finden sich auch kleine Usuren des subchondralen Knochengewebes, nur ausnahmsweise schwerere Gelenkdestruktionen und Subluxationen.

Laboratoriumsbefunde

Je nach Aktivität der Darmaffektion und der Arthritis ist die Blutsenkungsreaktion und die Leukozytenzahl mehr oder weniger stark erhöht. Meist besteht auch eine Anämie.

Die Agglutinationstests zum Nachweis der Rheumafaktoren sind in der Regel negativ. Der gelegentlich etwas häufiger beobachtete positive Ausfall des Latextests kann Ausdruck einer Leberschädigung durch die Darmkrankheit sein.

Differentialdiagnose

1. Rheumatisches Fieber

Sowohl beim rheumatischen Fieber als auch bei der Colitis ulcerosa können zunächst die Darmsymptome mit profusen Durchfällen und einem Status febrilis das klinische Bild beherrschen. Beiden ist der flüchtige Gelenkbefall, vorwiegend der größeren Gelenke, gemeinsam. Der signifikante, anhaltende Anstieg des Antistreptolysintiters sowie Zeichen einer Carditis sprechen für das Vorliegen einer Febris rheumatica.

2. Morbus Reiter

Auch bei dieser Krankheit kann sich die Arthritis im Anschluß an eine fieberhafte, mit Durchfällen begleitete Darmaffektion manifestieren, die Trias von Konjunctivitis, Urethritis und Arthritis sowie das Auftreten eines Keratoderma blenorrhagicum, möglicherweise auch der Nachweis von Einschlußkörperchen der Urethralzellen mit Bedsoniaorganismen sprechen für einen Morbus Reiter.

3. Progredient chronische Polyarthritis

Der chronisch progrediente Verlauf der Arthritis mit Tendenz zu Gelenkdestruktionen, Deformationen und Ankylosen, das Auftreten von subkutanen Knoten sowie der Nachweis der Rheumafaktoren, besonders mit dem Haemagglutinationstest, sprechen für das Bestehen einer progredient chronischen Polyarthritis, auch wenn die Diagnose einer Colitis ulcerosa bzw. einer Enteritis regionalis gesichert ist.

4. Infektiöse metastatische Arthritis

Nicht selten werden im Verlaufe einer Colitis ulcerosa metastatische Arthritiden beobachtet. Die Untersuchung des Gelenkpunktates (Bakteriologie) klärt in den meisten Fällen die Diagnose.

5. Symptomatische Arthritis bei Malignom des Intestinaltraktes

Die symptomatische Arthritis bei Malignom des Intestinaltraktes läßt sich von einer Arthritis bei Enteritis regionalis oder Colitis ulcerosa oft klinisch nicht differenzieren; erst die Abklärung des Intestinalbefundes sichert die Diagnose.

Die Gelenkbeschwerden bei Colitis ulcerosa und Enteritis regionalis können auch Ausdruck einer, von der Darmaffektion unabhängigen Affektion sein, zum Beispiel Arthrosen oder arthralgische Syndrome ohne entzündliche Gelenkveränderungen, die dann meist mit der Aktivität der Darmaffektion parallel laufen und möglicherweise Ausdruck der Fernwirkung toxischer Stoffwechselprodukte der Darmaffektion sind.

Prognose

Die Arthritis bei Colitis ulcerosa bzw. Enteritis regionalis hat eine ausgesprochene Tendenz zur Ausheilung ohne Residuen. Die Prognose der Affektion wird weitgehend bestimmt vom Verlauf der Darmaffektion.

Therapie

Die Therapie beschränkt sich im allgemeinen auf symptomatische Maßnahmen in Form von Antirheumatica und Analgetica. Pyrazolonderivate sind angesichts der Darmaffektion contraindiziert, selten sind Corticosteroide zur Beherrschung der Gelenkschübe erforderlich. Unter Umständen sind i. a.-Injektionen mit Corticosteroiden von Vorteil.

Die physikalische Therapie entspricht jener bei der progredient chronischen Polyarthritis. Im Vordergrund steht die Therapie der Darmaffektion mit konservativen und chirurgischen Maßnahmen.

b) Sacroileitis und Spondylitis ankylopoetica

Im klinischen Aspekt und Verlauf sowie im radiologischen Befund scheint sich die Sacroileitis bzw. Spondylitis bei Colitis ulcerosa bzw. Enteritis regionalis von der Bechterewschen Spondylitis ankylopoetica nicht zu unterscheiden. In einzelnen Serien war die Bevorzugung des männlichen Geschlechts nicht so ausgeprägt wie beim M. Bechterew.

Verlauf

Die Spondylitis kann der klinischen Manifestation der Darmaffektion um Jahre vorausgehen oder nachfolgen. Die Aktivität der Spondylitis, die übrigens oft nicht einfach zu beurteilen ist, geht in der Mehrzahl der Fälle derjenigen der Darmaffektion nicht parallel (in ca. $3/4$ der Fälle). Im Vergleich zum M. Bechterew treten periphere Gelenksbeteiligungen gehäuft auf; ebenso die Beschränkung des entzündlichen Prozesses auf die Ileosacralgelenke.

Röntgenbefunde

Die röntgenologischen Befunde entsprechen jenen beim M. Bechterew (Iliosacralgelenksarthritis, Syndesmophytenbildung, Intervertebralgelenksarthritis usw.).

Prognose

Die Prognose ist weitgehend abhängig von der Ausbreitung des entzündlichen Prozesses an der Wirbelsäule und entspricht jener beim Morbus Bechterew.

Therapie

Konservative Maßnahmen zur Behandlung der Darmaffektion und chirurgische Eingriffe haben in der Regel keinen signifikanten Einfluß auf den Verlauf der Spondylitis. Die beim M. Bechterew üblichen therapeutischen Maßnahmen sind zum Teil durch die Darmaffektion kontraindiziert (z.B. Phenylbutazon), zum Teil ist deren Einfluß auf die Grundkrankheit noch nicht abgeklärt (Indometacin, Röntgenstrahlentherapie).

Kollagenerkrankungen im engeren Sinne

Lupus erythematodes

O. Lövgren

Der Ausdruck „Lupus", wie er in der medizinischen Literatur während wenigstens
sieben Jahrhunderten angewendet wurde, bezog sich wahrscheinlich auf die diskoide
Verlaufsform bzw. auf Hautveränderungen, die den bei dieser Lupusform beobachteten ähnlich waren. Bis zum Beginn des 19. Jahrhunderts wurde Lupus nur als eine
Hauterkrankung angesehen, bis schließlich vor hundert Jahren das Schwergewicht
mehr auf die viszeralen Manifestationen gelegt wurde und in manchen Fällen sogar
die Auffassung vertreten wurde, daß nur die inneren Organe, hingegen nicht die
Haut an der Erkrankung beteiligt seien. In diesem Jahrhundert schließlich wurden
auch die Blutgefäße in die Pathogenese einbezogen, und dies führte zu dem Konzept
einer Systemerkrankung mit bindegewebigen Veränderungen. Die jetzt vorherr-
schende Auffassung über die Pathogenese nimmt eine Autoimmunstörung an, die
mit einer Reaktion der Gewebe und Organe des ganzen Körpers einschließlich der
Blutgefäße, des Bindegewebes und des Integumentes einhergeht. Die Bezeichnung
der Erkrankung paßte sich den wechselnden Vorstellungen über den Krankheitsprozeß an und wechselte von Lupus über Lupus erythematodes zu Lupus erythematodes disseminatus[1].

Der Lupus erythematodes kann als eine Allgemeinerkrankung definiert werden,
die das Bindegewebe vieler Organe und Strukturen erfaßt und am häufigsten Frauen
im gebärfähigen Alter befällt. Die häufigsten klinischen Symptome sind Fieber,
Arthropathien und Hautveränderungen.

Ätiologie

Die Ursache des Erythematodes ist unbekannt, doch gibt es verschiedene Faktoren,
auf die Vermutungen sich stützen können. Sonnenlicht oder ultraviolette Bestrahlung
vermögen nicht nur eine heftige Hautreaktion hervorzurufen, sondern auch zur
Ausbildung eines akuten Erythematodes zu führen. Die Patienten beziehen dann den
Ausbruch der Erkrankung vielleicht auf eine Lokalinfektion wie Hals- oder Lungen-
entzündung. Bis jetzt konnte kein hinreichender Beweis dafür erbracht werden, daß
Virusinfektionen eine ursächliche Rolle spielen. Mit den üblichen virologischen
Methoden ließ sich trotz vielfacher Passagen kein deutlicher zytostatischer
Effekt nachweisen. Hingegen konnte von Erythematodes-Patienten Mykoplasma
isoliert werden. Dessen Bedeutung beim Erythematodes und anderen Arthropathien

---

[1] In diesem Beitrag ist die Bezeichnung „Lupus erythematodes" (L. E.) bzw. Erythematodes
gewählt.

wie der chronischen Polyarthritis wird gegenwärtig noch untersucht (siehe Seite 90, Olhagen).

Seit langem weiß man, daß die Einnahme von Medikamenten wie Antibiotica und Sulfonamiden von klinischen Manifestationen des Erythematodes gefolgt sein können, doch nimmt man an, daß sie eher den Ausbruch der Erkrankung beschleunigen als verursachen. Das blutdrucksenkende Mittel Hydralazin führte derart häufig zum Auftreten der Symptome des Erythematodes einschließlich des L.E.-Zellphänomens, daß der Begriff des „Hydralazin-Syndroms" aufgekommen ist (siehe auch hierzu Seite 90, Olhagen).

Die Häufigkeit, mit der die Erkrankung Frauen im gebärfähigen Alter befällt, legt die Annahme nahe, das Geschlechtshormone eine entscheidende Rolle spielen. Auch erkranken Frauen wesentlich häufiger als Männer. Ferner erscheint in diesem Zusammenhang bedeutsam, daß die Erhöhung der Mortalitätsrate bei jüngeren Frauen sich auf Schwangerschaftskomplikationen und Krankheiten der weiblichen Reproduktionsorgane beschränkt.

Viele Patienten berichten, daß sie sich vor dem Auftreten der ersten Symptome in einem Zustand emotionaler Anspannung befunden haben. Es gibt keinen eindeutigen Hinweis darauf, daß irgendeinem dieser Faktoren eine primäre Rolle in der Pathogenese zukommt, doch offensichtlich können viele von ihnen eine kritische Phase mit tödlichem Ausgang verschlimmern oder beschleunigen.

Autoimmunreaktionen

Bei den Autoimmunreaktionen treten die immunologischen Vorgänge, die gewöhnlich nach dem Eindringen eines fremden Körpers in den Organismus einsetzen, als Folge eines Kontaktes mit bestimmten normalen Organbestandteilen auf. Dieser anomale Ablauf kann pathologische Veränderungen auslösen.

Man ist gegenwärtig der Auffassung, daß der Erythematodes regelmäßig mit autoimmunologischen Erscheinungen verbunden ist (siehe Seite 90, Olhagen). Ihre Ursachen sind nicht bekannt, und auch über ihre pathogenetische Bedeutung herrschen widerstreitende Meinungen. Man hat die Ansicht vertreten, daß nur solche Störungen, die sich tierexperimentell durch regelrechte Immunisierung reproduzieren lassen, als Autoaggressionskrankheiten betrachtet werden sollten. Doch vermochten einfache Immunisierungsverfahren bei Tieren keine autoimmune hämolytische Anämie oder dem Erythematodes ähnliche Erkrankungen hervorzurufen. Auch die Übertragung großer Plasmamengen von Patienten mit Erythematodes lösten keine Krankheitssymptome bei den Empfängern aus In gleicher Weise weisen neugeborene Kinder von erkrankten Müttern keine Krankheitszeichen auf, obwohl in ihrem Serum Autoantikörper zu finden sind. Außerdem hat das Serum von Erythematodes-Kranken keinen Einfluß auf Zellwachstum und Proliferation in Gewebekulturen.

Die immunologisch hervorgerufenen Schäden beim Erythematodes können daher als Ergebnis einer Verbindung von Antigen und Antikörper an der Zelloberfläche angesehen werden. Je nach Art der beteiligten Zelle kommt es zu einer mehr oder weniger schweren Veränderung der Oberflächenpermeabilität mit Freisetzung einer Reihe intrazellulärer Substanzen einschließlich lysosomaler Enzyme, Erythrozytenhämoglobin sowie Heparin und Histamin von Mastzellen. Der Einfluß dieser und anderer freigesetzter Substanzen auf die umliegenden Zellen bestimmt die Art der resultierenden Schädigung.

Da die meisten der bei L.E.-Patienten gefundenen Autoantikörper sich gegen intrazelluläre Antigene richten, die nicht verfügbar sind, solange die Zelle intakt ist, muß eine vermehrte Gewebeschädigung vorausgesetzt werden, da sonst nicht genügend Antigen für die Bildung der Antigen-Antikörper-Komplexe zur Verfügung stünde.

Genetische Faktoren

Zur Zeit liegt eine recht große Anzahl von Berichten über die familiäre Häufung des Erythematodes vor. Die vielfach beobachtete gleichzeitige Erkrankung von Mutter und Kind führte zu einer Hypothese, die sich nicht auf die Heredität, sondern auf transplazentare Faktoren stützt.

Verwandte von Erythematodes-Patienten haben häufiger höhere Gammaglobulin-Werte als Kontrollpersonen. Dies könnte als zusätzlicher Beweis für die Annahme gelten, daß sie eine spezifische Tendenz zur Überproduktion von Immunglobulinen besitzen (Leonhardt). Eine genetische Disposition zu vermehrter Produktion von Gammaglobulin könnte daher vernünftigerweise angenommen werden. Auch ist zu beachten, daß Frauen, die weit öfter an L.E. erkranken als Männer, auch höhere Gammaglobulinwerte aufweisen. Nach Siegel u. Mitarb. (1961) kommt der Erythematodes bei Negern häufiger vor als bei Weißen. Man könnte daraus den Schluß ziehen, daß auch Neger vermehrt Gammaglobuline erzeugen.

Diese Spekulationen über die Ätiologie des Erythematodes führen zu der praktischen Schlußfolgerung, daß familiäre Anamnese, Alter und Geschlecht, Vorliegen von Infektionen und Einnahme von Medikamenten im Einzelfalle sorgfältig abgeklärt werden müssen.

Pathologie

Bevor die Pathologie des Erythematodes erörtert wird, ist zu betonen, daß auch bei Patienten, die im akuten septischen Stadium sterben, manchmal nur einige wenige histologische Veränderungen trotz eingehendster Suche gefunden werden. Doch ist dies nicht die Regel.

Die folgenden Veränderungen gelten als besonders charakteristisch: 1. Typische verruköse Karditis (Libman-Sacks-Endokarditis); 2. Teilweise Verdickung der Basalmembran der Glomerulusgefäße der Niere; 3. Periarterielle Fibrose der Milz; 4. „Hämatoxylinkörperchen". Lediglich die Hämatoxylinkörperchen sind pathognomonisch für den Erythematodes. In Bereichen besonders starker Schädigungen, vor allem an Lymphknoten, Herz und Glomeruli, kann es zur völligen Zerstörung des bindegewebigen Gerüstes mit Veränderungen der Zellen und Zellkerne des Parenchyms kommen. Als Ursache dieser Veränderungen sieht man jetzt eine Antigen-Antikörper-Reaktion an. Der Kerngehalt des sich in den betroffenen Gebieten ansammelnden Materials scheint für die charakteristische Basophilie der Zelltrümmer verantwortlich zu sein. Interferenzmikroskopie, Zytochemie und Untersuchungen an fluoreszinierten Antikörpern haben gezeigt, daß der Hämatoxylinkörper nicht nur depolymerisiertes Desoxyribonuklein, sondern auch exogenes Protein enthält, das schon von sich aus als Antikörper wirkt (Gardner). Andere Beobachtungen erwiesen, daß dieses zusätzliche Protein Gammaglobulin ist, das wahrscheinlich mit dem für die Bildung der L.E.-Zelle verantwortlichen Gammaglobulin nahe verwandt oder identisch ist.

Da die befallenen Organe sehr häufig kleine Blutgefäße mit verdickter Intima und proliferierten Endothelbereichen enthielten, hielt man diese Veränderungen für eine spezifische Eigenart der Erkrankung. Sie betreffen Kapillaren, Venolen und Arteriolen, größere Gefäße sind ausgespart. Schon frühzeitig sammelt sich in der Gefäßwand eine proteinhaltige Flüssigkeit an, die wahrscheinlich durch einen Diffusionsvorgang aus dem Plasma übertritt. An manchen Stellen findet sich Material, das sich fibrinartig anfärbt. Es ist als wahrscheinlich zu betrachten (Gardner), daß die ursprüngliche Schädigung, die sich durch das fibrinoide Gewebe anzeigt, das kollagene Bindegewebsgerüst des Gefäßes affiziert. Die vaskuläre Reaktion kann daher als nur eine Komponente einer disseminierten Schädigung des Bindegewebes vernachlässigt werden.

Die Nierenbiopsie kann nicht nur zur Diagnose, sondern auch zur Ermittlung der Ursachen der Nierenbeteiligung verhelfen. Die feststellbaren Veränderungen reichen von herdförmiger bis zu diffuser Glomerulonephritis. Elektronenmikroskopische Untersuchungen des bioptischen Materials haben gezeigt, daß die Frühschäden hauptsächlich in einer Verdickung der Basalmembran mit verschiedengradiger Proliferation der Endothelialzellen bestehen.

Die oben unter 2. und 3. beschriebenen, als charakteristisch bezeichneten Symptome sind nicht eindeutig pathognomisch. Die periarterielle Fibrose wird bei einem geringen Prozentsatz der Autopsien unabhängig von der Diagnose beobachtet, und die Verdickung der Basalmembran wurde auch bei Patienten mit maligner Hypertonie und Venenthrombose der Nieren nachgewiesen.

Klinische Symptomatik

Der Erythematodes ist eine Allgemeinerkrankung, die das Bindegewebe vieler Organe und Strukturen des Körpers befällt und am häufigsten bei Frauen im gebärfähigen Alter vorkommt, aber auch bei Kindern und älteren Menschen. Es entspricht wohl den Tatsachen, wenn man die Erkrankung als ein Syndrom betrachtet, das sich mit anderen Kollagenerkrankungen und Autoimmunstörungen überschneidet (Leonhardt). Das Syndrom setzt sich aus einer Anzahl mehr oder weniger charakteristischer Störungen zusammen, von denen keine als eindeutig pathognomisch gelten kann. Bisher bestehen noch keine allgemein anerkannten Kriterien, doch herrschen intermittierendes Fieber, Arthritis und Hautveränderungen vor.

Akuter Krankheitsbeginn

Bei etwa 20% der Patienten setzt die Krankheit akut mit Fieber, Gewichtsverlust und oft auch Hautveränderungen ein. Die Diagnose ist sichergestellt, wenn L.E.-Zellen in einem frühen Krankheitsstadium gefunden werden. Bei akutem Krankheitsbeginn wird Fieber in nahezu hundert Prozent der Fälle beobachtet, Hautveränderungen sind bei 70% der Patienten festzustellen. Arthralgien können ein hervorstechendes Symptom sein, sind jedoch nicht so häufig wie bei schleichendem Krankheitsbeginn. Wenn akute Nierenschäden auftreten, so sind sie ein Hinweis auf eine sehr schlechte Prognose. Schäden des Blutsystems wie Purpura thrombopenica oder akute hämolytische Anämie gehören manchmal ebenfalls zu den Frühzeichen.

Schleichend einsetzender Krankheitsbeginn

Die drei Hauptsymptome sind Fieber (bei etwa 85% der Kranken zu Beginn und bei nahezu 100% zu irgendeinem Zeitpunkt der Erkrankung), Arthritis und Arthralgien mit entsprechenden Prozentsätzen von 75 bzw. 90 sowie Hautveränderungen, die in der Hälfte der Fälle zu Beginn und bei drei Vierteln der Kranken zu einem späteren Zeitpunkt beobachtet werden.

Hautveränderungen

Sie beschränken sich hauptsächlich auf Gesicht, Kopfhaut, Lippen und Schleimhäute und exazerbieren unter dem Einfluß von Sonnenbestrahlung und Kälte. Atrophie der Haut und Teleangiektasien können unsichtbare Narben hinterlassen, doch nicht selten bleiben nur geringfügige oder keinerlei Schäden zurück. Auch bleibt die Haut unter Umständen verschont oder ist nur minimal affiziert, etwa in Art fleckiger Erytheme an den Extremitäten, hauptsächlich auf der Rückseite der Finger und Zehen, aber auch am Rumpf. Der Ausschlag kann jedoch auch sehr ausgedehnt sein und vor allem sich über Nase und Wangen in Form einer Schmetterlingsfigur ausbreiten — Bereiche, die dem Licht stark ausgesetzt sind.

Arthritis und Arthralgie

Der typische Gelenkschaden besteht in einer abgeschwächten, oft passageren und rezidivierenden, manchmal wandernden Synovitis. Manche Patienten verspüren trotz nur weniger Lokalsymptome wie Anschwellung und Verspannung starke Schmerzen. Auch Gelenkveränderungen, die denen der chronischen Polyarthritis entsprechen, setzen manchmal zu Krankheitsbeginn ein, und gelegentlich gehen Erythematodes und Polyarthritis ineinander über. Der Gelenkbefall ist nicht immer symmetrisch, und die Zerstörungen sind manchmal geringer, als nach der Schwere der Symptome zu erwarten wäre. Die gelenknahen Muskeln atrophieren, und zwar nicht nur als Folge der Erkrankung, sondern auch bedingt durch eine in deren Gefolge auftretende Polymyositis.

Periphere Gefäße

In der Regel weisen L.E.-Patienten Schäden an den peripheren Gefäßen auf, und Symptome der Raynaudschen Erkrankung können den sonstigen Krankheitszeichen um viele Jahre vorangehen. Eine klassische Manifestion der Erkrankung ist der Lupus pernio. Venenthrombosen kommen sowohl zu Beginn wie während des Krankheitsverlaufes vor. Der Erythematodes ist als eine mögliche Ursache ungeklärter Thrombose und Thrombophlebitis migrans anzusehen.

Herz

Die häufigste klinische Manifestation am Herzen ist eine fibröse Perikarditis. Auch der Herzmuskel kann mit Symptomen von Rhythmusstörung, Vorhofflimmern und Herzblock beteiligt sein. EKG-Veränderungen sind daher häufig zu beobachten. Hypertonie mit oder ohne Nierenbeteiligung kann zu einer Herzerweiterung führen.

Nephropathien

Die früheste Nierenschädigung ist eine fokale membranöse Glomerulitis, die mit einer Verdickung der Basalmembran und Ablagerung von Fibrinoid einhergeht. Die Tubuli degenerieren, und schließlich ergibt sich das Bild einer subakuten oder chronischen Glomerulonephritis. Die Nierenerkrankung kann rasch oder langsam fortschreiten. Als ihr erstes Anzeichen kann sich eine mikroskopische Hämaturie einstellen. In vielen Fällen kommt es zu Proteinverlusten mit dem klassischen nephrotischen Syndrom. Nur wenn spezifische Veränderungen an den Glomeruli vorliegen, läßt sich die Nierenbeteiligung des Erythematodes diagnostizieren. Man beobachtet

Erweiterung und körnige Beschaffenheit der Kapillarwandung — Hinweise auf eine sehr schlechte Prognose.

Lungen und Pleura
Dyspnoe und Brustschmerzen sind die häufigsten Beschwerden; sie können mit Pleuraerkrankungen, Pneumonie oder Karditis mit Herzversagen in Zusammenhang gebracht werden. Die Pleura ist wie das Pericard oft beteiligt, und eine wiederholt rezidivierende Pleuritis sollte an das Vorliegen eines Erythematodes denken lassen. Die Pleurahöhle kann obliterieren. Liegt ein Erguß vor, so können in ihm manchmal L.E.-Zellen gefunden werden. Die hauptsächlichste Ursache der Lungenbeteiligung ist natürlich eine bakterielle Bronchitis oder Pneumonie wie immer bei Zuständen der Entkräftung.

Man sollte an den Erythematodes denken, wenn Röntgenbilder eine Kombination von bilateraler Pleuraerkrankung, Atelektase in den unteren Lungenfeldern und Herzerweiterung erkennen lassen. Auch eine interstitielle Lungenfibrose mit akutem oder länger dauerndem klinischen Verlauf können den Erythematodes begleiten.

Gastrointestinale Störungen
Im Gastrointestinaltrakt kann es zu unbestimmten Störungen kommen, die oft nur wenig Bedeutung haben, es können aber auch gelegentlich abdominale Schmerzen, Dyspepsie oder intestinale Blutungen im klinischen Bild vorherrschen. In der Mitte lokalisierte, manchmal sehr starke und uncharakteristische Bauchschmerzen vermögen einen erheblichen Gewichtsverlust herbeizuführen und lassen an die Möglichkeit eines malignen Prozesses denken. Röntgenaufnahmen zeigen etwa Bilder einer Oesophaguserweiterung, mangelhafter Peristaltik, Geschwürsbildung, segmentaler Erweiterung des Duodenums, Dünndarms oder Dickdarms sowie Anzeichen einer Colitis. Auch Colitis ulcerosa kann vorkommen.

Leber
Bei etwa einem Viertel der Patienten ist die Leber tastbar vergrößert, histologisch ist sie in einem höheren Prozentsatz der Fälle beteiligt. Doch sind klinische Zeichen einer Leberschädigung bei L.E.-Patienten ungewöhnlich.

Bei einer Reihe von Leberstörungen sind L.E.-Zellen vorhanden, ohne daß ein sonstiger Hinweis auf einen Erythematodes bestünde. Man findet sie bei Patienten mit Virushepatitis (lupoide Hepatitis) sowie in einigen Fällen von Zirrhose, in denen man eine schlechtere Prognose annimmt als bei sonstigen chronischen Lebererkrankungen, etwa der alkoholbedingten Zirrhose.

Nervensystem
Man begegnet nicht selten einer Neuropathie und Myopathie, doch das am häufigsten zu beobachtende Zeichen einer Beteiligung des Zentralnervensystems sind epileptische Anfälle. Die gleichen Gefäßveränderungen können oft eine Neuritis mit sensorischen bzw. sensiblen und motorischen Symptomen einschließlich Diplopie, Schwäche, „glove and stocking"-Sensibilitätsverlust, Parästhesien und Ausfall von Reflexen herbeiführen. In späteren Stadien der Erkrankung sind psychische Symptome gewöhnlich depressiver Art nicht selten.

Lymphknoten
Über die Hälfte der Fälle geht mit einer lokalen oder generalisierten Vergrößerung der Lymphknoten einher. In vielen Fällen ist die Lymphknotenbeteiligung so ein-

drücklich, daß die Diagnose einer Erkrankung des retikuloendothelialen Systems bzw. einer Leukämie gestellt wird.

Laborbefunde

Bei drei Vierteln der L.E.-Patienten besteht eine mehr oder weniger ausgeprägte Anämie. Auch die Leukozytenzahl sinkt in über der Hälfte der Fälle ab (zwischen 2500 und 3500), die Thrombozytenzahl ist auf 100000 oder weniger reduziert. Diese Veränderungen können das Resultat einer Knochenmarkschädigung sein.

Bei stark herabgesetzter Thrombozytenzahl kann es recht schwierig sein, zwischen primärem Erythematodes und anderen Ursachen einer sekundären Thrombozytopenie zu unterscheiden. Auch Hämolyse kann auftreten, so daß man Patienten mit hämolytischer Anämie und positivem Coombs-Test begegnet. Der Coombs-Test kann beim Erythematodes auch positiv ausfallen, ohne daß eine Hämolyse vorliegt.

Die Anämie ist gewöhnlich nicht schwer, doch kann sie im Vordergrund stehen, woraus sich differentialdiagnostische Schwierigkeiten ergeben. In jedem Stadium der Erkrankung, vor allem jedoch in den späteren Phasen kann es zu einer Eisenmangelanämie kommen.

Die Erythrozyten-Senkungsgeschwindigkeit liegt wie bei anderen Erkrankungen des Bindegewebes gewöhnlich hoch, der Einstundenwert nach Westergren kann 100 mm erreichen. Schon die Höhe der Senkung kann auf die Diagnose führen, auch bietet ihr Wert eine Handhabe zur Beurteilung der Krankheitsaktivität.

Die Elektrophorese der Plasmaproteine hat beim L.E. kein charakteristisches Muster, doch findet sich häufig eine Vermehrung des Gammaglobulins und gelegentlich eine ausgesprochene Hypergammaglobulinämie.

Die signifikantesten Proteinstörungen hängen mit der Bildung der L.E.-Faktoren und anderer antinukleärer Faktoren zusammen (siehe S. 90, Olhagen). Die L.E.-Zelle ist ein polymorphkerniger, gewöhnlich neutrophiler Leukozyt, der Kernmaterial in das Zytoplasma aufgenommen hat. Dieses Material erscheint als große, homogen angefärbte Masse, die etwa zwei Drittel der aufnehmenden Zelle einnimmt und deren Kern zur Seite verdrängt. Manchmal wird auch das Serum auf die Anwesenheit antinukleärer Faktoren untersucht, doch können die Teste positiv ausfallen, ohne daß L.E.-Zellen nachzuweisen wären, und umgekehrt.

Die Anwesenheit von L.E.-Zellen sollte nicht als absolut geltendes Kriterium für die Diagnose des Erythematodes angesehen werden, auch ist der L.E.-Test kein durchgehend verläßlicher Maßstab für die Krankheitsaktivität oder die Prognose. L.E.-Zellen werden auch im Sediment synovialer, pleuraler oder perikardialer Flüssigkeit gefunden. Auch die Wassermann-Reaktion kann bei diesen Patienten schon Jahre vor dem klinischen Krankheitsbeginn positiv ausfallen und sich als diagnostischer Fallstrick erweisen.

Daß die positive Wassermann-Reaktion keinen Hinweis auf eine bestehende Syphilis bedeutet, ist dann zu vermuten, wenn gleichzeitig der Treponema pallidum-Immobilisationstest negativ ausfällt.

Differentialdiagnose

Am schwierigsten ist es, den Erythematodes von anderen nahe verwandten Bindegewebserkrankungen abzugrenzen, da diese Krankheiten sich sowohl klinisch wie anatomisch-pathologisch überschneiden. Bei manchen Patienten, bei denen sowohl auf Grund des Krankheitsverlaufes wie der Autopsie die Diagnose eines Erythematodes gestellt wurde, können sich Veränderungen in Art der Sklerodermie an Haut und Muskeln finden, wie sie bei den entzündlichen und degenerativen Veränderungen der Dermatomyositis gefunden werden, oder man sieht nekrotisierende Arterienschädigungen, die für die Arteriitis typisch sind. Andere Patienten haben Fieberzustände unbekannten Ursprungs, die sich der Diagnose längere Zeit entziehen. Wieder andere scheinen an einer fortschreitenden malignen Erkrankung mit Gewichtsverlust und Kachexie zu leiden. Durch lokale Ursachen nicht erklärbare Venenthrombosen können gelegentlich zu der Befürchtung beitragen, es handle sich um einen malignen Prozeß.

Rezidivierende Episkleritis, Iridozyklitis und Konjunktivitis legen den Gedanken an andere mit Arthropathien einhergehende Erkrankungen nahe, so an ankylosierende Spondylarthritis, Morbus Reiter, Behçet- und Steven-Johnson-Syndrom.

Erythematodes und chronische Polyarthritis

Die Untersuchung der Beziehungen zwischen Erythematodes und chronischer Polyarthritis begegnet gewissen Schwierigkeiten. Wenngleich beide Erkrankungen in typischen und leicht erkennbaren klinischen Erscheinungsformen auftreten, lassen sie sich doch nicht präzis klinisch definieren. Allgemein anerkannte Grundsätze für die Diagnose von frühen und wenig ausgeprägten Formen bestehen gegenwärtig nicht. Die Ursache beider Erkrankungen ist unbekannt. Zwischen ihnen und anderen autoimmunen Störungen sind serologisch Überschneidungen festzustellen. Die beim Erythematodes häufige Gelenkbeteiligung ist von der bei chronischer Polyarthritis oft nicht zu unterscheiden. Man hat daher versucht zu bestimmen, wie oft ein positives L.E.-Zellphänomen bei klinisch nachgewiesenen Polyarthritiden auftritt, und fand einen von 9—20% reichenden Anteil.

Rheumatische Knötchen kommen bei beiden Erkrankungen vor, unterscheiden sich jedoch histologisch. Spezifische Laboratoriumsmethoden zur Abgrenzung von Erythematodes und Polyarthritis sind nicht bekannt. Oft ist beim Erythematodes der Rheumafaktortest positiv, auch bei Anwendung sehr spezifischer Methoden.

Daraus hat Dubois geschlossen, „daß zur Zeit unser Wissen von der Bedeutung der L.E.-Zellen bei chronischer Polyarthritis und der Beziehung zwischen dieser und dem Erythematodes sich rasch wandelt. Viele Polyarthritiker mit L.E.-Zellen weisen wahrscheinlich zu einem späteren Zeitpunkt noch weitere Erythematodes-Symptome auf. Wie die Pneumonie und der Erythematodes ist wohl auch die chronische Polyarthritis eine durch mannigfache Ursachen bestimmte Krankheit. In vielleicht 20% der Fälle mag sie durch einen Erythematodes ausgelöst sein."

Grundlagen der Therapie

Da kein spezifisches Therapeuticum existiert, richtet sich die Behandlung hauptsächlich nach der klinischen Erscheinungsform der Erkrankung. Liegt bei einem sonst symptomlosen Patienten mit einigen L.E.-Zellen eine fälschlich positive Wassermann-Reaktion vor, so ist keine Maßnahme erforderlich, doch sollte der Patient weiterhin überwacht werden. Weisen die Symptome auf eine leichte Arthritis oder ein rheumatisches Fieber, so kann sich das therapeutische Vorgehen häufig auf mäßige Bettruhe und Einnahme von Salicylaten beschränken. Dubois ist der Auffassung, daß die Ruhe eine bedeutsame Rolle in der Behandlung des Erythematodes spielt, und es hat sich in der Tat gezeigt, daß Exazerbationen durch sie wohltuend beeinflußt werden können. Die Salicylate führen bei vielen Patienten zu einem prompten Fieberabfall und bei anderen mildern sie die Gelenksymptome.

Man sollte die Patienten davor warnen, sich der Sonne auszusetzen, vor allem wenn aus der Krankengeschichte bereits eine Photosensibilität zu entnehmen ist. Es können sich nach Sonnenbestrahlung schwere allgemeine und kutane Symptome entwickeln.

Häufig sind Erythematodes-Patienten besonders empfindlich gegenüber Medikamenten, so daß in deren Anwendung große Vorsicht geboten ist. Falls Infektionen eine antibiotische Therapie erforderlich machen, ist sorgfältig die Vorgeschichte auf etwaige frühere allergische Reaktionen gegenüber dem gewählten Antibioticum zu erforschen. Die routinemäßige Anwendung von Antibioticis ist bei Erythematodes-Patienten nicht zu empfehlen, selbst wenn sie mit NNR-Hormonen behandelt werden.

Die Behandlung des Erythematodes stützt sich auf die Annahme, daß die Krankheitssymptome und die entzündlichen Reaktionen durch immunologische Vorgänge ausgelöst werden. Dementsprechend ist es das Ziel der Therapie, die Immunreaktion und die Entzündungsreaktion abzuschwächen.

Folgende Medikamentengruppen finden in der Regel Verwendung: 1) Entzündungshemmende Medikamente; 2) Antimalarica; 3) Glukokortikosteroide; 4) Antimetaboliten.

Ob man zunächst ein Salicylat wählt, hängt von der Schwere der Erkrankung ab. Bei subakutem Erythematodes und bei vielen Patienten, bei denen Salicylate allein nur eine ungenügende entzündungshemmende Wirkung haben oder bei denen Kortikosteroide kontraindiziert sind, kann Phenylbutazon von Wert sein. Diese entzündungshemmenden Medikamente kommen als unterstützende Therapie für sehr kurze Zeitspannen in Betracht.

Können auf diese Weise die Erkrankung oder ihre Hautmanifestationen nur ungenügend in Schach gehalten werden, so werden Antimalarica in die Therapie einbezogen. Die Anfangsdosis von 300 bis 500 mg Chloroquin täglich wird kurzfristig verabfolgt, bis eine maximale Wirkung erzielt ist, und dann auf 150—200 mg täglich oder weniger reduziert. Chloroquin zeigt eine gute Wirkung hinsichtlich der Hauterscheinungen, weniger der sonstigen Manifestationen. Chloroquin und Hydroxychloroquin werden am besten als Ergänzungstherapie zur Kortikosteroidbehandlung oder zur Erleichterung des Absetzens der Steroide eingesetzt. Inzwischen sind verschiedene Nebenwirkungen der Antimalariamittel bekannt geworden. Zu ihnen zählen Nausea, Erbrechen, Kopfschmerzen, Weißwerden der Haare und erhebliche Augenstörungen. Vorübergehende Akkommodationsschwierigkeiten und Hornhauttrübungen verschwinden im allgemeinen bei Absetzen der Medikamente, eine Retinopathie hingegen kann persistieren.

Die Wirkungsweise der Antimalarica ist unbekannt, doch weiß man, daß sie die Desoxyribonukleinsäure-Antikörper daran hindern, sich mit der DNS zu verbinden, also die Reaktion der antinukleären Faktoren mit denaturierter DNS hemmen.

Niedrige Dosen und höchstens halbjährige Anwendung sind anzuraten.

Auch die Wirkungsweise der Glukokortikosteroide ist noch nicht völlig aufgeklärt. Unter geeigneten Bedingungen vermögen sie die Immunisierung und auch die Immunreaktionen abzuschwächen. Außerdem stellen sie stark entzündungswidrig wirkende Substanzen dar, die den Ciruculus vitiosus, der zu weiterer Sensibilisierung führt, durch Herabminderung der Zellzerstörung unterbrechen (Miescher). Auch wurde nachgewiesen, daß Glukokortikosteroide eine membranstabilisierende Wirkung (auch auf die Membran der Lysosomen) entfalten. Man hat angenommen, daß die entzündungshemmende Wirkung der Steroide auf diesem Wege zustande-kommt.

Bei zwei Erkrankungsformen des Erythematodes werden die Kortikosteroide angewendet, und zwar einerseits bei leichten Erkrankungsformen, bei denen Arthri-tis oder andere Symptome mit einer mehr konservativen Therapie nur unzureichend kontrolliert werden können. Man fügt dann eine kleine Dosis von etwa 2,5 bis 5 mg Prednison zu den Salicylaten und Antimalarica hinzu. Im zweiten Fall handelt es sich um schwere Erkrankungen mit Beteiligung des Zentralnervensystems, lebens-bedrohlicher Perikarditis mit Erguß und abdominalen Störungen, die offensichtlich auf den Erythematodes zurückgehen. Auch sollten NNR-Hormone Patienten mit ausgesprochener Nephropathie gegeben werden, die eine Proteinurie von 1 Gramm oder mehr täglich sowie Anasarka, Hypertonie und Hypercholesterinämie aufweisen. Thrombozytopenie und schwere hämolytische Anämie machen die sofortige Auf-nahme einer Kortikosteroidtherapie erforderlich. Bei diesen Patienten muß eine Prednisondosis gewählt werden, die die klinischen Krankheitszeichen auf ein Mini-mum reduziert (20—80 mg pro Tag), die jedoch bei dem ersten Anzeichen einer Nierenbeteiligung auf 100 bis 200 mg erhöht werden muß.

Die Nebenwirkungen der Steroidtherapie werden auf Seite 474 erörtert. Hier ist nur zu erwähnen, daß die Ausbildung eines Cushing und Osteoporose seltene Kom-plikationen darstellen. Während der Steroidtherapie ist die Möglichkeit, daß es zur Entstehung peptischer Ulcera kommt, 100- bis 130 mal größer als bei steroidfrei behandelten Patienten. Die Steroidbehandlung kann zu großer körperlicher Schwäche führen, und zwar hauptsächlich nach der Anwendung fluorierter Derivate, weniger bei anderen entzündungshemmenden Hormonen. Eine hochdosierte Therapie kann auch das Problem eines Diabetes mit Glykosurie aufwerfen.

Der Gebrauch von Antimetaboliten erfreut sich gegenwärtig einer gewissen Wertschätzung. Die Theorie ihres Wirkungsmechanismus beruht auf der Voraus-setzung, daß Antikörper durch ungehemmt sich vermehrende Lymphozyten produ-ziert werden, die gegenüber Purinantagonisten besonders empfindlich sind, so daß es sich um eine immunosuppressive Medikation handeln würde. Auf noch nicht völlig geklärte Weise hemmen 6-Thioguanin, 6-Mercaptopurin und eines seiner Derivate, das Azathioprin, teilweise die Erzeugung zirkulierender Antikörper, auch haben sie, anders als das Cortison, eine gewisse Wirkung auf die verzögerte bzw. zelluläre Form der Überempfindlichkeit. Auch mit Folsäureantagonisten (Metho-trexat) sind Versuche angestellt worden.

Alle diese Medikamente sind in verhältnismäßig kleinen Dosen wirksam, wenn sie mit kleinen Prednisongaben kombiniert werden (10 mg Prednison täglich für Erwachsene). Die Dosis muß für jeden Patienten individuell festgelegt und durch das Blutbild häufiger kontrolliert werden. Die Dosis des Azathioprin kann etwa zwischen 1,25 und 2,5 mg pro kg Körpergewicht täglich liegen.

Man muß jedoch im Auge behalten, daß Antimetaboliten teratogen wirken und daher nicht an Schwangere verabreicht werden dürfen. Außerdem haben sie mög-licherweise einen kanzerogenen Effekt, und wenigstens zehn Jahre weiterer Erfah-rung werden nötig sein, um alle Gefahren der Antimetaboliten-Therapie zu erfassen.

U. W. Schnyder und R. Schröter

Progressive Sklerodermie und Dermatomyositis

U. W. Schnyder und R. Schröter

Einleitung

Während in den letzten Jahren nach der Entdeckung des LE-Zell-Phänomens der Lupus erythematodes disseminatus acutus aus den von Klemperer (1942) aufgestellten Kollagenkrankheiten als „Autoimmunkrankheit par excellence" (Glynn, 1964) herausgehoben werden konnte, liegen die Verhältnisse bei der progressiven Sklerodermie (einschl. Sklerodactylie) und der Dermatomyositis weitaus komplizierter. Trotz gelegentlicher Übergangs- bzw. Mischformen und Hinweise auf mögliche Autoimmunmechanismen, besonders bei der mit malignen Tumoren kombi-

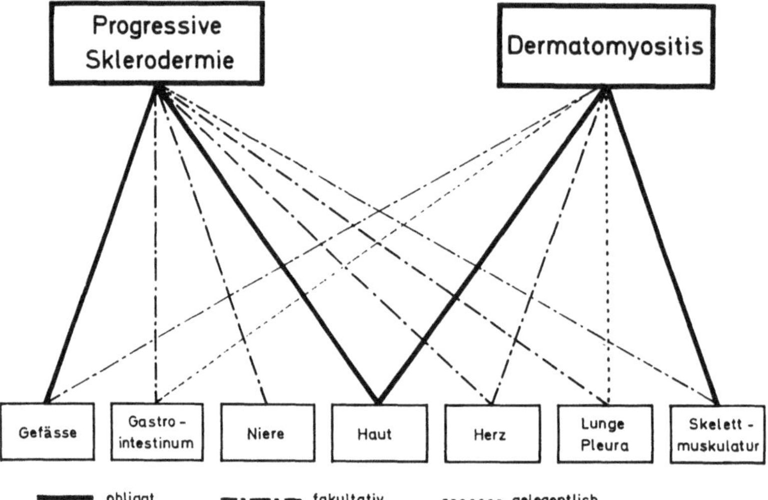

Abb. 90. Organwahl der Progressiven Sklerodermie und Dermatomyositis (modifiziert nach Korting und Holzmann)

nierten Dermatomyositis (Beickert, 1964; Pascher-Brooklyn, 1965 und Miescher u. Vorlaender, 1961) scheinen Rückschlüsse auf die Pathogenese der Dermatomoysitis und der Sklerodermie nicht ohne weiteres erlaubt. Zumindest müssen verschiedene Pathomechanismen, neurovasculärer Art mit exquisiter Auswirkung auf die Kollagenfraktionen bei der Sklerodermie und wahrscheinlich enzymologischer Art bei der Dermatomyositis angenommen werden, was einmal in der verschiedenen Organwahl mit Ausbildung weitaus spezifischer klinischer Aspekte, zum anderen in der Laboratoriumsdiagnostik und nicht zuletzt in der Wahl einer möglichst wirksamen Therapie ihren Ausdruck findet (Korting, 1967), (Abb. 90).

Nach wie vor erscheint es daher zweckmäßig, beide Krankheitsbilder getrennt zu betrachten.

Progressive Sklerodermie

Sklerodermie

Synonyma:

Französisch: Sclérodermie généralisée

Englisch : Scleroderma, progressive systemic sclerosis
Italienisch : Sclerodermia

a) Definition und Einteilung

Bei der progressiven Sklerodermie handelt es sich um ein schweres, meist tödlich verlaufendes Allgemeinleiden im Sinne einer „Systemerkrankung des Gefäßbindegewebes des Gesamtorganismus" (Schuermann, 1955). Der Bindegewebsreichtum der Haut stellt dieses Organ in den Mittelpunkt des Geschehens, doch können in unterschiedlicher Ausprägung sämtliche Organe, insbesondere Muskulatur, Herz, Intestinaltrakt und Lungen, aber auch Gelenke, Nieren und innersekretorische Drüsen befallen werden, wobei parenchymatöse Organe durch die Gefäßveränderungen einerseits und andererseits durch die Einmauerung der Parenchymzellen aufgrund der Bindegewebsfibrose betroffen sind. Die Ätiologie ist noch immer nicht bekannt, wahrscheinlich aber nicht einheitlicher Natur. Eine positive Syntropie mit Malignomen wie bei der Dermatomyositis ließ sich nicht nachweisen (Schuermann, 1951). Die pathologischen Prozesse, die nicht an den Kollagenfibrillen selbst, sondern wahrscheinlich an der amorphen Kollagenzwischensubstanz angreifen, führen im Bereich der Haut über ein ödematöses Vorstadium (Stadium oedematosum) mit Quellung und Homogenisierung der Bindegewebsbündel zu einem indurativen Stadium (Stadium indurativum), das sich durch Verbreiterung, Straffung und Verdichtung des Coriums auszeichnet, und schließlich zur Atrophie (Stadium atrophicum), wobei die verdünnte, nicht mehr faltbare, straff gespannte, trockene und meist schmutzig braun pigmentierte Oberhaut fest mit den unterliegenden Geweben unter Schwund des subcutanen Fettgewebes verlötet (Ehrmann u. Brünauer, 1931 und Korting, 1959).

Von der *progressiven Sklerodermie* muß die *circumscripte Sklerodermie* abgegrenzt werden, die als „Sclérodermie en plaques" (mit umschriebenen Einzelherden, zahlreichen kleinfleckigen Herden oder mit großflächigem Befall), als „Sclérodermie en bande" oder als „Sclérodermie en coup de sabre" in Erscheinung treten kann und sich klinisch durch ein stärker ausgeprägtes entzündlich-infiltratives Anfangsstadium, schärfer begrenzte Herde mit charakteristischem „lilac ring", fast immer fehlendem Befall innerer Organe und durch einen quoad vitam gutartigen Verlauf kennzeichnet. Eine sichere nosologische Abgrenzung dieser Typen von der progressiven Sklerodermie ist allerdings trotz unterschiedlicher Prognose nicht möglich, da — besonders im atrophischen Stadium — klinisch, morphologisch, histologisch, histochemisch, elektronenoptisch und blutchemisch Differenzierungsmöglichkeiten fehlen. Zudem kommen — wenn auch selten — Sclérodermie en plaques-artige Herde auch bei der progressiven Sklerodermie vor. Ferner wurden vereinzelt bei ausgedehnter Morphaea Lungenveränderungen im Sinne einer Lungenfibrose beobachtet (Munter, 1963). Diese drei circumscripten Sklerodermietypen können einzeln oder kombiniert bei ein und demselben Patienten vorkommen. Der häufigste Typ ist die Sklerodermie en plaques. Noch nicht sicher gelöst ist die nosologische Stellung der „kleinfleckigen Form", insbesondere deren Abgrenzung gegen die „Weißfleckenkrankheit" (withe spot disease) (Miescher, 1935/47).

Bei der progressiven Sklerodermie wird allgemein eine *generalisierte (diffuse)* und eine *akrosklerotische Form* unterschieden (Nägele, 1959; O'Leary u. Mitarb., 1957 und Stava, 1959). Die erstere und seltenere Form weist subakuten, rheumatoid-fieberhaften Beginn, diffusen Befall des Rumpfes und der proximalen Extremitätenanteile, nur gelegentlich Sklerodaktylie und meist excessive Organbeteiligung auf und hat insgesamt eine sehr schlechte Prognose, während die akrosklerotische, häufigere Form den geläufigen, schleichend akroasphyktischen Beginn, proximalwärts fortschreitenden Extremitäten- und Gesichtsbefall, weniger ausgeprägte Organbeteiligung und einen etwas protrahierteren Verlauf zeigt. Heite (1955) konnte die Berechtigung einer solchen klinischen Unterteilung durch häufigkeitsanalytische Untersuchungen bestätigen. Vielfach wird aus der Gruppe der progressiv-sklerodermatischen Erkrankungen als Sonderform nur die *Sklerodaktylie* hervorgehoben, die entweder als Teilsymptom neben der übrigen Symptomatik besteht, oder als eigenes klinisches Erscheinungsbild dem eigentlichen deletären Krankheitsprozeß um Jahre vorausgehen kann, ohne ein davon abgrenzbares Geschehen darzustellen. Als *CRST Syndrom* wird eine milde Verlaufsform der progressiven Sklerodermie bezeichnet, die mit *C*alcinosis, *R*aynaud's Phänomen, *S*klerodakytlie und Osler-artigen *T*eleangiektasien einhergeht (Baumgartner, 1959 und Carr u. Heisel, 1967). Als *Thibierge-Weissenbach-Syndrom* werden meist umschriebene und häufig in Gelenknähe befindliche Kalkablagerungen bei Sklerodermie beschrieben. Sie müssen als sekundäre Erscheinung auf dem Boden atrophisch- und stoffwechselgestörten Gewebes aufgefaßt werden. Zumindest konnte weder eine Primärerkrankung der Nebenschilddrüsen, noch allgemein eine Störung des Calcium-Stoffwechsels bei diesem Syndrom nachgewiesen werden. Die Kalkmassen können sich, besonders an den Akren, unter Hinterlassung schlecht heilender, schmerzhafter Geschwüre nach außen entleeren. Eine generalisierte Calcinosis cutis, wie sie bei der Dermatomyositis gesehen wird, gehört hingegen nicht zum Bild der progressiven Sklerodermie (Baumgartner, 1959; Lever, 1964 und Thibierge u. Weissenbach, 1911).

b) Klinisches Bild

Mindestens 60% der Patienten klagen vor Ausbruch der Erkrankung über erhöhte Kälteempfindlichkeit, besonders an den Akren, und über anfallweises Absterben der Finger, seltener der Zehen. Die Daumen bleiben meistens verschont. Dieses *Raynaud-artige Vorstadium* kann über Jahre bestehen, aber auch nur wenige Monate anhalten.

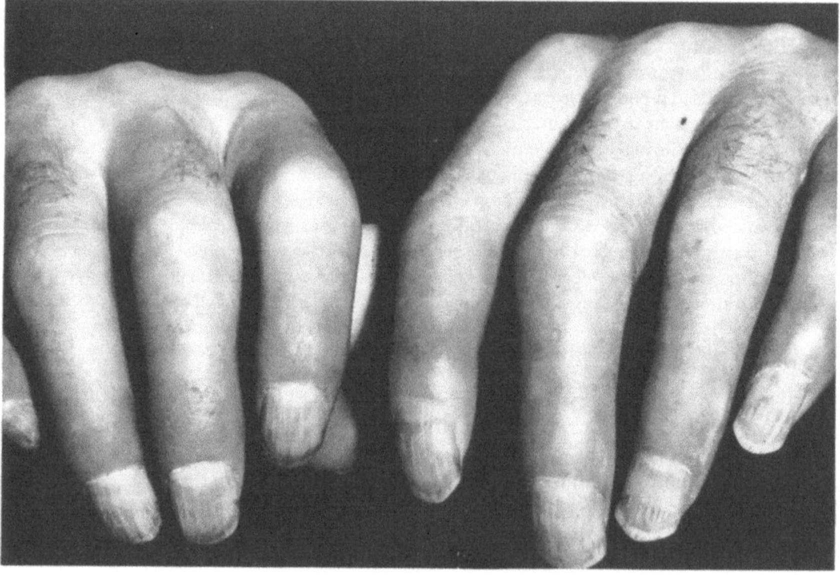

Abb. 91. Sklerodactylie mit Verschmälerung der Endphalangen bei progressiver Sklerodermie. Patient Werner L., 44 J.

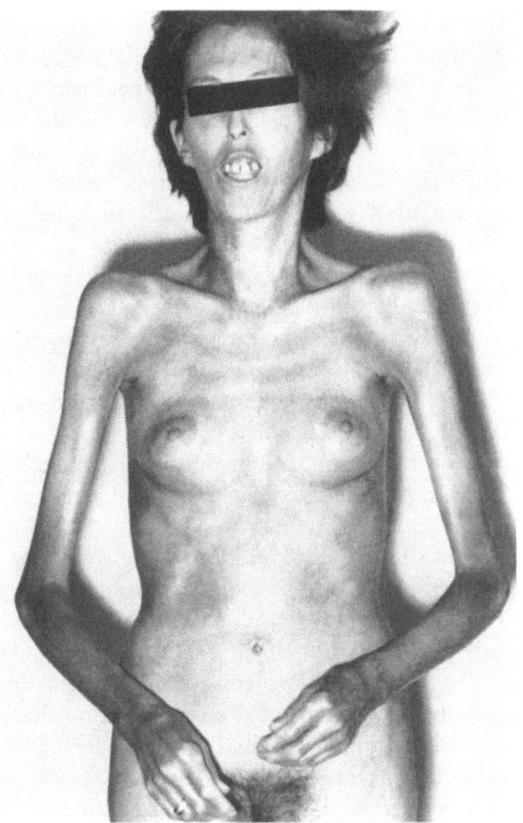

Abb. 92. Ausgedehnte progressive Sklerodermie mit Sklerodermiemaske und Sklerodactylie. Patientin Gertrud G., 30 J.

Allmählich kommt es unter seltenerem Auftreten der asphyktischen Synkopen zur derben Schwellung von Fingern und Handrücken, die unmerklich in eine Atrophie übergeht. Schon früh ist Faustschluß nicht mehr möglich; Arbeiten, die eine gute Feinmotorik erfordern, können nicht mehr ausgeführt werden.

Schließlich sind die Finger in Beugestellung fixiert, die Endglieder rarefiziert und konisch zugespitzt, an den Fingerkuppen entstehen schwerheilende, rattenbiß-artige Nekrosen. Die Epidermis scheint der Unterlage fest und starr angelötet, die Knochenstrukturen treten scharf hervor (Abb. 91). Noch vor Ausbildung des Vollbildes der Sklerodaktylie fällt die maskenhafte Starre des Gesichtes auf, das mimische Ausdruckspiel wird mehr und mehr eingeschränkt durch die straff über Stirn und Wangen gespannte Haut. Die Nase wird zugespitzt, die Lippen sind verschmälert und über die Vorderzähne zurückgezogen. Perioral ist die Haut radiär gefältelt. Die Mundöffnung selbst ist verkleinert (Mikrostomie). Diese sogenannte Sklerodermiemaske gibt den Patienten allmählich ein charakteristisches Aussehen. Im weiteren Verlauf werden nach proximalwärts fortschreitend immer größere Hautbezirke symmetrisch befallen, bis — im Extremfall — der gesamte Körper wie in einen Panzer eingemauert wird (Abb. 92).

Bei der primär den Rumpf befallenden, generalisierten Sklerodermie ist anfangs die Symmetrie nicht immer ausgeprägt und deshalb die Abgrenzung gegenüber ausgedehnter circumscripter Sklerodermie nicht immer leicht, zumal Allgemeinerscheinungen wie Fieber, rheumatoide Beschwerden, leichte Ermüdbarkeit, Diarrhoe und Appetitlosigkeit zwar häufig, aber nicht obligat sind. Allerdings nimmt der Hautbefall schnell progredient zu, auch kann sich eine symmetrische Sklerodaktylie ohne ausgeprägtere Raynaud-Symptomatik auch bei dieser Form finden und die Diagnose erleichtern.

An den *Schleimhäuten* können sowohl im Mund als auch am Genitale umschriebene, sklerotische und atrophische Bezirke auftreten. Das Zungenbändchen ist oft frühzeitig sklerosiert und verkürzt. Die Zunge kann anfänglich geschwollen sein, später wird sie atrophisch und weitgehend unbeweglich, die Gaumen-Raphe erscheint glänzend weiß, die Gaumenbögen und die Uvula sind starr und geschrumpft (Schuermann, 1955).

Etwa $^1/_3$ der Fälle weist klinisch eine manifeste *Skelettmuskelbeteiligung* im Sinne einer Myositis auf, meistens sind die proximalen Extremitätenanteile betroffen (Schuermann 1951).

Die *Gefäßveränderungen* stellen pathologisch-histologisch neben den Bindegewebsveränderungen das wichtigste Substrat bei der progressiven Sklerodermie dar. Befallen sind meist kleinere Arterien und Arteriolen im Sinne einer fibrinoiden Intimanekrose und die mittleren Arterien im Sinne einer produktiven Endarteriitis, so daß Schuermann (1955) die Gefäßprozesse zwischen die Endangitis obliterans v.Winiwarter-Buerger und die maligne Sklerose Fahr einordnete. Da jedoch auch granulomatöse Riesenzellarteriitiden möglich sind, kann eine einheitliche distinkte Gefäßerkrankung kaum angenommen werden (Korting, 1966). Servelle fand neben fadenförmig verengten Arteriae digitales in über der Hälfte der Fälle Thrombosen in Höhe der 2. Phalangen (Piper u. Helwig, 1955). Die Coronararterien und große Gefäße werden im allgemeinen verschont (Munter, 1963 und Rossier u. Hegglin-Volkmann, 1954).

Die *Lunge* erkrankt häufig (Piper und Helwig, 1955 konnten bei 29 von 31 obduzierten Sklerodermiefällen eine pulmonale Manifestation beobachten), in Form einer Lungenfibrose, die jedoch histologisch keine Unterschiede zu diffusen interstitiellen Fibrosen anderer Genese aufweist. Röntgenologisch fallen anfangs eine vermehrte streifige und netzförmige Zeichnung, später kleincystische Aufhellungen (honey comb lung) auf. Klinisch besteht Hustenreiz und Atemnot. Funktionell sind Restriktion, Diffusions- und Zirkulationsstörungen, dagegen keine obstruktiven Ventilationsstörungen und emphysematöse Umwandlungen nachweisbar (Fischer, 1963). Im Verlauf der Erkrankung auftretende Pleuropneumonien und interstitielle Pneumonien erweisen sich häufig antibiotika-resistent (Rossier u. Hegglin-Volkmann, 1954 und Sackner u. Mitarb., 1964)

Das *Herz* wird entweder durch eine Rechtsüberlastung aufgrund der bestehenden Lungenfibrose, oder durch eine interstitielle Myocardfibrose in Mitleidenschaft gezogen. Dekompensationserscheinungen sind meist digitalisrefraktär (Nägele, 1959; Sackner, 1962 und Sackner u. Mitarb., 1964). Herzklappenbeteiligung gehört zu den Ausnahmen (Sabour u. Nogy el Mahallawy, 1966).

Der *Intestinaltrakt* ist häufig und frühzeitig befallen, insbesondere der Oesophagus (45—65% der Fälle) (Evans, 1953 und Rossier u. Hegglin-Volkmann, 1954) und der

Dick- und Dünndarm, seltener der Magen. Nach Fraser (1966) wird eine typische Form der Colonaussackung nur bei der Sklerodermie und der Dermatomyositis gefunden. Grundsätzlich geht der eigentlichen sklerotischen Umwandlung des Intestinaltraktes eine Erweiterung durch Verlust der Peristaltik voraus. Klinisch können Schlingbeschwerden, Stenosen im unteren Oesophagusabschnitt, Cardia-Insuffizienz durch Hiatushernie bei Schrumpfung des Oesophagus mit ulcusartigen Schmerzen, Diarrhoen, Malabsorption-Syndrom und schließlich allgemeine Kachexie resultieren (Kolar u. Mitarb., 1964; Korting, 1958; Nägele, 1959; Nägele u. Leidel, 1960; Rossier u. Hegglin-Volkmann, 1954).

Die *Nieren* können pathologisch-anatomisch ein Bild ähnlich einer subakuten Glomerulonephritis aufweisen, daneben aber auch — besonders an den Vasa afferentia — Veränderungen im Sinne einer malignen Sklerose. Klinisch findet sich ein pathologischer Urinbefund, Rest-N-Anstieg und Blutdruckerhöhung. Die Nierenmitbeteiligung gehört jedoch in der Regel zur terminalen Symptomatologie (Lalive d'Epinay, 1966; Fischer, 1963; Zollinger, 1966).

Die *Gelenke* nehmen an der allgemeinen Fibrosierung des Bindegewebes teil, sodaß sie allmählich, fast immer in Beugestellung, ankylosieren. Seltener sind begleitende primär-chronische Arthritiden; gelegentlich werden auch fieberhafte, akute arthritische Schübe beobachtet, die ein prognostisch ungünstiges Zeichen darstellen.

An den *Augen* können durch mangelnden Lidschluß Corneaulcerationen auftreten. Gefäßveränderungen am Augenhintergrund sind bei gleichzeitig bestehender Sklerodermieniere zu beobachten; doch kommen auch unabhängig davon fleckförmige Netzhautveränderungen vor (Falck u. Zobel, 1966; Schreck, 1960). Ob Katarakte nur bei sklerodermieähnlichen Krankheiten wie dem Werner- und Rothmund-Syndrom vorkommen oder auch bei der progressiven Sklerodermie, ist noch nicht genügend geklärt.

c) Laboruntersuchungen
Allgemeine labortechnische und serologische Daten
In der Regel finden sich keine spezifischen Besonderheiten. Die BKS ist meist mittelgradig beschleunigt, das Blutbild ist nicht spezifisch verändert, gelegentlich besteht eine leichte Anämie. Die Serum-Calciumwerte können normal, leicht erhöht oder erniedrigt sein. Fermentaktivität ist im allgemeinen nicht, oder nur bei starker Muskelbeteiligung und dann wie bei der Dermatomyositis beschrieben nachweisbar. Die Elektrophorese ist meist durch eine gamma-Globulin-Vermehrung auf Kosten der Albumine gekennzeichnet. Stachow u. Jablonska (1965) fanden in der Immunelektrophorese eine Verminderung der beta-Globuline und in einem Teil der Fälle Vermehrung der alpha $_{2M}$-Globuline. Die Hydroxyprolin-Ausscheidung bei progressiver Sklerodermie liegt nach Korting u. Holzmann zumindest in späteren Stadien im Bereich der Norm. (1966). Nach Miescher u. Vorlaender ist der Waaler-Rose-Test in etwa 20—30% der Fälle positiv. Bisher wurden nur vereinzelte Fälle von progressiver Sklerodermie mit positivem LE-Phänomen beschrieben (Dubois, 1966 und Meyer u. Mitarb., 1967).

Histologie der Hautveränderungen
Im Anfangsstadium (Stadium oedematosum) fällt eine Dickenzunahme des Coriums mit Verbreiterung, Verquellung und Homogenisierung der Bindegewebsbündel

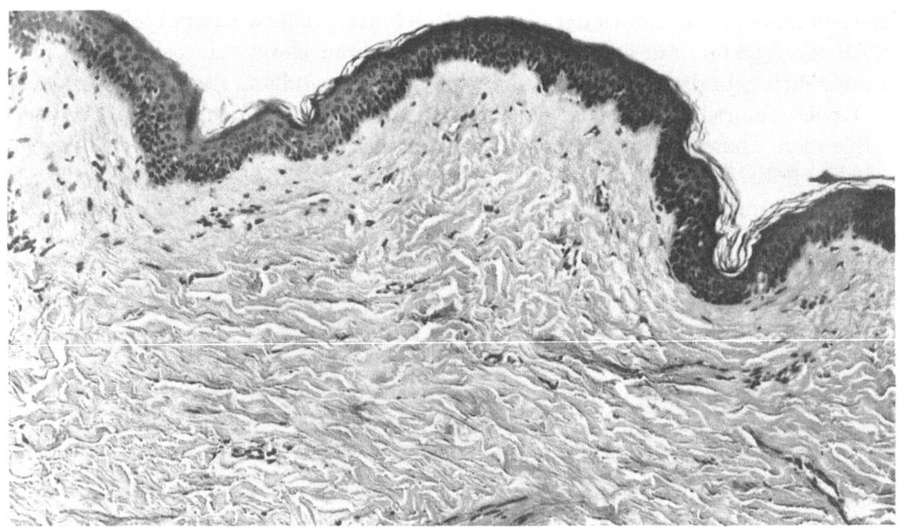

Abb. 93. Sklerodermie der Haut. Stadium indurativum (H. E.-Färbung, 35 fach)

auf (Abb. 93). Interfibrillär und im Bereich der Gefäße liegen saure Mukopoly-saccharide.

Mit fortschreitender Fibrosierung erscheinen die Kollagenbündel kompakter ge-baut und parallel zur Oberfläche gestreckt, wobei eine ausgeprägte Kernarmut und eine relative Vermehrung der unversehrten elastischen Fasern imponieren.

Im Stadium atrophicum sind schließlich auch die Subcutis und die Hautanhangs-gebilde in den Sklerosierungsprozeß einbezogen, wodurch es zum wichtigen histo-logischen Kriterium des „Höherrückens der Schweißdrüsen" kommt. Statt nahe der Corium/Subcutisgrenze zu liegen, sind sie von sklerotischen kollagenen Bündeln ummauert. Je älter der Prozeß, desto mehr verschwinden die Haarfollikel und Talg-drüsen.

Die Gefäßwände können v. a. in den tieferen Cutisabschnitten eine deutliche In-timaproliferation, fibrinoide Degeneration und entzündliche Infiltration aufweisen. Frische Herde enthalten in der Regel ein vorwiegend aus Lymphozyten bestehendes Infiltrat, das um die kutanen Gefäße herum und zwischen den kollagenen Fasern des Stratum reticulare liegt. Oft greift der entzündliche Prozeß auch auf das subkutane Fettgewebe über. Ältere Herde hingegen sind arm an entzündlichen Infiltraten.

Die epidermalen Veränderungen hingegen (Hyperkeratose, Schwund der Rete-leisten, Abnahme der Melaninpigmentierung) sind sekundärer Art.

Die feingeweblichen Veränderungen am Muskel entsprechen denen bei der Der-matomyositis, sind jedoch im allgemeinen weniger ausgeprägt (Gans u. Steigleder, 1955; Lever, 1967).

Die histopathologischen Veränderungen der progressiven und circumskripten Sklerodermie sind grundsätzlich die gleichen, so daß eine histologische Unterschei-dung der beiden Formen nicht möglich ist.

Elektronenmikroskopische Befunde

Die morphologische Struktur der Kollagenfibrillen ist hinsichtlich Periodizität und Querstreifung normal. Hingegen konnte ein gehäuftes Vorkommen dünner, sonst aber unauffälliger Fibrillen festgestellt werden (Braun-Falco, 1965 und Korting u. Mitarb., 1964). Analoge Veränderungen findet man allerdings auch bei anderen atrophisierenden Hautkrankheiten wie z.B. der Acrodermatitis chronica atrophicans u.a.m. Das vermehrte Vorkommen dünner Fibrillen konnte durch Bestimmung des Querschnitts-Verteilungsmusters von Kollagenfibrillen bestätigt werden (Abb. 94 und 95). Die Häufigkeitsverteilung schwankt aber von Untersuchungsstelle zu Untersuchungsstelle, ja selbst innerhalb ein und desselben Herdes (Korting u.

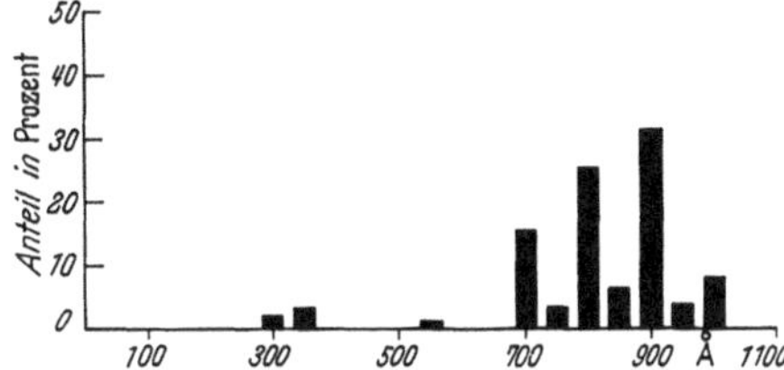

Abb. 94. Häufigkeitsverteilung der Fibrillen. Durchmesser in normaler Haut von einem Erwachsenen. Abszisse: Fibrillendurchmesser in Å. Ordinate: Anteil der Durchmesserklassen in Prozent. Nach Rupec, M. (1966) und Braun-Falco, O.

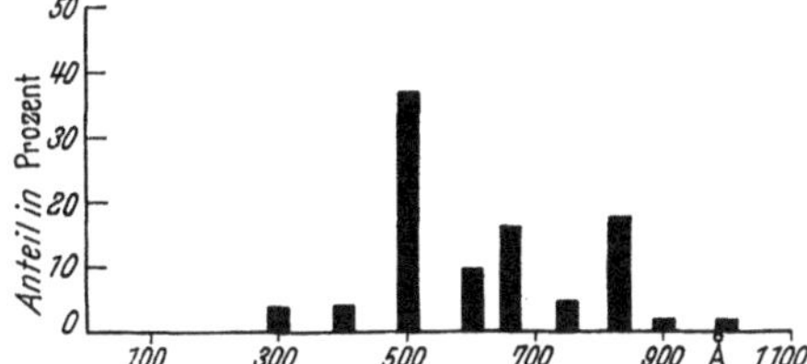

Abb. 95. Häufigkeitsverteilung der Fibrillen, dicken aus einem Bezirk mit dünnen Fibrillen bei progressiver Sklerodermie. Abszisse: Fibrillendurchmesser in Å. Ordinate: Anteil der Durchmesserklassen in Prozent. Nach Rupec, M. (1966) und Braun-Falco, O.

Mitarb., 1964). In den letzten Jahren wurden ferner Befunde erarbeitet, die sowohl für eine zelluläre Beteiligung als auch für eine herdförmige extrazelluläre Genese sowie für regressive Vorgänge an den Kollagenfibrillen sprechen. Die Linksverschiebung der Kollagenfibrillen läßt sich deshalb kaum auf den Nenner „vermehrte Fibrilloneogenese" allein reduzieren. Tatsache bleibt aber, daß eine Vermehrung von dünnen Fibrillen einen regelmäßigen Befund bei den Sklerodermien darstellt, wenn auch das Verteilungsmuster, wie es in den Abb. 94 u. 95 gezeigt wird, für diese Krankheitsgruppe nicht pathognomonisch ist.

d) Häufigkeit

Die progressive Sklerodermie ist keine häufige Erkrankung. Sie wird ungefähr einmal unter 4000 Hauterkrankungsfällen gesehen. Gottron u. Korting berechneten, daß sie unter den Letalitätsfällen einer großen Hautklinik etwa 3% ausmacht (1963).

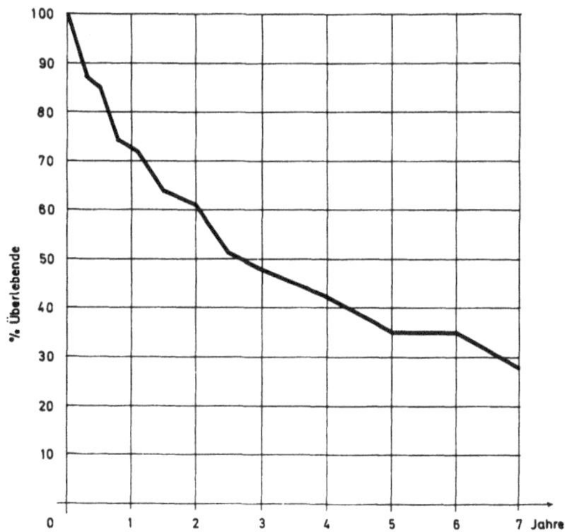

Abb. 96. Überlebenskurve von Sklerodermie-Patienten nach Sackner

Der Beginn der Erkrankung fällt in der Regel zwischen das 30. und 50. Lebensjahr, starke Abweichungen, insbesondere zum jugendlichen Alter hin, werden jedoch gesehen. Frauen erkranken etwa 4 mal so häufig wie Männer, während die Mortalität bei beiden Geschlechtern gleich hoch ist (Heite, 1955; Korting, 1959; Sackner, 1962 und Schuermann, 1955).

e) Prognose

Die *Prognose* ist trotz verbesserter therapeutischer Möglichkeiten noch immer in den meisten Fällen infaust. Die Krankheitsdauer beträgt zwischen 1 und 10 Jahren, die Mehrzahl der Patienten weist eine Krankheitsdauer von durchschnittlich 5 Jahren auf (vgl. Abb. 96). Meist erfolgt der Tod durch respiratorische Insuffizienz oder Rechtsherzversagen aufgrund der Lungenfibrose, gelegentlich durch primäre Herzmuskelfibrose, seltener durch Nierenbeteiligung und sehr häufig durch interkurrente Infekte, wobei interstitielle Bronchopneumonien an erster Stelle zu erwähnen sind. In einer Reihe von Fällen tritt der Exitus auch unter dem Zeichen der allgemeinen Kachexie ein, ohne daß bei der Sektion ein bestimmtes Organ primär als Todesursache verantwortlich gemacht werden könnte (Tab. 47). Die schlechteste Prognose hat die generalisierte (diffuse) Form; die akrosklerotische Form nimmt eine Mittelstellung ein, während das CRST-Syndrom eher einen protrahierten Verlauf zeigt.

Tabelle 47. *Todesursache der Sklerodermien nach Sackner*

Todesursache	Piper u. Helwig 1955	Farmer, Gifford u. Hines 1960	Rodnan 1963	Sackner
Pulmonal	3	8	0	11
Renal	5	6	21	10
Cardial	9	17	9	4
Intestinal	1	1	2	4
Neoplasma	1	0	0	3
Mangelernährung	5	1	0	2
Verschiedenes	7	79	10	9
Gesamt	31	112	42	43

f) Differentialdiagnose

Die *Differentialdiagnose* bietet auf dem Höhepunkt der Erkrankung im allgemeinen keinerlei Schwierigkeiten. Im Anfangsstadium müssen das Sklerödema adultorum Buschke, Skleromyxoedem (Arndt-Gottron), Akroosteolysen, primär chronische Polyarthritiden, Angioneuropathien und Angioorganopathien verschiedener Ätiologie ausgeschieden werden. Beim Auftreten von Teleangiektasien (CRST-Syndrom) entstehen Osler-ähnliche Bilder. Die Abgrenzung gegenüber dem Lupus erythematodes acutus et subacutus ist klinisch und immunologisch in der Regel möglich. Histologie, Serologie und weiterer Verlauf können meist Klarheit bringen. Bei starker Muskelbeteiligung muß an eine Dermatomyositis gedacht werden; Übergangsformen sind bekannt. Auf Verwechslungsmöglichkeiten mit ausgedehnter Morphaea wurde bereits eingegangen. Die Abgrenzung gegen das Rothmund- und Werner-Syndrom ergibt sich aus dem Hautbild, Verlauf, Befall der Linse und dem familiären Vorkommen.

g) Therapie

Eine Heilung der progressiven Sklerodermie ist bisher nicht möglich. Im oedematösen Stadium wurde Besserung durch Corticosteroide in kleinen und mittleren Gaben

oder durch ACTH gesehen. Für das sklerotische Stadium hat sich Progesteron neben
Massagen und Bädern als wirksam erwiesen (Korting, 1967). Die Antimetaboliten-
Therapie hat bei der Sklerodermie nach Schirren nur anfängliche, aber keine anhaltenden Besserungen bewirkt (1965). Die Penicillin-Therapie, Röntgen-Therapie oder
auch Ultraschall-Bestrahlungen, die bei der circumscripten Sklerodermie Besserungen bis Heilung bewirken können, spielen in der Behandlung der progressiven Sklerodermie keine Rolle. Neue therapeutische Wege eröffnen sich u.a. durch die Therapie
mit D-Penicillamin.

Dermatomyositis

Dermatomyositis — Polymyositis

Synonyma :
Französisch : Dermatomyosite — polymyosite
Englisch :　　Dermatomyositis — polymyositis
Italienisch :　Dermatomiosite — polimiosite

a) Definition

Die Definition der Dermatomyositis ist bei noch immer unbekannter Ätiologie und
dem Fehlen eines pathognomonischen histopathologischen oder biochemischen Substrates nur nach klinischen Kriterien möglich. Die von Steiner gegebene Definition,
die in ähnlicher Form in der einschlägigen Literatur wiederholt auftaucht, als der
einer akuten, subakuten oder chronischen Erkrankung, charakterisiert durch allmählichen Beginn mit unbestimmten Prodromalerscheinungen, gefolgt von Ödem,
Dermatitis und nichteitriger Entzündung multipler Gruppen quergestreifter Muskulatur (variiert von Pascher-Brooklyn, 1965), gibt zwar einen symptomatologischen
Querschnitt, wird der Vielfalt der klinischen Erscheinungsformen aber nicht voll
gerecht. Diese Vielfalt jedoch ist ein Wesenszug der Dermatomyositis. Die Diagnose
kann somit nur aus der Gesamtheit der klinischen und labortechnischen Daten gestellt werden.

Es erscheint sinnvoll, wie Pascher-Brooklyn (1965) pathogenetisch drei Formen der
Dermatomyositis anzunehmen: eine mit malignen Tumoren kombinierte Dermatomyositis, eine mit einer weiteren „Kollagenkrankheit" kombinierte Dermatomyositis
und eine idiopathische Dermatomyositis.

Inwieweit es sich bei der reinen Polymyositis um ein der Dermatomyositis nosologisch gleichzusetzendes Krankheitsbild ohne Hautbeteiligung handelt, ist noch umstritten. Die Häufigkeit derartiger Fälle wird von O'Leary u. Waismann mit 5%
angegeben (1940). Pearson weist auf Abweichungen im klinischen Verlauf hin (1962).
Histopathologisch, enzymologisch und elektrodiagnostisch konnten bisher jedoch
keine essentiellen Unterschiede aufgezeigt werden. Die Diagnose einer Dermatomyositis sollte aber nur Fällen mit Hautbeteiligung vorbehalten bleiben.

b) Klinisches Bild

Die Dermatomyositis kann stürmisch oder allmählich einsetzen; unabhängig von der
Art des Beginns kann der Verlauf perakut, akut oder chronisch sein.

Die *Allgemeinerscheinungen* können bei akutem Beginn denen einer Infektionskrankheit ähneln, indem Muskelschmerzen, gelegentlich auch Gelenkschmerzen, mittel-

gradiges remittierendes oder intermittierendes Fieber und starkes subjektives Krankheitsgefühl mit Kopfschmerzen und Erbrechen im Vordergrund stehen. Bei langsamen Beginn können neben uncharakteristischen Prodromalerscheinungen oft schon frühzeitig für Dermatomyositis typische Veränderungen nachweisbar sein. Dazu gehören variable Ödeme, häufig an Augenlidern und zentraler Gesichtspartie lokalisiert, mit dadurch bedingter Betonung und gleichzeitiger Starre der mimischen Falten, was den Dermatomyositis-Kranken die charakteristische schläfrig-traurige Facies gibt. Tachycardie, Schweißausbrüche, periphere Durchblutungsstörungen (ca. 20% zeigen im Beginn Raynaud-artige Beschwerden) und zunehmende Adynamie durch Befall meist proximaler Skelettmuskelgruppen vervollständigen das Bild. Die *Musku-*

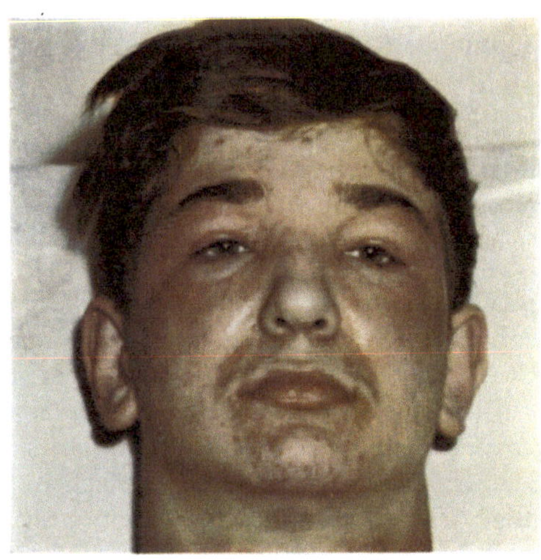

Abb. 97. Charakteristische Lidödeme und periorale Erytheme bei Dermatomyositis. Pat. Michael W., 15 Jahre

latur wird häufig symmetrisch befallen, ist dann druck- und bewegungsschmerzhaft und teigig geschwollen. Zentrifugale Progredienz aber auch schubweiser, scheinbar regelloser Befall wird beobachtet. Den entzündlichen Veränderungen folgen Atrophie, Kontrakturen und unter Umständen Kalkeinlagerungen. Oft schon im Beginn auftretender Befall von Schling- und Kehlkopfmuskulatur führt zu Dysphonie und Dysphagie und kann schwere lebensbedrohliche Komplikationen hervorrufen. Einschmelzung des *subcutanen Fettgewebes* bedingt starke Gewichtsstürze; später können in der Subcutis sekundäre Kalkablagerungen — umschrieben oder generalisiert — statthaben (Lever, 1964), wobei eine Calcinosis cutis in Zusammenhang mit einer Dermatomyositis bei Kindern häufiger als bei Erwachsenen anzutreffen ist (Strassmann, 1967).

Die *Hautveränderungen* sind nicht durch eine spezielle Morphe gekennzeichnet und zeigen keine topographische Beziehung zu Ausdehnung und Lokalisation der Muskelveränderungen. Als charakteristisch gelten fleckförmig-flächenhafte, unscharf begrenzte, lila-weinrote Erytheme, die eine gewisse Bevorzugung der Periorbitalgegend, der mittleren Gesichtspartie, der Oberlippe, des Brustausschnitts, der Streckseiten von Ellenbogen, Kniegelenken und der Haut über Grund-, Mittel- und Endgelenken der Finger zeigen (Abb. 97, 98). Häufig bestehen Rötung, leichte Schwellung und Hyper-

300

keratose des Nagelfalzes mit typischem Lunulaschmerz. Die Erytheme können schon früh von Teleangiektasien durchsetzt sein. Häufig sieht man innerhalb der Erytheme kleinfleckige, alabasterfarbene, eingesunkene Atrophien, seltener Punktblutungen oder leichte Schuppung. Follikuläre Hyperkeratosen und vesico-bullöse Veränderungen sind nicht ausgeschlossen. Gottron machte auf das Vorkommen blaßroter, runder, oberflächlich planer Papeln aufmerksam. Poikilodermie-artige Zustände (Poikilodermatomyositis) können resultieren (Gottron, 1954; Petges u. Chejat, 1906 und Strassmann, 1967).

Bei 20% liegt *Schleimhautbefall* vor, an dem alle Schleimhäute beteiligt sein können. Schuermann beschreibt düsterrote, durch Teleangiektasien bedingte Erytheme, um-

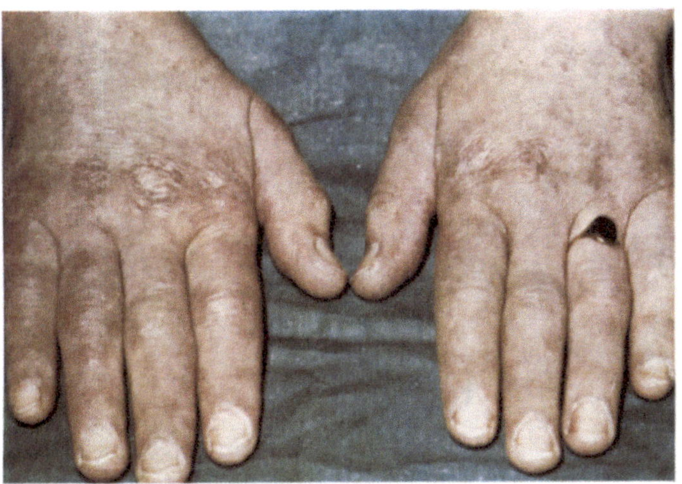

Abb. 98. Charakteristische fleckförmige Erytheme und alabasterfarbene Atrophien bei Dermatomyositis. Pat. Ella L., 54 Jahre

schriebene Ödeme, Schwellung der Papillen, der Zunge, der Lippen, vesiculöse Veränderungen mit Übergang in Erosionen, Epitheltrübung, lichen ruberartige und Lupus erythematodes-artige Veränderungen, multiple Nekrosen und fleckige Atrophien (Schuermann u. Mitarb., 1966).

Über *Beteiligung innerer Organe* wird bei der Dermatomyositis nicht so häufig und regelmäßig berichtet wie bei der Sklerodermie und dem Lupus erythematodes acutus; sie ist aber auch bei der Dermatomyositis nachweisbar (Ecker u. Dickson, 1962; Frenger u. Schütz, 1959; Pascher-Brooklyn, 1965; Schuermann, 1939/50). In manchen Fällen wird allerdings eine spezifische Organbeteiligung durch Auswirkungen des begleitenden Malignoms vorgetäuscht.

Beteiligung des *Herzmuskels* im Sinne einer Myocarditis, klinisch durch Herzvergrößerungen, Tachycardien, EKG-Veränderungen nachweisbar, ist relativ häufig, Peri- und -Endocardbeteiligung dagegen außerordentlich selten.

An der *Lunge* sind morphologische Veränderungen (Fischer, 1963), (chronisch-infiltrative Entzündung und intraalveoläre und interstitielle Fibrose) ebenfalls selten. Nach Nice — zit. nach Schönthal (1966) — ist die bei 85% der Kranken nachweisbare Dyspnoe durch eine relative Thoraxstarre bei Haut- und Muskelveränderungen bedingt.

Die *Gefäße* können durch Wandveränderungen im Sinne einer fibrinoiden Nekrose parallel zu denen bei der Sklerodermie erkranken. Klinisch resultieren Spasmen und Nekrosen, besonders an den Fingern (Abb. 99 und 100).

Der *Verdauungstrakt* kann sowohl durch Befall der glatten Muskulatur als auch durch erosive und ulceröse Schleimhautveränderungen gelegentlich in Mitleidenschaft gezogen werden.

Nierenbeteiligung ist fast nie exzessiv. Erythrozyten und Zylinder konnten aber wiederholt gefunden werden.

Die *Leber* ist nach Hennemann und Hoffmann (1965) in 50% der Fälle beteiligt. Histologisch fanden die Autoren geringe narbige Verbreiterung und spärliche Rund-

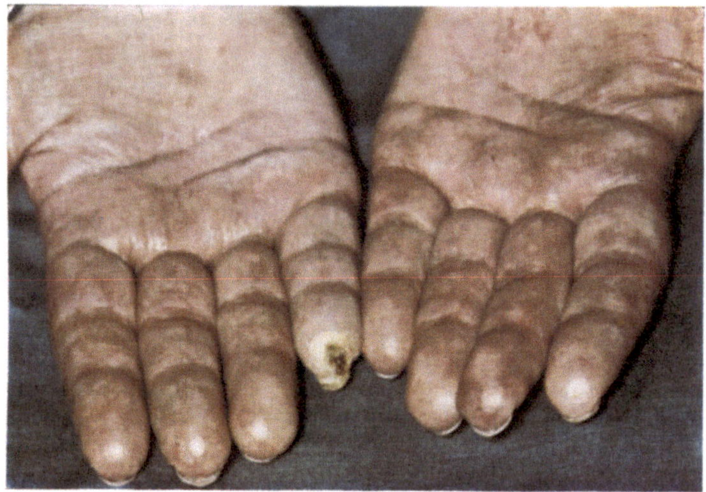

Abb. 99. Nekrose am Fingerendglied bei Dermatomyositis. Patientin Ella L., 54 Jahre

zellinfiltration der Periportalfelder bei scharfer Begrenzung gegen das Parenchym, vereinzelte Rundzellherde im Parenchym, Loch- und Doppelkerne der Leberzellen, sowie dichte Lipofuscinose.

Erkrankung des *lymphatischen Apparates* findet sich gelegentlich in Form von Adenopathien, „Pseudoanginen" und leichter Milzschwellung.

Beteiligung des *Nervensystems* kann in Form polyneuritischer Begleitsymptome, im EEG nachweisbarer Herdbildung im Gehirn und in vegetativen Dysregulationen nachweisbar sein.

An den *Augen* wurden Netzhauthämorrhagien und unspezifische „cytoid bodies" beschrieben (Pascher-Brooklyn, 1965), aber bis jetzt keine Katarakte.

c) Laborbefunde

Allgemeine und serologische Daten

Die *BKS* ist meist mittelgradig beschleunigt. Das *rote Blutbild* kann eine sekundäre Anämie zeigen, im Anfangsstadium wurden wiederholt vermehrt Erythrocyten nachgewiesen. Die *Gesamtleukozytenzahl* ist meist normal. Eosinophilien und Monocytosen wurden beschrieben; terminal kommt es häufig zu einer Lymphopenie. Das Sternalpunktat ist unauffällig (Gertler u. Mitarb., 1964; Schuermann, 1939/50).

Die *Elektrophorese* zeigt häufig im akuten Stadium bei vermindertem Gesamteiweiß und Albumin eine Erhöhung der γ-Globuline und α-Globuline; bei chronischem Verlauf sollen die β-Globuline überwiegen.

Autoimmunphänomene (L. E.-Zellen, Kernfluoreszenz) sind in der Regel nicht nachweisbar. In immunelektrophoretischen Untersuchungen fanden Stachow u. Jablonska (1965) bei der mit Tumor kombinierten Dermatomyositis stets Erhöhung der α-Lipoproteidfraktion, bei der idiopathischen Dermatomyositis nur manchmal. Die

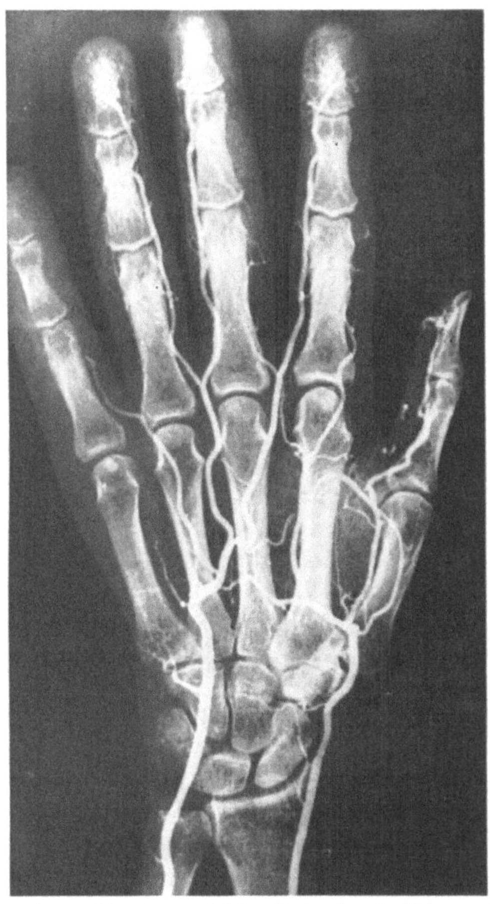

Abb. 100. Arteriogramm der re. Hand von gleicher Patientin wie Abb. 99: Abbruch der 5. Digitalarterie in Höhe des Grundgliedes. Aufnahme Chirurg. Univ.-Klinik, Heidelberg (Direktor: Prof. Dr. F. Linder)

Autoren sprechen der Dermatomyositis ein höheres Immunglobulinniveau zu. Die *Serumwerte* sind häufig verändert im Sinne einer „Muskelkonstellation", meist in Abhängigkeit von der Aktivität des Krankheitsprozesses: In der aktiven Phase geringe bis mittelgradige Erhöhung der Aldolase, der SGOT und der SGPT, wobei die SGOT höher als die SGPT liegt. Weitere pathognostische Enzyme sind die Serum-Kreatinphosphokinase, die LDH und die Phosphohexoisomerase (Gertler u. Mitarb., 1964). Korting u. Mitarb. konnte eine sichere Abhängigkeit zwischen Nosostatica und Serumenzymen nicht nachweisen (1962). Der *Kreatin/Kreatinin-Stoffwechsel* gibt gute Hinweise auf Umfang, Grad und Aktivität der Muskelbeteiligung (Gertler u. Mitarb., 1964; Jablonska, 1966; Kreysel u. Schandelmaier, 1965).

Elektromyographie

Elektromyographisch ergeben sich am myositischen Muskel aufgesplitterte und polyphasische Kurven, Schmälerung der Potentiale und eine Verminderung der mittleren Dauer und Amplitude der Potentiale. Die Veränderungen sind nicht spezifisch, doch stellt das EMG als „Suchmethode" vor Muskelbiopsien ein wichtiges Hilfsmittel dar (Gertler u. Mitarb., 1964; Jablonska, 1966 und Schuermann, 1958).

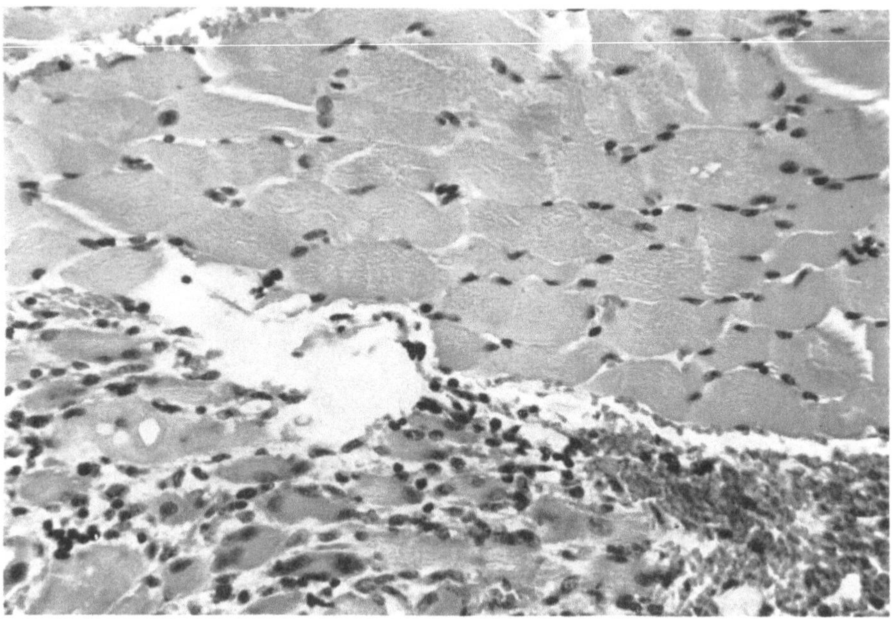

Abb. 101. Myositischer Bezirk des M. biceps bei 17-jähriger Sklerodermiepatientin (H.E.-Färbung, 87,5 fach)

Histopathologie

Haut : Die wichtigsten Veränderungen betreffen das Corium, wo ein inter- und intrafibrilläres Ödem die Bindegewebsfasern auseinanderdrängt, die gequollen und teilweise völlig homogenisiert sind. Die elastischen Fasern zeigen Verklumpung und Zerfall. Die Gefäße sind erweitert, teils blutüberfüllt und von einem Exsudat mit Hämorrhagien und Rundzellinfiltraten umgeben.

Die Epidermis weist nur sekundäre, degenerative Veränderungen auf im Sinne von Hyperkeratose, Parakeratose, inter- und intracellulärem Ödem der Basal- und Stachelzellen, Atrophie, Vermehrung des Pigmentgehalts und Abflachung der Epidermis-Cutisgrenze.

Muskulatur (Abb. 101): Auch die Muskelfasern sind ödematös, die Fibrillen auseinandergedrängt, die Sarkolemmkerne rarefiziert. Es kommt zur Homogenisierung, Hyalinisierung und zum Schwund der Querstreifung, schließlich zum herdförmigen, scholligen Zerfall der Muskelfasern. Dazwischen bestehen interstitielle entzündliche meist rundzellige Infiltrate sowie endarteriitische und perineuritische Prozesse (Gans

u. Steigleder, 1955; Kozminska, 1963; Lever, 1964; O'Leary u. Mitarb., 1955 und Schuermann, 1950)

d) Dermatomyositis und maligne Tumoren

Das überdurchschnittlich häufige Zusammentreffen maligner Tumoren mit Dermatomyositis gilt als gesichert. Schon Schuermann konnte 1951 ein mindestens fünfmal höheres Vorkommen von Malignomen bei Dermatomyositis als bei einer Normalbevölkerung nachweisen, und sprach von einer Syntropie von Dermatomyositis mit Krebs. Wahrscheinlich muß die oben genannte Zahl noch höher angesetzt werden, wenn man wie Pascher (1965) die Untersuchungen Dorns und Cutlers zugrunde legt, die bei der Normalbevölkerung im Alter von über 40 Jahren einen malignen Tumor auf 100 berechneten. Schuermann hatte bei 356 Dermatomyositis-Fällen 12,9% Tumorbefall, R. C. Williams (zitiert nach Pascher) 15,3% basierend auf 590 Dermatomyositis-Fälle gefunden (siehe Bureau u. Barrière, 1965; Pascher-Brooklyn, 1965; Ravault u. Mitarb., 1965; Schuermann, 1951). Eine Sammelstatistik über 217 Dermatomyositisfälle von Bureau, Y. u. H. Barrière (1965), basierend auf den Untersuchungen von zehn Autoren, zeigte in 23,5% der Fälle ein Zusammentreffen mit einem Malignom. Bei den Tumoren handelt es sich in der Mehrzahl um Carcinome des Magendarmtraktes, der Lunge, der Brust und des Urogenitaltraktes. Es wurden jedoch Tumoren fast aller Organe mitgeteilt, auch Sarkome, Melanome, Lymphome und Leukämien.

Ein zeitlicher Zusammenhang zwischen dem Auftreten der Dermatomyositis und dem Auftreten des Tumors, sowie eine Verschlechterung der Dermatomyositis bei Metastasierung, wie dies Sheard u. Knoepfler (1957) sahen, scheint nicht immer gegeben. Zwar finden sich wiederholt Berichte über Abheilung einer Dermatomyositis nach erfolgreicher Tumoroperation, doch konnte auch Ausheilung nach Laparotomie, die ein inoperables Carcinom aufdeckte, beobachtet werden. Auch über das Auftreten einer Dermatomyositis sechs Monate nach erfolgreicher Operation eines Rektum-Carcinoms ohne Anhalt für Metastasen wird berichtet (Shatin, 1962). Wichtig für die Problematik erscheint auch der Hinweis Schuermanns, daß die Morbidität der Dermatomyositis im 7. Lebensjahrzehnt deutlich absinkt, während in diesem Abschnitt sieben Mal so viel Menschen an Krebs sterben wie zwischen 30 und 45 Jahren (Schuermann u. Hornstein, 1958). Im Kindesalter liegt noch keine überdurchschnittliche Häufung von malignen Tumoren vor (Bitnum u. Mitarb., 1964).

e) Statistische Daten

Altersverteilung

Die Dermatomyositis kann in allen Lebensaltern auftreten. Nach Bruyn und van Beusekom (1960) und Pearson (1962) besteht eine Erkrankungsspitze zwischen dem 5. und 15. Lebensjahr und zwischen dem 30. und 50. Lebensjahr. Schuermann dagegen zeigte, daß die Dermatomyositis absolut vom 1. bis 5. (6.) Lebensjahrzehnt etwa gleich häufig ist (1939/54). Relativ zur Normalbevölkerung erfolgt ein Anstieg der Morbidität bis zum 5. (6.) Lebensjahrzehnt. Übereinstimmend wird mitgeteilt, daß etwa 20% der Fälle Kinder unter 15 Jahren betreffen.

Geschlechtsverteilung

Während Schuermann (1939) ein leichtes Überwiegen des Anteils der männlichen Patienten feststellte, fand er bei allen der bis 1954 publizierten Fälle ein Geschlechtsverhältnis von 45% Männern und 55% Frauen (Schuermann, 1954). Das Überwiegen des weiblichen Geschlechts wird bei Dubois mit 66% angegeben (1966). Nach Sunde und Wedgewood (zitiert nach Pascher, 1965) scheint bei Kindern kein Unterschied bezüglich des Geschlechts zu bestehen. Die Dermatomyositis weist somit etwa die gleiche Geschlechtsverteilung wie die progressive Sklerodermie auf im Gegensatz zum Lupus erythematodes acutus, bei dem 90% Frauen befallen werden.

f) Verlauf und Prognose

Der *Verlauf* der Erkrankung kann wenige Tage bis zu 30 Jahren betragen. Die Mehrzahl weist eine Dauer von 4 Monaten bis zu 6 Jahren auf (Schuermann, 1954). Ein schubweiser Verlauf wird häufiger als ein gleichmäßigprogredienter beobachtet. Langdauernde Remissionen, die manchmal fälschlicherweise als Heilungen angesehen werden, sind bekannt. Eine Sonderform stellt die cyclische Verlaufsform mit spontanen Exacerbationen und Remissionen dar.

Die *Prognose* ist ungünstig. Nach Frenger u. Schütz (1959) sterben 66% nach 7—18 Monaten. Defektheilungen (mit Kontrakturen, Atrophien, Calcinose, Osteoporose) werden mit 20—30% angegeben. Die Cortison- und ACTH-Behandlung zeigt die günstigste Wirkung bei den perakut und akut, früher vielfach schnell zum Tode führenden Formen sowie bei Exacerbationen. Inwieweit eine Herabsetzung der Letalität oder nur eine Lebensverlängerung durch die Steroidbehandlung möglich ist, läßt sich noch nicht mit Sicherheit angeben. Auf jeden Fall gibt die Akuität des Prozesses keinen sicheren Hinweis auf den Ausgang des Leidens. Gutartige Verlaufsformen sind im Kindesalter häufiger; mit zunehmendem Lebensalter verschlechtert sich die Prognose. Der Tod tritt ein meist als Folge intercurrenter Infekte, Herzmuskelbeteiligung oder auf Grund des gleichzeitig bestehenden Malignoms. Nach Pascher haben die Fälle, die eine Kombinationsform mit anderen Kollagenosen darstellen, eine besonders schlechte Prognose (1965).

g) Differentialdiagnose

Stehen Muskelsymptome im Vordergrund, so muß die Dermatomyositis abgegrenzt werden gegenüber Trichinose, progredienter Muskeldystrophie, Myasthenia gravis, steroidbedingten Myopathien und Neuropathien.

Labortechnische Untersuchungen und auch die Elektromyographie bringen meist keine Klarheit, so daß oft nur eine genaue Inspektion der Haut weiterhelfen kann. Bestehen zusätzlich Gelenkbeschwerden, eine cardiale Symptomatologie und nur uncharakteristische erythematöse Schwellungszustände der Haut, gelegentlich mit Ausbildung einer angedeuteten Schmetterlingsfigur im Gesicht, so ist ein Lupus erythematodes acutus nur sehr schwer abzugrenzen. Perakuter bis akuter Beginn, Beteiligung der serösen Häute und der Nieren, hohes Fieber, hochrotes Erythem mit exsudativ-krustösen Veränderungen sprechen eher für Lupus erythematodes acutus. Dennoch kann in manchen Fällen erst im weiteren Verlauf die endgültige Diagnose gestellt werden.

Raynaudsche Beschwerden, frühzeitige Atrophie der befallenen Muskulatur, Atrophie der Haut mit Pigmentverschiebungen und Schwund des Unterhautfettgewebes können die Abgrenzung gegenüber diffuser Sklerodermie erschweren. Histopathologische Untersuchungen lassen hierbei oft im Stich und nur das

Gesamtbild und der weitere Verlauf können unter Umständen Klarheit bringen; oft muß aber auch eine Zwischen- oder Mischform beider Erkrankungen angenommen werden (Gottron, 1954; Kozminska, 1963; Pascher-Brooklyn, 1965; Schuermann, 1950). Differentialdiagnostisch müssen ferner ausgeschlossen werden: das Sklerödem Buschke, erworbene Poikilodermien, die Periarteriitis nodosa, die systematisierte Hautmuskel-Amyloidose und eine Vergiftung mit Insectiziden, die organischen Phosphor enthalten (Bitnum u. Mitarb., 1964).

h) Therapie

ACTH und Corticosteroide (insbesondere Cortison, Prednison, Prednisolon und Methylprednisolon) stellen zur Zeit die Behandlung der Wahl dar. Allerdings ist fraglich, ob sich dadurch die Prognose der Dermatomyositis grundlegend geändert hat. Neben Berichten über vollständige Heilungen stehen solche über völlige Therapieresistenz. Zweifellos ist die Wirkung am günstigsten bei akuten Formen und Exacerbationen. In solchen Fällen ist eine hohe Dosierung über längere Zeit angezeigt; die Dauereinstellung sollte aber möglichst unter der Cushing-Schwelle liegen. Bei umschriebenem Befall kann auch ein guter Effekt durch lokale Steroidinfiltration erreicht werden. Bei langdauernder Behandlung müssen das mögliche Auftreten einer steroidbedingten Myopathie (besonders bei Triamcinolon und Dexamethason) und die erhöhte Ulcusperforationsgefahr bei Schleimhautbefall berücksichtigt werden.

Über gute Effekte durch Kombination mit Antimalariamitteln wird berichtet (Nagy u. Mitarb., 1964; Oleffe, 1965; Sönnichsen, 1965). Im Fall einer gesicherten steroidrefraktären Dermatomyositis konnte Heilung mit Chloroquinphosphat und Prostigmin erreicht werden (Wedgewood u. Mitarb., 1953 und Ziprkowski u. Schewach-Millet, 1963). Schirren beobachtete gute Erfolge durch Behandlung mit Antimetaboliten (1965). Neben der Allgemeinbehandlung darf die symptomatische Therapie nicht vernachlässigt werden. Zurückhaltung sollte geübt werden gegenüber Physiotherapie und Bluttransfusionen. Die Suche nach einem Malignom und bei positivem Ergebnis die operative Entfernung ist oberstes Gebot.

Periarteriitis nodosa und rheumatische Gefäßerkrankungen

K. O. Vorlaender

Periarteriitis nodosa

Synonyma :   *Polyarteriitis nodosa*
Französisch : *Périartérite noueuse*
Englisch :   *Periarteritis nodosa oder Polyarteritis nodosa*
Italienisch : *Poliarterite nodosa*

Verschiedenartigkeiten im klinischen Bild, in der Verlaufsentwicklung, in der bevorzugten Organlokalisation und in den morphologischen Befunden mögen Veranlassung gewesen sein, die Peri = oder besser Panarteriitis nodosa von der sog. Hypersensitivitäts-Angiitis, der Wegener-Granulomatose, der Arteriitis temporalis und von jenen entzündlichen Gefäßprozessen abzugrenzen, die in der Folge eines rheumatischen Grundleidens vorkommen.

Die Notwendigkeit einer solchen Unterscheidung ist keineswegs allgemein anerkannt, doch kann sie den Kliniker vor einer zu uniformen Betrachtungsweise und vor der Verkennung besonderer Eigenarten des klinischen Falles bewahren.

I. Klinik

a) Panarteriitis nodosa

1866 beschrieben Kußmaul u. Maier eine „eigentümliche Erkrankung der Arterien, die mit Morbus Brightii und rapid fortschreitender Muskellähmung einhergeht" und prägten aufgrund der morphologischen Eigenarten den Begriff der „Periarteriitis nodosa". 1848 hatte von Rokitansky (1852) bereits knötchenförmige Verdickungen und multiple Aneurysmen vor allem an Coronar- und Mesenterialarterien beschrieben, diese Veränderungen damals aber noch nicht als Grundlage einer eigenen Krankheitseinheit gewertet.

Tatsächlich werden nur die Arterien kleiner und mittlerer Größenordnungen befallen: In den floriden Stadien finden sich fibrinös-nekrotisierende Entzündungen *aller* Wandschichten (Hamperl, 1957), die nicht selten mit thrombotischen Verschlußerscheinungen einhergehen und so zur Ursache kleinerer oder größerer Infarkte werden. In den späteren Krankheitsstadien überwiegen produktive, vor allem durch lympho-monocytäre Zellinfiltrate bedingte Veränderungen, die nicht selten zu periarteriellen Granulombildungen führen und so zu der Bezeichnung Periarteriitis nodosa Veranlassung gaben. Der Befall epidermisnaher Gefäßgebiete (30—40%) kann

Tabelle 48. *Die Organbeteiligung bei Periarteriitis nodosa*

Art der Organbeteiligung	Häufigkeit	Klinik
Niere	74—90%	Hypertonie, vasculäre Schrumpfniere, sekundäre tubuläre Insuffizienz.
Herz	66—80%	Rhythmusstörungen, Tachykardie, coronare Minderdurchblutung.
Magen-Darmkanal	46—70%	Koliken, Ulcerationen, Perforationsgefahr, Blutungen, Ileus.
Leber	40%	Leberschwellung, haemorrhagische Diathese.
Gallenblase	12%	Cholecystopathie.
Pankreas	30%	Pankreatopathie.
Zentralnervensystem	20—40%	Vielgestaltig: Herdbildungen, Anfallssyndrome, psychische Veränderungen.
Peripheres Nervensystem	60%	Myalgisch-arthralgisches Syndrom. Neuralgisch-neuritisches Syndrom. Polyneuritis..
Gelenke	45%	Arthralgien, seltener Polyarthritis.
Lunge	?	Spezifische Beteiligung umstritten. Sekundärbeteiligung.
Lymphdrüsen	8%	Drüsenschwellung
Milz	8%	Geringe Milzvergrößerung
Haut	30%	Vasculäre Veränderungen, Knötchenbildungen.
Blutbild	90%	Anämie, Leukocytose, relat. Eosinophilie.
Allgemeinsymptome	über 90%	Gewichtsverlust, Temperaturen, Leistungsminderung.

Knötchenbildungen zur Folge haben, deren Probeexcision die klinische Diagnose sichert.

Die *klinische Symptomatologie* ist äußerst vielgestaltig und richtet sich nach dem jeweils im Vordergrund stehenden Organbefall. Nicht selten ist der bevorzugte Befall von zwei Gefäßgebieten charakteristisch, also etwa der Mesenterialgefäße und gleichzeitig der Nieren oder etwa der Gefäße des Herzens und des Nervensystems oder in ähnlichen Kombinationen.

Dennoch weist die prozentuale Häufigkeit des Organbefalls erhebliche Unterschiede auf.

Mit einer Häufigkeit zwischen 74% (Gruber, 1923) und 90% (vergleiche bei Portwich, 1959) ist die *Nierenbeteiligung* die häufigste und folgenschwerste Organmanifestation bei Periarteriitis nodosa. Klinisch steht dabei eine langfristig-persistente, nephrogene Hypertonie im Vordergrund. Pathologische Sedimentbefunde (Mikrohaematurie, meist nur geringe Eiweißausscheidung) und Antsiege des Rest-Stickstoff oder Erhöhung des Harnstoff-Stickstoff können in stationären Phasen lange Zeit fehlen oder so geringfügig sein, daß der Schweregrad der Nierenbeteiligung allein aus der klinischen Symptomatologie nicht zu erkennen ist: Erst wiederholte Clearance-Untersuchungen ggf. in Verbindung mit einer Organpunktion decken Entwicklungen nach Art einer vasculären Schrumpfnierenbildung auf. In Ausnahmefällen steht die Nierenbeteiligung im Beginn der Erkrankung und erfordert dann eine sorgfältige Abgrenzung gegenüber der postinfektiösen Glomerulonephritis. In der Mehrzahl der Fälle erfolgt die Ausdehnung der Panarteriitis auf die Nieren aber erst in späteren Krankheitsstadien; sie kann sehr chronisch verlaufen, bis es dann aber doch relativ plötzlich zum Nierenversagen kommt. Sekundäre, tubuläre Insuffizienzerscheinungen mit Polyurie sind möglich. Ein ganz frühzeitiges Nierenversagen mit extremer Oligo-Anurie gilt als prognostisch besonders infaust.

Die Beteiligung des Herzens (66—80%) wird durch den Befall kleinerer oder größerer Coronararterien bedingt. Klinisch stehen pectanginöse Syndrome, Rhythmusstörungen, Tachycardie und EKG-Veränderungen vor allem nach Art einer coronaren Minderdurchblutung um so deutlicher im Vordergrund, je älter der arterielle Prozeß an den Herzkranzgefäßen ist. Entzündliche Veränderungen an sehr kleinen Arterien können langfristig klinisch stumm bleiben.

Bion und Mitarbeiter (1965) beschreiben neuerdings den Fall einer Periarteriitis nodosa, die unter dem Bild einer isolierten Myocarditis begann und zunächst als rheumatisches Geschehen fehlgedeutet wurde. Mit Entwicklung einer Hypertonie, progressiven Nierenfunktionsstörungen und cerebralen Durchblutungsstörungen kam der Verdacht auf einen generalisierten entzündlichen Gefäßprozeß auf, doch brachten bioptische Untersuchungen *keine* Klärung. Erst die Angiographie deckte multiple Aneurysmen in verschiedenen visceralen Gefäßgebieten auf und trug so zur differentialdiagnostischen Klärung bei.

Man bedenke, daß kardiale Symptome bei der Panarteriitis nodosa aber auch einfach Folge der Hypertonie mit Linksüberlastung des Herzens sein können. Eine Endocarditis findet sich im Gegensatz zum rheumatischen Fieber und zum visceralen Lupus erythematodes nie.

Veränderungen im Bereich des Magen- und Darmkanals werden in unterschiedlicher Häufigkeit zwischen 46 und 70% angegeben. Klagen über Appetitlosigkeit, Übelkeit und Brechreiz, vor allem über Leibschmerzen, die nicht selten kolikartig auftreten, sind dann charakteristisch, wenn sie zusammen mit einer anderen Organsymptomatologie (der Nieren, des Nervensystems, der Haut oder anderer Organe) auftreten, zu der üblicherweise keine direkten Beziehungen bestehen. Ulcerationen kommen vor allem in den proximalen Darmabschnitten zur Ausbildung. Gefäßrupturen mit erheblichen Blutungen, aber auch Perforationen sind möglich. Entzündlich oder thrombotisch bedingte Gefäßverschlüsse können zum Bild des Mesenterialinfarktes mit peritonealen Reizerscheinungen führen, unter Umständen aber auch der Grund für einen Ileus sein.

Schmerzen im rechten Oberbauch gehen vielfach aber auch auf eine Gefäßbeteiligung im Bereich der Leber (40%), sehr viel seltener im Bereich der Gallenblase (12%) oder des Pankreas (30%) zurück. Nach anatomischen Untersuchungen sind diese Gefäßbezirke häufiger befallen als es nach den klinischen Symptomen scheint. Durch perivasculäre Infiltrate kann sich das Bild einer interstitiellen Hepatitis entwickeln. Störungen in der Bildung der Gerinnungsfaktoren erklären haemorrhagische Diathesen ohne Thrombocytenverminderung. Zusätzliche Verlängerungen der Blutungszeiten gehen auf eine zusätzliche Gefäßpermeabilitätsstörung zurück.

Die Beteiligung des *peripheren Nervensystems* (60%) und des *Zentralnervensystems* (20—40%) gehört zu den besonders charakteristischen klinischen Manifestationen der Erkrankung. Nicht selten finden sich Erscheinungen von seiten des peripheren Nervensystems mit Muskel- und Gliederschmerzen kombiniert. Grundlage dieser Symptome sind entzündliche Veränderungen im Bereich der Vasa vasorum bzw. der muskeleigenen Gefäße.

Nach Erbslöh und Eisenburg (1963) treten diese Veränderungen frühzeitig und in drei Stadien auf:

1. In Form eines myalgisch-arthralgisch-asthenischen Syndroms;
2. in Form eines neuralgisch-neuritischen Syndroms und
3. als klinisch manifeste Polyneuritis, die als solche für die

Periarteriitis nodosa pathognomisch ist. Bevorzugt sind vor allem die Nerven der unteren Extremität, hartnäckige neuritische Schmerzen, Paraesthesien, sensible Ausfälle und Schwächezustände bis zu schlaffen Lähmungen charakterisieren das Bild.

Die Beteiligung des Zentralnervensystems ist vielseitig wie ihr morphologisches Substrat: apoplektische Insulte, encephalomalazische Herdbildungen, Subarachnoidalblutungen, aber auch epileptiforme Anfälle, ja sogar psychische Veränderungen vor allem in Form depressiver Reaktionen sind bekannt. Eine für die Panarteriitis nodosa *krankheitseigene* Form der cerebralen Beteiligung gibt es jedoch *nicht*.

Differentialdiagnostisch zu anderen Collagenosen ist es wichtig, daß Erscheinungen nach Art einer akuten Polyarthritis zu den absoluten Ausnahmen gehören; Veränderungen nach Art einer primär-chronischen Polyarthritis sind relativ selten, dann aber meist den prognostisch ernsten, zur Progredienz neigenden Formen der Panarteriitis nodosa eigen. In etwa 45% der Fälle findet man lediglich rezidivierende aber flüchtige Arthralgien.

Andere viscerale Manifestationen: Lymphdrüsenschwellungen (8%), Milztumor (8%), eine Beteiligung der serösen Häute oder eine Beteiligung des Genitale (10 bis 19%) sind vergleichsweise selten und uncharakteristisch. Eine spezifische Beteiligung der Lunge (knötchenartige Verdickungen im Interstitium durch periarterielle Infiltrate?) ist umstritten. Gherman und Mitarbeiter (1963) haben neuerdings aber den Fall einer Panarteriitis nodosa mit diffuser interstitieller Lungenfibrose und begleitender parietaler Endocardfibrose beschrieben. Sekundäre Lungenveränderungen durch bakterielle oder virale Infekte kommen vor, stellen aber keine krankheitseigene Manifestation dar.

Am *Auge* kommt es bei genügend langer Krankheitsdauer zur Ausbildung eines Fundus hypertonicus verschiedener Schweregrade. Praedilektionsorte für die Arteriitis sind die Gefäße der Chorioidea und Retina, Sehstörungen finden sich aber nur in etwa 20% der Fälle.

Allgemein ordnen sich diesen sehr wechselnden Organmanifestationen obligate Allgemeinsymptome zu, unter denen Gewichtsverluste bis zur Kachexie, subfebrile Temperaturen bis zu remittierendem Fieber, eine Anämie und eine obligate Leukocytose mit relativer Eosinophilie besonderes Gewicht haben. Auch die Verlaufsformen sind sehr unterschiedlich: Foudroyante Formen finden sich vor allem bei Kindern, chronische Verlaufsformen mit Schüben und Remissionen werden bei Erwachsenen des 3. bis 6. Dezenniums beobachtet. Bislang galt eine maximale Krankheitsdauer von 1 bis 2 Jahren nach Diagnosestellung als Regel, der klinische Verlauf scheint durch die moderne Therapie aber erheblich verlängert werden zu können. Das Leiden endet dennoch früher oder später tödlich durch renale, kardiale oder zentral-nervöse Versagenszustände oder durch Sekundärkomplikationen wie Perforationen, Blutungen oder Infektionen.

Die Prognose bleibt also ernst bis infaust, sollte den modernen therapeutischen Möglichkeiten aber Rechnung tragen.

Tabelle 49. *Sonderformen der diffusen Arteriitis*

Bezeichnung	Klinik
Hypersensitivitätsangiitis (Zeek)	Akuter Verlauf. Bevorzugung: Gastrointestinaltrakt, Pankreas, Nervensystem, Niere.
Riesenzell-Granulomatose (Wegener-Churg-Strauss)	Chronischer Verlauf, Bevorzugung des männlichen Geschlechts. Bevorzugung: Nasen-Rachenraum und Atemwege im Initialstadium. Lungeninfiltrationen, Kavernenbildung im Pulmonalstadium. Coronararterien und Nieren im Generalisationsstadium.
Arteriitis temporalis	Chronischer Verlauf, Bevorzugtes Lebensalter: 50—80 Jahre. Bevorzugung: Temporalarterien, Arteria ophthalmica ⎫ Arteria zentralis retinae ⎬ mit Sehstörungen. Generalisation möglich.
Rheumatische Arteriitis	Bei prim. chron. Polyarthritis: Wie Periarteriitis nodosa. Bei Rheumatischem Fieber: Aortitis, Ausdehnung auf Coronar- und Nierenarterien.

b) Die Hypersensitivitäts-Angiitis (Zeek)

Vergleichsweise zur Panarteritis nodosa ist der klinische Verlauf durchweg kurzfristiger (Dauer vielleicht nur 1 bis 5 Wochen) und in der Regel auch schwerer. Anatomisch imponiert das gleiche Alter aller arteriitischen Gefäßveränderungen, die eine schubweise Ausdehnung erfahren. Klinisch kommt es nach akutem Beginn mit Schüttelfrost und hohem Fieber zu einem oft schnellen körperlichen Verfall. Bevorzugt werden vor allem der Gastrointestinaltrakt, das Pankreas und die Nieren. Eine akute Anurie ist schon im Krankheitsbeginn möglich. Häufiger als bei der Panarteriitis nodosa ist eine Beteiligung der Lungengefäße. Weiter gehören eine Polyneuritis, aber auch Veränderungen im Bereich des Zentralnervensystems, die schnelle Entwicklung einer Anämie, eine oft hochgradige Leukocytose und Eosinophilie zum klinischen Bild. In vielen Ländern wird der Begriff der Hypersensitivitäts-Angiitis vermieden, man spricht von einer „akuten Panarteriitis nodosa", räumt dennoch aber die besondere Häufigkeit allergischer Vorgänge in der Pathogenese dieses Syndroms ein.

c) Die sogenannte Wegener-Granulomatose
Synonyma: Riesenzellgranulomatose Wegener-Churg-Strauss
Wie bei der Panarteriitis nodosa imponiert die Bevorzugung des männlichen Geschlechtes (62%) vor dem weiblidhen Geschlecht (38%). Das Häufigkeitsmaximum wird bei Männern zwischen dem 41. bis 50. Lebensjahr, bei Frauen zwischen dem 31. und 40. Lebensjahr angegeben (Kuntz u. Mitarb., 1967).

Im Initialstadium kommt es zu einer granulomatös-nekrotisierenden Entzündung der Gefäße im Bereich der Nase, der Nebenhöhlen, des Rachens und Mittelohres, ggf. mit Gewebsdefekten.

Im Pulmonalstadium treten eine granulomatös-nekrotisierende Tracheobronchitis und Lungeninfiltrationen hinzu, kavernöse Einschmelzungen durch Sekundärinfektionen sind nicht selten und erfordern eine genaue Abgrenzung gegenüber tuberkulösen Kavernen, gegenüber unspezifischen Lungenabszessen oder primären oder metastatischen Neoplasien, unter Umständen auch zum Morbus Boeck oder zum Morbus Hodgkin.

Erst im Stadium der Generalisation kommt es zur Beteiligung von Darm, Leber, Milz, Herz, Zentralnervensystem oder Haut, hier in Form makulonodöser, manchmal ulcerierender Herdbildungen. Später tritt auch eine Nierenbeteiligung hinzu, die zunächst in Form einer herdförmigen Glomerulitis imponiert und klinisch nur durch Mikrohaematurie und Spurenalbuminurie bei Oligurie ohne Hypertonie ausgezeichnet ist. Später erfolgt Ausdehnung auf die gesamte Nierenrinde in Form einer nekrotisierenden Glomerulonephritis. Im Terminalstadium kommt es zur Niereninsuffizienz mit Urämie. Nach Carrington und Liebow (1966) sind *limitierte Formen* möglich, wobei die Veränderungen im Naso-Pharyngialbereich und in den Lungen mit Fieber, Nachtschweißen, Husten und ggf. Haemoptysen im Vordergrund stehen. Die Generalisation kann also ausbleiben oder folgt sehr spät. Die Prognose ist in solchen Fällen günstiger zu stellen als bei jenen Formen, die nach wiederholten Schüben mit Generalisation zur Nierenbeteiligung führen.

Anatomisch handelt es sich um eine Riesenzellarteriitis mit bevorzugter Lokalisation im Bereich der oberen Luftwege, später der Gefäße der Nieren, der Milz und der Coronararterien.

d) Die Arteriitis temporalis
Schwäche, Fieber, Anämie, vor allem aber schmerzhafte Verhärtungen oder Einschränkungen der Pulsation im Bereich der Temporalarterien, vielleicht nur einer Seite, charakterisieren das Vollbild der Erkrankung. Subklinische Formen sind möglich und dann vor allem durch Sehstörungen charakterisiert, die auch zur Erblindung führen können. Dabei werden die Arteria ophthalmica und die Arteria zentralis retinae bevorzugt befallen (Lübbers, 1965). Allgemeine Entzündungszeichen mit hoher Senkungsbeschleunigung und Gammaglobulinvermehrung sprechen für schubweise Generalisationen mit Ausdehnung auf die Lungen, das Herz, die Leber, die Milz und

wiederum auf die Nieren. Diese Generalisationsformen sind aber seltener als bei den bisher beschriebenen Arteriitisformen, die Prognose der Arteriitis temporalis kann daher häufig günstiger gestellt werden als bei den anderen Formen. Spontane Rückbildungen der Veränderungen an den Temporalarterien sind beobachtet worden. Die Erkrankung erfolgt meist in höherem Alter, nämlich zwischen dem 50. und 80. Lebensjahr.

Anatomisch imponiert ein entzündlich-granulomatöser Prozess mit Beginn im Bereich der Intima und einer Häufung von Riesenzellen, die nach Hamperl (1957) zur Zerstörung der Elastica in Beziehung steht. Sekundäre Thrombosen sind möglich. Es ist der Fall einer akut entzündlichen cerebralen Erkrankung mit Bewußtlosigkeit und Tetraspastik beschrieben, der durch einen Befall der beiden Arteriae carotis internae mit Thrombose beider Arteriae cerebri mediae bedingt war.

e) Die rheumatische Arteriitis

Kommt es in der Folge einer *primär-chronischen Polyarthritis* rheumatica zur Entwicklung einer generalisierten Arteriitis, die nach klinischen und serologischen Kriterien nicht als Lupus-Arteriitis anzusprechen ist, dann handelt es sich um die Entwicklung von Gefäßprozessen, die vom Bild der Panarteriitis nodosa praktisch nicht zu unterscheiden sind. Neuerdings wird vielfach die Vermutung geäußert, daß solche für die klinische Prognose sehr entscheidenden Entwicklungen vor allem nach langfristiger Cortison-Behandlung häufiger zur Beobachtung kommen. Es ist jedoch unentschieden, ob diese Fälle heute diagnostisch besser erfaßt werden, oder ob es sich tatsächlich um eine paradoxe Provokation nach langfristiger Hormonbehandlung handelt.

Kasuistische Beobachtungen vor allem bei Kindern sprechen dafür, daß eine Arteriitis aber auch *in der Folge eines Rheumatischen Fiebers* auftreten kann: Die entzündlichen Veränderungen beginnen dabei in der Aorta und können sich auf kleinere Arterien, vor allem die Coronararterien und die Nierenarterien ausdehnen. Klinische Folgen sind die Entwicklung einer jugendlichen Hypertonie und einer muskulären Herzinsuffizienz, die auf dem Boden einer durch den Gefäßprozeß bedingten interstitiellen Myocarditis zustande kommt. Nicht selten steht die Entwicklung der Arteriitis zu entzündlichen Veränderungen an den serösen Häuten, vor allem der Pleura und des Pericards, in Parallele. Der pathogenetische Zusammenhang mit dem Rheumatischen Fieber wird durch Untersuchungen von Benson gestützt, der durch systematische Sensibilisierungen gegen Streptokokkenantigene experimentell eine entzündliche Arteriitis mit vorwiegend aortaler Manifestation zu provozieren vermochte. Schrire u. Asherson (1964) haben 19 Patienten beschrieben, bei denen es im Verlaufe eines Rheumatischen Fiebers zur Entwicklung einer rheumatischen Polyarteriitis kam.

II. Biochemische und immunologische Grundlagen

Die Entzündungsvorgänge im Gefäßbindegewebe haben nach Hauss und Gerlach (1966) eine Aktivierung des gesamten Mesenchymstoffwechsels zur Grundlage, die durch vermehrten Einbau von S^{35} in die Sulfomucopolysaccharide der Interzellularsubstanz meßbar wird. In deren Folge treten Störungen der Gefäßpermeabilität auf, die einen Übertritt von Plasmaproteinen in das entzündlich veränderte Gewebe möglich machen (Sandritter u. Beneke, 1966).

Mit Hilfe der Immunfluoreszenz konnte nachgewiesen werden, daß hier Gammaglobuline sowohl vom Typ 7 S wie 19 S eingelagert werden, die unter Bindung von Complement (meßbar an dem erhöhten Einbau des Beta-1-C-Globulins als der re-

Tabelle 50. *Die Immunologie der Arteriitis-Formen*

Immunologisches Phänomen	Klinische Folge
Einlagerung von: 7 S- und 19 S-Gammaglobulin, Complement, Fibrinogen in die Gefäßwände.	Beteiligung in der Pathogenese der entzündlich-proliferativen Veränderungen. Klinische Folgen je nach Organbevorzugung.
Anreicherung „immunologisch kompetenter Lymphocyten", Spätreaktionsform der hyperergischen Entzündung.	Mitentscheidend für die chronisch-autonome Progredienz und Generalisation.
Zirkulierende Auto-Antikörper gegen Antigene der Gefäßwand.	Vor allem von diagnostischem Interesse.
Auftreten des Rheumafaktors.	Beteiligung in der Pathogenese thrombotischer Gefäßverschlüsse?
Antinucleäre Faktoren.	→ Fehlen im Gegensatz zum L.E.D. obligat.

präsentativen Komponente von C'_3 mit chemisch noch nicht exakt definierten Antigenen der Gefäßwand zu Immunkomplexen zusammentreten (Paronetto u. Koffler, 1965). Auch Fibrinogen wird vermehrt eingelagert, letzteres ganz besonders im Bereich der produktiven, zellulären Veränderungen (McClusky u. Mitarb., 1966).

Diesen immunpathologischen Vorgängen wird eine entscheidende Bedeutung in der Pathogenese vor allem des proliferativen Stadiums der Gefäßveränderungen bis zur terminalen Sklerosierung zugemessen.

Sie folgen zum Teil der Spätreaktionsform der hyperergischen Entzündung, bleiben also von vornherein an immunologisch kompetente Lymphocyten gebunden, die in der entzündlich veränderten Gefäßwand hochgradig angereichert gefunden werden. Vielfach steht die Generalisation der Gefäßprozesse bzw. die Entwicklung einer autonomen Progredienz, die also von äußeren Ursachen unabhängig ist, zu dieser zellulären Infiltration in Parallele und läßt sich durch fluoreszenz-serologische Untersuchungen an Gewebepunktaten erfassen.

Zirkulierende Serumfaktoren sind vor allem von *klinisch-diagnostischem Interesse*: Während antinucleäre Auto-Antikörper im Gegensatz zum visceralen Lupus erythematodes bei der Panarteriitis niemals auftreten, finden sich cytoplasmatische Auto-Antikörper nach eigenen Untersuchungen in einer Häufigkeit von etwa 60% der Fälle. Cytoplasmatische Auto-Antikörper sind nicht organspezifisch (vergleiche auch bei Halberg und Mitarb., 1965), werden aber vor allem in jenen Gefäßbereichen konzentriert, deren entzündliche Aktivität auch klinisch im Vordergrund steht. Das Auftreten dieser Antikörper geht der oft erheblichen Gammaglobulinvermehrung parallel. Infolge der Bindung von Complement an die soeben beschriebenen Immunkomplexe sinkt gleichzeitig der Titer des Eigencomplements im Serum der Patienten ab. Das Auftreten cytoplasmatischer Auto-Antikörper in Parallele zur Hypergammaglobulinämie und in Parallele zu einem Titer-Verlust des Eigencomplements können also als diagnostisches Kriterium der akuten Entzündung in den befallenen Gefäßbezirken gelten.

In einem Teil der Fälle wird auch der Rheumafaktor im Serum der Patienten positiv, wenn auch in kleinem Titer. Baum, Stastny u. Ziff (1964) konnten unter experimentellen Bedingungen durch Injektion löslicher Antigen-Antikörperkomplexe zusammen mit dem Rheumafaktor nicht nur eine diffuse Arteriitis provozieren, sondern auch thrombotische Auflagerungen über der entzündlich veränderten Gefäßintima. Man glaubt daher, daß der Rheumafaktor in der Pathogenese thrombotischer Gefäßverschlüsse, wie sie in der Klinik immer wieder hervortreten, beteiligt sein kann.

III. Aetiologie und Pathogenese

Die Aetiologie dieser Arteriitisformen ist unbekannt, doch können die Entzündungsvorgänge durch Infekte, durch Fremdserum, durch Überempfindlichkeitsreaktionen vor allem gegenüber Medikamenten, aber auch durch physikalische und hormonelle Reize provoziert werden.

Selye u. Penz haben schon 1943 durch Verabreichung hoher Dosen von Desoxycorticosteronacetat (DOCA) in wenigen Wochen bei Ratten eine generalisierte Panarteriitis erzeugt, deren Erscheinungsbild den Befunden bei Menschen als weitgehend ähnlich bezeichnet wird. Wilms und Spoul (1938) fanden bei älteren Ratten sogar aus natürlicher Ursache Entwicklungen nach Art einer generalisierten Arteriitis. Ähnliche arteriitische Veränderungen kann man nach Infektionskrankheiten, z.B. nach Fleckfieber oder bakteriellen Infektionen mit Streptokokken finden.

Siegenthaler u. Hegglin (1956) sahen eine chronische Cholangitis als die Ursache einer Panarteriitis nodosa an. Fibrinoide Nekrosen können im Bereich von Arterienwänden am Grunde sogar von Magengeschwüren auftreten, akute exsudative Arteriitisformen hat man in der Umgebung hoch entzündlicher Prozesse, etwa abscedierender Pneumonien gefunden (Bock, 1954). Schon aus diesen wenigen Hinweisen wird deutlich, daß die Ursachenkomplexe einer diffusen Arteriitis vielgestaltig sein müssen, auch wenn Clark u. Caplan (1937) im Verlauf der Serumkrankheit des Menschen (Rich u. Gregory, 1942; Lichtenstein u. Fox, 1946; French u. Mitarb., 1946) unter klinischen Bedingungen die Entwicklung einer Panarteriitis nach Überempfindlichkeitsreaktionen gegenüber Medikamente einwandfrei beobachtet haben. Diese Frage nach der primären Krankheitsursache hat heute jedoch grundsätzlich an Bedeutung verloren, seit erkannt wurde, daß die *klinische Entwicklung* der verschiedenen Arteriitisformen, vor allem aber ihre schubweise Ausdehnung auf neue Gefäßgebiete, durch die oben aufgezeigten immunpathologischen Reaktionsabläufe bedingt und unterhalten wird. Auch wenn dieses immunpathologische Geschehen nur ein Sekundärvorgang sein sollte, sind pathogene Zusammenhänge mit der autonomen Progredienz des klinischen Prozesses von grundsätzlicher Bedeutung. Die individuelle Verschiedenartigkeit des immunologischen Reaktionsvermögens bestimmt dabei die unterschiedliche Lokalisation und die unterschiedliche Prägung des klinischen wie anatomischen Geschehens.

Tabelle 51. *Aetiologie und Pathogenese*

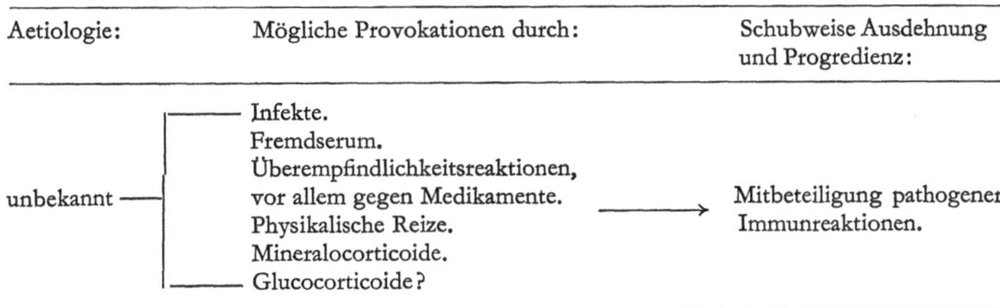

Aetiologie:	Mögliche Provokationen durch:	Schubweise Ausdehnung und Progredienz:
unbekannt	Infekte. Fremdserum. Überempfindlichkeitsreaktionen, vor allem gegen Medikamente. Physikalische Reize. Mineralocorticoide. Glucocorticoide?	Mitbeteiligung pathogener Immunreaktionen.

IV. Therapie

Das Ziel einer rationellen Therapie ist daher sowohl die Hemmung der entzündlichen Aktivität im Bereich der Gefäßveränderungen, als auch die Unterbindung pathogener Immunreaktionen. Die Behandlung mit Corticosteroiden hat daher ihre unbedingte Indikation in allen akut-entzündlichen Krankheitsstadien, sie dürfte hier mit gleicher Aussicht auf Erfolg durch keine anderen entzündungshemmenden Mittel zu ersetzen sein. Die Dosierung sollte anfangs 60 bis 100 bis maximal 200 mg Prednison oral, in schwersten Fällen zur Hälfte als Prednisolon parenteral betragen. Die

Reduktion der Dosis auf 30 mg pro Tag kann bei Einsetzen der Entfieberung und Rückbildung der akuten Aktivitätserscheinungen erfolgen. Sobald als klinisch verantwortbar, sollte dann eine Erhaltungsdosis von nicht mehr als 7,5 bis 10 mg Prednison pro Tag angestrebt werden.

Bei entzündlichen Rezidiven, aber auch wegen der Gefahr einer Nebennierenrindenatrophie kann die Anwendung von ACTH gerechtfertigt sein, anfangs in einer Dosierung bis zu 100 IE als Infusion, später 30 bis 50 IE als Depot. Die Erhaltungstherapie sollte aber nicht mit ACTH, sondern nur mit kleinen Prednisondosen durchgeführt werden.

Die therapeutische Wirkung der Corticosteroide beschränkt sich jedoch auf diese aktiven Entzündungsstadien, wenngleich sie hier auch unbestritten ist. In fortgeschrittenen Krankheitsstadien bleiben vor allem die immunpathologischen Vorgänge durch die Hormone vielfach unbeeinflußt, offensichtlich stellt vor allem die Einlagerung komplementbindender Immunkomplexe in die Gefäßwand dem hormonellen Eingriff einen vielfach nicht zu durchbrechenden Widerstand entgegen. So gesehen, werden die immunpathogenetischen Vorgänge zur eigentlichen Grundlage der chronisch-autonomen Progredienz und auch der Therapieresistenz gegenüber den Corticosteroiden.

Vor allem die chronisch-progredienten Krankheitsentwicklungen rechtfertigen daher den Versuch einer immuno-depressiven Behandlung, wobei sich bisher neben dem 6-Mercaptopurin und neben den Metothrexaten in eigenen Untersuchungen das Azathioprin bewährt hat, nicht zuletzt wegen der geringen Nebenwirkungen. Als Kontraindikation für die Anwendung dieser Immuno-Depressiva gelten nur die Schwangerschaft, Praecancerosen, therapieresistente Sekundärinfekte und eine extrem-starke Niereninsuffizienz. Azathioprin ist von den genannten Präparaten am wenigsten nephrotoxisch, doch kann es bei verzögerter Ausscheidung des Medikamentes zu besonders schwerer Leukopenie kommen:

Alle Immuno-Depressiva vermindern die Zahl der Leukocyten, doch ist dieser Effekt reversibel und stellt selbst bei der obligaten Leukopenie, wie sie der Lupus-Arteriitis zugehört, keine Kontraindikation dar.

Im Gegensatz zu den Corticosteroiden ist Azathioprin nur bei Langzeit-Anwendung in einer Mindestdosierung von 100 mg pro Tag wirksam, die frühesten Anzeichen oder klinischen Besserung werden kaum vor Ablauf von 3—4 Wochen deutlich. Der Beginn der klinischen Besserung zeigt sich dabei in einer augenfälligen Besserung des Allgemeinbefindens und in einer Rückbildung der visceralen Organmanifestationen. Neu Schübe sind möglich, doch wird ihre Aktivität vermindert, so daß diese Schübe in stark abgeschwächter Form auftreten und vielfach auch subjektiv kaum mehr empfunden werden. (Einzelheiten der therapeutischen Prüfungsergebnisse bei Barnikol u. Vorlaender, 1967.)

Die therapeutische Wirkung der Immuno-Depressiva beruht vor allem auf einer Beeinflussung der gewebsgebundenen Immunreaktionen, die unspezifischen entzündlichen Veränderungen der akuten Krankheitsphasen bleiben im Gegensatz zu den Corticosteroiden zunächst weitgehend unbeeinflußt, die Immuno-Depressiva wirken weder fiebersenkend noch schmerzlindernd noch sofort entzündungshemmend.

Aus dem zum Teil gegensätzlichen Wirkungsmechanismus beider therapeutischer Einflußmöglichkeiten wird die kombinierte Anwendung sinnvoll und nach noch unveröffentlichten Prüfungsergebnissen besonders erfolgversprechend: Bei der kombinierten Anwendung von Azathioprin und Prednison kann die Hormondosis in der Regel so niedrig gehalten werden (7,5—10 mg pro Tag), daß Nebenwirkungen der Hormonverabfolgung selbst bei langfristiger Kombinationsbehandlung vermieden werden. Domäne der Kombinationstherapie sind die chronisch-progredienten Krankheitsentwicklungen, Domäne der zeitlich befristeten, dann aber hochdosierten Hormonverabfolgung bleiben die akuten Krankheitsphasen und die akutentzündlichen Rezidive.

Genaue therapeutische Prüfungen dieser sehr neuartigen Behandlungsform werden darüber zu entscheiden haben, ob der klinische Verlauf durch die Kombinations-Behandlung grundsätzlich besser beeinflußt werden kann als durch die bisherige, vorwiegend symptomatisch wirksame Therapie.

Amyloidose

Th. Bitter

I. Einleitung und Definition

Die Amyloidose kann deshalb zu den Bindegewebskrankheiten gezählt werden, weil die charakteristischen histopathologischen Veränderungen, d.h. ein typisches Skleroprotein (Cohen, 1966) und ein niedrig sulfatiertes Heparan (Bitter u. Muir) sich ausschließlich im Bindegewebe befinden Im Weiteren handelt es sich um ein meist mehrere Organe und Organsysteme befallendes Krankheitsbild (Cohen, 1967), welches für die klassischen — z.T. immunpathologisch bedingten (Vaughan u. Mitarb.) — Bindegewebskrankheiten typisch ist. (Fußnote 1) Die Versuche der letzten dreißig Jahre, die Amyloidose in „primäre", idiopathische Formen — eine „sekundäre, d.h. als Komplikation auftretende Form — eine sogenannte „Paramyloidose", d.h. eine vorwiegend beim Myelom vorkommende Form mit schlecht färbbaren Läsionen (Krücke) — und schließlich „senile" Formen (Schwartz; Schwartz u. Wolfe; Pomerance) einzuteilen, sind heute praktisch überholt: Nicht nur lassen sich meist keine eindeutigen klinischen Bilder abtrennen (Symmers; Cohen. 1967), sondern die histopathologischen und — soweit erforscht — auch die chemischen Charakteristika (Bitter u. Muir; Muckle; Cohen, 1966) sind in allen Formen des menschlichen Amyloids dieselben: Den hyalinen, eosinophilen, extrazellulären (Caesar) und oft vaskulären Ablagerungen (Letterer, 1926) entspricht im Elektronenmikroskop ein Filz von steifen, nicht verzweigten, z.T. in Bündeln auftretenden (Cohen, 1965; Shirama u. Cohen) 75 bis 100 Å breiten Doppelfasern (Merker u. Mitarb.). Die Fasern bestehen wiederum aus je zwei etwa 40 Å breiten Fibrillen mit einer elektronendichten Längsperiodik von 40 Å (Merker u. Mitarb.). Diese von Kollagen in seinem Widerstand zur Kollagenase (Cohen u. Calkins, 1964), im Aminosäurengehalt (Letterer u. Mitarb., 1955; Cohen, 1966) und elektronenoptischen Verhalten verschie-

---

1 *Geschichte der Amyloidose*: Bereits Portal (1813) und Abercrombie (1828) grenzten diese „wächserne", „speckige" Entartung der Leber von der Zirrhose ab. Christensen (1845) beschrieb die „Sago"-Milz; Rokitanski (1842), Budd (1845), Schrant (1852), Meckel (1853) und Wedl (1853) erkannten den Allgemeinbefall und Andral (1827) hatte bereits auf den verschiedenartigen Verlauf der Krankheit hingewiesen. Auf Grund der an Stärke erinnernden Iodfärbbarkeit prägte Virchow (1851—1858) das Wort „Amyloid".

denen Skleroprotein ist in seiner chemischen Struktur noch nicht ganz bekannt (Cohen, 1966). Es ist jedoch elektronenoptisch derart einmalig (Caesar), daß seine Ablagerung zu Läsionen führt, die sich von jeder anderen Gewebsveränderung des Menschlichen und tierischen Organismus unterscheiden lassen. Auch im Lichtmikroskop können diese durch eine Anzahl in hohem Maße selektiver Färbungen — insbesondere die Doppelbrechung nach Färbung mit Kongo Rot (Missmahl u. Hartwig) und Ultraviolettfluoreszenz nach Thioflavinbehandlung (Saeed u. Fine) — erfaßt werden. Weitere Charakteristika der Pathologie der Amyloidose sind in der Literatur eingehend beschrieben (Letterer, 1926; Symmers, Rukavina, Krücke, Schneider, Cohen, 1965).

II. Klinisches Bild

A. Häufigkeit

Im Gegensatz zum lokalisierten, sogenannten „Tumoramyloid" (Krücke; Kyle u. Bayrd; McAlpine u. Mitarb.) ist die ausgedehnte oder generalisierte Amyloidose nicht selten. Auf der Medizinischen Abteilung des Parkland Memorial Hospital in Dallas wurde sie in den Jahren 1965 u. 1966 in 8 von 4000 lebenden Patienten ($2^0/_{00}$) diagnostiziert — und in London, bei einer Reihe von Erwachsenen mit Nephrosesyndrom in 12% der Fälle (Heptinstall u. Joekes). Sie stellt mit 2.6 bis 8% bei allen routinemäßig durchgeführten Sektionen einen Hauptbefund dar (Fußnote 2; Pearlman; Härtter; Battaglia, 1964; Cohen, 1967). Das männliche Geschlecht ist mit ca. 2:1 bevorzugt befallen (Pearlman, Härtter, Krücke, Eliot u. Mitarb., Bitter u. Muir). Wie bereits zu Conheim's (1872) und Wichmann's (1893) Zeiten, ist die als Komplikation anderer Krankheiten auftretende Amyloidose auch heute noch häufiger als die idiopathische (Levine u. Mitarb., Blum u. Sohar, Bitter u. Muir).

B. Vorkommen

Amyloidose ist heutzutage die hauptsächliche Todesursache bei Patienten mit langdauernden purulenten nekrotisierenden Prozessen — besonders wenn diese mit der Haut in Verbindung stehen (Fisteln!): Sie kommt in rund 15% der Patienten vor mit Osteomyelitis und Knochentuberkulose, nicht erkannten oder schlecht heilenden Lungen-, Nieren- und subphrenischen Abszessen, chronisch-kavernöser Tuberkulose, eitrigen Pleuritiden, Crohn's Enteritis regionalis (Wallenstein u. Mitarb.) mit oder ohne Perinealfisteln, Dekubitusulzera bei Paraplegikern (Dalton u. Mitarb.) u.a.m. (Wichmann, Cornheim, Brandt u. Mitarb.). Zahlenmäßig steht heutzutage jedoch eine nicht eiternde Erkrankung als Hauptursache der „sekundären" Amyloidose im Vordergrund, nämlich die P.C.P. mit einer durchschnittlichen Komplikationsrate von über 10% (Tabelle 53). Auch das seltenere Myelom, mit 13% Amyloidose (Ossermann u. Takasuki) muß in diesem Zusammenhang genannt werden (Fußnote 3).

---

[2] Abgesehen von vereinzelten Veröffentlichungen (Battaglia, 1964) ist die Epidemiologie der Amyloidose und ihre Inzidenz als Komplikation nicht genau bekannt: Mit einer Ausnahme (Heller u. Mitarb., 1961) sind die bisher veröffentlichten Zahlen wahrscheinlich einerseits — mangels gezielter Gewebsuntersuchung — zu niedrig, andererseits bei Spital-bedingter Patientenwahl zu hoch.

[3] Als *gelegentliche Komplikation* kommt Amyloidose auch bei zahlreichen anderen chronisch-entzündlichen oder neoplastischen Erkrankungen (Azzopardi u. Lehnert) vor z.B. bei Malaria, Leishmaniasis, Aktinomykosis, Whipple's Syndrom (Sander), Colitis ulzerosa (Forshaw u. Moorehouse), Morbus Waldenström (Forget u. Mitarb.) und unter den Neoplasien besonders beim Morbus Hodgkin (Razis u. Mitarb.) und beim sogenannten Hypernephrom vor (Knight.) Pyelonephritis, auch über

Tabelle 52. *Familiäre Amyloidosen* (Nach Sohar u. Mitarb. (1964), erweitert)

Klinischer Hauptbefund	Syndrom	Vorwiegender histologischer Befallstyp	Erbgang	Autoren
Nephropathien	*Familiäres Mittelmeerfieber* Phänotyp I (Schmerz- u. Fieberanfälle etc. Amyloidose nur in ca. 40% der Fälle) Phänotyp II (Amyloidose mit oder ohne darauf folgende Fieber-, Schmerzanfälle.)	Periretikulär	Rezessiv	Sohar u. Mitarb., 1967 Blum u. Mitarb., 1962a
	Fieber-Urtikaria-Schwerhörigkeit-Pes cavus	Periretikulär	Offenbar-dominant	Muckel u. Wells, 1962
Neuropathien	*Neuro-entero-cardiale Amyloidose* („Fußkrankheit"; Aus Póvoa di Varzi, Portugal)	Perikollagen	Offenbar-dominant	Andrade, 1952—1963
	Neuro-dermo-hepato-cardiale Amyloidose (Vorwiegend die Arme befallend; aus Kanton Bern, Schweiz)	perikollagen	Offenbar-dominant	Rukavina u. Mitarb., 1956
	Andere familiären Neuroamyloidosen	?	?	Kantarjian u. De Jong Schlesinger u. Mitarb., 1952
Cardiopathie	*Familiäre Herzamyloidose*	Perikollagen	?Offenbar-dominant	Frederiksen u. Mitarb., 1962
Dermopathie	*Familiäre lokalisierte Hautamyloidose*	?Perikollagen	?Offenbar-dominant	Sagher u. Shannon, 1963; Porto u. Mitarb., 1963

Organsymptomatik

Je nach der im Vordergrund stehenden Organlokalisation äußert sich die Amyloidose als *Nierenerkrankung* (Lindeman u. Mitarb.), *Diarrhoe* (Korelitz u. Spindell, Andrade, 1952), *Herzschwäche* (Eliot u. Mitarb.; Pomerance), *Polyneuritis* (Andrade, 1952; Rukavina u. Mitarb.; Schlesinger u. Mitarb.), *hämorrhagische Diathese* (Pechet u. Kastrul; Krücke), seltener als *Struma* (Daoud u. Mitarb.) oder als *Karpaltunnel-syndrom* (Schlesinger u. Mitarb.; Tabelle 52). Öfter kommt ein kombinierter Befall zweier oder mehrerer Organe vor. Der Beginn ist schleichend, der Verlauf subakut bis chronisch-progredient (Andrade, 1963; Parkins u. Bywaters). Die Symptomatik der befallenen Organe ist *uncharakteristisch, unberechenbar* (wie bei der Panarteriitis

---

Jahre hin rezidivierend, scheint *nicht* zu Amyloidose zu prädisponieren (Osserman u. Mitarb.). Metabolisch bedingte Krankheiten, wie z.B. Diabetes mellitus, Gicht, chronische Hepatitis oder Leberzirrhose führen allein nicht zu Amyloidablagerungen; wie beim D.L.E. oder der P.C.P. sind Arteriosklerose, Fettsucht, Gicht, Diabetes bei Patienten mit Amyloidose *seltener* zu finden als in der gleichaltrigen Bevölkerung (Bitter, unveröffentlicht).

Amyloidose bei Bindegewebskrankheiten: Abgesehen von ihrer Inzidenz in der P.C.P. (Tabelle 53) kommt die Amyloidose bei allen anderen Bindegewebskrankheiten exquisit selten vor: Es sind bisher erst 3 Fälle von Amyloidose bei D.L.E. beschrieben (Teilum, 1958; Wegelius; Cohen, 1967), 14 Fälle im Morbus Bechterew (Beneke u. Zawadzkei) und je 1 bis 2 Fälle bei Morbus Reiter (Bleehan u. Mitarb.), Dermatomyositis (Gelderman u. Mitarb.) und bei der Sklerodermie (Gardner).

nodosa!) und, im Vergleich zu anderen Krankheitsprozessen eher *symptomarm* (Levine u. Mitarb., 1962).

1. Nierenamyloidose

Sie steht im Vordergrund bei „sekundären" und sporadisch-idiopathischen Fällen, bildet jedoch ein Leitsymptom auch bei den zwei mit „periretikulärem" (Heller u. Mitarb., 1964) Amyloid einhergehenden vorwiegend familiären Syndromen. Dem autosomal-rezessiv vererbten Mittelmehrfieber (Sohar u. Mitarb., 1967) und dem

Tabelle 53. *Inzidenz der Amyloidose bei der (sonst komplikationsfreien) P.C.P., dem D.L.D. und einigen anderen „Grundkrankheiten"*

Krankheit	Zahl der Fälle[1]	Inzidenz in %	Autoren
P.C.P.	10/61	15	Fingerman u. Angus (1943)
	3/30	10	Baggenstoss u. Rosenberg (1943)
	1/7	—	Solomon (1943)
	2/23	8,7	Bayles u. Mitarb., (1943)
	0/48	0	Benett (1943)
	5/35	14,3	Young u. Swedel (1944)
	10/144	8,7	Unger u. Mitarb. (1948)
	16/28	59,3	Teilum u. Lindahl (1954)
	9/45	20	Gedda (1955)
	8/47	17	Missen u. Taylor (1956)
	2/16	13	Sinclair u. Cruikshank (1956)
	30/293	10,2	Short u. Mitarb. (1957)
	11/42	24	Calkins u. Cohen (1960)
	13/108	12	Gardner (1962)
	14/251	5,6	Makarenko (1963)
insgesamt:	140/1293	10,8%	
D.L.E.	0/620	0	Dubois (1966)
Tuberkulose	148/828	17,9	Fossati (1964) u. 2 weitere Veröffentlichungen
Lepra	98/624	15,7	Krishnamurthy u. Job (1966) und 6 weitere Veröffentlichungen
Myelom	66/509	13	Osserman u. Takasuki (1963) und 3 weitere Veröffentlichungen

[1] Zahl der mit Amyloidose befallenen Fälle / Zahl der *autoptisch* untersuchten Fälle. Die *bioptisch* erwiesenen Fälle von P.C.P. (Fearnley u. Lackner; Pollak u. Mitarb.; Bland; Brun u. Mitarb.) vom Amyloidose bei Patienten mit P.C.P. können zur genauen Berechnung der Inzidenz nicht verwertet werden.

offenbar-dominant vererbten Syndrom von Muckle und Wells (1962), welches durch Urtikaria, Schwerhörigkeit und Pes cavus charakterisiert ist (Fußnote 4). Nierenamyloidose — gleich welchen Ursprungs —, imponiert im Anfang als nephrotisches Syndrom. Die Nephrose kann jedoch so ödemarm verlaufen (Heptinstall u. Joekes; Brandt u. Mitarb., Brun u. Mitarb.), daß sie erst nach Jahren im Stadium des beginnenden Nierenversagens in ärztliche Behandlung kommt. Bei zwanzig eigenen

[4] Beide Syndrome beginnen in der frühen Adoleszenz mit fiebrigen Anfällen von Gelenk-, Muskel-, Pleura oder, besonders beim F.M.F. Bauchfellschmerzen, die anatomisch aseptischen Serositiden entsprechen. Im F.M.F. kann es ebenfalls zu akuten, eitrigen jedoch abakteriellen, steroid-resistenten Arthritiden kommen (Sohar u. Mitarb., 1967). In einer Minderzahl der Fälle mit F.M.F. (Phänotyp II) setzt die Nierenamyloidose noch vor jeglichen Fieberanfällen ein (Blum u. Mitarb., 1962).

Tabelle 54

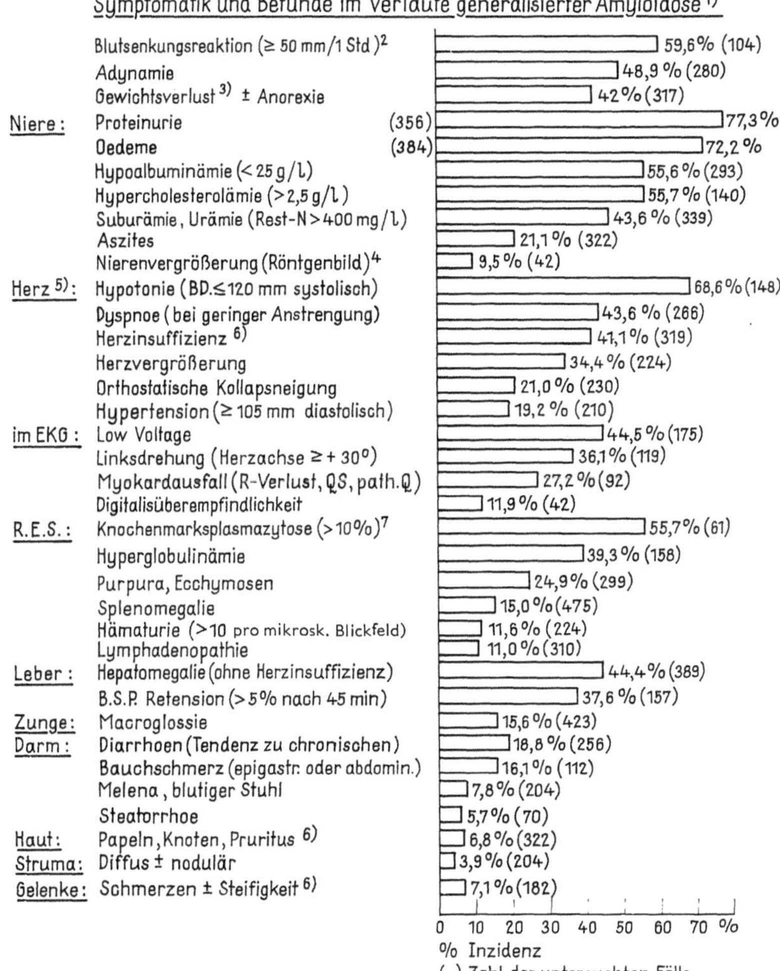

---

[1] Relative Häufigkeit als Prozentsatz der daraufhin untersuchten bioptisch oder autoptisch erwiesenen 339 Fälle von Amyloidose; nach Angaben folgender Autoren (Gesamtzahl der untersuchten Patienten in Klammern): Rukavina u. Mitarb., 1956 (154), Kyle u. Bayrd, 1961 (81), Briggs, 1961 (20), Levine u. Mitarb., 1962 (84), Senn u. Mitarb., 1966 (14), Brandt u. Mitarb., 1968 (42), Eigene Reihe, z. T. unveröff. (27), Farrokh u. Mitarb., 1964 (28), letztere umgerechnet für eine Herzbeteiligung von insgesamt 67% (Brandt u. Mitarb.).

[2] Nach Westergren.

[3] Bis zu Cachexie, zumindest 10% des Körpergewichtes

[4] Nach Kriterien von Brandt u. Mitarb., d.h. wenn Höhe des Nierenschattens größer als 3,5 Mal die Höhe von L_2 Wirbelkörper mit darunter liegendem Zwischenwirbelraum.

[5] Und Kreislauf

[6] Wie für die anderen hier angeführten Symptome nach Ausschluß der üblicheren Ursachen.

„Spätfällen" (Bitter u. Muir) bestanden in 75% noch im urämischen Stadium und bis zum Tode nephrotische Symptome d.h. Ödeme, Proteinurie, erhöhter α_2-Globulinspiegel im Blute und stark erhöhte Blutsenkungsreaktion. Ein vergrößerter Nierenschatten bei bestehendem Nierenversagen ist auffällig (Dixon) jedoch nicht allzu häufig (in 60% der eigenen Reihe). Das Serumcholesterin war ebenfalls bei 60% der Patienten höher als 320 mg%. In 65% der eigenen Reihe, und bis 96% der in der Literatur beschriebenen Fälle (Zuckerbrod u. Mitarb.) fiel trotz Urämie ein nicht erhöhter oder niedriger Blutdruck auf. Häufig endet die Nierenamyloidose mit *Nierenvenenthrombose* (Barclay u. Mitarb., 1960) mit einem atypischen Bild beschleunigten Nierenversagens (in 25% der eigenen Reihe).

2. Herzamyloid

Abgesehen von dem histologisch weit verbreiteten interstitiellen „senilen" Herzamyloid (Schwartz; Schwartz u. Wolfe; Pomerance) und der seltenen familiären offenbar-dominanten vererbten Herzamyloidose (Frederikson u. Mitarb.) ist das Herz in 80% der sporadisch-idiopathischen Fälle (Rukavina u. Mitarb., Brandt u. Mitarb., Symmers) und bis zu 60%(!) der Fälle von „sekundärer" Amyloidose (Brandt u. Mitarb., Senn u. Mitarb.) miteinbezogen. Ähnlich wie bei manchen Fällen von Sklerodermie (Sackner u. Heinz, Sellers u. Bitter) und Sarkoidose (Porter, O'Phinney) handelt es sich um eine *restriktive Myokardiopathie* (Shabetai), ein „stiff heart syndrome" (Kilpatrik u. Horak) in der die stenosierende Komponente — z.B. Halsvenenstauung (Pruitt u. Mitarb.) — im Vergleich zum Herzkatheterisierungsbefund (Hoynigen-Huene) klinisch im Hintergrund steht. Im typischen Fall zeigt ein über vierzigjähriger (Krücke, Rukavina u. Mitarb., van Buchem) Patient eine schlecht erklärbare Herzvergrößerung (Eliot u. Mitarb.) (z.B. ohne Hochdruck, Klappenversagen oder Lungenveränderung) und ein nur im Anfang auf Digitalis ansprechendes, später *pathologisch digitalis-empfindliches* (Cassidi, James, Brandt u. Mitarb.) Herzversagen. Vorhofflimmern und -Flattern (ohne Digitalistherapie) sprechen *gegen* Amyloidose (Rukavina u. Mitarb., Brandt u. Mitarb.). Noch vor jeglicher Biopsie kann die Verdachtsdiagnose öfters allein an Hand des EKG gestellt werden (Farrokh u. Mitarb.): Der gleichzeitige Befund einer *low-voltage* (Farrokh u. Mitarb.; Rukavina u. Mitarb.) — wie z.B. bei Perikarderguß — und andererseits von Zeichen meist multiplen *Myokardausfalls* (wie bei abgeheiltem Myokardinfarkt oder bei Myokardfibrose) (Frederiksen u. Mitarb., Farrokh u. Mitarb.) ist für eine restriktive Myokardiopathie, insbesondere Amyloidose höchst verdächtig. Die low voltage ist bei höchstens 85% der Patienten mit Herzbefall zu erwarten (Farrokh u. Mitarb.). Der Myokardausfall kann sich sowohl in der Kammerwand als auch im Septum manifestieren: In der Wand als R-Verlust (QS und Q-Zacken) oder verzögerte R-Zackenprogression über dem Präkordium; im Septum als *hochgradige Linksdrehung* der Herzachse (über 30 Grad), d.h. einer Unterbrechung des senkrechten Teils des linken Schenkels (Pryor u. Blount), oft gleichzeitig mit Rechtsschenkelblock (Frederiksen u. Mitarb.; van Buchem).

3. Amyloidose des Magen- und Darmtraktes

Bei allen Formen von Amyloidose wird der Magen- und Darmtrakt häufig befallen (Symmers, Fentem u. Mitarb.; Senn u. Mitarb.; Brandt u. Mitarb.) und ist daher vorzüglich zur diagnostischen Biopsie geeignet. Auch im urämischen Stadium kommt eine Diarrhoe (Conn u. Quintiliani; Daoud u. Mitarb.) wesentlich häufiger und schon bei niedrigeren Serumkreatininspiegel vor als beim Nierenversagen anderen Ursprungs (z.B. in über der Hälfte der eigenen Fälle). Sie ist gelegentlich von Darmblutungen (Brandt u. Mitarb.), selten Ileus (Symmers) oder gar Perforation (Brody u. Mitarb.) begleitet. Wiederholt wurde irrtümlich eine Colitis ulcerosa fehldiagnostiziert (Casad u. Brocian). Geringgradiger chronischer Proteinverlust (Jarnum) ist bei Darmamyloidose wahrscheinlich häufig vorhanden; eine Steatorrhoe (Brandt u. Mitarb.) seltener als bei der Sklerodermie.

4. Neuroamyloidose

Bei der anscheinend-dominant vererbten Portugiesischen Nerven-, Darm- und Herzamyloidose von Andrade (1952—1963) (s. Tabelle u. Fußnote 5) wechselt chronische Diarrhoe mit wahrscheinlich ebenfalls neural bedingter periodischer Obstipation ab und führt in 7 bis 10 Jahren durch Marasmus zum Tode. Dieses Syndrom ist in seinen neurologischen Aspekten klinisch (Chambers u. Mitarb.) und anatomisch anderen *familiären*, das Herz (Rukavina u. Mitarb.) oder den Darm mitbefallenden und den seltenen Fällen *sporadischer* Neuroamyloidosen (French u. Mitarb.) nicht unähnlich (Krücke): Das Krankheitsbild kann — abgesehen von dem oft schleichend progressiven Verlauf — an Multiple Sklerose erinnern und mit frühem Befall der thermosensiblen und autonomen Bahnen, Impotenz, Stuhl- und Harninkontinenz und besonders *orthostatischer Kollapsneigung* (Liske u. Mitarb., Kyle u. Mitarb., 1966a; Senn u. Mitarb.) Pupillenstörungen (Rukavina u. Mitarb.) und später schmerzlosen Ulzera der Haut (Andrade, 1952) einhergehen. Eine progressive Parese der unteren Gliedmaßen („Fußkrankheit") ist Hauptsymptom in den Portugiesischen Sippschaften (Andrade, 1963); vorwiegender Befall der Arme mit *Schmerzen des Karpaltunnels* stehen bei den von Rukavina und Mitarb. (Fußnote 5) und Schlesinger u. Mitarb. beschriebenen Sippschaften im Vordergrund.

5. Amyloidose anderer Organe

Schilddrüse (Daoud u. Mitarb.), *Pankreas* (Porto u. Mitarb.), *Nebennieren* (De Navasquez u. Treble) und Leber (Levine u. Mitarb.) sind zwar häufig befallen, doch durch amyloide Einlagerungen meist lediglich vergrößert, in ihrer Funktion aber wenig (Levine u. Mitarb.; Daoud u. Mitarb.) oder gar nicht beeinträchtigt. So führt Leberamyloid kaum je zu Gelbsucht, Ösophagusvarizen oder Aszites. Bei den idiopathischen Formen ist eine z.B. auf Stuartfaktormangel beruhende (Pechet u. Kastrul) *hämorrhagische Diathese* (Redleaf u. Mitarb.) nicht selten. Befall der *Zunge*, der Haut — in sporadischen und familiären Fällen (Sagher u. Shannon; Porto u. Mitarb.) — oder der *Lungen* (Kamberg u. Mitarb.) ist seltener.

III. Diagnose

Bei Nierensymptomen (Proteinurie!) Darm- oder Herzbeteiligung in einer chronisch-purulenten Erkrankung einerseits und bei chronischer mehrere Organsysteme befallenden idiopathischen Bindegewebskrankheit andererseits muß Amyloidose in der Differentialdiagnose erwogen werden. Die endgültige Diagnose beruht ausschließlich auf der Biopsie (Tabelle 55). Mit Ausnahme seltener Kliniken (Cohen, 1967) ist Bennholds (1922) Bestimmung des Kongorotschwundes aus der Blutbahn wegen wiederholter Todesfälle (Williams, 1955) zugunsten der gefahrlosen und aufschlußreicheren *Rektumbiopsie* (Blum u. Sohar; Fentom u. Mitarb.; Senn u. Mitarb.; Kyle u.

---

[5] Es handelt sich um über 200 z. T. ausgewanderte Patienten, deren Ursprung in Póvoa de Varzi an der Atlantischen Küste Portugals fast ausnahmslos nachweisbar war. Es mag sich bei dieser Sippschaft, wie bei der aus einem Dorfe im Kanton Bern (Schweiz) ausgewanderten Familie Rukavina's um jeweils einen einzigen locus betreffende *Mutationen* handeln, die dominant weitervererbt wurden. Chromosomendefekte sind bei familiären Amyloidosen bisher nur selten nachgewiesen worden (Missmal u. Siebner; Andersen u. Mitarb.).

Tabelle 55. *Erfolgsraten der Biopsie verschiedener Organe bei allgemeiner Amyloidose*

Organ	Zahl der Patienten	Erfolge[1]	Autoren
Rektalschleimhaut[2]	62	75%	Blum u. Sohar (1962)
	20	(95%)	Berger u. Mitarb. (1964)
	18	(94,5%)	Kyle u. Mitarb. (1966b)
Dünndarm	6	(83%)	Greene u. Mitarb. (1961)
Niere	24	87,5%	Blum u. Sohar (1962)
Zahnfleisch	19	58%	Trieger u. Mitarb. (1960)
Leber	27	48%	Blum u. Sohar (1962)
	18	?	Stauffer u. Mitarb. (1961)
Knochenmark	66	42%	Kyle u. Mitarb. (1966c)
	9	(8,9%)	Conn u. Sundberg
Milz	2	(100%)	Senn u. Mitarb. (1966)

[1] Als Prozentsatz der autoptisch erwiesenen Fälle

[2] Um ein Minimum an Schmerz und Blutungstendenz zu erzielen, wird die Biopsie an der Hinterwand des Rektums auf der Höhe der Bauhin'schen Valvula vorgenommen. Ohne genügende Submukosa ist die Biopsie wertlos (Kyle u. Mitarb., 1966b).

Mitarb., 1966b) verlassen. Eine *Knochenmarksplasmazvtose* ist zwar wenig spezifisch, aber bei Amyloidose häufig (Conn u. Sundberg; Battaglia; Kyle u. Mitarb., 1966c; Ossermann u. Mitarb.; Senn u. Mitarb.) und vervollständigt die anderen klinischen, ebenfalls meist unspezifischen Befunde. Eine diffuse Glaskörpertrübung (Kaufman) (Abbildung 3) ist zwar bisher nur selten beobachtet worden, aber, wenn vorhanden, in hohem Maße auf Amyloidose verdächtig.

IV. Therapie

Eine Therapie der Amyloidose gibt es nicht.

V. Ätiologie und Pathogenese

Dank seiner charakteristischen Feinstruktur bietet die Amyloidose eine einmalige Gelegenheit, eine menschliche Bindegewebskrankheit unbestreitbar im Tiere zu reproduzieren. Der Werdegang der idiopathischen Amyloidose ist experimentell noch nicht erforscht. Die „sekundäre" Amyloidose hingegen kann mit unzähligen Noxen bei zahlreichen Säugetieren und Vögeln erzeugt werden (Bitter; Cohen, 1965), und zwar wenn folgende Bedingungen erfüllt sind (Fußnote 6):

a) Die Noxe muß ein *qualitativ starkes Antigen* sein (Bitter; Janigan, 1965; Janigan u. Druet; Druet u. Janigan, 1966a)

b) Die *tägliche Antigendosis* entspricht etwa zwanzig- bis fünfzigfach der Dosis, die bei üblicher Hyperimmunisierung ein bis zweimal *wöchentlich* verabreicht wird. Sie übertrifft sogar meist die Antigenbelastung, mit der es Abruzzo und Christian erstmalig gelang, im Tiere einen Rheumafaktor zu erzeugen. Das ungewöhnliche Ausmaß der Antigenbelastung ist auch dadurch bekundet, daß ein weiteres, später verabreichtes Antigen (vermutlich durch „antigen competition") kaum mehr Antikörper hervorzurufen vermag (Ranlov, 1967).

c) Bei jeder Tiergattung besteht eine typische *Mindestdauer* zur Amyloiderzeugung (bei der Maus etwa 10 Tage, beim Menschen etwa vier Monate, (Conheim; Bitter u. Muir; Bitter).

Es handelt sich wahrscheinlich nicht um einen reinen Kumulationseffekt, sondern um eine bereits von Loeschke, Apitz, Teilum (1964a) und Good (Kellum u. Mitarb.) vermutete Dekompensation des chronisch überanspruchten lymphoretikulären Systems: Nach einer offensichtlich *hyperimmunen Präamyloid-Phase* (Teilum, 1864a) mit Hyperglobulinämie (Schneider, 1964), Proliferation von aktiv Ribonukleinsäure synthetisierenden, mit Pyronin färbbaren plasmazytoiden Zellen (Strukov u. Mitarb.) und verstärkter Phagozytose (Shearing u. Mitarb.; Ranlov, 1966b), bekundet die beginnende *Amyloidablagerung* ein zweites Stadium, welches als Erschöpfungszustand des lymphoretikulären Systems imponiert:

a) Lymphozytenverarmung in allen Lymphoiden Organen (Thymus, Milz, Lymphknoten und Darm) (Druet u. Janigan, 1966a; 1966b; Kellum u. Mitarb.),

b) zirkulierende Lymphopenie (Rask-Nielson),

c) verminderte Phagozytose (Ranlov, 1966b),

d) signifikant verzögerte Transplantatabstoßung (Ranlovu.Jensen), und schließlich,

e) färberische Entartung der pyroninophilen Zellen (Teilum, 1964a; Strukov u. Mitarb.).

Der experimentell erzeugte Amyloidbefall kann durch jene Maßnahmen sowohl beschleunigt als auch verstärkt werden, die den immunologischen Apparat hemmen: Durch Corticosteroide (oder ACTH) (Teilum, 1964a), Antimetabloiten (Teilum, 1954), Röntgenbestrahlung (Christensen u. Hjort, 1959; Turunen u. Teir), Thymektomie (Ranlov, 1966a; Druet u. Mitarb., 1966b) oder gar eine beim neugeborenen Tier erzeugte Toleranz gegen eine Komponente des verabreichten Antigens (Letterer u. Kretschmer). Bei vereinzelten Tieren genügt sogar eine experimentell z. T. durch „host-versus-graft" Reaktion produzierte, protrahierte *Lymphzellverarmung* der lymphoiden Organe (durch Implantation allogenetischer Organfragmente (Letterer, 1926; Billigham u. Brent), oder Parabiose (Williams, 1964; Billigham u. Brent) oder auch verschiedene Kombinationen von Thymektomie beim Neugeborenen, Ganzkörperbestrahlung und Appendektomie (Kellum u. Mitarb.; Globerson u. Feldman; Sutherland u. Mitarb.) um auch ohne exogene Antigenzufuhr eine Amyloidose auszulösen. Vermutlich tragen hier bereits vorhandene Antigene (z.B. vom Darm her) zur Entstehung der Amyloidose bei.

Diese experimentellen Ergebnisse und das häufige Vorkommen der Amyloidose bei Patienten mit chronisch-entzündlichen, gewebszerstörenden Prozessen deuten darauf hin, daß die „sekundäre" Amyloidose vielleicht als Zeichen einer *Immunerschöpfung* zu deuten ist Auch das Vorkommen der Amyloidose bei Hypogammaglobulinämie (Gras u. Mitarb.; Teilum, 1964b; Squire; Conn u. Quintiliani) und beim (antikörperschwachem!) Myelom kann in dieser Richtung gedeutet werden.

Die unter den Bindegewebskrankheiten *einmalige* Tendenz der pcP (Fußnote 6; Tabelle) zur Amyloidose könnte auf einer schweren Belastung durch ein (noch unbekanntes) Antigen beruhen, wie sie bei Infektionskrankheiten und bei dem von Abrozzo und Christian entwickelten Versuchsmodell vorliegt. Andererseits könnte die pcP deshalb zur Amyloidose prädisponieren, weil sie selber bevorzugt bei immunschwachen Individuen zutage tritt. Letztere Vermutung wird durch die Tatsache gestützt, daß über 33% der Patienten mit Hypogammaglobulinämie eine pcP entwickeln (Good u. Gabrielsen, Good u. Rotstein, Huntley u. Mitarb.).

Die Literatur dieses Beitrages bitten wir beim Verfasser anzufordern.

---

[6] Eine Anzahl vereinzelter Versuchsanordnungen und -Ergebnisse können mit dem hier skizzierten Schema vorderhand noch nicht vereinbart werden. Dahin gehören Cholesterinverfütterung (Hoffman u. Mitarb.), unvollständiger Skorbut beim Meerschweinchen (Pirani u. Catchpole), Injektionen von Manganchlorid (Butt) oder Cadmium Chlorid (Baum u. Worthen) u.a.m.

Degenerative Gelenkerkrankungen

Die Coxarthrose

M. Lequesne

Die Coxarthrose

Synonyma : „Arthrosis deformans" coxae; Malum coxae senile
Französisch : Arthrose de la hanche, coxarthrose, coxarthrite
Englisch : Osteoarthritis of the hip, Degenerative hip joint disease
Italienisch : Coxartrosi, artrosi deformante dell'anca

In einem Drittel der Fälle kann man der Coxarthrose vorbeugen oder sie heilen, zumindest aber sie bessern oder stabilisieren: es sind die im Gefolge einer Subluxation oder einer angeborenen Dysplasie sich einstellenden und durch eine Pfannendachplastik bzw. eine Varisationsosteotomie korrigierbaren Koxarthrosefälle, also die wenig oder mittelgradig fortgeschrittene sekundären Coxarthrosen. Dies bedingt dreierlei für den untersuchenden Arzt: 1. Diagnose der Coxarthrose; 2. Erkennung und Messung der zugrundeliegenden Mißbildung 3. Beurteilung der Operabilität.

Die Diagnose der Coxarthrose ist gewöhnlich recht einfach: die Krankheitszeichen sind — unabhängig von der Ätiologie — immer die gleichen. Wir werden sie bei der Darstelllung der primären Coxarthrose erörtern.

Die primäre Coxarthrose

Die primäre Coxarthrose setzt im Durchschnitt mit 61 Jahren ein (Lequesne, 1955, 1958) und verteilt sich fast gleichmäßig auf beide Geschlechter. In fast der Hälfte der Fälle handelt es sich um schwergewichtige, oft variköse Personen; in etwa einem Viertel der Fälle sind ein oder zwei weitere Gelenke ebenfalls arthrotisch verändert.

Der Schmerz ist das Hauptsymptom, er führt den Kranken zum Arzt. Seine Topographie und sein Ausstrahlungsbereich sind veränderlich. Hier sei nur der sich auf das Knie beschränkende projizierte Schmerz erwähnt, der irreführen kann. Wir erinnern an den klassischen Aphorismus: „Jeder nicht erklärbare Knieschmerz sollte zu einer Untersuchung des Hüftgelenkes veranlassen."

Der coxarthrotische Schmerz setzt fast immer allmählich ein. Nur in 6 Fällen von hundert tritt er plötzlich, also von einem Tag auf den anderen auf. Der Schmerzrhythmus richtet sich nach der Belastung: Gehen und Müdigkeit steigern die Schmerzen; Ruhe, vor allem in Bauchlage, bringt Erleichterung. Die Nacht ist in der Regel schmerzfrei, außer wenn der Patient sich bewegt. Doch kann bei fortgeschrittenen Coxarthrosen der Schmerz gelegentlich auch in der Nacht andauern, vor allem wenn der vorangegangene Tag mit vermehrter Betätigung verbunden war.

Weitere Symptome sind Hinken und Bewegungseinschränkung. In seltenen Fällen sucht ein an Coxarthrose leidender, aber schmerzfreier Patient den Arzt wegen seines Hinkens oder wegen der bei gewissen Bewegungen verspürten Behinderung auf. Ein klassisches Symptom der Bewegungseinschränkung ist das „Schuhzeichen": der Fuß kann im Sitzen nur noch mit Schwierigkeiten und dann überhaupt nicht mehr auf das Knie des anderen Beines gelegt werden, wie es zum Zubinden des Schuhes erforderlich ist.

Klinische Untersuchung
Der Patient wird im Stehen, im Gehen und im Liegen untersucht.

1. Eine Fehlhaltung ist bei fortgeschrittenen Coxarthrosen nicht immer, aber häufig zu beobachten. Gewöhnlich setzt sie sich aus einer fixierten Außenrotation von $20°-50°$ und einer Flexion von $10°-20°$ zusammen. Gelegentlich gesellt sich eine Adduktion oder seltener eine Abduktion hinzu.

2. Die Art des Hinkens ist zu beurteilen: die geringste Flexionsstellung, betrage sie auch nur $5°$, beeinträchtigt die Rückführung des Beines, was bei raschem Gehen gut zu bemerken ist. Eine stärkere Flexion nötigt den Coxarthrotiker, bei jedem Schritt zu „grüßen": leichte Vorwärtsneigung des Rumpfes, die die beeinträchtigte Extension des Oberschenkels ausgleicht. Die bei vorgeschrittener Coxarthrose häufig vorkommende Beinverkürzung zwingt zum „Tauchen". Doch vor allem ist es der sich schon vor den genannten Zeichen einstellende Schmerz, der den Patienten zur Verkürzung der Belastungsdauer am schmerzhaften Hüftgelenk veranlaßt.

3. Die Einschränkung der Beweglichkeit. Man untersucht bei dem auf einer harten Unterlage ruhenden Patienten nacheinander die Amplitude der Gelenkbewegungen in der aus Tabelle 56 zu ersehenden Reihenfolge und vergleicht die Seiten. Die

Tabelle 56. *Untersuchung der Beweglichkeit des Hüftgelenkes — Untersuchungsprotokoll*

Rückenlage		Rechts	Links
Flexion			
Kreuzende Flexion			
Außenrotation	bei Flexion von 90°		
Innenrotation			
Abduktion	bei Flexion von 45°		
Adduktion			
Abduktion (in Extension)			
Adduktion (in Extension)			
Bauchlage			
Extension			
Außenrotation			
Innenrotation			

drei bei der Coxarthrose zuerst eingeschränkten Bewegungen sind die kreuzende Flexion (man versucht, das Knie der Mamma der Gegenseite anzunähern), die Innenrotation und die Hyperextension. Die einfache Flexion ist lange Zeit hindurch nur wenig eingeschränkt.

Die Bewegungseinschränkung ist das hauptsächliche klinische Symptom. Nur in seltenen Fällen ist sie nicht schon bei der ersten Konsultation zu bemerken.

Röntgenologische Befunde
Technik und röntgenologische Zeichen. Drei verschiedene Röntgenaufnahmen sind von vornherein anzufordern: eine a.p.-Aufnahme des Beckens sowie eine linke und eine

rechte Seitenaufnahme des Beckens im „faux-profil". Die a.p.-Aufnahme wird am besten am stehenden Patienten vorgenommen, wobei die Beine — wenn dies noch möglich ist — um etwa 20° innenrotiert sein sollten. Wird dies nicht beachtet oder liegt gar eine Außenrotation vor, so bleibt die Anteversion bestehen, und das Bild zeigt fälschlich eine Coxa valga.

Die „faux-profil"-Aufnahme (Lequesne, Lemoine und Massare, 1964) wird immer im Stehen aufgenommen. Der Patient stellt sich seitlich mit dem Hüftgelenk gegen die Stativwand, die *Fußachse parallel zu ihrem unteren Rand*. Nun dreht man das Becken um 25° nach, wobei der Fuß in der gleichen Stellung bleibt. Ein genügend großes Winkelmaß mit dem Komplementärwinkel von 65° wird zur Kontrolle zwischen Stativ und Rückenebene des Patienten gehalten (Abb. 102); man zentriert den Strahl

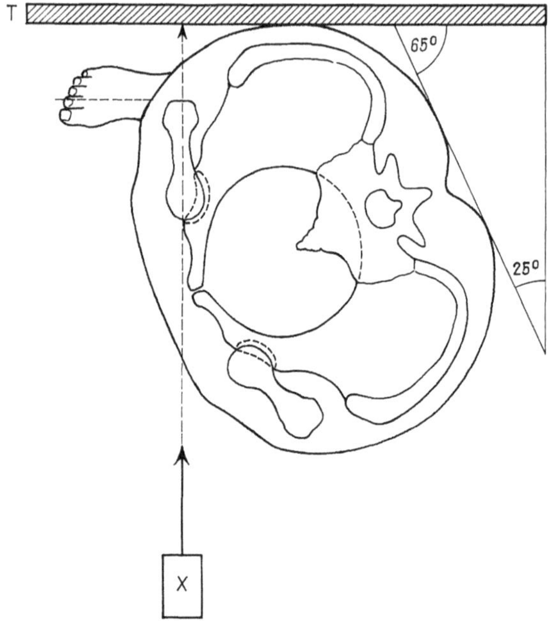

Abb. 102. „Faux-profil"-Aufnahme des Beckens, Technik. Position des Patienten, dargestellt an einem durch das Becken gelegten Horizontalschnitt. Die Fußachse bleibt parallel zum Stativ T. Das Becken wird um 25° aus der Seitenposition nach hinten gedreht und bildet dann mit dem Röntgenstativ einen Winkel von 65°

auf die auf die Haut projiziert gedachte Arteria femoralis der der Röhre zugewandten Seite. Auf diese Weise erhält man ein gutes Bild des oberen Pfannenteiles und des Gelenkspaltes sowie das wahre Profil des oberen Femurendes.

1. Die a.p.-Übersichtsaufnahme des Beckens

Die Coxarthrose ist an vier röntgenologischen Zeichen erkennbar: Verschmälerung des Gelenkspaltes, Osteophytose, Knochenverdichtung und Zysten.

Die Spaltverschmälerung zeigt sich am oberen äußeren Teil des Gelenkspaltes, erstreckt sich über den ganzen oberen Teil des Spaltes oder ist an der Innenseite lokalisiert. Zunächst kann sie nur im Vergleich zur Gegenseite beurteilt werden, sofern diese gesund ist. Die Spaltverschmälerung gehört nicht zu den frühzeitigen Symptomen der Erkrankung. In einer Untersuchung über die beginnende Coxarthrose haben wir festgestellt, daß sie in 5 Fällen bereits nachzuweisender Osteophytose je zweimal fehlte oder zweifelhaft war (de Sèze u. Lequesne, 1956).

Die Osteophytose kann und soll bereits für sich allein die Diagnose der Coxarthrose ermöglichen. So sehr auch die Osteophytose des alten Menschen an der Wirbelsäule ein gewöhnliches Vorkommnis ohne pathologische Bedeutung ist, so selten ist sie am Hüftgelenk, wie wir auf zahlreichen Röntgenaufnahmen nachgewiesen haben. Besonders ausgebildet ist sie bei jungen Menschen mit lebhafter Osteogenese, bei denen sich die Coxarthrose oft nur langsam entwickelt (Abb. 103). Hingegen zeigt sie sich häufig nur in geringem Ausmaß oder fast gar nicht in sehr hohem Alter. In diesen Fällen herrscht die Spaltverschmälerung vor, die ein ähnliches Bild wie bei der Coxitis bietet.

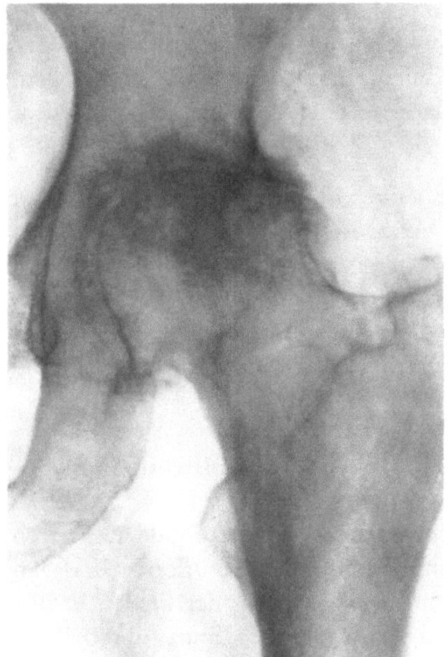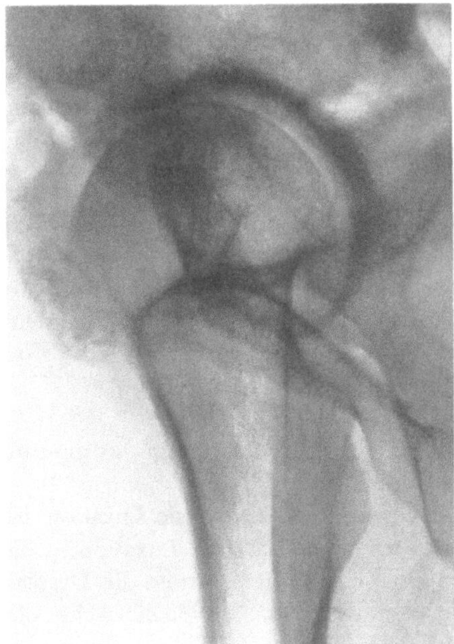

Abb. 103. Primäre Coxarthrose. Obere und obere äußere Verschmälerung. Knochenverdichtung und Zysten in der Überdruckzone des Kopfes. Perikapitale Osteophytose. Vordach und doppelter Pfannenboden. Einsetzende Abflachung des Kopfes oben außen (Spätsymptom)

Abb. 104. Faux-profil-Aufnahme einer Dysplasie mit beginnender sekundärer Coxarthrose. Die Aufnahme läßt zwei Veränderungen erkennen, die auf der Seitenaufnahme nicht sichtbar waren: — die fast vollständige vordere obere Verschmälerung und die übermäßige Anteversion des Halses: der Hals ist nach vorne geneigt, und der Kopf steht zu weit nach vorn vor

Die Knochenverdichtung. Sie bildet sich gewöhnlich in einem Bereich aus, in dem erhöhter Druck herrscht, also im Pfannendach oder im Femurkopf oder auch beiderseits des Gelenkspaltes, an den zwei Knochen gleichzeitig. Die Verschmälerung zeigt die Abnützung des Knorpels an, und der Verlust dieses natürlichen elastischen Polsters zieht natürlich beiderseits des veränderten Knorpels einen verstärkten Druck auf den Knochen nach sich. Gewöhnlich tritt die Knochenverdichtung etwas später als die beiden vorher genannten Zeichen auf (Abb. 103).

Die Zysten sind strahlendurchlässige Höhlungen innerhalb des Knochens, gewöhnlich innerhalb der Belastungszone, und stellen ebenfalls ein Anzeichen erhöhten Druckes dar. Manchmal jedoch liegen sie auch außerhalb der Druckzone, und es hat den Anschein, als seien sie in diesen Fällen auf trophische Störungen zurückzuführen, die mit der Vaskularisation des arthrotischen Knochens zusammenhängen. Man trifft sie nur bei einem Drittel der fortgeschrittenen Coxarthrosen an (Abb. 103).

Die äußere Form der Gelenke bleibt lange Zeit gut erhalten, doch kann es nach 10 oder 15 Jahren der Erkrankung — bei alten Menschen manchmal auch viel früher — zu einer Abflachung desjenigen Kopfsegmentes und zugehörigen Pfannenteils kommen, an dem der Druck am stärksten ist (Abb. 103).

2. Röntgenaufnahmen im „Faux-profil"
Diese Aufnahmen lassen frühzeitig Verschmälerungen erkennen, die den vorderen oberen Teil des Gelenkspaltes betreffen und von vorne nicht sichtbar sind (Abb. 104). Auch zeigen gewisse Coxarthrosen, die in der a.p.-Aufnahme nur eine wenig sichtbare innere Verschmälerung aufweisen, eine deutliche hintere Verengung im „faux-profil". Vor allem aber ist das „faux-profil" nützlich, um Deformitäten festzustellen, wie bei der Besprechung der sekundären Coxarthrose noch auszuführen sein wird.

Laboruntersuchungen
Die Senkungsgeschwindigkeit der Erythrozyten ist gewöhnlich normal, lediglich bei älteren Menschen ist sie, unabhängig von der Arthrose, recht häufig etwas erhöht. Pathologische Veränderungen der Körperflüssigkeiten werden im übrigen von der Arthrose nicht hervorgerufen. Falls Synovialflüssigkeit verfügbar ist, wird man den zytologischen Befund anfordern, der dem eines Transsudates entspricht: weniger als 2000 Zellen, davon weniger als 50% Granulozyten (vorwiegend Lymphozyten und Monozyten).

Die Coxarthrose als Folge kongenitaler Dysplasie und Subluxation des Hüftgelenkes

Die sogenannte kongenitale Luxation des Hüftgelenkes weist drei Grade auf, deren stärkster die vollständige Luxation ist. Die Subluxation stellt den mittleren Grad dar, und die schwächste Form ist die Dysplasie. Zur Unterscheidung der beiden letzten Formen dient konventionellerweise die Ménard-Shentonsche Linie, die bei der Dysplasie erhalten oder doch kaum verändert, hingegen bei der Subluxation unterbrochen ist.

Nur die Subluxation und Dysplasie, nicht jedoch die vollständige angeborene Luxation führen zu einer Arthrose. Zur Subluxation und Dysplasie gehören, in unterschiedlichem Ausmaß, drei größere Fehlbildungen: die Pfanneninsuffizienz, die Coxa valga (Abb. 105) und die übermäßige Anteversion des Femurhalses (Abb. 104). Bevor wir zeigen, wie man diese Fehlbildungen messen kann, sei auf ein Zeichen hingewiesen, das auf den ersten Blick das Vorliegen einer Dysplasie gleich welcher Art festzustellen erlaubt: es ist der *Verlauf der Halsachse* (de Sèze, 1962). Wenn T den Punkt bezeichnet, an dem das Pfannendach in die Pfannengrube übergeht, so sieht man leicht, daß bei der normalen Hüfte die verlängerte Halsachse die Pfanne unterhalb von T trifft, während sie bei der dysplastischen Hüfte die Pfanne oberhalb von T schneidet (Abb. 106). Man muß aber darüber hinaus die verschiedenen die Pfanneninsuffizienz und die Coxa valga bestimmenden Winkel messen:

a) Die Pfanneninsuffizienz: Die Pfanne ist ungenügend ausgebildet (zu kurzes Dach), das Pfannendach steht übermäßig nach oben und außen schräg. Mit Hilfe zweier Winkel ist diese Mißbildung zu messen (Abb. 106).

Winkel VCE (Winkel CE nach Wiberg, 1939) legt die äußere Bedeckung des Kopfes durch das Pfannendach fest; normalerweise ist er größer als 25°, Grenzwerte liegen zwischen 20 und 25°. Winkel unter 20° sind pathologisch (V = Vertikalachse).

Winkel HTE (de Sèze et Flavigny, 1948) mißt die Schrägstellung des Pfannendaches im Vergleich zur Horizontalen H. Normale Winkel sind kleiner als 10°, Grenzwerte liegen zwischen 10 und 12°, pathologische Werte über 12°.

b) Als Coxa valga bezeichnet man die übermäßige Aufrichtung des Femurhalses auf der Diaphyse. Der Winkel CC′D mißt den Winkel zwischen Hals und Femurschaft. Dabei bedeutet C die Mitte des Femurkopfes und D die Diaphysenachse. Als obere Grenze pflegte man einen Winkel von 135° anzusehen, doch haben kürzlich an älteren Menschen vorgenommene Untersuchungen uns dazu veranlaßt, ihn auf 140° anzusetzen (de Sèze, Lequesne und Barbannaud, 1962). Diese Messung ist nur möglich, wenn bei der Röntgenaufnahme die Beine in Innenrotationsstellung waren, was mit Hilfe der folgenden Kriterien zu verifizieren ist:

der große Trochanter steht deutlich ab, überlagert sich also nicht dem Hals (Abb. 105),
der kleine Trochanter verschwindet fast hinter der Corticalis des Femur.

Alle diese Winkel lassen sich rasch mit Hilfe eines auf unsere Veranlassung hergestellten, auf durchsichtigem Papier aufgetragenen Winkelmessers bestimmen (Lequesne, 1963).

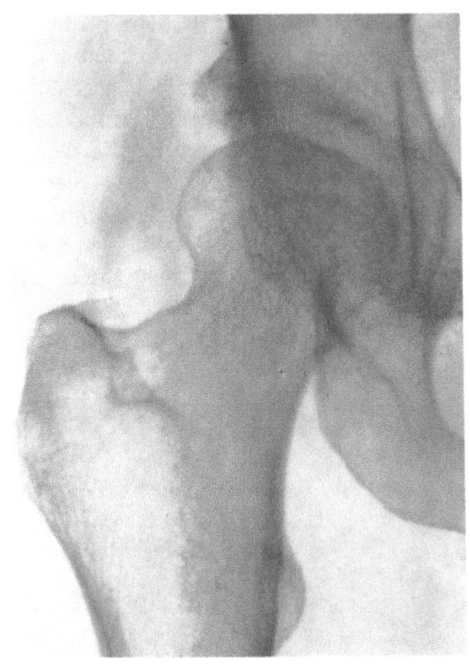

Abb. 105. Typische Dysplasie mit beginnender Coxarthrose. Vorwiegend Coxa valga (CC′D = 150°), aber auch Pfanneninsuffizienz (Winkel VCE = 10°). Osteophytose in Gestalt eines Vordaches: einziges Arthrosezeichen. Typische Indikation zu einer Varisationsosteotomie

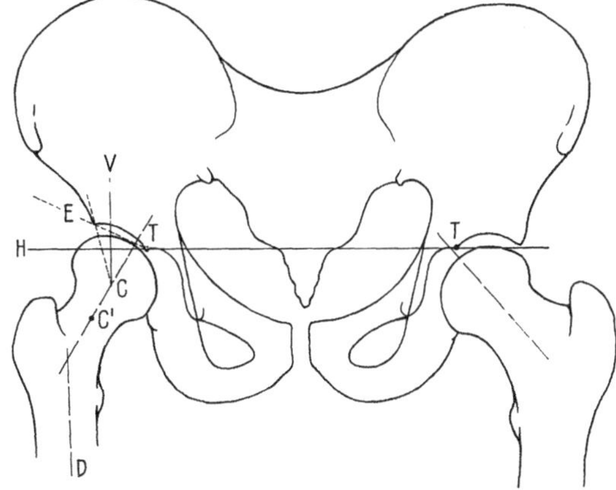

Abb. 106. Das dysplastische Hüftgelenk. Das Halsachsenzeichen zur raschen Erkennung einer Dysplasie (de Sèze): siehe Text. Auf der dysplastischen Seite (rechtes Hüftgelenk) sind die drei für die Statik des Hüftgelenkes wesentlichen Winkel eingezeichnet: VCE, HTE und CC′D (siehe Text). Die linke Hüfte ist normal

Die Röntgenaufnahme im „faux profil" ist besonders wertvoll zur Präzisierung der Diagnose einer dysplastisch bedingten Coxarthrose. Man sieht auf ihr:

a) eine ausschließlich vorn oben lokalisierte Spaltverschmälerung, die auf der a.p.-Aufnahme verborgen bleibt (Abb. 104). Gerade die an dieser Stelle lokalisierte Verschmälerung ist häufig das erste Zeichen der sekundären Coxarthrose. So kann es beispielsweise wichtig sein, sie festzustellen und ihr Ausmaß zu bestimmen, wenn es sich darum handelt, ob eine Pfannendachplastik vorgenommen werden soll.

b) Mit Hilfe des „faux-profil" kann man eine vordere Dachhypoplasie feststellen und messen, die oft ausgeprägter ist als die äußere Hypoplasie. Zur Bestim-

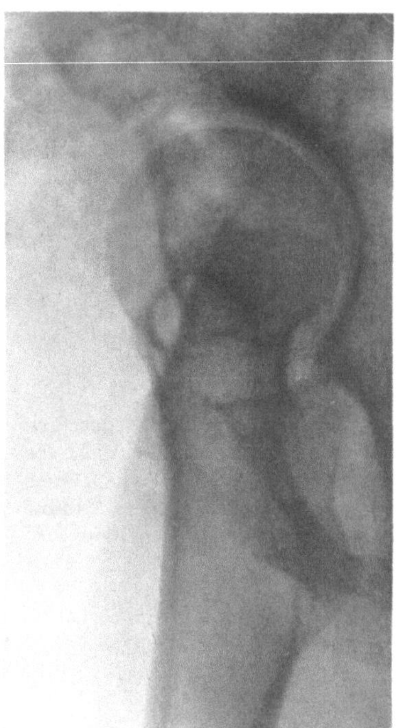

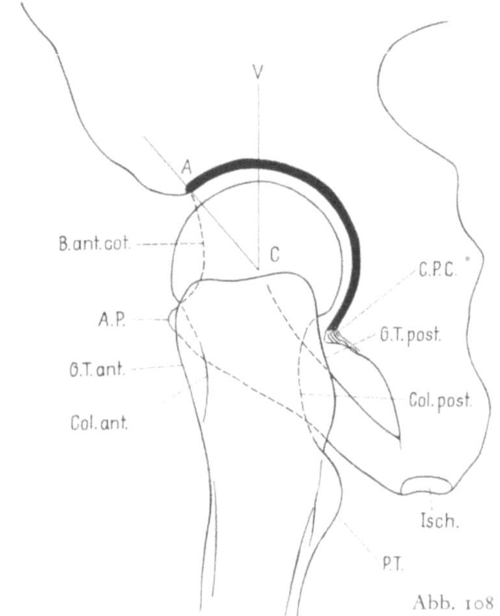

◀ Abb. 107. „Faux profil"-Aufnahme: Vordere Dachaplasie (kongenitale Dysplasie)

Abb. 108: „Faux-profil"-Aufnahme des rechten Hüftgelenkes. — B. ant. cot.: vorderer (durchscheinender) Pfannenrand. A.P.: Tuberculum pubicum. G.T. ant., G.T. post.: Vorderer und hinterer Rand des großen Trochanters. col. post.: Hinterer Rand des Femurhalses. P.T.: Kleiner Trochanter. Isch.: Os ischii. V.: Vertikalachse. C.: Mittelpunkt des Femurkopfes. A.: Vordere Dachbegrenzung. Winkel VCA: Vordere Kopfüberdachung

mung haben wir den Winkel VCA vorgeschlagen, wobei A den vordersten Punkt der schattengebenden Linie darstellt, die dem Dach entspricht. Aus der vorderen Dachaplasie resultiert ein erheblicher Überdruck, der sich auf die am oberen Kopfpol noch bedeckte sehr kleine Oberfläche konzentriert (Abb. 107). Sie stellt deshalb eine schwerwiegende Anomalie dar.

Tabelle:

Primäre Coxarthrose
Subluxierende Mißbildungen:
Dysplasie, Subluxation oder tief abgestützte Luxation
Protrusions-Mißbildungen
(Tiefe Pfanne, Protrusio acetabuli)
Sonstige Ursachen

c) Die „faux-profil"-Aufnahme erlaubt schließlich eine übermäßige Anteversion zu konstatieren (Abb. 104). Normalerweise verläuft die seitlich im Stehen aufgenommene Halsachse nahezu vertikal, also parallel zum senkrechten Rand des Filmes. Bei verstärkter Anteversion ist diese Achse leicht nach vorne geneigt, der Schatten des Femurkopfes liegt deutlich vor dem der Diaphyse. Zwar kann mit der Faux-profil-Aufnahme die Anteversion nicht gemessen werden, doch lassen sich auf diese Weise diejenigen Fälle aussondern, bei denen die schwierig durchzuführende Messung vorgenommen werden muß (Methode nach Dunlap, 1953, und nach Magilligan, 1956), auf die wir hier nicht im einzelnen eingehen können. Abb. 108 führt diejenigen Punkte auf, die für die Interpretation der „faux-profil"-Aufnahme wesentlich sind.

Die Coxarthrose nach Dysplasie oder kongenitaler Subluxation setzt in der Regel zehn Jahre früher ein als die primäre Coxarthrose. Zahlreiche jüngere Menschen werden im Alter von 40, 30 oder gar 25 Jahren von ihr befallen, und zwar umso früher, je ausgeprägter die Anomalie ist. Es kommt vor, daß sie sich durch die Schmerzen verrät, bevor noch röntgenologisch irgendwelche Zeichen einer sekundären Arthrose festzustellen sind (Abb. 105). Dieser Umstand ermöglicht dann einen frühzeitigen chirurgischen Eingriff. Meistens jedoch besteht bereits eine sekundäre Arthrose, wenn das Auftreten der Schmerzen auf die Dysplasie hinweist.

Als Ursache kommt die Dysplasie öfter in Betracht als die Subluxation: Mehr als 30 Prozent aller Coxarthrosen sind auf eine einfache Dysplasie zurückzuführen. Jeder Arzt und ohnehin jeder Röntgenologe und Rheumatologe sollte sie ohne weiteres diagnostizieren können. Daher ist das genaue Ausmessen der Veränderungen am Hüftgelenk (Coxometrie) von Bedeutung.

Gewöhnlich ist die Spaltverschmälerung bei dieser dysplastisch bedingten sekundären Coxarthrose oben außen am Gelenkspalt lokalisiert. Sie schreitet in der Regel rascher fort als bei der primären Coxarthrose. Wegen der ungünstigen Verteilung des statischen Druckes ist der arthrotische Knorpel einer mechanischen Überbelastung ausgesetzt, die unausweichlich und fast immer sehr rasch zu seiner Zerstörung und sodann zur Veränderung der anliegenden Knochenflächen führt, doch muß es nicht zu diesen Auswirkungen kommen. Als allgemeine Regel kann gelten, daß die nicht operierte, durch eine Dysplasie bedingte sekundäre Coxarthrose eine schwere Funktionsbehinderung nach sich zieht.

Sekundäre Coxarthrosen anderer Ursache

1. Durch Protrusion bedingte Coxarthrose
Tiefe Pfanne und Protrusio acetabuli. Hier liegt die der Dysplasie entgegengesetzte Mißbildung vor: zu tiefe Pfanne und nicht selten leichte Coxa vara (Winkel CC'D kleiner als 120°). Ruelle und Dubois haben über diese Anomalie eine gute Arbeit publiziert. Das Hauptkriterium ist das Überstehen des Pfannengrundes nach innen über die Darmbein-Sitzbein-Linie hinaus. Der Überstand AF-I beträgt mehr als 5 mm bei den ausgeprägten, als „Protrusio acetabuli" bezeichneten Formen (Abb. 109), 3 bis 5 mm bei mittelgradiger Ausbildung, auch als „tiefe Pfanne" oder Coxa profnoda bezeichnet, sowie weniger als 3 mm bei den leichten Formen. Die Protrusion führt zu einer Coxarthrose mit medialer Spaltverschmälerung. Die „faux-profil"-Aufnahme läßt erkennen, daß die Spaltverschmälerung vorzugsweise hinten liegt und daß häufig zu ihr ein gewisser Grad von Retroversion des Femurhalses hinzutritt, die dann einen Bestandteil der Anomalie bildet.

Im ganzen ist die durch eine Protrusionsanomalie bedingte Coxarthrose eine der gutartigsten Arthroseformen. Medikamente sind lange Zeit wirksam, und nur selten führt sie zu einer schweren, einen palliativen chirurgischen Eingriff erfordernden Funktionsbehinderung.

2. Durch Coxa retrorsa bedingte Coxarthrose

Die Coxa retrorsa ist die Mißbildungsfolge des jugendlichen Femurepiphysengleitens, das zwischen 10 und 17 Jahren auftritt, aber in seinen leichten Formen häufig unbemerkt bleibt. Man sollte daher bei jeder Coxarthrose systematisch einerseits den Patienten nach mehrmonatigen Schmerzen oder zeitweiligem Hinken während der Kindheit oder im Jugendalter befragen und andererseits sorgfältig die Röntgenaufnahmen auf die der Erkrankung zuzuordnenden Deformationen prüfen:

a.p.-Aufnahme: Verminderung des Kopfvorsprunges am oberen äußeren Pol im Verhältnis zum Hals und, im Gegensatz dazu, ein übermäßiges Vorspringen des inneren unteren Kopfteiles (welches zur unrichtigen Bezeichnung „Coxa vara adolescentium" führte: es handelt sich eigentlich um ein „Caput varum"); kurzer Hals;

Seitenaufnahmen in Abduktionsstellung oder „faux-profil"-Aufnahmen: Vorspringen des Kopfes nach hinten, das gewöhnlich stärker auffällt und ausgeprägter ist als die Verlagerung nach innen — daher die von uns angewendete Bezeichnung „Coxa retrorsa".

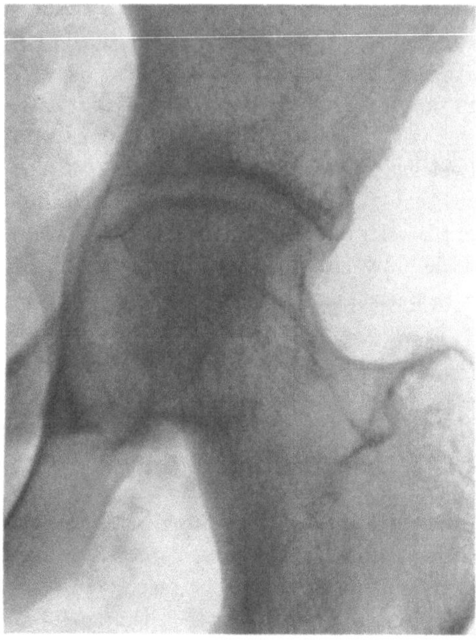

Abb. 109. Beginnende Coxarthrose nach Protrusio acetabuli. Der Pfannengrund überragt beträchtlich die Darmbein-Sitzbein-Linie. Die innere Verschmälerung verstärkt noch das Einsinken des Kopfes in die zu hohle Pfanne

Diese erworbene Mißbildung hat eine oft ziemlich frühzeitig, im Alter von 30—50 Jahren einsetzende Coxarthrose mit oberer äußerer oder globaler Spaltverengung zur Folge. Die weitere Entwicklung ist eine verhältnismäßig ungünstige. Leider kommt bei dieser Form der Coxarthrose kein korrigierender chirurgischer Eingriff in Betracht, selbst nicht zu Beginn der Erkrankung.

3. Durch Coxa plana bedingte Coxarthrose

Die Coxa plana (die man besser „Caput planum" nennen würde) ist die Spätfolge der Perthesschen Erkrankung bzw. der Epiphysenkernnekrose des Femurkopfes. Die Krankheit tritt in der Kindheit zwischen 3 und 9 Jahren auf und bleibt in der Regel nicht unbemerkt. Zur Mißbildung gehört ein ovalisierter Femurkopf (Abflachung am oberen Pol) auf einem kurzen Hals. Als Folge davon ist häufig die Pfanne deformiert, sie erscheint als insuffizient und ausgeweitet mit schrägem Dach, so daß eine Verwechslung mit der Dysplasie möglich ist, und dies um so mehr, als die sich an-

schließende Coxarthrose oft ebenfalls mit einer oben außen gelegenen Verschmälerung verbunden ist, ziemlich früh einsetzt und einen verhältnismäßig schweren Verlauf hat.

4. Coxarthrose als Folge einer im Kindesalter abgelaufenen Coxitis

Eine akute Coxitis infektiöser oder unbekannter Ursache im Kindesalter kann verschiedenartige Anomalien im Gefolge haben: Coxa magna bzw. „Caput magnum"
(großer, im Verhältnis zur Pfanne zu umfangreicher Femurkopf), kurzer Hals oder
sonstige komplexe Gelenkdeformation. Die Gelenkbeweglichkeit ist oft stärker als
bei den anderen Coxarthroseformen beeinträchtigt, vor allem die Flexion.

5. Coxarthrose traumatischen Ursprungs

Diese Coxarthroseform ist eine Spätfolge von Frakturen des Halses oder der Pfanne
und traumatisch bedingter Luxationen des Hüftgelenkes, manchmal aber auch eine
Folgeerscheinung eines zur Fraktur oder Luxation hinzukommenden heftigen Traumas. Die Existenz dieser Coxarthroseform gilt seit langem als gesichert; doch kann
sie sich auf verschiedene Art ausbilden — so etwa auf dem Wege über eine ischämische Femurkopfnekrose nach Fraktur oder Luxation des Kopfes oder über eine fehlerhaft in Valgusstellung geheilte Halsfraktur (erworbene Coxa valga). In manchen
Fällen wird die Coxarthrose durch eine bloße Knorpelkontusion ausgelöst. Im allgemeinen stellt sie sich zwischen 5 und 15 Jahren nach dem Trauma ein. Oft handelt
es sich in diesen Fällen um jungen Menschen, denen man eine Arthrodese vorschlagen kann, da die Gefahr einer kontralateralen Coxarthrose nicht besteht.

6. Coxarthrose statischer Genese

Man ist allgemein der Auffassung, daß eine wesentliche Verkürzung des Beines eine
Arthrose der kontralateralen Hüfte nach sich ziehen kann, die zweifellos auf die durch
die Beinverkürzung bedingte Veränderung der statischen Verhältnisse zurückzuführen ist. Ähnlichen Ursachen sind auch die gelegentlich zu beobachtenden Coxarthrosen bei Beinamputierten zuzuschreiben, die zu einer Überlastung des anderen
Hüftgelenkes führen.

7. Coxarthrose nach angeborenen chondrodystrophischen Erkrankungen

Gewisse angeborene Erkrankungen wie der Morbus Morquio, die spondylo-epiphysäre
Chondrodysplasie oder häufiger noch die polyepiphysäre Dysplasie, die zu den
genetisch bedingten Chondrodystrophien gehören, führen zu einer frühzeitig einsetzenden Coxarthrose.

Die beiden neben der Coxarthrose wichtigsten Hüftgelenkserkrankungen, die
primäre Nekrose des Femurkopfes und die infektiösen oder rheumatischen Coxitiden
ziehen nach einigen Jahren fast immer eine Osteophytose nach sich, doch kann man
nach unserer Meinung hier nicht von einer Coxarthrose sprechen, da es sich nur um
die in anatomischer Hinsicht normale Weiterentwicklung einer Nekrose oder einer
zurückliegenden Coxitis handelt.

Allgemeine Entwicklung und klinische Formen

Im ganzen schreiten die Coxarthrosen mit oberer äußerer oder oberer globaler Spaltverengung unabhängig von ihrer Ätiologie etwas rascher voran und nehmen einen etwas
schwereren Verlauf als diejenigen mit innerer Verschmälerung (Coste u. Laurent,
1958). Die Coxarthrose macht den Patienten niemals bettlägrig, sondern zwingt ihn
zum Gebrauch zunächst eines und dann zweier Stöcke, bis er schließlich kaum noch

einige hundert Meter weit gehen kann. Bei den bilateralen Formen (mehr als die Hälfte der Fälle) ist der Verlauf naturgemäß schwerer.

Das Alter kann neben den sonstigen Faktoren einen günstigen oder ungünstigen Einfluß ausüben. Bei jungen Menschen entwickelt sich die Arthrose langsam; das Gegenteil ist der Fall bei alten Patienten, und jenseits des sechzigsten Lebensjahres trifft man eine besondere Form an, die von uns die Bezeichnung „rasch fortschreitende destruierende Coxarthrose" (coxarthrose destructive rapide) erhielt (de Sèze, Lequesne, Welfling, Jurmand u. d'Anglejan, 1962) und die Coste et al. (1963) „usurierende Coxarthrose" nennt.

Es handelt sich um eine im allgemeinen spät einsetzende Hüftgelenksarthrose, deren Stadien sich verwischen. Die globale obere Spaltverschmälerung geht innerhalb einiger Monate in ein völliges Verschwinden des Spaltes über. Die rasche Zerstörung und das Einsinken des Pfannendaches sowie die Destruktion des eine ovale Form annehmenden und sich abflachenden Femurkopfes haben dessen beschleunigtes Hochsteigen, damit aber auch eine Verkürzung des Beines zur Folge. Die Osteophytose ist nur geringfügig vorhanden und fehlt manchmal ganz: ihr bleibt bei diesen sonst gewöhnlich osteoporotischen Patienten keine Zeit zur Ausbildung. In ein bis zwei Jahren kommt es zu einer in der Regel erheblichen Funktionsbehinderung. Das Röntgenbild ähnelt dem einer Coxitis, weil die Destruktionsvorgänge gegenüber den Aufbauvorgängen den Vorrang haben. Das Hauptzeichen jedoch, das die Coxarthrose zu diagnostizieren gestattet, ist die meist gut erhaltene Flexion, die 90° noch übersteigt. Im Gegensatz zu dem, was man erwarten würde, sind diese Formen einer chirurgischen Behandlung nicht unzugänglich: Postel hat kürzlich (1966) gezeigt, daß die Osteotomie nach MacMurray sehr oft nicht nur zu einem guten funktionellen Ergebnis bei diesen rasch fortschreitenden destruierenden Coxarthrosen führte, sondern darüber hinaus auch häufig eine teilweise röntgenologisch erfaßbare Wiederherstellung der Konturen zeitigte.

Differentialdiagnose

Die neben der Coxarthrose häufigsten Coxopathien sind die entweder infektiöse oder rheumatische primäre Femurkopfnekrose, die Coxitis und der Morbus Paget des Hüftgelenkes.

1. Die primäre Femurkopfnekrose ist leicht zu erkennen. Zwei positive Zeichen: Unregelmäßige Knochenverdichtung des Kopfes und Einsinken eines Teiles der Kopfkontur. Zwei maßgebliche negative Zeichen: Gelenkspalt und Pfannendach sind intakt (de Sèze, Lequesne und Welfling, 1960).

2. Die infektiöse Coxitis ist von der Coxarthrose leicht abzugrenzen, und zwar durch die rein destruktiven Zeichen im Röntgenbild, durch ihren akuten oder subakuten und manchmal fieberhaften Verlauf, durch das Ergebnis der Gelenkpunktion, durch die Laborwerte sowie den ätiologischen Kontext. Gleiches gilt nicht immer für die Coxitis rheumatischer Genese, vor allem wenn sie in der von uns beschriebenen Form der monoartikulären Coxitis auftritt (Lequesne, F. Forestier u. de Sèze, 1959—1960). Eine große Anzahl von Kriterien muß erwogen werden, wenn die Diagnose einer rheumatischen Monocoxitis gestellt werden soll. Sie sind in einer Arbeit aufgeführt, die wir über diese Affektion publiziert haben (Lequesne u. Forestier, 1961).

3. Der Morbus Paget des Hüftgelenkes ist meist leicht zu erkennen. Er wird gelegentlich als eine sekundäre, als Folge der Pagetschen Erkrankung auftretende Coxarthrose beschrieben, doch halten wir es für richtiger, ihn neben der Coxarthrose als eine selbständige Erkrankung einzuordnen.

Klassifikation der Coxarthrosen

Bei der Untersuchung eines an Coxarthrose leidenden Patienten sollte man die Erkrankung nach den folgenden sechs Kriterien aufgliedern:

1. Ätiologie: Primäre Coxarthrose, sekundäre Coxarthrose als Folge einer bestimmten Mißbildung.

2. Topographie und Grad der Gelenkspaltverschmälerung: oben außen, oben innen; geringfügig, mittelgradig oder vollständig.

3. Röntgendiagnostik: beginnende Coxarthrose — mittelgradig ausgeprägte Coxarthrose — erheblich fortgeschrittene Coxarthrose.

4. Funktionstüchtigkeit: die geringfügige, mittelgradige oder ausgeprägte Funktionsbehinderung wird im wesentlichen nach der maximal zu bewältigenden Gehstrecke, dem Erfordernis eines oder zweier Stöcke und der Einschränkung der beruflichen und sonstigen Tätigkeit beurteilt.

5. Ein- oder doppelseitige Coxarthrose; hier ist zu präzisieren, ob der Befall symmetrisch oder auf einer Seite stärker ausgeprägt ist.

6. Sonstige Faktoren: Alter, Schwergewichtigkeit, Varizen oder weitere arthrotische Erscheinungen.

Diesen Kriterien kommt ein erheblicher prognostischer Wert zu; vor allem gestatten sie, die Coxarthrose in wenigen Zeilen zu charakterisieren, die unmittelbar über den einzuschlagenden therapeutischen Weg Auskunft geben. Beispielsweise: „Sekundäre Coxarthrose nach Dysplasie mit vollständiger oberer äußerer Gelenkspaltverengung, mittelgradig ausgebildet, Funktion wenig beeinträchtigt, einseitig, bei einer nicht übergewichtigen Frau von 50 Jahren". Die Indikation zu einer Varisationsosteotomie ist hier offensichtlich.

Behandlung

1. *Behandlung der sekundären Coxarthrosen nach Dysplasie oder kongenitaler Subluxation* in frühen oder mittleren Stadien der Erkrankung. Siehe Seite 545 (Beitrag Prof. M. Müller).

2. *Behandlung der primären und sekundären Coxarthrosen, für die die Wiederherstellungschirurgie nicht in Betracht kommt.* Sie sind entweder zu weit fortgeschritten, oder es handelt sich um eine Coxarthrose nach Subluxation oder Dysplasie, bei denen es für die Osteotomie oder die Pfannendachplastik zu spät ist, oder um eine sekundäre Coxarthrose als Folgeerscheinung einer nicht korrigierbaren Deformation oder schließlich um eine primäre Coxarthrose, bei der keine zu korrigierende Mißbildung besteht. In all diesen Fällen sollte so lang wie möglich konservativ behandelt werden.

Konservative Behandlung

Zur konservativen Behandlung gehören: Ökonomie der Belastung, also Einschränkung des Gehens und Stehens, Vermeidung jeder übermäßigen Belastung des Gelenkes und der Gebrauch eines Stockes. 2. Tägliche Anwendung von Analgetica, und zwar zunächst der einfachsten: Acetylsalicylsäure, später entzündungshemmend wirksame Analgetica, Phenylbutazon oder das neuere und (im Wechsel mit Aspirin) gut wirksame Indometacin sowie Cortisonderivate in Form intraartikulärer Injektionen. Bei zwei Dritteln der im Anfang behandelten Fälle wird auf diese Weise der Schmerz vermindert, weit seltener allerdings bei den fortgeschrittenen Coxarthrosen. Für die Röntgentherapie besteht kaum eine Indikation. Thermalkuren sind ein wertvolles zusätzliches Hilfsmittel, vor allem wenn zu ihnen die im Thermalbad ausgeführte Heilgymnastik tritt, die oft bemerkenswerte Resultate aufzuweisen hat.

M. Caroit

Die Arthrose des Schultergelenkes (Omarthrose)

M. Caroit

Häufigkeit des Auftretens

Die Arthrose des Schultergelenkes tritt selten auf: Man trifft sie bei etwa $^1/_4\%$ der Kranken an, die wegen rheumatischer Beschwerden den Arzt aufsuchen. Insgesamt macht sie 2% der Arthrosen der Extremitäten aus. In etwa 5% der Fälle ist sie die Ursache von Schulterschmerzen, also wesentlich seltener als die Periarthritis humeroscapularis, jedoch häufiger als rheumatische Monoarthritiden, infektiöse Arthritiden und Knochentumoren.

Meistens manifestiert sich die Schultergelenksarthrose ausschließlich am rechten (55—60% der Fälle), selten ausschließlich am linken Schultergelenk (15—20% der Fälle). Bei Bilateralität (25% der Fälle) ist gewöhnlich die rechte Schulter stärker befallen.

Ätiologie

Nach Angabe einiger Autoren leiden Männer häufiger an der Arthrose des Schultergelenkes als Frauen, andere Untersucher fanden eine gleichmäßige Verteilung auf beide Geschlechter. Die klinischen Zeichen stellen sich erst in vorgerücktem Alter von durchschnittlich 60 Jahren, selten vor 50 Jahren ein.

In einigen Fällen ist die Ursache der Omarthrose genau feststellbar: in 25% der Fälle läßt sich ein Trauma (Luxation, Fraktur, schwere Kontusion) nachweisen.

Vielfache Mikrotraumen erklären die Häufigkeit des Auftretens der Omarthrose innerhalb gewisser Berufssparten (pneumatische Hämmer).

Nicht selten führt die aseptische — posttraumatische, barotraumatische oder idiopathische — Knochennekrose des Humeruskopfes in einer späten Phase ihrer Entwicklung zu arthrotischen Komplikationen am Schultergelenk. Schwere angeborene Mißbildungen des Schultergelenkes wie beim *Morquio*-Syndrom haben in vielen Fällen eine frühzeitige bilaterale Omarthrose zur Folge. Ob geringfügige Anomalien wie übermäßige Länge des Humerushalses, Humerus valgus und Deformationen des Kopfes als Ursache in Betracht kommen, konnte bisher nicht eindeutig geklärt werden.

In manchen Fällen scheint die Omarthrose durch eine Osteochondrose bedingt zu sein.

Unter weiter zurückliegenden Ursachen findet sich gelegentlich eine infektiöse oder rheumatische Arthritis. Man kann in solchen Fällen vermuten, daß als Folgeerscheinung anatomische Läsionen zurückgeblieben sind, die sekundär zu einer Arthrose führten. Doch kann das röntgenologische Bild auch zur Diagnose einer chronisch rheumatischen Entzündung mit Neigung zur Knochenverdichtung und knöchernen Neubildung Anlaß geben.

In der Mehrzahl der Fälle kommt jedoch keine der genannten Ursachen in Betracht. Die Arthrose erscheint dann als eine „primäre", und man beruft sich bei ungeklärter Genese auf eine „arthrotische Disposition". Was ist davon zu halten? Wir werden auf diese Frage bei der Besprechung der Pathogenese zurückkommen.

Klinische Zeichen

Schmerzen und Bewegungseinschränkung bilden im wesentlichen die Symptomatologie. Schmerzen — vor allem an der Vorderseite oder ventrolateralen Seite der

Schulter — sind in etwa 90% der Fälle vorhanden, doch sind sie gewöhnlich nur mäßig ausgebildet. Sie gehören dem mechanischen Typ an, werden also durch Bewegungen und vor allem durch Überanstrengung verschlimmert und durch Ruhe gebessert.

Eine Bewegungseinschränkung ist in etwa mehr als 90% der Fälle zu beobachten. Sie macht sich vor allem bei seitlicher Erhebung des Armes und bei Außenrotation bemerkbar.

Eine mäßige Athrophie des Deltamuskels liegt in etwa 10% der Fälle vor. Bei Mobilisation der Schulter kann Knarren oder Knacken zu hören sein.

Röntgenologie

Ventrodorsale und seitliche Röntgenaufnahmen bieten am Gelenk die üblichen Arthrosezeichen: Osteophytose, Verschmälerung des Gelenkspaltes, Umbau und Deformation der knöchernen Strukturen.

Das Hauptsymptom ist die Osteophytose. Die Osteophyten ordnen sich randwulstartig längs des anatomischen Halses sowie im Bereich der Gelenkpfanne an. Die Osteophytose überwiegt am unteren Pol des Kopfes und der Gelenkpfanne: dort muß man sie bei beginnenden Formen suchen, bei denen das einzige röntgenologische Zeichen eine feine, am unteren Pol des Humeruskopfes sichtbare Knochennadel ist (Abb. 110). Bei fortgeschrittener Arthrose nimmt manchmal die Osteophytose des unteren Poles von Kopf und Pfanne einen außerordentlichen Umfang an und stellt sich spornförmig oder tropfenförmig dar (Abb. 111). Auch am oberen Pol von Humeruskopf und Pfanne beobachtet man Osteophyten.

Nur in etwa der Hälfte der Fälle ist eine Verengung des Gelenkspaltes festzustellen (Abb. 111). Sie herrscht gewöhnlich im unteren Teil des Spaltes vor.

Selten ist eine subchondrale Knochenverdichtung anzutreffen (etwa 20% der Fälle Abb. 113). Häufiger ist eine zystische Osteoporose zu diagnostizieren, sie überwiegt in der Regel am Humeruskopf, der vollständig befallen werden kann. Eine diffus sich ausbreitende Osteoporose kommt seltener vor. Deformationen werden in fast einem Viertel der Fälle beobachtet. Sie bestehen in einer transversalen Abflachung des Humeruskopfes, der seine Konvexität in Richtung zur Pfanne verliert und eine etwas unregelmäßig gestaltete Oberfläche zeigt.

Nicht selten sind außer den genannten noch weitere Arthrosezeichen röntgenologisch festzustellen: Mit Caroit, M. C. Labrousse, J. Welfling, M. de Sèze und S. de Sèze (1964) haben wir nachgewiesen, daß bei Omarthrose auf etwa der Hälfte der Aufnahmen sich Zeichen darstellen, die auf einen Riß oder eine ausgedehnte Perforation des aus den kurzen Rotatoren des Schultergelenkes bestehenden Muskelmantels schließen lassen. Im einzelnen handelt es sich um folgende Veränderungen:

1. Umbau der Knochenstruktur des Akromion und des Tuberculum majus: Periostose des verdichteten und manchmal in seitlicher Richtung durch osteophytische Auflagerung vergrößerten Akromion (Abb. 112),

Athrophie des Tuberculum majus, erkennbar auf dem Seitenbild, das bei Außenrotation des Armes von 30° aufgenommen wird; Strukturveränderung des von Aufhellungen durchsetzten Tuberculum majus, dessen oberer Rand gelegentlich verdichtet und osteophytisch verändert ist (Abb. 110).

2. Verkleinerung des Zwischenraumes zwischen Akromion und Tuberculum majus. Sie ist manchmal feststellbar, wenn der Patient bei der Aufnahme die Ellen-

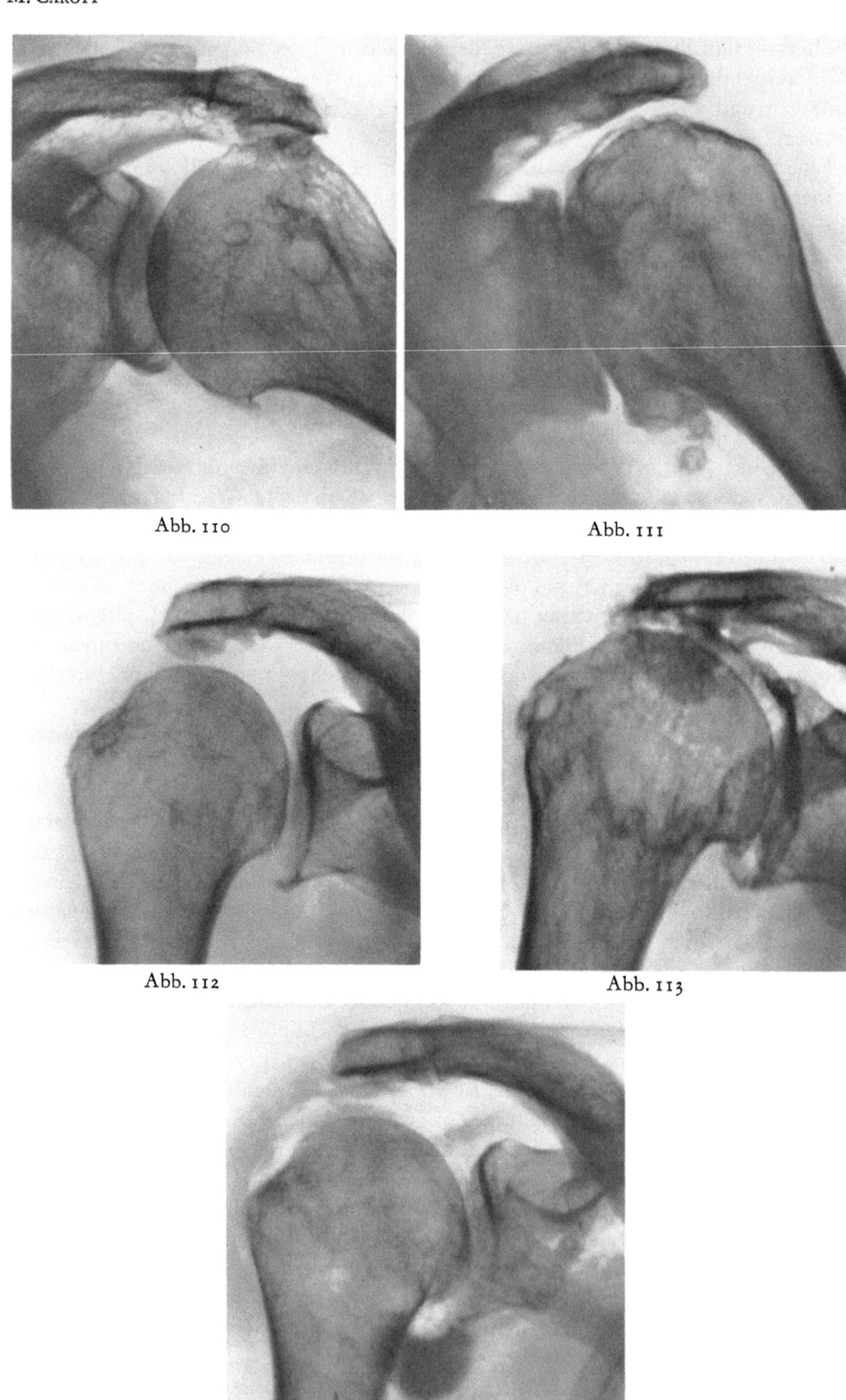

Abb. 110

Abb. 111

Abb. 112

Abb. 113

Abb. 114

bogen anwinkelt, gewöhnlich aber viel ausgeprägter bei seitlicher Erhebung des Armes um 45° gegen Widerstand (Abb. 110).

3. Ausbildung eines Pseudogelenkes zwischen Akromion und Tuberculum majus. Dieses Bild kommt zustande, wenn die Verengung des Zwischenraumes zwischen Akromion und Tuberculum majus zu den beschriebenen knöchernen Veränderungen hinzutritt (Abb. 113).

Die Perforation des Rotatorenmantels ist, falls erforderlich, mit Hilfe der Kontrastarthrographie leicht zu verifizieren: das in die Gelenkhöhle eingeführte Kontrastmittel gelangt auch in die Bursa subdeltoidea (Abb. 114).

Die Kenntnis dieser Tatsache ist wichtig für die Pathogenese der Erkrankung.

Pathogenese

Bei beruflich bedingten und auf angeborener Mißbildung beruhenden Arthrosen des Schultergelenkes scheinen artikuläre Mikrotraumen eine überragende Rolle zu spielen.

Bei den häufigsten — den primären — Omarthrosen können zwei Faktoren beteiligt sein: einerseits sind es in einer ziemlich großen Zahl der Fälle Faktoren, die allgemein die Entstehung einer Arthrose begünstigen. So findet man bei den unter Arthrose des Schultergelenkes leidenden Patienten in etwa drei Viertel der Fälle wenigstens eine weitere Lokalisation arthrotischer Erscheinungen, und in einem Drittel der Fälle zumindest zwei weitere derartige Lokalisationen.

Der zweite Faktor ist, wie bereits gezeigt wurde, ein vorausgehender Riß oder eine ausgedehnte Perforation des Sehnenmantels der kurzen Rotatoren des Schultergelenkes. Es ist leicht zu sehen, auf welche Weise eine deratige Perforation zustande kommen kann. Die Sehnen des Muskelmantels bilden eine Wölbung, gegen welche der obere Pol des Humeruskopfes sich abstützt und in welcher er während der aktiven Erhebung des Armes gleitet. Reißt dieser Mantel, so hat das obere Humerusende nicht mehr genügend Halt. Es geht des Sehendaches verlustig, das es im Hinblick auf die Gelenkpfanne fixiert und den Abstand gegenüber dem Akromion aufrechterhält. Das

---

Abb. 110. Beginnende Omarthrose — Feine osteophytische Knochennadel am unteren Ende des Humeruskopfes; osteophytische „Verdoppelung" des unteren Poles der Gelenkpfanne. Die Verengung des Zwischenraumes zwischen Akromion und Tuberculum majus, die auf diesem bei leichter seitlicher Erhebung des Armes aufgenommenen Bild gut zu sehen ist, stellt die Diagnose einer Perforation des von den Rotatoren gebildeten Muskelmantels sicher — Zystische Osteoporose des oberen Humerusendes

Abb. 111. Erheblich fortgeschrittene Omarthrose — Ausgedehnte Osteophytose am unteren Pol von Humeruskopf und Gelenkpfanne — Diskrete Osteophytose im oberen Bereich — Verschmälerung des Gelenkspaltes — Subchondrale Knochenverdichtung — Abflachung des Humeruskopfes in Querrichtung — Annäherung von Akromion und Tuberculum majus, Atrophie des letzteren

Abb. 112. Beginnende Omarthrose — Diskrete Osteophytose am unteren Pol der Gelenkpfanne — Überschießende Osteophytose an der Unterseite des Akromion — Erosion und knöcherner Umbau des Tuberculum majus

Abb. 113. Fortgeschrittene Omarthrose — Mäßige Osteophytose von Kopf und Pfanne — Deutliche Pseudogelenkbildung zwischen Akromion und Tuberculum majus: der Humeruskopf tritt in Kontakt mit dem Akromion, dessen Unterseite verdichtet und unregelmäßig gestaltet ist; Atrophie und Osteoporose des Tuberculum majus

Abb. 114. Omarthrose — Arthrographie mit gleichzeitiger Injektion von Luft und Röntgenkontrastmittel — Das Kontrastmittel hat sich im unteren Recessus des Gelenkes angesammelt — Die in die Gelenkhöhle eingeführte Luft füllt die Bursa subdeltoidea und liefert damit den Beweis einer Perforation des Rotatorenmantels

obere Humerusende steigt infolgedessen während der Abduktionsbewegung nach oben und reibt sich an der Unterseite des Akriomon. Daraus resultieren arthrotische Veränderungen, die zunächst auf das Akromion und das Tuberculum majus beschränkt sind, wo die stärksten mechanischen Beanspruchungen auftreten. Sekundär erstrecken sie sich auf den Humeruskopf und die Gelenkpfanne. In entsprechender Weise erscheinen am Hüftgelenk die auf Grund einer Gelenkpfanneninsuffizienz zustandekommenden arthrotischen Läsionen zunächst an der oberen und äußeren Seite des Gelenkspaltes, wo die stärksten mechanischen Belastungen zu verzeichnen sind, sodann sekundär am ganzen Hüftgelenk.

Behandlung

Neben der Anwendung von Analgetica und den üblichen antiarthrotisch wirksamen Medikamenten umfaßt die Behandlung der Omarthrhose hauptsächlich intraartikuläre Injektionen von Kortisonderivaten, Elektrophysiotherapie, Röntgentherapie in entzündungswidrigen Dosen sowie Hydro- und Fangotherapie.

Bei sehr schmerzhaften Arthrosen, bei denen die konservative Behandlung fruchtlos geblieben ist, sowie in Fällen, in denen die Läsionen weitgehend im Raum zwischen Akromion und Tuberculum majus vorherrschen, kann man nach Vornahme einer Arthrographie und Nachweis einer ausgedehnten Ruptur des Rotatoren-Muskelmantels dessen Wiederherstellung nach der von J. Debeyre (1962) ausgearbeiteten Methode ins Auge fassen, bei der der M. supraspinatus nach außen verlagert wird.

Die Arthrose des Kniegelenkes

T. J. Glimet

Die Arthrose des Kniegelenkes oder Gonarthrose ist gekennzeichnet durch die degenerative Zerstörung des Gelenkknorpels sowie durch vorwiegend proliferative Knochenläsionen.

Wir beschreiben zunächst die meist in den fünfziger Jahren auftretende primäre Arthrose des Kniegelenkes und gehen dann zur Ätiologie der Gonarthrosen über.

Die primäre Gonarthrose

Die Erkrankung befällt in acht von zehn Fällen Frauen. Meistens tritt sie bilateral auf. Die zunächst einseitigen oder vorwiegend einseitigen Schmerzen führen den Patienten zum Arzt.

Der Schmerz

Die manchmal infolge eines Traumas sich einstellenden Schmerzen sind meist zunächst nur geringfügig und nehmen allmählich an Stärke zu. Sie machen sich vor allem beim Herabsteigen von Treppen oder nach längerem Gehen bemerkbar und lassen in der Ruhe nach. Auch treten sie auf, wenn der Kranke sich nach längerer Zeit aus sitzender oder hockender Stellung erhebt. Nachts sind sie nur bei einem Lagewechsel spürbar.

Gewöhnlich sind die Schmerzen nur mäßig stark, auch kann es zu länger andauernden Perioden der Schmerzfreiheit kommen. Daraus erklärt sich, daß die Kranken den Arzt häufig erst mehrere Wochen oder Monate nach Schmerzbeginn aufsuchen. Erst nach Jahren kommt es zu täglichen Schmerzepisoden und zur Behinderung des Patienten in seiner Berufstätigkeit.

In der Regel ist die Schmerzempfindung an der vorderen und medialen Seite des Knies lokalisiert, gelegentlich strahlt sie auch in den Unterschenkel aus.

Sonstige Zeichen der Funktionsstörung

Die an Gonarthrose leidenden Kranken klagen manchmal außer über Schmerzen auch über ein schmerzhaftes Knacken im Gelenk sowie über Instabilität, die zu Stürzen und kurzdauernden Blockaden führen kann.

Klinische Zeichen

Ein an Knieschmerzen leidender Patient sollte immer zuerst im Stehen und dann im Liegen untersucht werden.

Am *stehenden* Patienten wird das Gehen, die Statik der unteren Gliedmaßen sowie der Grad der Funktionsbehinderung beurteilt.

Das Hinken ist ein Spätsymptom, das sich in der Regel erst einstellt, wenn die Schmerzen schon längere Zeit bestehen.

In 40—60% der Fälle ist die Gonarthrose von einer Achsendeviation begleitet; das Genu varum kommt etwas häufiger vor als das Genu valgum. Die Diagnose der axialen Abweichung ist wichtig, sie muß gemessen werden: beim Genu varum durch den Abstand der Kondylen und beim Genu valgum durch den der medialen Malleolen.

Der Grad der Funktionsbehinderung wird bemessen nach dem Ausmaß der Fähigkeit, die Hockstellung einzunehmen und das erkrankte Knie einseitig zu belasten, ferner nach der Länge der zu bewältigenden Gehstrecke, die man vom Patienten erfragt.

Am *liegenden* Patienten wird eine eventuelle Umfangsvermehrung des Kniegelenkes und dessen Beweglichkeit beurteilt, ferner sucht man nach Fremdkörpern und Meniskuszeichen, untersucht den Zustand von Muskeln und Venen und palpiert die Lymphknoten.

Gewöhnlich, jedoch nicht immer, ist der Knieumfang vergrößert. Die Ursache kann in einer Hypertrophie des periartikulären Bindegewebes zu suchen sein, wie sie bei übergewichtigen Frauen mit Gonarthrose häufig zu beobachten ist, aber auch in einem Gelenkerguß. Die Punktion ergibt in diesem Falle eine gelbliche, durchscheinende, sehr visköse und sterile Flüssigkeit, die wenig Zellen (100—1500 pro Milliliter) und relativ wenig Eiweiß (3—4,5 g pro 100 ml) enthält.

Die Beweglichkeit der Kniescheibe in transversaler Richtung ist oft herabgesetzt. Wenn man sie bewegt und sie zugleich auf die Femurkondylen drückt, verspürt der Kranke einen Schmerz, während die Hand des Untersuchenden eine Krepitation registriert — das sogenannte Hobelzeichen.

Bei passiver Bewegung des Unterschenkels ist die Flexion im Kniegelenk meistens normal oder doch nur wenig beeinträchtigt, jedoch schmerzhaft in maximaler Beugelage. Die Extension hingegen ist häufig leicht herabgesetzt, ein Fehler, den es sowohl zu erkennen wie zu behandeln gilt. Die Arthrose führt oft zu einer mehr oder weniger ausgeprägten, jedoch nur selten vollständigen Versteifung des Kniegelenkes. Die auf der Kniescheibe liegende Hand verspürt bei den Flexions- und Extensionsbewegungen ein Knarren oder Reiben.

In seltenen Fällen besteht eine abnorme Beweglichkeit in lateraler oder sagittaler Richtung.

Bei sorgfältiger Palpation des Knies findet man gelegentlich kleine bewegliche Fremdkörper, die unter dem palpierenden Finger weggleiten.

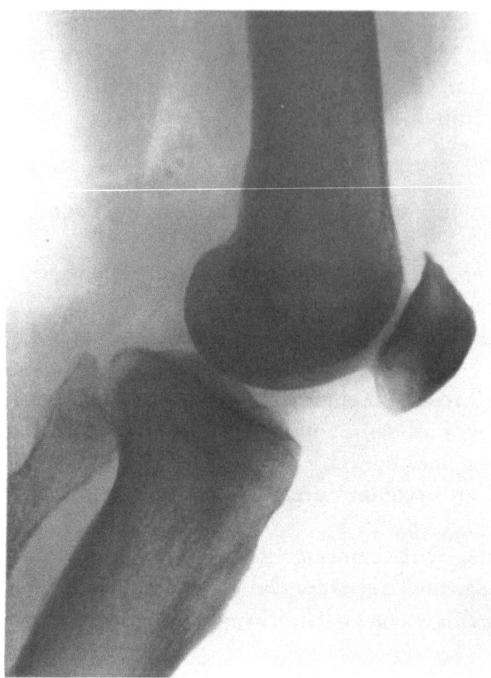

Die verschiedenen Teste der Menisken auf Druck oder Scherung fallen in nicht mehr als 10% der Fälle positiv aus.

Wenn bei langem Bestehen der Erkrankung die Gelenkfunktion erheblich beeinträchtigt ist, kommt es zu einer Atrophie des M. quadriceps. Die Palpation der inguinalen und retrokruralen Lymphknoten ergibt keinen pathologischen Befund.

Die Untersuchung wird durch die Exploration des Fußes und des Hüftgelenkes abgeschlossen, deren Zweck ist, eine ober- oder unterhalb des Knies bestehende Affektion und deren etwaige Rückwirkungen auf das Kniegelenk festzustellen. In 45—75% der Fälle von Gonarthrose liegt eine Übergewichtigkeit vor, in 40% der Fälle sind Varizen zu konstatieren.

Abb. 115. Seitenaufnahme einer beginnenden femoros patellären Arthrose. Osteophytose am oberen Teil der Kniescheibe

Röntgenologische Untersuchung

In der Mehrzahl der Fälle setzt die Kniegelenksarthrose zwischen Femur und Patella ein. Die ersten röntgenologischen Zeichen wird man daher auf seitlichen und axialen Aufnahmen zu erwarten haben.

Die Seitenaufnahme (Abb. 115) zeigt Osteophyten am oberen und unteren Pol der hinteren Patellafläche und etwas später eine Osteophytose an der zugeordneten Gelenkfläche des Femur.

Auf der Axialaufnahme (Abb. 116) läßt sich die Osteophytose schon frühzeitiger diagnostizieren. Besonders ist auf die Lage der Patella bezüglich der Femurkondylen

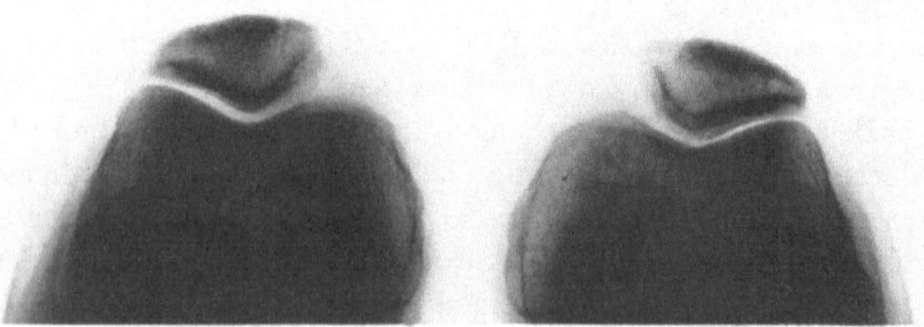

Abb. 116. Axiale Röntgenaufnahme einer beginnenden femoropatellären Arthrose. Die diskrete Osteophytose der Patella ist auf der Seitenaufnahme nicht zu sehen

zu achten, damit eine etwaige laterale, für die Arthrose verantwortliche Fehlstellung der Patella erkannt wird.

Die a.p.-Aufnahme wird am stehenden Patienten vorgenommen. Falls nicht eine seitliche Deviation oder eine Meniskusläsion eine sekundäre Arthrose hervorgerufen haben, treten die Arthrosezeichen am Femorotibialgelenk erst später auf als am Femoropatellargelenk.

Auf der a.p.-Aufnahme treten die klassischen Arthrosezeichen in Erscheinung:

Verengung des Gelenkspaltes
Subchondrale Knochenverdichtung
Periphere oder zentrale Osteophytose der Eminentia intercondylica.

Auch Art und Ausmaß der statischen Störungen lassen sich an Hand der a.p.-Aufnahme präzisieren.

Beim Genu valgum bilden Tibia- und Femurachse einen nach außen offenen Winkel von weniger als 172°; die Arthrosezeichen überwiegen an der äußeren Spalthälfte.

Beim Genu varum ist der Winkel zwischen Tibia und Femur größer als 172° und kann sogar nach innen offen sein. Die arthrotischen Veränderungen sind am stärksten an der medialen Spalthälfte ausgebildet. In manchen Fällen kann man auf der Standard-Röntgenaufnahme außerdem diskrete Zeichen eine Inaktivitätsosteoporose erkennen, eventuell auch Anzahl und Lage von Fremdkörpern.

Die Arthrographie hat bei der primären Gonarthrose keine große Bedeutung; sie zeigt mehr oder weniger ausgedehnte Knorpelusuren sowie degenerative Meniskusschäden, die an Umfang den Knorpelläsionen nachstehen. Nur in zwei Fällen kommt sie in Betracht: bei Arthrose nach traumatischer oder degenerativer Meniskusschädigung oder bei zusätzlichem Meniskusriß.

Krankheitsverlauf

Die Knorpel- und Knochenschädigungen bei Gonarthrose bilden sich nicht mehr zurück, ja sie nehmen sogar ständig zu. Doch laufen die Krankheitssymptome den anatomisch nachweisbaren Läsionen nicht parallel, und so wird die Erkrankung nicht selten verhältnismäßig gut ertragen. Vor allem gilt dies für die als primär zu bezeichnenden Gonarthrosen. Andere Gonarthrosen wiederum verschlimmern sich ständig und führen zu regelrechter Invalidität. Dies ist häufig bei starker Übergewichtigkeit oder bei einer Achsenabweichung im Varus-Sinn der Fall. Da bei Einsetzen der Arthrose die weitere Entwicklung noch nicht vorauszusehen ist, spielt die frühzeitige Erkennung ihrer Ursache, die eine kausale Behandlung ermöglicht, eine besondere Rolle.

Die hauptsächlichen Ursachen der Kniegelenksarthrose

Theoretisch läßt sich die Arthrose entweder auf verminderte Widerstandsfähigkeit bzw. mangelnde Elastizität des Knorpels oder aber auf ungünstige mechanische Voraussetzungen der Gelenkfunktion zurückführen.

Man weiß jedoch noch sehr wenig darüber, auf welche Weise die Beeinträchtigung der Qualität des Knorpels zustande kommt und hat praktisch kaum eine Möglichkeit, sie nachzuweisen. Auch kennen wir bis jetzt kein Mittel, sie zu beheben. Die Kenntnis der Ursachen der Arthrose beschränkt sich daher auf diejenigen Affektionen, die die Mechanik des Kniegelenkes im ungünstigen Sinne beeinflussen.

Die auf eine „rheumatische" Kniegelenkserkrankung zurückzuführenden Arthrosen sind recht selten. Es kommen rheumatische oder infektiöse Arthritiden sowie Gelenkentzündungen auf Grund von Stoffwechselstörungen wie die Gichtarthritis usw. in Betracht.

Die meisten sekundären Arthrosen sind durch traumatische, statische oder kongenitale Ursachen bedingt.

Sekundäre Arthrosen mit Beginn am Femoropatellargelenk
Diesen Arthrosen können pathologische Veränderungen an den Extensoren des Kniegelenkes zugrundeliegen, für die traumatische oder kongenitale Ursachen in Betracht kommen.

A. Traumatisch bedingte Erkrankungen
Neben den Patellarfrakturen und der seltenen Osteochondritis dissecans der Patella, die nicht immer traumatisch verursacht ist, sind die patellare Chondromalazie und die Patellarluxationen zu erwähnen.

a) *Die Chondromalazie der Patella* ist durch Erweichung, Auffaserung und schließliche Ulzeration des Gelenkknorpels gekennzeichnet. Aus der zu Beginn rein knorpeligen Läsion wird allmählich eine Arthrose.

Die Affektion macht sich bei jüngeren Menschen durch retropatellare Schmerzen beim Herabsteigen der Treppe sowie durch kurzzeitige Bewegungsblockaden bemerkbar. Bei der Untersuchung läßt sich der gleiche Schmerz wieder auslösen, wenn man gegen Widerstand extendiert, die Kniescheibe perkutiert und den Knorpel transkutan palpiert, wobei die Patella zuvor nach medial oder lateral verschoben werden muß.

Die reine Chondromalazie ist röntgenologisch nicht nachzuweisen.

Die konservative Behandlung zeitigt nur mäßige Erfolge. Ein chirurgischer Eingriff sollte erst einige Monate nach Beginn der Erkrankung durchgeführt werden.

b) *Die traumatisch bedingten Patellarluxationen* werden gelegentlich durch angeborene Defekte begünstigt.

B. Kongenitale Erkrankungen
Bei den Verrenkungen der Patella sind klinisch verschiedene Grade zu unterscheiden (Abb. 118).

Die vollständige Luxation bildet sich ohne akute Symptome aus und ist subjektiv durch das Weggleiten des Unterschenkels gekennzeichnet. Die Kniescheibe liegt ständig der Außenseite des Condylus lateralis auf.

Bei der habituellen Luxation luxiert die Kniescheibe bei *jeder* Flexionsbewegung mit einem schmerzhaften Sprung nach außen; diese Verrenkung entsteht ebenfalls ohne akute Zeichen und führt sehr bald zur Arthrose.

Bei rezidivierenden Luxationen tritt die Patella zeitweise aus der Facies patellaris heraus, sonst befindet sie sich an normaler Stelle. Ist die erste Luxation — in der Regel um das fünfzehnte Lebensjahr — die Folge eines Traumas, so stellen sich die späteren Luxationen immer leichter ein, etwa nach minimalen Traumen oder sogar spontan.

Die permanente Subluxation bzw. laterale Fehlstellung der Patella ist durch kein akutes Symptom ausgezeichnet. Sie macht sich lediglich durch retropatellare Schmerzen und durch Behinderung der Extensionsbewegung bemerkbar. Die Fehl-

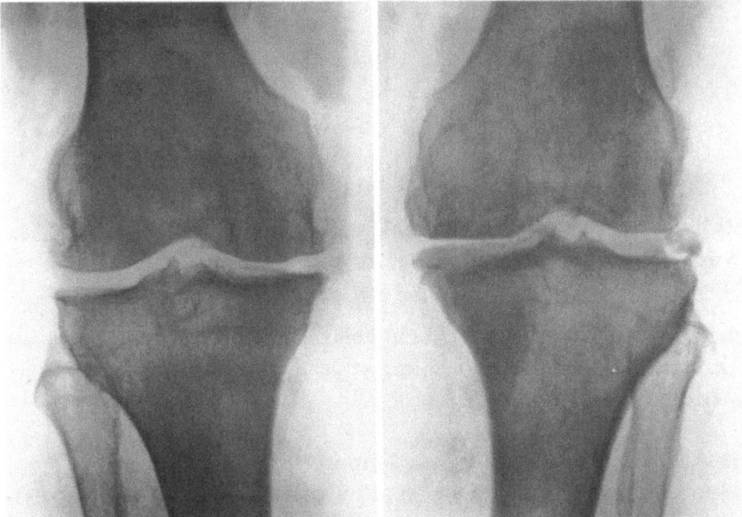

Abb. 117. a.p.-Aufnahme einer fortgeschrittenen femorotibialen Arthrose. Auf der einen Seite ein Fremdkörper, außerdem besteht ein Genu varum

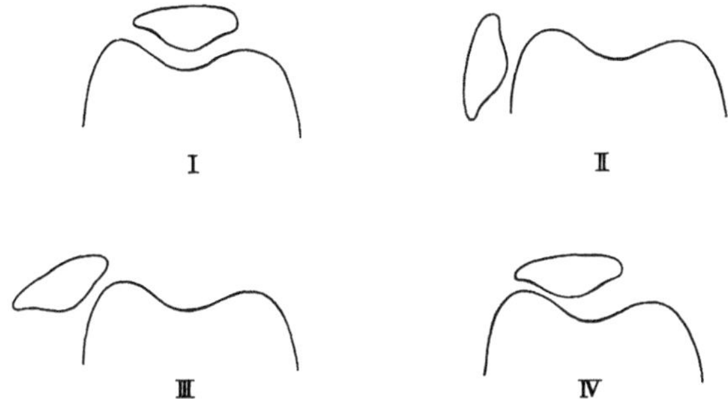

Abb. 118. Schemata der normalen Kniescheibe und der verschiedenen Formen der Luxationsanomalie der Patella in Axialsicht: I Normale Kniescheibe, II Permanente und habituelle Luxation, III Rezidivierende Luxation (während einer Luxation), IV Laterale Subluxation (bzw. Fehlstellung)

stellung ist nur auf axialen Röntgenaufnahmen zu erkennen, die die Verlagerung nach außen, den medialen Hiatus und eine laterale Osteophytose zeigen (Abb. 119).

Im Gegensatz zu den klinischen Erscheinungsformen bleiben sich die anatomischen Veränderungen weitgehend gleich. Die folgenden Zeichen sind allein oder gemeinschaftlich zu beobachten:

die Kniescheibe ist klein, rundlich und nach oben außen verlagert; im Schnitt hat sie die Form eines Dreiecks, dessen kleine mediale Seite fast senkrecht zur lateralen verläuft;

der Epicondylus lateralis sowie die Kondylen sind mehr oder weniger abgeflacht;

die Tibia kann nach außen verdreht oder auch lediglich die Tuberositas tibiae nach außen verlagert sein; ziemlich oft liegt ein Genu valgum vor;

es kann zu einer anomalen Schlaffheit der die Kniescheibe fixierenden Muskeln und Bänder kommen.

Diese anatomischen Defekte und ihre Auswirkungen auf die Extensoren des Kniegelenkes führen zu arthrotischen Veränderungen; auch wenn diese bereits ein-

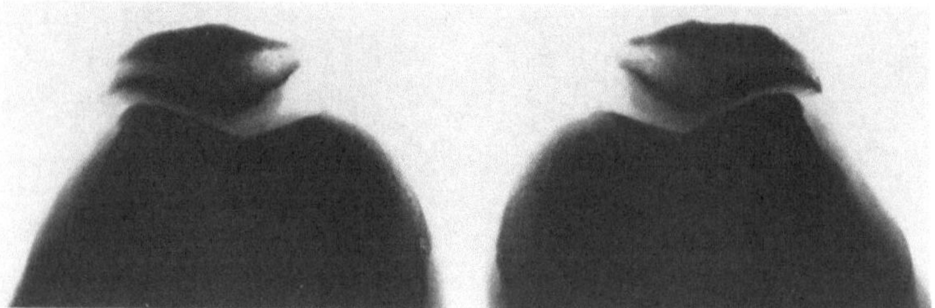

Abb. 119. Axiale Röntgenaufnahme einer Arthrose (Folge einer lateralen Subluxation der beiden Kniescheiben)

gesetzt haben, muß — sofern sie nicht zu weit fortgeschritten sind — die Chirurgie sich eine kausale Behandlung zum Ziele setzen, die nach sehr unterschiedlichen Methoden erfolgt.

Sekundäre Arthrosen mit Beginn am Femorotibialgelenk

Die am Femorotibialgelenk einsetzenden sekundären Arthrosen sind meistens traumatischer oder statischer Genese. In selteneren Fällen sind sie die Folge einer degenerativen Meniskusschädigung oder einer mit Fremdkörperbildung einhergehenden Erkrankung.

1. Störungen mechanischer Genese

Eine Tibia- oder Femurfraktur — sei sie epi- oder diaphysär, intra- oder extraartikulär —, eine Verrenkung oder schwere Verstauchung und ein Meniskusriß können eine sekundäre Arthrose auslösen, die am Femorotibialgelenk ihren Anfang nimmt. Manche traumatisch verursachten Meniskusrisse bleiben unerkannt, wenn sie eine atypische Symptomatik haben. Das Fehlen einer Blockade schließt die Möglichkeit einer Ruptur keineswegs aus, sie kann sich auch lediglich durch einen intermittierenden Erguß oder sogar nur durch lokalisierte Schmerzempfindungen manifestieren. Bei nicht näher bestimmbaren Knieschmerzen sollte man daher immer eine Arthrographie anfordern.

2. Störungen statischer Genese (Abb. 120)

Genu varum und Genu valgum sind die häufigsten Ursachen sekundärer Arthrosen mit femorotibialem Beginn. Diese Abweichungen führen zu einem erhöhten Druck in demjenigen Teil des Gelenkspaltes, der auf der konkaven Seite der Deviation liegt, und damit auch zu einer die Arthrose bedingenden übermäßigen Abnutzung des Knorpels.

Diese Abweichungen können ihren Ursprung am Knie selbst haben (Tibia vara oder Blountsche Krankheit), aber auch durch eine Verkrümmung der Diaphyse (fehlerhafte Kallusbildung, Rachitis, Morbus Paget etc.) oder eine angeborene oder erworbene Anomalie des Hüftgelenkes oder des Fußes bedingt sein.

Die Ursache der Deviation ist im einzelnen nur schwer festzustellen. Ist es für eine kausale Behandlung zu spät, so muß man diese Patienten genau überwachen und ihnen, vor allem beim Genu varum, bei Auftreten der ersten Arthrosezeichen eine die Achsenfehlstellung korrigierende Osteotomie vorschlagen.

In vielen Fällen liegen eine Arthrose und eine axiale Deviation vor, ohne daß sich sagen ließe, welche der beiden Erscheinungen der anderen vorangegangen ist.

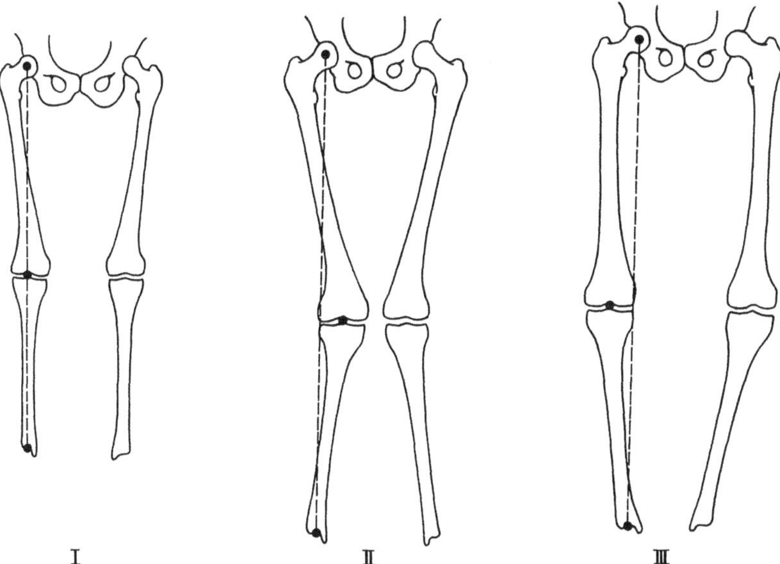

Abb. 120 (Schemata). Statische Störungen der unteren Gliedmaßen; I Normal: Die mechanische Achse, die Verbindung der Mittelpunkte von Femurkopf und Knöchel, geht durch den Mittelpunkt des Kniegelenkes; II Genu valgum: die Achse geht außen am Kniegelenk vorbei; III Genu varum: die Achse geht innen am Kniegelenk vorbei

Auch dann ist, vor allem beim Genu varum, eine Osteotomie vorzunehmen, da die Gonarthrosen mit fehlerhaft stehender Achse rascher zu Funktionsbehinderungen führen.

3. Degenerative Meniskusschäden

a) Die *Meniskosen* sind degenerative Schädigungen des Meniskus ohne begleitende Arthrose des Femorotibialgelenks. Die Symptomatologie ist wenig auffallend; die Diagnose erfolgt mit Hilfe der Arthrographie (Abb. 121): der Meniskus ist verschmälert, aufgefasert und zum Teil zerstört.

Die zu erwartende Entstehung einer Arthrose macht die Meniskotomie erforderlich.

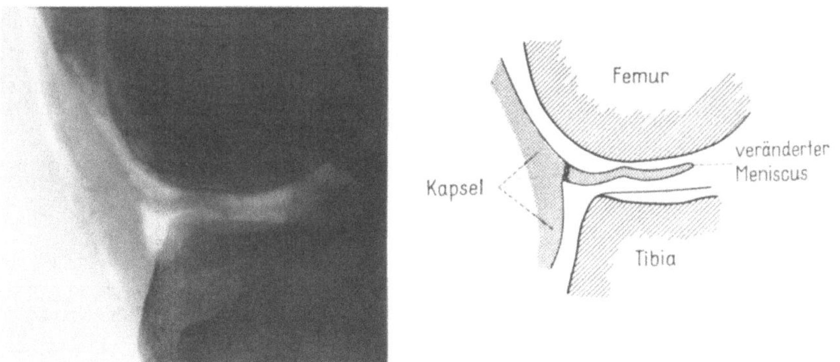

Abb. 121. Doppelte Kontrastarthrographie (Luft-Flüssigkeit) und ihre schematische Wiedergabe. Meniskose: der Meniskus ist aufgeblättert, aufgespalten und unregelmäßig geformt

b) Die *Meniskuszyste* — fast immer eine solche des Meniscus fibularis — ist als rundliche Wölbung wahrzunehmen, die bei der Extension des Kniegelenkes heraustritt und sich verhärtet und bei Flexion wieder verschwindet. Da der an Ort und Stelle belassene degenerierte und zerklüftete Meniskus eine Arthrose nach sich ziehen würde, ist eine Meniskotomie angezeigt.

4. Mit Fremdkörperbildung einhergehende Erkrankungen
a) Die *Osteochondritis dissecans,* auch als König' Syndrom bezeichnet, tritt in jüngeren Jahren auf. Wenn es zur Fremdkörperbildung im Gelenk gekommen ist, führt die unbehandelte Erkrankung gewöhnlich zur Arthrose. Die Behandlung ist chirurgisch.

b) *Die primäre Gelenkosteochondromatose,* eine Erkrankung der Synovialis, geht unbehandelt oft sehr schnell in eine Arthrose über.

Zahlreiche und sehr verschiedenartige Erkrankungen kommen als Ursache einer Arthrose des Kniegelenkes in Betracht; daher hat man erst die Hälfte des Weges hinter sich, wenn bei einem schmerzhaften Knie die Diagnose der Arthrose gestellt ist; es gilt, nach ihren Ursachen zu fahnden und sich nicht mit der Diagnose einer „essentiellen" Gonarthrose zu begnügen.

Therapeutische Hinweise

Die Behandlung richtet sich nach der Ursache der Gonarthrose. Ist sie bekannt, so gilt die Therapie der zugrundeliegenden Erkrankung. Ist sie unbekannt, so kann die Behandlung nur eine symptomatische sein.

Behandlung der sekundären Gonarthrosen

Sekundäre Arthrosen mit Beginn am Femoropatellargelenk
Chondromalazie der Patella: Der konservativen Behandlung ist, wie schon erwähnt, nur mäßiger Erfolg beschieden. Die chirurgische Behandlung besteht in der Abtragung des pathologisch veränderten Knorpels. Sind die Läsionen nach Tiefe und Ausdehnung weit fortgeschritten, so muß man sich zur Patellektomie entschließen, die ausgezeichnete Resultate ergibt.
Patellarluxationen. Die permanente Luxation macht in der Regel die Patellektomie erforderlich.

Bei habituellen und rezidivierenden Luxationen sowie bei lateraler Fehlstellung der Patella greift man, wenn die Arthrose noch nicht weit fortgeschritten ist, zu korrigierenden Eingriffen, für die zahlreiche Techniken ausgearbeitet worden sind. Die meisten von ihnen erfordern eine Versetzung der Tuberositas tibiae nach innen, verbunden mit einer Muskel-Sehnen-Plastik.

Sind die degenerativen Schäden sehr ausgeprägt, so muß die Patella entfernt werden.

Sekundäre Arthrosen mit Beginn am Femorotibialgelenk
Sind traumatische und degenerative Meniskusläsionen die Ursache der Arthrose, so ist die Entfernung der Menisken angezeigt.

Primäre axiale Abweichungen mit der Folge arthrotischer Veränderungen werden durch Osteotomien korrigiert, die nach zahlreichen Methoden ausgeführt werden. Es sei daran erinnert, daß die Deformation umso gefährlicher ist, je näher am Kniegelenk sie lokalisiert ist, sowie daran, daß das Genu varum vom Patienten schlechter ertragen wird als das Genu valgum. Das Ziel der Osteotomie besteht darin, den Druck gleichmäßig auf die medialen und lateralen Anteile des Gelenkspaltes zu verteilen.

Behandlung der primären Gonarthrosen

Die Behandlung umfaßt allgemeine Verhaltensvorschriften, medikamentöse Therapie, Maßnahmen zur Bekämpfung der örtlichen Entzündung, Physiotherapie und chirurgische Eingriffe.

Verhaltensmaßregeln. Die wichtigste Maßregel besteht darin, den Patienten zu einer Abmagerungskur zu veranlassen. Vielleicht stellt die Abmagerung sogar eine kausale Behandlung dar, denn man kann sich fragen, in welchem Ausmaß „primäre" Gonarthrosen mit Übergewichtigkeit des Patienten nicht lediglich sekundäre, durch das Körpergewicht bedingte Gonarthrosen sind.

Man muß außerdem den Patienten dazu auffordern, die Knie nicht zu stark zu belasten.

Medikamentöse Therapie. Ausgiebig sind Analgetica, darunter das Aspirin, zu verschreiben. Phenylbutazon und Indometacin sind bei besonders schmerzhaften Schüben mit nächtlichen Schmerzen angezeigt.

Andere Medikamente sind wissenschaftlich noch nicht als wirksam erwiesen.

Behandlung der örtlichen Entzündung. Die entzündungshemmende Röntgentherapie und die örtlich angewendeten Kortikosteroide erzielen die besten Ergebnisse bei noch wenig vorgeschrittenen Formen und bei schmerzhaften und mit Entzündungszeichen verbundenen Schüben.

Physiotherapie. Die Physiotherapie hat zum Ziel, der Versteifung und der Muskelatrophie entgegenzuwirken. Die unzureichende Extensionsfähigkeit ist energisch zu bekämpfen, da sie Schmerzen beim Gehen verursacht und die Arthrose verschlimmert.

Am besten lassen sich die physiotherapeutischen Maßnahmen in *Thermalbädern* durchführen.

Chirurgische Methoden. Unter den chirurgischen Verfahren werden gegenwärtig die Osteotomien am häufigsten durchgeführt. Sie sind angezeigt bei nicht übergewichtigen Patienten mit Arthrose und axialer Deviation sowie röntgenologischen Anzeichen zu starker Belastung einer Gelenkspalthälfte. Hinsichtlich der Schmerzen sind in 80% der Fälle gute Resultate zu erzielen.

Die Patellektomie ist bei primären Gonarthrosen nur im Fall einer ausschließlichen oder deutlich vorherrschenden femoropatellaren Arthrose angezeigt, die der konservativen Behandlung widersteht. Das letztere ist selten der Fall, da diese Formen auf konservative Maßnahmen sehr gut ansprechen.

Sonstige Eingriffe finden nur in Ausnahmefällen Anwendung: Arthrodese, Gelenktoilette, Knorpelperforierung usw.

Die Arthrosen der kleinen Gelenke

F. J. Wagenhäuser

Unter den Arthrosen der kleinen Gelenke nehmen die degenerativen Erkrankungen der Hand eine Sonderstellung ein. Sie verdienen nicht nur ein eigenes theoretisch-rheumatologisches Interesse, da sie weitgehend gleichsam den Modellfall einer primären idiopathischen Arthrose darstellen, sondern sind auch besonders bedeutungsvoll für die praktische ärztliche Tätigkeit, weil sie differentialdiagnostisch eindeutig und frühzeitig gegenüber den rheumatischen Arthritiden abgegrenzt werden müssen, von denen sie sich in bezug auf Therapie und Prognose wesentlich unterscheiden. Die arthrotischen Veränderungen der übrigen kleinen Gelenkverbindungen verursachen erfahrungsgemäß weit weniger diagnostische Schwierigkeiten.

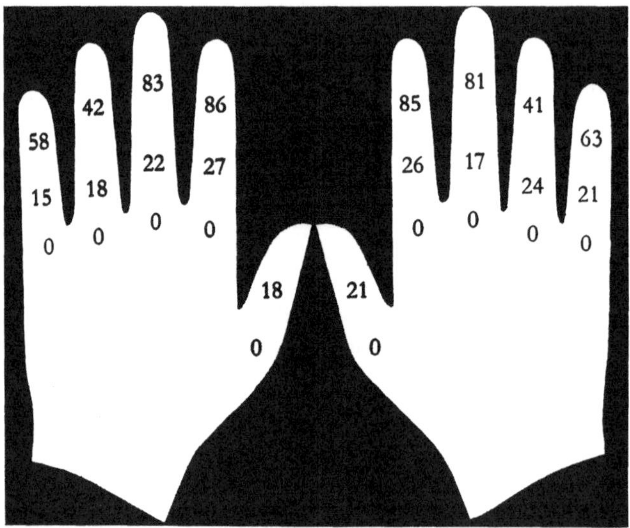

Abb. 122. Schematische Darstellung der Gelenkbeteiligung anhand von Fotografien und Röntgenaufnahmen von 100 Fällen idiopathischer Heberdenscher und Bouchardscher Knoten (Stecher 1957)

A. Arthrosen im Bereich der Hand

Im Bereich der Hand stehen klinisch 3 Formen der degenerativen Gelenkveränderungen im Vordergrund: Die Arthrose der distalen Interphalangealgelenke (Heberden-Knoten), die Arthrose der proximalen Interphalangealgelenke (Bouchardsche Knoten) und die Arthrose des Daumenwurzelgelenkes (Rhizarthrose), wobei der Befall der Mittelgelenke am wenigsten häufig beobachtet wird. Gegenüber diesen 3 Manifestationstypen treten alle anderweitigen arthrotischen Lokalisationen zahlenmäßig in den Hintergrund. Sie sind meist die sekundäre Folge bekannter lokaler Schädigungen. Die degenerativen Erkrankungen der Fingerend- und -mittelgelenke, sowie die Rhizarthrose hingegen, müssen in der weitaus größten Anzahl der Fälle als primäre Arthrosen bezeichnet werden. Sie lassen keine unmittelbaren *aetiologischen Ursachen* erkennen und sind offenbar durch ein komplexes Zusammenwirken zahlreicher, nur teilweise bekannter exogener und endogener ursächlicher Faktoren bedingt.

Durch die erbbiologischen Untersuchungen von Stecher (1941, 1944, 1957) konnte eindeutig eine hereditäre Grundlage dieser Fingerarthrosen nachgewiesen werden. Das gehäufte Auftreten bei Frauen im Klimakterium weist ätiologisch auf Störungen des endokrinen Gleichgewichts hin. Dabei scheint nicht so sehr der Östrogenmangel an sich eine direkte ursächliche Rolle zu spielen, sondern die durch mangelnde Hormonproduktion der Gonaden ausgelöste sekundäre Stimulation der Hypophyse. Der Einfluß der vermehrt gebildeten Gonadotropine auf die Entstehung der Arthrose ist dabei zweifelhaft. Patientinnen mit Fingerarthrosen zeigen gegenüber gleichaltrigen Kontrollgruppen keine vermehrte Ausscheidung von Gonadotropinen oder 17-Ketosteroiden (Rogers, 1956). Wahrscheinlicher scheint die ursächliche Wirkung des somatotropen Hormones (Maître, 1956; Layani, 1951), insbesondere, da die Fingerarthrosen eine gewisse Ähnlichkeit zu den Arthropathien bei Akromegalie aufweisen, (Braun, 1957; Traut, 1956), und da die arthrosefördernde Wirkung des Wachstumshormones in Tierexperimenten nachgewiesen wurde (Silberberg, 1960). Offensichtlich sind ätiologisch zahlreiche, heterogene endokrine Faktoren im Spiel. Zirkulatorische Störungen mögen ebenfalls mitwirken, zum mindesten weisen klinische Symptome peripherer Durchblutungsstörungen, sowie angiographische Untersuchungen (Leb, 1957) in diese Richtung. Auch neurotrophische Einflüsse werden diskutiert, seitdem klinisch beobachtet wurde, daß eine Unterbrechung der nervösen Bahnen die Entwicklung von Heberdenknoten gegenüber der gesunden Seite verhindert oder hemmt. So zeigen z. B. Hemiplegiker eine vermehrte Manifestation der Arthrose auf der gesunden Seite (Coste, 1935; Françon, 1964). Auch eine traumatische periphere Nervendurchtrennung kann die Entwicklung der Arthrose hemmen (Layani, 1951). Möglicherweise spielen auch spondylogene Reize bei gleichzeitig vorliegenden degenerativen Veränderungen der Halswirbelsäule eine ursächliche Rolle. Die Faktoren der Arthrosebereitschaft, welche sich direkt im Gelenkknorpel und Knochen, sowie im periartikulären Gewebe lokalisieren, sind noch hypothetisch und zu wenig erforscht. Microtraumata, sowie Klima- und Wetterfaktoren sind ätiologisch bei den idiopathischen Arthrosen von untergeordneter Bedeutung und kommen eher als auslösende Elemente für Beschwerdeschübe in Betracht.

Die idiopathischen primären Arthrosen der Hand ergeben an sich als rein degenerative Prozesse keine pathologischen *Laborbefunde* (Senkung, Blutbild, Eiweiße, Elektrolyte, Mineralstoffwechsel o. B.; Rheumaserologie negativ). Die Senkungsreaktion kann höchstens vorübergehend während einer sekundär entzündlichen Schubsituation leicht erhöht sein. *Eine dauernd beschleunigte Blutsenkungsreaktion, sowie andere pathologische Laborbefunde dürfen nie auf das arthrotische Krankheitsbild zurückgeführt werden und verpflichten zu einer erweiterten Abklärung, d. h. zur Suche nach einer Zweitkrankheit.* Im Gegensatz zu den rheumatischen Arthritiden ist das *Allgemeinbefinden* der Patienten nicht beeinträchtigt und die funktionelle Störung durch die arthrotischen Veränderungen an den Finger- und Handgelenken kann zwar zu einer gewissen Behinderung führen, sie verursacht aber niemals eine schwere Invalidität. Frühdiagnose und differentialdiagnostische Erwägungen stützen sich wesentlich auf die klinischen Befunde. Die *Röntgenuntersuchung* ergibt oft erst später eindeutige Veränderungen. Ein negativer Röntgenbefund schließt also eine beginnende Arthrose ebenso wenig wie eine beginnende progredient chronische Polyarthritis aus. Eine direkte Beziehung zwischen der Stärke der geklagten Schmerzen und dem Ausmaß der radiologisch nachweisbaren Veränderungen besteht nicht.

a) *Fingerendgelenke*

Das klinische Merkmal der Fingerendgelenkarthrosen sind die „Heberdenschen Knoten".

Das Syndrom wurde erstmals von Heberden 1803 unter der Bezeichnung „Digitorum nodi" kurz und treffend folgendermaßen beschrieben: „Was sind diese kleinen harten, erbsengroßen Knoten, die häufig an den Fingern beobachtet werden, ein wenig unterhalb der Fingerspitzen nahe am Gelenk? Es kann sich nicht um Gichtknoten handeln, da sie bei Personen auftreten, die nie an Gicht litten. Sie bleiben lebenslänglich bestehen und sind selten schmerzhaft; auch entzünden sie sich nie, sie werden eher häßlich denn als störend empfunden, obschon sie die freie Bewegung der Finger etwas behindern."

Die Heberden-Arthrose manifestiert sich mit zunehmender *Häufigkeit* im 5. Lebensjahrzehnt (Tabelle 57). Die Frauen erkranken rund 10× häufiger als Männer

Tabelle 57. *Häufigkeit der Herberdenschen Knoten nach Stecher (1940)*

Alter (in Jahren)	20—29	30—39	40—49	50—59	60—69	70—79	80—89
Zahl der unteruchten Männer	342	306	446	439	353	203	44
Häufigkeit der Heberden-Knoten	1,5%	1%	2,2%	3,6%	5,4%	8,4%	18,2%
Zahl der untersuchten Frauen	500	498	512	306	207	125	34
Häufigkeit der Heberden-Knoten	—	0,4%	1%	2,6%	15,5%	24,7%	29,4%

(Stecher, 1940), bei denen die Häufigkeit selten über 3% steigt, während sie bei Frauen im 9. Lebensjahrzehnt fast 30% erreicht. Diese unterschiedlichen Manifestationsverhältnisse sind offenbar genetisch bedingt. Stecher (1941, 1944, 1957) konnte für die Heberden-Knoten einen Vererbungsprozeß nachweisen, der auf einem einzel-

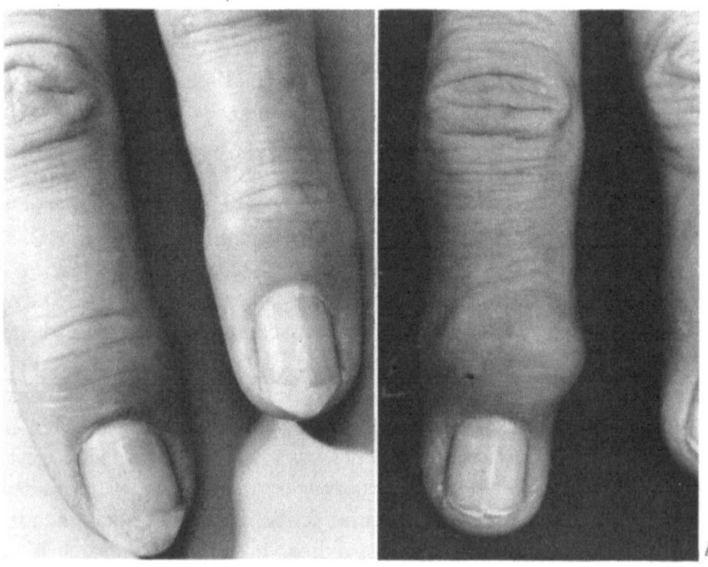

Abb. 123 a/b. Arthrose der Fingerendgelenke mit Heberdenschen Knoten im Frühstadium (a) und in voller Ausbildung (b)

nen, autosomalen geschlechtsgebunde-
nen Gen beruht, das sich bei Frauen
dominant und bei Männern rezessiv
vererbt.

Die *Heberden'schen Knoten* liegen auf
der Dorsalseite der distalen Interphalangealgelenke (Abb. 123/124). Sie entstehen durch cartilaginär-osteophytäre
Wucherungen an der proximalen Basis
der Endphalanx, die vor allem dorso-
lateral vorstoßen und bisweilen die distalen Köpfchen der Mittelphalangen
hutförmig überdecken. Die reiskorn-
bis kleinerbsgroßen, derben, knotigen
Verdickungen bilden sich meist bilateral symmetrisch und sind durch eine
kleine sattelförmige Vertiefung voneinander getrennt. Häufig sind die
Endphalangen leicht flektiert und seitlich gewöhnlich radialwärts abge-
knickt. Die Gelenkbeweglichkeit ist
dann etwas vermindert (Abb. 125).
Zwischen den Knoten und der Haut
können ganglienartige kleine Cysten

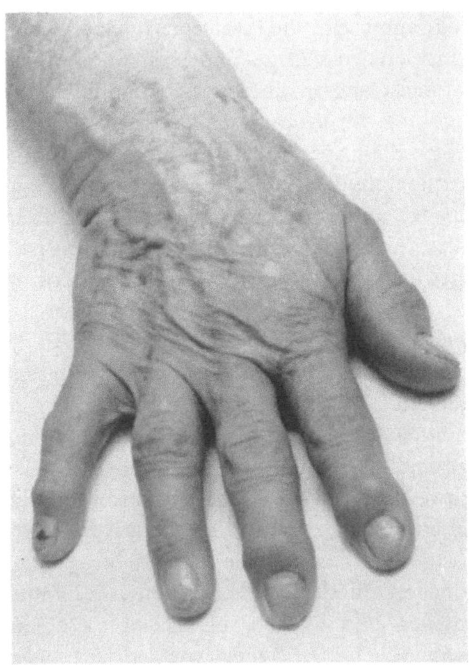

Abb. 124. Arthrose der Fingergelenke mit knotiger
Auftreibung im Bereich der Endgelenke (Heberden-
sche Knoten) und der Mittelgelenke (Bouchardsche
Knoten)

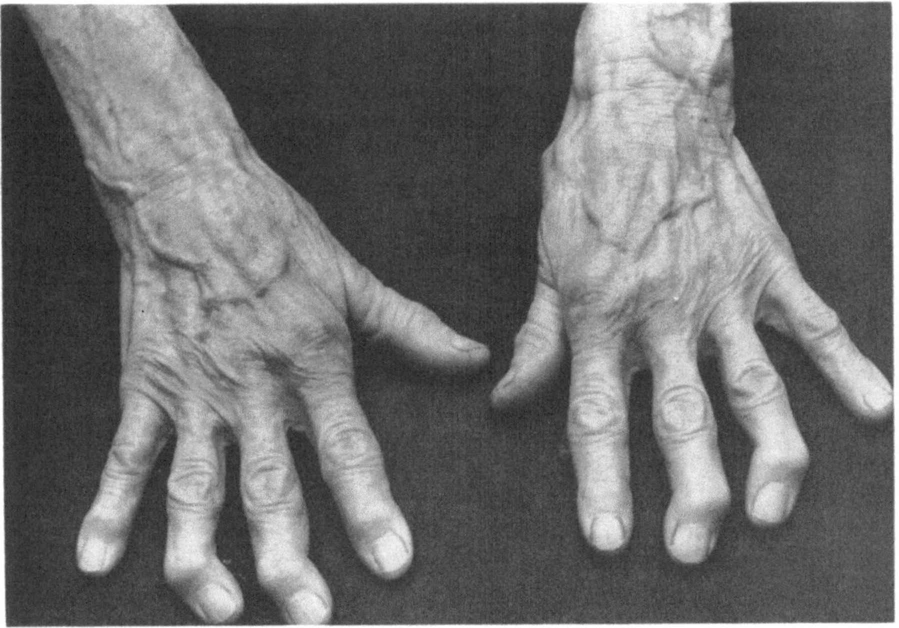

Abb. 125. Schwere Heberden-Arthrose mit charakteristischer Achsenabweichung der Endphalangen
(seitliches Abknicken und Flexion)

eingelagert sein, die Hyaluronsäure enthalten (Jackson, 1957). Am häufigsten sind die Endgelenke des Zeige- und Mittelfingers befallen (Abb. 123 b). Die Knoten entwickeln sich meist langsam über Monate und Jahre, seltener kommt es zu einer stürmischen Entwicklung mit sekundär entzündlichen Zeichen. In solchen Fällen ist die sonst unauffällige Haut über den nodulären Vorsprüngen gerötet und diese sind ausnahmsweise druckempfindlich. Die Knoten können zunächst nur asymmetrisch an einzelnen Fingern auftreten, später werden eher gleichmäßig die übrigen Fingergelenke befallen; eine symmetrische Manifestation ist aber auch von Anfang an möglich. Die Entwicklung kann sich völlig schmerzlos abspielen, den Patienten beunruhigt dann nur das ästhetisch-kosmetische Problem der zunehmenden Deformation. Intensive stechende *Schmerzen* bestehen meist nur in den frühen Entwicklungsstadien und während sekundär-entzündlichen Schubsituationen, welche aber im Gegensatz zur progredient chronischen Polyarthritis immer nur einzelne und nie gleichzeitig alle erkrankten Gelenke befallen. Häufig klagen die Patienten über Parästhesien, Kälteempfindlichkeit und ein vermindertes Tastgefühl in den Fingerspitzen. Das Beschwerdebild ist oft überlagert durch spondylogene Störungen, da der Großteil dieser Patienten zugleich an degenerativen Veränderungen der Halswirbelsäule leidet. Fortgeschrittene Stadien verursachen eine gewisse *Steifigkeit* ohne wesentliche funktionelle Behinderung, abgesehen von feinmechanischen Tätigkeiten wie z. B. Nähen, Stricken und Sticken. Niemals besteht eine so ausgeprägte und lang anhaltende morgendliche Steifigkeit wie bei der progredient chronischen Polyarthritis, auch kommt es zu keinem Schwund der kleinen Handmuskulatur. Die Tendenz zum *schubweisen Fortschreiten* ist nie so ausgeprägt wie bei der Polyarthritis; diese Arthrosen neigen viel eher dazu in irgend einem Entwicklungsstadium spontan still zu stehen, ihre *Prognose* kann daher allgemein als gut bezeichnet werden.

Wie schon betont sind die *Röntgenbefunde* im Frühstadium oft noch negativ, zeitweilig finden sich kleine, paraartikuläre Ossikel. Später ist der Gelenkspalt verschmälert, asymmetrisch, die Gelenkflächen sind sklerosiert und deformiert. Subchondral liegen kleine cystoide Knochendefekte vor. Die Basen der Endphalangen zeigen besonders dorso-lateral hutförmig sich vorstülpende marginale Osteophyten (Abb. 126). Diese osteophytären Wucherungen führen zu einer Verplumpung der Endphalanxbasen (Abb. 127). Im Gegensatz zu entzündlichen Gelenksaffektionen fehlt eine gelenknahe betonte, bandförmige Osteoporose.

Die klinischen und radiologischen Besonderheiten der Heberdenknoten erklären sich durch die *pathologisch-anatomischen Prozesse*, die ihnen zugrunde liegen. Nebst den regressiven Veränderungen mit Knorpelschwund und den ossären reaktiv-proliferativ-reparativen Vorgängen, wie sie jeder gewöhnlichen Arthrose zugrunde liegen, zeigt die Heberden-Arthrose insofern eine Besonderheit, als die hypertrophischen reparativen Knorpelreaktionen ausgeprägter sind als die regressiven, und eine reichliche Knochenneubildung an den Rändern der Gelenksteile auftritt. Diese entwickeln sich sowohl enchondral wie periostal, indem ossäre Metaplasien an den Ansatzstellen der Sehnen, an den Gelenkkapseln und am Periost an der Osteophytose beteiligt sind. Zusätzlich spielen degenerative Veränderungen im periartikulären Gewebe eine wesentliche Rolle. Durch mucoide Degeneration der Kapsel und des über den Gelenken liegenden weichen Bindegewebes entstehen Cysten, welche zunächst reine Hyaluronsäure enthalten und später eine knorpelige und knöchener Metaplasie zeigen (Boyd, 1953; Collins, 149).

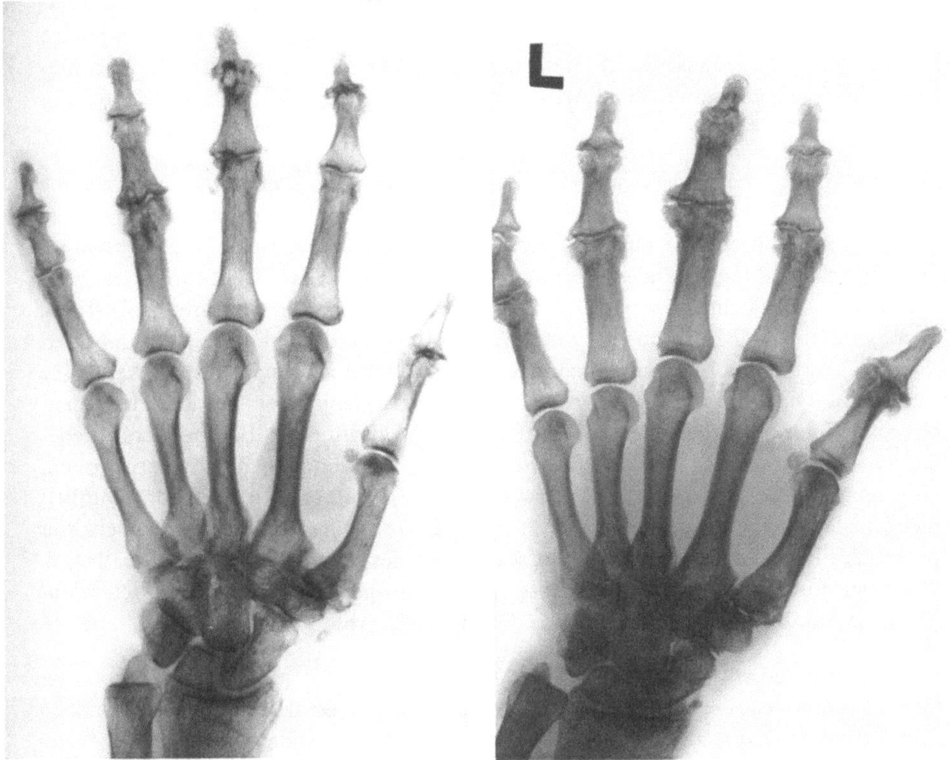

Abb. 126. Radiologische Symptome einer Heberden-Arthrose der Endgelenke: Gelenkspalten verschmälert, asymmetrisch. Subchondrale Sklerosierung. Zystoide subchondrale Knochendefekte. Hyperostotische Randwülste in „Hütchenform". Keine Osteoporose, keine Erosionen

Abb. 127. Schwere Heberden- und Bouchard-Arthrose mit ossärer Verplumpung der erkrankten Gelenke

Von der idiopathischen primären Heberden-Arthrose der Fingerendgelenke müssen die *sekundären, posttraumatischen Heberdenschen Knoten* abgetrennt werden (Stecher, 1954). Die Ätiologie dieser Knoten ist eindeutig. Sie sind Folge einer sichern Verletzung in Form eines massiven Gelenktraumas (meist Einklemmung oder Schlag) und betreffen vorzugsweise nur ein einzelnes, gelegentlich aber auch mehrere Fingerendgelenke, meist bei jüngern Individuen. Die knotigen Verdickungen entwickeln sich unmittelbar nach dem Gelenktrauma. Zunächst entsteht eine weiche, schmerzhafte Schwellung, die während mehrerer Tage bestehen bleibt; später im Laufe von Monaten bilden sich die schmerzlosen Heberden-Knoten. Die veränderten Gelenke zeigen im Gegensatz zur klassischen idiopathischen Form radiologisch keine Verschmälerung des Gelenkspaltes, die Gelenkflächen bleiben regelmäßig und sind nicht sklerosiert. Die osteophytische, glatte Wulstbildung findet sich ausschließlich dorsal am proximalen Ende der distalen Phalanx und fehlt palmar. Auch wiederholte mikrotraumatische Schädigungen können eine entsprechende sekundäre Endgelenksarthorse mit Knotenbildung verursachen (z.B. bei Baseballspielern, Keglern, Näherinnen, Wäscherinnen). Des weitern findet man Arthrosen der Fingerendgelenke — praktisch immer kombiniert mit solchen der übrigen

Finger- und Handgelenke — als Folge von schweren beruflichen Überlastungs-schäden, z.B. bei Schwerarbeitern und Landwirten. Sie zeigen weniger die knotige Eigenart der Heberdenarthrose und eher die allgemeine Symptomatik einer me-chanisch ausgelösten sekundären Arthrose (Lawrence, 1969; Wagenhäuser, 1969).

b) Fingermittelgelenke

Die proximalen Interphalangealgelenke erkranken weniger häufig arthrotisch als die Endgelenke. Die klinische Symptomatologie zeigt sich in der *Bouchardschen Knoten-bildung*, welche durch eine diffuse Gelenkauftreibung bedingt ist und daher weniger die typischen dorso-lateralen, symmetrischen, nodulären Vorsprünge aufweist wie die Heberdenarthrose (Abb. 124). Die Bouchard-Knoten treten selten isoliert auf, in 30% bis 50% der Fälle sind sie mit Heberden-Knoten der Endgelenke kombiniert (Stecher, 1957). Die Lokalisationshäufigkeit an den einzelnen Fingern ist aus Abb. 122 ersichtlich. Die *Beschwerden* entsprechen weitgehend denjenigen bei der Heberden-arthrose. Schmerzen bestehen in der Regel ebenfalls nur bei Beginn der degene-rativen Umbauprozesse und während der sekundär entzündlichen Schubsituationen. Hingegen ist die *funktionelle Behinderung* mit Einschränkung der Flexionsfähigkeit meist bedeutender als beim Befall der Endgelenke. Indessen kommt es auch hier praktisch nie zu einer schweren Beeinträchtigung der Gebrauchsfähigkeit der Hand. *Radiologisch* ist die ossäre Osteophytose nicht so ausgeprägt wie bei der Heberden-Arthrose, im übrigen entsprechen sich die Befunde (Abb. 127).

c) Daumenwurzelgelenk

Die degenerativen Veränderungen im Carpometacarpalgelenk des Daumens, welche nach Forestier (1937) als *Rhizarthrose* bezeichnet werden, finden sich ebenfalls über-wiegend bei Frauen nach der Menopause, meist in Kombination mit Heberden- oder Bouchard-Knoten. Das rechte und das linke Sattelgelenk erkranken praktisch gleich häufig. Nach verschieden langer, stummer Latenzzeit treten *Schmerzen* mit unter-schiedlicher Heftigkeit auf. Sie werden in das erkrankte Gelenk lokalisiert, sind weitgehend funktionsabhängig und können die Bewegungen des Daumens, vor-allem Abduktion und Opposition, wesentlich behindern. Meist klagen die Patien-tinnen über Schmerzexazerbationen durch die üblichen Haushaltarbeiten; zudem zeigen die Schmerzen eine ausgesprochene Schubtendenz, nicht selten gehen sie mit einer entzündlichen Schwellung des gereizten Gelenkes einher. Bei der *klinischen Untersuchung* erweist sich der Gelenkspalt zwischen dem Os metacarpale I und dem Os trapecium als ausgesprochen druckempfindlich. Häufig sind bei passiven Be-wegungen arthrotische Gelenksgeräusche hörbar. Fortgeschrittene Fälle führen zu einer Deformation mit entsprechenden charakteristischen Konturveränderungen des Daumens (Z-Form nach Léri, 1926) und Vorbuckelung, bzw. Treppenbildung ober-halb des Prozessus styloideus radii. Meist besteht dann auch ein Muskelschwund des Daumenballens (Abb. 128a, b). Das *Röntgenbild* weist die charakteristischen arthroti-schen Veränderungen mit Gelenkspaltverschmälerung, Osteophytose, Sklerose und in fortgeschrittenen Fällen, den subluxierenden Fehlstellungen des Metacarpale I auf (Abb. 129).

d) Übrige Fingergelenke und Handwurzelgelenke

Arthrotische Veränderungen im Bereiche der Fingergrundgelenke sowie der Carpo-metacarpalgelenke II bis V sowie des distalen und proximalen Handwurzelgelenkes,

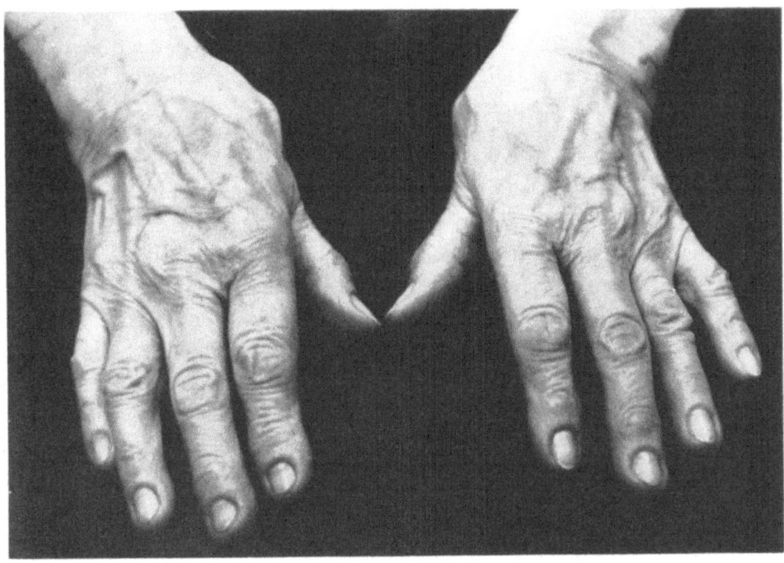

Abb. 128 a/b. Arthrose des Carpometacarpalgelenks des Daumens (Rhizarthrose). Gelenkdeformierung mit Vorbuckelung und Treppenbildung (a). „Z-Form" des Daumens. Atrophie des Thenars (b)

◀ Abb. 128 b.

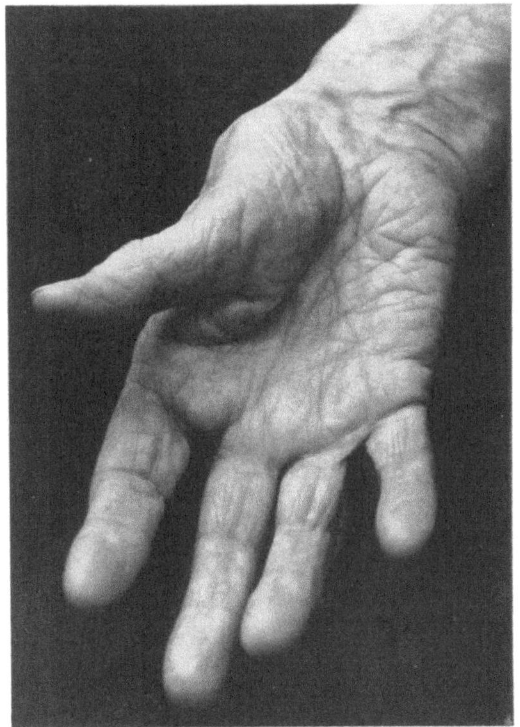

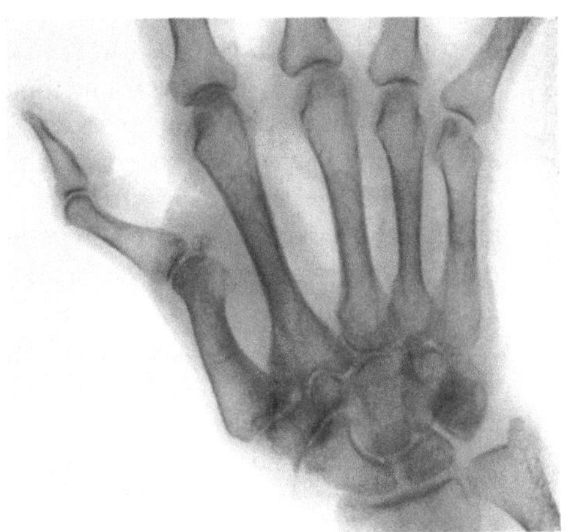

Abb. 129. Röntgenbefund einer Rhizarthrose. Gelenkspalt-Verschmälerung, Sklerosierung, Osteophytose im Bereiche der Gelenk-Verbindungen zwischen Os metacarpale I und Os trapezium und Os scaphoideum. Charakteristische Fehlstellung des Daumens

359

sind im Gegensatz zu den oben beschriebenen degenerativen Erkrankungen eine Seltenheit. Sie treten praktisch ausschließlich in Form von *sekundären Arthrosen*, d.h. als Spätfolgen nach mechanischen, traumatischen, infektiösen oder metabolischen lokalisierten Schädigungen auf. Die Diagnose stützt sich überwiegend auf die charakteristischen arthrotischen Röntgenbefunde.

e) *Erosive Arthrose*

Die erosive Arthrose ist eine seltene Sonderform der degenerativen Erkrankung der Interphalangealgelenke (Peter, 1966). Sie ist durch ausgesprochen stark destruktiv-erosive Vorgänge in den arthrotischen Fingerend- und -mittelgelenken charakterisiert, die im Gegensatz zu den entzündlichen Veränderungen nicht von einer Osteoprose begleitet sind (Abb. 131). Die Synovialis zeigt eine unspezifische reaktiv-entzündliche Veränderung, die sich histologisch von einer pcP unterscheidet. Die Kapselverdickung führt zu einer gewissen Schwellung im Bereiche der befallenen Gelenke, die jedoch nicht so ausgeprägt und nicht so typisch spindelförmig ist wie bei der Polyarthritis (Abb. 130). Zeichen einer Allgemeinerkrankung sowie pathologische Laborbefunde fehlen, insbesondere sind die Rheumafaktoren bei diesen Patienten nicht nachweisbar. Offenbar nimmt diese Arthrose eine gewisse Zwischenstellung ein zwischen der klassischen Arthrose und der progredient chronischen Polyarthritis, gegen die sie differentialdiagnostisch nicht immer leicht abzugrenzen ist.

f) *Polyarthrose*

Die beschriebenen idiopathischen Arthrosen der Fingergelenke können weitgehend isoliert für sich auftreten, wobei ihnen dann nach Stecher (1957) der Charakter eines eigenen Krankheitsbildes zukommt. In andern Fällen aber sind sie Teilerscheinungen einer idiopathischen degenerativen Systemerkrankung des hyalinen Gelenkknorpels, die man als *Polyarthrose* bezeichnet (im englischen Sprachbereich primary generalized osteoarthritis nach Kellgren, 1952; in der französischen Literatur polyarthrite sèche progressive nach Weißenbach und Françon, 1948). Die Polyarthrose äußert sich in einem primären gemeinsamen Befall zahlreicher kleiner und großer Gelenke, die offenbar eine bestimmte, vorerst noch nicht näher erfaßte Arthrosebereitschaft aufweisen. *Hauptmanifestation* bilden die Arthrosen der distalen und proximalen Interphalangealgelenke der Finger sowie die Rhizarthrose, welche kombiniert mit beidseitiger Gonarthrose und etwas weniger häufig auch Coxarthrose auftreten, wobei selbstverständlich auch alle übrigen Gelenke der obern und untern Extremitäten mehr oder weniger mitbefallen sein können. Regelmäßig weisen diese Patienten auch degenerative Veränderungen im Bereiche der Wirbelsäule auf. In den Frühstadien ist für den Unerfahrenen die Polyarthrose differentialdiagnostisch nicht immer leicht von einer beginnenden progredient chronischen Polyarthritis zu unterscheiden. Die wichtigsten Charakteristica der beiden Krankheiten sind in Tabelle 58 einander gegenüber gestellt.

g) *Differentialdiagnose*

Die Arthrosen im Bereiche der Hand müssen in erster Linie von den entzündlich rheumatischen Affektionen, vorallem von der progredient chronischen Polyarthritis abgegrenzt werden. In fortgeschrittenen Stadien fällt die Differentialdiagnose bei genauer Kenntnis der klinischen und radiologischen Symptomatik leicht, die Frühstadien hingegen können Schwierigkeiten bereiten. Die differentialdiagnostische Trennung fällt um so leichter

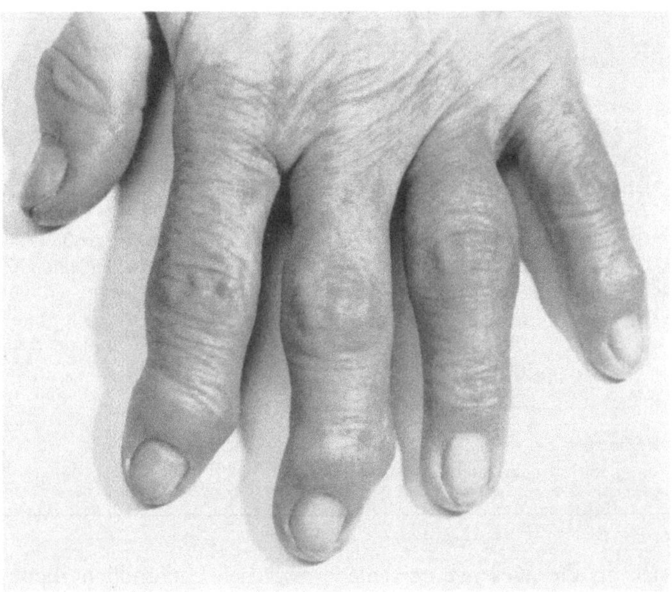

Abb. 130. Erosive Polyarthrose. Ausgeprägte Heberdensche und Bouchardsche
Knoten mit Tendenz zur Deformierung. Entzündliche Schwellung im Bereiche der Mittelgelenke III und IV. Keine trophischen
Hautstörungen. Grundgelenke o.B. Keine
pathologischen Laborbefunde

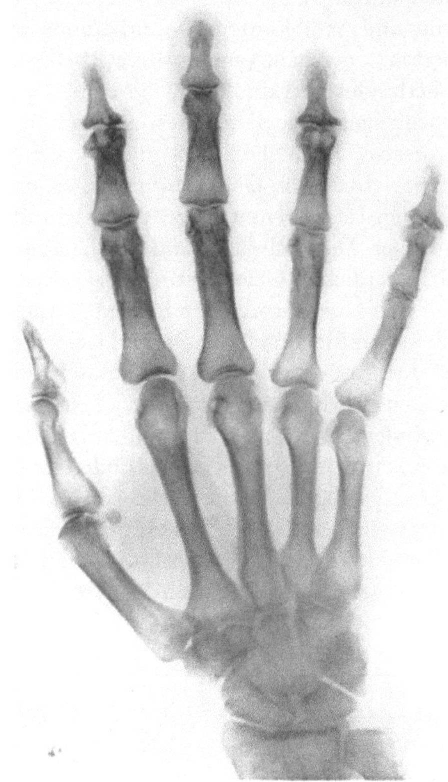

Abb. 131. Röntgenbefund einer erosiven
Polyarthrose. Degenerative Veränderungen
mit ausgesprochen erosiv-destruktiver Ten-
denz (Mittelgelenk IV. Endgelenk III), im
Vergleich zu Abb. 126. Keine gelenknahe
Osteoporose. Grundgelenke o.B.

Tabelle 58. *Allgemeine Merkmale der progredient chronischen Polyarthritis (pcP) und der Polyarthrose*

	pcP	Polyarthrose
Häufigstes Manifestationsalter	35—45 J.	ab 50 J.
♂ : ♀	1 : 3	1 : 10
Hereditäre Faktoren	+	+ +
Typischer Beginn	schleichend	schleichend
	polyarticulär	polyarticulär
	bilateral	bilateral
	symmetrisch	kleine + große Gelenke
	kleine Gelenke	symmetrisch: große Gelenke
		asymmetrisch: kleine Gelenke
Schubweise Progredienz	+ +	+
Entzündliche Symptome	primär	sekundär möglich
Beschwerden	obligat	fakultativ („stumme Arthrosen")
Organbefall	möglich	∅
Symptome einer Allgemein-Erkrankung	+ +	∅
Pathologische Laborbefunde	+ +	∅
	(Ausgenommen Frühstadium)	
Gefahr der Invalidität	+ +	(+)

je mehr man sich an die Wesensunterschiede zwischen entzündlich rheumatischer Arthritis und degenerativer Arthrose erinnert. Nur die Polyarthritis verursacht als entzündliche mesenchymale Systemaffektion Symptome einer allgemeinen Erkrankung und pathologische Laborbefunde mit entzündlicher Konstellation, sowie in über 70% der Fälle eine positive Rheumaserologie. Die Arthrose hingegen ist eine isolierte Gelenkerkrankung, die den Allgemeinorganismus primär nicht beeinflußt, sich niemals visceral manifestiert und an sich keine pathologischen Laborbefunde verursacht. Klinisches Leitsymptom der Polyarthritis ist die Synovitis mit sulziger Kapselverdickung, Gelenkerguß, Bewegungsschmerz, Funktionsverlust und Deformierung. Im Gegensatz dazu verursacht die Arthrose abnorme Gelenkkonturen mit wulstiger Deformierung und Umfangvermehrung bei höchstens fibrös, nie aber sulzig verdickter Gelenkkapsel. Die sekundär entzündlichen Symptome mit Schwellung und Überwärmung treten nur vorübergehend auf. Im Bereich eines arthritisch erkrankten Fingergelenks ist die Haut regelmäßig trophisch gestört, während sie bei der Arthrose allgemein keine krankhaften Veränderungen und insbesondere gut erhaltene Hautfalten aufweist. Extraartikuläre Veränderungen (Tendopathien, Bursitiden, Muskelatrophie) bilden bei der Polyarthritis die Regel, bei der Arthrose die Ausnahme. Rheumaknoten finden sich nur bei der Polyarthritis. Der Polyarthritiker klagt über dauernde Schmerzen, die nicht direkt von Ruhe oder Bewegung abhängig sind, während die arthrotischen Beschwerden vorwiegend mechanisch auslösbar sind. Charakteristisch ist für die Polyarthritis die langdauernde Gelenksteifigkeit am Morgen, welche sich bei der Arthose rasch verflüchtigt. Wie aus Tabelle 59

Tabelle 59. *Bevorzugte Gelenklokalisationen der pcP und der Polyarthrose an der Hand*

	pcP	Polyarthrose
Fingerendgelenke	+	+ + +
Fingermittelgelenke	+ +	+
Fingergrundgelenke	+ + +	((+))
Handgelenke	+ +	(+)

hervorgeht, bevorzugen die beiden Krankheiten *unterschiedliche Lokalisationen* an der Hand. Die progredient chronische Polyarthritis manifestiert sich meist zuerst an den Fingergrundgelenken, sie dehnt sich sehr rasch auf die Hand- und Fingermittelgelenke, aber erst spät auf die Endgelenke aus. Umgekehrt befällt die Polyarthrose am häufigsten die Fingerendgelenke, weniger oft die Mittelgelenke und außerordentlich selten die Grundgelenke. Auch die Handgelenke weisen nur selten arthrotische Veränderungen auf. *Radiologisch* unterscheiden sich Arthrose und Arthritis vor allem durch die gelenknahe Osteoporose und die Usuren, welche die Leitsymptome des entzündlich-rheumatischen Prozesses bilden.

Bei jeder Heberden-Arthrose mit sekundär-entzündlichen Symptomen muß an eine *Psoriasis-Arthritis* gedacht werden, welche mit Vorliebe die terminalen Fingergelenke befällt. Man suche dabei sorgfältig nach psoriatischen Nagelveränderungen (Nagelgrübchen, bräunliche Trübung der Nagelplatte, subunguale Hyperkeratosen), die gerade von weiblichen Patienten oft kosmetisch geschickt getarnt werden. Radiologisch unterscheidet sich die psoriatische Endgelenksarthritis von der Arthrose durch die typischen knöchernen Proliferationen, die ossifizierende Periostitis und Tendinitis, sowie durch Osteolysen bei geringer bis fehlender Osteoporose (Schacherl, 1967). Die *hypertrophische Osteoarthropathie* mit dem klinischen Bild der Trommelschlägerfinger und den charakteristischen Röntgenbefunden einer periostalen Knochenneubildung im distalen Bereich der Metaphysen und Fehlen von Gelenkspaltverschmälerung sowie Knochenerosionen, bereitet gegenüber der Heberdenarthrose meist keine differentialdiagnostischen Schwierigkeiten. Die *Sarkoidose* kann durch Befall der Synovialmembran an einzelnen Fingergelenken, sowie durch cystische Defekte an den Enden der Metacarpalknochen und Phalangen (Morbus Jüngling) eine Arthrose mit entzündlichem Reizzustand vortäuschen. Auch die *Gichtarthritis* kann sich an einzelnen Fingergelenken abspielen. Anamnese, klassischer Lokalbefund (sehr schmerzhafte, heiße Gelenk- und Weichteilschwellung, dunkelrote Verfärbung der trockenen Haut), Harnsäurebestimmung im Blut und der typische radiologische Befund werden aber schnell zur richtigen Diagnose verhelfen. Selbstverständlich dürfen Heberden-Knoten nicht mit Gichttophi verwechselt werden.

Bei rhizarthrotischen Beschwerden soll differentialdiagnostisch an eine akute oder chronische *Tendovaginitis* des Extensor pollicis longus, an eine Tendovaginitis stenosans de Quervain, an eine *Pseudarthrose* des Naviculare und an eine *Styloiditis* radii gedacht werden.

Endlich sei noch betont, daß jede Polyarthrose von einer progredient chronischen Polyarthritis überlagert werden kann („*Propfpolyarthritis*"), wobei sich dann degenerative und entzündliche Symptomatik miteinander mischen.

B. Therapie

In zahlreichen Fällen, in denen sich Fingerarthrosen subjektiv symptomlos ohne Schmerzen entwickeln, eine geringgradige Tendenz zum Fortschreiten zeigen und eher ein ästhetisches Problem darstellen, ist keine Behandlung notwendig. Die Aufgabe des Arztes besteht dann vor allem darin, eine beginnende progredient chronische Polyarthritis differentialdiagnostisch sicher auszuschließen und den Patienten entsprechend zu beruhigen, daß er nicht an einer entzündlich-rheumatischen Krankheit mit Invalidisierungsgefahr leide. Bei *Schmerzen*, insbesondere bei *entzündlichen Reizzuständen* ist eine symptomatische Behandlung mit den üblichen *Antirheumatica* indiziert (Salicylate, Phenylbutazone, Indomethacin, Mefenaminsäure). *Eine perorale Dauersteroidtherapie ist strikte kontraindiziert*, nur bei ausgesprochenen polyarthrotischen Reizzuständen kann ein kurzdauernder Steroidstoß den Auftakt für die spätern Therapiemaßnahmen bilden. Bei ausgeprägten Schmerzzuständen erweisen sich *intraartikuläre Injektionen* mit Corticosteroiden als sehr wirkungsvoll. Die *Basismedikamente*, welche bei der Behandlung der progredient chronischen Polyarthritis zur Anwendung gelangen (Goldkuren, Antimalariamittel, Antimetaboliten), sind bei den Fingerarthrosen nutzlos und würden den Patienten nur unnötig gefährden. Als medikamentöse Basisbehandlung hat sich in den letzten Jahren die intramuskuläre Injektionsbehandlung mit Knorpelknochenmarkextrakt (Arumalon) durchgesetzt (Fallet, 1968; Wagenhäuser, 1968, 1969), dessen günstige Beeinflussung des arthrotisch gestörten Stoffwechsels auch am menschlichen Knorpel nachgewiesen wurde (Bollet, 1968). Auch intraartikuläre Injektionen mit Mucopolysaccharid-Schwefelsäureestern (Arteparon) scheinen als Basistherapeuticum wirksam zu sein. Unter den *physikalischen Behandlungen* stehen die lokalen Wärmeapplikationen in Form von Fango, Moor- und Paraffin-Packungen im Vordergrund. Sind die arthrotischen Beschwerden mit ausgeprägten zirkulatorischen Störungen verbunden, so erweisen sich aufsteigende Hauffearmbäder oder eine Galvanisationsbehandlung in Form von Zellenbädern als recht wirksam. *Badekuren*, besonders in schwefelhaltigen Thermen zeigen meist einen günstigen Effekt. Wiederholte Schmerz- und Entzündungsrezidive sprechen oft gut auf eine lokale *Röntgenbestrahlung* an. Bei stark schmerzhaften Rhizarthrosen ist eine *Ruhigstellung* mit Hilfe einer Spezialbandage, oder in seltenen Fällen die operative Entfernung des Os trapecium notwendig. Eine Behandlung mit östrogenen und androgenen *Hormonen* ist gewöhnlich wenig wirkungsvoll und nur dann indiziert, wenn eine zusätzliche Indikation, z.B. in Form von klimakterischen Störungen, für eine Hormontherapie vorliegt.

C. Übrige Lokalisationen

Degnerative Veränderungen können auch überall in den übrigen kleinen Gelenkverbindungen auftreten. Im Gegensatz zu den Fingergelenksarthrosen handelt es sich dabei überwiegend um sekundäre Arthroseformen, die sowohl in ihrer Entstehung wie bezüglich Beschwerdeintensität weitgehend von der funktionsmechanischen Beanspruchung abhängen. Die Arthrosen des *Sternoclavicular- und Akromeoclaviculargelenkes* sind oft ursächlich am Beschwerdebild eines Periarthritishumeroscapularis-Syndromes beteiligt. Die Arthrose des *Ellbogengelenkes* tritt vorwiegend nach traumatischen Schädigungen bei Osteochondritis dissecans und Chondromatose auf, ein gehäuftes Vorkommen wurde bei Preßluftarbeitern beobachtet. Auch die Arthrosen der *Sprunggelenke* sind überwiegend posttraumatisch bedingt oder Folge von schweren statischen Fußdeformitäten. Isolierte Arthrosen im Bereiche des *Mittelfußes* und der *Zehen* gehen ebenfalls praktisch immer mit einer gestörten Fußstatik einher, sie können erhebliche Beschwerden verursachen und benötigen dann eine konservative oder chirurgisch orthopädische Behandlung. Arthrosen der *Kiefergelenke* sind meist eine Folge von Kiefer- und Zahnschlußanomalien. Die Arthrosen der *Costotransversalgelenke* bilden ein Teilelement der degenerativen Veränderungen im Bereiche der Wirbelsäule. Sie werden oft übersehen und können sich in lokalen paravertebralen Schmerzen mit Ausstrahlungen im Sinne von Intercostalneuralgien äußern, wobei die Beschwerden durch die Atmung mechanisch ausgelöst oder verschlimmert werden. Die seltenen Arthrosen der *Iliosacralgelenke* und der *Symphyse* sind meist durch traumatische Schädigungen im Beckengürtelbereich verursacht oder durch schwere statische Störungen, z. B. bei Skoliosen bedingt. Sie verursachen eher selten Beschwerden, meist handelt es sich um radiologische Zufallsbefunde. Differentialdiagnostisch soll zunächst immer eine entzündliche Veränderung der Iliosacralgelenke erwogen werden. *Alle entzündlichen Reizzustände in arthrotisch veränderten kleinen Gelenken bilden eine strenge Indikation für eine erweiterte Abklärung, um eine infektiöse oder eine rheumatische, atypisch beginnende Arthritis (progredient chronische Polyarthritis, peripherer Gelenkbefall bei Morbus Bechterew, Arthritis bei Psoriasis, Morbus Reiter), eine symptomatische Arthritis bei Malignom, oder eine Gicht auszuschließen.*

Degenerative Erkrankungen der Wirbelsäule

S. DE SÈZE, A. RYCKEWAERT und CL. GUERIN

Definition — Allgemeines

Unter der Bezeichnung „Degenerative Erkrankungen der Wirbelsäule" fassen wir Schäden zusammen, die an verschiedenen Strukturen der Wirbelsäule — an den Wirbelkörpern, den Bandscheiben, den Zwischenwirbelgelenken und den Bändern — auftreten können.

Man unterscheidet gewöhnlich:

die Osteochondrose mit reaktiver Spondylose, die häufigste degenerative Wirbelsäulenerkrankung,

die Spondylarthrose, degenerative Veränderungen an den Wirbelgelenken. Die synovialen und knorpeligen Veränderungen sind denen zu vergleichen, die bei der Arthrose der Extremitätengelenke beobachtet werden.

die *Interspinalarthrose* verdient im Grunde nicht gesondert aufgeführt zu werden. Ihre Erscheinungsformen sind im wesentlichen die gleichen wie die der schmerzhaften Hyperlordose des lumbalen Wirbelsäulenabschnittes.

die Osteophytose als selbständiges Krankheitsbild, gleichfalls ein Ausdruck degenerativer Vorgänge, tritt klinisch nicht in Erscheinung. Sie kann an allen Wirbelsäulenabschnitten auftreten und nimmt in ihrer stärksten Ausprägung die Form der ankylosierenden Spondylose an, der eine eigene Darstellung gewidmet ist.

Besonders zu unterstreichen ist die erstaunliche klinische Inapparenz der degenerativen Wirbelsäulenerkrankungen, welcher Art auch die zugrundeliegenden anatomischen Veränderungen sein mögen. Seit den Untersuchungen von Schmorl (1957) weiß man, daß die Häufigkeit der anatomisch (und röntgenologisch) nachweisbaren Aufbrauchserkrankungen der Wirbelsäule mit dem Alter sehr rasch zunimmt und daß jenseits des 65. Lebensjahres praktisch alle Menschen von ihnen betroffen sind. Schon dies verdeutlicht, daß die schmerzhaften Formen die weitaus seltensten sind. Der Begriff einer „anatomischen" Wirbelsäulenschädigung ohne klinische Manifestationen, wie sie etwa anläßlich einer Röntgenaufnahme entdeckt wird, ist daher durchaus nichtssagend.

Die Ätiologie der degenerativen Veränderungen liegt noch im Dunkeln. Man führt, wie bei der Arthrose der Gliedmaßen, das Zusammentreffen einer Reihe von Faktoren ins Feld, deren Rolle im einzelnen nicht wirklich erwiesen ist:

genetische Faktoren,

allgemeine Faktoren geweblicher, hormoneller, endokriner, metabolischer Art usw.,

lokale Faktoren, den Kreislauf, physikalisch-chemische Einflüsse usw. betreffend.

Die Ungewißheit mit Bezug auf die Genese hat zur Folge, daß eine ätiologisch wirklich begründete Therapie nicht existiert.

Besser bekannt sind die arthrosefördernden mechanischen Faktoren, die bei der Auslösung der initialen Schmerzzustände und der späteren schmerzhaften Krankheitsschübe sicherlich eine bedeutsame Rolle spielen. Die Behandlung hat daher zu einem Teil die Korrektur dieser mechanischen Einflüsse zum Ziel, denen außerdem durch präventive, therapeutisch ebenfalls wichtige Maßnahmen begegnet werden soll.

Unsere Arbeit ist in zwei Hauptkapitel gegliedert:

Die Osteochondrose mit reaktiver Spondylose einschließlich ihrer lumbalen, thorakalen und zervikalen Syndrome

Die Spondylarthrose (Arthrose der Intervetebralgelenke) einschließlich der Interspinalarthrose.

I. Die Osteochondrose mit reaktiver Spondylose

Die französische Bezeichnung „Discarthrose" weist auf die entscheidende Rolle hin, die den Strukturveränderungen der Zwischenwirbelscheiben hinsichtlich der Symptomatologie und der Pathogenese der Osteochondrose bzw. Spondylose zukommt. Ihre ersten Manifestationen gehen in der Regel von pathologischen Veränderungen der Bandscheiben im Lumbal-, Thorakal- oder Zervikalabschnitt der Wirbelsäule aus. Die Beschreibung dieser Veränderungen gehört insofern zur Darstellung des Krankheitsbildes.

A. Die Bandscheibenveränderungen und ihre Folgen: Allgemeines

1. Anatomische Grundlagen

Jenseits des 30. Lebensjahres verändert sich die Struktur der Bandscheiben: Die konzentrisch verlaufenden Fasern des Anulus fibrosus spalten sich auf, der Gallertkern verkleinert und verhärtet sich auf Grund chemisch-physikalischer Einflüsse und fragmentiert. Diese Strukturveränderungen können schließlich zu einem Prolaps des Nucleus pulposus bzw. von Kernfragmenten durch die Spalten des Faserringes führen. Ventrale bzw. laterale Vorfälle scheinen nur geringe klinische Bedeutung zu haben.

Häufig schmerzhaft hingegen sind die dorsalen bzw. dorsolateralen Vorfälle, vor allem im Lumbosakral- und Zervikalbereich. Manchmal kommt es zu regelrechten Hernien, die sich vom Bandscheibengewebe lösen und eine Bedrohung für das Rückenmark, insbesondere aber für die Spinalwurzeln darstellen. Der Bandscheibenprolaps kann spontan zurückgehen, zeigt jedoch wegen der prekären Narbenverhältnisse an den seine Entstehung ermöglichenden Spalten eine besondere Neigung zu Rezidiven.

Nach der geschilderten Phase *rein chondrotischer Veränderungen* greift der pathologische Prozeß auf die Deckplatten der Wirbelkörper über — das Stadium der *Osteochondrose* setzt ein. Die Degeneration der Bandscheibe und der sie begrenzenden Knorpelplatte führt zur *Osteosklerose* der Deckplatte des benachbarten Wirbelkörpers, wahrscheinlich auf Grund eines durch den Elastizitätsverlust der Bandscheibe bedingten verstärkten Druckes. Es kommt im Bereich der dem alterierten Diskus anliegenden Wirbeldeckplatten zu *osteophytischen Reaktionen.* Man stellt sich vor, daß die Aufsplitterung der Bandscheibenstruktur eine vermehrte Beweglichkeit der benachbarten Wirbelkörper ermöglicht, die zu einer Zerrung der Bänder am Ort ihrer Insertion nahe den Wirbelkörperkanten führt. Derartige Zerrungen könnten auch durch den exzentrischen Druck herbeigeführt werden, den die Kernfragmente auf die peridiskale fibroligamentäre Hülle ausüben. Die so bewirkten mechanischen Reize machen die reaktiven osteophytischen Wucherungen erklärbar. Neben den genannten mechanischen Faktoren mißt man auch chemischen Einflüssen eine erhebliche Bedeutung zu. Polysaccharidsubstanzen, die vom Nucleus pulposus aus in Richtung auf die Peripherie der Bandscheibe wandern, sollen eine pathologische Osteogenese auslösen. Wie dem auch sei, die Osteophytose bildet sich jedenfalls zunächst im subligamentären Bereich aus und setzt sich dann, sich der Kontur der degenerierten Bandscheibe anschmiegend, nach unten und außen fort. In manchen Fällen bewirken Bandscheibenvorfall und Osteophytose gemeinsam die Reizung oder Kompression der Nervenwurzeln (chondro-osteophytischer Knoten im Zervikalbereich).

2. Ätiologie

Nur wenige Faktoren können ätiologisch als eindeutig relevant angesehen werden.

Die Bandscheibenveränderungen nehmen mit dem Alter an Häufigkeit zu. Doch ist ihr Ausmaß, auch bei vergleichbarer körperlicher Betätigung, bei Menschen gleichen Alters sehr verschieden. Die Gründe für die unterschiedliche „Qualität" der Zwischenwirbelscheiben sind unbekannt. Es ist möglich und sogar wahrscheinlich, daß sie zum Teil auf genetischen Faktoren beruht.

Durch Sport oder Beruf ausgelöste *Traumata* oder Mikrotraumata können zur Bandscheibenveränderung beitragen.

Ein gleiches gilt für bestimmte *anatomische Anomalien* der Wirbelsäule, die auf verschiedene Weise zu einer Erhöhung des mechanischen Druckes oder zu einer ungünstigen Verteilung der Belastungen an diesem oder jenem Punkt der Wirbelsäule führen. Zu nennen sind Skoliosen und Kyphosen, vorübergehende Gelenkfehlstellungen, vor allem im Lumbosakralbereich, Folgeerscheinungen der Scheuermannschen Erkrankung (intraspongiöse Hernien) sowie kongenitale Anomalien wie Blockwirbel, Halbwirbel, Wirbelbogenspalten und Spondylolisthesis.

3. Röntgenbefund

In einem frühen Stadium können sich die Bandscheibenveränderungen dem röntgenologischen Nachweis entziehen. Später zeigt die Röntgenaufnahme das Bild der Spondylose (Abb. 132).

Entscheidend ist die Verschmälerung des Zwischenwirbelraumes; sie kann die ganze Bandscheibe betreffen oder aber lokalisiert an einer Seite vorwiegen und hat ihre Ursache in der Abflachung des pathologisch veränderten Gallertkernes.

Die *osteophytischen Neubildungen* entstehen an den Rändern der veränderten Bandscheibe, gewöhnlich ventral oder lateral (Randzacken). Sie setzen in einigen Millimetern Entfernung von der Wirbelkante an und haben gewöhnlich die Form von Haken, die — sofern sie sich beiderseits des verschmälerten Diskus intervetrabalis ausbilden — keine Neigung zur Verschmelzung zeigen. Sie sind von einfachen Ausziehungen der Wirbelkörperkanten, den osteophytischen Randwülsten, zu unterscheiden. Es kann auch am dorsalen Rand der Wirbelkörper zur Bildung von Osteophyten kommen, die gegen den Wirbelkanal vorspringen.

Die *Verdichtung der Wirbelkörperdeckplatten*, die oft später einsetzt als die Osteophytose, stellt sich zunächst als sklerotischer, die ganze Wirbelkante einfassender Randsaum beiderseits der global verschmälerten Bandscheibe dar. Herrscht die Verschmälerung auf einer Seite vor, so ist häufig eine keilförmige Zone sklerotischer Verdichtung beiderseits dieses stärker verschmälerten Diskusbereiches zu beobachten (Abb. 133).

Gelegentlich ist am Rande der veränderten Bandscheibe, vor allem im Dorsalbereich, eine *Verkalkung* des Faserringes zu erkennen.

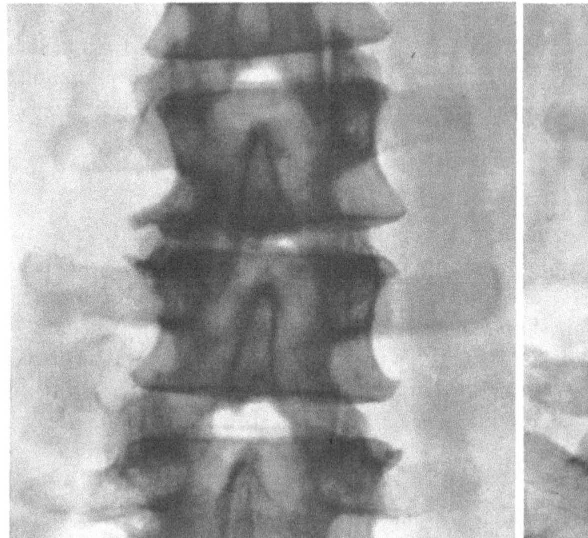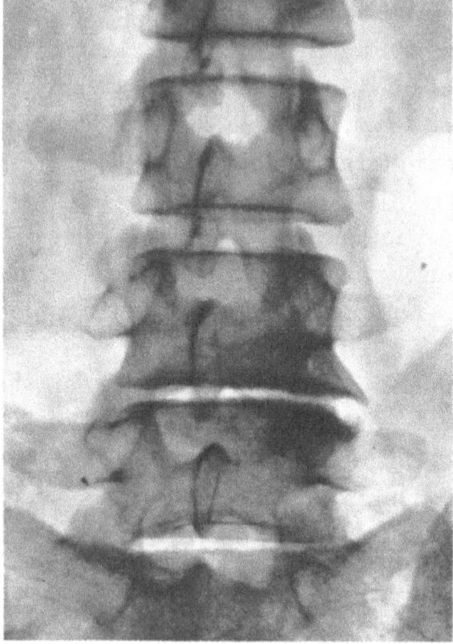

Abb. 132. Typisches Bild der Osteochondrose mit reaktiver Spondylose. Die charakteristischen Zeichen umfassen eine rechtsseitige Verschmälerung der Bandscheibe, Verdichtung der beiderseitigen Wirbelkörper-Deckplatten und symmetrische osteophytische Wucherungen, die in einigen Millimetern Entfernung von der Wirbelkante ansetzen. Ein möglicher ätiologischer Faktor ist die auf dem Bild erkennbare leichte Skoliose

Abb. 133. Typische Osteochondrose und Spondylose L 4—L 5, gekennzeichnet durch die globale Verschmälerung der Bandscheibe L 4—L 5, die linksseitige Verdichtung der Deckplatten und die seitliche Osteophytose. Zu beachten ist, daß die Veränderungen sich auf eine einzige Bandscheibe beschränken

4. Klinische Zeichen

Im Stadium der bloßen Bandscheibenveränderungen (Chondrose) hängen die klinischen Zeichen, wie schon erwähnt, mit den dorsalen oder dorsolateralen Bandscheibenvorfällen zusammen, die den dorsalen, besonders reich innervierten Diskusbereich reizen und so zu Schmerzen an der Wirbelsäule führen oder aber sich sogar in Richtung auf den Wirbelkanal vorwölben und die Nervenwurzeln irritieren (Wurzelschmerzen). Die Symptomatologie der Chondrose umfaßt daher nicht allein Schmerzen von Seiten der Wirbelsäule — Zervikalgien, Thorakalgien, Lumbalgien — sondern in manchen Fällen auch Wurzelschmerzen, vor allem Zervikobrachialgien und Ischialgien.

Zu Beginn stellen sich diese Schmerzen häufig anfallsweise oder in Form mehr oder weniger akuter Schmerzzustände ein, die mit Remissionsphasen abwechseln. Die Reversibilität der Läsionen erklärt sicherlich zum Teil den intermittierenden Charakter der Symptomatologie und die Aufeinanderfolge bzw. das Alternieren klinisch verschiedener Zustände, beispielsweise der Lumbago und der Ischias. Dieser Phase akuter und passagerer Schmerzzustände, die den beginnenden Bandscheibenveränderungen entsprechen, können chronische Schmerzzustände folgen, die oft, aber nicht immer, der Ausbildung der anatomischen Läsionen der eigentlichen Spondylose zuzuordnen sind.

B. Bandscheibenveränderungen im Lumbal- und Lumbosakralbereich

Die Bandscheibenveränderung führt vor allem im Lumbal-, genauer im Lumbosakralbereich zu klinisch manifesten Krankheitszuständen, so zur akuten Lumbago und zur vertebragenen Ischias, häufig auch zu chronischen Lumbalgien.

a) Akute Lumbago und vertebragene Ischias

Entstehung. Die Lumbago ist eine Folge der oft durch mechanische Einflüsse hervorgerufenen Migration der Nucleus-Hernie gegen die Peripherie des Faserringes, vor allem gegen dessen dorsalen, reich innervierten Teil. So kann es zu einer dorsalen und lateralen Vorwölbung der Hernie und zur Verdrängung oder sogar zum Einriß des hinteren Längsbandes kommen, damit aber auch zur Reizung der Wurzel L 5, wenn der Vorfall von der Bandscheibe L 4—L 5 ausgeht, oder der Wurzel S 1, wenn es sich um die Bandscheibe L 5—S 1 handelt. Die Symptomatologie der Ischias ist als eine Folge dieser Wurzelreizung zu verstehen.

Lumbago und Ischias stellen sich besonders häufig im Alter zwischen 30 und 50 Jahren ein. Es gibt eine ganze Reihe auslösender Faktoren, vor allem aber solche mechanischer Art: Anstrengungen, „falsche" Bewegungen. Lumbago und Ischias können bei ein und demselben Kranken alternierend auftreten.

Klinische Symptomatik. Akute Lumbago : Schmerz im Lumbalbereich der Wirbelsäule mit folgenden Kennzeichen: 1. Plötzliches, ja blitzartiges Auftreten, oft als Folge einer Anstrengung. 2. Große Schmerzintensität, die den Patienten völlig immobilisiert und jeder Bewegung unfähig macht. Bei der Darstellung des Herganges spricht der Patient häufig von „Lähmung".

Die klinische Untersuchung ergibt die völlige Versteifung der lumbalen Wirbelsäulenpartie, manchmal verbunden mit einer Schonhaltung (lumbale Kyphose oder Skoliose). Objektive klinische Zeichen bestehen nicht. Die Röntgenaufnahmen können einen normalen Befund zeigen, öfter jedoch stellt man lumbosakrale Bandscheibenveränderungen fest, die den bei der Darstellung der Ischias zu beschreibenden vergleichbar sind.

Ruhe und Analgetica lassen in der Regel die Lumbago in durchschnittlich 4 bis 8 Tagen zurückgehen, selten dauert sie mehrere Wochen an, doch sind Rezidive in mehr oder weniger großen Zeitabständen möglich. Außerdem kann die Lumbago weitere auf die Bandscheibendegeneration zurückzuführende Krankheitszustände nach sich ziehen: Ischias, chronische Lumbalgie.

Vertebragene Ischias. Der Ischiasschmerz ist meistens einseitig und breitet sich monoradikulär im Innervationsgebiet des Nervus ischiadicus in der unteren Gliedmasse aus. Die Topographie des Schmerzverlaufes ist unterschiedlich, je nachdem ob es sich um eine Reizung der fünften Lumbalwurzel (Ischias L 5) oder der ersten Sakralwurzel (Ischias S 1) handelt.

Die Schmerzbahn der Ischias L 5 verläuft von der Außenseite des Oberschenkels schräg über den Unterschenkel und über den Fußrücken zum großen Zehen.

Die Schmerzbahn der Ischias S 1 zieht über die Beugeseite des Beines und die Ferse zur Außenseite des Fußes, nimmt manchmal aber auch den Weg über die Fußsohle zu den beiden letzten Zehen.

Nur selten ist der Ischiasschmerz bilateral, er überwiegt dann auf einer Seite. Gelegentlich manifestiert er sich nur in einem Teilbereich des Versorgungsgebietes des Ischiadicus, reicht also beispielsweise nicht über das Knie hinaus. Im distalen Bereich können dann Parästhesien mit gleicher Topographie an die Stelle der Schmerzen treten (Hypästhesie, Ameisenlaufen, Kältegefühl).

Mechanische Belastungen verschlimmern in der Regel den Ischiasschmerz, in der Ruhe läßt er nach.

Die *klinische Untersuchung* zeigt häufig eine — meistens nicht vollständige — Versteifung des lumbalen Wirbelsäulenabschnittes, die sich beim Vorwärtsbeugen verstärkt. Manchmal stellt man eine Schonhaltung mit Verstreichung der Lumballordose und entweder direkter, zur schmerzhaften Seite gerichteter oder aber gekreuzter Seitenneigung der Wirbelsäule fest. Durch Anheben des schmerzhaften Beines wird der Ischiasschmerz provoziert: Lasèguesches Zeichen. Auch Druck neben den Dornfortsätzen in Höhe von L 4—L 5 oder L 5—S 1 kann den segmentalen Schmerz oder das Gefühl des Ameisenlaufens hervorrufen.

Die neurologische Untersuchung ergibt manchmal sensible oder reflektorische Ausfallserscheinungen im Versorgungsbereich der Spinalwurzeln L 5 oder S 1. Vor allem der Achillessehnenreflex ist bei der Ischias S 1 gewöhnlich abgeschwächt oder aufgehoben.

Die *Röntgenaufnahmen* können ohne Befund sein, zeigen aber öfter Veränderungen an den Bandscheiben, und zwar generalisierte oder einseite Höhenminderung des Zwischenwirbelraumes oder aber Zeichen einer Osteochondrose mit Spondylose, die, wie erwähnt, durch Verschmälerung der Bandscheibe, Osteophytose und Verdichtung der Wirbeldeckplatten charakterisiert ist (Abb. 134a). Manchmal beobachtet man ein leichtes Dorsalgleiten (Retrolisthesis) des oberhalb der veränderten Bandscheibe gelegenen Wirbelkörpers (Abb. 134b). Die degenerativen Veränderungen können sich auf mehrere Wirbelsäulensegmente erstrecken und lassen dann keinen Schluß auf die für den Ischiasschmerz verantwortliche Bandscheibe zu.

Das Auseinanderklaffen der Deckplatten — seitlich auf der a.p.-Aufnahme, dorsal auf der Seitenaufnahme — ist ein sehr charakteristisches Zeichen und sogar ein fast sicherer Hinweis auf einen Bandscheibenvorfall (Abb. 135), falls es nur in einem einzigen Intervertrebalabschnitt zu beobachten ist, aber auch dann, wenn es in einem Zwischenwirbelraum in Vergleich zu anderen deutlich überwiegt.

Aus der Röntgenaufnahme können weitere, ätiologisch möglicherweise eine Rolle spielende Veränderungen zu ersehen sein, etwa eine Spondylolisthesis (Abb. 136) oder Störungen statischer Art (Abb. 137).

Normale Laborwerte sind bei degenerativen Krankheitsprozessen immer zu erwarten.

Krankheitsverlauf. Gewöhnlich — also in der Mehrzahl der Fälle — heilt die vertebragene Ischias in einigen Wochen aus, wenn man für Ruhe sorgt und Analgetica und Antiphlogistica verabfolgt. Bei starken Schmerzen ist sogar der vorübergehende

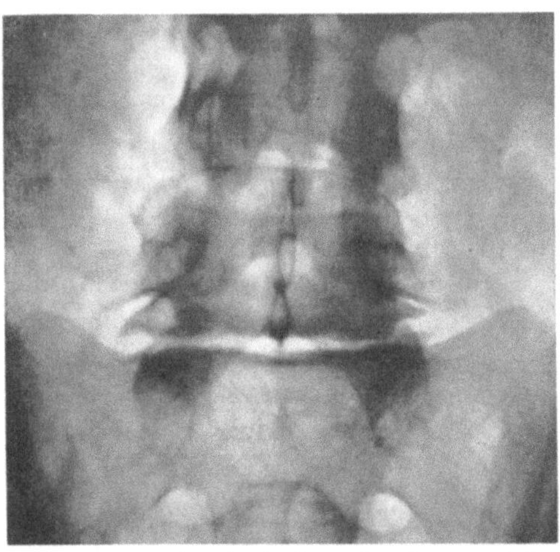 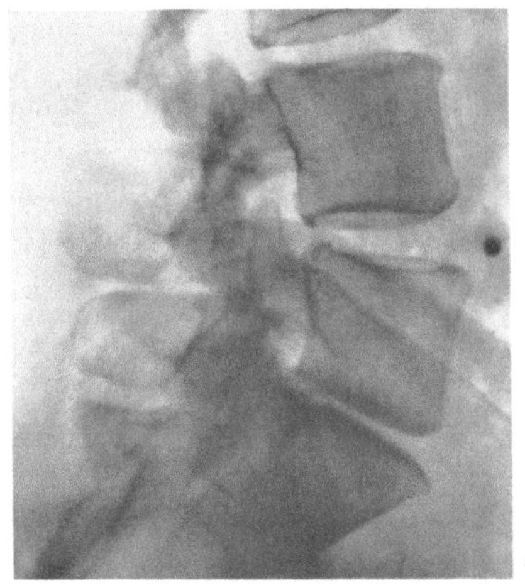

Abb. 134 a. Lumbosakrale Osteochondrose und Spondylose. Degenerative Veränderung der Bandscheibe L 5—S 1, erkennbar an ihrer Verschmälerung, an der Sklerose der anliegenden Wirbelkörperdeckplatten sowie an den seitlichen spondylotischen Wucherungen, besonders deutlich am unteren Wirbelkörperrand von L 5

Abb. 134 b. Lumbosakrale Osteochondrose und Spondylose mit Rückgleiten von L 5 gegenüber S 1. Allgemeine Verschmälerung der Bandscheibe L 5—S 1, Verdichtung der Deckplatten und deutliche Osteophytose an der dorsalen Kante der unteren Deckplatte von L 5. In diesem Fall tritt eine deutliche Retrolisthesis von L 5 gegenüber S 1 hinzu

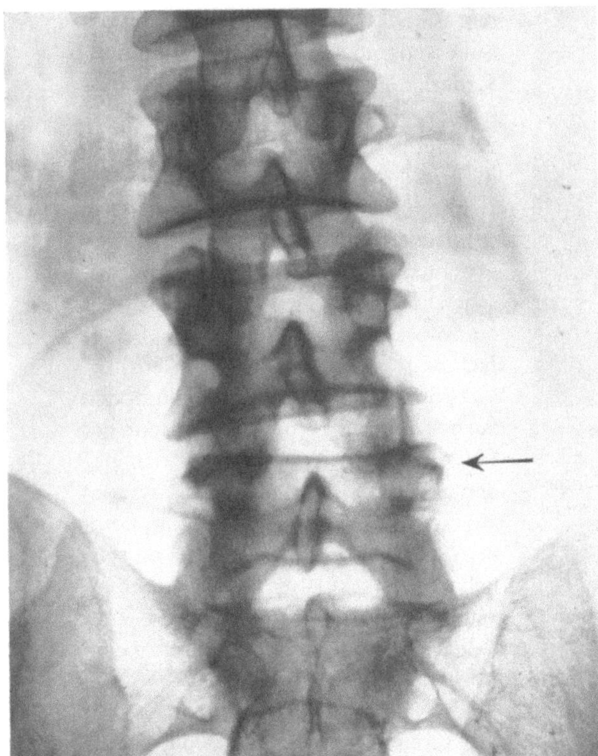

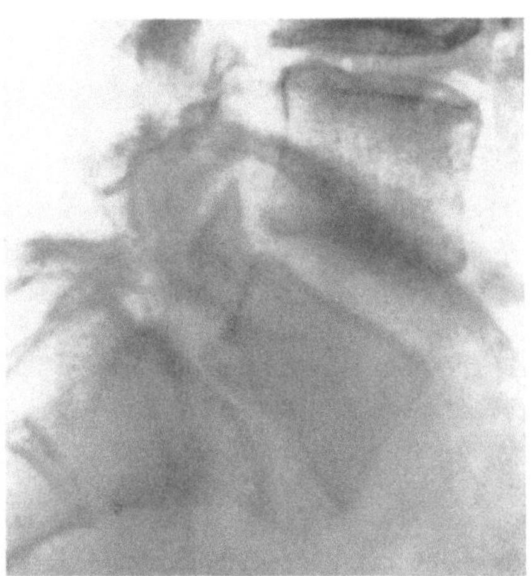

Abb. 136. Lumbosakrale Osteochondrose und Spondylose als Folge einer Spondylolisthesis bei angeborener Spondylolyse L 5. Hervorzuheben ist das Ausmaß der Bandscheibenverschmälerung sowie die dorsale Randwucherung der unteren Deckplatte von L 5

Abb. 135 (links). Einseitige Verschmälerung der Bandscheibe L 4—L 5 bei einer Ischias L 5. Man beachte außerdem die osteophytische Ausziehung am oberen Rand von L 5

Gebrauch von Opiaten oder die intradurale Injektion von Kortisonderivaten zu verantworten.

Bei schweren Ischiasformen kommen zusätzlich zur medikamentösen Therapie auch äußere Maßnahmen wie die Extension oder die vorsichtige Manipulation der Wirbelsäule sowie die peridurale Injektion von Anaesthetica und von Kortikosteroiden in Betracht. Hydro- und Fangotherapie sind vor allem bei länger andauernden Schmerzen von Nutzen, die noch lange Zeit nach Authören der initialen heftigen Schmerzattacken bestehen bleiben können.

Bei rezidivierender Ischias ist die vorübergehende Immobilisation des Lumbosakralgelenkes durch ein Fischbeinkorsett zu erwägen. Zur Kräftigung der lumbo-abdominalen Muskulatur sind gegebenenfalls gymnastische Übungen angezeigt.

Widersteht die Ischias länger als vier bis fünf Monate der Behandlung oder neigt sie zu besonders häufigen Rezidiven, so ist die Laminektomie anzuraten. Eine Kontrastmitteldarstellung des Subarachnoidalraumes ist nur dann erforderlich, wenn hinsichtlich der Lokalisation des Bandscheibenprolapses Zweifel bestehen.

Eine Sonderform der vertebragenen Ischias: die Lähmungsischias. Diese Form der Ischias ist keineswegs selten zu beobachten. Neben den diskreten motorischen Ausfällen am Fuß, die bei der neurologischen Untersuchung einer Ischias L 5 (beim Gehen auf dem Absatz kippt die Fußspitze auf den Boden zurück) oder S 1 (beim Gehen auf der Fußspitze fällt der Absatz auf den Boden zurück) festzustellen sind, kann es zu einer regelrechten Lähmung kommen, die meistens die vordere und seitliche Beinmuskulatur, seltener die Beugeseite des Beines betrifft. Die Lähmung stellt sich — manchmal während einer hyperalgischen Ischiasphase — meistens plötzlich ein; der Schmerz nimmt in dem Augenblick an Heftigkeit zu, in dem die motorischen Zeichen auftreten. Eine sofortige operative Freilegung der komprimierten Wurzel kann angezeigt sein, wenn zum Zeitpunkt der Untersuchung noch mit einer Wiedererlangung der motorischen Funktionen zu rechnen ist.

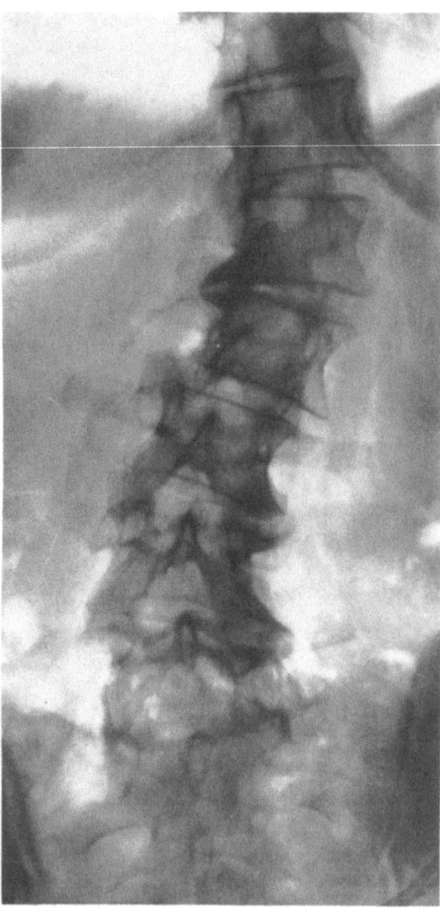

Abb. 137. Osteochondrose und Spondylose als Folge skoliotischer Fehlhaltung. Primäre Lumbalskoliose. Zur Ausbildung der osteochondrotischen Veränderungen kommt es nur auf der Konkavseite der skoliotischen Verkrümmungen im Bereich verstärkter mechanischer Belastung

b) Weitere durch lumbale Wurzelkompression verursachte klinische Syndrome:
Lumbalgie L 4, Kauda-Syndrom

Lumbalgie L 4. Außer zu den Syndromen L 5 und S 1 kann ein Bandscheibenprolaps auch zu einer Wurzelkompression bei *L4* führen. In diesem Fall strahlt der gewöhnlich sehr lebhafte Schmerz nach der ventrolateralen Seite des Oberschenkels, zum Knie und zur Schienbeinkante aus. Der Patellarsehnenreflex ist abgeschwächt oder aufgehoben, der M. quadriceps mehr oder weniger hypoton und atrophisch. Eine hyp- oder dysästhetische Zone überquert den vorderen Teil des Oberschenkels und steigt gelegentlich zum vorderen oder ventrolateralen Teil des Unterschenkels ab. Die Röntgenaufnahme läßt die gewöhnlichen Zeichen einer Bandscheibenveränderung im Bereich von L3—L4, manchmal L4—L5 erkennen. Die Heilung kann 2 bis 3 Monate in Anspruch nehmen, doch ist ein Rezidiv selten. Die chirurgische Intervention ist nur in wenigen Fällen erforderlich.

Das *Kauda-Syndrom*, ein seltenes Vorkommnis, kann Ausdruck einer großen Diskushernie sein, die auf die Cauda equina drückt. Der chirurgische Eingriff ist so bald wie möglich vorzunehmen.

c) Chronische Lumbalgie

Die chronische Lumbalgie kann als einziges klinisches Zeichen einer Bandscheibenveränderung bestehen, sei diese Veränderung nun auf die Bandscheibe beschränkt oder von degenerativen Prozessen an den Wirbeln begleitet. In anderen Fällen stellt sich die chronische Verlaufsform im Anschluß an eine Folge akuter Phasen von Lumbalgie oder Lumboischialgie ein. Umgekehrt kann eine Bandscheibenveränderung sich zunächst durch eine chronische Lumbalgie bemerkbar machen und erst nach einigen Jahren zu akuten Anfällen von Lumbago oder Ischias führen.

1. *Entstehung.* Der Lumbalschmerz wird wahrscheinlich durch den fragmentierten Nucleus pulposus verursacht, der durch Spalten des Faserringes hindurchtritt und auf die peripheren fibroligamentären Anteile der Bandscheibe, die allein sensibel innerviert sind, intermittierend aufstößt. Doch kann der Vorgang sich auch so darstellen, daß der pathologisch veränderte Gallertkern die statische Last nicht mehr gleichmäßig auf die Innenseite des Faserringes zu verteilen vermag und auf diese Weise sensible periphere Anteile des Diskus verstärkt komprimiert werden.

2. *Klinische Symptomatologie.* Der *Schmerz* vermittelt häufig den Eindruck einer querverlaufenden Sperre im Lumbosakral-, gelegentlich auch im Sakral- oder Iliosakralbereich. Er kann auf einer Seite vorwiegen und sich bis zum oberen Quadranten des Gesäßes ausdehnen. Charakteristisch ist sein Auftreten bei Anstrengungen, Bewegungen und Müdigkeitszuständen, aber auch am Morgen beim Aufwachen. Mit den ersten Bewegungen läßt er dann nach. Der während des Tages längere Zeit bestehende Schmerz kann sich vorübergehend verstärken oder, bei Gelegenheit einer Anstrengung, bei starker Müdigkeit oder scheinbar grundlos, in Gestalt akuter Krisen exazerbieren. Ruhe hat immer einen schmerzlindernden Einfluß. Naturgemäß ist auch die Art der Berufstätigkeit von Bedeutung, da jede mit Kraftanstrengungen verbundene Tätigkeit die Schmerzen verstärkt.

Die *klinische Untersuchung* ergibt manchmal nur eine geringfügige Versteifung der Wirbelsäule.

Die Röntgenaufnahme des Lumbosakralgelenkes zeigt häufig keinerlei Veränderungen. Selten beobachtet man eine Abflachung der Bandscheiben L4—L5 oder L5—

S1. Manchmal stellen sich ausgeprägtere degenerative Veränderungen an einem oder mehreren Segmenten der Wirbelsäule dar.

3. *Krankheitsverlauf und Behandlung.* Es dauert oft mehrere Jahre, bis das Krankheitsbild der chronischen Lumbalgie voll ausgebildet ist. Akute Phasen von Lumbago oder Ischias können in diese Entwicklung eingeschaltet sein. Die chronische Lumbalgie führt immer zu erheblicher Invalidität und kann die Berufstätigkeit des Patienten ernsthaft in Frage stellen.

Medikamentöse Therapie und physiotherapeutische Maßnahmen sind von Fall zu Fall unterschiedlich wirksam. Jede Behandlung muß zunächst die Entlastung des Lumbalbereiches der Wirbelsäule durch möglichst vollständige Unterlassung jeder Art von Anstrengung anstreben. Ein Wechsel der Berufstätigkeit ist manchmal nicht zu umgehen. Neben Analgetica kommen entzündungshemmende Medikamente, Physiotherapie, Thermalbäder und außerhalb der Schmerzkrisen Bewegungsübungen in Betracht. Ein schwerer Krankheitsverlauf kann das Tragen eines Stützmieders erforderlich machen. Der chirurgische Eingriff ist nur in Ausnahmefällen bei sehr schmerzhaften, stark invalidisierenden und besonders therapieresistenten Formen zu erwägen. Die Auslöffelung der Bandscheibe führt gelegentlich zum Erfolg, ist jedoch öfter von Mißerfolgen begleitet. Eher ist an die Lumbosakralplastik zu denken, bei der gegenwärtig die Technik der ventralen Spondylodese offenbar die Oberhand über die klassische Methode der dorsalen Spanung gewinnt.

Die sozialen Auswirkungen der chronischen Lumbalgie sind weittragend. Sie führt zum Verlust vieler Arbeitstage und stellt für die Versicherungsanstalten eine schwere Belastung dar.

C. Degenerative Veränderungen im Thorakalbereich der Wirbelsäule

1. Allgemeines

Veränderungen des thorakalen Wirbelsäulenabschnittes treten klinisch häufig nur wenig in Erscheinung. Zwar suchen sehr viele Patienten und vor allem Patientinnen wegen Thorakalgien den Arzt auf, doch sind die Beschwerden nur in wenigen Fällen auf Bandscheibenveränderungen zurückzuführen.

An der Brustwirbelsäule stellen sich klinisch völlig inapparente ventrale oder ventrolaterale Osteophytosen eines oder mehrerer Segmente schon sehr frühzeitig ein. Allerdings können Übermüdung und stärkere Belastung des thorakalen Wirbelsäulenabschnittes, wie sie gewisse Berufe nach sich ziehen, bei Bestehen einer sonst unauffälligen Bandscheibenveränderung auch zu Schmerzen führen. Rachitische Zustände, thorakale Skoliosen und vor allem die Folgeerscheinungen der Scheuermannschen Erkrankung, deren bevorzugter Sitz die Brustwirbelsäule ist, spielen mit Sicherheit eine prädisponierende Rolle.

2. Klinische Zeichen

Nur selten machen sich die Bandscheibenveränderungen im Brustbereich durch akute Krisen ähnlich denen der Lumbago mit heftigen Schmerzen und Bewegungsblockaden an Wirbelsäule und Brustkorb bemerkbar.

Gewöhnlich zeigen die Schmerzen bei degenerativen Veränderungen der Brustwirbelsäule nur eine langsame Progredienz. Sie werden durch mechanische Belastungen verstärkt und durch Ruhe gebessert. Sie können in verschiedener Höhe lokalisiert sein und strahlen in seltenen Fällen als Wurzelschmerz segmental in den Brust- und Bauchraum aus. Als allgemeine Regel kann jedoch gelten, daß ein heftiger und hartnäckiger Rückenschmerz nur selten durch eine Bandscheibenläsion, weit häufiger hingegen durch eine infektiöse oder tumorbedingte Wirbelsäulenläsion oder durch einen endothorakalen Krankheitsherd bedingt ist.

Zudem wird die klinische Symptomatik der Thorakalarthrose dadurch kompliziert, daß bei einer großen Zahl von Patienten, die unter hartnäckigen Brustschmerzen zu leiden behaupten, ein *psychisches Moment* hinzutritt, das bei der Behandlung zu berücksichtigen ist.

Die *klinische Untersuchung* ergibt nur geringfügige Befunde. Gelegentlich sind statische Abweichungen zu konstatieren, etwa eine Kyphosierung der Brustwirbelsäule, die manchmal durch eine familiäre Disposition bedingt ist oder auch die Folge einer Scheuermannschen Erkrankung sein kann. Häufig tritt eine Insuffizienz der Rückenmuskulatur hinzu.

Röntgenuntersuchung. Eine Bandscheibenveränderung kann durchaus schmerzhaft und dennoch auf der Röntgenaufnahme nicht nachweisbar sein. Häufiger jedoch sieht man das Blid der Osteochondrose und Spondylose an einem oder mehreren Zwischenwirbel räumen (Abb. 138). Einmal mehr ist hervorzuheben, daß osteophytische Bildungen im thorakalen Wirbelsäulenabschnitt häufig klinisch stumm bleiben. Systematisch ist nach den Folgeerscheinungen einer Scheuermannschen Erkrankung zu suchen (Keilwirbel, unregelmäßig geformte Deckplatten, intraspongiöse Hernien) (Abb. 139).

In manchen Fällen entstehen an der Brustwirbelsäule außergewöhnlich umfangreiche Osteophyten, die sich — gewöhnlich rechtsseitig — zu massiven bogenförmigen Ausziehungen entwickeln. Diese monolithischen Hyperostosen gehören zum Formenkreis der ankylosierenden Spondylose, die gesondert besprochen wird (Abb. 140).

3. Krankheitsverlauf und Therapie
Degenerative Veränderungen der Brustwirbelsäule nehmen gewöhnlich einen chronischen Verlauf. Dieses hartnäckige, manchmal trostlos erscheinende Krankheitsgeschehen ist in manchen Fällen wenigstens zu einem Teil mit einem psychischen Faktor vergesellschaftet, der bei diesem Leiden häufig eine Rolle spielt. Nichts ist schwieriger, als bei einer nicht zu beeinflussenden Thorakalgie mit röntgenologisch nachweisbaren Veränderungen

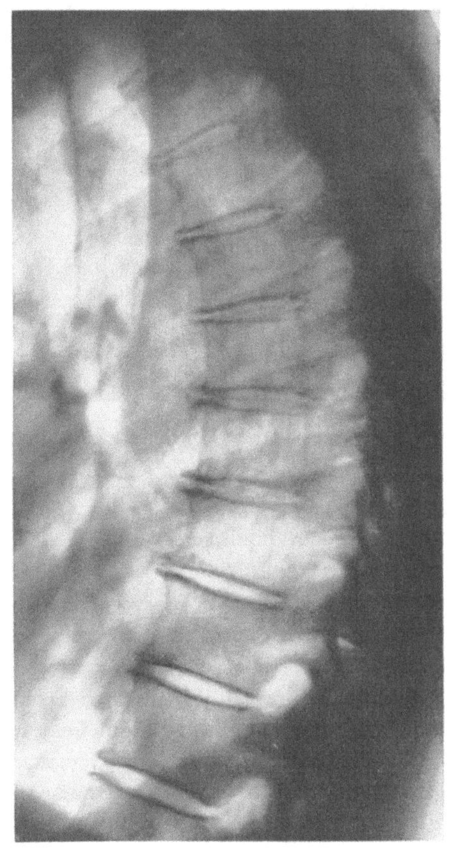

Abb. 138. Thorakale Osteochondrose und Spondylose. Ihre Kennzeichen sind die leichte Verschmälerung der vorderen Anteile der Bandscheiben D 5 bis D 10 und die geringfügige Verdichtung der angrenzenden Bereiche der Deckplatten sowie die ventralen osteophytischen Randzacken

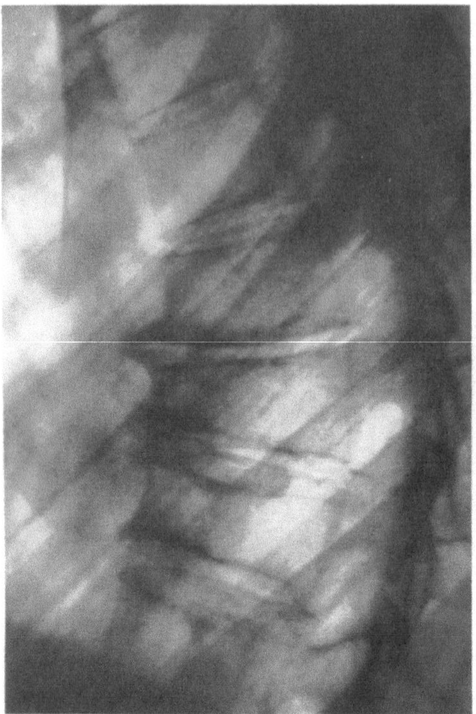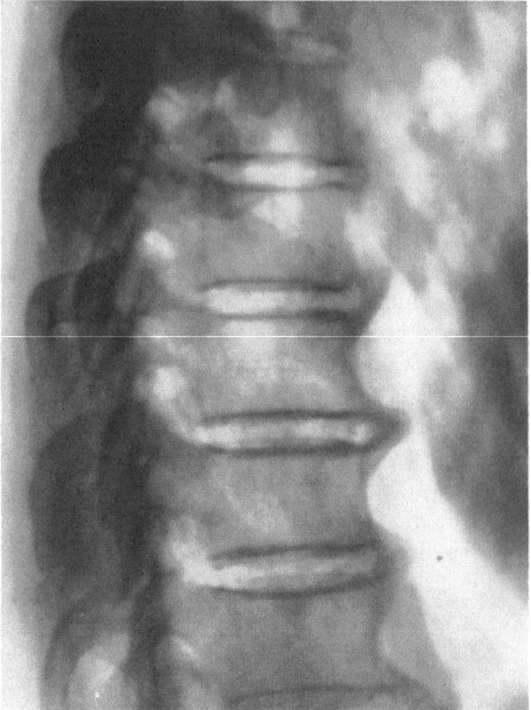

Abb. 139. Dorsale Form der Scheuermannschen Erkrankung. Man erkennt die üblichen Zeichen der Osteochondrose mit reaktiver Spondylose, die sich auf den thorakalen Bereich der Wirbelsäule beschränken. Die Schwäche des Deckplattengewebes gibt Anlaß zur keilförmigen Umgestaltung der Wirbelkörper sowie zu intraspongiösen Hernien

Abb. 140. Spondylosis hyperostotica dorsalis. Ausgedehnte osteophytische Bildungen längs der Wirbelsäule. Dem ursprünglichen Wirbelkörperprofil lagern sich im Intervertebralraum knöcherne, gegen die Mitte stärker werdende Neubildungen auf

an den Thorakalsegmenten den organischen von dem psychisch bedingten Anteil zu unterscheiden. Daher haben die verschiedenen Behandlungsmethoden, seien sie medikamentöser oder physikalisch-therapeutischer Art, sehr unterschiedliche Erfolge. Der Arzt muß in der Behandlung Geduld aufbringen und zugleich den Kranken von der Gutartigkeit seines Leidens überzeugen, wenn die Hartnäckigkeit der Schmerzen diesen das Schlimmste befürchten lassen.

D. Das Zervikalsyndrom

Anatomische Vorbemerkungen

Im Zervikalbereich weisen die Bandscheibenveränderungen einige anatomische Besonderheiten auf, die mit den Processus uncinati zusammenhängen. Veränderungen im Sinne der Unkovertebralarthrose und der Osteochondrose bzw. Spondylose fügen sich zu einem komplexen Erscheinungsbild zusammen. Häufig kommt zu den osteoplastischen Bildungen der Unkovertebralverbindungen ein dorsolateraler Vorfall der degenerierten Disci cervicales hinzu, und es entsteht ein chondroosteophytischer Knoten, der das Foramen intervertebrale im vorderen Teil einengen kann, während vielleicht von der Rückseite her eine spondylotisch bedingte Osteophytose das Foramen noch mehr beengt, so daß die Nervenwurzel auf doppelte Weise bedroht ist.

Die Bandscheibenveränderung kann allerdings auch im Halsbereich zu regelrechten Diskushernien ohne jede osteophytische Beimengung führen, wie sie im Lumbosakralabschnitt die Regel sind.

Die von den Unkovertebralverbindungen und den Gelenkfortsätzen ausgehenden Osteophytosen können bis zu der von zahlreichen symphatischen Nervengeflechten umgebenen A. vertebralis vordringen und sie verdrängen oder sogar komprimieren, wie arteriographische Aufnahmen und Autopsiebefunde bestätigt haben.

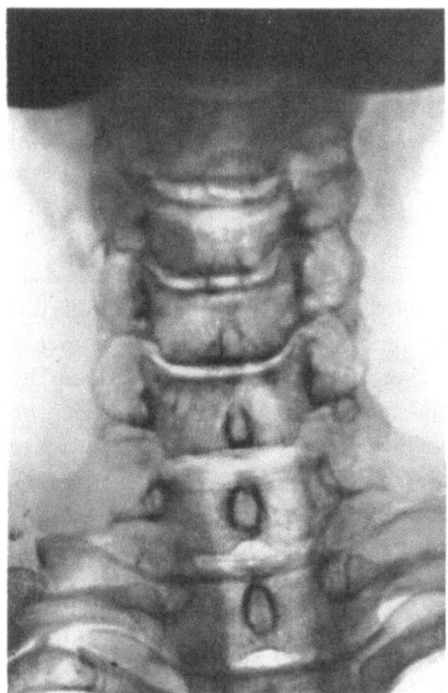
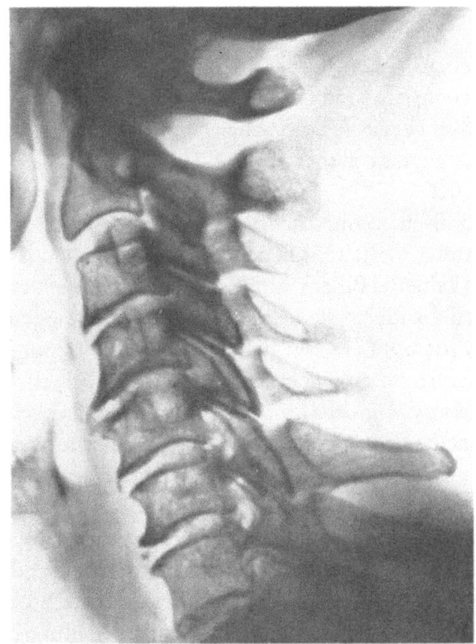

Abb. 141 a. Zervikale Spondylose C 3—C 6. a) Auf der a.p.-Aufnahme sieht man neben den Zeichen der Osteochondrose die Umformung der zugehörigen Unkovertebralgelenke mit Hypertrophie, Verdichtung und kranialer Ausziehung der Processus unciformes. 141 b. Auf der Seitenaufnahme sind die degenerativen Veränderungen am deutlichsten bei C 4—C 5 ausgeprägt. Abnahme der Halswirbelsäulenlordose

Es kommt auch vor, daß der Prolaps die osteophytischen Bildungen gegen den Wirbelkanal drückt und auf diese Weise das Rückenmark bzw. die es versorgenden Gefäße irritiert bzw. komprimiert. Verschiedenartige neurologische Rückenmarkssyndrome komplizieren dann das Bild des Zervikalsyndroms.

Röntgenbefunde
Die a.p.-Aufnahme mit schräg aufsteigendem Strahlengang, die Seitenaufnahme sowie rechte und linke Schrägaufnahme lassen die röntgenologischen Symptome des Zervikalsyndroms am besten erkennen.

Das a.p.-Bild (Abb. 141 a) verdeutlicht die Verschmälerung der Intervertebralräume und die durch die Degeneration der Processus unciformes hervorgerufenen Läsionen: Verschmälerung des unkovertebralen Gelenkspaltes und und osteophytische Hypertrophie der Unkovertebralfortsätze.

Die Seitenaufnahme (Abb. 141 b) läßt sehr gut die Verschmälerung der Zwischenwirbelräume und die ventrale, durch die Bandscheibenveränderungen bedingte

Osteophytose erkennen. In Gestalt einer zur Wirbeldeckplatte parallel verlaufenden Doppellinie projizieren sich die unkovertebralen Läsionen auf den nächsthöheren Wirbelkörper.

Linke und rechte Schrägaufnahme sind unerläßlich, wenn die Auswirkungen der unkovertebralen und von den Gelenkfortsätzen ausgehenden Osteophyten auf das Foramen intervertebrale beurteilt werden sollen. Bei gleichzeitiger Einengung aus ventraler und dorsaler Richtung kommt es zu charakteristischen Deformierungen, die die Form eines Schlüsseloches haben.

Zeichen einer Bandscheibenveränderung im Röntgenbild sind jenseits des 40. Lebensjahres — aber auch schon früher — sehr häufig zu beobachten, nach dem 60. Lebensjahr sind sie sozusagen die Regel. Am häufigsten zeigen sie sich an den unteren Disci cervicales, vor allem an C5—C6 und C6—C7, weniger häufig an C4—C5 und noch weit seltener an C3—C4.

Klinische Symptomatik

In den meisten Fällen führen die degenerativen Veränderungen der Halswirbelsäule zu keinerlei Beschwerden, auch wenn es sich um multiple und ausgedehnte Veränderungen handelt, die dann zufällig bei Gelegenheit einer Röntgenaufnahme entdeckt werden. Diese Tatsache kann nicht genügend betont werden. Haben jedoch die Deformitäten einen gewissen Grad überschritten, so kommt es zur *Einschränkung der Beweglichkeit des Halses*, die sich vor allem bei starkem Drehen des Kopfes bemerkbar macht, also etwa beim Rückwärtsfahren im Auto.

1. *Der Zervikalschmerz.* In manchen Fällen führen die degenerativen Veränderungen an der Halswirbelsäule zu vorübergehenden, von Nackensteife begleiteten Zervikalgien. Die im allgemeinen mäßigen, machmal aber auch lebhaften Schmerzen (akute Tortikollis) dauern nicht lange an, in der Regel einige Tage bis einige Wochen, doch können sie sich auch über Monate hinziehen. Sie zeigen eine Neigung zu rezidivieren. Massagen mit Infrarotbestrahlung, Einnahme von Aspirin und erforderlichenfalls eine kurzdauernde Verabreichung von Kortikosteroiden, Phenylbutazon oder Indometacin pflegen bei der akuten Zervikalgie rasch Erleichterung zu verschaffen. Bestehen die Schmerzen länger als einige Wochen, so können Extensionen und Manipulationen der Halswirbelsäule, verbunden mit der Anwendung von Analgetica und Antiphlogistica, die Heilung beschleunigen.

In manchen Fällen sind die Schmerzen so stark, daß die Halswirbelsäule während einiger Tage oder Wochen mit Hilfe eines Schanz-Kragens oder einer leichten Halskrawatte aus Gips oder plastischem Material ruhiggestellt werden muß.

2. *Zervikozephale Syndrome.* Wegen der engen räumlichen Beziehungen zwischen den osteophytischen Bildungen der Processus uncinati und articulares einerseits und der A. vertebralis und den sie umgebenden symphatischen Nervengeflechten andererseits gab der arteriographische und autoptische Nachweis von Verlagerungen oder sogar Kompressionen der Vertebralarterie durch diese Osteophyten den Anlaß, sie als die Ursache von Kopfschmerzen und verschiedenartigen sensorischen Störungen bei Patienten mit röntgenologisch nachgewiesenen degenerativen Veränderungen der Halswirbelsäule anzusehen.

So spielen die Osteophyten eine ursächliche Rolle in dem nach Barré und Liéou benannten Krankheitsbild, das durch Zervikalgien, Schmerzen im Bereich des Hinterkopfes, Schwindelanfälle oder Taubheit, Ohrensausen und gelegentlich Gesichts-

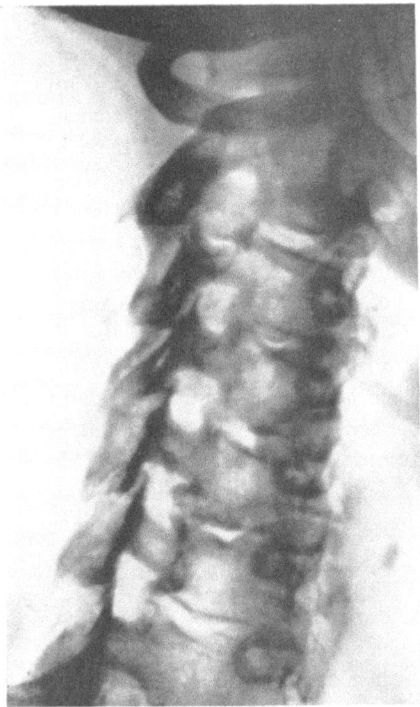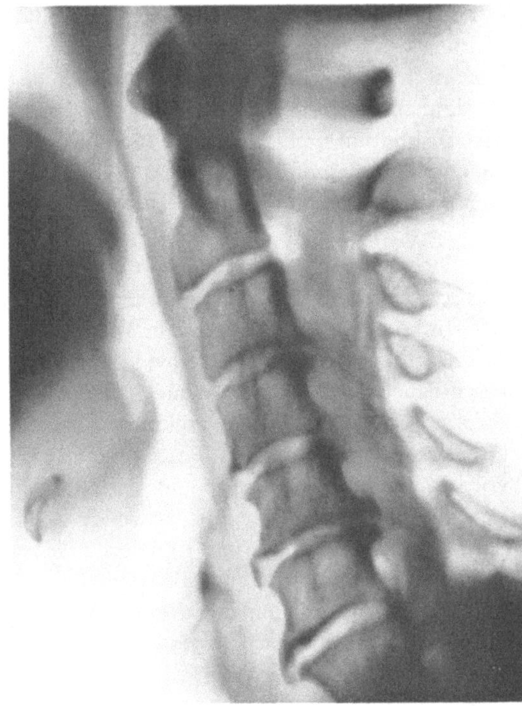

Abb. 142. Osteochondrose und Spondylose der Halswirbelsäule. Die Schrägaufnahme zeigt die Einengung der Foramina intervertebralia (vor allem bei C 5—C 6 und C 6—C 7) durch diskoosteophytische Knoten

Abb. 143. Osteochondrose und Spondylose der Halswirbelsäule. Die Seitentomographie zeigt die osteochondrotischen Veränderungen — hauptsächlich bei C 5—C 6 — sowie die auf den Wirbelkanal gerichteten hinteren Randwucherungen, die eine Irritation des Rückenmarkes als möglich erscheinen lassen

störungen charakterisiert ist. Die Deutung von Barré und Liéou trifft wahrscheinlich in einigen Fällen zu, die sich leider nur sehr schwer von den weit häufigeren unterscheiden lassen, in denen diese Manifestationen Bestandteil eines zentralnervösen Syndroms bei Patienten mit klinisch stummen Halswirbelsäulenveränderungen sind. Auch der bei diesen Kranken durch Manipulationen und Extensionen zu erzielende therapeutische Erfolg stellt keinen hinreichenden Beweis für die kausale Bedeutung der degenerativen Veränderungen dar, wenn man den unleugbaren psychotherapeutischen Effekt dieser Anwendungen bedenkt. Nur mit äußerster Vorsicht ist die Hypothese in Betracht zu ziehen, die Symptome des Barré-Liéou-Syndroms seien Ausdruck einer vaskulären Kompression mit der Folge zirkulatorischer Insuffizienz in den von der Vertebralarterie abhängigen venösen Gebieten, da sie sich doch erheblich von den Symptomen des A. vertebralis-Syndroms unterscheiden.

3. *Die Zervikobrachialgie.* Sie ist eine häufige Komplikation der Halswirbelsäulendegeneration, bedingt durch Reizung bzw. Kompression der Wurzel im Foramen intervertebrale (vor allem C5—C6 oder C6—C7) bzw. an dessen medialer Öffnung. Die Irritation der Wurzel geht aus von einem chondroosteophytischen Knoten oder seltener einer Diskushernie. Meistens stellt sich der Wurzelschmerz ohne erkennbaren

Grund ein; manchmal scheint er durch eine längere Zeit andauernde ungünstige Haltung des Kopfes und Halses bedingt zu sein, so etwa morgens beim Aufwachen oder nach einer langen Autofahrt, aber auch nach einem Trauma (vorwiegend im Zusammenhang mit Autounfällen). Der monoradikuläre Schmerz erstreckt sich in das Ausbreitungsgebiet von C_6 (Schmerzen und Parästhesien im Daumen bzw. in Daumen und Zeigefinger), von C7 (Schmerzen und Parästhesien in Mittel- und Ringfinger, häufig auch im Zeigefinger; die Untersuchung ergibt dann häufig eine Herabsetzung oder einen Ausfall des Tricipitalreflexes und eine Verminderung der Kraft des Triceps), von C_8 (Schmerzen und Parästhesien im kleinen Finger), seltener von C_5 (Schmerzen, die von der Schulter zum Ellbogen ziehen, aber auch bis zum Daumen reichen können). Während einiger Wochen ist der Schmerz im allgemeinen sehr lebhaft, läßt dann nach und verschwindet meistens innerhalb von ein bis zwei Monaten. Doch dauern die Zervikobrachialgien manchmal auch einige Monate an, sind dann aber gewöhnlich nur mäßig schmerzhaft, selten bleiben sie während dieser Zeit in ihrer ursprünglichen akuten Form bestehen. Es kommen auch sehr hartnäckige Fälle vor, die ein Jahr und länger andauern. Rezidive sind möglich, aber ziemlich selten. Zervikobrachialgien lassen die Anwendung von Analgetica geraten erscheinen (während einiger Tage auch von Opiaten, falls zu Beginn der Schmerz sehr stark ist). Ferner kommen Kortikosteroide sowie Phenylbutazon und Indometacin in Betracht. Während besonders schmerzhafter Krisen ist auch an die Immobilisierung des Nackens mit Hilfe eines Schanzschen Kragens zu denken. Wenn später die Schmerzen nachgelassen haben, können Manipulationen und Extensionen der Halswirbelsäule Erfolg haben. In sehr therapieresistenten Fällen kann eine chirurgische Intervention zur Freilegung der Wurzel angezeigt sein. Ob die Gunst der Chirurgen sich dem dorsalen oder abdominalen Zugang zuneigen wird, ist noch nicht entschieden.

4. *Medullopathien beim Zervikalsyndrom.* In ziemlich seltenen Fällen führen die dorsalen Vorfälle der degenerierten Bandscheibe zu *Rückenmarkssymptomen.* Allerdings spielt in der Genese dieser medullären Symptomatik die Kompression durch die Bandscheibe nur selten eine ausschließliche Rolle. Häufiger tritt sie lediglich zu den durch die gleichzeitig bestehenden vaskulären Läsionen bedingten Symptomen hinzu. Bei zervikogenen Myelopathien vereint sich im allgemeinen eine meistens nur geringfügige Paraplegie mit Zeichen von Seiten einer oder mehrerer Nervenwurzeln. Es kann auch zu vestibulo-cerebellaren Störungen kommen, die zur Verwechslung mit multipler Sklerose, Syringomyelie und amyotrophischer Lateralsklerose Anlaß geben. Tomographien der Halswirbelsäule und Luftmyelographie ermöglichen, Vorhandensein und Ausmaß der chondro-osteophytischen bzw. diskalen Vorfälle in den Wirbelkanal und ihre Auswirkung auf das Rückenmark festzustellen. Wenn Gipskrawatte und Dauerextension bzw. intermittierende Extension keine hinreichende Besserung bewirken, kann eine chirurgische Dekompression angezeigt sein. Deren Ergebnisse sind jedoch häufig unbefriedigend, wahrscheinlich bedingt durch die Komplexität der Medullopathien, die außer auf die Kompression häufig auch auf ischämische vaskuläre Schädigungen zurückzuführen sind, die sich nicht beeinflussen lassen.

II. Interspinalarthrose

Allgemeines

Die Intervertebralgelenke sind Diarthrosen. Die Arthrose der Zwischenwirbelgelenke gleicht daher derjenigen der Extremitätengelenke: fibrilläre Veränderungen des Gelenkknorpels, dann Erosion und schließlich Ulzeration des Knorpels, Randosteophyten, subchondrale Osteosklerose, mehr oder weniger ausgesprochene synoviale Entzündung.

Wahrscheinlich unterliegt die arthrotische Veränderung der Zwischenwirbelgelenke den gleichen noch gänzlich unbekannten humoralen Einflüssen, die auch das Auftreten der Arthrose der großen Gelenke bestimmen. Doch spielen hier, wie bei den übrigen Arthrosen, mechanische Faktoren eine bestimmende Rolle. Sie sind vor allem im Lumbalbereich der Wirbelsäule bei Hyperlordose festzustellen, die den auf die lumbalen Intervetebralgelenke ausgeübten statischen Druck erhöht, ebenso aber auch im Zervikalbereich in Fällen zervikaler Hyperlordose.

Die Arthrose der Zwischenwirbelgelenke im Lumbalbereich
Die Arthrose der Zwischenwirbelgelenke ist jenseits des 50. Lebensjahres, vor allem bei Frauen, häufig zu beobachten. Oft geht sie mit verstärkter Lordose im Lumbal-bereich einher. Wir haben als trophostatisches Syndrom des Postklimakteriums ein bei Frauen in den sechziger Jahren häufig festzustellendes Krankheitsbild bezeichnet, das durch lumbale Hyperlordose mit Übergewicht, Schlaffheit der Bauchdecke und Arthrose der Zwischenwirbelfortsätze im unteren Lumbal- und Lumbosakralbereich gekennzeichnet ist.

Diese Arthrose, die vor allem die Gelenkfortsätze L4—L5, aber auch L5—S1 und L3—L4 betrifft, zeichnet sich auf dem seitlichen Röntgenbild durch unregelmäßige Hyperthrophie der betreffenden Fortsätze und gleichzeitig durch deren größere Dichte aus. Auf dem a.p.-Bild (Abb. 144) sieht man außerdem, daß die oberen Gelenkfortsätze aufgebogen sind und schräg nach oben außen gegenüber dem Gelenkspalt verschoben sind. Die Schrägaufnahme (Abb. 145) zeigt einerseits die Gelenkspaltverengung und die Verdichtung der anliegenden Knochenflächen wie andererseits die unregel-

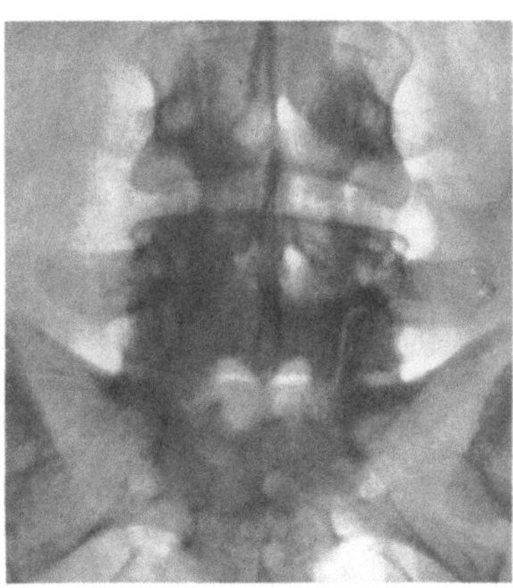

Abb. 144. Beiderseitige Arthrose der Zwischenwirbelgelenke L 5—S 1. Umbildung der Gelenkfortsätze und Verdichtung beiderseits des Gelenkspaltes. Der obere Gelenkfortsatz von S 1 ist hypertrophiert und neigt sich in seinem obersten Teil nach außen

mäßige Hypertrophie des arthrotischen Gelenkfortsatzes. Das Absinken der Gelenkfortsätze nach vorn, das sehr häufig die lumbale Arthronose unterhalb von L4—L5 und L5—S1 begleitet, kann eine Spondylolisthesis bei L4 oder L5 zur Folge haben. Sie ist besonders gut auf der Seitenaufnahme (Abb. 146) zu erkennen. Die Arthrose der Zwischenwirbelgelenke bei lumbaler Hyperlordose geht häufig mit Aneinanderrücken der Spinalfortsätze und reaktiver knöcherner Neubildung zwischen ihnen einher. Auf diese Interspinalarthrose hat Baastrup die Aufmerksamkeit gelenkt (Abb. 147 a und b).

Die lumbale und lumbosakrale Arthrose der Zwischenwirbelgelenke bleibt häufig klinisch stumm, kann aber auch zu Lumbalgien führen, die nur schwer von den durch eine Diskusdegeneration bedingten Lumbalgien zu unterscheiden sind. Oft treten aber auch Diskusschäden und Arthronose gemeinsam auf. Es ist anzunehmen, daß

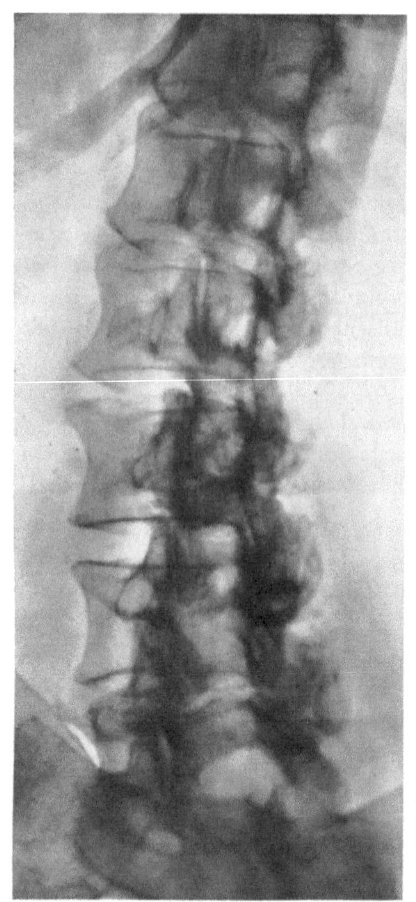
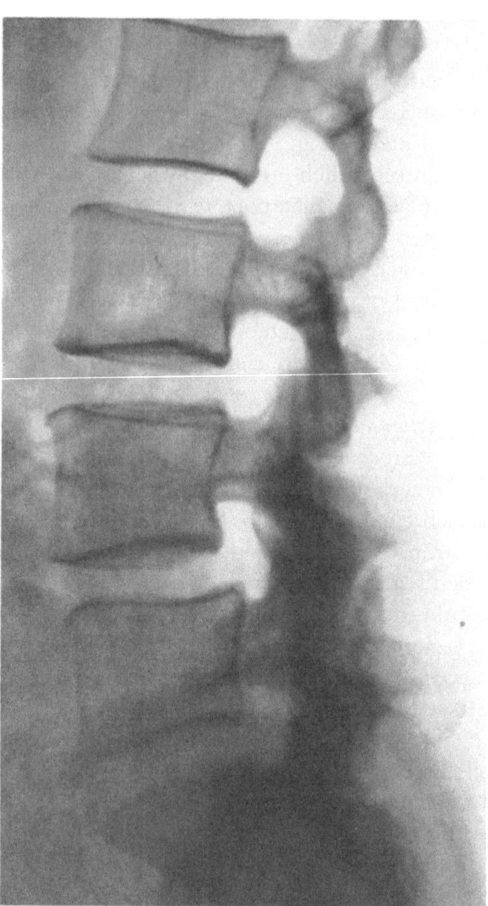

Abb. 145.

Abb. 146.

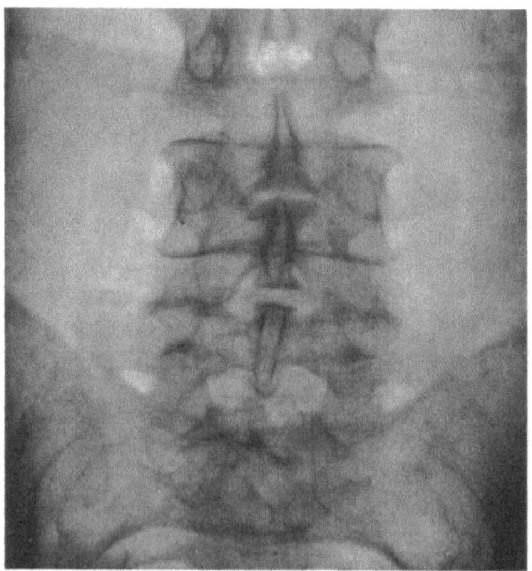
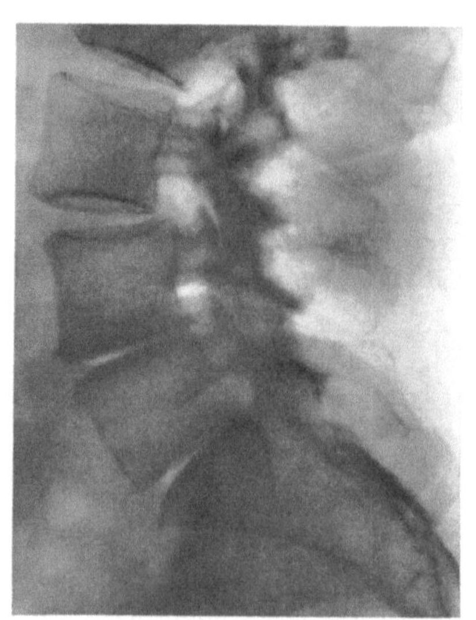

Abb. 147a.

Abb. 147b.

die Arthrose entweder des inneren oder des äußeren Anteiles des Zwischenwirbel-
gelenkes die Entstehung arthrotischer Veränderungen am zugeordneten anderen
Gelenkteil begünstigt.

Die lumbosakrale Arthronose kann durch Irritation der Ischiaswurzel im Foramen intervertebrale L5 zu Ischiasschmerzen führen, doch geschieht dies im Gegensatz zu den Auffassungen, die man früher darüber hatte, nur sehr selten. In den weitaus
meisten Fällen ist die gewöhnliche vertebragene Ischias auf eine Bandscheibenveränderung und nicht auf Veränderungen an den Zwischenwirbelgelenken zurückzuführen.

Dies gilt jedoch nicht für die von einer Spondylolisthesis begleiteten Arthrose
der Zwischenwirbelgelenke. Sie geht häufig mit Lumbalgien einher und kann durch
Reizung oder Kompression der Wurzel zu ausstrahlenden Schmerzen in den Beinen
führen. In seltenen Fällen kann die chirurgische Freilegung der Wurzel angezeigt
sein, der jedoch die Abklärung der Ursache durch eine Sacroradiculographie
vorangehen muß.

Die Arthrose der Zwischenwirbelgelenke macht Vorsichtsmaßregeln und sonstige
Maßnahmen erforderlich, die den Zweck haben, die mechanische Belastung
der Gelenkfortsätze im unteren Lumbalbereich der Wirbelsäule herabzusetzen; heilgymnastische Übungen dienen in erster Linie dem Zweck, die verstärkte Lordose zu verringern oder doch wenigstens ihre Verschlimmerung zu verhindern sowie die Bauchmuskulatur in einen besseren Funktionszustand zu versetzen.
Oft ist auch ein Fischbeinkorsett zur Immobilisierung des lumbalen Wirbelsäulen-
bereiches und zur Verminderung der Lordose erforderlich; die Behandlung umfaßt
natürlich auch die üblichen Analgetica. Häufig erweist sich die Injektion von Anaesthetica und Kortisonderivaten in den Bereich der Zwischenwirbelgelenke als
nützlich.

Die Arthrose der Intervertebralgelenke im Zervikalbereich
Die Arthronose im Zervikalbereich kann vom 40. Lebensjahr an auftreten, wird
jedoch vor allem jenseits des 60. Lebensjahres beobachtet und scheint durch die zervikale Hyperlordose gefördert zu werden, die die in diesem Alter häufige Dorsalky-
phose begleitet und kompensiert. Sie zeigt sich vorwiegend bei C3—C4 und C4—C5,
während die Bandscheibenveränderungen, wie bereits erwähnt wurde, hauptsächlich
die untere Halswirbelsäule zwischen C5 und C7 betreffen.

Röntgenologisch ist die Zervikalarthrose an folgenden Zeichen zu erkennen:
Die a.p.-Aufnahme verdeutlicht eine Hypertrophie der Gelenkfortsätze, die weit über
die wellenförmige Linie hinausragen, die normal geformte Gelenkfortsätze begrenzt.

Abb. 145. Multiple lumbale Arthronose. Auf der Schrägaufnahme ist die arthrotische Umbildung der
Gelenkfortsätze von L 3, L 4 und L 5 zu erkennen. Die unregelmäßige Hypertrophie der Strukturen
zeigt sich von der anderen Seite noch deutlicher
Abb. 146. Arthrose des Intervertebralgelenkes L 4—L 5 mit Vorwärtsgleiten von L 4. Sklerose der
Gelenkfortsätze und Vorneigung des oberen Fortsatzes von L 5, wodurch das Vorwärtsgleiten von
L 4 begünstigt wird. Es kommt zu einer leichten Verschmälerung der Bandscheibe L 4—L 5, die
Ausdruck einer beginnenden Bandscheibenveränderung ist
Abb. 147 a. Lumbale Interspinalarthrose (Baastrup-Phänomen). a) a.p.-Aufnahme: Umbildung der
Dornfortsätze L 3, L 4 und L 5 mit arthrotischen Veränderungen im Sinne einer sklerosierenden
Hypertrophie. b. Seitenaufnahme: Bei diesem Kranken sind multiple Veränderungen zu konsta-
tieren. Befall der Bandscheiben L 4—L 5 und L 5—S 1 und der Gelenkfortsätze mit Wirbelgleiten
von L 3 auf L 4. Die Dornfortsätze von L 3 und L 4 liegen dachziegelartig übereinander, der Inter-
spinalraum ist verformt und läßt Verdichtungszonen erkennen

Häufig werden diese hypertrophierten Fortsätze noch zusätzlich durch osteophytische Bildungen verlängert.

In der Seitenaufnahme ist die Hypertrophie der Gelenkfortsätze daran abzulesen, daß die schräg nach oben außen verlaufende, dem Gelenkspalt entsprechende Doppellinie sich deutlich nach vorn gegen den Bereich der Wirbelkörper bzw. Bandscheiben verschiebt, hinter dem sie normalerweise zurückbleibt.

Die Hypertrophie der Gelenkfortsätze und die osteophytischen Deformationen, aber auch die Verengung des Gelenkspaltes und die Verdichtung der sie begrenzenden Gelenkfläche sind am besten auf der Schrägaufnahme zu erkennen. Vor allem aber sieht man das Vorspringen des Gelenkfortsatzes und seiner Osteophyten in Richtung auf das Foramen intervertebrale und dessen daraus resultierende Verengung (Abb. 148).

Die Arthrose der Zwischenwirbelgelenke im Zervikalbereich bleibt in der Regel ohne klinische Symptomatik.

Manchmal führt sie zu lokalen und zu wurzelbedingten Schmerzen in Form von Zervikalgien und Schmerzen im Bereich des Hinterkopfes. Ihre Mitwirkung in der Genese dieser Symptome und noch mehr der Symptome des Barré-Liéou-Syndroms ist, wie bereits erwähnt wurde, nur mit größten Schwierigkeiten abzuklären.

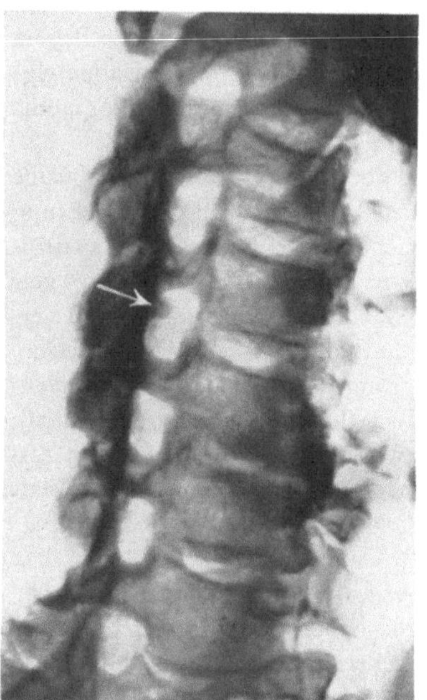

Abb. 148. Zervikale Arthrose der Gelenkfortsätze. Man sieht auf der Schrägaufnahme, daß das Foramen intervertebrale in diesem Fall nicht ventral durch einen chondro-osteophytischen Knoten, sondern durch den hypertrophierten und nach vorn vorspringenden oberen Gelenkfortsatz von C 5 eingeengt wird

Spondylosis hyperostotica

V. R. Ott

Synonyma: Deutsch: Hyperostotische Spondylose.
Französisch: Hyperostose ankylosante vertébrale.
Englisch: Hyperostotic spondylosis, Ankylosing hyperostosis of the spine.
Italienisch: Artrosi disco-somatica iperostosante vertebrale.

Geschichte und Terminologie

Die Wirbelsäulenkrankheit, die wir heute als wichtigste Differentialdiagnose der *Spondylitis ankylopoetica* betrachten und brückenbildende, hyperostotische Spondylose oder kurz *Spondylosis hyperostotica* nennen, ist in der deutschsprachigen klinischen Literatur schon vor 7 Jahrzehnten erörtert worden. W. von Bechterew hatte 1893 ein uneinheitliches Krankengut unter dem Begriff „Steifigkeit der Wirbelsäule mit Kyphose" beschrieben; bald darauf grenzte er das Krankheitsbild, das er meinte, klinisch und pathologisch-anatomisch vom entzündlichen Wirbelsäulenrheumatismus ab (Bechterew, 1897, 1899a, 1899b), den A. Strümpell (1884, 1897) und P. Marie (1898) beschrieben hatten (*s. Kapitel Spondylitis ankylopoetica*). Aus einem autoptischen Befund (Bechterew, 1899b) geht deutlich hervor, daß es sich bei der Wirbelsäulenkrankheit, die er für ein primär neurogenes Leiden hielt, um eine brückenbildende, hyperostotische Spondylose handelte (Ott, 1953).

Neu war die Krankheit, auf die der große russische Neurologe die deutschsprachigen Ärzte aufmerksam machte, allerdings nicht; denn sie ist bereits an Skeletten von Dinosauriern aus der Kreidezeit und von Höhlenbären aus der letzten Eiszeit nachweisbar (Moodie, 1923; Pales, 1930; Walther, 1825; Virchow, 1895), vor allem sind aber an vor- und frühgeschichtlichen menschlichen Skeletten Wirbelsäulenankylosen beschrieben, die zum größeren Teil als hyperostotische Spondylosen von einer kleineren Zahl ankylosierender Spondylitiden abzugrenzen sind (Buess u. Koelbing, 1964). Als anatomisches Phänomen sind hyperostotische Wirbelsäulenankylosen schon im 18. Jahrhundert von John Hunter in London gesammelt und vom Niederländer Sandifort beschrieben worden (Buess u. Koelbing, 1964). Die erste, graphisch hervorragend ausgestattete Darstellung im deutschen Sprachgebiet stammt von Wenzel (1824); der Wiener Pathologe Rokitansky grenzte 1856 „das Osteophyt in Form einer auf den Knochen gleichsam hingegossenen und sofort erstarrten Knochenmasse, — an der Vorderseite der Wirbelsäule ...“ klar von den Wirbelsäulenankylosen mit Verwachsung der Wirbelkörperränder und Verknöcherung der Bandscheiben ab.

Seither ist die „*Zuckergußwirbelsäule*“ besonders in der anatomisch-röntgenologischen Literatur da und dort erwähnt worden (Schmorl u. Junghanns, 1932). In der rheumatologischen Literatur wurde sie erstmals durch Meyer u. Forster (1938) unter der rein deskriptiven Bezeichnung „Hyperostose moniliforme du flanc droit de la colonne dorsale“ geschildert. Forestier u. Rotès haben 1950 durch eine klinisch-radiologische, anatomisch fundierte Arbeit auf dieses Krankheitsbild aufmerksam gemacht. Sie betrachteten es anfangs als Reservat des Greisenalters, nannten es deshalb „Hyperostose ankylosante vertébrale sénile“ und hielten es für eine nosologische Unität, die nichts mit der Spondylose zu tun habe.

Wir konnten bald darauf zeigen, daß die Krankheit nicht aufs Greisenalter beschränkt ist und daß sie im Hinblick auf die Pathogenese als *quantitative Variante der Spondylosis deformans* aufgefaßt werden muß; deshalb wurde die Bezeichnung „*Spondylosis hyperostotica*“ vorgeschlagen (Ott, 1953); im deutschsprachigen Schrifttum hat sich dieser Begriff weitgehend durchgesetzt; trotz den Einwänden von J. Forestier (1967) haben auch französische und italienische Kliniker die hier entwickelte Konzeption anerkannt; die Terminologie bleibt dort allerdings traditionell, während in der englischen Fachliteratur der Begriff „Hyperostotic Spondylosis“ eingeführt ist.

Da die Spondylosis hyperostotica (SpHyp) nur mit der Röntgenuntersuchung erkannt werden kann, beschränkt sich ein Teil der vorliegenden Arbeiten auf den Röntgenbefund (s. unten). Die Literatur über den klinischen Befund ist nicht sehr umfangreich. Nur wenige Autoren verfügen über größere Beobachtungsserien. Unser eigenes Material umfaßt 160 Patienten, die klinisch und röntgenologisch eingehend untersucht sind.

Morbidität

Während durch die anatomischen Untersuchungen von Schmorl u. Junghanns (1932) die rasche Zunahme der banalen Spondylose mit dem Alter — bis über 90% im 6. Lebensjahrzehnt! — bekannt ist, fehlen genaue Angaben über die Häufigkeit der SpHyp. Sie ist sicher weit höher als die mit 0,8 Promille berechnete Morbidität an Spondylitis ankylopoetica. Vignon u. Mitarb. (1961) fanden unter 500 Insassen eines

Altersheims 24 Fälle = 5%; bei einer Reihenuntersuchung finnischer Polizeimänner stellte Julkunen (1967) in der Gruppe der 60—69-Jährigen eine SpHyp bei 7% fest. Auf diese Größenordnung kommt man ebenfalls, wenn man Schlüsse aus der Diabetes-Morbidität zieht (s. unten); auch die anatomischen Daten von Schmorl bewegen sich in diesem Bereich. *Die Morbidität der SpHyp liegt also wahrscheinlich um zwei Größenordnungen höher als die der Spondylitis ankylopoetica.*

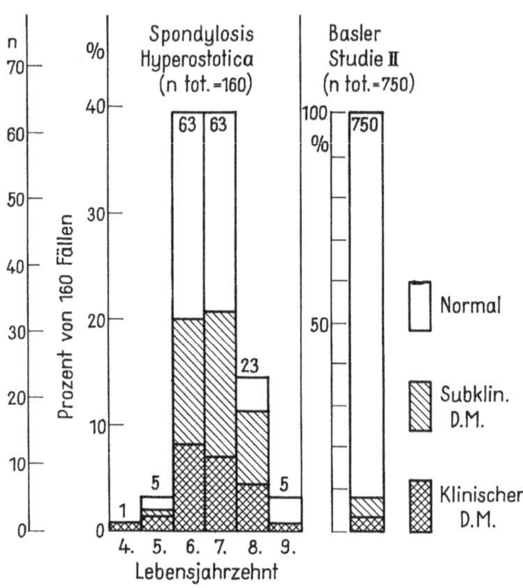

Abb. 149. Altersverteilung und Häufigkeit von subklinischem und klinischem Diabetes mellitus bei 160 Kranken mit röntgenologisch nachgewiesener Spondylosis hyperostotica. — Vergleich mit der Diabetesmorbidität der „Basler Studie II" (Heusler u. Mitarb., 1967)

Geschlechts- und Altersverteilung

In einer 87 Fälle umfassenden *pathologisch-anatomischen* Studie findet G. Beneke (1967) *keine deutliche Bevorzugung eines Geschlechtes.* Fast alle *klinischen* Arbeiten berichten dagegen über ein *starkes Überwiegen der Männer.* Wir fanden unter 160 Kranken 136 Männer = 85% und 24 Frauen = 15% (Ott u. Mitarb., 1967); in einer auf beide Geschlechter gleichmäßig verteilten Gruppe aus der Gesamtserie fanden wir jedoch unter 46 Kranken 31 Männer = 68,8% und 15 Frauen = 31,2%. Forestier (1967) beobachtete in einem überwiegend weiblichen Krankengut 27% Frauen. Der Gegensatz dieser klinischen Erfahrung zur pathologisch-anatomischen Feststellung ist noch unklar.

Die *Altersverteilung* zeigt Abb. 149. Das Durchschnittsalter von 160 Pat. war 61,8 Jahre, bei den Männern 61,6, bei den Frauen 63,3 Jahre. Der jüngste Mann war 39, der älteste 85, die jüngste Frau 51, die älteste 78 Jahre. Das 6. Jahrzehnt, das man allgemein noch nicht zum Greisenalter zählt, ist ebenso häufig vertreten wie die 7. Dekade; die Bezeichnung des Leidens als „senile" Affektion ist deshalb mit Recht abzulehnen (Ott, 1953).

Heredität und Vorgeschichte

Die Familienanamnese ist in der Regel unergiebig, wie dies auch der Epidemiologie entspricht (de Blécourt, 1965). Einzelne Patienten berichten über Fälle von Thorakalkyphose in der Aszendenz. In der Vorgeschichte der Kranken sind rheumatisches Fieber und schwere akute Infektionskrankheiten nicht überdurchschnittlich häufig; eine rheumatoide Arthritis haben wir nicht beobachtet. Zusammenhänge mit einmaligen Rückentraumen lassen sich nicht sicherstellen. Selten hört man von langdauernder Überlastung im Jugendalter, dagegen manchmal von der Entwicklung eines Rundrückens ohne äußere Schädigung.

Patienten, bei denen eine SpHyp nur als Zufallsbefund einer röntgenologischen Thoraxuntersuchung entdeckt wird, berichten, gelegentlich an dumpfen Rückenschmerzen gelitten oder eine etwas verminderte Beweglichkeit bemerkt zu haben. Bei den Kranken aber, die vor der Untersuchung bereits über „rheumatische" Beschwerden zu klagen hatten, bestehen meistens schon seit vielen Jahren chronische Rückenschmerzen. In einzelnen Fällen reicht die Anamnese bis ins dritte Lebensjahrzehnt zurück (Ott, 1953). Akute Episoden wie Lumbago und Torticollis sind selten. Manche Patienten sind unter der (medizinhistorisch richtigen, sachlich irrtümlichen) Diagnose eines „Bechterew" geängstigt und falsch behandelt worden.

Symptome

Die Kranken klagen vor allem über Schmerzen im Bereich der unteren Brustwirbelsäule, oft auch über Nacken- und Schulterschmerzen. Armneuralgien, Hinterkopfschmerzen und Ischias gehören ins Bild. Neben diesen Wirbelsäulensymptomen klagt etwa ein Drittel der Kranken über Hüft- oder Kniegelenksschmerzen. Alle diese Beschwerden werden durch längerdauernde Belastung verschlimmert und durch Ruhe gelindert; *sie haben keinen quälenden Charakter*. Die für Spondylitis ankylopoetica so typischen nächtlichen Exazerbationen kommen nicht vor. Auch allgemein sind die Kranken wenig beeinträchtigt; vorzeitige Invalidität durch SpHyp allein ist selten. Oft sind die Schmerzen und Funktionsstörungen im Vergleich mit dem Leiden, das den Kranken zum Arzt führt — etwa einer Angina pectoris bei Koronarsklerose oder zerebralen Durchblutungsstörungen bei Hypertonie — zweitrangig.

Untersuchungsbefund

Die Kranken sind überwiegend von pyknischem Habitus, sehr oft übergewichtig. Blutdrucksteigerung, allgemeine Arteriosklerose und ihre Folgen, vor allem Myokardinfarkt und zerebrale Insulte, scheinen mit der SpHyp ähnlich korreliert wie der Diabetes mellitus (s. unten).

An den Extremitäten finden sich Hüft- und Kniearthrosen und das Bild der „Periarthrosis humero-scapularis", die Polyarthrosis *Heberden* in der dem Alter entsprechenden Häufigkeit, und in überzufälliger Häufigkeit *Dupuytren*sche Kontrakturen (Klunker, 1964).

An der *Wirbelsäule* fällt eine bogenförmige, die kaudale Hälfte der BWS bevorzugende Kyphose mäßigen Schweregrades auf; sie ist durch eine kräftige Lordose der Hals- und Lendenwirbelsäule kompensiert. Nicht selten besteht auch eine leichte Rechtsskoliose. Die Muskulatur ist nicht atrophisch und — vor allem im Hals- und Lendenabschnitt — hypertonisch. Die Beweglichkeit ist in der Regel nur in der mittleren und unteren BWS, manchmal auch in der HWS stark eingeschränkt. Die thorakale Steifhaltung steht im Gegensatz zu einer recht guten Beweglichkeit der LWS; mit der modifizierten Meßtechnik nach Schober (1937) kann man typische Fälle von SpHyp mit einiger Sicherheit von einer SpA abgrenzen (Ott u. Wurm, 1957). Vor allem fehlt die zu den wichtigsten Kriterien der SpA gehörende Starre des *Brustkorbes*, die respiratorische Beweglichkeit ist nur durch ein etwa vorhandenes Altersemphysem eingeschränkt.

Die *Kreuz-Darmbein-Gelenke* sind weder druckempfindlich noch bei Torsionsmanövern schmerzhaft.

Neurologisch finden sich abgesehen vom reflektorischen Hypertonus der Wirbelsäulenmuskulatur auch „Fernsymptome"; sie sind aber meist auf Reizerscheinungen beschränkt, Kompressionssyndrome mit Ausfallserscheinungen sind selten.

Röntgenbefunde

Die SpHyp ist röntgenologisch *fast immer an der Brustwirbelsäule am markantesten*. Bei der Thoraxdurchleuchtung ist der 2. schräge Durchmesser am aufschlußreichsten; Aufnahmen im seitlichen Strahlengang und Tomogramme sagen mehr als das Vorderbild. Man erkennt im ausgeprägten Stadium eine kompakte Knochenmasse, die von der mittleren BWS bis zur oberen LWS über die Vorderflächen der Wirbelkörper und die Bandscheibenränder hinwegzieht (Abb. 150). Über der unteren BWS erreicht die Hyperostose eine Dicke bis 1 cm. Vorn-seitlich (meist rechts!) ist die kompakte Knochenneubildung fest mit den Wirbelkörpern vereinigt; dadurch kann im rein seitlichen Strahlengang ein vom Wirbel unabhängiger prävertebraler Verlauf der Hyperostose vorgetäuscht werden. Die verschiedenen Stadien der hyperostotischen Spondylose mit prädiskalen Verkalkungen und zunächst noch zwischen die Brückenbögen eingeschalteten bindegewebigen Partien (G. Beneke, 1967) lassen sich an der mittleren BWS ebenso erkennen wie das gleichzeitige Bestehen banaler spondylotischer Randwülste an der oberen BWS (Abb. 150 u. 151); Deckplattensklerosen, nicht selten auch mit Eindellungen durch Schmorlysche Knorpelknötchen, kontrastieren mit der Porose der Wirbelkörper. — Die *kleinen Gelenke* sind, soweit erkennbar, *nicht ankylosiert*.

Im Vorderbild der BWS ist der Befund verhältnismäßig geringfügig (Abb. 152). Die Wirbelkörper erscheinen durch die überlagerten Hyperostosen unregelmäßig sklerosiert, die Zwischenwirbelspalten verschleiert. Die Brückenbildung ist diskret, fast nur rechtsseitig, gelegentlich sieht man auch banale spondylotische Randwülste auf beiden Seiten. Die Kostovertebralgelenke sind frei. Die *Halswirbelsäule* ist etwas weniger häufig, manchmal aber in schwerstem Grade betroffen (Abb. 153). Im Seitenbild erinnern die perivertebralen und prädiskalen Hyperostosen an abgetropftes Kerzenwachs. Die Genese der Brückenbildung läßt sich auch hier an verschiedenen Segmenten studieren. Die Bandscheiben sind oft nur wenig abgeflacht, die kleinen Gelenke sind nicht ankylosiert. Im Vorderbild sind manchmal kaskadenförmige seitliche Hyperostosen sichtbar, meist links.

An der *Lendenwirbelsäule* gehören ausgedehnte brückenbildende Hyperostosen zu den Seltenheiten; das *Seitenbild* zeigt nur leichtere, „banale" spondylotische Deformationen und osteochondrotische Bandscheiben- und Deckplattenveränderungen; in ausgeprägten Fällen entspringen flammenförmig nach kranial ziehende, den ventralen Bandscheibenrand umgreifende Osteophyten von den kantennahen Partien (Abb. 154). Das *Vorderbild der LWS mit Kreuzbein und Sakroiliakalgelenken* ist für die sichere Differentialdiagnose der SpHyp unerläßlich; nicht wegen der meist nur unbedeutenden spondylotischen Randwülste (Abb. 155), sondern wegen der stets gut erhaltenen Sakroiliakalgelenke. Arthrotische Veränderungen, auch gelegentliche Bandverknöcherungen (Dihlmann, 1967) sind nicht mit der Synostose der fortgeschrittenen SpA zu verwechseln (s. Kapitel Spondylitis ankylopoetica). Auch die kleinen Gelenke sind gut erhalten.

Am *Becken* finden sich oft Coxarthrosen, leichtere arthrotische Veränderungen der Sakroiliakalgelenke und vor allem tendinotische Knochenappositionen an Beckenkämmen, Sitzbeinknorren und Trochanteren („*Periarthrosis coxae*"), (Abb. 156). An den *Gelenken der Peripherie*, besonders der Fußwurzel, kann sich die Tendenz zur hyperostotischen Ausprägung der Arthrose auch deutlich kundtun. Am *Schädel* findet man manchmal eine Hyperostosis frontalis interna (Abb. 157).

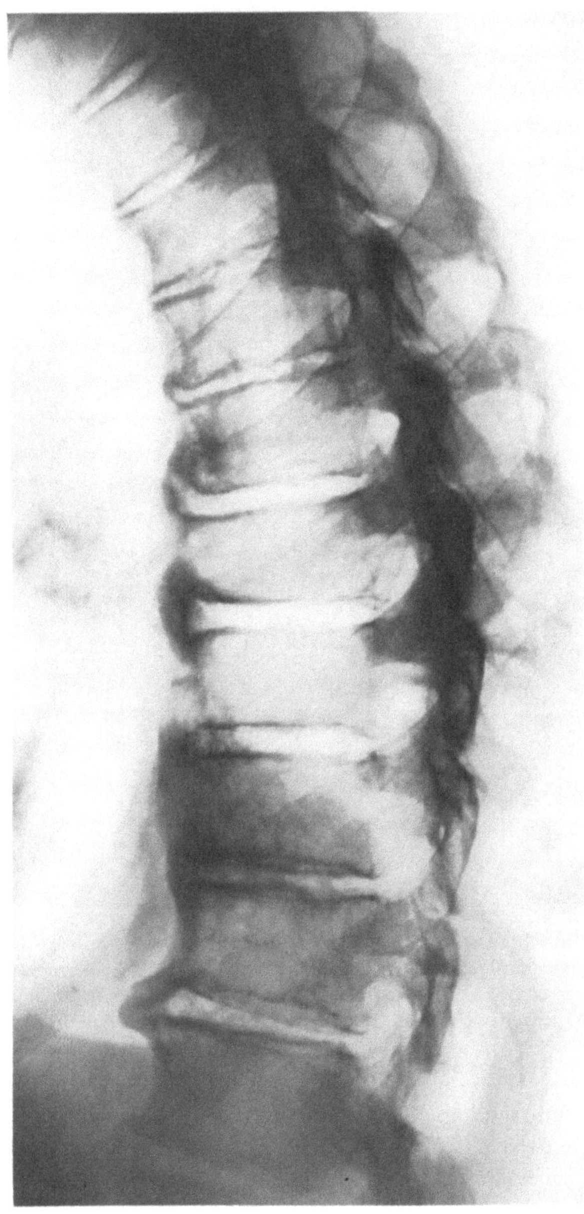

Abb. 150. BWS seitlich. 71 jähr. Mann mit gutartigem Altersdiabetes. Ausgeprägte Spondylosis hyperostotica. Kaudalwärts zunehmende „gußartige" ventrale Hyperostosen mit Umgreifung der Bandscheibenränder. Kranial unvollständige Brückenbildung. Geringfügige Spondylose an der obersten BWS und am thorakolumbalen Übergang. Porose der Wirbelkörper

Laboratoriumsbefunde

Soweit kein anderes Leiden vorliegt, sind mit den üblichen Laboratoriumsuntersuchungen keine Zeichen einer entzündlichen oder destruktiven Erkrankung nach-

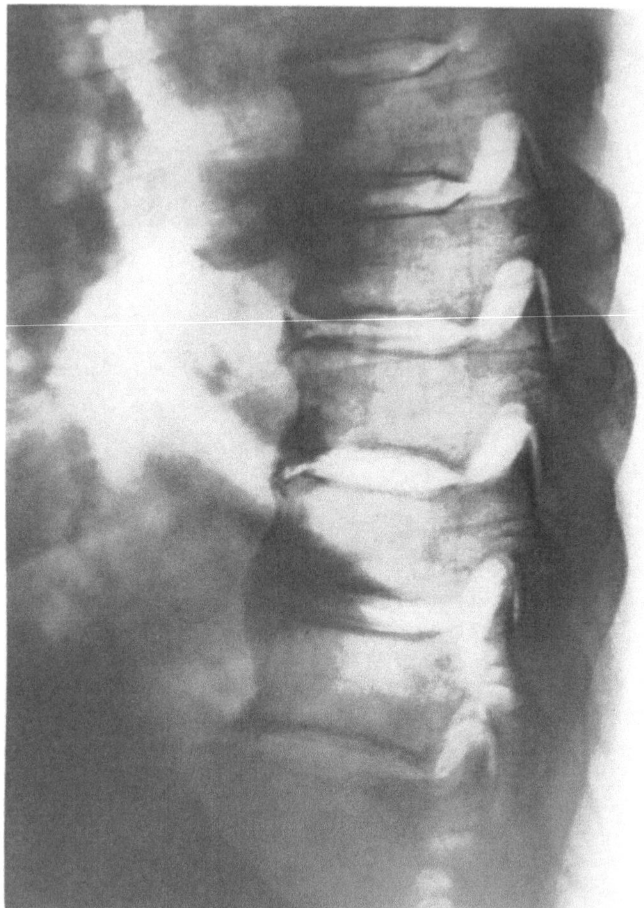

Abb. 151. Seitl. Teilansicht der BWS. 59 jähr. Mann, mittelschwere Spondylosis hyperostotica. Kompakte, brückenbildende Hyperostosen, in Bildung begriffene prädiskale Brücken, ein prädiskaler „Schaltknochen" und degenerative Bandscheibenveränderungen; banale spondylotische Randwülste im obersten dargestellten Segment. Porose der Wirbelkörper. Spalten der kleinen Gelenke gut erhalten

weisbar. Die „Rheumaserologie" ist unauffällig, der Calcium-Phosphatstoffwechsel zeigt keine gröbere Störung (Mirouze, 1965; de Sèze u. Mitarb., 1965). Der Harnsäurestoffwechsel scheint öfter im Sinne einer *latenten oder manifesten Gicht* gestört (Schilling u. Mitarb., 1965), Serumcholesterin und -Lipide sind häufig erhöht (unveröffentlichte eigene Beobachtungen).

Auffällig oft ist der *Kohlehydratstoffwechsel* gestört. Die von Boulet, Serre und Mirouze (1954) erstmals festgestellte Häufung von SpHyp bei Diabetikern konnte von uns bestätigt werden, umgekehrt ergab sich aber auch eine überzufällige Häufung von Diabetes bei SpHyp (Ott, 1955, 1959; Ott u. Mitarb., 1960, 1962, 1963, 1965). Unsere neueste Serie, die nicht nur Glukose-Toleranz-Tests, sondern auch Tolbutamid-Tests (Creutzfeldt u. Wille, 1962) umfaßt, ergibt bei 160 SpHyp-Kranken einen subklinischen Diabetes in 33,1% und einen klinischen Diabetes mellitus bei

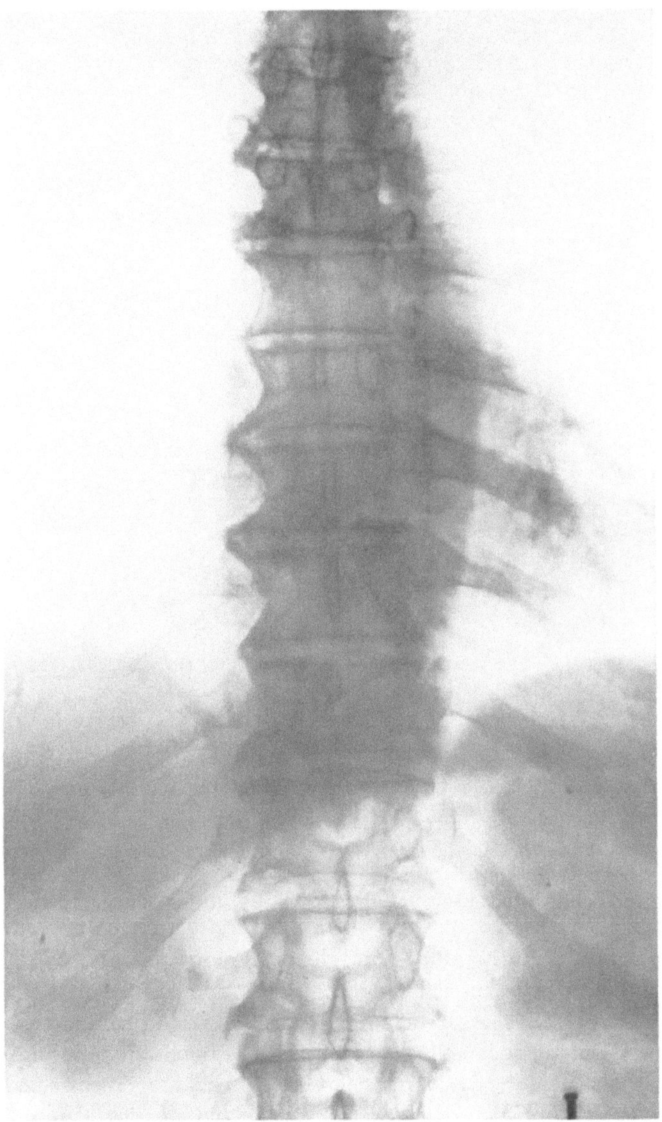

Abb. 152. BWS und obere LWS a.p. 63 jähr. Mann mit fortgeschrittener Spondylosis hyperostotica. Brückenbildungen an der rechten Flanke Th 7—11. Verschleierung der Bandscheibenräume und ungleichmäßige Sklerosierung der Wirbelkörper durch ventrale Hyperostosen. Kleine spondylotische Wülste an den linken Seitenkanten einzelner Brustwirbelkörper und der oberen Lendenwirbel. Kostovertebralgelenke intakt

21,9% (Ott u. Mitarb., 1967), (s. Abb. 149). Die Korrelation ist statistisch signifikant. Unsere Beobachtungen sind von zahlreichen Autoren bestätigt (Urbaszek, 1965; Cassan, 1963; de Sèze u. Mitarb., 1967; Bossa u. Mitarb., 1961; Einaudi u. Viara, 1960; Hajková u. Mitarb., 1965; Julkunen u. Mitarb., 1966; G. Beneke, 1967; Boos und Rehr, 1968/69). Der *Typ* des beobachteten *Diabetes* ist *gutartig* („Altersdiabetes"). Diät und orale Antidiabetica genügen fast stets, Ketonurie fehlt.

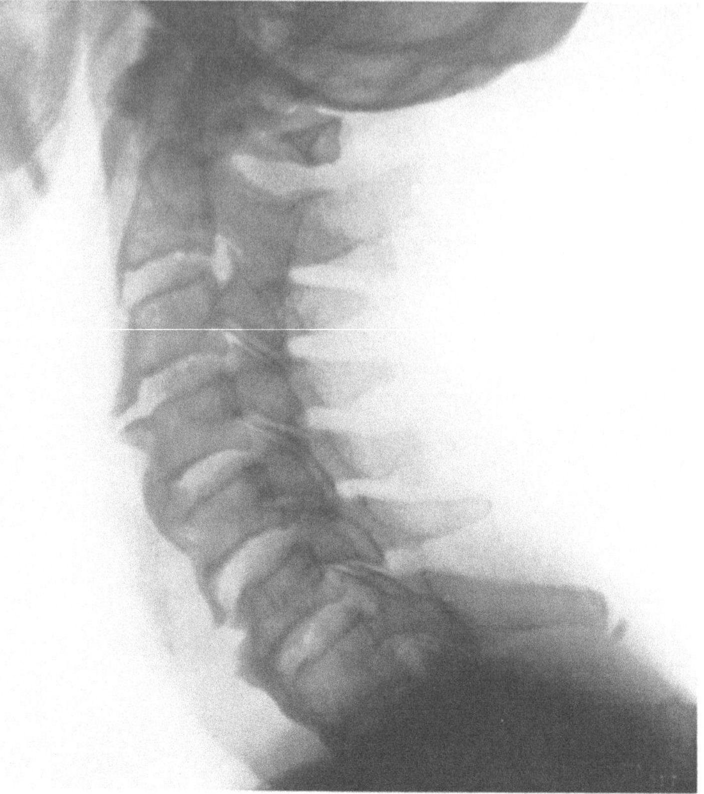

Abb. 153. HWS seitlich. 61 jähr. Hemiplegiker. Rückenschmerzen seit 40 Jahren. Hochgradige Spondylosis hyperostotica der Hals- und Brustwirbelsäule. Wie abgetropftes Kerzenwachs über die Vorderflächen der Halswirbelkörper ziehende Hyperostosen; prädiskale Brückenbildungen z. T. noch unvollständig. Bandscheiben kaum abgeflacht. Kleine Wirbelgelenke gut erhalten

Zur nosologischen Stellung der Spondylosis hyperostotica

Die Frage, ob die SpHyp mit der (degenerativen) Spondylosis in Verbindung gebracht werden kann oder eine selbständige Einheit darstellt, kann nur unter Berücksichtigung ihrer Entstehungsbedingungen und der Lokalisation der für sie charakteristischen peridiskalen und perivertebralen Knochenbildungen entschieden werden. Seit Schmorl ist bekannt, daß das lockere Gewebe zwischen vorderem Längsband, Wirbelvorderfläche und vorderem Diskusrand der Entstehungsort des spondylotischen Randwulstes, und dieser die Folge gewisser Bandscheibenschädigungen ist. Die Knochenbildungen der SpHyp entstehen nun *in der bindegewebigen Matrix, in der sich auch der „banale" spondylotische Wulst bildet* (Schmorl und Junghanns, 1932; de Sèze u. Mitarb., 1952; Robecchi u. Daneo, 1959; G. Beneke, 1967). Auch röntgenologisch läßt sich die Entwicklung der SpHyp nicht nur im zeitlichen Längsschnitt, sondern auch an einem und demselben Kranken zur gleichen Zeit in allen Stadien von Bandscheibenschäden über einfache Randwulstbildung bis zur brückenbildenden Hyperostose nachweisen (s. Abb. 150 u. 151). Deshalb haben wir die SpHyp im Gegensatz zu Forestier als *quantitative Variante der Spondylosis deformans* aufgefaßt (Ott, 1953); diese These ist von Pathologen und Klinikern bestätigt worden (Aufdermaur,

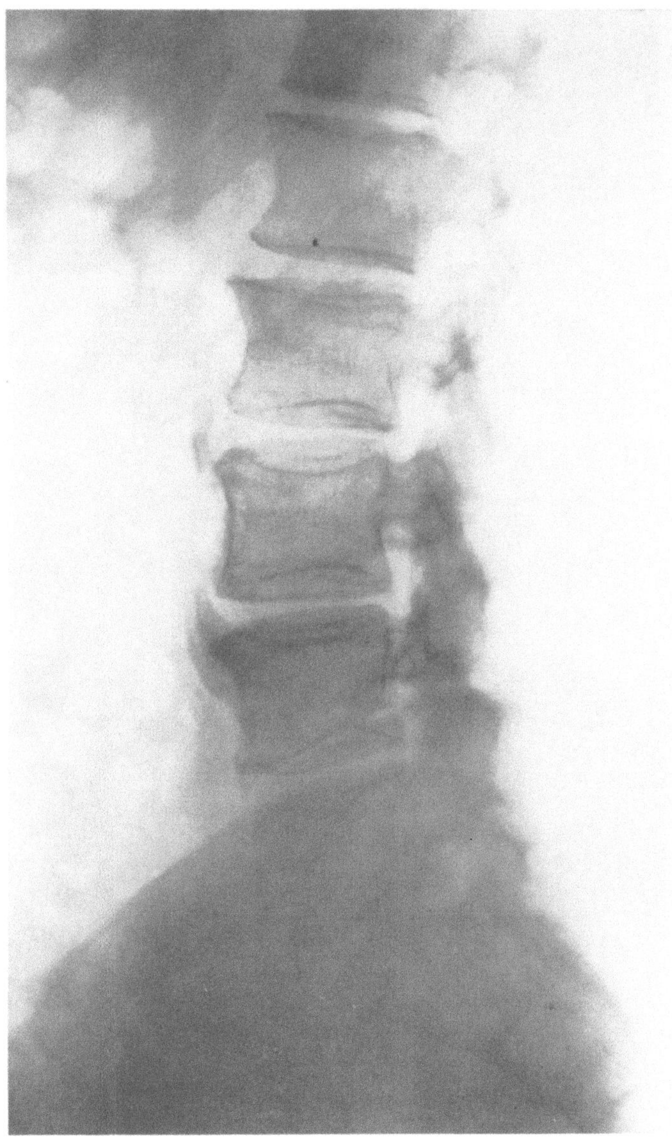

Abb. 154. LWS seitlich. 59 jähr. Mann mit ausgeprägter Spondylosis hyperostotica der HWS und BWS. Zungenförmiger ventrolateraler Osteophyt an L 3 oben, fast vollständige hyperostotische Brücke L 3/4 mit kerzenflammenförmigem Osteophyt an L 4 vorn oben. Minime Spondylose der obersten LWS. Osteochondrosis lumbosacralis

1955; Robecchi, 1959; Vignon u. Mitarb., 1961; Hajková u. Mitarb., 1965). Daß für die übersteigerte spondylotische Reaktion neben gewissen „präarthrotischen" Momenten (Scheuermannsche Krankheit) besondere metabolische oder endokrine Faktoren verantwortlich zu machen sind, wird durch die Korrelation mit Diabetes mellitus nahegelegt. Die erstmals von Boulet, Serre u. Mirouze (1954) diskutierte Steigerung der STH-Produktion des Hypophysen-Vorderlappens ist bisher nicht bewiesen (Mirouze, 1965; de Sèze u. Mitarb., 1965). Es kommt auch eine Störung

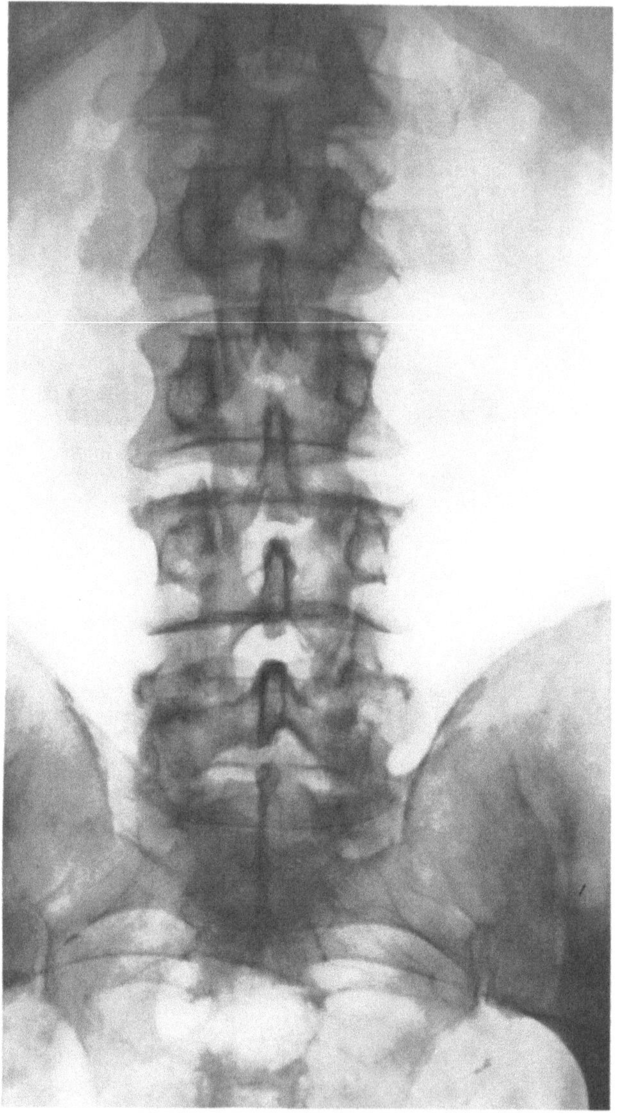

Abb. 155. LWS — Kreuzbein a.p. 71 jähr. Diabetiker mit ausgeprägter Spondylosis hyperostotica thoracalis (s. Abb. 150). An den Lendenwirbelkörpern nur kleine seitliche Randwülste. Intervertebral- und Sakroiliakalgelenke intakt (Ausschluß einer Spondylitis ankylopoetica!)

der Zellfunktionen des Bindegewebes durch die diabetische Stoffwechselstörung selbst in Betracht (G. Beneke, 1967).

Differentialdiagnose
Am wichtigsten ist die Abgrenzung von der *Spondylitis ankylopoetica*. Von dieser unterscheidet sich die SpHyp durch die spätere Manifestation, den gutartigen Verlauf mit Fehlen einer totalen Versteifung von Lendenwirbelsäule und Brustkorb sowie Abwesenheit klinischer Entzündungssymptome; röntgenologisch nicht nur durch

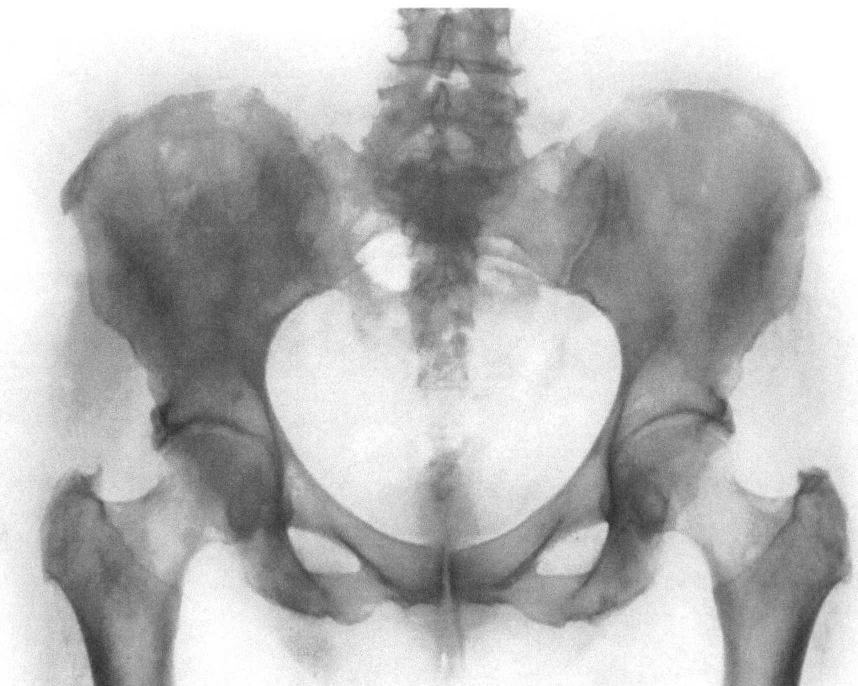

Abb. 156. Becken a.p. 59 jähr. Frau mit fortgeschrittener Spondylosis hyperostotica besonders der HWS. Mäßig schwere arthrotische Veränderungen beider Hüftgelenke, ossifizierende Tendinosen an Beckenkämmen, Sitzbeinknorren und großen Trochanteren. Arthrose der Sakroiliakalgelenke, keine Ankylose

Freibleiben der Kreuz-Darmbein-Gelenke und *kleinen Wirbelgelenke* von knöcherner Ankylose, sondern auch durch die *Lokalisation der Brückenbildungen,* die *niemals* — wie bei der SpA — *von Randleiste zu Randleiste* der Wirbelkörper ziehen, sondern stets *von den Vorderseitenflächen der Wirbelkörper* entspringen und die *Bandscheibenränder umgreifen.*

Unter den seltenen Krankheiten kommt die *Fluorose* in Betracht; hier sind jedoch die Wirbelkörper hochgradig sklerosiert, nie porotisch. Bei der *Akromegalie* treten ähnliche Veränderungen wie bei SpHyp auf (Julkunen u. Mitarb., 1965); die Diagnose geht hier vom klinischen Gesamtbilde aus. Bei *Psoriasis-Arthritis* kommen paravertebrale Ossifikationen vor; aber sie liegen den Wirbeln nicht unmittelbar an (Bywaters u. Dixon, 1965).

Prognose

Im Gegensatz zur früheren Bagatellisierung kann die SpHyp gelegentlich, besonders bei körperlich schwer arbeitenden Menschen, zur vorzeitigen Arbeitsunfähigkeit führen. Grund zu einer Invalidität im frühen Erwachsenenalter bildet sie jedoch praktisch nie. Ihre Korrelation mit Diabetes, Adipositas und dem Kreis der degenerativen kardiovaskulären Affektionen sollte aber doch zu einer reservierten Beurteilung veranlassen. — Führt die Erkennung einer SpHyp zur Aufdeckung eines bisher inapperzepten Diabetes (Belastungsproben!) mit entsprechenden therapeutischen Konsequenzen, so kann der SpHyp auch ein positiver Wert — als Hinweissymptom — beigemessen werden.

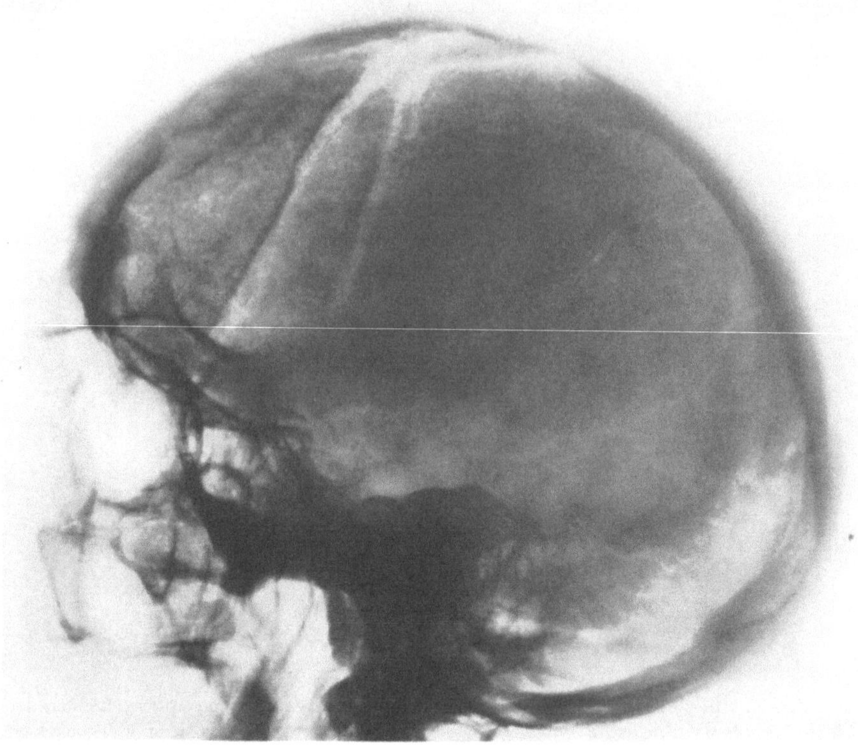

Abb. 157. Schädel seitl., 75 jähr. Frau mit schwerster Spondylosis hyperostotica der Brust- und Lendenwirbelsäule bei subklinischem Diabetes mellitus. Fortgeschrittene Hyperostosis frontalis interna mit wolkiger Verdickung der Lamina interna des Stirnbeins (nach Ott u. Mitarb., 1963)

Therapie

Als wichtigsten therapeutischen Akt betrachten wir die Aufklärung von Patienten in mittlerem Alter, die sich durch die Fehldiagnose einer Spondylitis ankylopoetica grundlos von Siechtum und Frühinvalidität bedroht fühlen, über die Gutartigkeit ihres Leidens. Einschränkung der körperlichen Aktivität kann nötig sein, andererseits sollte ein gewisses Maß schonender Übung beibehalten werden. Örtliche hyperämisierende Maßnahmen wie milde Wärmeanwendungen und Massage wirken schmerzlindernd. Bei Badekuren ist der Zustand des Kreislaufsystems besonders sorgfältig zu berücksichtigen; Thermal-Sole-Kohlensäurebäder können hier neben Schwefelbädern besonders empfohlen werden, während Moorbäder mit ihren Hyperthermieeffekten nicht stets ratsam sein dürften. Der Diätbehandlung, besonders bei nachgewiesener diabetischer Stoffwechselstörung, kommt grundlegende Bedeutung zu. Antiarthrotische medikamentöse Therapie kann versucht werden. Sexualhormonbehandlung erscheint theoretisch (Bremsung des Hypophysen-Vorderlappens!) interessant. Bei Schmerzzuständen kommen Salizylate und die neueren Antiphlogistica in Betracht; bei SpHyp-Kranken mit kardiovaskulären Schäden sind jedoch Pyrazolidinderivate mit Vorsicht zu benützen (Ödemgefahr!). Corticosteroide sind nicht angezeigt.

Der extraartikuläre Rheumatismus

K. Miehlke

Synonyma: Extraartikulärer Rheumatismus, Fibrositis
Französisch: Rhumatisme extraarticulaire, Rhumatisme juxtaarticulaire, Algies dites
rhumatismales
Englisch: Fibrositissyndrome, Non-articular rheumatism
Italienisch: Reumatismo extraarticolare

Innerhalb der Krankheiten des rheumatischen Formenkreises bildet der extraartikuläre periphere Rheumatismus die größte Gruppe. Unter dieser Bezeichnung — für die
auch das Wort „Weichteilrheumatismus" gängig ist — ist keinesfalls eine ätiologisch-
pathogenetisch umschriebene Krankheitseinheit zu verstehen. Man subsummiert
unter diesem Begriff schmerzhafte Erkrankungen teils entzündlicher, teils degenerativer Art, die vornehmlich im Muskel-, Fett-, Nerven- oder Bindegewebe lokalisiert
sind.

Obwohl die praktische Bedeutung dieser Zustände durch die enorme Zahl der
dadurch bedingten Arbeitsausfälle unterstrichen wird, so wissen wir gerade über den
Weichteilrheumatismus wenig Definitives. Eine auch nur bescheidenen Ansprüchen
genügende Definition des Begriffes konnte nicht gefunden werden. Bereits in der
unterschiedlichen Terminologie des internationalen Schrifttums kommt die Unsicherheit und Verschwommenheit der Ansichten zum Ausdruck, werden doch auch heute
noch durchaus nicht in allen Ländern die gleichen Termini für das gleiche Krankheitsbild verwandt. Entsprechend finden sich differierende Einteilungsschemata, die sich
teils an histologischen, teils rein klinisch-symptomatologischen, teils topographisch-
anatomischen Bezugspunkten orientieren.

Es tritt komplizierend hinzu, daß Weichteil-rheumatische Prozesse sehr oft nur
das Symptom eines zugrundeliegenden Hauptleidens repräsentieren, welches nicht
oder noch nicht erkannt wurde, oder aber es wurde wohl das Hauptleiden erkannt,
nicht jedoch seine Beziehung zu dem gleichzeitig bestehenden Weichteilprozeß.

So wird es verständlich, daß die Angaben über die Häufigkeit des Vorkommens
von weichteilrheumatischen Prozessen im internationalen Schrifttum — je nachdem,
von welchem Bezugspunkt der Autor das Problem betrachtet — ganz erhebliche
Schwankungen aufweisen.

Nach eingehendem Studium der einschlägigen Literatur müssen wir es uns denn
auch versagen, hier die prozentualen Angaben wiederzugeben, die uns über die Häufigkeit dieser Zustände zugänglich wurden. Sie differieren zu kraß, als daß ihnen ein
Aussagewert mit Anspruch auf Objektivität zugemessen werden könnte. Vielmehr
glauben wir, daß es Aufgabe dieses Lehrbuches ist, den Versuch zu machen, zu klaren

Definitionen zu gelangen, um damit bezüglich des Weichteilrheumatismus die Grundlage auch für die Erlangung von statistisch verwertbarem Zahlenmaterial zu erhalten.

Eine möglichst klare Abgrenzung der rheumatischen Weichteilaffektionen von anderen Krankheiten ist praktisch ungemein wichtig. Und sie ist es auch gegenüber dem normalen Befund, da gerade auf diesem Gebiet Aggravation und Simulation eine häufige Erscheinung sind. Es muß also versucht werden, zu klaren einheitlichen Begriffen zu kommen und einer einheitlichen Einteilung zu folgen, auch wenn sie wegen unseres noch lückenhaften Wissens auf diesem Gebiet in mancher Beziehung vorerst unvollkommen und unbefriedigend bleiben muß.

In der anglo-amerikanischen Literatur wird der Ausdruck „Fibrositis" als übergeordneter Begriff für den extraartikulären Rheumatismus verwandt. Dieser Ausdruck wurde erstmals 1904 von Sir William Gowers in einer Arbeit über die Lumbago verwandt, um damit auf die nach seiner Meinung entzündlichen Veränderungen des muskulären Bindegewebes in der Lumbalmuskulatur hinzuweisen. 1920 definierte Stockman die Fibrositis als einen Zustand chronischer Entzündung des Bindegewebes der Fascien, Muskeln, Nerven, Bänder, Sehnen, des Periosts und des Subkutangewebes, welche in allen Teilen des Körpers auftreten kann, wo sie zu Schmerz, Verspannung, Steifigkeit und anderen Symptomen führt. Diese Entzündung sei die Folge vorausgegangener Allgemeininfektionen, lokaler Entzündungen oder Traumen.

Diese sehr weitgehende Definition des Fibrositis-Begriffes ist nicht unwidersprochen geblieben, vor allem, weil mit dem Ausdruck „Fibrositis" ein einseitig entzündlicher Charakter der zur Rede stehenden Weichteilaffektionen festgelegt wurde, was sicherlich nicht den Tatsachen entspricht.

Collins (1940) definierte die Fibrositis nach mehr klinischen Gesichtspunkten als einen akuten, subakuten oder chronischen schmerzhaften Zustand, der Muskeln, des Subkutangewebes, der Bänder, Sehnen oder Fascien, welcher unabhängig von gröberen histologischen Veränderungen bestehen kann. Der Schmerz kann lokal oder als segmental fortgeeiteter Schmerz auftreten. Collins (1940) nimmt an, daß nicht nur das Bindegewebe an den Veränderungen beim Fibrositis-Syndrom beteiligt ist, und daß auch sicherlich nicht allein nur entzündliche Veränderungen vorliegen, die diesem Zustand zugrunde liegen.

Klassifikation

Unter Berücksichtigung von Gewebsstruktur und Lokalisation kann einerseits in Anlehnung an die von C. W. Buckley (1940) vorgeschlagene Einteilung und andererseits unter Verwendung der durch die internationale Liga gegen den Rheumatismus 1957 empfohlene Klassifizierung die folgende Einteilung extraartikulärer rheumatischer Prozesse vorgenommen werden, nach welcher in der Folge der extraartikuläre Rheumatismus besprochen werden soll.

1. Bursitis
2. Tendinitis, Tendovaginitis, Tendoperiostose
3. Fasciitis
4. Fibrositis
5. Myositis, Myalgie
6. Neuritis, Neuralgie
7. Periarthritis
8. Panniculitis

1. Die Bursitis

Synonyma: Fibrositis der Schleimbeutel und Sehnenscheiden

Für den Weichteilrheumatismus hat die Bursitis eine zentrale Bedeutung. Sie ist unschwer erkennbar aus der Zweckbestimmung des Schleimbeutels, der den Ablauf von Bewegungen an Stellen natürlicher oder pathologisch verstärkter Reibung so reibungsarm wie möglich gestalten soll. Es liegt deshalb auf der Hand, daß gerade bei rheumatischen Erkrankungen, bei denen es aus entzündlichen oder degenerativen Gründen zur Erschwerung der Gelenksbeweglichkeit kommt, auch der Schleimbeutel und seine Erkrankungen von besonderer Wichtigkeit sein muß.

Unter den etwa 300 bekannten Bursen im menschlichen Körper unterscheiden wir die konstanten, also anlagemäßig vorhandenen von den inkonstanten oder akzessorischen Bursen. Die letzteren werden auch Gleitbeutel genannt. Diese werden im Unterschied zu den anlagemäßig vorhandenen Bursen erst unter besonderen Umständen erworben (Caldwell, Fenz, 1963).

In der Rheumatologie spielen neben den eigentlichen Schleimbeuteln noch die Hygrome eine wichtige Rolle, welche sich ja z. B. relativ häufig bei der progredient chronischen Polyarthritis finden. Hierbei handelt es sich um pathologisch erweiterte Schleimbeutel von derber, sackartiger Konfiguration, die mit Flüssigkeit gefüllt sind. Schließlich sollen an dieser Stelle auch noch die unter pathologischen Bedingungen entstehenden Ganglien erwähnt werden. Unter einem Ganglion versteht man eine in einer Sehnenscheide sich entwickelnde Bursa-artige Geschwulst.

Eine Bursitis kann unter verschiedenen Bedingungen entstehen. Ganz allgemein unterscheidet man die nicht-spezifische Bursitis, welche durch mechanische oder thermische oder nicht bekannte Erreger entsteht von der spezifischen Bursitis, welche durch bekannte Erreger hervorgerufen wird, oder durch besondere Gewebsveränderungen charakterisiert ist (Fenz, 1963). Unter den spezifischen Bursitiden spielt die größte Rolle die „rheumatische Bursitis".

Für den Rheumatologen ist gleichermaßen die unspezifische wie die spezifische Bursitis von Interesse, weil sie beide im Gefolge von schmerzhaften Bewegungsstörungen auftreten, bzw. umgekehrt zu solchen schmerzhaften Bewegungsstörungen führen, die unter Umständen als „rheumatisch" gedeutet werden.

Die unspezifische Bursitis kommt nach Fenz (1963) bei Frauen häufiger vor, als bei Männern. Von 640 Bursitis-Patienten, die er untersuchte, waren 64,5% Frauen und 35,5% Männer. Der Gipfel der Erkrankung an Bursitis findet sich zwischen dem 40. bis 60. Lebensjahr.

Pathologisch-anatomisch handelt es sich bei der nichtspezifischen Bursitis um eine seröse Entzündung der Schleimbeutel-Innenhaut, welche nicht zur Eiterung führt. Diese Entzündung hat indessen eine ausgesprochene Neigung zur Verkalkung. So ist denn auch der recht häufige Röntgenbefund einer „Bursitis calcarea" verständlich. Der Röntgenbefund eines gelenknahen Kalkdepots kann oft sogar der direkte Hinweis auf das Vorliegen einer Bursitis sein, obwohl ein solcher Befund oft fälschlicherweise als Sehnenansatzverkalkung diagnostiziert wird. Mancher mit dem unklaren Begriff „Periarthritis humeroscapularis" oder „Periarthritis coxae" umschriebener Befund läßt sich damit in Wahrheit z. B. als Bursitis subdeltoidea bzw. subakromialis oder als Bursitis trochanterica musculus glutaei medii identifizieren und somit auch gezielt behandeln. Der Einbruch eines Kalkkongrementes von außen, etwa einer Sehnenverkalkung in die Bursa ist nicht selten, wir finden diese Einbrüche charakte-

ristischerweise recht häufig im Schultergelenksgebiet bei Verkalkung der Supraspinatussehne mit Durchbruch in die Bursa subdeltoidea oder der Bursa subaromia-
lis.

Klinisch ist die akute Bursitis durch Schmerz, Schwellung und Rötung des befallenen Schleimbeutels gekennzeichnet. Dieser Befund kann gelegentlich so drama-
tisch sein, daß die Verwechslung mit dem akuten Gichtanfall möglich ist. Bei der
mehr subakuten oder chronischen Form tritt der Schmerz als führendes Symptom
in den Hintergrund. Die Folge der solchermaßen manifestierten Bursitis ist der lokale
reaktive Hypertonus der Muskulatur als Folge dessen dann ein chronischer Fixations-

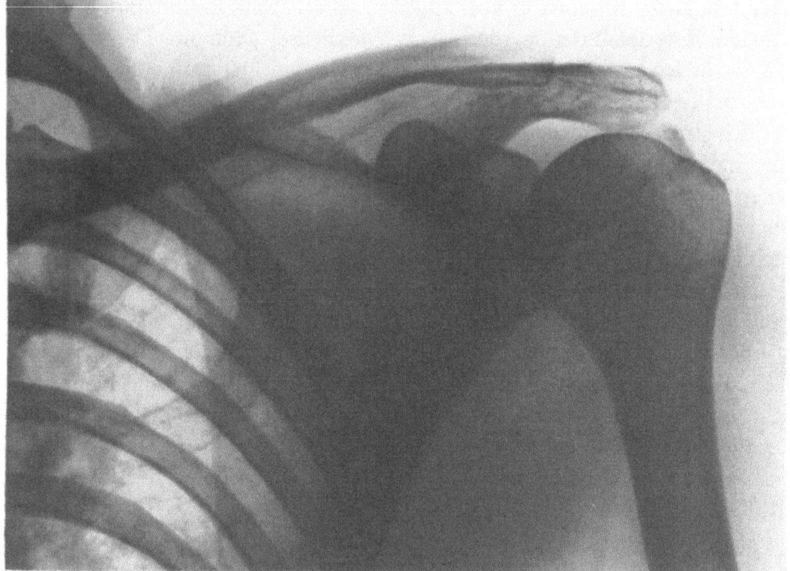

Abb. 158. Bursitis calcarea Schultergelenk

zustand mit Gelenkskontraktur, Kapselschrumpfung, Muskel- und Knochenatrophie
resultieren kann. Ein wichtiges Hinweiszeichen für das Vorliegen einer Bursitis wurde
von Fenz (1963) angegeben: er fand konstant über der entzündeten Bursa eine hyp-
ästhetische Hautinsel. Wir haben in eigenen Untersuchungen diese von Fenz angegebene Beobachtung bestätigen können.

Bezüglich der Lokalisation finden wir die unspezifische Bursitis am häufigsten im
Bereich des Schultergelenkes (nach Fenz in 56,5% aller Fälle) in Form der Entzündung der Bursa (B.) subdeltoidea und subacromialis der B. subscapularis, B. coracobrachialis. Die zweithäufigste Lokalisation ist das Kniegelenk als B. subpatellaris,
B. praepatellaris, subcutanea, B. praepatellaris subfascialis, B. infrapatellaris profunda,
B. tuberositatis tibiae subcutania, B. anserina, B. m. sartorii propria, B. m. semiten-
dinosi, B. m. gastrocnemi medialis, B. m. poplitei, B. bicipitalii femoris inferior.

Die dritthäufigste Lokalisation ist das Hüftgelenk. Die hier befindlichen Bursen
heißen B. iliopectinea, B. iliaca subtendinea, B. trochanterica m. glutaei maximi, B.
trochanterica m. glutaei medii, B. trochanterica m. glutaei minimi, B. glutaei femu-
ralis, B. trochanterica subcutanea, B. m. obturatoris interni, B. m. piriformis.

Von Wichtigkeit erscheint dann schließlich noch die Bursitiden der Ellenbogen-
region (B. subcutanea olecrani, B. intertendinea und B. subtendinea olecrani) sowie
die Entzündung der B. tendinis Achillei.

Die spezifische rheumatische Bursitis wird von einigen Autoren als häufige Form
herausgestellt (Edström, Herzog, Chiari, Böhmig). Seifert und Geiler (1958) haben in
$^2/_3$ aller von ihnen untersuchten Fällen die histologischen Kriterien der rheumatischen
Entzündung in Form fibrinoider Fasernekrose, mesenchymaler nichteitriger Zellproliferation und Gewebssklerose gesehen. Klinisch ist die rheumatische Bursitis
durch ihren rezidivierenden Verlauf gekennzeichnet. Bevorzugter Sitz ist das Ellenbogengelenk.

2. Tendinitis, Tendinosen. Tendovaginitis, Tendoperiostosen

Auch Sehnen und Sehnenscheiden können rheumatisch erkranken und zeigen dann
die typischen histologischen Veränderungen. Meist allerdings handelt es sich bei den
Erkrankungen der Sehnen und Sehnenscheiden um unspezifische Entzündungen bzw.
degenerative Veränderungen. Da die Sehnenscheide dem Schleimbeutel anatomisch
ähnlich ist, so sind auch ihre Erkrankungen denen der Schleimbeutel recht ähnlich,
mit der einen Ausnahme, daß Verkalkungen der Sehnenscheiden wenig bekannt sind.

Bei der Tendovaginitis unterscheiden wir die Tendovaginitis serosa acuta und
chronica, die exsudativ-serös, serofibrinös oder auch eitrig verlaufen kann, bei der es
zu einer diffusen Schwellung der umgebenden Weichteile kommt; ferner die Tendovaginitis crepitans, die durch Fibrinauflagerungen in den Sehnenscheiden charakterisiert ist, wodurch die Gleitfähigkeit der Sehne ein Reiben bei der Bewegung erzeugt,
welches am Handgelenk fühl- oder hörbar sein kann, am Schultergelenk zu dem bekannten „Schulterknarren" führt oder gelegentlich im Rahmen der Periarthritis
humeroscapularis als Tendovaginitis bicipitalis zu intensivem Schmerz in der Axilla
führt. Schließlich kennen wir die Tendovaginitis stenosans (de Quervain), welche
nach Grob und Stockman eine typische Affektion des Kleinkindes ist und zwar an
Fingern, die mit Sesambeinen ausgerüstet sind, wobei insbesondere der Daumen
bevorzugt wird.

Die Tendinitis offenbart sich klinisch durch Schwellung, Druckschmerz, gelegentlich — aber nicht immer — Rötung über dem Entzündungsgebiet. Sie wird ausgelöst durch Überanstrengungen, Traumen, lokale benachbarte Entzündungszustände.
Auch im Rahmen einer chronischen Polyarthritis tritt die Tendinitis auf, worauf
Gamp und Schilling (1966) in der letzten Zeit wieder hinwiesen. Im ursächlichen Zusammenhang mit der Tendinitis stehen die Tendinosen, bei denen es nicht selten zum
Auftreten von umschriebenen tast- oder sichtbaren, knotenartigen Verdickungen,
den Sehnenknoten kommt, die meist druckschmerzhaft sind. Solche Knoten treten
im Rahmen einer Tendinose bevorzugt an den Beugesehnen der Finger oder Achillessehne auf und bewirken beim Durchgleiten der Sehne durch die Sehnenscheide oder
die bindegewebigen Sehnenfächer eine Funktionsbehinderung, sodaß der Bewegungsablauf ruckartig gehemmt erfolgt ähnlich dem Syndrom des „Schnellenden Fingers".
Als Folge einer Tendinose entsteht ferner oft eine Verkalkung der Sehnen, insbesondere an ihren Ansätzen. Solche Verkalkungen kommen am häufigsten vor an den
Ansätzen der Plantaraponeurose, der Achillessehne, am Calcaneus, der Insertion der
Sehnen des M. trizeps, M. bizeps, M. brachialis internus und des Ligamentum
nuchae.

Periostitische Reizzustände, wie sie häufig als Folge rheumatischer Grundleiden oder als Folge von Traumen und Überanstrengungen eintreten, führen zur Ausbildung von Tendoperiostosen. Solche Tendoperiostosen werden typischerweise an den Sehnenansätzen im Bereich des Beckens, der Quer- und Dornfortsätze der Wirbel gesehen, aber auch im Bereich von Schulter-, Ellenbogen- und Hüftgelenk.

3. Fasciitis

Unter den Erkrankungen der Fascien hat die Dupuytren'sche Fingerkontraktur die größte praktische Bedeutung. Es handelt sich um eine primär chronische Schrumpfung der Aponeurosis palmaris superficialis, also um eine Erkrankung der Fascie. Die Ätiologie ist unklar. Überzeugende Beweise sprechen dafür, daß Erbfaktoren eine ausschlaggebende Rolle spielen (Bunnel, 1948; Skog, 1948; Teleky, 1939). Männer im vorgerückten Alter werden bevorzugt befallen. Begünstigend für die Auslösung sollen traumatisch bedingte Risse im prädisponierten Aponeurosegewebe wirken, ferner sollen neurogene Einflüsse, Arteriosklerose eine Rolle spielen. Klinisch entwickelt sich der Zustand völlig schmerzlos, langsam schleichend. Es bilden sich grübchenförmige Einziehungen in der Hohlhand, Knötchen- und Strangbildungen. Allmählich entwickelt sich eine Beugestellung im Metacarpophalangealgelenk — bevorzugt des Ring- und Kleinfingers. Es können jedoch auch die kleinen Fingergelenke und andere Finger in die Kontraktur mit einbezogen werden. Das Fingerendgelenk bleibt gewöhnlich frei. Oft ist der betroffene Finger völlig in die Hohlhand eingeschlagen. Die konservative Therapie ist wenig befriedigend. Wir haben in letzter Zeit brauchbare Erfolge mit der Thiomucase-Jonthophorese gesehen. In ausgeprägten Fällen muß die Ausschneidung der Hohlhandfascie vorgenommen werden.

Ein ganz ähnliches Bild wie die Dupuytren'sche Fingerkontraktur kann man selten auch an der Plantaraponeurose beobachten. Wir sahen kürzlich 2 solcher Fälle. Beide Patienten waren Frauen im mittleren Lebensalter. Bei einer unserer Patientinnen war wegen Ausbildung eines kontrakten Hohlfußes die operative Ausschneidung der Plantaraponeurose erforderlich.

4. Fibrositis

Innerhalb der peripheren extraarticulären rheumatischen Erkrankungen spielt die intramuskuläre Fibrositis — der sogenannte Muskelrheumatismus — die praktisch und zahlenmäßig wichtigste Rolle. Die Fibrositis ist aber andererseits auch der klinisch unklarste Beschwerdekomplex unter allen Weichteilrheumatismen.

Eine einheitliche Ätiologie für die intramuskuläre Fibrositis ist nicht bekannt. Von vielen Autoren werden als Ursache muskuläre Schmerzen, Stoffwechselstörungen der Muskulatur infolge mangelnden Abtransportes von „Ermüdungsstoffen" angegeben. Lewis glaubte, daß eine chemische Substanz — der „Faktor P" — von Muskeln ohne Sauerstoffzufuhr produziert und zur Ursache des Muskelschmerzes würde. Nach den Ansichten von Lewis (1942), Dorpat und Holms (1955) könnten Substanzen wie Histamin, Kalium, Milchsäure, Phosphorsäure oder Abbauprodukte untergegangenen Muskelmaterials mit diesem „Faktor P" identisch sein. Kelly (1955) leugnet die Existenz dieses „Faktors P". In eigenen Versuchen wies er nach, daß ischämische Muskeln für lange Zeit ohne Schmerzen beansprucht werden konnten, wenn ihre Nervenversorgung intakt ist. Schmerz entsteht jedoch bei Beanspruchung von Muskeln, deren versorgender Nerv partiell blockiert ist. Und zwar auch dann, wenn die Blutversorgung eines solchen Muskels voll gewährleistet ist. Er schließt daraus, daß Muskelschmerz durch Ermüdung als Folge partiellen Nervenblocks entsteht und nicht als Folge von Ischämie. Mangeldurchblutung als Folge von Unterkühlung, Überanstrengung, Über- oder Fehlbelastung wird von vielen Autoren als Ursache muskulärer Schmerzzustände angesehen. Eine wissenschaftlich haltbare Erklärung für das immer wieder beobachtete Phänomen der Wetterempfindlichkeit von Rheumatikern, insbesondere Muskelrheumatikern, ließ sich bisher nicht finden. Boland, Halliday, Ellman und Shaw und andere Autoren weisen auf die überragende Bedeutung psychischer Faktoren für die Entstehung von Weichteilschmerzen hin. Die oft unbewußten emotionellen Konflikte solcher Patienten äußern sich in schmerzhaften muskulären Spannungszuständen, die ohne scharfe Lokalisation praktisch in allen Muskelpartien verspürt werden können. Man hat diese Zustände mit „psychogenem Rheumatismus" oder „generalisierter Fibrositis" bezeichnet.

Man unterscheidet zwischen primärem und sekundärem Muskelrheumatismus. Während die sekundäre Form Folge von Erkrankungen der Gelenke und der Wirbelsäule sein soll (z. B. reaktive Muskelverspannungen bei Spondylosen, Diskopathien) kann man die primäre Form wiederum in eine entzündliche Gruppe (Myositis) und eine nicht-entzündliche (Myalgie) unterteilen. Ursache für die entzündliche Myositis können spezifische Infektionen, wie z. B. Sepsis, rheumatisches Fieber, Typhus,

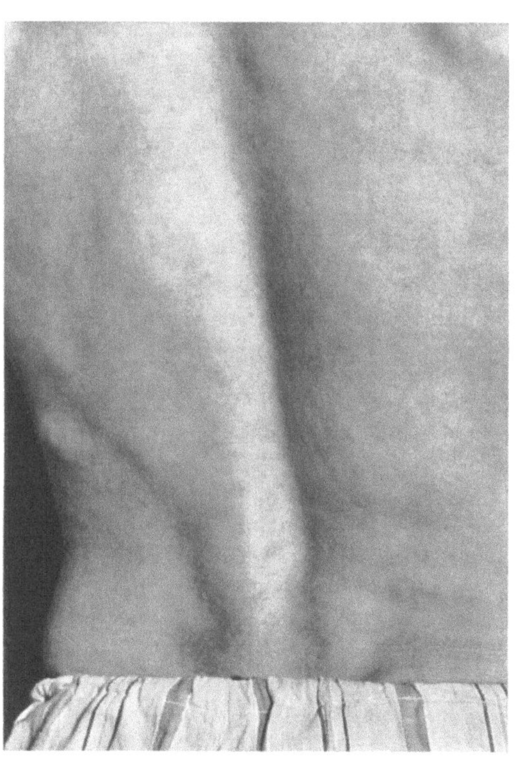

Abb. 159. Hartspann oder Lumbal-Muskulatur

Brucellosen, Gonorrhoe sein. Die nicht-entzündlichen Myalgien wurden als Folge hypothetischer physikalisch-chemischer Änderung der Muskulatur gedeutet. 1921 schrieb unter dieser Vorstellung Schade über die sogenannten Muskelhärten, die er „Myogelosen" nannte, wobei er sich vorstellte, daß das Plasma der Muskelzellen vom Sol- in den Gelzustand übergehen sollte. Erste Angaben über diese palpatorischen Veränderungen der Muskulatur macht 1843 auch schon Floriep (1951), er bezeichnete sie als „Muskelschwielen". Charakteristisch für diese Muskelhärten sei ihr Bestehenbleiben auch bei voller Entspannung des Muskels in Narkose und post mortem. Im Gegensatz zu dem deutschen Begriff des muskulären „Hartspanns", der einen ganzen Muskel oder eine Muskelgruppe erfaßt, und der in der Narkose verschwindet. Schade wies in großen Reihenuntersuchungen auch auf den auffälligen Zusammenhang des Auftretens von Muskelrheumatismus mit Muskelhärten mit dem gleichzeitigen Vorkommen von Erkältungskrankheiten hin. Slauck stellt als mögliche

Ursache des Weichteilrheumatismus' die Fokaltoxikose heraus. Andere Autoren bestreiten solche Zusammenhänge. Auch die E-Hypovitaminose soll als Ursache für die muskelrheumatischen Schmerzen in Frage kommen.

Miehlke, Schulze, Eger (1960) und Schoen (1962) haben bei 135 Patienten mit muskulären Schmerzzuständen und palpablen Muskelhärten Muskelbiopsien durchgeführt. Klinisch und morphologisch ließ sich das Untersuchungsmaterial in 4 Gruppen einteilen: die 1. Gruppe mit 26 Patienten bot klinisch den Befund allgemeiner muskulärer schmerzhafter Spannungszustände ohne sichere Lokalisationsmöglichkeit von umschriebenen Schmerzpunkten. Die Histologie entsprach bei diesen Fällen einem normalen Bild. Alle übrigen 109 Fälle boten die im folgenden beschriebenen histologischen Veränderungen: in der 2. Gruppe, bei der klinisch Muskelschmerz durch Palpation und Dehnung provozierbar war, fand sich histologisch fein- bis grobkörnige Fettbestäubung der Muskelfasern, bei im übrigen normalem Befund. In der 3. Gruppe, bei der sich klinisch palpable Muskelhärten fanden, sah man Fettbestäubung der Muskelfasern, die jedoch von unterschiedlicher Breite und Anfärbbarkeit waren, Vermehrung der Kerne des Sarkolemschlauches und teilweise zellige Reaktionen des Interstitiums. Die 4. Gruppe schließlich bot klinisch bereits länger bestehende Muskelschmerzen sowie ausgesprochene Bezirke mit muskulärem Hartspann und umschriebenen Muskelhärten. Histologisch sah man hier Muskelfasern von unterschiedlicher Breite und Anfärbbarkeit mit teilweisem Verlust der Querstreifung, Kerne des Sarkolemschlauches vermehrt, das Interstitium verbreitert mit ausgesprochener zelliger Infiltration und Proliferation ortsständiger Bindegewebszellen.

Das klinische Bild der intramuskulären Fibrositis ist gekennzeichnet durch den Schmerz bestimmter Muskelgruppen, verbunden mit Steifigkeitsgefühl und lokaler Konsistenzvermehrung bis zum ausgeprägten Bild des muskulären Hartspanns. In den befallenen Muskelgruppen finden sich typische Schmerzpunkte (englisch „trigger-points"). Diese werden bevorzugt in der Nacken- und Schultermuskulatur, dem Tractus iliotibialis oder dem freien Rand des M. pectoralis gefunden. Bei Bewegung und jeder Art von Dehnung tritt Schmerzverstärkung ein. Ebenso exacerbieren die Schmerzen bei kaltfeuchtem Wetter oder in der Zugluft. Humorale Zeichen der Entzündung wie BKS-Erhöhung oder Leukozytose fehlen im allgemeinen.

Bei der Untersuchung des Fibrositis-Kranken soll man nach einem einheitlichen Programm vorgehen und die Tatsache bedenken, daß unter der Angabe muskelrheumatischer Beschwerden von Arbeitsunwilligen auf keinem Gebiet so häufig Täuschungsmanöver versucht werden, wie hier. Der Patient wird entkleidet untersucht und zwar zunächst in der Ruhe bei völlig entspannter Muskulatur, bei Schmerzen in der Rückenmuskulatur z. B. in Bauchlage; danach erfolgt die Untersuchung in Bewegung, wobei in bunter Folge schnell aufeinanderfolgende Bewegungen ausführen läßt. Messung des Finger-Boden-Abstandes bei Rumpfbeuge vorwärts, des Kinn-Sternum-Abstandes bei flektiertem und anteflektiertem Kopf. Messung von Umfangdifferenzen an Extremitäten zur Feststellung von Atrophien. Bei der Palpation achtet man auch auf bindegewebige Verbackungen, Schmerzpunkte und Muskelhärten. In Zweifelsfällen werden diese mit dem Fettstift markiert, um sie nach einiger Zeit in einem 2. Untersuchungsgang erneut aufzusuchen. Der Aggravant „findet" die Punkte dann nicht wieder. Die Unterscheidung von willkürlichen oder echten reflektorischen Muskelverspannungen gelingt im Allgemeinen bei Ablenkung

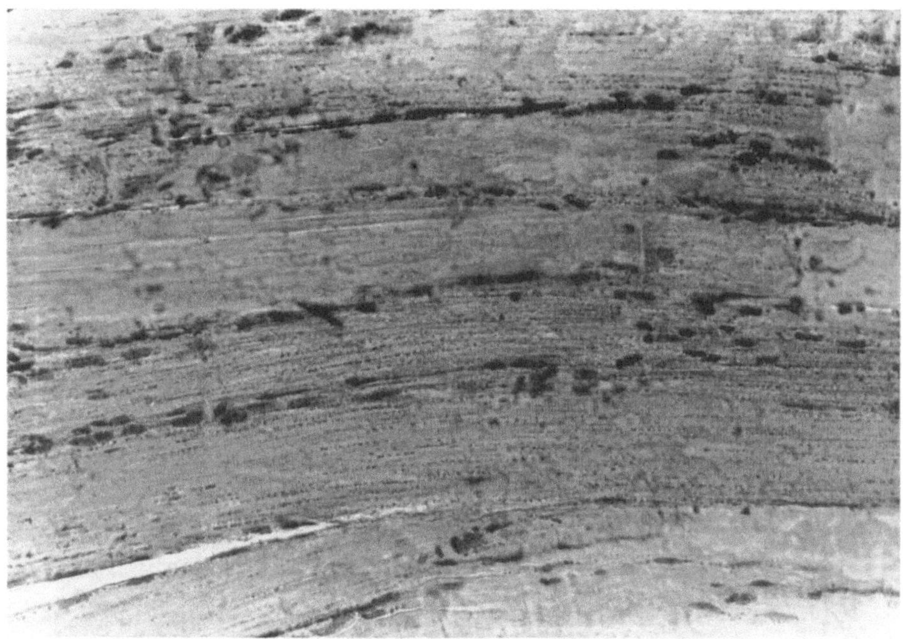

Abb. 160. Intramuskuläre Fibrositis, Stadium I. Fettbestäubung der Muskelfasern

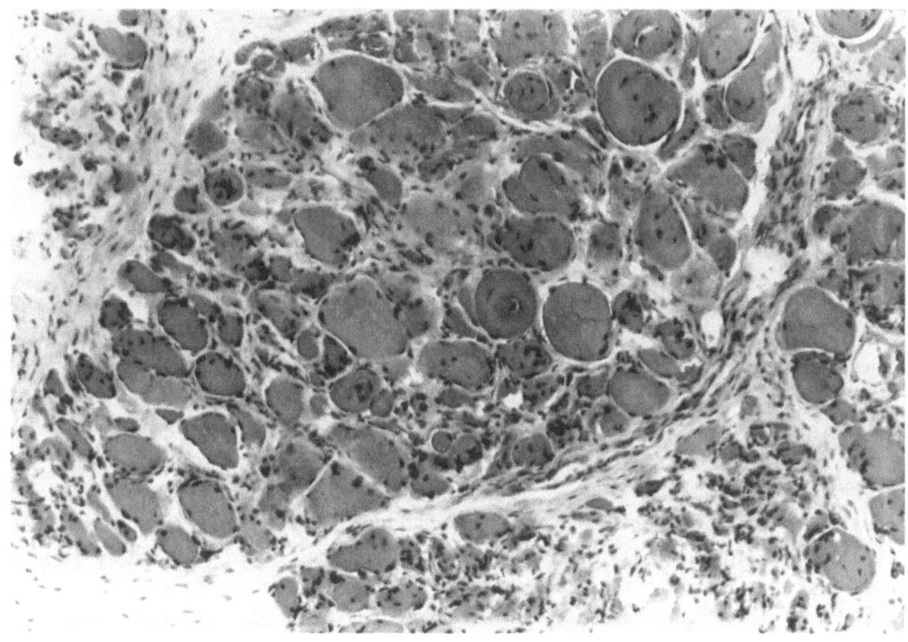

Abb. 161. Ausgeprägte intramuskuläre Fibrositis: massive Zell-Infiltration des Interstitiums

des Patienten. Eine exakte Objektivierung solcher reflektorischen Spannungszustände ist mittels der Elektromyographie möglich.

5. Myositis, Myalgie

Muskelschmerz, Muskelschwäche und Muskelschwund können vielfältige Ursachen
haben. Die Anwendung von modernen Spezialuntersuchungsmethoden, insbesondere
die Muskelbiopsie, die Elektromyographie und die Methode zur Bestimmung der
Enzymaktivität haben bei äußerlich gleichartig scheinenden Syndromen Differenzierungen erlaubt, die für Prognose und Therapie von großer Wichtigkeit sind. So
ist es verständlich, daß unter dem großen Heer als „rheumatisch" imponierender

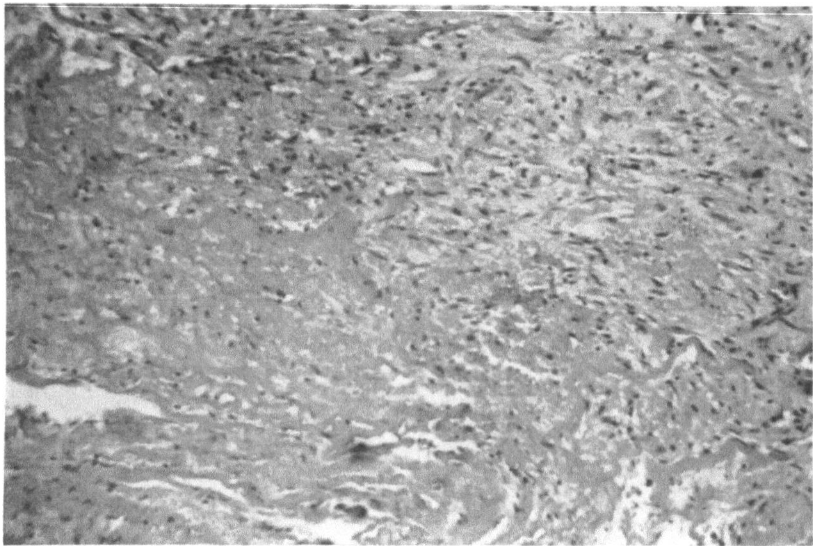

Abb. 162. Allergische Myositis: Fibrin-Insudation der Muskulatur

Muskelerkrankungen nur wenige verbleiben, die an dieser Stelle abgehandelt werden
müssen.

Eine entzündliche Muskelerkrankung ist die Dermatomyositis oder die ihr
nahestehende Polymyositis. Dieses Krankheitsbild wird an anderer Stelle dieses
Buches abgehandelt. In leichter — prognostisch günstiger — Form verläuft die
interstitielle Herdmyositis. Sie tritt sekundär bei akuten Infektionskrankheiten,
insbesondere bei rheumatischem Fieber, bei der Myasthenie und als granulomatöse
Form bei der Periarteriitis nodosa, bei Lupus erythematodes sowie bei der Boeck'
schen Sarcoidose auf.

Die Myositis acuta epidemica (Bornholmer Krankheit) tritt als Folge einer
Infektion mit Coxsacki-Viren auf. Die Krankheit — 1930 von Sylvest beschrieben —
tritt während der Sommermonate in den Ostseeländern auf. Nach einer Inkubinationszeit von 2—4 Tagen kommt es unter kurzdauerndem 2-gipfligem Fieber zu plötzlich
auftretenden anfallsartig mit Kontrakturen einhergehenden Muskelschmerzen besonders des Oberbauchs und des Rückens. Ein ringförmiges Einschnürungsgefühl
unter dem Thorax bedingt Atemnot.

K. Miehlke beschrieb 1966 eine fieberhafte allergische Myositis: im Anschluß
an die Einnahme eines Kombinationspräparates aus Codein phosphorici, Phenacetin

und Acid. acetylosalicylicum trat ein rasch vorübergehendes morbilliformes Exanthem am Stamm auf. Wenig später schwollen unter Temperaturanstieg und schwerstem Krankheitsgefühl Arme und Oberschenkel monströs an und wurden hoch berührungsempfindlich. Splenomegalie. Die BKS stieg zu extrem hohen Werten an, Leukozytose, Lymphopenie, keine Eosinophylie. Im histologischen Präparat einer aus dem M. quadrizeps entnommenen Biopsie fanden sich neben Bezirken völlig normaler Muskelfasern solche, in denen statt der Muskelfasern breite, von einem außerordentlich zellreichem Granulationswall umgebene Fibrinseen nachweisbar waren. Nach 3-wöchentlicher Cortison-Therapie heilte die Erkrankung folgenlos aus.

Die Myositis ossificans progressiva ist ein seltenes heredodegeneratives Leiden. Die Krankheit beginnt beim Jugendlichen und wird mit dem Abschluß der Reifungsperiode, also nach dem 25. Lebensjahr stationär. Kennzeichnend sind die meist im Bereich der Nacken- und Schultergürtelmuskulatur beginnenden caudalwärts fortschreitenden multilokulären Kalkeinlagerungen in Muskulatur, Sehnen und Fascien. Diese Kalkeinlagerungen gehen mit Muskelschmerzen einher und können zur Fixierung der Gliedmaßen in Kontrakturstellung führen. Hand- und Fußmißbildungen (Mikrodaktylie) ebenso wie ein ungewöhnlich verbreiterter Femurhals, den wir bei einem eigenen Fall beobachteten, sind häufige Begleitbefunde.

Die Polymyalgia rheumatica wurde erstmals 1957 von Barber beschrieben. Die Ursache dieser Erkrankung ist nicht bekannt. Frauen werden häufiger betroffen als Männer, das Leiden tritt im mittleren oder höheren Lebensalter auf und ist gekennzeichnet durch meist ziemlich plötzliches Auftreten der Schmerzen und Spannungen der Muskulatur verbunden mit Steifigkeitsgefühl. Bevorzugt werden die Muskeln des Schulter- und Beckengürtels. Typisch sind die starken Beschwerden am Morgen und die allmähliche Besserung im Laufe des Tages. Übelkeit und Inappetens, Fieber und Anämie können bestehen. Histologische Veränderungen werden nicht gefunden. Die BKS pflegt stets stark erhöht zu sein. Die Prognose ist gut, nach Wochen bis Monaten heilt die Krankheit meist ohne Hinterlassung von Dauerschäden aus. Es bestehen Beziehungen zur Riesenzell-Arteriitis (Arteriitis temporalis), in die ein Teil der Fälle übergeht.

Das Stiff-man-Syndrom ist eine seltene Erkrankung, die durch fortschreitende irreversible Versteifung der Rumpf- und Extremitätenmuskulatur sowie anfallsweise — durch Geräusche provozierbare — tetaniforme Muskelspasmen gekennzeichnet ist. Auch im Schlaf tritt keine Entspannung auf. Die Erkrankung wurde 1956 durch Moersch u. Woltman erstmals beschrieben. Die Ursache ist nicht bekannt. Das Auftreten von reduzierenden Substanzen im Urin, sowie der in einem Fall von Price u. Allot beobachtete Anstieg des Phosphorspiegels im Blut nach Kohlenhydratmahlzeit — normal ist der Abfall — legt die Vermutung nahe, daß es sich um die Folge eines noch unbekannten Stoffwechselleidens handelt.

6. Neuralgie, Neuritis

Die echte rheumatische Neuritis und Polyneuritis ist selten. Wir kennen sie als gelegentliche Komplikation der progredient chronischen Polyarthritis, bei der es infolge einer Gefäßbeteiligung zu einer Miterkrankung der Vasa nervorum kommen kann, die dann die Neuritis bedingt. Der exakt pathologisch-anatomische Nachweis einer rheumatischen Neuritis beschränkt sich sicher auf nur wenige Fälle.

Rheumatische Krankheiten des Nervengewebes sind zu unterteilen in Affektionen des Zentralnervengewebes, von denen hier nicht die Rede sein soll (Chorea minor, psychotische Krankheitsbilder als Komplikation beim akuten oder chron. Gelenkrheumatismus) und Affektionen des peripheren Nervensystems.

Schädigungen der peripheren Nerven können sich manifestieren:

a) als Neuralgie, d. h. Nervenschmerz ohne organische Veränderungen. Solche Schmerzen treten plötzlich oder sich allmählich entwickelnd auf und werden durch Bewegung oder Druck auf die sogenannten Nervendruckpunkte verstärkt.

b) als Neuritis. Hierbei werden anatomisch faßbare Veränderungen gefunden, die zu neurologischen Ausfallserscheinungen, wie Reflex- und Motilitätsstörungen, motorische und sensible Ausfallserscheinungen, Parästhesien und — aber nicht immer — Schmerz führen.

Der Unterschied zwischen Neuralgie und Neuritis scheint nur graduell zu sein, d. h. Neuralgie und Neuritis können fließend ineinander übergehen.

Dem Neuralgie-Syndrom liegen im allgemeinen Kompressions- oder Dehnungsmechanismen zugrunde. Die bekanntesten neuralgischen Schmerzsyndrome werden durch Druck auf den Nervenstamm von der Wirbelsäule her ausgelöst, wie etwa durch Bandscheibenschäden, Spondylosen oder auch bösartige oder gutartige Tumoren. Brachialgie, Ischialgie, Intercostalneuralgie können z. B. die Folge sein. Unter dem Begriff „oberes Kompressionssyndrom" werden das Halsrippen-, Scalenus-, Costoclavicular- und Pectoralis minor-Syndrom zusammengefaßt, wobei es jeweils zu einer Kompression des Plexus brachialis kommt.

Das Carpaltunnelsyndrom entsteht durch Druckschädigung des Medianusnerven im Handgelenksbereich (Canalis carpi). Die symptomatische Form wird hervorgerufen durch Fraktur, Ödem, Tendosynovitis der Flexorensehne, durch rheumatisches Granulationsgewebe bei der chronischen Polyarthritis, bei Arthrosen, bei Akromegalie. Die idiopathische Form beruht auf Bindegewebswucherungen im Carpaltunnel. Das Syndrom kommt offenbar bei gewissen beruflichen Beschäftigungen, welche mit ständiger Hyperextension im Handgelenk verbunden sind, häufiger zur Beobachtung. Symptome sind Hypästhesie und Hypalgesie im Medianusgebiet, Sensibilitätsstörungen vor allem an der Volarfläche des 2. und 3. Fingers, seltener im gesamten vom Medianus versorgten Gebiet, Verstärkung der Medianusparästhesie durch forcierte Dorsalflexion der Hand, Atrophie des Thenar.

Sekundär können alle Neuralgie-Syndrome dann zu sekundär entzündlichen Veränderungen und damit zur Neuritis führen. Indessen gibt es auch die primäre Neuritis vom rein rheumatischen Typ. Die wichtigste ist die sogenannte rheumatische Facialisparese, die von Schädigungen des Facialisnerven aus anderer Ursache abzutrennen ist. Eine Pleocytose im Liquor würde natürlich gegen eine rheumatische Facialisparese sprechen und den Verdacht etwa auf das Vorliegen einer Poliomyelitis lenken. Der periphere Prozeß bei der rheumatischen Facialisparese wird ferner charakterisiert durch besondere Ausfallserscheinungen von seiten des Ganglion geniculi, d. h. Geschmacksstörungen in den vorderen $^2/_3$ der Zunge sowie Schmerzen im Trigeminusbereich. Es kann ferner zu Störungen der Tränensekretion infolge Beteiligung des n. lacrimalis und zu einer oft recht typischen Hyperakusis infolge Beteiligung des n. stapedius kommen. Bei der rheumatischen Facialisparese sind in der Regel alle Gesichtsäste des Nerven befallen, so daß eine komplette Facialislähmung vorliegt.

Auch rheumatische Oculomotoriuslähmungen, bei der der n. oculomotorius, der n. trochlearis und der n. abducens beteiligt sind, kommen nicht so ganz selten vor.

7. Pannikulitis

Synonyma: Pannikulitis   *Englisch:*   Fibrositis
Französisch: Cellulite   *Italienisch:*   Pannicolite

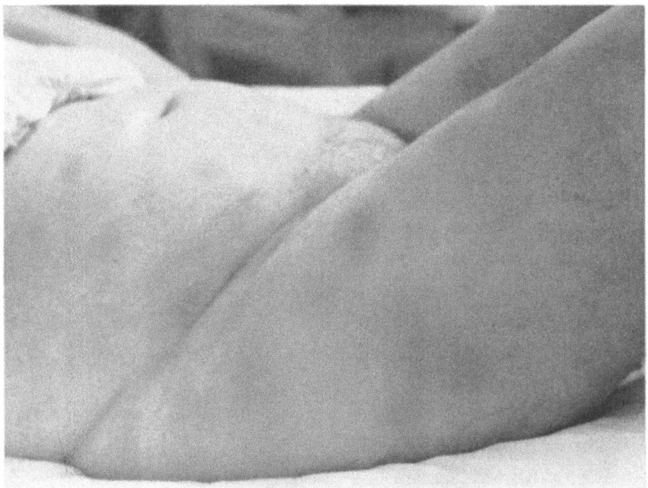

Abb. 163. Pfeiffer-Weber-Christiansche Erkrankung: Entzündlich subcutane Knoten im Unterhaut-Fettgewebe

Weichteilrheumatische Prozesse des subkutanen Bindegewebes kommen häufig vor. Diese als Pannikulitis bezeichneten Zustände treten bevorzugt bei Frauen in der Menopause auf. Es handelt sich um schmerzhafte Veränderungen des subkutanen Fettgewebes, wobei in der Lokalisation Oberschenkel, Gesäß, Oberarme, Nacken-Schultergebiet und obere Abdominalregion bevorzugt werden. Der Schmerz hat schneidend-stechenden Charakter, er wird ausgesprochen verstärkt durch Kneifen und Rollen der Haut. Nach solchen Manipulationen wirkt der Schmerz oft noch für Stunden nach. Bei der Untersuchung fühlt man, daß die Haut über dem Unterhautbindegewebe fest ist und sich schwer verschieben läßt. Die Haut sieht eigenartig höckrig aus und erinnert mit ihren Einziehungen an eine Matratze (Matratzenphänomen). Das Unterhautzellgewebe ist verdickt, seine Konsistenz vermehrt, die darüberliegende Haut oft großporig („Zitronenschalenphänomen").

Ätiologisch werden hormonelle Störungen, Druckbelastungen, Störungen des Wasser- und Fettstoffwechsels sowie toxische Einflüsse verantwortlich gemacht. Histologisch finden sich degenerative Veränderungen am Bindegewebe und Fettgewebe mit Quellungserscheinungen und unspezifischen Granulombildungen oder herdförmigen Nekrosen, gelegentlich mit Kalkeinlagerungen. Copman wies auf die gar nicht seltene Fetthernienbildung hin, wobei Fettläppchen aus den tieferen Schichten durch die Fascie dringen und dann unter der Haut als schmerzhafte Knötchen fühlbar sind.

Als Lipomatosis dolorosa wird ein von Dercum 1888 beschriebener schmerzhafter Zustand des subkutanen Fettgewebes bezeichnet, bei dem multiple schmerzhafte, meist bilateralsymmetrische Fettwülste oder Knoten am Stamm und Extremitäten beobachtet werden, oft begleitet von reaktiv-depressiver Stimmungslage, Pruritus. Fast ausnahmslos sind Frauen betroffen.

Eine seltene Sonderform der Pannikulitis ist die Pfeiffer-Weber-Christian'-sche Krankheit (Panniculitis nodularis non suppurativa). Sie ist gekennzeichnet durch rezidivierende Fieberschübe mit ausgesprochenem Krankheitsgefühl und lokalisierten entzündlichen subkutanen Knoten im Unterhaut-Fettgewebe. Die Knoten treten in unregelmäßigen Intervallen von Wochen oder Monaten auf — jeweils begleitet von Fieberschüben — ohne Zusammenhang mit der Jahreszeit. Die Haut über den Knoten kann wenig bis stark gerötet oder fleckig pigmentiert sein. Die Knoten sind im aktiven Stadium druckschmerzhaft, sie neigen jedoch nicht zum eitrigen Zerfall. In gelegentlichen Fällen können sie sich verflüssigen, die darüberliegende Haut bricht dann ein und eine ölige Flüssigkeit wird dann abgesondert. Es handelt sich dann um die verflüssigende Pannikulitis. Die Läsionen können sowohl am Stamm, als auch an den Extremitäten auftreten, meist sind die Oberschenkel befallen. Gelegentlich können die nodulären Erscheinungen im Mesenterial-, Omental-, oder Mediastinal-Fettgewebe auftreten. Abdominal- oder Retrosternalschmerzen können dadurch bedingt werden. Auch im epicardialen Fettgewebe treten gelegentlich typische Knoten auf und führen zu Beschwerden. Im Rückbildungsstadium hinterlassen die Knoten lokale Atrophie, so daß die darüberliegende Haut deutlich eingezogen erscheint. Frauen werden häufiger befallen als Männer.

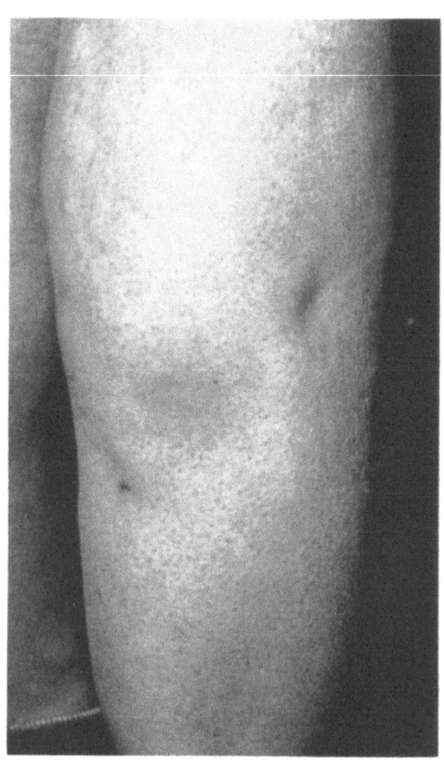

Abb. 164. Typische Einziehung der Haut über einem abgeheilten subentanen Knoten bei Pfeiffer-Weber-Christian'scher Erkrankung

Zumeist handelt es sich um fettleibige Patienten mittleren Alters. Die Laboratoriumsbefunde sind wenig charakteristisch: im aktiven Stadium findet sich die Blutsenkungsreaktion wenig erhöht. Gewöhnlich besteht eine mäßige Leukopenie und eine hypochrome Anämie. Histologisch findet man zwischen den Fettzellen ein aus polymorphkernigen Leukozyten, Lymphozyten und Histiozyten zusammengesetztes entzündliches Infiltrat, dieser Zustand geht später in ein fibroblastisches Stadium über, wobei Fibroblasten und Lymphozyten das Bild bestimmen.

Die Ätiologie des Leidens ist unklar. Schoen (1962), Miehlke und Schulze (1961) nehmen Beziehungen zu den Erkrankungen des rheumatischen Formenkreises an, bei zwei von ihnen beobachteten Fällen fielen die Teste zum Nachweis des Rheumafaktors positiv aus. Die Prognose des Leidens ist schlecht.

Die Periarthritis humeroscapularis

A. Robecchi †

Synonyma:	Periarthrosis humeroscapularis, periartikuläre Fibrositis
Französisch:	Periarthrite scapulo-humérale, maladie de Duplay
Englisch:	Painful shoulder, periarthritis of the shoulder,
	Bursitis of the shoulder
	Calcareous tendinitis, frozen shoulder
Italienisch:	Periartrite scapolo-omerale

Die Periarthritis humeroscapularis ist eine recht häufige Krankheit. Das anatomische Charakteristikum der Pariarthritis humeroscapularis besteht darin, daß die Synovialis intakt ist. Die Krankheit kann die Gelenkkapsel betreffen, öfter aber befällt sie eine der periartikulären anatomischen Formationen.

Vom *ätiologisch-pathogenetischen* und anatomischen Standpunkt aus betrachtet, unterscheidet man folgende zwei Formen der Periarthritis humeroscapularis:

1. Lokal·bedingte Periarthritis humeroscapularis. Diese Periarthritisform beruht auf einer Veränderung der Bursa subacromialis oder einer Sehne in diesem Gebiet. In letzterem Falle ist oft die Sehne betroffen, mit welcher M. supraspinatus am Humerus ansetzt. Solche Läsionen (sehr häufig bei Erwachsenen, nicht unbedingt schmerzhaft) rühren meist von einem Trauma her, am häufigsten von Mikrotraumen. Es handelt sich um einen entzündlichen Prozeß und dessen Folgen, oder auch um einen anfangs regressiven Prozeß, dem sich phasenhaft schmerzhafte entzündliche Erscheinungen aufgepfropft haben.

2. Periarthritis humeroscapularis mit entfernter Ursache. Diese Periarthritisform tritt als Folge von Krankheitsprozessen verschiedener Lokalisationen außerhalb der Schulter auf. Oft ist ein Myokardinfarkt die auslösende Ursache. In anderen Fällen handelt es sich um Armtraumen, Zervikalgien und Zervikobrachialgien, Krankheiten des Nervensystems (Tumoren, Thrombosen usw.), in einzelnen Fällen auch um heftige psychische Traumen oder um ausschließlich funktionale Nervenerscheinungen. Diese Periarthritisform, die durch einen nervösen Reflexmechanismus etabliert wird, gehört zu den sogenannten algodystrophischen Syndromen.

Es muß hier noch erwähnt werden, daß bei allen diesen Periarthritisformen, vor allem bei den Formen der zweiten Gruppe, das Terrain und die Reaktionslage des Gewebes eine bedeutende Rolle spielen können.

Bei Erwachsenen sind regressive Veränderungen der Sehnen im Bereich der Bursa subacromialis äußerst häufig anzutreffen. Diese Veränderungen stellen ohne Zweifel einen bedeutenden Lokalisierungsfaktor dar und sind wahrscheinlich in der Lage, das Auftreten einer reflektorisch bedingten Periarthritis zu begünstigen.

Bezüglich der Pathogenese des klinischen Syndroms wäre daran zu erinnern, daß die Spontanschmerzen auf einen lokalen Entzündungsvorgang oder auf eine plötzliche Kreislaufstörung im Sinne einer Ischämie, wobei algogene Substanzen frei werden, oder auf eine Lazeration der Wand der Bursa subacromialis, zurückzuführen sind, wobei Kalziumsalze, die aus einer benachbarten Sehne stammen, in die Bursa eindringen. Neueren Datums ist die Hypothese, wonach bestimmte hoch schmerzhafte Periarthritisformen als sogenannte „mikrokristalline Arthritiden" anzusprechen sind.

Die Versteifung der Schulter ist normalerweise der Ausdruck eines mit Schrumpfung verbundenen Skleroseprozesses, der die periartikulären Gewebe oder auch die Kapsel selbst in Mitleidenschaft zieht (siehe oben).

Die *anatomischen Gewebsveränderungen*, die als Ursache einer Periarthritis humeroscapularis zu nennen wären, gehören meist dem regressiven Typus an und sind in einer der Sehnen lokalisiert, welche die sogenannte „Drehhaube" bilden, oder in der Bursa subacromialis, etwas seltener in der Gelenkkapsel. Zu diesen Veränderungen können phasenhaft andere Veränderungen entzündlicher Natur hinzutreten.

In nicht seltenen Fällen trifft man örtliche Ablagerungen von Kalziumsalzen (sogenannte verkalkende Formen) an.

Die Veränderungen entwickeln sich manchmal in Richtung auf eine sklerotische Schrumpfung, die sowohl die periartikulären Strukturen als auch die Gelenkkapsel selbst in Mitleidenschaft ziehen kann (adhärente Kapselfibrosen).

Klinisches

Im allgemeinen unterscheidet man zwischen drei Formen der Periarthritis humeroscapularis: *akute Periarthritis, einfache chronische Periarthritis und chronische Periarthritis mit Versteifung.* Diese drei Formen sind nur verschiedene Aspekte und gelegentlich auch verschiedene Entwicklungsphasen der gleichen Krankheit. Oft geht die eine Form auch rasch in eine andere über. Die Unterteilung in die drei Formen ist unter diesen Umständen etwas gekünstelt, aber für die Praxis gut brauchbar.

Tendinitis und Bursitis enden meist mit dem Krankheitsbild einer einfachen chronischen Periarthritis, während die reflektorisch bedingten Formen meist in eine chronische Periarthritis mit Versteifung (frozen shoulder) münden. Die Ausnahmen von der Regel sind jedoch häufig. Die tendinitisch bedingte Periarthritis kann sich ebenfalls zu einer Versteifung hin entwickeln, ebenso können sich mindestens eine Zeitlang die Zeichen einer Periarthritis nach Herzinfarkt, das heißt nur Schmerzsymptome, aber keine Gelenkversteifung, einstellen.

Die Periarthritis humeroscapularis befällt beide Schultern fast im gleichen Maße. Meist ist sie auf eine Schulter beschränkt. Die rechte Schulter scheint etwas häufiger befallen zu werden, wahrscheinlich, weil sie Traumen in stärkerem Maße ausgesetzt ist.

Akute Periarthritis

Diese Periarthritisform tritt meist plötzlich auf, das heißt binnen weniger Stunden, etwa nach einer Belastung, einer plötzlichen Bewegung, einer Unterkühlung oder nach anderen Ursachen; zuweilen etabliert sie sich auch langsam. In einigen Fällen geht eine einfache chronische Periarthritis voraus. Seltener handelt es sich um ein plötzliches Akutwerden einer chronischen Periarthritis mit Versteifung.

Charakteristisch für die akute Periarthritis ist ein intensiver, auf die ganze Schulter verteilter Schmerz, der aber meist im subakromialen Gebiet lokalisiert ist und nicht selten in Richtung auf den Deltoideus oder auf den Hals ausstrahlt.

Typisch ist ferner die Schulterhaltung: Entweder läßt der Patient die Schulter fallen (Goldwhite-Symptom), oder die Schulter wird hochgezogen, so daß die Nacken-Schulter-Linie verkürzt erscheint (Bettman-Symptom). Der Arm wird an den Thorax angelegt, wobei der Unteram dem Oberarm entlang angewinkelt und am Ellbogen gestützt wird.

Der Schmerz ist auch in Ruhestellung lebhaft. Im allgemeinen ist er nachts besonders fühlbar und wird noch verschlimmert durch Palpation, ferner bei Hustenstößen und bei allen Versuchen zur aktiven und passiven Mobilisierung der Schulter.

Gelenkbewegungen sind unmöglich. Die Versteifung hat jedoch nur eine antalgische Bedeutung.

Gelegentlich bestehen Parästhesien und Vasomotorenstörungen von Oberarm, Unterarm und Hand.

Fieber und allgemeine Krankheitserscheinungen fehlen immer.

Einfache chronische Periarthritis

Die Symptome dieser Periarthritisform beginnen normalerweise langsam, schrittweise, mit Schmerzen, die im allgemeinen eher unbedeutend sind, aber auch dann bestehen können, wenn der Arm nicht bewegt wird. In einigen Fällen folgt eine einfache chronische Periarthritis auf eine akute Periarthritis oder auf eine chronische Periarthritis mit Versteifung.

Der Sitz des Spontanschmerzes wie auch des provozierten Schmerzes hängt davon ab, wo der anatomische Schaden lokalisiert ist. Oft handelt es sich um einen Subakromialschmerz (Ansatzstelle der Sehne des M. supraspinatus, Bursa subacromialis) oder um Schmerzen an der Vorderseite der Schulter (Bicepssehne und Sehne des M. coracobrachialis), oder der Schmerz ist an der Apophyse des Rabenschnabelfortsatzes bzw. an der Hinterseite des Gelenks lokalisiert.

Oft wird der Schmerz nachts intensiver, er wird verschlimmert durch Bewegungen (vor allem durch Rotation nach innen und außen), ferner durch Druck auf bestimmte Gelenkpunkte, die den betroffenen anatomischen Formationen entsprechen.

Der Schmerz wird besonders intensiv bei Bewegung gegen einen Widerstand.

Die Beweglichkeit der Schulter ist gesamthaft nicht merklich eingeschränkt, aber gewisse extreme Gelenkbewegungen stoßen doch an Grenzen, weil sie hoch schmerzhaft sind, und werden deswegen vom Patienten vermieden.

Muskelatrophie und allgemeine Symptome sind nicht vorhanden.

Chronische Periarthritis mit Versteifung (blockierte Schulter, frozen shoulder)

Die chronische Periarthritis mit Versteifung kann von Anfang an in dieser Form auftreten; sie kann aber auch auf eine akute Periarthritis oder auf eine einfache chronische Periarthritis folgen.

Ein charakteristisches Symptom dieser Periarthritisform ist die Versteifung des Schultergelenks. Diese Versteifung kann verschiedene Ausmaße annehmen; nicht selten wird das Gelenk vollständig blockiert, so daß alle Schulterbewegungen, auch die passiven, unmöglich werden. Besonders stark eingeschränkt sind in der Regel die Rotationsbewegungen nach innen und außen sowie die Abduktion.

Ein Spontanschmerz kann auch in Ruhestellung vorhanden sein, vor allem aber (nicht nur) in den Nachtstunden. Jede aktive und passive Bewegung der Schulter ist schmerzhaft und führt augenblicklich zu einer Abwehrreaktion.

Bei den Formen, die schon seit langer Zeit bestehen, kann es zu einer mäßigen Atrophie der Muskulatur im Schulterbereich, vor allem des Deltoideus, kommen. Sonst fehlen auch in dieser Periarthritisform allgemeine Symptome.

Der *Verlauf* der verschiedenen Formen der Periarthritis humeroscapularis ist von Fall zu Fall ganz verschieden. Die akuten Formen, auch die hoch schmerzhaften, entwickeln sich meist schnell zurück, vor allem dann, wenn frühzeitig therapeutisch eingegriffen worden ist. Die chronischen Formen haben üblicherweise eine längere Entwicklungszeit; sie sprechen auch schlechter auf eine Therapie an. Vor allem die Gelenkversteifung kann lange anhalten. Eine vollständige Heilung ist aber doch oft zu erzielen.

Rezidive können vorkommen. Oft kann auch eine klinische Periarthritisform relativ rasch in eine andere Form übergehen.

Röntgenologische- und Laboruntersuchungen

Selbst bei einer Periarthritis, die seit langer Zeit besteht, kann der Röntgenbefund völlig normal sein oder höchstens eine gewisse Entkalkung des großen Humerushöckers erkennen lassen.

Von den möglichen positiven Anzeichen sind Verschattungen unterschiedlicher Form und Größe als Anzeichen einer örtlichen Verkalkung in der Bursa subacromialis oder einer der Sehnen dieses Gebiets zu nennen. Solche Verkalkungen können allerdings auch vorhanden sein, wenn klinische Anzeichen völlig fehlen. Die Verkalkungen sind also nicht notwendigerweise für die Schulterschmerzen verantwortlich.

Relativ häufig weist das Profil des Humeruskörpers Unregelmäßigkeiten auf, die Periostschäden und Veränderungen des Sehnenansatzes am Gelenkkopf anzeigen.

Röntgenaufnahmen in verschiedenen Projektionsebenen können wertvolle Aufschlüsse über den Sitz der Verkalkung geben.

Die Luft- und Kontrastmittelarthrographie gibt Aufschluß über die Form der fibrösen Kapselschrumpfung und über Kapseleinrisse.

Der hämatologische Befund ist meist normal. Die BSG kann geringfügig erhöht sein, vor allem bei den akuten, hoch schmerzhaften Formen.

Diagnose

Im allgemeinen bereitet die klinisch-röntgenologische Diagnose der Periarthritis humeroscapularis keine Schwierigkeiten. Gelegentlich muß man mit allen Mitteln zu klären versuchen, ob Schmerzsymptome auf eine Periarthritis zurückzuführen sind, oder ob es sich um die Anfangssymptome einer rheumatoiden Arthritis handelt.

Die Symptomatologie einer Periarthritis kann ferner bei Schulterarthrosen, einer Zervikobrachialgie (C_4) und bei der Volkman-Krankheit vorliegen. In letzterem Falle tritt zu der Versteifung schon frühzeitig eine starke Muskelatrophie.

Die ätiologische Diagnose ist von besonderer Bedeutung. Bei älteren Patienten, die an einer linksseitigen Periarthritis humeroscapularis leiden, muß geklärt werden, ob das Gelenkleiden auf Koronarkrankheiten oder Infarkt zurückzuführen ist.

Prognose

Die Prognose einer Periarthritis humeroscapularis ist durchweg günstig, das heißt, die Heilung ist die Regel, wenn es auch manchmal lange dauert, bis das Schultergelenk seine volle Beweglichkeit wiedergewonnen hat. Wenn man eine Prognose stellen will, muß man den ätiologischen Faktor berücksichtigen, und zwar aus dem Grunde, weil die Krankheit, die die Periarthritis ausgelöst hat, schwererwiegender sein kann als die eigentliche Periarthritis, oder weil der ätiologische Faktor das Auftreten von Rezidiven begünstigen kann.

Therapie

Bei der allgemeinen Schwierigkeit, eine Kausaltherapie zu betreiben — die nichtsdestoweniger stets angestrebt werden soll —, beruht die Behandlung einer Periarthritis humeroscapularis auf der Verabreichung von Medikamenten mit schmerzlindernder und entzündungshemmender Wirkung, vor allem also von Kortisonderivaten, die vorzugsweise örtlich anzuwenden sind. Die Injektionen (3 bis etwa 5 mal 1—2 ml, je nach der Wirkung, mit Intervallen von 3—7 Tagen) richten sich nach der anatomischen Formation, die in dem Einzelfall betroffen ist. Eine systematische Anwendung von Kortison ist weniger ratsam.

Viel praktiziert werden periartikuläre Prokaininfiltrationen, die mit Injektionen von Kortikosteroiden kombiniert werden können.

Gute Ergebnisse bringen auch Pyrazole, vor allem Phenylbutazon und seine Derivate.

Seit kurzer Zeit verwendet man erfolgreich Griseofulvin, vor allem bei akuten, hoch schmerzhaften und erst seit kurzem bestehenden Periarthritisformen.

Bei algodystrophischen Periarthritisformen mit Versteifungen ist es ratsam, Prokaininfiltrationen in das Ganglion stellatum der betroffenen Seite vorzunehmen.

Günstige, allerdings nicht zuverlässige Resultate sind zuweilen mit Injektionsserien von Tetraäthylammonium und ähnlichen Präparaten zu erzielen.

Wenn eine Gelenkversteifung vorliegt, die nicht nur antalgische Bedeutung hat, kommt der aktiven und passiven Mobilisierung des Gelenks große Bedeutung zu. Die Mobilisierung soll so früh wie möglich beginnen, soweit die Schmerzen es zulassen.

Die meist ausgezeichneten Ergebnisse der heutigen medikamentösen Therapie, besonders bei vorwiegend schmerzhaften Periarthritisformen, haben den verschiedenen physikalischen Therapieformen und der Röntgentherapie mit kleinen Dosen viel von ihrer Beliebtheit genommen.

Thermalbehandlung (Fango, Bäder usw.) ist bei chronischen Formen mit Versteifung und ohne starke Schmerzen indiziert, vor allem gegen Ende der funktionellen Rehabilitation.

Epikondylitis

Die Epikondylitis ist eine nicht seltene Krankheit, welche vor allem Erwachsene befällt, die schwere Handarbeit verrichten müssen. Die Epikondylitis ist ein Schmerzsyndrom, das auf Veränderungen der Sehnen der Epikondylusmuskeln zurückzuführen ist. Nicht selten ist auch das Periost des betreffenden Gebiets in Mitleidenschaft gezogen.

Ätiologie

Eine Epikondylitis ist meist traumatisch, oft durch Mikrotraumen bedingt. Es handelt sich um Kontusionen, falsche Bewegungen und Überanstrengungen, welche eine Zerrung des Muskelansatzes und wiederholte Reize auf den Sehnenansatz nach sich ziehen. Man hört auch die Ansicht, eine Tendoperiostitis könne — über einen neurovaskulären Mechanismus — durch eine Schädigung der Halswirbel ausgelöst werden. In seltenen Fällen dürfte die Krankheit auf eine Veränderung im Ellbogengelenk zurückzuführen sein oder auf eine ringförmige Einschnürung des Radiusköpfchens. In manchen Fällen ist kein kausaler Faktor zu eruieren (idiopathische Formen).

Klinisches

Die Epikondylitis ist meist einseitig, vorwiegend rechtsseitig anzutreffen. Sie kann nach einer Anstrengung oder einem Trauma plötzlich auftreten, häufiger setzt sie jedoch progredient ein. Klinisch charakteristisch ist ein eindeutig im Epikondylus über der Trennungslinie von Radius und Humerus lokalisierter Schmerz. Der Schmerz kann auch fehlen, wenn der Ellbogen nicht in Mitleidenschaft gezogen ist; er läßt sich aber stets durch Fingerdruck auf den Epikondylus und durch Extensions- und Supinationsbewegungen von Unterarm und Hand gegen einen Widerstand auslösen. Nicht selten strahlt der Schmerz in Ober- und Unterarm aus.

Aussehen und Temperatur der Haut des betroffenen Gebiets sind normal.

Bei intensiven Schmerzen kann die Funktionsfähigkeit des Ellbogengelenks eingeschränkt sein.

Die *röntgenologische Untersuchung* ist zwar oft negativ, läßt aber doch gelegentlich Verkalkungen, Periostunregelmäßigkeiten oder auch Knochenwucherungen in der Art von Osteophyten erkennen.

Verlauf

Die Krankheit nimmt stets einen gutartigen Verlauf. Eine schnelle Heilung ist die Regel, aber Rezidive sind nicht selten.

Die **Diagnose**

ist leicht zu stellen, wenn man diese Krankheit kennt.

Die *Therapie* basiert auf der Ruhigstellung des Epikondylusgebiets und auf der Anwendung von Analgetika. Sehr gut wirken lokale Kortison- und Prokaininfiltrationen. Ausnahmsweise wird chirurgisch behandelt, wenn es sich um therapieresistente und häufig rezidivierende Formen handelt.

Schulter-Hand-Syndrom

Unter dem Schulter-Hand-Syndrom (Steinbrocker) oder dem neurotrophischen Rheumatismus der oberen Gliedmaßen (Ravault) versteht man ein Krankheitsbild vom algodystrophischen Typ, das durch Schulterschmerzen und Schmerzen der gleichseitigen Hand gekennzeichnet ist.

Dieses Syndrom ist in der Praxis nicht selten anzutreffen.

Die *Ätiologie* ist recht verschiedenartig. Ein familiärer Faktor und individuelle Faktoren konstitutioneller und erworbener Natur spielen mit Sicherheit eine Rolle. Als Ursache des Leidens läßt sich gelegentlich ein Trauma der Gliedmaße oder ein Infektionsprozeß, eine Störung des vegetativen Nervensystems oder eine organische Erkrankung des Nervensystems (Thrombosen, Blutungen, Tumoren usw.), Gefäß- und Kreislaufstörungen, vor allem der Herzkranzgefäße (Myokardinfarkt), Pleura- und Lungenkrankheiten und, allerdings seltener, eine Abdominalerkrankung, eine Zervikobrachialgie usw. ermitteln. Man kennt auch Fälle, in welchen das Syndrom unmittelbar nach einem psychischen Trauma aufgetreten ist. In einigen Fällen ist überhaupt kein ätiologischer Faktor nachzuweisen (idiopathische Formen).

Die *Pathogenese* des Schulter-Hand-Syndroms wird mit einem nervösen Reflexmechanismus erklärt: In den reflexogenen Zentren sollen Reize entstehen, die, wenn sie sich genügend oft wiederholen und intensiv genug sind, auf nervösem oder neurozirkulatorischem Wege Reaktionen in Schulter und Hand auslösen, falls sich diese „Erfolgsorgane" in einer bestimmten Reaktionslage befinden.

Klinisches. Das Syndrom tritt mit gleicher Häufigkeit auf beiden Körperseiten auf, und zwar fast ausschließlich bei Erwachsenen. Meist ist nur die eine Körperseite befallen. Im Anfang ist das Syndrom im allgemeinen subalgisch, die Entwicklung eine allmähliche.

Die Skapulohumeralkomponente des Schulter-Hand-Syndroms, die im allgemeinen als erste auftritt, beginnt und entwickelt sich unter den Symptomen der algodystrophischen und ankylosierenden Form der Periarthritis. Hinzu tritt früh eine Veränderung der gleichseitigen Hand, die in der ersten Zeit durch eine diffuse, schmerzhafte Schwellung, oft in Verbindung mit Kreislaufstörungen, Zyanose oder Bläße der Haut, Parästhesien und Hyperhidrosis, gekennzeichnet ist. Anschließend treten trophische Veränderungen von Muskeln, Haut und Hautadnexen mit Kapsel-Sehnen-Retraktionen, Handversteifung und Semiflexionsstellung der Finger auf.

Das Ellbogengelenk bleibt stets verschont.

Fieber und allgemeine Symptome fehlen, mit eventueller Ausnahme der Symptome, die das algodystrophische Syndrom herbeigeführt haben.

Der *Röntgenbefund* ist zu Beginn der Krankheit immer normal. Im fortgeschrittenen Stadium ist eine diffuse Knochendystrophie, gelegentlich eine marmorierte Struktur mit mikrogeodischen Bildern und einer Verschmälerung des Gelenkspaltes, zu erkennen.

Die *Laborbefunde* sind normal.

Der *Verlauf* eines Schulter-Hand-Syndroms erstreckt sich meist über eine lange Zeit. Wenn der ätiologische Faktor ausgeschaltet und eine korrekte Behandlung durchgeführt werden kann, läßt sich eine vollständige Heilung, auch eine funktionelle Heilung, erzielen. Nicht selten bleibt eine gewisse Versteifung des betroffenen Gelenks zurück, mit Sehnen- und Aponeurosenretraktionen. Rezidive kommen vor.

Die *Diagnose* ist meist leicht zu stellen, weil die Symptome recht charakteristisch sind, vor allem im fortgeschrittenen Stadium der Krankheit.

Die *Therapie* muß sich, wenn irgend möglich, gegen die Krankheitsursache richten. Gegen die skapulohumeralen Schmerzen wendet man Salizylate und Pyrazolpräparate an, ferner periartikuläre Prokaininfiltrationen. Kortisone leisten bei dieser Krankheitsform meist nicht viel. Die Veränderungen der Hand sprechen gut auf eine Prokaininfiltration in das Ganglion stellatum oder periarteriell in den Ellbogen an.

Von besonderer Bedeutung ist die passive und aktive Mobilisation von Schulter und Hand, zu der auch die verschiedenen physiotherapeutischen und thermalen Anwendungen beitragen können.

Hüftgelenkperiarthritis

Die Schmerzen, welche diese nicht seltene Periarthritisform kennzeichnen, rühren von Veränderungen an zahlreichen anatomischen Strukturen (Sehnen, Bursae, Muskeln, Faszien) her, die um das Hüftgelenk herum angeordnet sind.

Die Hüftgelenkperiarthritis ist im allgemeinen traumatischer, meist mikrotraumatischer Natur. Es handelt sich um Kontusionen, vor allem aber um Zerrungen und

Überanstrengungen, die bei physiologisch gealtertem Gewebe oder bei einer kongenitalen geringeren Widerstandsfähigkeit desselben besonders schädlich wirken. Seltener sind Entzündungen verschiedener Art als Ursache anzusprechen. Auf diese Weise entstehen die für die Krankheit charakteristischen Veränderungen, die im wesentlichen regressiver Art sind, zu denen aber episodisch entzündliche Prozesse hinzutreten können.

Im Gegensatz zur Schulterperiarthritis und wegen des bedeutenden Unterschiedes in der örtlichen neurozirkulatorischen Situation begegnet man nur selten Periarthritiden des Hüftgelenks, die als dystrophische Syndrome reflektorischer Natur anzusprechen sind.

Klinisches. Die Krankheit tritt bei Frauen etwas häufiger als bei Männern auf; im allgemeinen ist sie einseitig und auf Erwachsene beschränkt.

Das typische und beherrschende Symptom der Hüftgelenkperiarthritis ist der Schmerz, der sich allmählich steigert und eine hohe Intensität (hyperalgische Formen) erreichen kann. Der Schmerz ist ausschließlich oder hauptsächlich in einem Punkt des Hüftgebiets lokalisiert, welcher der befallenen anatomischen Formation entspricht (im Leistengebiet, im Glutäusgebiet, am häufigsten am Trochanter major).

Der Schmerz strahlt nicht selten in das Knie oder in das Gesäß aus. Er kann auch in Ruhestellung vorhanden sein und läßt sich immer durch Fingerdruck oder durch Bewegungen des Beins, vor allem Bewegungen gegen einen Widerstand, bei denen die geschädigte anatomische Formation beansprucht wird, auslösen.

Das zweite Symptom der Hüftgelenkperiarthritis ist eine Begrenzung der Funktionsfähigkeit, der im allgemeinen eine antalgische Bedeutung zukommt. Einzelne Bewegungen sind besonders stark eingeschränkt, je nach der anatomischen Störung von Fall zu Fall wechselnd.

Sonstige örtliche und allgemeine Symptome fehlen im allgemeinen.

Der *röntgenologische Befund* ist nicht selten völlig negativ, kann aber auch Verkalkungen an verschiedenen Stellen oder Exostosen an den Sehnenansatzstellen erkennen lassen. Diagnostisch besonders wichtig ist die Tatsache, daß das Hüftgelenk selbst, ferner der Beckenknochen und der Femur nicht geschädigt sind.

Der *Laborbefund* ist meist normal. Eine geringfügige Steigerung der BSG kann bei hoch akuten Formen vorliegen.

Verlauf. Die Krankheit kann akut, subakut oder chronisch verlaufen und sich gelegentlich über lange Zeit hinziehen, ist aber immer gutartig. Eine vollständige Heilung ist die Regel. Rezidive sind nicht selten.

Die *Diagnose* basiert vor allem darauf, daß keine Veränderungen am Hüftgelenk selbst nachzuweisen sind. Um dies feststellen zu können, ist neben der eingehenden klinischen eine röntgenologische Untersuchung erforderlich.

Von großer Wichtigkeit für die richtige Durchführung einer Lokaltherapie ist die genaue Feststellung der periarthritischen Läsion. Hierzu ermittelt man den Punkt des stärktsten Schmerzes und die besonders schmerzhaften und behinderten Bewegungen. Die Situation wird auch klarer, wenn man die Lage einer Verkalkung bestimmen kann.

Die *Therapie* ist die gleiche, wie bei der Schulterperiarthritis. Besonders wertvoll und rasch schmerzlösend sind manchmal örtliche Injektionen von Kortisonderivaten und Infiltrationen von Prokain in das Schmerzgebiet. Eine Ruhigstellung des Gelenks ist immer ratsam. Eine frühzeitige Mobilisierung ist weniger wünschenswert als bei einer Schulterperiarthritis, weil das Hüftgelenk viel weniger zu Versteifungen neigt.

Die stoffwechselbedingten Gelenkerkrankungen

Die Gicht

N. ZÖLLNER

I. Definition und Einleitung

Als Gicht bezeichnet die medizinische Wissenschaft heute die klinischen Folgen der chronischen Hyperuricämie: Akute Monarthritis, Tophusbildung, chronische destruierende Gelenkveränderungen, Gichtgeschwüre, Gichtniere mit Niereninsuffizienz und Hypertonie, sowie Harnsäure-Nephrolithiasis. Man unterscheidet zwischen primärer Gicht, bei der die Hyperuricämie Folge einer angeborenen Störung des Harnsäurestoffwechsels ist, und sekundärer Gicht, bei der die Hyperuricämie durch eine andere Krankheit, bzw. durch langdauernde Medikamentenzufuhr zustandekommt. Der Volksmund verwendet in Anlehnung an das Lutherdeutsch „Gicht" immer noch in viel weiterem Sinn — kommt das Wort doch aus dem Altdeutschen, wo „jehan" für das „An"sprechen einer Krankheit stand.

Die zunehmende Häufigkeit der Gicht — eine Folge des Wohlstandes — hat die Forschung in den letzten Jahren stimuliert, bedeutende Fortschritte wurden erzielt und eine Reihe grundlegender Fragen kann als aufgeklärt gelten. Die Diagnostik ist durch genauere Definition der Kriterien wesentlich präziser. Die Therapie ruht auf klaren Prinzipien. Sie ist bei allen rechtzeitig behandelten Patienten erfolgreich. Die Zahl der Krankheiten, von denen man weiß, daß sie sekundär zur Gicht führen können, ist größer geworden. Von der eigentlichen Gicht konnten drei eigene Krankheiten, die Pseudogicht des Erwachsenen, die primäre juvenile Gicht, und ein Syndrom mit neuropsychiatrischer Symptomatik abgegrenzt werden.

Soweit im Folgenden Details nicht abgehandelt, bzw. Literaturstellen nicht zitiert werden, sei auf einschlägige Zusammenfassungen der letzten zehn Jahre (Zöllner, 1960; Wyngaarden, 1965, 1966; Talbott, 1967; Zöllner, 1968; Mugler, 1967) verwiesen. Die genannten Arbeiten enthalten ausführliche Literaturangaben.

II. Häufigkeit und Epidemiologie von Hyperuricämie und Gicht

In Zeiten der Not ist die Gicht viel seltener als in Zeiten des Wohlstandes, denn die Manifestation der Krankheit hängt bei den meisten Patienten von einer reichlichen, bzw. reichlicheren als kargen Zufuhr von Purinen und Eiweiß ab. Da gleichzeitig außer Zweifel steht, daß die primäre Gicht auch die Folge einer erblichen Stoffwechselstörung ist, haben wir das wichtige Beispiel einer sowohl endogenen als auch umweltbedingten Krankheit vor uns. Jedoch macht diese multifaktorielle Genese die Beurteilung der Häufigkeit schwierig.

1. Hyperuricämie

In den meisten Ländern Europas und in der weißen Bevölkerung der USA stimmen die Serumharnsäurewerte (bestimmt mit der einzig noch gültigen enzymatischen Methode) gut überein (Tab. 60). Besondere Beachtung verdienen die Zahlen von Mikkelsen u. Mitarb. (1965), (Tab. 60, letzte Zeile), sind sie doch an dem auslesefreien Material der Tecumseh-Studie gewonnen.

Tabelle 60. *Serumharnsäure (mg %, enzymatische Methode) europäischer und amerikanischer Bevölkerungen*

Bevölkerung	Männer			Frauen			Autor
	n	Durchschnitt	Standard-abweichung	n	Durchschnitt	Standard-abweichung	
Bundesrepublik Deutschland	265	4,86	1,32	119	4,05	1,29	Zöllner 1963
Dänemark	150	5,1	1,19	150	4,0	0,94	Hauge und Harvald 1955
England	436	4,46		475	3,70		Popert und Hewitt 1962
USA	2987	4,9	1,4	3013	4,2	1,16	Mikkelsen und Mitarb. 1965

Innerhalb der Bevölkerung findet man beim männlichen Geschlecht einen Anstieg der Harnsäure zur Zeit der Pubertät, beim weiblichen in der Menopause. Übergewichtige Personen haben im Durchschnitt höhere Harnsäurespiegel. Wichtig ist die positive Korrelation zwischen dem Harnsäurespiegel und verschiedenen Maßstäben der geistigen Leistungsfähigkeit. Auch bei einzelnen ethnischen Gruppen, z.B. Filipinos, selbst wenn sie in Nordamerika leben, sind die Durchschnittswerte der Harnsäurespiegel höher; in diesen Bevölkerungen ist auch die Gicht häufiger.

Angaben über die Häufigkeit der Hyperuricämie sind nur an auslesefreiem Material möglich. Hierzu liegt die Mitteilung von Hall u. Mitarb. (1967) aus der Framingham-Studie vor, in der eine Bevölkerung längere Zeit beobachtet worden war. Harnsäurewerte von 7 mg% oder darüber wurden bei 9,2% der Männer und 0,4% der Frauen beobachtet. 19% dieser Personen litten an Gicht. Im Gegensatz dazu bestand bei 22% der oben erwähnten Filipino-Gruppen eine (allerdings anders definierte) Hyperuricämie mit einem Mittelwert von 8,07 ± 0,89 mg%.

2. Gicht und Nephrolithiasis

In der zwölf Jahre lang beobachteten Bevölkerung in Framingham (durchschnittliches Alter zur Berichtzeit 58 Jahre) traten bei 2,8% der Männer, 0,4% der Frauen ein oder mehrere Gichtanfälle auf. Das Durchschnittsalter zum Zeitpunkt des ersten Anfalles war 47,7 Jahre bei den Männern, 54,1 Jahre bei den Frauen. Die schwereren Anfälle bei hoher Serumharnsäure traten im allgemeinen bereits bei jüngeren Männern auf (Durchschnittsalter beim ersten Anfall (Männer) bei einem Harnsäurespiegel von über 9 mg% 38,8 Jahre, bei 6,0—6,9 mg% 55,4 Jahre). Erstanfälle nach dem

62. Lebensjahr waren selten, so daß die Angaben repräsentativ sein dürften. Die vorliegenden Zahlen weisen die Gicht als eine häufige Krankheit aus; nahezu 3% der Männer werden früher oder später von ihr befallen.

Nierensteine wurden bei 13% aller Personen mit Harnsäurewerten, die dauernd über 7 mg% lagen, beobachtet, bzw. bei 40% aller mit Maximalwerten über 9 mg%. Hyperuricämische Patienten mit Steinanamnese hatten eine größere Aussicht, auch noch die Gicht zu bekommen (31%) als solche ohne diese Vorgeschichte (21%). Innerhalb der gesamten Gichtiker kam die Nephrolithiasis bei 13,2% der Patienten vor.

III. Vererbung

1. Hyperuricämie

Die Vererbung der Gicht ist natürlich die der familiären Hyperuricämie. Ältere Untersucher (vgl. Zöllner, 1960) hatten eine autosomale, dominante Vererbung mit inkompletter Penetranz angenommen, neuerdings (vgl. Wyngaarden, 1965) ist die Rede von einer multiplen genetischen Kontrolle der Harnsäurespiegel. Beide Betrachtungsweisen gehen darauf zurück, daß die Plasmaharnsäure durch viele Faktoren, von denen Geschlecht, Alter und Ernährung wohl die wichtigsten sind, beeinflußt wird. Wie neue Untersuchungen von Rakic u. Mitarb. (1964) zeigen, wird die familiäre Hyperuricämie der Gichtikerfamilien dominant vererbt, wobei die Ausbildung der Hyperuricämie bei weiblichen Familienmitgliedern in der Regel bis zur Menopause auf sich warten läßt; inkomplette Penetranz gilt also für junge Populationen. Ob die außerhalb der Gichtikerfamilien vorkommende Hyperuricämie dem gleichen Vererbungsmodus folgt, ob sie überhaupt familiär auftritt, bedarf weiterer Untersuchungen.

Unbekannt ist, ob weitere genetische Faktoren bestimmen, welche Mitglieder von Hyperuricämie-Familien Gicht bekommen, oder ob weniger spezifische Faktoren, z.B. die Ernährung, die entscheidende Rolle spielen. Die Kombination der familiären Hyperuricämie mit Krankheiten mit vermehrtem Purinumsatz, z.B. der familiären Sphärocytose, führt zu gehäufter Gichtmanifestation, selbst bei Frauen vor der Menopause.

2. Beziehungen zu anderen Stoffwechselstörungen

Im Gegensatz zu immer wieder auftauchenden Behauptungen tritt die Gicht in der Regel nicht in Kombination mit anderen sicheren oder vermutlichen Stoffwechselstörungen auf; dies gilt speziell für den Diabetes. Beobachtungen zum Gegenteil beruhen auf dem Vergleich ausgewählter (z.B. ethnisch bestimmter) Patientengruppen mit der allgemeinen Bevölkerung. Auf eine mögliche Ausnahme bei Hypercholesterinämie hat bereits Gudzent (1928) hingewiesen. Berkowitz (1964) fand eine bessere Korrelation zwischen Hyperuricämie und Hypertriglyceridämie.

Sekundäre Gicht als Folge angeborener Stoffwechselstörungen ist bekannt; bei der Glykogenspeicherkrankheit Typ I (von Gierke-Krankheit) scheint sie bei Patienten, die das Erwachsenenalter erreichen, öfter vorzukommen. Auch bei der Behandlung gewisser Stoffwechselkrankheiten, speziell bei Abmagerungskuren, können Gichtanfälle auftreten (Shapiro u. Mitarb., 1964). Ganz allgemein gilt, daß Stoffwechselstörungen die zu hohen Milchsäure- oder β-Hydroxybuttersäurespiegeln führen, hohe Plasmaharnsäurewerte im Gefolge haben.

IV. Pathologie und Pathogenese der Gicht und ihrer Manifestationen

1. Hyperuricämie und Harnsäureretention

Die Bedeutung der Nahrungspurine für die Höhe der Plasmaharnsäure ist unbestritten. Durch purinarme bzw. purinfreie Kost gelingt es, die Serumharnsäure um 1—2 mg% bei Gichtkranken (Gutman u. Yü, 1952) wie bei Normalpersonen zu senken, durch Zulage der purinreichen Ribonucleinsäure (entsprechend 1—1,5 g Harnsäure pro Tag) kann der Harnsäurespiegel bei allen Personen in pathologisch hohe Bereiche gebracht werden, auch in langfristigen Versuchen (Nugent u. Mitarb., 1962). Die individuellen Unterschiede in der üblichen Ernährung haben dagegen keinen nennenswerten Einfluß.

Ein Harnsäureabbau (Uricolyse) kommt beim Menschen fast ausschließlich im Darm vor, wo dessen Flora die in den Gastrointestinaltrakt ausgeschiedene Harnsäure quantitativ oxydiert (Sörensen, 1960). Die intestinale, bakterielle Uricolyse bedeutet also im Stoffwechsel das Gleiche wie die intestinale Ausscheidung.

Weil in einer Bevölkerung mit ungefähr gleichen Eßgewohnheiten nur die Mitglieder bestimmter Familien an Gicht erkranken, ist damit zur Frage geworden, ob Hyperuricämiker vermehrt Purine bilden oder eine Ausscheidungsschwäche für Harnsäure besitzen. Tatsächlich können bei der Gicht sowohl Besonderheiten der Harnsäuresynthese als auch eine Anomalie der Harnsäureausscheidung gefunden werden. Die Harnsäuresynthese ist jedoch nur in einem Teil der Fälle vermehrt, während die Störung der Ausscheidung die Regel ist.

a) Die Purinsynthese und ihre Störung bei Gichtkranken

Der Körper kann seine Purine selbst bilden. Bausteine sind kleine Einheiten, ihr größter ein Molekül Glycin (Abb. 165). Endprodukt der Synthese ist kein Purin, sondern ein Purinnucleotid, die Inosinsäure (IMP), aus der die anderen Nucleotide, nämlich Adenyl- und Guanylsäure (AMP, GMP), entstehen. Sie wiederum werden zur Synthese von Nucleinsäuren und purinhaltigen Coenzymen (z. B. ATP, FAD, CoA) verwendet. Die Lebensdauer dieser Verbindungen ist unterschiedlich; die mancher Coenzyme dürfte sehr kurz sein, während die der Desoxyribonucleinsäure in manchen Organen Jahre beträgt.

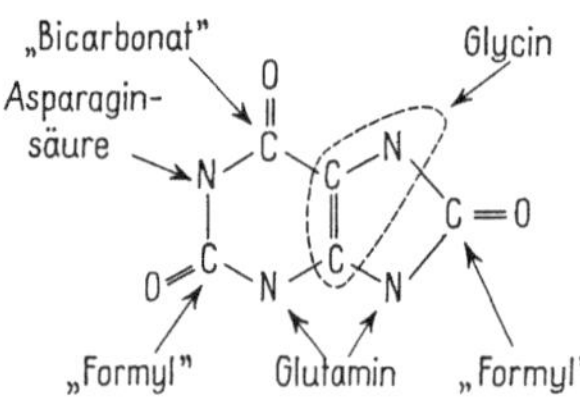

Abb. 165. Herkunft der Atome des Purinringes, dargestellt am Beispiel der Harnsäure

Die Regelung der Purinsynthese wurde in den letzten zehn Jahren besonders von Wyngaarden untersucht. Seine und andere Arbeiten zeigen, daß Adenyl- und Guanylsäure den ersten Schritt der Purinsynthese, nämlich die Aminierung von Phosphori-

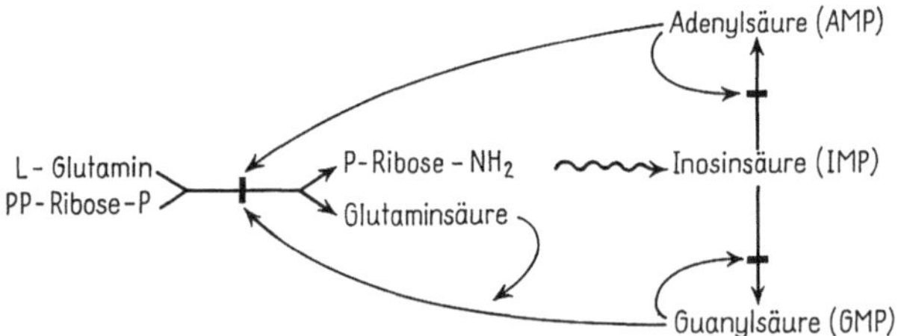

Abb. 166. Selbstregulierung der Purinsynthese durch negative Rückkopplung. Die Nucleotide AMP und GMP hemmen nicht nur ihre eigene Bildung aus IMP, sondern auch die gesamte Purinsynthese in ihrem ersten Schritt (modifiziert, nach Wyngaarden, 1965)

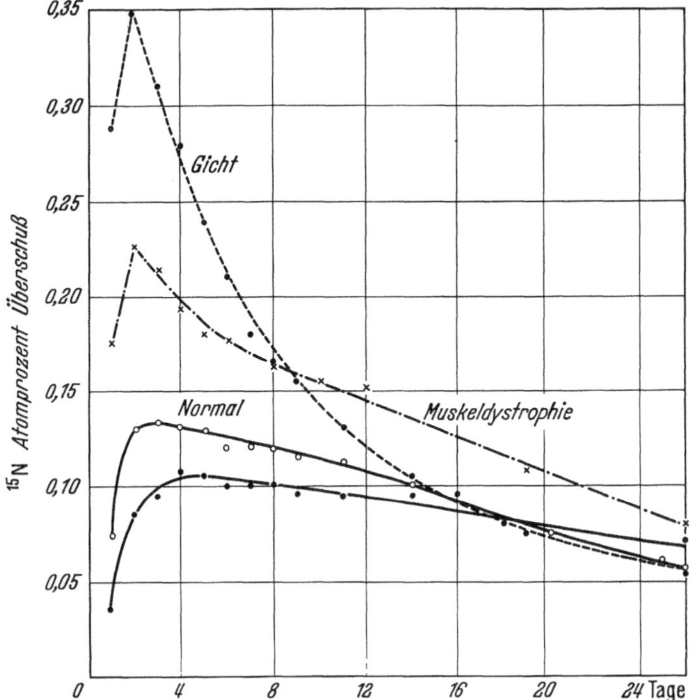

Abb. 167. Die Harnsäureausscheidung von ¹⁵N-markierter Harnsäure nach oraler Zufuhr von ¹⁵N-markiertem Glycin bei Normalen und bei Patienten mit Gicht und Muskeldystrophie. Ergebnisse der ersten Untersuchung über den Einbau markierten Glycins in die Harnsäure durch Benedict u. Mitarb. (1952)

bosylpyrophosphat zu Phosphoribosylamin ebenso wie die Bildung der eigentlichen Nucleotide aus Inosinsäure hemmen können (Abb. 166, Wyngaarden, 1965). Untersuchungen von Jones u. Mitarb. (1962) haben Anhaltspunkte dafür ergeben, daß bei einem Teil der Gichtkranken Phosphoribosylpyrophosphat vermehrt umgesetzt wird, bei ihnen die erwähnte negative Rückkopplung also nicht voll funktioniert.

Im Jahre 1952 fanden Benedict u. Mitarb., daß bei Gichtpatienten, denen man ¹⁵N-markiertes Glycin oral verabreicht hatte, bereits in den ersten Tagen nach Versuchsbeginn ein erhöhter Gehalt an schwerem Stickstoff in der ausgeschiedenen Harnsäure festzustellen war (Abb. 167). Viele Nachuntersuchungen mit anderen Bausteinen des Purinringes — vgl. Wyngaarden (1965) — kamen zum gleichen Ergebnis. Der Befund konnte jedoch nicht bei allen Gichtpatienten erhoben werden, sondern nur bei Hyperexcretoren, Patienten, die unter den Bedingungen des Stoffwechselversuches „vermehrt", d.h. mehr als 590 mg Harnsäure täglich, ausschieden. Diese Patienten machen aber weniger als ein Drittel der gesamten Gichtiker aus. Damit ist die Hypothese einer vermehrten Harnsäurebildung als Ursache der familiären Hyperuricämie zunächst erledigt. Sie war von vornherein nicht wahrscheinlich, da einerseits vermehrter Einbau markierter Vorläufer auch bei anderen Krankheiten gefunden wurde (frühzeitig z.B. bei progressiver Muskeldystrophie), andererseits Krankheiten mit langfristig deutlich erhöhter Harnsäurebildung, (z.B. Leukämie, Polycythämie) nur bei einem kleinen Teil der Fälle zur Gicht führen. Eine ausführliche Erörterung der entscheidenden Argumente, zu denen neuere Untersuchungen nichts

Entscheidendes mehr beigetragen haben, wurde bereits an anderer Stelle gegeben (Zöllner, 1960).

b) Die Harnsäureausscheidung bei familiärer Hyperuricämie

Die Mehrzahl der Gichtiker scheidet normale Mengen Harnsäure aus; trotzdem ist ihr Harnsäurespiegel erhöht. Nur selten wird ein Patient mit einer Ausscheidung über 1000 mg täglich gesehen, dagegen sind bei Leukämien solche Ausscheidungswerte öfter festzustellen, und dennoch kommt es hier nicht regelmäßig zur Hyperuricämie. Dies bedeutet, daß bei der Gicht Eigentümlichkeiten der Harnsäureausscheidung bestehen. Die vergangenen Jahre haben deren weitgehende Aufklärung gebracht.

Das wichtigste Organ für die Harnsäureausscheidung ist die Niere, durch die zwischen 70 und 85% der gesamten Harnsäure ausgeschieden werden; die restliche Ausscheidung erfolgt durch den Gastrointestinaltrakt, vornehmlich in Speichel, Magensaft und Galle.

Die renale Harnsäureausscheidung erfolgt durch Filtration, Rückresorption im proximalen Tubulus und Sekretion im distalen Tubulus (Gutman u. Mitarb., 1959, vgl. auch Zöllner, 1968). Durch das Zusammenwirken dieser Funktionen ergibt sich eine normale Harnsäureclearance von $8{,}7 \pm 2{,}5$ ml/min bzw. 5 bis 10% der GFR Bei familiärer Hyperuricämie ist diese Größe entsprechend geringer. Einige Arzneimittel, speziell Pyrazinamid, sowie in niederen Dosen Salicylate, Phenylbutazon, Sulfinpyrazon und Probenecid, hemmen die Harnsäuresekretion und verringern damit die Ausscheidung; den gleichen Effekt haben pathophysiologische Vorgänge, welche zur Erhöhung der Lactat- bzw. β-Hydroxybuttersäurespiegel führen, z.B. Alkoholzufuhr, Nahrungsentzug, schlecht eingestellter Diabetes oder die Glykogenspeicherkrankheit. Umgekehrt erhöhen Arzneimittel, welche die tubuläre Rückresorption hemmen, die Harnsäureausscheidung, sie sind Uricosurica.

Wird der Harnsäurespiegel durch Diät, orale Zufuhr von Nucleinsäure oder intravenöse Harnsäureinfusion erhöht, so nimmt die Harnsäureausscheidung mehr als proportional dem Spiegelanstieg zu, es kommt zu einem Anstieg der Harnsäureclearance. Brochner-Mortensen (1937) bemerkte bereits vor 30 Jahren, daß dieser Anstieg bei Gichtpatienten ausbleibt. Eine genauere Analyse war jedoch erst auf Grund der Daten von Berliner u. Mitarb. (1950) sowie Gutman u. Yü (1957) möglich. Sie ergab (Zöllner, 1960), daß bei gleichem, (erhöhtem) Harnsäurespiegel der Normale deutlich mehr Harnsäure ausscheidet als der Hyperuricämiker, und zwar wahrscheinlich durch eine dem Spiegelanstieg entsprechende Erhöhung der Harnsäuresekretion. Gleichzeitig

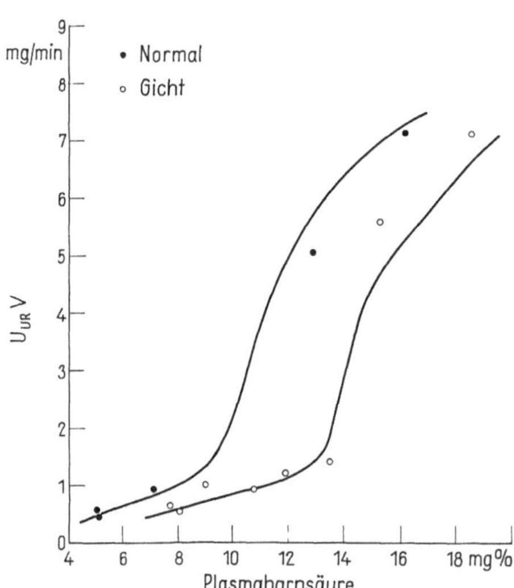

Abb. 168. Geschwindigkeit der renalen Harnsäureausscheidung (Ordinate) in Beziehung zum Plasmaharnsäurespiegel (Abszisse) bei Normalpersonen und Hyperuricämikern (vereinfacht und modifiziert, nach Wyngaarden (1965)

kamen Nugent u. Tyler (1962) auf Grund von Nucleinsäurebelastungsversuchen zu demselben Ergebnis. Inzwischen sind die Versuche von mehreren Arbeitsgruppen (vgl. Wyngaarden, 1965) bestätigt. Es wird allgemein anerkannt, daß die Hyperuricämie durch eine Verminderung der Fähigkeit, die Harnsäuresekretion ausreichend zu erhöhen, zustandekommt (Abb. 168). Unterstützt wird diese Schlußfolgerung durch die Feststellung, daß bei gleichem Harnsäurespiegel bei Gichtikern auch die saliväre Harnsäuresekretion niedriger als bei Normalpersonen ist, der Sekretionsdefekt also nicht auf die Niere beschränkt zu sein scheint (Zöllner, 1965).

(Die Feststellung, daß ein renaler Defekt familiäre Hyperuricämie und Gicht erkläre, gilt für die klassische Gicht. Es ist jedoch nicht ausgeschlossen, daß sich unter den zunächst so diagnostizierten Fällen noch Stoffwechselkrankheiten mit andersartigen metabolischen Defekten verbergen. Der von Kelley u. Mitarb. (1967) bei fünf Brüdern aus zwei Familien festgestellte Mangel an Hypoxanthin-Guanin-Phosphoribosyltransferase ging mit sehr frühzeitiger Manifestation, Häufung von Nephrolithiasis und für die Gicht excessiv hoher Harnsäureausscheidung (2,5—4fache der Norm) einher. Ein Teil dieser Fälle wurde bereits früher als primäre juvenile Gicht beschrieben.)

2. *Gichtanfall*

Bei pH 7,4 liegt Harnsäure als Urat vor, die Löslichkeit von Natriumurat bei einer Natriumkonzentration von 0,13 M beträgt 6,4 mg in 100 ml. Bringt man Serum mit übersättigter Harnsäurelösung zusammen, so stellen sich Konzentrationen von etwa 8,5 mg% ein, höher konzentrierte Lösungen sind also nicht beständig (Klinenberg u. Mitarb., 1963). Steigt die Harnsäurekonzentration in Körperflüssigkeiten mit normalem Natriumgehalt über den Bereich von 6,4—8,5 mg%, so kommt es zur Ausfällung.

Die Uratkonzentration in der Gelenkflüssigkeit ist die gleiche wie im Serum (Ropes u. Bauer, 1953). Während Gichtanfällen können nadelförmige Harnsäurekristalle in der Gelenkflüssigkeit nachgewiesen werden (McCarty u. Hollander, 1961), bei schweren Anfällen vorwiegend in den Leukocyten (Seegmiller u. Mitarb., 1962). Werden Mikrokristalle von Urat intraartikulär injiziert, so kommt es zu einem typischen Gichtanfall (Faires u. McCarty, 1961), der durch intravenös appliziertes Colchicin beseitigt werden kann. Amorphe Uratsuspensionen rufen dagegen kaum Reaktionen hervor.

Der Mechanismus des Gichtanfalles läßt sich folgendermaßen erklären: Kommt es, durch temporäre Erhöhung des Spiegels im Plasma und in der Gelenkflüssigkeit zur Uratausfällung, so werden die entstandenen Mikrokristalle von Leukocyten phagocytiert. Der Leukocytenstoffwechsel nimmt zu; das örtliche pH fällt; die Leukocyten gehen zugrunde. Die dadurch freigewordenen Kristalle werden erneut phagocytiert, und ein Circulus vitiosus läuft immer schneller ab, bis der Höhepunkt der Entzündung erreicht ist. Fehlen die Leukocyten, so entsteht kein Anfall; bei Hunden mit experimenteller Leukopenie kann kein Anfall erzeugt werden (Phelps u. McCarty, 1964).

Leukotaxis, Gefäßerweiterung und Schmerz entstehen unter Mitwirkung eines kininartigen Peptides, das bei experimentellen Gichtanfällen in 50facher Konzentration im Gelenkerguß nachgewiesen werden kann (Goldfinger u. Mitarb., 1964). Colchicin hemmt den Stoffwechsel phagocytierender Leukocyten (Seegmiller u. Mitarb., 1962). Auch die Injektion anderer Mikrokristalle, z.B. das für die Pseudogicht verantwortliche Calciumpyrophosphat, ruft typische „Gichtanfälle" hervor (McCarty u. Gatter, 1964).

Für die anfängliche Bevorzugung des Großzehengrundgelenkes gibt es keine Erklärung. Warum Gichtanfälle meist monarthritisch verlaufen, ist ebenfalls schwer zu sagen. Möglicherweise hemmt die allgemeine Reaktion auf die Arthritis die Ausbildung ähnlicher Veränderungen an weiteren Gelenken; hierfür spricht die Selbstbeendigung des Anfalles.

3. Tophusbildung und Gelenkdestruktionen

Als Tophus bezeichnet man größere Harnsäureablagerungen, meist kristallin und von einer Fremdkörperreaktion (granulomartig oder entzündlich) umgeben (Abb. 169a u. b). Bevorzugt sind Gelenkknorpel und -synovien, Sehnenscheiden und Bursae (vor allem über Olecranon und Patella), Helix des Ohrs und Subcutis. Neue Untersuchungen (Howell u. Mitarb., 1963) haben die abgelagerte Substanz eindeutig als Mononatriumuratmonohydrat (Na Urat · H_2O) identifiziert.

Die Anatomie des Gichtgelenkes ist von Pommer (1929) abgehandelt, bei Sokoloff (1957) findet man eine moderne Zusammenfassung. Nach Pommer beginnt der Ablagerungsprozeß an der Gelenkinnenfläche (Abb. 170), von der aus die Harnsäure in fontänenartigen Büscheln in die Tiefe des Knorpels vordringt (vgl. Thannhauser, 1929). Neuere pathologische wie klinische Beobachtungen sprechen aber dafür, daß der Gelenkbereich lang erhalten bleibt und daß die typischen subchondralen Gelenktophi von der erweiterten Gelenkhöhle her entstehen (Abb. 171a und b).

Einige Autoren führen die Tophusbildung auf die Gefäßarmut der betroffenen Gewebe zurück, andere weisen auf deren hohen Gehalt an sauren Mucopolysacchariden hin. Da manche avasculäre Gewebe, z.B. die Cornea, von Harnsäureablagerungen frei bleiben, muß man den chemischen Eigenschaften die entscheidende Rolle bei der Tophusbildung zuerkennen. Schon T. Brugsch u. Citron (1908) haben auf eine besondere Fähigkeit des Knorpels, Harnsäure zu absorbieren, hingewiesen. Neue Untersuchungen hierzu fehlen jedoch.

Die Tophusbildung ist im Gegensatz zum Gichtanfall ein chronischer und kontinuierlicher Vorgang. Gelegentlich geht der Tophus, z.B. am Ohr, dem ersten Gichtanfall voraus, in Gelenken, die nie von einem Anfall betroffen waren, können Tophi nachgewiesen werden und einzelne Fälle ausgedehnter Tophusbildung bei Patienten, die nie Anfälle durchgemacht hatten, sind bekannt (vgl. Fall von H. Brugsch in Zöllner, 1960).

Die Gelenkdestruktionen sind als Folge der Tophusbildung in gelenknahen Knochenabschnitten anzusehen. Arthrotische Reaktionen sind häufig, Subluxationen nicht selten; Ankylosen sollen ebenfalls vorkommen, wurden von uns aber nicht beobachtet.

Entkalkungen, die einer örtlichen Osteoporose ähneln, manchmal aber auch fleckig wie bei der Sudeckschen Atrophie sind, werden öfter als dem Zufall entspricht gesehen. Am Fuß kommen sie meist bei Patienten mit peripheren Durchblutungsstörungen vor, möglicherweise hängen sie mit der Ruhigstellung zusammen. Eine vorangehende Corticoidbehandlung läßt sich nicht regelmäßig nachweisen.

4. Gichtniere und Nephrolithiasis

In den Nieren nahezu aller Gichtkranker findet man bei der Autopsie interstitielle Uratablagerungen, meist sogar Tophi, vor allem in den Pyramiden, gelegentlich im

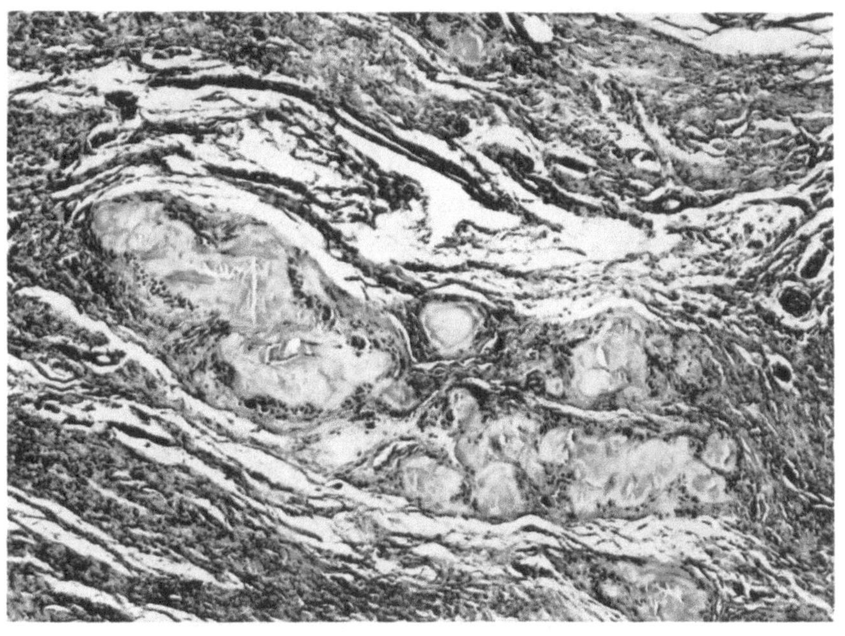

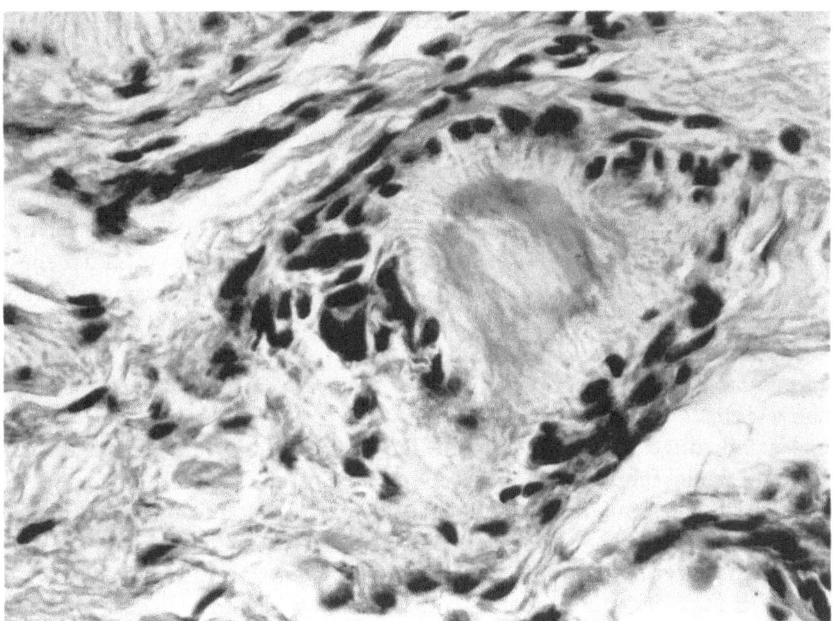

Abb. 169 a u. b. Gichttophi in der Bursa olecrani. Maßstab: oben 150 : 1, unten 400 : 1. Pf. Hans, 52 j.(MB 2522/63, Path. Inst. Zürich). (Für die Überlassung der Abb. 169—171 ist der Autor Herrn Professor Dr. E. Uehlinger zu Dank verpflichtet)

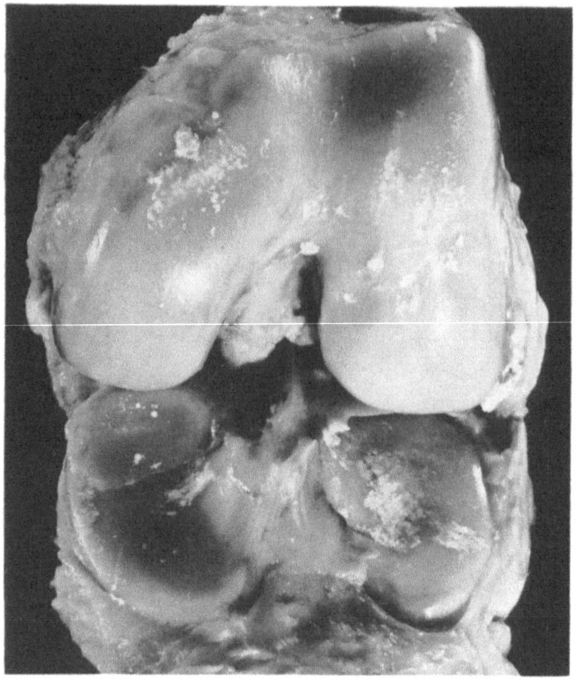

Abb. 170. Harnsäureauflagerung auf den Gelenkknorpeln beim Befall des Kniegelenkes durch die Gicht, M. Hans, 56 j. (SN. 2301/60, Path. Inst. Zürich)

übrigen Mark und sogar in der juxtamedullären Cortex. In der Nachbarschaft sind Fremdkörperriesenzellen häufig. In beinahe allen Fällen ist eine Pyelonephritis festzustellen, Arterio- und Arteriolosklerose sind häufig.

Durch Biopsie konnten die Frühveränderungen (zumindest in den äußeren Schichten der Niere) festgestellt werden (Greenbaum u. Mitarb., 1961; Louyot u. Mitarb. (1963). Sie zeigen Tubulusveränderungen mit interstitiellen Reaktionen und eine diffuse Glomerulosklerose, aber keine Tophi. Andere Untersuchungen ergaben frühzeitig dilatierte Henlesche Schleifen, in deren Bereich die interstitiellen Reaktionen am ausgeprägtesten waren. Gonick u. Mitarb. (1965) sind der Ansicht, daß die chronische Pyelonephritis nicht in allen Fällen bakteriell bedingt sei. Dem stimmen wir zu.

Die Veränderungen in der Gichtniere sind nicht auf eine vermehrte Harnsäureausscheidung zurückführbar, da sie sonst nur bei Hyperexkretoren anzutreffen, im übrigen auch bei anderen Krankheiten mit vermehrter Harnsäureausscheidung regelmäßig zu finden sein müßten, was beides nicht der Fall ist. Vielmehr kommt es durch die Besonderheiten der Harnsäureausscheidung im Zusammenhang mit dem beschriebenen Defekt der tubulären Sekretion zu hohen Uratkonzentrationen in den Bereichen des Tubuluslumens, die normalerweise kein oder wenig Urat enthalten. Eine Diskussion des dafür verantwortlichen Mechanismus findet man bei Zöllner (1968). Die hohe interstitielle Konzentration führt zur Tophusbildung und allen anderen interstitiellen Reaktionen. Die intratubuläre Ausfällung führt zur Harnaufstauung, auch dient sie als Keim für die Bildung von Steinen und Grieß.

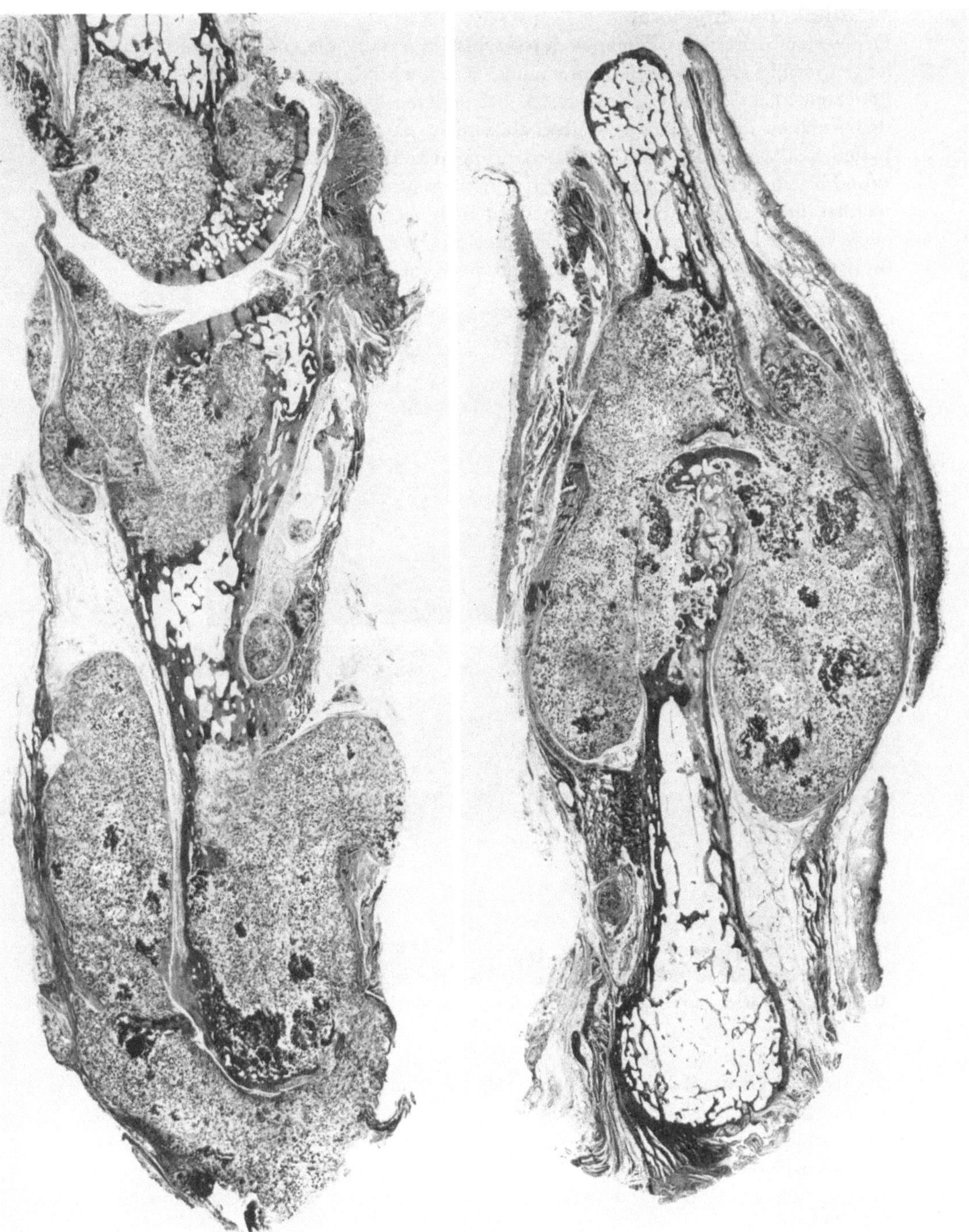

a　Abb. 171 a u. b. Ausgedehnter gichtischer Tophus in den Phalangen. Die Abbildung zeigt sehr　b
deutlich die Ausbreitung in der Synovia und den subchondralen Einbruch in den Knochen.
(SN. 1143/59, Maßstab: 1 : 5, Neg. Nr. 6774, Path, Inst. Zürich)

V. Klinik und Prognose

Der Verlauf der Gicht ist anfangs durch typische Anfälle, die von wochen- bis jahrelangen, völlig symptomfreien Intervallen getrennt sind, gekennzeichnet. Bei vielen Patienten bleibt das lebenslänglich so. Bei anderen werden die Intervalle zwischen den Anfällen immer kürzer, bleiben auch nicht ganz beschwerdefrei, die schmerzhaften Reaktionen auf die Gelenkzerstörungen treten immer mehr in den Vordergrund bis endlich eine andauernde Arthritis besteht. Die Tophi der Hände und Füße werden immer größer, brechen manchmal auch nach außen durch. Gleichzeitig (oft auch vorangehend) nimmt die Gichtniere ihren Verlauf: Steinkoliken, Proteinurie und allmählich die Niereninsuffizienz und die Hypertonie.

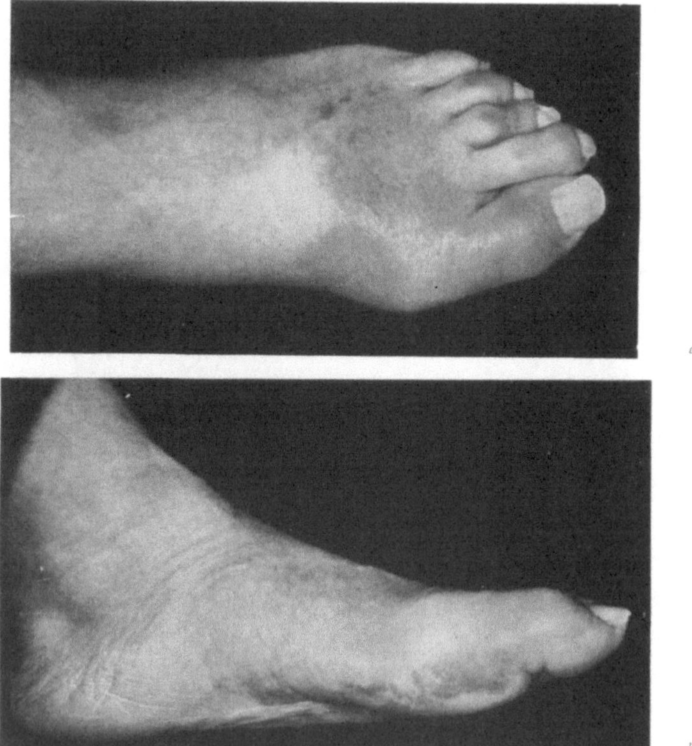

Abb. 172 a u. b. Schwerer Gichtanfall am Großzehengrundgelenk

1. Symptomatologie des Gichtanfalles

Der typische Gichtanfall ist, beginnend mit der klassischen Schilderung Sydenhams, oft und klar beschrieben worden. Der plötzliche Beginn aus voller Gesundheit, die Beschränkung auf ein Gelenk, anfangs meist das Großzehengrundgelenk, die enorme Schmerzhaftigkeit, die weder das Gewicht der Bettdecke noch Erschütterungen im Zimmer ertragen läßt, die intensive entzündliche Reaktion mit Rötung, Schwellung und Hitze (Abb. 172 a u. b) und der fast immer gute Erfolg von Colchicin sind eindeutige Hinweise auf die Art des Leidens. Manchmal geht eine Aura vegetativer Symptome voraus, Mattigkeit, Blähungen oder eine mäßige Diarrhoe, auch unbestimmte, allgemeine Arthralgien; mancher Kranke kennt „seine" Aura so gut, daß er den Anfall vorhersagen kann. Meist aber kommt der Anfall überraschend, weckt den Patienten nachts aus dem Schlaf oder entwickelt sich tags innerhalb weniger Stunden zur vollen Stärke.

Der Schwere der örtlichen Erscheinungen entsprechen die allgemeinen Folgen. Fieber ist die Regel, es besteht eine Leukocytose bis 15 000, die BKS kann auf 90 mm in der ersten Stunde beschleunigt sein, α_2-Globuline und CRP sind stark vermehrt.

Der erste Anfall betrifft fast immer das Großzehengrundgelenk (Podagra). Weitere periphere Gelenke folgen in der Häufigkeit (Tab. 61). Je länger die Gicht

Tabelle 61. *Häufigkeit des Befalles verschiedener Gelenke durch den ersten Gichtanfall*

Gelenk	Häufigkeit (%)
Großzehengrundgelenk	*49—90*
Sprunggelenk und Fußwurzel	*5—30*
Knie	*selten*, bis 10
Fingergelenk.	*3— 7*
Handgelenk	*2— 6*
Gelenke der kleinen Zehen.	*0— 5*
Schulter, Hüfte und Ellbogen . . . . je	*0— 3*

(Nach der Literatur zusammengestellt, eigene Erfahrung durch Kursivsatz gekennzeichnet.)

besteht, desto öfter werden die oberen Extremitäten befallen. Anfälle in Schulter, Hüfte oder Gelenken des Stammes sind sehr selten. Bei fortgeschrittener Gicht sind die Anfälle nicht auf Gelenke beschränkt, sondern kommen auch in Schleimbeuteln, gelegentlich auch in Sehnenscheiden oder der Subcutis vor. Eine Reihe anfallauslösender Faktoren sind bekannt (Tab. 62); ihre Kenntnis hilft in erster Linie bei der Anfallverhütung.

Tabelle 62. *Auslöse-Mechanismen für einen Gichtanfall*

1. Vermehrte Purinzufuhr
   Festessen, Schlemmereien, Feiertage, Kongresse, Jagd- und Fischtouren.
2. Verminderte Harnsäureausscheidung
   Alkohol (vg. 1.), natriuretisch wirksame Arzneimittel (Saluretica, Acetazolamid, Quecksilberdiuretika), ketogene Kostformen (Fettmahlzeiten), Milchsäure.
3. Vermehrte endogene Uratbildung
   Zellzerfall, Pneumonie im Lösungsstadium, Röntgenbehandlung von Leukämien und Karzinomen, Anämien während der Regeneration, Operationsnachperiode.
4. Vermehrte Uratbildung durch Adrenalinausschüttung oder Anregung der Nebennierenrinde.
   Infekte, Operationen, seelische Belastung, ungewohnte körperliche Anstrengung, Traumen, außerdem einige Punkte unter 1.
5. Auslösende Mechanismen unbekannt.
   Blei, Ergotamin, Thiamin, Insulin.

Abweichungen vom klassischen Bild sind häufiger als allgemein angenommen wird. Der Schmerz ist oft erträglich, die entzündliche Reaktion kann gering sein und die Allgemeinreaktion kann ganz fehlen (Abb. 173). Die Feststellungen der Framingham-Studie sprechen dafür, daß solche Anfälle vor allem bei nur wenig erhöhten Harnsäurespiegeln vorkommen, ja daß es Personen mit nur einem solchen Anfall während zwölf Jahren gibt (Hall u. Mitarb., 1967). Abgesehen davon, daß wir eine Reihe von Patienten kennen, die trotz deutlich erhöhter Harnsäure (9 mg%) bisher stets nur leichte Anfälle erlitten, stimmen wir mit dieser Schlußfolgerung überein.

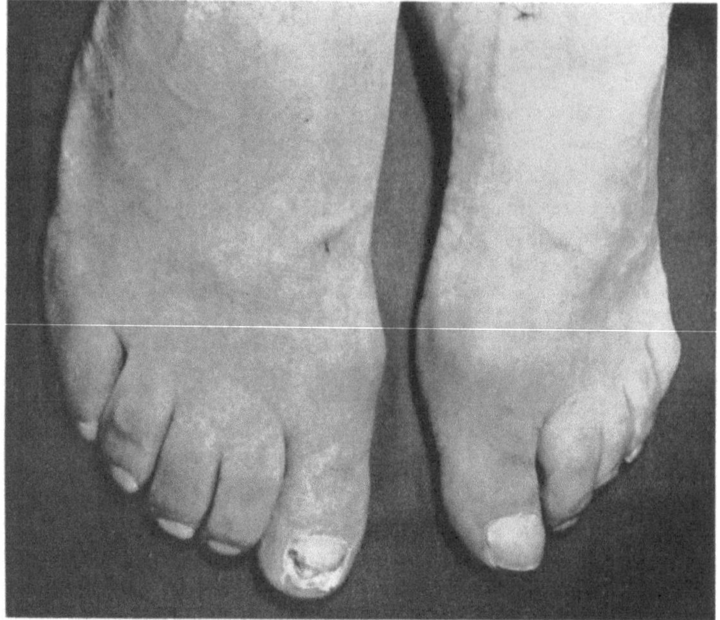

Abb. 173. Leichter Gichtanfall am linken Großzehengrundgelenk, durch promptes Ansprechen auf Colchicin diagnostisch gesichert

Der Gichtanfall bleibt nicht immer auf ein Gelenk beschränkt, manchmal befällt die Podagra nach einigen Tagen bis Wochen die andere Großzehe. Auch scheinbar polyartikuläre Verläufe kommen vor. Dabei kann das Nacheinander des Gelenkbefalles so rasch erfolgen, daß ein polyarthritisähnliches Bild entsteht (Thannhauser, 1929).

Der Verlauf des unbehandelten frühen Gichtanfalles ist durch die völlige Wiederherstellung des Patienten gekennzeichnet. Bis es dahin kommt, dauert es Tage, meist Wochen.

Die Häufigkeit der Anfälle ist von Patient zu Patient verschieden. Manche erleben während des Lebens nur wenige Anfälle, bei anderen steigert sich die Anfallshäufigkeit bis kaum mehr eine Woche ohne Attacke vergeht.

Phlebitis als Komplikation des Gichtanfalles kommt vor. Sie kann soweit im Vordergrund stehen, daß die Diagnose der Gicht nicht bedacht wird.

Iritis, Ulcus corneae, Scleritis und Episcleritis sind bei Gichtpatienten beobachtet worden, gelegentlich ist auch der Nachweis von Uratkristallen gelungen. Schon alten Autoren war das Augenbrennen bei der Gicht bekannt.

2. Chronische, tophöse Gicht

Mehr noch als durch die Anfälle ist der Verlauf der Gicht durch das Auftreten der Tophi bestimmt, die Gelenke zerstören, den Gebrauch der Hände und Füße durch mechanische Behinderung einschränken und die nach außen durchbrechen können.

Der Knochentophus liegt fast immer in Nachbarschaft zu einem Gelenk, ist aber zunächst von diesem durch einen Saum getrennt, der erst nach längerem Bestehen zerbricht. Meist ist der Tophus ein rundlicher, ausgestanzter Defekt ohne jeden Rand, doch kommen schmale strahlendichtere Umrandungen vor. In der Größe variieren Tophi von Wahrnehmbarkeit bis zu mehreren Zentimetern. Werden sie

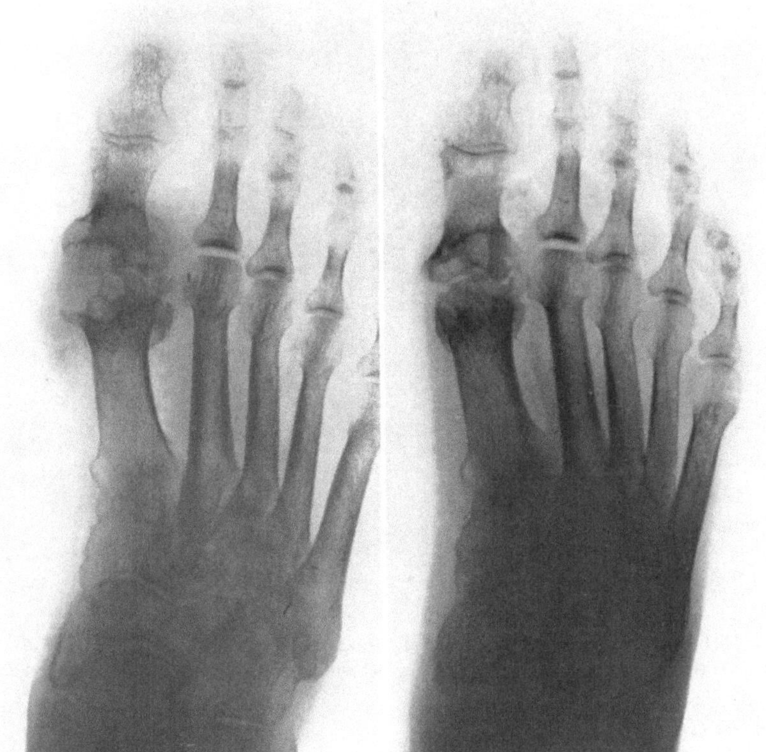

Abb. 174a. Ausgeprägter Tophus im Bereich des Großzehengrundgelenkes
Abb. 174b. Rückbildung des Tophus und teilweise Wiederherstellung der Gelenkfläche nach drei
Jahren erfolgreicher uricosurischer Behandlung

sehr groß, so treiben sie den Knochen auf, speziell am Großzehengrundgelenk (Abb.
174a u. b). Bevorzugt werden die Metatarsalia I und die Hände. Man findet die Tophi
aber auch häufig in Fuß- und Handwurzeln, den sprunggelenknahen Teilen von
Tibia und Fibula, der Patella, in den handnahen Teilen von Elle und Speiche und im
Olecranon. Selten ist der Befall anderer Teile des Skeletts, so der Wirbel, der Mandi-
bula, des Sternoclaviculargelenkes oder des Kreuzbeines. Auch der II. bis V. Strahl
des Fußes werden selten befallen, eine manchmal diagnostisch wichtige Feststellung.
Grundsätzlich gilt als Regel, daß die gelenknahen Teile nahezu aller Knochen Tophi
aufweisen können.

Für den Patienten sind die Tophi der Weichteile oft schlimmer als die der Knochen.
Zwar hat die „Gichtperle" am Helix nur diagnostische Bedeutung, aber die Tophi
an der Hand können die Berufsfähigkeit einschränken; auch können Patienten mit
großen Tophi am Fuß gehbehindert sein.

Auch das Gichtgeschwür ist immer noch anzutreffen. Manchmal handelt es sich
nur um die Öffnung einer Fistel, durch die aus der Tiefe Sekret und Urate hervor-
dringen, manchmal ist die Haut über einem Tophus zerfallen (Abb. 175, 176), und in
großer Breite liegen die Gewebe offen. Immer aber zeichnen sich die Läsionen
durch eine schlechte Heilungstendenz aus; Spontanheilung ist so gut wie ausgeschlossen.

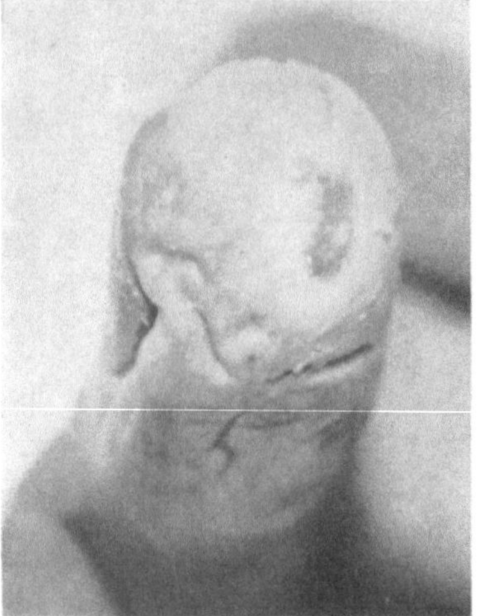

Abb. 175. Gichtgeschwür
(Fistel) eines Zeigefingers

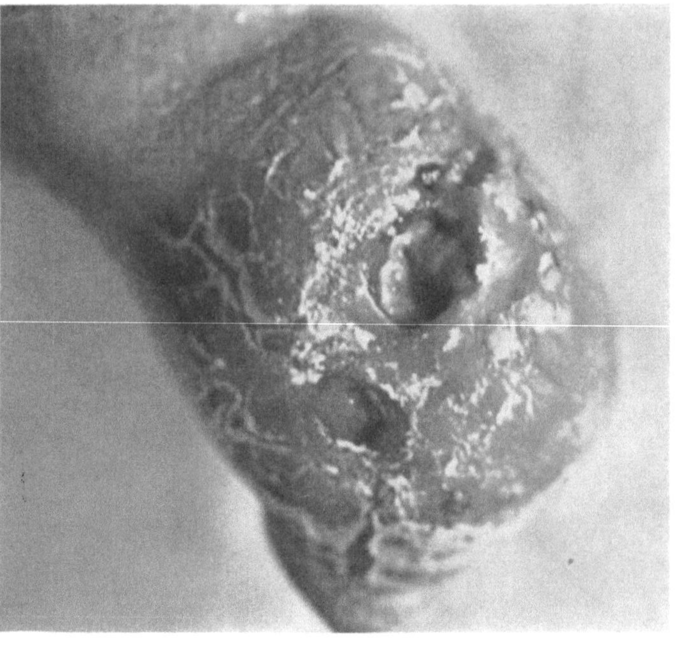

Abb. 176. Gichtgeschwür durch Zerfall und Perforation eines großen Tophus am Fuß. Selbst dieses große Geschwür heilte unter uricosurischer Behandlung im Verlaufe einiger Wochen ab

3. Sekundäre Gicht

Gichtanfälle können bei jeder Krankheit (bzw. ihrer Therapie), durch die eine über längere Zeit bestehende Hyperuricämie hervorgerufen wird, auftreten. Häufig wird dabei nur die Manifestation einer primären Gicht begünstigt, wie oft es zur sekundären Gicht kommt, ist in vielen Fällen nicht zu entscheiden. Warum akute oder kurzdauernde Hyperuricämie nicht zur Gicht führt, ist unbekannt. Tabelle 63 gibt eine

Tabelle 63. Grundkrankheiten sekundärer Gicht (S) bzw. Krankheiten, die die Manifestation primärer Gicht begünstigen (P). S—P bedeutet unsicher zu klassifizierende Krankheiten, ? Krankheiten, bei denen es unsicher ist, ob sie gehäuft zu Gicht führen

Hämoblastosen
    Myeloische Metaplasie verschiedener Genese (S)
    Polycythaemia vera (S)
    chronische myeloische Leukämie (S—P)
    hämolytische Krankheiten (P)
    perniziöse Anämie (P)
    sekundäre Polycythämie bei congenitalen Vitien (P)
Arzneimittel
    Saluretica (S—P)
    Pyrazinamid (S—P)
Glykogenspeicherkrankheit, Typ I (S)
Fettsucht (P)
Hunger (P)
Plumbismus (S)
? chronische Niereninsuffizienz
? Sarcoidose
? Psoriasis
? Hyperparathyreoidismus

Übersicht über die wichtigsten Ursachen der sekundären Gicht bzw. die Krankheiten, welche die Manifestation der primären begünstigen.

Am häufigsten ist die sekundäre Gicht wohl bei der Polycythämie und der myeloischen Metaplasie. Wir selber (König u. Zöllner, 1962) haben einige Fälle gesehen. Insgesamt dürften etwas mehr als 5% aller Polycythämie-Kranken an Gicht leiden; der Bemerkung Webers (1934), daß die älteste Beschreibung der Polycythämie unter Berichten über Gichtiker zu finden sein dürfte, kann man also zustimmen. Einer unserer Patienten bekam den ersten Gichtanfall erst längere Zeit nachdem seine Polycythämie erfolgreich behandelt war. Auch die Kombination myeloischer Metaplasie mit Gicht haben wir mehrfach gesehen. Einmal führte die Untersuchung einer mehrere Jahre bekannten Gicht zur Entdeckung der Blutkrankheit. Es lohnt sich also, bei Gichtkranken das Blutbild vollständig zu untersuchen.

Recht häufig ist die Gicht (wohl meist die Verschlimmerung einer primären Gicht) bei regelmäßigem Gebrauch von Saluretica. Da die primäre Gicht oft zur Hypertonie führt, werden bei ihr nicht selten Saluretica verordnet, die dann durch Hemmung der renalen Ausscheidung die Harnsäurespiegel weiterhin erhöhen. Jedenfalls ist eine Harnsäurebestimmung vor und gelegentlich während jeder Hypertoniebehandlung angezeigt. Manchmal erweist es sich als ratsam, die Medikation von Saluretica zu unterlassen. Kann nicht auf sie verzichtet werden, muß man mit Probenecid kombinieren.

Alle anderen Formen sekundärer Gicht sind bei uns selten. Daß Fettsucht mit vermehrter Nahrungs-, Purin- (oft Alkohol-) aufnahme einhergehen kann, ist verständlich. Andererseits können auch die hohen β-Hydroxybuttersäurespiegel, die im Hunger oder bei Reduktionsdiäten auftreten (wir selber haben bei gesunden jungen Leuten bis zu 12 mg% gemessen), anfallauslösend wirken (Drenick u. Mitarb., 1964); eine entsprechende anamnestische Frage lohnt sich also. Die von Jeune u. Mitarb. (1957) erstmals beschriebene, neuerdings von Alepa u. Mitarb. (1967) näher untersuchet Association von Gicht und Glykogenspeicherkrankheit verdient dagegen in erster Linie pathophysiologisches Interesse.

Sekundäre Gicht bei chronischer Niereninsuffizienz ist überraschend selten. Sarre u. Mertz (1965) fanden bei nahezu 500 Fällen nur zwei Patienten mit möglicherweise sekundärer Gicht; wir haben bei mehr als 250 Gichtfällen keinen gesehen, bei dem Verlauf, Urolithiasis oder Familienanamnese nicht die Diagnose einer primären Gicht mit sekundärer Niereninsuffizienz nahelegten. Immerhin kommt wegen der Häufigkeit der Gichtniere, die Kombination von Gicht und Niereninsuffizienz nicht allzu selten vor, und in Einzelfällen mag ohne Kenntnis des Verlaufes die Entscheidung über die Primärkrankheit nicht möglich sein. Möglicherweise ist die Bleigicht, die in Frankreich noch vorkommen soll (Richet u. Mitarb., 1964), auf die Nierenveränderungen bei dieser chronischen Vergiftung zurückzuführen.

4. Gichtähnliche Syndrome

Tritt Gicht in sehr jungen Jahren auf, so spricht man von primärer, juveniler Gicht (Decker u. Vandeman, 1962). Die Krankheit nimmt meist einen rascheren Verlauf als die bekannte Gicht, eine deutliche Erhöhung der Harnsäureausscheidung ist die Regel. Ob es sich um ein genetisch eigenes Krankheitsbild handelt, ist nicht abgeklärt, aber wahrscheinlich. Biochemisch wurde ein Mangel an Hypoxanthin-Guanin-Phosphoribosyltransferase gefunden (vgl. S. 422 u. Abb. 166).

Von der primären, juvenilen Gicht verschieden ist das von Lesch u. Nyhan (1964)
beschriebene Syndrom, bei dem neben der Hyperuricämie geistige Unterentwicklung,
Choreoathetose und ein eigenartiges, selbstverstümmelndes Beißen der Lippen und
Finger beobachtet werden. Von Jeune u. Mitarb. (1966) wurden neuerdings Fälle aus
Frankreich, von Manzke (1967) aus Deutschland berichtet. (Einige Fälle der von
Decker u. Vandeman, bzw. Lesch u. Nyhan abgegrenzten Syndrome findet man
bereits in der älteren Literatur, z.B. Spitz u. Mitarb., 1949; Catel u. Schmidt, 1959;
Riley, 1960.)

Typische Gichtanfälle findet man bei der Pseudogicht, bei der in den Gelenkpunktaten nicht Nadeln aus Uraten, sondern rhombische Kristalle aus Calcium-
pyrophosphat gefunden werden. Auch diese Pseudogicht (McCarty, 1963) beginnt
im dritten oder vierten Jahrzehnt, auch ihre Anfälle dauern eine bis mehrere Wochen.
Sie betreffen jedoch meist ein Knie und sprechen gut auf Salicylate oder Phenylbutazon, weniger zuverlässig auf Colchicin an. Diagnostisch ist eine Verkalkung des
Knorpels und/oder des Meniscus, entweder diffus oder als dünner knochendichter
Streifen parallel zur Cortex der tibialen Gelenkfläche auf dem Röntgenbild erkennbar.
Die Krankheit scheint nicht allzu selten zu sein; möglicherweise kommt sie familiär
gehäuft vor (Moskowitz und Katz, 1964).

5. Gichtniere, Hypertonie und Urolithiasis

Hinweise auf eine Störung der Nierenfunktion (Tab. 64) können bei vielen Gichtikern, und nahezu bei allen, bei denen die Gicht schon länger besteht, gefunden

Tabelle 64. *Häufigkeit wichtiger, auf die Niere verweisender Befunde bei Gicht, in Prozenten der in Klammern angegebenen Zahlen der Fälle* (aus Zöllner, 1968)

	Proteinurie	Hämaturie	Leukocyt-urie	Zylindrurie	Hyperazot-ämie	Hyper-tonie
Williamson (1920)	45 (116)					
Schnitker und Richter (1936)	31 (55)				38 (45)	
Brøchner-Mortensen (1941)	25 (100)				11 (100)	
Talbott und Terplan (1960)						
(Nach Krankengeschichten autoptischer Fälle)						
klinisch leichte Gicht	77 (69)	43 (69)			54 (65)	57 (68)
schwere tophöse Gicht	81 (32)	50 (32)			78 (32)	61 (33)
Ravault und Viala (1960)	29 (103)					
Louyot u. Mitarb. (1963)	42 (150)	63 (27)	74 (27)	17 (150)	19 (136)	40 (140)
Eigene Werte bis 1965	35 (122)	45 (122)	33 (122)	4 (122)		28 (122)
Zöllner und Schatten-kirchner (1966)	36 (22)	41 (22)	55 (22)	0 (22)		55 (22)

werden (Zöllner, 1968). Manchmal gehen die ersten Befunde, z.B. eine anderweitig
nicht zu erklärende Proteinurie, dem ersten Anfall voraus.

Neben der Proteinurie — wohl Folge der beschriebenen Glomeruslusläsion —
sind Leukocyturie und Hämaturie anfänglich die regelmäßigsten Befunde. Man darf
Reubi u. Vorburger (1962) folgen, welche Pyelonephritis bzw. Lithiasis für ihre Entstehung verantwortlich machen. Im weiteren Verlauf kommt es zu einer Verzögerung der Phenolrotausscheidung, zur Harnstoffretention, zu einer Zunahme der

Hyperuricämie, gleichzeitig bildet sich eine Hypertonie aus, die ihrerseits die Entstehung arteriosklerotischer Manifestationen begünstigt.

Auch über die Häufigkeit der Nephrolithiasis gehen die Angaben auseinander, wohl in Abhängigkeit von Dauer und Intensität der Beobachtung des Krankengutes. Hall u. Mitarb. (1967) fanden bei 13,2% der gichtischen Bevölkerung von Framingham Steine, um so häufiger jedoch, je höher die Plasmaharnsäure war. Dementsprechend ist zu erwarten, daß bei den schweren Fällen, die in dauernder Überwachung stehen, Steine häufiger sind. Tatsächlich finden wir in unserem Krankengut nahezu 40% wie denn umgekehrt die genauere Untersuchung einer urologischen Klientel eine überraschende Häufung von Hyperuricämie, z. T. mit Gicht, ergab (Zöllner u. Lührs, 1967). Bitar (1966), der seine Patienten ebenfalls gründlich befragt hat, gibt eine Steinhäufigkeit von 35% an.

Die Klinik der Urolithiasis bei Gicht bietet keine Besonderheiten. Es ist jedoch erwähnenswert, daß größere Steine gelegentlich gemischt, oder mit einem Calciummantel versehen sind und deshalb auf dem Röntgenbild Schatten geben. Häufiger als Ausgußsteine sind kleinere, die erst beim Abgang nachweisbar werden, sowie Gries, mit häufigen Koliken.

6. Prognose der Gicht

Die Prognose der Gicht wird, was das Leben betrifft, von Niereninsuffizienz, Hypertonie und ihren Folgen beherrscht. Bemerkenswert ist die langsame Progression dieser Veränderungen. Tatsächlich durchläuft ein Großteil der Gichtiker eine normale Lebensspanne, so daß manche Kenner keinen Einfluß auf die Lebenserwartung sehen, z. B. Talbott (1967). Andere, wie Bauer u. Calkins (1959) geben an, daß der ausgedehnte Befall der Coronar- und Hirngefäße, sowie die Urämie eine häufige Todesursache bei der Gicht seien. Neuere Zahlen von Rakic u. Mitarb. (1964) unterstützen diese Schlußfolgerung. Hier sei daran erinnert, daß bereits Gudzent (1928) die Gefährdung des Gichtikers durch die Hypertonie mit eindrucksvollen Zahlen belegt hat. Eine endgültige Entscheidung ist noch nicht möglich, da ausreichende Langzeitbeobachtungen schwerer Fälle fehlen. Unserer eigenen Erfahrung nach sind Patienten mit hoher Plasmaharnsäure, häufigen Anfällen und womöglich Nephrolithiasis mehr als der Durchschnitt der Bevölkerung bzw. der Gichtiker vom vorzeitigen Auftreten der Hypertoniefolgen bedroht.

Die Prognose der Gichtarthritis ist heute als ausgezeichnet zu bezeichnen, wenn eine adäquate Behandlung rechtzeitig, d. h. vor der Ausbildung größerer Tophi, beginnen kann. Selbst eine ausgeprägte tophöse Gicht kann sich entscheidend bessern, subcutane und ossäre Tophi können verschwinden (Abb. 177a—c), Gichtgeschwüre sich schließen. Auch den Beginn der Wiederherstellung eines völlig zerstörten Gelenkes haben wir gesehen (Abb. 212b). Das Ausbleiben weiterer Anfälle ist — nach einer unterschiedlichen langen Behandlungszeit von Wochen bis vielen Monaten — heute schon beinahe eine Selbstverständlichkeit.

Die Prognose der unbehandelten Gelenkgicht ist unbestimmt. Einige Patienten erleiden ihr Leben lang nur einen oder wenige Anfälle, bei anderen ist das Leiden progredient. Man wird die Prognose in der Regel um so schlechter stellen, je früher die Gicht beginnt und je höher der Harnsäurespiegel ist. Bei Beginn vor dem 45. Lebensjahr und bei einer Plasmaharnsäure über 8 mg% ist eine sofortige Behandlungseinleitung unerläßlich.

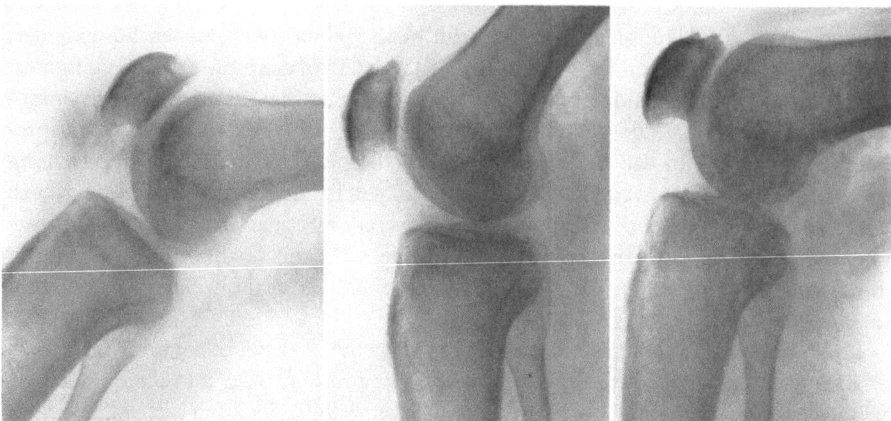

Abb. 177. Tophus unterhalb des oberen Randes der Patella (linkes Bild). $1^1/_2$ Jahre nach Beginn einer Allopurinolbehandlung weitgehende Rückbildung (mittleres Bild), weitere $1^1/_2$ Jahre später Heilung (rechtes Bild)

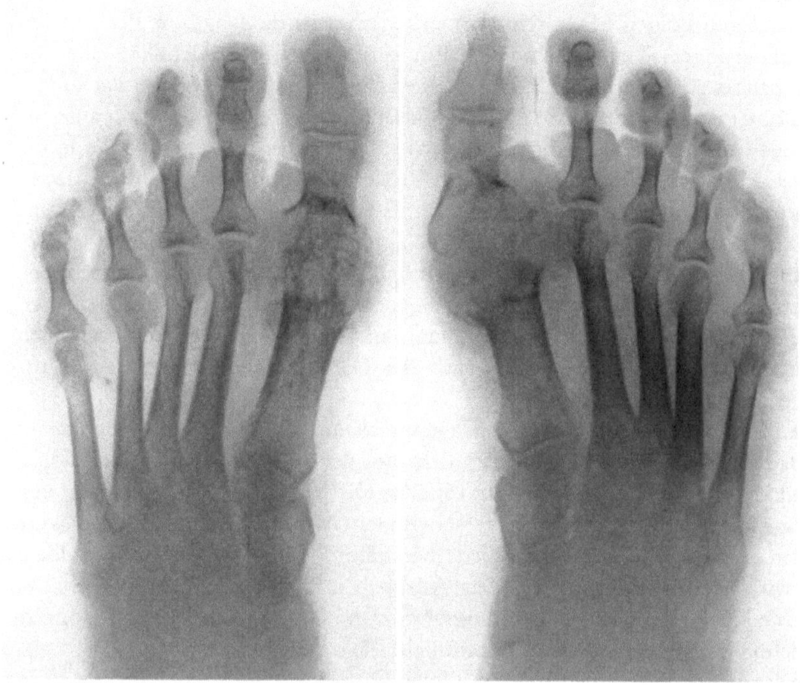

Abb. 178a—c. Ausgedehnte Tophi im Bereich der Großzehengrundgelenke mit weitgehender Auflösung der Gelenkstruktur (a). Im Verlauf der Rückbildung unter Allopurinol kommt es zwei Jahre (b) bzw. drei Jahre (c) später zu einer teilweisen Wiederherstellung des Gelenkes (I. V., männl. 36 J.)

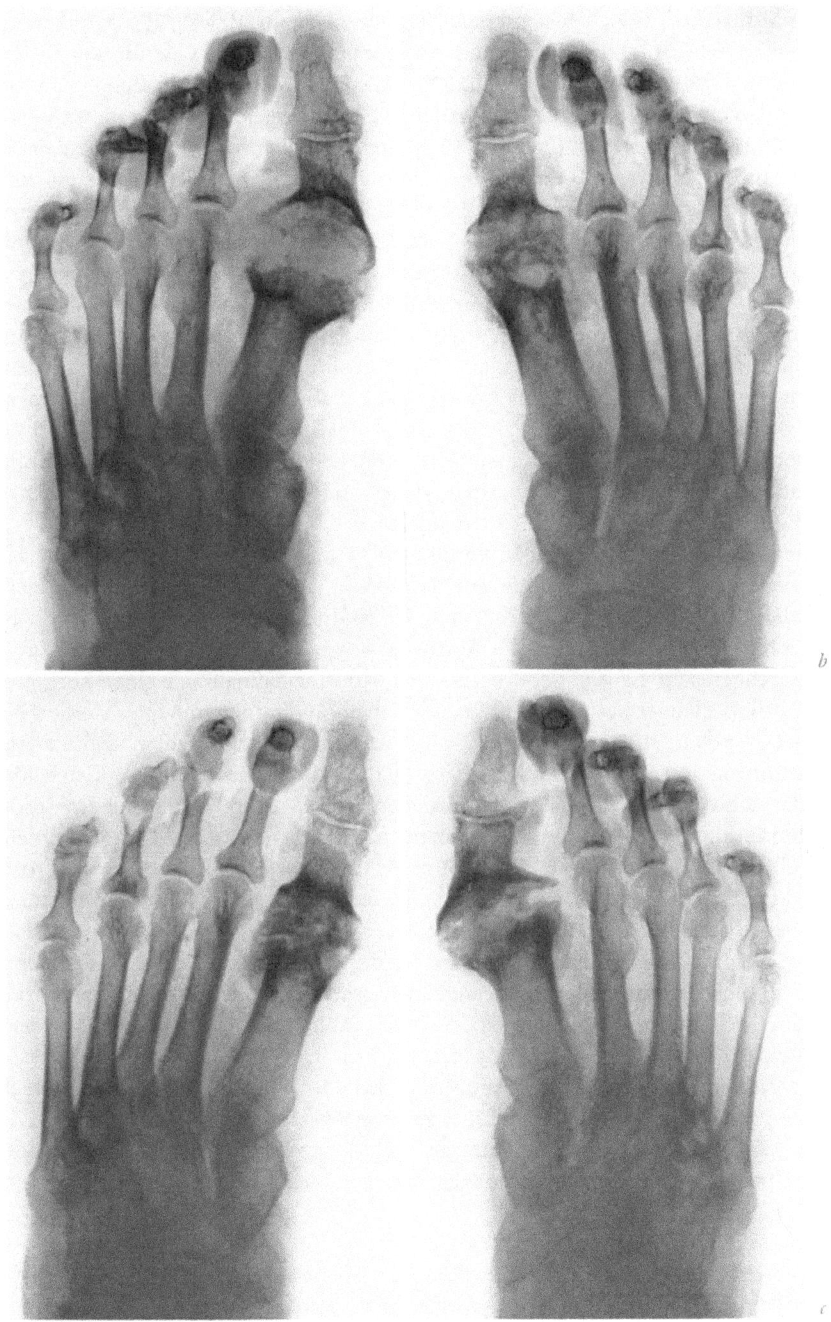

VI. Diagnose und Differentialdiagnose

Die Diagnose der Gicht ist einfach, wenn man sie nur erwägt. Leitsatz ist, daß jede akute Monarthritis des erwachsenen Mannes bis zum Beweis des Gegenteils als Gichtanfall anzusehen ist. Fieber und ausgeprägte humorale Veränderungen dürfen von dieser Diagnose nicht abhalten. Die prompte Reaktion auf sachgemäß verabreichtes Colchicin, der nach Absetzen aller Therapie erhöhte Harnsäurespiegel und das völlig symptomfreie Intervall zwischen Anfällen sind weitere zuverlässige Stützen in den meisten Fällen. Gelegentlich wird man zur Gelenkpunktion greifen, um im polarisierten Licht die Harnsäurenadeln nachzuweisen z. B. zur Abgrenzung der Pseudogicht). Bei diagnostischen Gelenkspunktionen sind jedoch nur Ergebnisse am Nativpräparat im Phasenkontrastmikroskop zuverlässig, da Trocknen und Fixieren auch bei normalem Harnsäuregehalt des Punktates zu nadelförmigen Präzipitaten führen kann. Auch die Familienanamnese ist gelegentlich zur Diagnosestellung brauchbar, wenn gleich hier die Irrtumsmöglichkeiten groß sind. Jedenfalls frage man sorgfältig nach Gelenkkrankheiten bei allen männlichen Blutsverwandten, auch denen mütterlicherseits (wobei selbst intelligente Patienten oft erst nach genauer Erklärung den Begriff verstehen); Angaben über die Gicht in der weiblichen Verwandtschaft sind kaum verwertbar, da es sich meist um Fälle von Knötchenbildung bei Arthrose oder Arthritis handelt.

Die Diagnose der Gicht im Intervall erfolgt zunächst mittels der gleichen Kriterien wie im Anfall. Später können die Tophi zur Unterstützung verwendet werden. Besondere diagnostische Bedeutung hat der röntgenologische Nachweis von Knochentophi. Röntgenaufnahmen des Vorfußes sowie aller Gelenke, die mehrere Anfälle durchgemacht haben, gehören zu den Routinemaßnahmen einer sorgfältigen Diagnostik bei länger bestehendem Leiden. Ohrtophi können mit einer sterilen Nadel geöffnet werden. Ihr exprimierter Inhalt erweist sich unter dem Mikroskop als büschelförmig angeordnete Nadeln. Er gibt die Murexidprobe. (Eine kleine Menge Material wird auf einem Porzellanschälchen oder -scherben mit einem Tropfen Salpetersäure gut angefeuchtet und — nicht zu rasch — erhitzt. Es bildet sich zuerst eine gelbe, dann rote Farbe aus, das Rot manchmal erst nach Zugabe eines Tropfens Salmiakgeist). Die gleiche Probe kann mit der Absonderung aus einer Fistel oder mit einem Nierenstein durchgeführt werden.

Die Diagnose der Gichtniere ist, da diese keine funktionellen Besonderheiten aufweist, zunächst nur eine Vermutungsdiagnose; um so mehr als eine diagnostische Punktion selten gerechtfertigt ist. Die Kombination einer hyperuricämischen Niereninsuffizienz mit Gelenksymptomen, Tophi, Harnsäurenephrolithiasis oder einer positiven Familienanamnese muß aber den entsprechenden Verdacht erwecken, der sich verstärkt, wenn der Verlauf nur geringe Progredienz zeigt. Der Steinnachweis erfolgt durch die Demonstration eines keinen oder wenig Röntgenschatten gebenden Konkrementes oder besser durch dessen Analyse, die immer angestrebt werden sollte.

1. Differentialdiagnose des Gichtanfalles

Alle akuten Monarthritiden des Erwachsenen müssen bei der Gicht ausgeschlossen werden, ein Problem, das nur dann schwierig sein kann, wenn es sich um den ersten Anfall handelt oder wenn ein Anfall nicht das Großzehengrundgelenk betrifft. Die Fragen nach der Podagra und nach dem völlig symptomfreien Intervall sind die wichtigsten Hilfsmittel.

Die Podagra wird am häufigsten mit entzündlichen extraartikulären Veränderungen verwechselt. Mehrere unserer Patienten waren wegen „entzündlichem Spreizfuß" in Behandlung, zwei Patienten waren dem Chirurgen zur Incission einer Phlegmone überwiesen worden. Wir haben einen Fall mit Gelenktuberkulose gesehen, der wegen eines anfallartigen Verlaufes — aber ohne völlig symptomfreie Intervalle— zuerst als Gicht diagnostiziert wurde; außerdem hat der Autor ein Jahr lang einen Patienten mit Podagra behandelt, der scheinbar gut auf Colchicin ansprach und dann symptomfreie Intervalle hatte. Da der Harnsäurespiegel nur an der oberen Grenze der Norm lag und die Podagra immer den gleichen Fuß traf, wurde endlich ein Röntgenbild angefertigt. Es fand sich eine Nadel im Fußballen, nach deren Entfernung die Anfälle aufhörten.

Auch bei Beginn der Gicht an der Hand — den wir bei Frauen in der Menopause mehrmals gesehen haben — ist die Diagnose leicht. Eine intensive Entzündung des periartikulären Gewebes ist auch hier die Regel und läßt an extraartikuläre Krankheiten denken.

Schwieriger ist die Differentialdiagnose beim Befall größerer Gelenke. Bei jüngeren Patienten wird man in erster Linie an die Gonorrhoe denken, ansonsten an den monarthritischen Beginn einer Arthrose oder Polyarthritis. Ebenfalls in Frage kommen Knochenkrankheiten, die zu gelenknahen Veränderungen führen, z.B. der Hyperparathyreoidismus. Im Zweifelsfall helfen wieder die Anamnese früherer Anfälle (auch die Familienanamnese, die Frage nach dem symptomfreien Intervall und die Frage nach Ureterkoliken), und ein energischer Therapieversuch mit Colchicin, durch den beim Vorliegen einer anderen Gelenkkrankheit nichts verdorben wird.

2. *Differentialdiagnose der Hyperuricämie*

Die Untersuchung größerer unausgewählter Bevölkerungsgruppen hat, wie bereits dargetan, ergeben, daß der Bereich der Plasmaharnsäurewerte breit ist. Darüber hinaus ist er von Alter, Geschlecht und Ernährung, weiterhin von der ethnischen Zusammensetzung einer Bevölkerung abhängig, gar nicht zu reden von den höheren Werten intelligenterer Populationen.

Als noch keine ausreichenden epidemiologischen Daten vorlagen, haben wir die Löslichkeit des Natriumurates zur Definition der klinischen Grenzwerte verwendet und 6,5 mg% angegeben (Zöllner, 1957); Wyngaarden (1965) hat sich, mit weiteren Argumenten, diesem Vorgehen angeschlossen; er weist darauf hin, daß bei Völkern, bei denen eine Erhöhung der Plasmaharnsäure — beurteilt mit dieser physikochemischen Definition — häufiger gefunden wird, auch die Gicht häufiger als bei anderen ist. Für klinische Zwecke ist der Wert von 6,5 mg% jedenfalls immer noch ausreichend. Unter mehr als 250 Gichtkranken habe ich nur zwei gesehen, bei denen bei wiederholter Untersuchung die Plasmaharnsäure unter 6,5 mg% lag — sofern keine medikamentöse Behandlung erfolgt war (s. u.).

Inzwischen liegen die wichtigen Ergebnisse von Hall u. Mitarb. (1967) vor (vgl. Tab. 65), leider ohne Berücksichtigung der Grenze von 6,5 mg% und gewonnen mit einer Methode, die geringere Abweichungen vom wahren Harnsäurewert möglich erscheinen läßt. Die Arbeit zeigt eindeutig, daß die Mehrzahl der Gichtanfälle bereits bei mäßig hohen Spiegeln vorkommen, daß umgekehrt die Wahrscheinlichkeit einer Gicht mit der Spiegelhöhe zunimmt. Da schwere Fälle, die zum Arzt ge-

Tabelle 65. *Häufigkeit der Gicht in Abhängigkeit von der Höhe des Harnsäurespiegels bei einmaliger bzw. wiederholter Bestimmung (letztere Werte in Klammern), (nach Hall u. Mitarb., 1967)*

Serumharnsäure (mg%)	Prozent der Gesamtbevölkerung		Prozent der Gichtiker
	Gichtiker	Nichtgichtiker	
< 6	1,1	98,9	27,7 (6,1)
> 6	9,8	90,2	73,3 (93,9)
> 7	19,0	81,0	29,0
> 8	36,4	63,6	12,3
> 9	83,3	16,7	7,7

langen, wie erwähnt meist höhere Spiegel haben, ändern die Ergebnisse nichts an der klinischen Brauchbarkeit des oben begründeten Grenzwertes. (Darüber hinaus zeigen die ersten beiden Zeilen der Tabelle 65 den Wert wiederholter Analysen.) Die Richtigkeit dieser Schlußfolgerungen wird von Seegmiller u. Mitarb. (1963) bestätigt, die ebenfalls einerseits bei Gesunden nicht selten Harnsäurewerte über 6,5 mg%, dagegen nur wenige Gichtiker mit Werten unter dieser Grenze fanden.

Typische Gichtanfälle bei normalen Harnsäurespiegeln kommen bei Patienten unter Therapie vor, gleichgültig ob Uricosurica oder Allopurinol verwendet werden. Der Mechanismus der Anfallsauslösung unter diesen Umständen ist nicht klar, doch hängt er wohl mit Konzentrationsschwankungen im Bereich sich auflösender Tophi mit erneuter Bildung von Mikrokristallen zusammen. Neben den in der Gichtbehandlung verwendeten Medikamenten gibt es eine nicht ganz geringe Zahl weiterer, deren Harnsäurespiegel senkender Effekt bekannt (Dicoumarin- bzw. Phenylindandionderivate, Muskelrelaxantien, Salicylate, Abkömmlinge des Dimethylaminophenazons, Verwandte des Phenylbutazons, Antidiabetica) oder noch unbekannt (wir selber haben im Laufe der Zeit zwei entdeckt, darunter das Benziodaron (Amplivix®)) ist. Wo immer möglich, ist es deshalb zweckmäßig, eine Woche vor der diagnostischen Harnsäurebestimmung auf jegliches Medikament zu verzichten, anderenfalls den diagnostischen Wert der Analysen gering zu veranschlagen.

Harnsäurewerte zwischen 6,5 und 7,5 mg% bedürfen keiner weiteren Klärung. Sie sind bei Gesunden häufig genug (6% in unserem Material), wenngleich anzunehmen ist, daß in der Gruppe der Personen mit Werten über 6,5 mg% ein größerer Prozentsatz Familien mit hereditärer Hyperuricämie angehört. Dafür spricht unter anderem die Häufigkeit der Urolithiasis. Deutlich erhöhte Harnsäurewerte finden manchmal ihre Erklärung im Nachweis einer Niereninsuffizienz oder Blutkrankheit. Weitere Ursachen gibt die Tabelle für sekundäre Gicht wieder — wobei Saluretica in der Allgemeinpraxis sicher am häufigsten in Frage kommen. Bei scheinbar Gesunden lohnt sich die Suche nach einer Psoriasis.

Von den Methoden zur Harnsäurebestimmung sind heute nur noch solche zulässig, die sich des Enzyms Uricase bedienen, durch welches die bei 293 mµ stark absorbierende Harnsäure in das nicht absorbierende Allantoin verwandelt wird. Dabei kann die Harnsäure entweder direkt spektrophotometrisch oder nach einer Farbreaktion gemessen werden. Enzymatische Methoden, bei denen Fällungsschritte eingeschaltet sind, sind nicht zu empfehlen, da hierbei Harnsäure verloren gehen kann. Alle gehäuften Methoden gehen auf Kalckar (1947) bzw. Praetorius u. Poulsen (1953) zurück; wir bevorzugen eine eigene Modifikation (Zöllner, 1963), die größere Reihen ohne zu viel Zeitaufwand analysieren läßt. Zur Vorbereitung des Patienten sollte keine besondere Diät gegeben werden, da die Harnsäurewerte unter der üblichen Kost gefragt sind. Dagegen ist es notwendig, in den acht Stunden vor der Blutentnahme jedes Fett in der Nahrung zu meiden. Besteht der Verdacht, daß eine medikamentös bedingte Erhöhung des Harnsäurespiegels vorliegt, so darf die Vormedikation nicht abgesetzt werden. Dagegen ist jede Medikation abzusetzen, wenn bei bestehendem Gichtverdacht normale oder gar niedrige Harnsäurewerte beobachtet werden, da in keinem Fall von vornherein ausgeschlossen werden kann, daß ein Medikament den Harnsäurespiegel beeinflußt.

3. Differentialdiagnose der Tophi

Vorausgesetzt, daß die Diagnose der Gicht bedacht wird, ist die Identifizierung eines Tophus einfach. Tritt ein Tophus vor dem ersten Gichtanfall auf oder kommt er in einem Gebiet vor, bei dessen Behandlung die Gicht in der Regel nicht berücksichtigt wird, so kann es zu folgenschweren Verwechslungen kommen. Vor ihnen zu warnen, ist der eigentliche Zweck dieses Abschnittes. Uns ist die Resektion eines Unterkieferastes unter der Diagnose eines Adamantinoms sowie die Absetzung eines Unterschenkels unter der Diagnose eines Knochensarkoms (in beiden Fällen wurde die korrekte Diagnose erst von Pathologen gestellt) bekannt. Ebenso kommt es immer wieder vor, daß Tophi der Haut, Schleimbeutel und Sehnenscheiden inzidiert werden und dann nur schwer heilen. Letzten Endes kennen wir verschiedene Fälle, wo Heberdensche Knötchen bei älteren Frauen als Gicht angesehen und eine entsprechende falsche Therapie längere Zeit durchgeführt wurde.

Äußerlich sichtbare Tophi der Subcutis, Schleimbeutel oder Sehnenscheiden können mit Knötchen bei rheumatischen oder arthrotischen Gelenkkrankheiten, oder mit den Folgen chronischer Bursitiden oder Tendovaginitiden verwechselt werden. Auch die subcutanen und Sehnenxanthome der Hypercholesterinämie sind, wenn sie isoliert auftreten, nicht unbedingt sofort abgrenzbar. Die Gichtgeschwüre der Finger geben gelegentlich zu Verwechslungen mit Calciumaustreibungen bei der Calcinose Anlaß. Gelenkferne Tophi können von Lipomen oder Neurofibromen äußerlich ununterscheidbar sein. Große Tophi mit sekundären entzündlichen Veränderungen in der Umgebung oder gar zerfallende Tophi ähneln Abszessen oder Geschwüren.

Auch die Knochentophi können je nach Lokalisation unterschiedlich destruierenden Knochenkrankheiten ähneln. Im allgemeinen kennt man den Tophus an seiner gelenknahen, oft kreisrunden Form und seiner deutlichen Abgrenzung zur Umgebung, durch die der Defekt wie ausgestanzt erscheint, oft allerdings einen ganz dünnen sklerosierten Saum hat. Auf diese grundsätzliche Beschreibung passen einerseits andere Läsionen, andererseits wird die Ausbreitung der Tophi durch eine Reihe von Faktoren, in erster Linie die Form des befallenen Knochens und sekundäre Knochenneubildung (vgl. Abb. 178 a—c) deutlich beeinflußt. Eindrucksvolle einschlägige Demonstrationen hierzu verdanken wir Schacherl u. Mitarb. (1966).

VII. Therapie

1. Hyperuricämie

Da die Hyperuricämie die Ursache aller Manifestationen ist, muß sich die Behandlung auf deren dauerhafte Beseitigung konzentrieren. Hierzu stehen, neben dem Ausschluß von Purinen aus der Nahrung, Medikamente zur Verfügung, welche den

Harnsäurespiegel senken, und zwar entweder durch die Erhöhung der Harnsäureausscheidung (Uricosurica) oder durch Hemmung der Harnsäuresynthese.

Angesichts der guten medikamentösen Behandlungsmöglichkeiten hat die Diätbehandlung nur noch in Ausnahmefällen Bedeutung, nämlich dann, wenn ein Patient
auf die zulässigen Arzneimitteldosen nicht anspricht oder wenn er wegen irgendwelcher Befürchtungen die Arzneimittelbehandlung, die natürlich eine Dauerbehandlung sein muß, nicht durchführen will. Eine Verringerung der Purinzufuhr erreicht
man am besten durch Umstellung der Eiweißzufuhr auf Milch und Ei, im übrigen
durch Reduktion der Gesamtnahrungszufuhr auf das Soll. Übergewichtige Personen
sind dementsprechend einer Abmagerungskur zu unterziehen. Die vielfach übliche
Umstellung auf Gemüse hat, im Gegensatz zu üblichen Angaben, wenig Zweck, da
die meisten Gemüse pro 100 Cal fast soviel Purine enthalten wie nicht ganz mageres
Fleisch vom Schwein, Rind oder Kalb. Die Alkoholzufuhr ist einzuschränken, da die
nach Alkoholgenuß auftretende Hyperlactacidämie die renale Harnsäureausscheidung
hemmt. Ein ausführliches Diätschema wurde angegeben (Zöllner, 1967).

Von den uricosurisch wirksamen Arzneimitteln haben in der Behandlung der
Hyperuricämie nur das Probenecid (Benemid®) und das Sulfinpyrazon (Anturano®)
festen Fuß gefaßt. Beide Mittel sind seit vielen Jahren erprobt und nahezu nebenwirkungsfrei. Gelegentlich wird über Magenbeschwerden geklagt, in der Literatur
sind Arzneimittelexantheme beschrieben, die wir nie gesehen haben. Man gibt vom
Probenecid 1—3 g täglich, in schweren Fällen haben wir bis zu 5 g ohne ungünstige
Nebenwirkungen gegeben. Die üblichen Dosen beim Sulfinpyrazon liegen zwischen
100 und 400 mg. Bei beiden Medikamenten beginnt man mit der unteren Dosis, auch
diese schon über den Tag verteilt. Frühestens nach drei Tagen wird der Harnsäurespiegel kontrolliert. Wenn nötig, wird die Dosierung nach jeweiliger Kontrolle solange erhöht, bis die Plasmaharnsäure zuverlässig im Normalbereich liegt. Unter
Verwendung der enzymatischen Methode streben wir einen Wert von 5,5 mg% an.
Die einmal festgestellte Tagesdosis ist eine Dauerdosis. Es ist jedoch notwendig, den
Patienten von Zeit zu Zeit zu kontrollieren und gegebenenfalls die Dosis neu einzustellen. Die durch Saluretica hervorgerufene Hyperuricämie kann durch Uricosurica verhindert werden, andererseits erhöhen Saluretica den Bedarf an uricosurischen Arzneimitteln.

Eine Senkung der Plasmaharnsäure erreicht man auch mit Benzbromaronum
(Labaz), das von Delbarre u. Mitarb. (1967) in die Gichttherapie eingeführt wurde.
Der wesentliche Wirkungsmechanismus deckt sich mit dem eines Uricosuricums
(Zöllner u. Mitarb., 1968; Mertz, 1969). Schon eine Dosis von 50 bis 100 mg täglich
führt innerhalb der ersten fünf Tage zu einer Senkung der Plasmaharnsäure auf
50—70% des Ausgangswertes.

Die Wirkung der Uricosurica beruht auf einer Hemmung der tubulären Harnsäurerückresorption, in deren Gefolge es bis zur Einstellung des neuen Plasmaspiegels und vollständigen Ausschwemmung eventueller Harnsäuredepots zu einer
vermehrten renalen Harnsäureausscheidung kommt (Abb. 179). Hierdurch entsteht
die Gefahr einer Harnsäureausfällung in den Tubuli, und tatsächlich sind Fälle mit
Anurie beschrieben. Zur Vermeidung dieser Komplikation muß auf ein ausreichend
großes Harnvolumen (1,5—2 l täglich) und eine langsame Steigerung der Dosis geachtet werden. Zusätzliche Neutralisierung durch Eisenbergsche Lösung oder
Uralyt-U® ist ratsam.

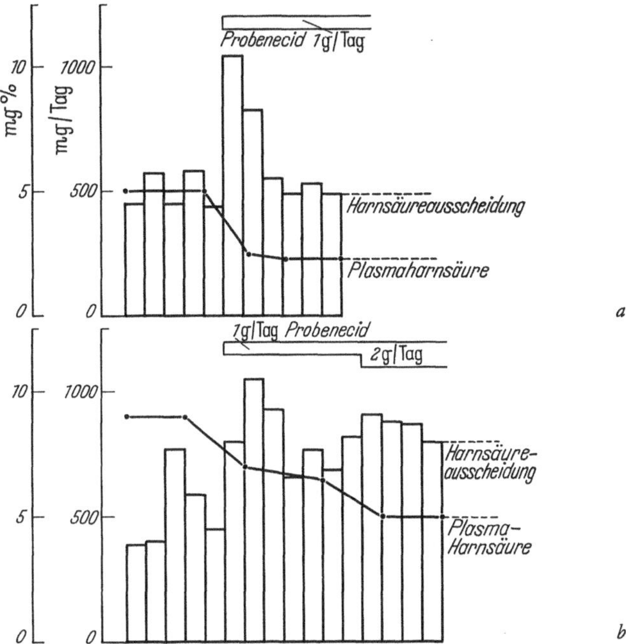

Abb. 179. Senkung der Plasmaharnsäure und Vermehrung der Harnsäureausscheidung unter der Verabreichung von Probenecid bei einer gesunden freiwilligen Versuchsperson und bei einem Patienten mit Gicht (b). (Eigene Versuche)

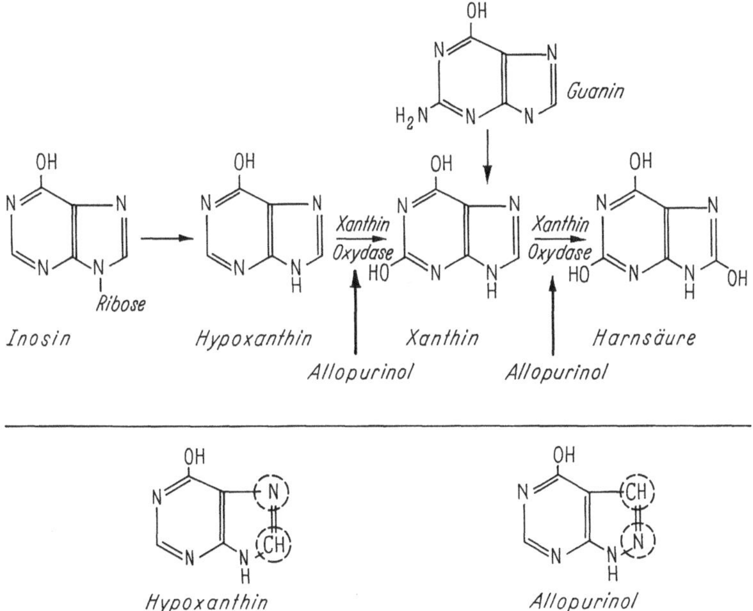

Abb. 180. Allopurinol und die durch Allopurinol hervorgerufene Hemmung der Xanthinoxydase

Eine Hemmung der Harnsäuresynthese ist durch Orotsäure oder Allopurinol möglich. In den meisten Ländern sind nur die Behandlungsmöglichkeiten mit Allopurinol genau untersucht worden. (Eine Zusammenfassung über dieses Mittel findet man in einem von Scott (1966) herausgegebenen Symposion.) Die Verbindung hemmt die Oxydation der Hydroxypurine Hypoxanthin und Xanthin zur Harnsäure (Abb. 180), so daß die Serumharnsäurespiegel abfallen und im Harn neben der Harnsäure Hypoxanthin und Xanthin in vermehrtem Maß ausgeschieden werden (Abb. 181). Von dem entsprechenden Handelspräparat (Zyloric®) gibt man 200—800 mg, ebenfalls möglichst gleichmäßig über den Tag verteilt. Bei Hämoblastosen und Nierensteinkranken sollte versucht werden, die Plasmaharnsäure stärker zu senken, auf etwa

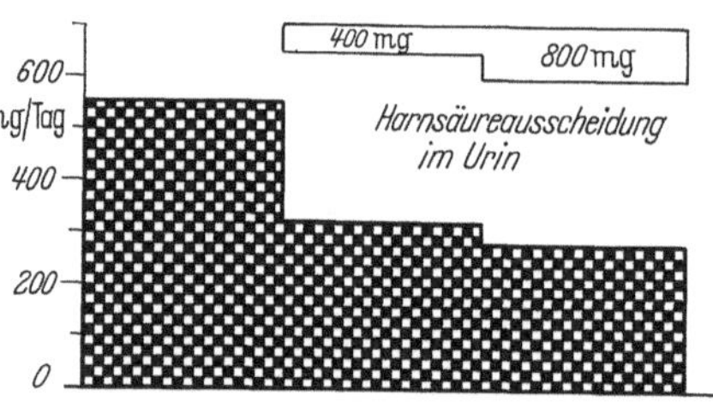

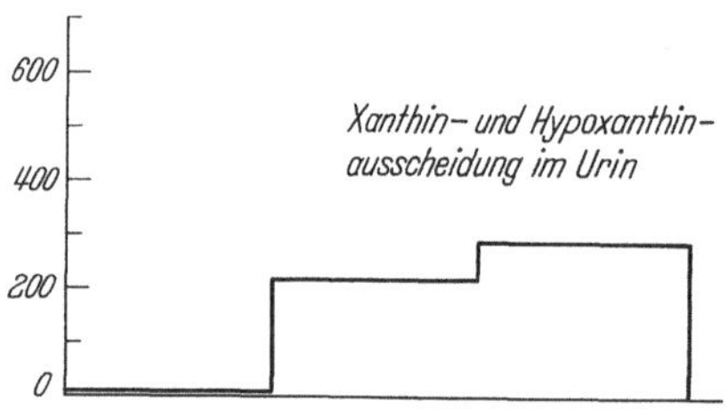

Abb. 181. Verringerung der Harnsäureausscheidung und Zunahme der Ausscheidung von Xanthin und Hypoxanthin unter der Verabreichung von Allopurinol bei einem Patienten mit Gicht (eigene Versuche)

4 mg%, damit die renale Harnsäureausscheidung noch weiter verringert — und damit die Harnsäureausfällung im Harn verhindert — wird. Wo es technisch möglich ist, sollte bei Neprolithiasis nicht nur der Plasmaspiegel, sondern auch die Harnsäuretagesausscheidung zur Beurteilung herangezogen werden. Nebenwirkungen, die wir zuverlässig auf das Allopurinol zurückführen können, haben wir (Zöllner u. Schattenkirchner, 1967) bisher nicht gesehen, das Mittel ist jedoch kürzer als die Uricosurica in klinischem Gebrauch.

Wägt man die relative Bedeutung der Uricosurica gegen das Allopurinol ab, so ist sowohl bei Krankheiten mit deutlich vermehrter Harnsäurebildung, speziell den Hämoblastosen, als auch bei Nephrolithiasis oder Gichtniere dem Allopurinol der Vorzug zu geben. Allopurinol senkt den Harnsäurespiegel und verringert gleichzeitig die renale Harnsäureausscheidung, während bei der Uricosuricabehandlung die Senkung des Spiegels nur durch eine vermehrte, und auf die Dauer jedenfalls nicht verminderte Harnsäureausscheidung erreicht wird. Eine weitere Indikation für das Allopurinol (bei dem wir bisher keine Versager beobachtet haben) ergibt sich für die Fälle, die gegen die Uricosurica refraktär sind, meist Patienten mit deutlichem Hinweis auf das Vorliegen einer Gichtniere. Angesichts der bisher „kurzen" Erprobungsdauer des Allopurinols von einigen Jahren verwenden wir aber bei Gichtpatienten ohne jegliche renale Symptomatik immer noch die Uricosurica.

2. Gichtanfall

Zur Behandlung des Gichtanfalles stehen heute vier verschiedene Mittel zur Verfügung, Colchicin, Phenylbutazon und verwandte Verbindungen, Indometacin und Corticoide bzw. ACTH.

Vom Colchicin gibt man im Verlaufe von vier Stunden 4 mg, am besten rezeptiert als Pillen mit 0,5 mg Colchicinum purissimum, von da ab zweistündlich

0,5—1 mg, bis eine deutliche Besserung einsetzt; die Höchstdosis ist 8—10 mg. Treten Durchfälle auf, so verabreicht man Opiumtinktur, führt aber die Colchicindarreichung weiter. Nach deutlicher Besserung reduziert man die Dosis allmählich im Verlaufe von ein bis zwei Wochen. Die Therapie kann durch intravenöse Gabe von 3 bis 4 mg Desacetylmethylcolchicin (Colcemide®) eingeleitet werden, anschließend gibt man orales Colchicin weiter. Bei dieser Art der Durchführung ist die Behandlung in mehr als 90% der Fälle erfolgreich. Erfolglosigkeit kann fast immer mangelhafter Mitarbeit oder der Verwendung eines unwirksamen Präparates angelastet werden. (Wegen der Möglichkeit des Verderbes bei der Lagerung ist die Rezeptur von Pillen der Verwendung von Fertigpräparaten vorzuziehen.)

Bei Anfällen, die nicht spätestens am zweiten Tag eine deutliche Besserung aufweisen, kombiniert man mit ACTH oder Prednisolon. Hierzu gibt man 80—100 E Depot-ACTH oder 30—50 mg Prednisolon und beginnt gleichzeitig mit einer Colchicingabe von etwa 6 mg. Nach Eintreten des Erfolges wird die Dosis beider Medikamente allmählich reduziert; zuerst wird die Hormonbehandlung, dann erst Colchicin abgesetzt. Anfälle, die schon mehrere Tage bestehen, behandelt man am besten von Anfang an kombiniert.

Zu Beginn einer Dauerbehandlung mit Allopurinol oder Uricosurica ist es zur Verhütung der zunächst noch auftretenden Anfälle zweckmäßig, mit kleinen Mengen Colchicin (zwischen 0,5 und 1,5 mg pro Tag) Anfallsprophylaxe zu treiben, etwa sechs Monate lang. Jedenfalls ratsam ist eine Prophylaxe, wenn ein Ereignis bevorsteht (zum Beispiel ein Familienfest oder eine Operation), nach welchem der Patient bereits einmal einen Anfall erlitten hat.

Bei der Behandlung mit Phenylbutazon (Butazolidin®) können unangenehme Nebenerscheinungen auftreten, speziell Ödeme haben wir häufiger beobachtet. (Viele Gichtiker haben eine Hypertonie mit mehr oder weniger deutlicher Herzinsuffizienz.) Darüber hinaus sind Patienten mit Ulcus, Leberschäden, manifester Herzinsuffizienz oder Blutkrankheiten von vornherein von der Phenylbutazon-Behandlung ausgeschlossen. Wir geben deshalb das an sich sehr zuverlässige Mittel nur noch auf ausdrücklichen Wunsch. Die notwendige Tagesdosis beträgt 1 g. Ihre Zufuhr während drei bis fünf Tagen reicht im allgemeinen für die Beherrschung eines Anfalles aus. Für die Dauerzufuhr, zum Beispiel als Anfallsprophylaxe, ist Phenylbutazolidin nicht geeignet.

Auch beim Indometacin (Amuno®; vgl. Schilling 1962) ist die notwendige Dosis hoch, sie beträgt 250—400 mg pro die, bei niedriger Dosierung ist die Erfolgsaussicht zu gering. Bei diesen Dosen klagen viele Patienten über Nebenerscheinungen, so daß wir diese Behandlung wieder verlassen haben. Soll sie, da die Patienten die anderen Möglichkeiten ablehnen, durchgeführt werden, so beginnt man mit Suppositorien zu 100 mg und dehnt den Rest der Dosis, als Kapseln verabreicht, über sechs bis acht Stunden aus.

3. Gichtniere und Nephrolithiasis

Durch die Besonderheiten der renalen Harnsäureausscheidung bei Patienten mit familiärer Hyperuricämie (primärer Gicht) kann es auch bei normaler Harnsäureausscheidung zur Harnsäureurolithiasis kommen. Bei den Hämoblastosen ist wohl die Hyperuraturie und die damit verbundene erhöhte Harnsäurekonzentration Ursache der Steinbildung. Bei anderen Harnsäuresteinkranken kann die Ursache nicht geklärt werden; ein nicht unwesentlicher Prozentsatz von ihnen weist sich nach genauer Familienanamnese bzw. im weiteren Verlauf als Mitglied einer Familie mit Hyperuricämie aus. Unabhängig von der Ätiologie muß die medikamentöse Therapie zwei Ziele haben, nämlich zuerst die Auflösung vorhandener Ablagerungen und Konkremente durch Verringerung der Harnsäureausscheidung, Verdünnung des Harns und „Alkalisierung" (eigentlich Neutralisierung) und anschließend die Verhütung erneuter Ausfällungen durch Fortführung dieser Behandlung, wobei je nach Grundleiden „Alkalisierung" und (oder) Allopurinolgabe wegfallen können. Die reichliche Flüssigkeitszufuhr wird jedenfalls beibehalten (vgl. Zöllner, 1968).

Zur Verringerung der Harnsäureausscheidung gibt man Allopurinol (Zyloric®) in der bereits geschilderten Dosis.

Eine Verdünnung des Harns wird durch die Gabe von reichlich Flüssigkeit jeglicher Art erzielt. Erstrebenswert ist hierbei ein Harnvolumen von 2 l pro Tag, wobei auch eine nächtliche Verdünnung unerläßlich ist. Wir erziehen unsere Patienten dazu, das Harnvolumen in einem grobem Maß zu messen, notfalls auf Grund der Harnfarbe auf die Verdünnung zu achten. Die notwendigen Flüssigkeitsmengen sind nach Beruf und Jahreszeiten verschieden, liegen aber nicht unter 2 l. Die nächtliche Verdünnung erreichen unsere Patienten durch Trinken eines großen Glases Wasser in der Mitte der Schlafperiode; an den hierzu notwendigen Wecker gewöhnen sie sich rasch und trinken im Halbschlaf.

Zur Neutralisierung verwendet man viermal 1 Eßlöffel Eisenbergsche Lösung (40 g Citronensäure, 60 g Natriumcitrat, 66 g Kaliumcitrat, 6 g Pommeranzenextrakt, auf 600 ml in Sirup gelöst) oder einfacher und ebenso zuverlässig das entsprechend zusammengesetzte, aber zuckerfreie, Uralyt-U®. Der Erfolg der Maßnahme wird durch pH-Messungen im Harn festgestellt, das Harn-pH soll zwischen 6,5 und 7,2 liegen. Dem Uralyt-U liegen entsprechende Teststreifen bei, bei Behandlung mit Eisenbergscher Lösung verordnet man Indikatorpapier Merck für diesen pH-Bereich. Der Patient wird angewiesen, jede Harnportion zu testen und etwa notwendige Änderungen der Dosis selbst vorzunehmen.

4. Zusätzliche Maßnahmen

Wenn eine lange bestehende Gicht bereits ausgedehnte Zerstörungen oder arthrotische Veränderungen hervorgerufen hat, so muß zur spezifischen Behandlung eine gute allgemeine Physiotherapie treten. Darüber hinaus kann man chronisch ulcerierende oder behindernde Tophi chirurgisch entfernen lassen (mit primärer Naht), ohne daß ein rascher Rückfall zu befürchten wäre. Bloße Inzisionen müssen dagegen vermieden werden. Besteht eine Gichtniere, so richten sich weitere Maßnahmen gegen deren mögliche Folgen, Infektion, Störung der Nierenfunktion, Hypertonie und eventuelle cardiale Komplikationen.

Bei konsequenter Behandlung der Hyperuricämie bleiben nach einer Anfangsphase, die durch die Dauer der Auflösung der Harnsäuredepots bestimmt sein dürfte, die Gichtanfälle aus. Auch die renalen Komplikationen dürften durch die konsequenteBehandlung vermeidbar sein, wenngleich hierzu länger dauernde Erfahrungen noch fehlen, da man erst in jüngster Zeit wieder auf die Häufigkeit der Gichtniere aufmerksam wurde. Bestehende renale Komplikationen scheinen nach unseren bisherigen Erfahrungen wenigstens teilweise reversibel zu sein, und die Auflösung von Harnsäuresteinen durch medikamentöse Maßnahmen ist keine Seltenheit mehr.

Die für die Prophylaxe entscheidende Frage des Zeitpunktes des Behandlungsbeginnes kann beim heutigen Stand des Wissens wohl eindeutig damit beantwortet werden, daß bei rechtzeitigem Therapiebeginn alle Konsequenzen der Hyperuricämie ausbleiben. Ob man deshalb allen symptomfreien jungen Männern mit familiärer Hyperuricämie zu dieser Behandlung raten soll, ist — da nur ein Teil von ihnen jemals erkrankt — eine Frage der persönlichen und ärztlichen Entscheidung. Von Personen mit einem Harnsäurespiegel über 8 mg% erkrankt mindestens jeder Dritte auch klinisch an der Gicht; liegt der Spiegel über 9 mg%, so ist die Aussicht auf klinische Manifestationen nahezu gewiß. Unerläßlich scheint es, jeden Patienten mit gesicherter familiärer Hyperuricämie auf die Gefahren hinzuweisen, welche seine Stoffwechselanomalie mit sich bringt.

Stoffwechseldedingte Gelenkerkrankungen

F. Lenoch

Innere meistens stoffwechselbedingte Schädigungen des Gelenkknorpels können bei den degenerativen Gelenkerkrankungen eine Rolle spielen. In Zukunft wird sich diese Rolle wahrscheinlich noch viel bedeutender zeigen als wir bisher vermuten.

Bei Störung des Kohlenhydratstoffwechsels vorkommende Gelenkerkrankungen

Diabetische Neuropathie und Arthropathie

Periphere diabetische Neuritis mit sensitiven und bisweilen motorischen Störungen ist bei Diabetikern keineswegs selten und war in der Präinsulinära noch häufiger, was desto auffallender ist, weil heutzutage sogar jugendliche Diabetiker hohes Alter erreichen. Pseudotabes diabetica, eine von Laudenheimer geprägte Bezeichnung, kann durch das Fehlen des Patellarsehnenreflexes, lanzinierende Schmerzen, ataktischen Gang, Rombergsches Symptom und Parästhesien die Rückenmarkschwindsucht nachahmen, gekennzeichnet sein. Auch Pupillenveränderungen hauptsächlich ein träger Pupillenreflex bei Belichtung kommen vor, aber die Argyll Robertson Pupillenstarre ist sehr selten. Meistens sind diese Symptome durch schwere Neuritiden hervorgerufen, es wurden jedoch Hinterstrangdegenerationen wie bei Tabes dorsalis beobachtet.

Heute wo Tabes dorsalis selten wurde, wird die neurogene Arthropathie viel häufiger bei Zuckerkranken als bei Tabikern beobachtet. Es handelt sich meistens um alte, lang bestehende Diabetiker. Obwohl Rundless über 125 (4,2%) diabetische Neuropathien unter 3000 Diabetikern berichtete, ist die Zahl der neurogenen Arthropathien verhältnismäßig klein.

Im Gegensatz zu tabischen Gelenkleiden (Charcotschen Gelenken), sind bei der Zuckerkrankheit häufiger die Tarsal-, Tarsometatarsal- und Metatarsophalangealgelenke betroffen, obwohl das Knie- und das Sprunggelenk, deren Befall für die Tabes dorsalis charakteristisch ist, nicht verschont bleiben müssen. Die Fußgelenke pflegen in der Mehrzahl betroffen zu sein, wogegen tabische Arthropathien gewöhnlich einzeln vorkommen. Auch die Wirbelsäule, besonders ihr lumbaler Abschnitt, kann befallen werden.

Der Beginn der Erkrankung ist durch schmerzlose Schwellung des betroffenen Fußteiles charakterisiert. Die Schwellung ist oft gerötet und warm. Das Röntgenbild zeigt am Anfang nur Erweiterung der betreffenden Gelenkspalte aber bald, weil das Gelenk wegen Schmerzlosigkeit angestrengt wird, werden die Knochen sklerotisch, der Gelenkspalt verschmälert sich, es kommt zu Frakturen und Resorption der Knochen. Dadurch wird der Fuß kürzer.

Falls das Knie- oder Sprunggelenk an neurogener Arthropathie leidet, kann sich die Erkrankung monatelang als Hydrarthros manifestieren. Später aber bilden sich exuberante grobe Osteophyten an den Rändern der gelenkbildenden Knochen, die Bänder werden vernichtet, so daß sich ein Schlottergelenk bildet. Knorpelreste und Kalkablagerungen in und außerhalb der Gelenkhöhle wirken als Gelenkmäuse und falls es noch zu intraartikulären Frakturen kommt, fühlt sich das Gelenk beim Betasten als ein mit Nüssen gefüllter Beutel.

An der Wirbelsäule werden die Zwischenwirbelscheiben erniedrigt, die Wirbelkörper werden darunter sklerotisch, es bilden sich paravertebrale Ossifikationen.

Eloesser (1957) hat an Katzen und wir an Kaninchen durch Denervation der unteren Extremitäten ähnliche Arthropathien verursacht. Es ist interessant, daß die ersten Veränderungen an der Synovialmembran rein entzündlich waren und daß es zur Vernichtung des Gelenkknorpels und Desintegration des Gelenkes erst sekundär kam.

Die Prognose ist recht infaust.

Therapeutisch kommen lediglich orthopädische konservative Bandagen in Frage, die das Schlottergelenk oft gebrauchsfähig machen können. In extremen Fällen muß man sich manchmal zur Arthrodese oder sogar zur Amputation entschließen.

Hyperostosis ankylosans vertebralis Forestier
Spondylosis hyperostotica Ott
Diese Wirbelsäulenerkrankung wurde anderswo in diesem Buch ausführlich besprochen. Ott hat dieses Leiden bei beinahe 50% von 82, meistens männlichen Diabetikern, gefunden. Meine Mitarbeiterin Hájková (1965) hat die hyperostotische Spondylose bei 34 (41%) von 83 diabetischen Frauen und bei 6 (33,3%) von 18 zuckerkranken Männern festgestellt.

Bei Störungen des Eiweißstoffwechsels vorkommende Gelenkerkrankungen
Generalisierte Osteoporose (Involutionsosteoporose, postmenopausische Osteoporose, präsemile, senile primäre oder idiopatische Osteoporose). Wir verweisen hier auf den Beitrag Bartelheimer (siehe S. 562)

Anomalien des Phenylalanin und Tyrosinstoffwechsels
Tyrosin (Oxyphenylalanin) ist eine zyklische (aromatische) Aminosäure. Es ist eine bedingt entbehrliche Aminosäure, weil sie im Körper nur durch Oxydation von Phenylalanin gebildet werden kann und diese Verbindung wird zu den acht essentiellen unentbehrlichen oder lebenswichtigen Aminosäuren gerechnet, die der Organismus nicht synthetisieren kann. Das bedeutet, wenn dem Körper kein Phenylalanin mit der Nahrung zugeführt wird, kann es vollkommen durch Tyrosin ersetzt werden und dieses wird dann unentbehrlich.

Bisher sind vier sichere und eine unsichere Krankheiten bekannt, die durch meist angeborene Störungen des Phenylalanin bzw. Tyrosinstoffwechsels bedingt sind:

1. Albinismus.
2. Phenylpyrurie (Imbecillitas/Oligophrenia/phenylpyrurica = Phenylketonurie).
3. Tyrosinosis = Phenylurie.
4. Alkaptonurie (Ochronosis).
5. Kollagenkrankheiten?

Diese Stoffwechselstörungen sind vom Mangel an Enzymen, die die Stoffwechsel-vorgänge dieser aromatischen Aminosäuren katalysieren, abhängig.

Obwohl uns lediglich die zwei letzten Erkrankungen interessieren, werden wir das Schema des Phenylalanin- und Tyrosinstoffwechsels anführen, in dem durch einen Kreis die erwähnten Störungen bezeichnet sind.

ad 4. Alkaptonurie

Diese Stoffwechselstörung ist eine seltene Erkrankung, von dem in beinahe 110 Jahren seit ihrer Beschreibung von Boedecker im Jahre 1859 in der Weltliteratur nur über 600 Fälle veröffentlicht wurden. Von dieser Zahl wurden 250 Fälle von Sitaj (1963) beobachtet, genau klinisch untersucht und ausführlichen Laboratoriumprüfungen unterzogen.

Definition

Die Alkaptonurie ist diejenige Stoffwechselstörung des Phenylalaninabbaus, bei der der Organismus außerstande ist, den Phenolring der Homogentisin-(2,5 Dihydroxy-phenylessig-)säure zu spalten und diese zyklische Säure zu aliphatischen Endpro-dukten der Fumar- und Essigsäure abzubauen. Diese Stoffwechselanomalie ist durch Mangel an Homogentisinase (Oxydase der Homogentisinsäure) verursacht und ist angeboren. Jahrelang verläuft sie beschwerdenfrei und ist nur durch die Ausschei-dung der Homogentisinsäure im Harn erkennbar. Der Urin hat bei der Entleerung eine normale Farbe, aber wenn er länger an der Luft steht und durch ammoniakali-sche Gärung alkalisch wird, bildet die Homogentisinsäure durch Oxydierung und Polymerisation ein dunkelblaues stickstoffhaltiges Pigment, wodurch der Harn ver-färbt wird (Jirka). Durch Zusatz von Alkali entsteht diese Verfärbung sofort. Der Kranke und seine Familie werden regelmäßig durch tiefblaue Flecke, die der Harn an der Wäsche hinterläßt, auf die Anomalie aufmerksam gemacht.

Die Homogentisinsäure bzw. das erwähnte Pigment hat eine besondere Affinität zum Stützgewebe (Tela conjunctiva = Textus conjunctivus). Deswegen setzt es sich in Knorpeln, Sehnen und Sklera, aber auch im Schweiß der Axillardrüsen und im Ejakulat ab und verursacht braune, dunkelblaue bis schwarze Verfärbung der Knorpel, die von Virchow (1866) als Ochronose bezeichnet wurde, obwohl ihr Zusammenhang mit der Alkaptonurie erst von Albrecht (1902) erkannt wurde. Mit Ausnahme der vor-erwähnten Wäsche und Urinverfärbung verläuft die Erkrankung die ersten drei Jahr-zehnte symptomlos. Alle sieben Patienten, die ich im Laufe der 40 Jahre beobachtet habe, haben den aktiven Militärdienst als gesunde, vollkommen fähige Soldaten be-schwerdenfrei absolviert. Auch in Sitaj's (1963) zahlreichem Material wurden die ersten Gelenkbeschwerden im vierten Lebensdezenium (Durchschnittalter 34,6 Jahre) be-obachtet. Die chronische Verfärbung des Nasen-Ohr-Rippen- und Gelenkknorpels kann allerdings auch jahrelang allen subjektiven Klagen vorangehen.

Vom theoretischen Standpunkt aus ist es sehr lehrreich zu wissen, daß das ochro-notische Pigment zuerst die tiefsten Schichten des Gelenkknorpels in Form von mikro-

skopischen Körnchen imprägniert, um allmählich gegen die Gelenkoberfläche des
Knorpels vorzudringen. Das scheint zu beweisen, daß der Gelenkknorpel, wenigstens
zum Teil, von den Knochengefäßen ernährt wird. Hüttl und Marković haben an
30 Gelenkexsudaten ochronotischer Arthropathien festgestellt, daß die gewöhnlich
klar, grünlich gelb sind und nie durch langes Stehen oder durch Zusatz von Alkali
dunkel oder sogar blau bzw. braun werden. Nach langjährigem Bestehen der Ochronose wird der Gelenkknorpel geschädigt und fällt vorzeitig degenerativen Veränderungen anheim. Die Zeitspanne, die die Imprägnierung mit dem ochronotischen
Pigment zu solcher Knorpelschädigung braucht, ist verschieden. Ich habe einen Fall
bereits voll entwickelter Ochronose mehr als 30 Jahre beobachtet, der bei der Sektion
die Knorpel der Femurköpfe ebenholzschwarz, aber vollkommen glatt, ohne jede
Spur degenerativer Schädigung aufwies.

Die Röntgenbefunde der ochronotischen Arthropathie sollen auf Grund der Arbeiten von Sitaj (1963) und seiner Schule besprochen werden, weil weder unsere auf 7
Alkaptonurikern gewonnene, noch fremde, meistens an einzelnen Patienten gemachte
Erfahrungen dazu genügen. Selbst das berühmte Lehrbuch der Röntgendiagnostik
von Schinz, Baensch, Friedl und Uehlinger, das mit vollem Recht als die Bibel jedes
Röntgenologen betrachtet wird, behandelt die „Arthrosis bei Alkaptonurie" mehr
als mangelhaft. Und trotzdem kann man aus dem Röntgenbild allein die Diagnose
stellen oder wenigstens auf Alkaptonurie einen begründeten Verdacht schöpfen.

Die folgenden Teile des Bewegungsapparates weisen charakteristische Merkmale
der Ochronose in der Reihenfolge der Häufigkeit des Befalls auf:

1. die Wirbelsäule
2. das Becken und Hüftgelenk
3. das Kniegelenk
4. das Schultergelenk.

Folgende Eigentümlichkeiten des Röntgenbildes betrachtet Sitaj (1963) als charakteristisch, ja sogar pathognomisch, für die ochronotische Arthropathie:

1. Verkalkung der Zwischenwirbelscheiben
2. Multiple und massive Ossifikationen der Sehnenansätze
3. Gewölbeförmige Hyperostosen der faserknorpeligen Pfannenlippen der Hüft- und
   Schultergelenke (Labra glenoïdalia).

ad 1. Wirbelsäule

Obwohl die ochronotische Wirbelsäule ähnliche progressive Versteifung aufweist
wie die Spondylarthritis ankylopoëtica, zeigt sie keine Neigung zur bogenförmigen
Brustkyphose wie die letztere.

Die physiologischen Krümmungen der Wirbelsäule werden abgeflacht, so daß
einige Dornfortsätze hervortreten und andere beinahe verschwinden. Die Bandscheiben degenerieren, was sich röntgenologisch bereits im dritten Jahrzehnt als Verschmälerung der Zwischenwirbelräume feststellen läßt. Die degenerierten Zwischenwirbelscheiben kalzifizieren zuerst am Übergang zwischen dem Lenden- und Brustrückgrat.
Die Kalzifikation kann partiell sein oder den ganzen Zwischenwirbelraum in Form
eines homogenen Schattens ausfüllen. Diese Verkalkung kann auch mechanisch zu
körniger Masse zerbröckelt werden und teilweise paradiskal oder paravertebral
durchbrechen. Nachträglich kommt es zur Überbrückung der Zwischenwirbelspalten. Diese Brücken sind entweder fein geformt nach Art von Spondylarthritis

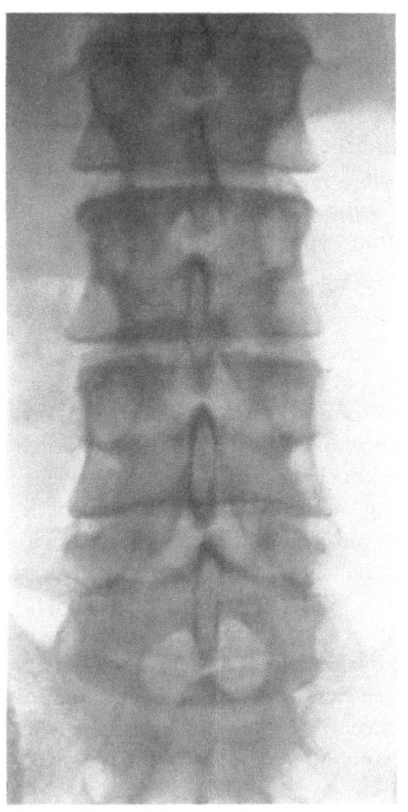

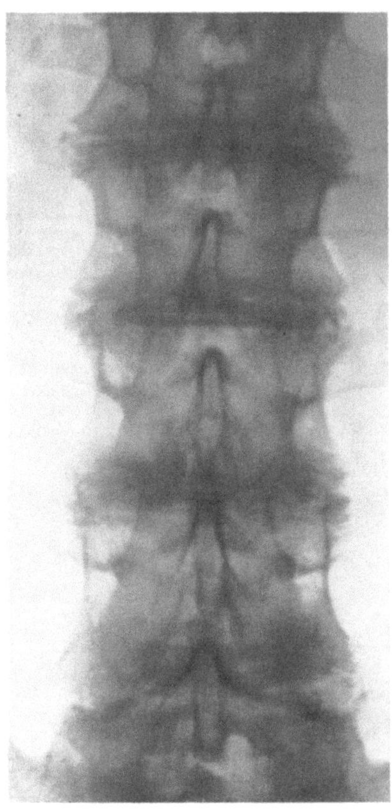

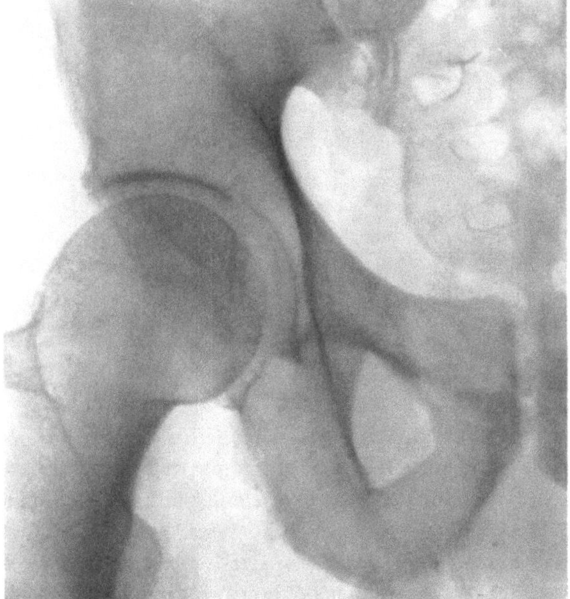

Abb. 182 (oben links). Versteifte Lendenwirbelsäule bei Alkaptonurie. Die Aufnahme zeigt nur Erniedrigung der Zwischenwirbelräume

Abb. 183 (oben rechts). Ochronotische Wirbelsäule, Verschmälerung und Verkalkung der Zwischenwirbelscheiben

Abb. 184. Verkalkung der Muskelansätze, Enthesopathie bei Alkaptonurie

ankylopoëtica oder grob wie bei der Hyperostose ankylosante vertebrale Forestier-Rotés Querol (Spondylosis hyperostotica Ott).

Manchmal kommt es sogar zur Destruktion der Deckplatte des Wirbelkörpers und zu den sogenannten Randerosionen, die Spondylitis anetrior genannt werden und die, wie Ott und Wurm (1957) nachgewiesen haben, keine wirklichen Destruktionen, sondern nur hochgradige Osteoporose sind.

Eine Kyphoskoliose ist selten, kommt jedoch vor.

ad 2. Das Becken und Hüftgelenk
Massive Ossifikation der Sehnenansätze, die Niepel als Enthesopathien (ἔν-θεσις Ansatz) bezeichnet, sind bei der Alkaptonurie sehr auffallend. Sie werden zuerst ochronotisch und sekundär verknöchern sie. Diese Verknöcherung kann sehr schnell wachsen, wie Sitaj (1963) mit seiner Schule nachgewiesen hat. Die Lamina fibrocartilaginea interpubica sowie der die Facies symphyseos beider Schambeine bedeckende hyaline Knorpel samt den zugehörigen Bändern werde mit dem ochronotischen Pigment imprägniert und später entweder destruiert oder verkalkt.

Ich habe bereits erwähnt, daß das Hüftgelenk trotz starker Ochronose lange der Degeneration widerstehen kann. Häufiger jedoch kommt es zur Hyperostose am oberen äußeren Pfannenrand, zu Pseudozysten und Osteonekrosen im Schenkelkopf, Verschmälerung des Gelenkspaltes und oft sogar Verkalkungen in der Nähe des oberen und unteren Pfannenwinkels. Die Osteonekrose führt zur Abflachung des Caput femoris und an dessen Rändern sowie am Acetabulum bilden sich Osteophyten. An der Articulatio sacroiliaca wird regelmäßig eine Osteoarthrose beobachtet.

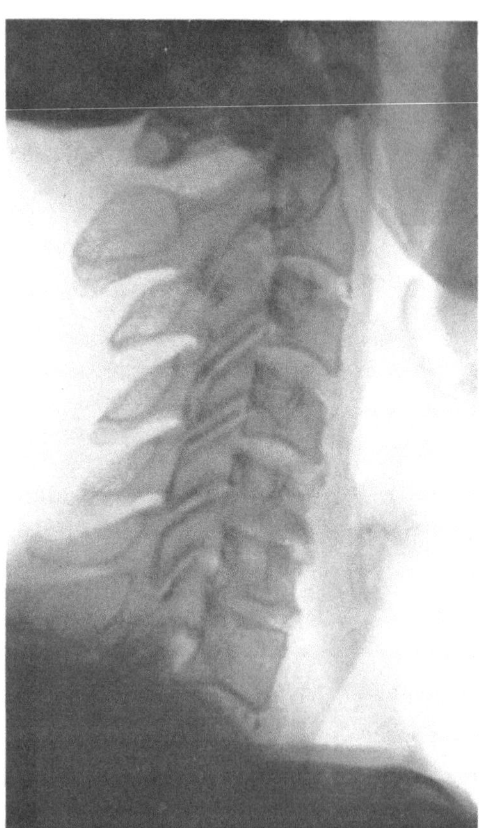

Abb. 185. Ochronotische Halswirbelsäule, Verschmälerung der Zwischenwirbelräume, paravertebrale Kalzifikationen, Abflachung der Lordose

ad 3. Das Kniegelenk
Sitaj (1963) konnte die Entwicklung der ochronotischen Arthropathie jahrelang vom normalen Röntgenbefund an verfolgen. In fünf Jahren wurden nur mäßige Veränderungen beobachtet, und zwar leichte Verschmälerung des Gelenkspaltes mit kleinen Randosteophyten und Sklerosierung des subchondralen Knochens. Nach 12 Jahren ist der Gelenkspalt lateral vollkommen verschwunden, in der Tibia befanden sich mehrere Pseudozysten, die Osteophyten haben sich bedeutend vergrößert und man

konnte eine starke Osteochondromatose, die in diesem Gelenk bei der Ochronose sehr häufig ist, beobachten.

ad 4. Das Schultergelenk
Die Hauptmerkmale, die das ochronotische Schultergelenk charakterisieren, lassen sich in den folgenden vier Punkten zusammenfassen:

a) die Osteoarthrose, die hier sonst nicht häufig ist,

b) die Osteochondromatose, die verhältnismäßig oft beobachtet wird,

c) periartikuläre Kalkablagerungen in den Weichteilen sind fast regelmäßig,

d) Deformierung der Gelenkpfanne und des Humeruskopfes.

ad a) Die degenerative Erkrankung ist durch Verschmälerung des Gelenkspaltes, durch Osteophytenbildung am unteren Rand der Gelenkpfanne (Cavitas glenoidalis) und durch Sklerosierung des subchondralen Knochens am Humeruskopf und am Schulterblatt gekennzeichnet. Die pseudozystischen Bildungen verschiedener Größe weisen auf entstehende Osteonekrose hin.

ad b) Die Osteochondromatose findet sich meistens bei schweren Fällen.

ad c) Die Bursa subdeltoidea und subarcromialis, sowie die sog. Rotatorenmanschette (Involuctrum rotatorum), zeigen regelmäßig mehr oder weniger auffallende Verkalkungen.

ad d) Die angeführten Veränderungen führen zuletzt zu einer Deformation des Humeruskopfes, der oft

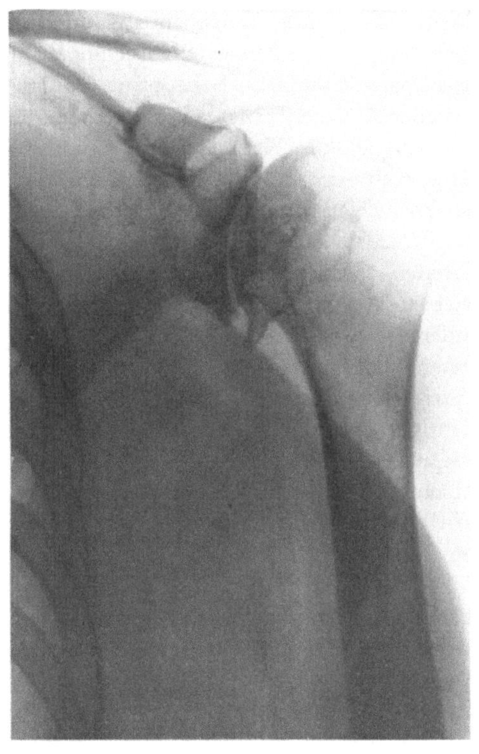

Abb. 186. Osteoarthrose des Schultergelenkes mit typischer Deformierung am unteren Rande des Humeruskopfes bei Alkaptonurie

die Form eines Hackbeils annimmt (Déformation en hachette).

Wie bereits hervorgehoben, hat Hüttl als erster in der Welt eine ausführliche Studie von 30 Gelenkexsudaten bei der ochronotischen Arthropathie durchgeführt. Als Ergänzung dessen, was oben gesagt wurde, soll wenigstens die Tabelle dienen, die die wichtigsten Ergebnisse seiner Arbeit angibt.

Die Prognose ist nicht ungünstig, obwohl die Erkrankung zu bedeutender Verkrüppelung führen kann.

Die Therapie ist unbekannt.

ad 5. Kollagenkrankheiten
Der japanische Forscher Nishimura (1956—1965) wollte in einer Reihe von Publikationen nachweisen, daß er bei den sog. Kollagenosen regelmäßig im Harn die 2,5 Dihydroxy-phenylbrenztraubensäure findet, die bei Gesunden und anderen Krankheiten nie

nachweisbar ist. In unseren Laboratorien schien Štěpán diese Säure ultraviolett- und infrarotspektrographisch festgestellt zu haben, wogegen Soběslavský chromatographisch sie nicht nachweisen konnte. Einige Forscher haben Nishimuras Ergebnisse bestätigt, andere nicht. Diese Säure wurde immer theoretisch als das intermediäre Glied zwischen der p-Hydroxyphenylbrenztraubensäure und der Homogentisinsäure supponiert, aber nie gefunden. Die Beziehungen sind am besten aus der Tabelle des Phenylalanin- und Tyrosinabbaus ersichtlich. Nishimuras Feststellungen wurden auch von anderen Seiten teilweise angekämpft, teilweise bestätigt. Nach Jahren hat Nishimura selbst seine Behauptung zurückgezogen und mitgeteilt, daß er aus dem Urin der Kollagenkranken eine Phenolverbindung und eine fluoreszierende Substanz isolierte, beide in Kristallform. Die Identifikation ist weder ihm, noch Soběslvský bisher gelungen, so daß die Hoffnung, die Kollagenkrankheiten als eine Anomalie des Phenylalaninstoffwechsels zu erklären, als gescheitert betrachtet werden muß.

McMillan gehört zu denjenigen, die Nishimuras Feststellungen nicht bestätigen konnten, es ist ihr jedoch gelungen, bei primär chronischer Polyarthritis eine übertriebene Ausscheidung von 3-Hydroxy-anthranilsäure, einem Abbauprodukt einer anderen essentiellen aromatischen Aminosäure des Tryptophans nachzuweisen. Die erstere Verbindung findet sich normal im Harn, aber nur in Mengen, die nie $375\,\gamma$ überschreiten (Grenzwerte 0—$376\,\gamma$), wogegen sie bei der primär chronischen Polyarthritis sogar Werte von $2250\,\gamma$ in 24 Stunden erreichen kann. Bett wiederholte und bestätigte diese Befunde und konnte eine erhöhte Ausscheidung eines anderen Abbauproduktes von Tryptophan, nämlich des Kynurenin, feststellen. Dieses ist der Vorläufer der 3-Hydroxy-anthranilsäure im Katabolismus von Tryptophan, wie aus der Tabelle 3 hervorgeht. Spiera bestätigte an 26 Patienten mit primär chronischer Polyarthritis die erhöhte Harnausscheidung der 3-Hydroxy-anthranilsäure. Die Ursache dieser Tatsache ist unbekannt. Die durchschnittliche Diät eines Erwachsenen enthält ca. 1 g Tryptophan; wenn dazu noch 2 g zugesetzt werden, erhöht sich die Ausscheidung der 3-Hydroxy-anthranilsäure nur um $500\,\gamma$. Es ist möglich aber unwahrscheinlich, daß diese Feststellung in einem ätiologischen Zusammenhang mit der Gelenkerkrankung steht.

Da Pyridoxin (Vitamin B_6) oder genauer Pyridoxalphosphat für den Stoffwechsel der Aminosäure und somit auch des Tryptophans ein wichtiges Coenzym ist, haben McKurick und Hsu (1961, 1962) angenommen, daß die mit primär chronischer Polyarthritis betroffenen Patienten an Vitamin B_6 Mangel leiden. Die Kranken scheiden nämlich weniger 4-Pyridoxinsäure, die das wichtigste Abbauprodukt von Pyridoxin ist, als Kontrollen aus, wenn sie mit 10 mg Vitamin B_6 belastet sind. Finn konnte diese Feststellung nicht bestätigen, hat sich jedoch überzeugt, daß die Harnausscheidung der Tryptophanmetabolite insbesondere des 3 Hydroxykynurenin nach einer 2 g Tryptophanbelastung signifikant niedriger war, wenn gleichzeitig Vitamin B_6 gereicht wurde. Es ist interessant, an dieser Stelle zu erwähnen, daß die mit Isoniazid behandelten Tuberkulotiker, über verschiedene Gelenkbeschwerden klagen und daß dieses Antituberkuloticum ein Inhibitor des Pyridoxin ist. Diese Beschwerden pflegen zu verschwinden, wenn das Vitamin B_6 dargereicht oder die Isoniazidmedikation unterbrochen wird.

Diese Abnormalitäten des Tryptophanmetabolismus sind keineswegs spezifisch für die primär chronische Polyarthritis, sondern kommen auch bei Schwangerschaft, Krebs, Skleroderma, Lupus erythematosus generalisatus und dgl. vor.

Bei Störungen des Lipoidstoffwechsels vorkommende Gelenkerkrankungen

Die Lipide werden in Fette und Lipoide eingeteilt. Diese zwei Gruppen sind zwar chemisch ganz verschieden, besitzen jedoch die gleichen Löslichkeitseigenschaften.

Fettleibigkeit als Ursache der mechanisch bedingten Osteoarthrose

Die Osteoarthrose wird an anderer Stelle des Buches besprochen. Es erübrigt sich nur hier, erneut darauf aufmerksam zu machen, daß die Fettsucht die häufigste Ursache der mechanisch bewirkten degenerativen Erkrankung der unteren Gliedmaßen und der Wirbelsäule ist. Es ist nicht uninteressant, daß Perdrisot bei 43 an Arthrosen leidenden Patienten einen erhöhten Blutspiegel der gesamten Lipide, der neutralen Fette oder

Tabelle 66. *Vergleich von Exsudaten bei Ochronose und Osteoarthrose*

Gefunden			Ochronose	Osteoarthrose
Volum in ml			33,5	11,6
Trübung			o- $^+$	o- $^+$
Gerinnung			0,11	0,05
Kernhaltige	Gesamtzahl in µl		343,2	301,2
Zellen	Polynuklearen	in µl	8,1	6,7
		in %	3,0	0,8
Differenz zwischen Glykämie und Glykosynovia in mg %			—0,8	—6,9
	innere Viskosität		24,9	27,6
	anomale Viskosität		60,0	59,7
Hyaluronsäure	Konzentration in mg %		345,9	208,2
	Präzipitierbarkeit von Mucin mit			
	Essigsäure		3,8	3,7
	Gesamteiweiß			
Eiweißgehalt	$\dfrac{\text{Albumin}}{\text{Globulin}}$ im Exsudat		2,15	1,78
	$\dfrac{A}{G}$ Exsudat: $\dfrac{A}{G}$ Serum		1,46	1,39

des Cholesterins fand. Die Erhöhung betraf entweder alle drei Werte oder nur zwei oder wenigstens einen. Bei keinem waren alle drei Lipidbestimmungen normal. Gleichzeitig wurde eine Steigerung der Brenztraubensäure im Blut bei allen Patienten festgestellt. Durch starken Gewichtsverlust läßt sich daher langjähriges Verschwinden der Beschwerden erzielen, obwohl der Röntgenbefund unverändert bleibt.

Lipidosen sind Speicherungskrankheiten (Thesaurismosen), bei denen die Lipoide in bestimmten oder verschiedenen Organen abgelagert werden. Die bekanntesten Lipoidosen sind:

1. Gauchersche Krankheit Cerebrosidosis
2. Nimann-Picksche Krankheit Sphingomyelinosis
3. Amaurotische Idiotie Tay-Sachs Gangliosidosis
4. Schüller-Christian-Handsche Krankheit Granuloma xanthomatosum eosinophilum
5. Lipoidgicht Bürger Gutta lipoides
6. Whipplesche Krankheit Xanthomatosis mesenterii. Lipodystrophia intestinalis.

ad 1. Gauchersche Krankheit (Cerebrosidosis)

Diese Speicherungskrankheit ist charakterisiert durch Ablagerung von Cerebrosiden in Retikuloendothelien, die dadurch zu großen epithelartigen Gaucherzellen werden. Die Infiltration mit diesen Zellen befällt die Milz, die so groß wird wie bei der Myelose, die Leber, die Knochen und bisweilen das Zentralnervensystem. Die Diagnose wird durch die Sternalpunktion bzw. den Knochenmarkausstrich, in dem die Gaucherzellen gefunden werden, gesichert. Von den Knochen ist am häufigsten der Femur befallen und besonders seine distalen und proximalen Enden. Dadurch kommt es am distalen Ende des Femurs zur erlenmeyerkolbenartigen Vergrößerung der Metaphyse (Erlenmeyer flask appearance). Für den Rheumatologen sind jedoch am interessantesten die Veränderungen am Femurkopf und Hals. Die Gaucherzellen destuieren die Spongiosa und durch ihre Embolisierung der Blutgefäße kommt es zu aseptischen avaskulären Osteonekrose und zum nachträglichen Kollaps und Umbau dieser Skeletteile. Die Deformierung, die dadurch entsteht, läßt sich röntgenologisch nicht von einer schweren Coxarthrose unterscheiden. Neuerdings wurde die Entwicklung solcher osteoartikulären Schäden bei Gaucher-Krankheit von Manciu und seinen Mitarbeitern beschrieben. Der Befall anderer Knochen ist seltener, obwohl nach Snapper (1957) auch Humeruskopf und Hals sowie das Becken betroffen werden können. Derselbe Verfasser sowie Pick (1927) und andere haben auch das Befallensein einiger Wirbel beschrieben. Zuerst war nur eine linsenartige Erweiterung der Zwischenwirbelscheiben bemerkbar, aber später kam es zum Zusammenbruch von einigen Wirbelkörpern und zur Gibbusbildung. Die Kompressionsfrakturen wurden teilweise durch Wucherung der Gaucherzellen, die die Spongiosabälkchen vernichtet, teilweise durch Osteonekrose, die durch Verstopfung der aa. nutriciae verursacht. Biochemische Blutuntersuchungen fallen normal aus mit der Ausnahme der saueren Phosphatasen, die nach Tuchman regelmäßig erhöht sind. Oft zeigen sich Zeichen von Hypersplenismus: hämolytische Anämie, Leukopenie und Thrombocytopenie. Bei kleinen Kindern verläuft die Erkrankung ziemlich akut und kann in einigen Monaten zum Tode führen. Bei älteren Kindern und Erwachsenen ist es eine ausgesprochene chronische Krankheit. Therapie ist unbekannt, aber der Knochenbefall läßt sich durch Röntgenbestrahlung vorübergehend bessern.

ad 2. Niemann-Picksche Krankheit (Sphingomyelinosis)
Diese Erkrankung, die regelmäßig Kinder und nur ausnahmsweise Erwachsene befällt, äußert sich an den Gelenken nicht.

ad 3. Amaurotische Idiotie (Tay-Sachs-Gangliosidosis)
Die erkrankten Kinder sterben gewöhnlich vor ihrem zweiten Lebensjahr ohne Veränderungen an den Gelenken zu zeigen.

ad 4. Schüller-Christian-Handsche Krankheit (Granuloma xanthomatosum eosinophilum, Cholesterinosis)
Lichtenstein (1953) ist der Meinung, daß es sich nur um ein Entwicklungsstadium einer Krankheit handelt, die er als Histiocytosis X bezeichnet und zu der er die eosinophile Granulomatose, Letterer-Siwesche Krankheit und Schüller-Christian-Handsche Erkrankung rechnet. Die Symptomentrias dieser Krankheit ist: Diabetes insipidus, Landkartenschädel und Exophthalmus. Die Knochendefekte am Schädel und an anderen Stellen des Skeletts sind mit Granulomen gefüllt, die aus Histiocyten bestehen, welche freies und verestertes Cholesterin enthalten und als Schaumzellen bezeichnet werden. Die Krankheit kommt meistens bei Kindern vor, kann jedoch auch Jugendliche und selten Erwachsene befallen und endet gewöhnlich mit dem Tode.

Osteolyse und dadurch bedingte Knochendefekte, die am Schädel ein so typisches Röntgenbild zur Folge hat, kann, wenn auch viel seltener, an anderen Skeletteilen vorkommen. Am häufigsten können Frakturen an den Stellen zustande kommen, wo xanthomatöse Pseudocysten lokalisiert sind. Wenn die xanthomatöse Infiltration die Wirbelkörper befällt, kann eine Kompressionsfraktur beobachtet werden.

ad 5. Lipoidgicht Bürger (Gutta lipoides, Xanthoma tuberosum)
Diese Erkrankung hat selten mit dem Skelett oder mit den Gelenken etwas gemeinsames. Sie ist jedoch die Lipoidose, bei der das Gesamtcholesterin, freies Cholesterin, Estercholesterin und meistens auch die anderen Lipoide sowie Gesamtfett und Neutralfett im Blut vermehrt sind. Bürger (1934) hat der Krankheit den Namen gegeben, weil sich dabei die xanthomatösen Knoten mit Vorliebe an den gleichen Stellen (Ohr, Ellbogen, Großzehe) bilden, wo bei der Gicht die Urattophi vorkommen. Deshalb spricht er auch von Lipoidtophi, die aus fibrosem Gewebe bestehen, das mit Schaumzellen (Xanthomzellen) durchsetzt ist und die Größe einer Erbse bis einer Haselnuß erreicht.

Manchmal hängen die Xanthomknoten mit den Sehnen der Fingerextensoren, Knieextensoren oder der Achillessehne und können bis zur Eigröße heranwachsen. In diesem Falle können sie eine Schwellung oder sogar Gelenkschmerzen hervorrufen. Layani hat im Jahre 1939 einen Fall beschrieben, den er als Rhumatisme chronique déformant xanthomateûx bezeichnete. Seitdem wurden unter dem Namen lipoid dermatoarthritis wiederholt ähnliche Fälle veröffentlicht (Warin und Mitarb., 1957; Albert u. Mitarb., 1960; Bortz und Vincent, 1961; Johnson und Tilden, 1957). Es läßt sich schwer entscheiden, ob Layani und die in der letzten Zeit veröffentlichten Fälle dieselbe Krankheitseinheit sind. Sie zeichnet sich durch feste bräunliche oder gelbe Knoten aus, die an den Fingern, Händen, Vorderarmen, Ellbogen, am Schädel, Gesicht und Hals vorkommen und Histiocyten mit zahlreichen Riesenzellen, aber keine Schaumzellen enthalten. Die Riesenzellen sind nach Albert (1960) mit Glykolipiden gefüllt. Der Verlauf der Gelenkerkrankung, die von einigen Autoren die Bezeichnung „Multicentric reticulohisticytosis" bekommen hat, ist gewöhnlich schwer und erinnert an primär chronische Polyarthritis mit verhältnismäßig großer Neigung zur Osteolyse. Die letztere äußert sich am häufigsten durch die sog. Fernrohrfinger (main en lorgnette, digiti telescopici), kann jedoch auch das Hüftgelenk und die Zehengelenke befallen.

ad 6. Whipplesche Krankheit (Xanthomatosis mesenterii, Lipodystrophia intestinalis)
Diese Krankheit wurde im Jahre 1907 von Whipple beschrieben. Sie ist charakterisiert durch Anhäufung von Schaumzellen (Xanthomzellen) in der Mucosa und Submucosa von Jejunum, in den mesenterialen sowie retroperitonealen Lymphgefäßen und Lymphknoten. Zuletzt wird das ganze Fettgewebe im Mesenterium xanthomatös verändert. Diarrhöe ist die häufigste Äußerung dieser Erkrankung, denn sie war in 80 von 95 von Kelly und Weisinger (1963) gesammelten Patienten verzeichnet. Eine Gelenkerkrankung wurde in dieser Zusammenstellung in 64 Fällen beobachtet. Die weiteren weniger häufigen Symptome sind: vergrößerte Lymphknoten, Fieber, Pleuritis ohne oder mit Erguß, Bronchitis und Dyspnoca.
Die Arthritis kann in plötzlichen Anfällen kommen, die nur einige Stunden dauern und sich mehrere Male in der Woche wiederholen. Die Gelenke, meistens peri-

phere, selten Knie-, Sprung-, Ellbogen- und Hüftgelenke, sind rot, warm, geschwollen und schmerzhaft. Die Erkrankung ist gewöhnlich polyartikulär, machmal jedoch auch oligo- oder sogar monoartikulär. Auch einfache Arthralgien kommen vor. Die Gelenkveränderungen werden bisweilen von Osteoporose begleitet. Bei 18 Kranken war gleichzeitig mit den Gelenken der Extremitäten die Wirbelsäule befallen meistens in Form von Spondylarthritis ankylopoetica. Whipples Krankheit betrifft hauptsächlich Männer (von den erwähnten 95 Fällen waren nur 10 Frauen). Die Spondylitis wurde nur bei Männern beobachtet. Es gibt keinen spezifischen Laboratoriumtest. Wenn langdauernde Diarrhöe, deren Ursache nicht auffindbar ist, mit einer Arthritis oder Spondylitis vorhanden ist, ist es nicht schwer, an die Erkrankung zu denken. Wo sich die gastrointestinalen Symptome viel später als der Gelenkbefall einstellen, bleibt die Diagnose jahrelang unsicher. Perorale Biopsie der Jejunumschleimhaut manchmal sogar einer peripheren Lymphdrüse entscheidet die Diagnose.

Behandlung mit den Antibioticis kombiniert mit Cortisonoiden hat vielversprechende Heilerfolge ergeben. Es ist sehr wichtig, den Kaliumspiegel im Blut zu verfolgen, um die Hypokalämie, die bei chronischen Durchfällen vorkommt, zu vermeiden.

Arthropathien bei der Hämochromatose

Obwohl die Hämochromatose bereits im Jahre 1865 von Trousseau beschrieben wurde, ist ihre Pathogenese noch nicht ganz klar und wir können auf sie hier nicht eingehen. In Frankreich, wo diese Krankheit häufiger als in anderen Ländern vorzukommen scheint, haben die Rheumatologen erst neuerlich darauf aufmerksam gemacht, daß bei diesem Leiden Knochen und Gelenke verhältnismäßig sehr häufig befallen sind. Dellbarre hat gezeigt, daß die Osteoporose dabei geläufig ist und daß an Gelenken drei verschiedene Erkrankungen beobachtet werden.

1. Impregnation von Menisken mit einer röntgenkontrasten Substanz, die Hamilton und Mitarbeiter als Calcium-pyrophosphat identifiziert haben, so daß es sich um Chondrokalzinose handelt.

2. Primärchronische Polyarthritis, die gewöhnlich auf die Hände beschränkt bleibt.

3. Osteoarthrose, die jedes Gelenk befallen kann, aber besonders häufig an den Metacarpophalangealgelenken lokalisiert ist was sonst recht selten ist.

Die Behandlung ist nur symptomatisch, Venensektionen sind nicht imstande den Gelenkbefall zu bessern oder zum Stillstand zu bringen.

Mucopolysaccharidosen

Die folgenden Mucopolysaccharide stellen den am besten bekannten Bestandteil der Grundsubstanz des Bindegewebes vor:
1. Hyaluronsäure
2. Chondroitinsulfat A
3. Chondroitinsulfat B
4. Chondroitinsulfat C
5. Heparinsulfat
6. Keratosulfat
7. Chondroitin
8. Heparitinsulfat

Mucopolysaccharide sind komplexe Verbindungen, die aus Hexosamin und Hexuronsäuren bestehen. Nach McKusick können 3—51 mg Mucopolysaccharide in 24 Stunden Urin beim normalen Menschen gefunden werden. Dieser Forscher hat nachgewiesen, daß es eine Gruppe von Krankheitsbildern gibt, die sich hauptsächlich am Skelett manifestieren und gleichzeitig übermäßige Mengen von Mucopolysacchariden im Harn ausscheiden. Sie sind alle genetisch bedingt. McKusick unterscheidet sechs Mucopolysaccharidosen:

1. Mucopolysaccharidosis I   = Pfaundler-Hurlersches Syndrom = Dyostosis multiplex = Gargoylismus
2. Mucopolysaccharidosis II   = Huntersches Syndrom
3. Mucopolysaccharidosis III = Heparitinurie = Sanfilipposches Syndrom
4. Mucopolysaccharidosis IV   = Morquio-Brailfordsches Syndrom = Keratosulfaturia
5. Mucopolysaccharidosis V   = Scheiesches Syndrom
6. Mucopolysaccharidosis VI   = Maroteaux-Lamysches Syndrom

Die Muccopolysaccharidosen wurden erst im Jahre 1960 als verwandte Krankheitsbilder, die sämtlich große Mengen von Bestandteilen der Grundsubstanz des Bindegewebes ausscheiden, zusammengestellt. Früher wurden sie als angeborene Skelettanomalien oder Osteodystrophien beschrieben und die klinische und röntgenologische Beschreibung muß in orthopädischen Handbüchern nachgelesen werden. Hier müssen wir nur angeben, daß bei der Pfaundler Hurlerschen und Hunterschen Krankheit Chondroitinsulfat B und Heparitinsulfat bei der Mucopolysaccharidosis III Heparitin, bei der Morquio-Brailfordschen Krankheit Keratosulfat, bei dem Scheieschen Syndrom und bei der Mucopolysaccharidose VI Chondroitinsulfat B ausgeschieden werden.

Osteoarthrosis deformans endemica Kaschin-Becksche Krankheit

Diese Krankheit ist im Sammelgebiet des Flusses Urov in Transbaikalien, in Korea und in der Mandschurei endemisch und wurde im Jahre 1859 vom Militärarzt Kaschin beschrieben. In den Jahren 1901 und 1902 hat Beck ein anderer Militärarzt 3153 Personen im Urover Flußgebiet untersucht und mit seiner Frau, die auch Ärztin war, darunter 1008 Fälle, 31,92%, festgestellt. In Rußland wird dieses Leiden auch Urover Krankheit bezeichnet, Urovskaja boleznj. Beck hat zwei Arbeiten darüber im Jahre 1906 veröffentlicht. Seit der Zeit wurde das Interesse der Ärzte und Forscher auf diese Erkrankung gelenkt und in der Sowjetunion über hundert klinische, epidemiologische und experimentale Arbeiten darüber veröffentlicht. Die Krankheit wurde auch von japanischen Ärzten ausführlich studiert.

Ätiologie:
Die Gegend, wo die Kaschin-Becksche Krankheit endemisch vorkommt, ist sehr unwirtlich. Die durchschnittliche Jahrestemperatur beträgt dort — 3,3°C und die Kälte im Winter erreicht bis — 55°C. Obwohl der Sommer mit Temperaturdurchschnitt +17 schwül ist, bleibt der Erdboden in der Tiefe von zwei Metern das ganze Jahr gefroren und die Wasserläufe frieren im Winter bis auf den Grund zu. Dabei ist die Schneebedeckung im Winter spärlich. Aus diesen Gründen leidet das Gebiet das ganze Jahr hindurch an Wassermangel und dieser Umstand beeinträchtigt bedeutend die unzuträglichen hygienischen Verhältnisse.

Da die Ursache der Krankheit noch nicht ganz geklärt ist, wurden zahlreiche mehr oder weniger wissenschaftlich gestützte Hypothesen über die Ätiologie ausgesprochen. Wir wollen nur zwei davon erwähnen, weil sie uns am besten fundiert erscheinen.

Sergiejev hat nachgewiesen, daß an Gräsern und somit auch am Getreide der Pilz Fusarium sporotrichiella wächst, der toxische Stoffe erzeugt, die im Mehl gefunden wurden, Diese toxischen Substanzen verengen die Gefäße, die die Epiphysenscheibe und die Metaphyse mit Blut versorgen und infolgedessen zu dystrophischen Veränderungen dieser Teile führen. Nesterov vertritt auch diese Auffassung.

Die japanischen Forscher Hiyeda, Aiiso, Inone und Hayashi behaupten, daß die Erkrankung durch langjährige übermäßige Absorption von Eisen hervorgerufen wird. Sie untersuchten 219 Brunnen in der Mandschurei und fanden in allen einen hohen Eisengehalt bis 10 mg im Liter. Auch das Gemüse enthält bis 7% Eisensalze in der Asche und die Einwohner haben insgesamt abnormale Eisenwerte im Blut. Experimente an Kaninchen die täglich 0,05—2 g Eisensalze verzehrt haben, führten nach drei Monaten zu ähnlichen Gelenkveränderungen wie bei an Kashin-Beckscher Krankheit leidenden Individuen.

Klinisches Bild:
Die Krankheit beginnt meistens zwischen dem 6. und 19. Lebensjahr; sie kann jedoch in jedem Alter in Erscheinung treten. Die russischen Kliniken unterscheiden drei Stadien der Krankheit. Im ersten schwellen die Mittel- und Endgelenke der Hand an und es kommt zur Einschränkung der Beweglichkeit im Ellenbogengelenk. Schmerzen fehlen oder sind sehr gering. Im zweiten Stadium zeigt sich die Schwellung und Einschränkung der Bewegungen in anderen Gelenken und es kommt zur Atrophie der Extremitätenmuskulatur. In der dritten Phase der Krankheit sind fast alle Gelenke betroffen, die Hüftgelenke sind in Subflexion, die Lendenlordose ist auffallend. Je früher die Krankheit begonnen hat, desto kleiner ist der Kranke. Es kommt zu Kontrakturen und Krepitationen. Der Kranke wird arbeitsunfähig. Die Blutsenkungsgeschwindigkeit ist normal, der Waaler-Rose-Test und die anderen Proben für den Rheumafaktor sind immer negativ.

Röntgenbild:
Osteoporose und Deformation der Epiphysen, Osteoarthrose der Gelenke, Vergröberung der Spongiosabälkchen in Epiphysen.

Behandlung:
Nach Entfernung der Kranken aus dem endemischen Gebiet kommt die Krankheit zum Stillstand. Sonst ist keine wirksame Therapie bekannt. Nur durch physikalische und balneologische Behandlung läßt sich nach Korechov bedeutende Besserung erreichen.

Exogene Ursachen entzündlich-rheumatischer Krankheiten und ihre versicherungsrechtliche Bedeutung

E. Fritze

Nicht selten werden von den Kranken und auch vom Arzt äußere Anlässe wie unfallbedingte Traumen, Kälteeinwirkungen oder Durchnässungen im Wehrdienst oder Beruf und andere Ereignisse als Ursache oder Mitursache einer rheumatischen Krankheit angeschuldigt. Solche Einwirkungen im Beruf, während des Wehrdienstes, in der Gefangenschaft oder in anderen versicherungsrechtlich relevanten Situationen können für den betroffenen Kranken wie für den begutachtenden Arzt außerordentlich schwierige Probleme aufwerfen. Die ärztlichen und wissenschaftlichen Ansichten zur Frage der exogenen Verursachung oder Beeinflussung eines entzündlichen Rheumatismus sind sehr verschieden, zumal sie sich nur auf klinische Beobachtungen und Erfahrungen und nicht auf experimentelle Untersuchungen stützen können.

Dabei hat die versicherungsrechtliche Annahme eines Zusammenhanges nach der rechtlichen Definition etwa im Sinne der Unfallversicherung, des Bundesversorgungsgesetzes oder des Soldatenversorgungsgesetzes seine Wahrscheinlichkeit im rechtlichen Sinne zur Voraussetzung. Die gegebene Möglichkeit eines Zusammenhanges reicht also versicherungsrechtlich für eine Anerkennung nicht aus.

Dieser rechtlichen Situation gegenüber steht die medizinische, daß als Voraussetzung eines Zusammenhanges zwischen angeschuldigter Ursache und Krankheit diese möglichst exakt definiert, ihre Ätiologie und Pathogenese bekannt sein müssen. Das trifft bei den entzündlichen rheumatischen Krankheiten aber nur für das rheumatische Fieber zu, wenn auch selbst dabei noch manche Frage ungeklärt ist. Bei den anderen Formen des entzündlichen Rheumatismus bestehen aber erhebliche Schwierigkeiten, weil über ihre Ursachen und die Art und Weise ihrer Entstehung kaum etwas bekannt ist. Zu diesen gehören die rheumatoide Arthritis und ihre seltenen Varianten wie das Felty-Syndrom und die Still-Chauffard'sche Krankheit, das Sjögren-Syndrom, die psoriatische Polyarthritis, die Spondylarthritis ankylopoetica und schließlich die sogenannten Kollagenosen wie Sklerodermie, Dermatomyositis, Polyarteriitis nodosa, Lupus erythematodes visceralis und andere zum rheumatischen Formenkreis zählende Krankheiten.

Hier seien im thematischen Zusammenhang bevorzugt das rheumatische Fieber, die rheumatoide Arthritis und die Spondylarthritis ankylopoetica behandelt, zumal die für die rheumatoide Arthritis zu diskutierenden Gesichtspunkte in ähnlicher Weise für ihre Varianten und für die sogenannten Kollagenosen gelten. Der als Krankheitsbild sui generis zumindest problematische Muskelrheumatismus, die degenerativen Gelenkprozesse und ebenso die Gicht als Stoffwechselkrankheit bleiben unberücksichtigt.

Rheumatisches Fieber

Die Zusammenhangsfrage eines rheumatischen Fiebers mit angeschuldigten äußeren Ursachen ist meist erst dann versicherungsrechtlich zu behandeln, wenn die Symptomatik der akuten rheumatischen Krankheit längst abgeklungen ist oder sich, häufig erst nach wiederholten Krankheitsschüben, nur noch in gewissen Funktionsstörungen, Gelenkdeformierungen oder in einem Herzklappenfehler als Folge einer abgelaufenen Karditis äußern. Die peinlich genaue Erhebung der Vorgeschichte ist dadurch häufig von entscheidendem Wert, und man hüte sich, die oft angegebenen „rheumatischen Beschwerden" oder das leider auch von Ärzten nicht selten diagnostizierte „Rheuma" unkritisch als rheumatisches Fieber oder als eine andere Form des entzündlichen Gelenkrheumatismus aufzufassen.

Die Ätiologie des das jüngere Lebensalter bevorzugenden rheumatischen Fiebers darf als weitgehend bekannt und in einer Infektion mit hämolysierenden Streptokokken der serologischen Gruppe A gesehen werden. Sie tritt im allgemeinen als Tonsillitis, Pharyngitis oder als entzündliches Geschehen der oberen Luftwege in Erscheinung, kann aber auch klinisch unterschwellig bleiben. Ausdruck dieser Streptokokkeninfektion ist der im akuten Krankheitsstadium und über viele Montae nach Ausbruch der Krankheit erhöhte Titer an Antikörpern gegen Streptokokkenantigene. Der Nachweis erhöhter Titer an Anti-O-Streptolysin, Anti-Streptokinase, Anti-Hyaluronidase und an anderen gegen Streptokokkenantigene gerichteten Antikörpern beweist aber naturgemäß nur die Infektion und die pathogenetisch bedeutsame Sensibilisierung durch diese Erregerantigene. Für das Vorliegen eines rheumatischen Fiebers spricht der Nachweis der erhöhten Antikörpertiter daher nur bei entsprechender Vorgeschichte und klinischer Symptomatologie.

Infektionen mit A-Streptokokken sind aber sehr viel häufiger, als durch sie rheumatisches Fieber entsteht. Nur in etwa 4% der Streptokokkeninfektionen und nur bei entsprechender individueller Disposition, die ähnlich wie bei Allergosen erblich verankert zu sein und durch eine Art immunologischer Kreuzreaktion in der Bildung von Autoantikörpern gegen Bindegewebsantigene zu bestehen scheint, kommt es zur Manifestierung der Krankheit. Allerdings sprechen nicht gar so seltene klinische Beobachtungen dafür, daß neben der Streptokokkeninfektion und der individuellen Bereitschaft, darauf mit rheumatischem Fieber zu reagieren, noch andere Momente für die Manifestierung der Krankheit eine Rolle zu spielen vermögen. Als solche kommen fast ausschließlich schwere Durchnässungen und Unterkühlungen in Betracht.

Nach Schiffskatastrophen mit mehrstündigem Aufenthalt der Schiffbrüchigen im kalten Wasser und mit gleichzeitiger starker körperlicher Erschöpfung sind relativ häufig und in unmittelbarem zeitlichen Anschluß Tonsillitiden und mit kurzem Intervall die Entstehung eines rheumatischen Fiebers oder des Rezidivs einer früher durchgemachten akuten Polyarthritis beobachtet worden. Solche, den Organismus exzessiv beanspruchenden Situationen können als Unfall oder als andere versicherungsrechtlich relevante Situation zustande kommen und damit die Bedeutung eines manifestierenden Momentes von entscheidendem Gewicht gewinnen. Die dazu notwendige Intensität einer Unterkühlung ist naturgemäß nicht festzulegen. Immerhin ist bemerkenswert, daß trockene Winterkälte, wie die Beobachtungen des Winterkrieges in Rußland gelehrt haben, sehr viel weniger geeignet ist, der Manifestierung eines rheumatischen Fiebers Vorschub zu leisten oder einer A-Streptokokkeninfektion ätio-pathogenetische Bedeutung zu geben als langdauernde Durchnässungen bei Temperaturen um den Gefrierpunkt und darüber. Es existieren andererseits zahlreiche Stellungnahmen erfahrener Sachkenner, die eine in mangelhaft geheizten Arbeitsräumen oder zugigen Werkshallen angeblich zugezogene sogenannte „Erkältung" mit Recht nicht als manifestierendes Moment eines rheumatischen Fiebers anerkennen.

Es ist nicht wahrscheinlich, daß Gewebstraumen und andere Unfallfolgen, selbst wenn sie mit schwerer Gewebszerstörung und Schock einhergehen, in ähnlicher Weise als manifestierendes Moment für das rheumatische Fieber wirksam werden können wie Durchnässungen oder schwere Unterkühlungen. Zumindest wird nur ein unmittelbarer zeitlicher Zusammenhang und die Verbindung mit langdauernden Eiterungen und dadurch veränderter Reaktionslage des Organismus einen solchen Mechanismus einigermaßen wahrscheinlich machen können. Auch ein Erysipel im Verletzungsbereich mag gelegentlich als Ursache eines rheumatischen Fiebers in Betracht kommen.

Allerdings sollen gelenknahe Traumen innerhalb der Inkubationszeit und Störungen der nervösen Versorgung einen Lokalisationseffekt für die Manifestierung des akuten Gelenkrheumatismus haben können (Edstroem, 1936, 1937, 1942, 1951, 1952; Swift, 1947; Christ, 1959). Dagegen dürfte ein generalisiertes rheumatisches Fieber, also mit Beteiligung mehrerer Gelenke und/oder mit Organbeteiligung, auch trotz engen zeitlichen Zusammenhanges, kaum als Folge eines Traumas anzusehen sein. Darstellungen solcher Zusammenhänge in der Literatur halten der Kritik nicht stand, und es wird sich dabei mit großer Wahrscheinlichkeit um das zufällige Zusammentreffen eines Traumas mit latentem oder im Ausbruch begriffenen Rheumatismus gehandelt haben.

Ob die Infektion mit A-Streptokokken selbst als Ursache im versicherungsrechtlichen Sinne wirksam sein kann, wird wegen der Häufigkeit dieser Infektion und des verbreiteten Vorkommens der Erreger im Einzelfall schwer zu entscheiden sein. Wenn allerdings die spezielle Situation wie zum Beispiel in Schulen und Kasernen oder noch mehr in hygienisch mangelhaften Unterkünften mit hoher Belegungszahl besonders innige Kontaktmöglichkeit von Mensch zu Mensch und damit besonders große Infektionsgefährdung mit sich bringt und diese auch zu objektivieren ist, wird gelegentlich ein solcher Zusammenhang nicht abzulehnen sein (Christ, 1959; Coburn, 1931, 1957; Fritze, 1962, 1963, 1965, 1966; Rammelkamp, 1956; Wannamaker, 1950, 1954). Die Infektionsgefährdung muß dann aber das übliche Maß eindeutig übersteigen.

Es versteht sich, daß bei der Annahme einer Streptokokkeninfektion oder einer schweren Unterkühlung als versicherungsrechtlich relevante Ursache und bei daraus entstehendem rheumatischen Fieber auch alle Organmanifestationen und Komplikationen der Krankheit in dieser Weise zu beurteilen sind. In dieser Hinsicht haben die rheumatische Karditis und die daraus entstehenden Herzklappenfehler für die Betroffenen wie für die rechtliche Beurteilung besonders große Bedeutung. Die Zuordnung meist nur elektrokardiographisch sich äußernder Schäden des Myokards kann sehr schwierig sein und hat differentialdiagnostisch vor allem Veränderungen durch degenerative Gefäßleiden zu berücksichtigen.

Bei bestimmten Infektionskrankheiten — Scharlach, Typhus, Ruhr, M. Bang, Hepatitis epidemica, Tuberkulose — vorkommende Arthritiden sind hinsichtlich eines versicherungsrechtlich wirksamen Zusammenhanges wie diese Infektionen zu beurteilen. Dabei handelt es sich im allgemeinen um gegenüber der Grundkrankheit relativ bedeutungslose Rheumatoide, nur selten, wie zum Beispiel bei der Gonorrhoe und gelegentlich auch bei Tuberkulose, um bakteriell-metastatische Gelenkentzündungen, welche meist zu schwerer Gelenkzerstörung führen.

Rheumatoide Arthritis

Die Ätiologie der mit etwa 75% das weibliche Geschlecht bevorzugt befallenden rheumatoiden Arthritis ist unbekannt. Mit Sicherheit wird die Krankheit nicht durch Streptokokken verursacht, und Übergänge zwischen rheumatischem Fieber und rheumatoider Arthritis sind nicht bekannt. Wie beim rheumatischen Fieber scheint aber eine Sensibilisierung oder eine besondere immunologische Situation pathogenetisch eine wichtige Rolle zu spielen. Jeweils verschiedene Erbfaktoren sind für die Manifestierung bedeutsam.

Es ist nicht endgültig entschieden, ob den Rheumafaktoren pathogenetische Bedeutung für die Entwicklung einer rheumatoiden Arthritis im Sinne eines Anti-Antikörpers beziehungsweise eines gegen 7-S-Gamma-Globulin gerichteten Autoantikörpers zukommt.

Die rheumatoide Arthritis ist also nach dem heutigen Wissen eher eine genetisch präformierte Autoaggressionskrankheit als durch äußere Einflüsse verursacht. Die gelegentlich diskutierte Bedeutung von Staphylokokkeninfektionen oder anderen Infektionen wurde bisher nicht bestätigt (Müller, 1962; Westergren, 1955). Weder ursächlich noch als entscheidend verschlimmerndes Moment sind daher äußere Noxen und Ereignisse für Entstehung und Verlauf einer rheumatoiden Arthritis verantwortlich zu machen. Kälteeinwirkungen und Durchnässungen kommen höchstens als Ursache vorübergehender Exazerbationen, nicht aber als eigentliche Krankheitsursache in Betracht, wenn sie auch oft vom Kranken und leider auch vom Arzt angeschuldigt werden. Allerdings stellte der Empire Rheumatism Council unter 532 Kranken mit chronischem Gelenkrheumatismus neben der Bedeutung der Erbanlage eine signifikante Häufung von Kälteschäden gegenüber einer gleich großen Vergleichsgruppe fest. Der praktische Aussagewert dieser Beobachtung ist aber gering, wenn man die subjektive Kälteempfindlichkeit der Kranken mit chronischem Rheumatismus und ihr verständliches Kausalitätsbedürfnis berücksichtigt.

Edstroem, Forestier (1949), Graber-Duvernay (1948), Isemein (1955), Thiers (1956) und andere Autoren nehmen auf Grund klinischer und statistischer Erhebungen an, daß in etwa 3—5% der Fälle und besonders bei Männern gelenknahen Traumen eine manifestierende und lokalisierende Bedeutung für die rheumatoide Arthritis zukommt. Das traumatisierte Gelenk soll zuerst erkranken und bisweilen das einzige befallene Gelenk bleiben. Es ist daran zu denken, daß eine noch latente rheumatoide Arthritis oder eine rheumatische Disposition auf diese Weise manifest werden kann. Moise (1959), nimmt einen solchen Zusammenhang aber nur bis zu einem Intervall von 3 Wochen als wahrscheinlich an. Kaufmann hat schon 1925 folgende Kriterien als Voraussetzung der Annahme einer traumatischen Manifestierung der rheumatoiden Arthritis formuliert:

1. Das traumatisierte Gelenk muß vorher sicher gesund gewesen sein.
2. Im Bereich der übrigen Gelenke dürfen keine Zeichen einer entzündlichen Arthritis bestehen oder bestanden haben.
3. Das Trauma muß erheblich sein.
4. Die Arthritis muß im traumatisierten Gelenk beginnen.
5. Das Intervall zwischen Trauma und Arthritis darf maximal nur 10 Tage betragen.

Niemals ist aber ein Trauma die Ursache einer generalisierten rheumatoiden Arthritis, und auch die lokalisierende oder manifestierende Wirkung eines Traumas ist sicher sehr selten und seine Bedeutung für den Krankheitsablauf gering. Schließlich lassen alle in der Literatur aufgeführten Fälle von posttraumatischer rheumatoider Arthritis die serologische Sicherung der Krankheit vermissen.

Die häufig in sehr unkritischer Weise unterstellte Bedeutung chronischer Eiterungen oder sogenannter „Herde" als Ursache der rheumatoiden Arthritis ist bis heute unbewiesen. Das Focusproblem krankt daran, daß unter Verkennung der nach unserem heutigen Wissen offenbar verschiedenen Ätiologie und Pathogenese des rheumatischen Fiebers einerseits und der rheumatoiden Arthritis andererseits die Bedeutung der Streptokokken-Tonsillitis für das rheumatische Fieber auch auf andere Krankheiten des rheumatischen Formenkreises übertragen wird. Es ist aber bisher nicht bewiesen, daß ein durch Bakterien verursachter oder sogar steriler Entzündungsherd durch bakterielle Streuung, Ausschwemmung von Toxinen oder anderer biologisch wirksamer Faktoren Ursache eines entzündlichen Rheumatismus im Sinne der rheumatoiden Arthritis sein kann. Über die in solchen Herden durch Aktivierung zellulärer Enzyme möglicherweise entstehenden entzündungsaktiven Substanzen ist unser Wissen zu gering, um die Theorien vom Herdmechanismus darauf stützen zu können. Die Bemühung dienzephaler Irritationen und vegetativer Reflexmechanismen zur Deutung solcher Beziehungen ist höchstens als interessante Hypothese anzusehen, versicherungsrechtlich aber irrelevant.

Es sei aber nicht bestritten, daß, wie bei Tuberkulose, Hepatitis epidemica, Ruhr und anderen Infektionen oder entsprechend der Mitreaktion der Gelenke bei der Serumkrankheit oder bei anderen allergischen Reaktionen, durch solche Herde Gelenkbeteiligungen auf dem Boden einer besonderen Immunitätslage — Hyperergie — vorkommen können. Sie bieten aber niemals das klinische und immunologische Bild des chronischen Gelenkrheumatismus und haben mit Beseitigung der Grundkrankheit eine günstige Prognose.

Andererseits wird bei engem zeitlichen Zusammenhang gelegentlich nicht abzulehnen sein, daß bei latenter rheumatoider Arthritis beziehungsweise entsprechender erblicher Belastung eine langdauernde und schwere bakterielle Eiterung durch Auswirkungen auf die Immunitätslage oder Resistenzlage einen Schub beziehungsweise die Manifestierung der Arthritis auszulösen vermag. Die Annahme solcher Beziehungen hat aber nur bei Anlegung sehr strenger Maßstäbe hinsichtlich des Schweregrades der chronischen Eiterung und der zeitlichen Zuordnung mehr als hypothetischen Wert.

Ob es eine sogenannte Infektarthritis mit abakterieller, chronisch-progredienter Gelenkverödung und Zerstörung des Gelenkknorpels als eigenes Krankheitsbild wirklich gibt, ist problematisch. Häufig ist ihre Annahme sicher eine Verlegenheitsdiagnose, hinter der sich eine rheumatoide Arthritis verbirgt. Bei Mitreaktionen der Gelenke im Verlaufe von Infektionskrankheiten, also bei sogenannten Rheumatoiden, können bakterielle Streuungen zu meist monoartikulärer bakterieller Arthritis führen. Deshalb ist in solchen Situationen vor einer sogenannten Herdsanierung ausdrücklich zu warnen, die immer die Gefahr einer Bakteriämie mit sich bringt.

Spondylarthritis ankylopoetica

Die Ursache der zu etwa 90% das männliche Geschlecht bevorzugenden Spondylarthritis ankylopoetica ist wie die der rheumatoiden Arthritis unbekannt. Tuberkulose, Lues, gonorrhoische oder unspezifische chronische Prostatitis, Störung der Nebenschilddrüsenfunktion und andere diskutierte ursächliche Faktoren haben keine Anerkennung gefunden. Die Krankheit wird als spezielle Form einer chronisch-rheumatischen Entzündung angesehen, wobei sie teils als Variante der rheumatoiden Arthritis gilt, teils davon eindeutig abgetrennt wird. Bisweilen wird die Krankheitseinheit überhaupt in Frage gestellt. Schon die von Bechterew (1893) beschriebene Krankheitsform mit kranio-kaudal fortschreitender Wirbelsäulenversteifung, zunehmender Kyphose und ohne Beteiligung der großen Gelenke unterscheidet sich von der durch Strümpell-Marie beschriebenen häufigeren Form mit kaudo-kranialem Fortschreiten, flacher Wirbelsäule und häufigem Befall der großen Gelenke. Mit 30—50% der Fälle sind periphere Gelenkentzündungen und Iritis sehr häufig.

In der Tabelle 67 sind die Unterschiede und Ähnlichkeiten der klinischen Symptomatologie des rheumatischen Fiebers, der rheumatoiden Arthritis und der Spondylarthritis ankylopoetica gegenübergestellt, weil die möglichst eindeutige diagnostische Abgrenzung dieser rheumatischen Krankheiten gegeneinander Voraussetzung ihrer versicherungsrechtlichen Beurteilung ist.

Tabelle 67. *Klinische Symptomatologie der häufigsten entzündlich-rheumatischen Krankheiten*

	Rheumatisches Fieber	Rheumatoide Arthritis	Spondylarthritis ankylopoetica
Krankheitsbeginn	1.—2. Jahrzehnt, selten auch später	jenseits des 40. Lebensjahres	3.—4. Jahrzehnt
Geschlechtsverteilung	♂ ≈ ♀	♂ < ♀ (75%)	♂ (90%) > ♀
Beteiligung der großen Gelenke	++	(+)	(+)
Beteiligung der kleinen Gelenke	+	++	+
Beteiligung der Sakroiliakalgelenke und der kleinen Wirbelgelenke	∅ (+)	(+)	++
Neigung zu Gewebsverkalkungen	∅	selten	++
Herzbeteiligung	++	(+)	+
Verlaufsweise	akut, rezidivierend mit vollständigen Remissionen, Heilung oder Defektheilung	chronisch, schubweise progredient, Stillstand in jeder Krankheitsphase möglich	chronisch, schubweise progredient, Stillstand in jeder Krankheitsphase möglich
Anti-O-Streptolysin-Titer erhöht	++	∅	~ 40% +
Rheuma-Teste	∅	++	∅

∅ negativ oder fehlend
+ bzw. ++ = häufig bzw. sehr häufig vorhanden
(+) = bisweilen vorhanden

Die Krankheit kann also sowohl mit dem rheumatischen Fieber als auch mit der rheumatoiden Arthritis gewisse Ähnlichkeiten haben. So kommen in 10—15% der Fälle Herzklappenfehler, meist der Aortenklappe, vor, die bei rheumatoider Arthritis niemals, bei rheumatischem Fieber sehr häufig beobachtet werden. In etwa 40% der Fälle ist der Anti-O-Streptolysintiter pathologisch erhöht.

Die Spondylarthritis ankylopoetica manifestiert sich auf dem Boden einer wahrscheinlich einfach dominant erbgebundenen Disposition mit unterschiedlicher Geschlechtspenetranz, die aber von der der rheumatoiden Arthritis und des rheumatischen Fiebers verschieden ist. Männer sind 10 mal häufiger als Frauen betroffen, und die Krankheit beginnt meistens unbemerkt nach dem Ende der Pubertät.

Eindeutige auslösende Ursachen fehlen fast immer, werden aber bisweilen in Infektionskrankheiten, Kälte- und Nässeschäden, Überanstrengungen, Schwangerschaft und Unterernährung vermutet. Diese und mechanische Traumen dürften aber fast immer nur der Anlaß zur Entdeckung des Leidens sein, mögen aber bei engem zeitlichen Zusammenhang — weniger als 1 Monat — und erheblicher Intensität vorübergehende Verschlimmerungen veranlassen können. Die von den ersten Beschreibern der Krankheit Bechterew (1893) und Marie (1897) als traumatisch bedingt angesehenen Fälle und die später von Fraenkel (1903/04), Forestier (1949) u. Graber-Duvernay (1948/ 1958) für posttraumatisch gehaltenen Krankheitsfälle halten einer Kritik nicht stand.

Die bestimmten Berufen eigenen häufigen Mikrotraumen der Wirbelsäule sind bei der Spondylarthritis ankylopoetica im Gegensatz zur Spondylosis deformans ätiologisch nicht wirksam. Die Krankheit kommt in solchen Berufen keineswegs häufiger als in anderen vor (Ott, 1957, 1959). Bei dem meist unauffälligen Beginn und schleichenden Verlauf des Leidens ist ein zeitlicher und erst recht ein kausaler Zusammenhang mit solchen äußeren Ursachen im allgemeinen nicht anzunehmen.

Trotzdem scheint es berechtigt zu sein, häufiger als bei der rheumatoiden Arthritis mit solchen das Krankheitsgeschehen verschlimmernden äußeren Anlässen zu rechnen. Vor allem in Verbindung mit dem sogenannten Reiter'schen Syndrom nach Ruhr oder im Anschluß an rheumatisches Fieber ist die Manifestierung einer Bechterew'schen Krankheit nicht selten beobachtet worden. Die Häufigkeit eines rheumatischen Fiebers in der Vorgeschichte der Kranken mit Spondylarthritis ankylopoetica wird auf etwa 30% geschätzt. Deshalb wird gelegentlich ein rheumatisches Fieber oder auch eine Ruhr als Ursache oder manifestierendes Moment der Spondylarthritis ankylopoetica zu diskutieren sein.

Die große Bedeutung der individuellen Disposition, die auch durch das gleichzeitige Auftreten der Krankheit bei eineiigen Zwillingen unterstrichen wird, wird aber jeweils gegenüber der solcher manifestierenden Faktoren abzuwägen sein. Schon wegen der bis heute sehr geringen Kenntnisse vom Wesen der Krankheit wird die Annahme eines versicherungsrechtlichen Zusammenhanges nur selten berechtigt sein. Schwere berufliche Beanspruchungen, zum Beispiel bei Lastenträgern oder bei Bergleuten, können höchstens für vorübergehende und für den Krankheitsverlauf insgesamt unerhebliche Verschlimmerungen in Betracht kommen (Schlomka, Matthiash, 1956; Fritze).

Andere Krankheiten aus dem rheumatischen Formenkreis

Ätiologie und Pathogenese des Felty-Syndroms, der Still-Chauffard'schen Krankheit, der psoriatischen Arthritis, der Dermatomyositis, der Sklerodermie, der Polyarteriitis nodosa, des Lupus erythematodes visceralis und anderer sogenannter Kollagenosen sind unbekannt. Es ist nicht wahrscheinlich, daß äußere Ursachen diese Krankheitsbilder bedingen oder ihren Verlauf entscheidend beeinflussen. In versicherungsrechtlicher Hinsicht besteht die gleiche Situation wie bei rheumatoider Arthritis.

Eine Ausnahme und Besonderheit stellen allein Lungenveränderungen bei staubexponierten Menschen dar, bei denen zugleich eine rheumatoide Arthritis besteht oder die immunologische Situation dieser Krankheit durch den Nachweis der Rheumafaktoren gegeben ist. Solche Lungenfibrosen und Rundherdpneumokoniosen entstehen nur nach mehr oder weniger langer, nicht selten allerdings schon nach überraschend kurzer Staubexposition. Der versicherungsrechtliche Zusammenhang und die Anerkennung als Berufskrankheit sind also nach deutschem Recht gegeben, wenn auch zu unterstellen ist, daß die bestehende rheumatische Reaktionslage oder Disposition ein entscheidendes Moment für die Entstehung der Lungenveränderungen bei Staubexposition ist (s. Beitrag „Das Caplan-Syndrom...").

Beim Menschen und im Tierversuch kann offenbar auch der Lupus erythematodes visceralis durch äußere Noxen verursacht werden. Als solche kommen zum Beispiel Medikamente wie Apresolin, Hydantoin, Hydralacin, Isonikotinsäurehydracid und vielleicht sogar die langdauernde Anwendung von Nebennierenrindenhormonen in Betracht. Ob der Anstieg des Medikamentenverbrauchs über die Entstehung gewebswirksamer Auto-Antikörper einen Zusammenhang mit der Häufigkeitszunahme des Lupus erythematodes und anderer Bindegewebsaffektionen haben kann, wird zwar diskutiert, ist aber noch als Hypothese zu betrachten.

Naturgemäß ist es ein schwieriges Unterfangen, für so problemreiche Krankheiten wie die verschiedenen Formen des entzündlichen Rheumatismus und der Kollagenosen die Bedeutung äußerer Ursachen und ihre versicherungsrechtliche Beurteilung einigermaßen verbindlich darzustellen. Jeder einzelne Krankheits- und Begutachtungsfall wird seine eigene Beurteilung erfahren müssen. Hier konnte nur versucht werden, die grundsätzlichen Gesichtspunkte anhand des heutigen Wissensstandes herauszuarbeiten.

Allgemeine therapeutische Prinzipien

Überblick über die medikamentöse Behandlung rheumatischer Erkrankungen

F. Coste

Die zur Behandlung der rheumatischen Erkrankungen verwendeten zahlreichen Medikamente unterscheiden sich erheblich in ihrer Wirkungsweise.

1. Die *Analgetica* sind bei Erkrankungen, bei denen der Schmerz ein Hauptsymptom darstellt, fast immer angezeigt.

2. Die *entzündungshemmenden Medikamente*, an ihrer Spitze die Kortikosteroide, erfreuen sich einer großen und häufig auch zu Recht bestehenden Beliebtheit. Sie haben den Verlauf vieler rheumatischer Erkrankungen entscheidend beeinflußt.

3. *Stoffwechselwirksame* Medikamente sind vor allem bei den gewisse Formen des Rheumatismus begleitenden Störungen des Calciumstoffwechsels sowie bei den die Gicht kennzeichnenden Veränderungen des Purinstoffwechsels angezeigt, ebenso aber auch bei anderen metabolischen Störungen, die mit verschiedenen Formen der Rheumaerkrankungen einhergehen.

4. Die antirheumatische Therapie kann außerdem in bestimmten Fällen Antibiotica (infektiöse Rheumatitiden), Neuroleptica, Analeptica, Spasmolytica, Antianämica usw. umfassen.

I. Analgetica

Diese Medikamente gehören vor allem zwei Gruppen an: den *Salicylsäure-* und den *Pyrazolon*-Derivaten.

Das *Natriumsalz der Salicylsäure* war während langer Zeit das Medikament der Wahl bei akutem Gelenkrheumatismus, aber auch bei allen sonstigen rheumatischen Krankheiten.

Das im allgemeinen oral verabreichte Medikament muß in hinreichend großen Dosen verschrieben werden (die beim Erwachsenen täglich 10 g und mehr erreichen können), wenn man einen wirksamen Salicylsäure-Blutspiegel erzielen will (etwa 30—35 mg Salicylsäure pro Liter Blut).

Der Begriff eines therapeutisch wirksamen Salicylsäurespiegels begegnet jedoch heutzutage erheblichem Zweifel, da gemeinschaftlich durchgeführte Untersuchungsreihen ergeben haben, daß die Salicylsäuretherapie der rheumatischen Karditis nur in geringem Maße vorzubeugen vermag.

Zudem führen hochdosierte Natriumsalicylatgaben zu zahlreichen Unverträglichkeitserscheinungen wie Magenstörungen und Azidose.

Das Natrium salicylicum kann auch (in Lösungen zu 10, 15 oder 20%) intravenös verabfolgt werden, doch kommt es selbst bei Zugabe von Glukose oder anderen

Schutzsubstanzen verhältnismäßig rasch zu sklerotischen Veränderungen an den venösen Gefäßen.

Hingegen ist das Medikament manchmal zur Bekämpfung akuter rheumatischer Schübe dienlich, und zwar nicht nur des rheumatischen Fiebers, sondern auch bestimmter Formen subakuter oder chronischer Polyarthritiden.

Am häufigsten werden die Salicylate in Form der *Acetylsalicylsäure* (Aspirin) verabreicht. Sie ist bequem anzuwenden und wird, wie am Serum-Salicylsäurespiegel abzulesen ist, nur verzögert ausgeschieden. Nach wie vor ist sie das tägliche Brot vieler Rheumakranker, vor allem der Polyarthritiker, ja in manchen Fällen stellt sie das entscheidende, jedem anderen Mittel überlegene Therapeuticum dar. In den meisten Fällen kommt sie jedoch nur als zusätzliches, aber doch notwendiges Analgeticum in Betracht. Die Dosen reichen von 1 bis 6 g täglich, manchmal auch höher.

Sieht man von den seltenen Fällen allergischer Reaktionen gegenüber dem Medikament ab, so ist die Anwendung der Acetylsalicylsäure lediglich durch Erscheinungen der Magenverträglichkeit eingeschränkt, die hauptsächlich bei Männern zu beobachten sind. Doch können auch bei Fehlen subjektiver Störungen okkulte Blutungen die Absetzung des Aspirin erzwingen. Diese Blutungen stammen aus dem Magen und werden auch durch die Anwendung „tamponierten" bzw. mit inerten Schutzkörpern angereicherten Aspirin nur wenig beeinflußt, verschwinden hingegen bei Einnahme glutaminisierter Tabletten, die jedoch leider nur schlecht vom Darm aufgenommen werden. Die daher erforderlichen höheren Dosen verstärken andererseits die Obstipation, eine andere in Betracht kommende Nebenwirkung der Salicylate.

Von den *Pyrazolderivaten* wird in großem Umfang Gebrauch gemacht. So wird etwa das Pyramidon von vielen europäischen Autoren als ein Basistherapeuticum des rheumatischen Fiebers angesehen. Wie das Antipyrin und die zahlreichen anderen Substanzen der gleichen Gruppe hat es bei oraler, gelegentlich auch intramuskulärer oder intravenöser Anwendung eine beachtliche analgetische Wirkung. Die Kombination mit Natriumsalicylat ist möglich.

Die Nebenwirkungen der Pyrazolon-Derivate (die, wie die häufig zu freizügige und nicht genügend kontrollierte Verschreibung dieser Medikamente zeigt, manchmal nicht hinreichend beachtet werden) machen eine Überwachung erforderlich. Zu den Nebenerscheinungen gehören Magenunverträglichkeit, Allergien (Hauteruptionen, Allgemeinreaktionen) sowie vor allem die Störungen der myeloischen Blutbildung; gefürchtet ist die freilich seltene Pyramidon-Agranulozytose. Das Blutbild muß öfter kontrolliert werden, aber es kann auch ohne vorangehende alarmierende Zeichen einer Neutropenie unerwartet zur Agranulozytose kommen.

Die antiphlogistischen Wirkungen eines weiteren Pyrazolon-Derivates, des Phenylbutazon, sind in jüngster Zeit nachgewiesen worden. Die Substanz wird unter den entzündungshemmenden Medikamenten besprochen.

Zur Zeit gibt es zahlreiche Kombinationspräparate, die Salicylate und Pyrazolon-Derivate in Verbindung mit Opiaten oder anderen schmerzstillenden Mitteln enthalten. Sie können als Magistralformel verschrieben werden, finden jedoch vor allem Anwendung in Gestalt zahlloser Handelspräparate.

Der Praktiker ist häufig angesichts der Vielzahl der Spezialitäten in einer gewissen Verlegenheit und sollte sich daher stets über ihre genaue Zusammensetzung unterrichten, bevor er sie verschreibt. Ihren Nutzen erweisen sie nicht selten dann, wenn es sich darum handelt, über eine besonders schmerzhafte Phase der rheumatischen Affektion hinwegzukommen.

II. Entzündungshemmende Medikamente

1. Kortikosteroide

Die Entdeckung der entzündungswidrigen Eigenschaften des *Cortisons* hat die antirheumatische Therapie weitgehend umgestaltet. Gegenwärtig gilt die Kortikosteroidtherapie als *therapia magna*, als bemerkenswert zuverlässige Medikation, die kaum je bei einem entzündlichen Rheumatismus versagt, welcher Art er auch sei.

Es handelt sich um eine äußerst wirksame, ja spektakuläre Therapie — die klinischen Symptome des Rheumatismus verschwinden manchmal innerhalb weniger Tage, gleichzeitig normalisieren sich die Laborwerte.

Die Zahl der therapeutisch anwendbaren Kortikosteroide hat zugenommen, ebenso konnte die molekulare Struktur genauer bestimmt werden, die für den antiphlogistischen Effekt dieser Steroide entscheidend ist.

Seit der Untersuchung des Cortisons und Cortisols galten als die für die entzündungshemmende Wirkung entscheidenden Merkmale der chemischen Struktur: Doppelbindung zwischen C_4 und C_5, Sauerstoffatom an C_3, C_{11} und C_{20}, OH-Gruppe an C_{17} und CH_2OH-Gruppe an C_{21}.

Seither entdeckte man die Wirkung der Dehydrierung an C_1 und C_2 (Prednisolon, Deltacortison, Cortancyl), die starke Wirkung des Fluors an C_9 und C_6, die günstige Wirkung des Methyls an C_2 und C_6, die unterschiedliche Wirkung der Doppelbindung C_6—C_7 und des Methyls an C_{16}, die negative, entzündungsfördernde Wirkung der Hydroxylgruppe an C_{16} und der Desoxydation an C_{21}.

Das Methyl an C_{16} hat an sich nur einen geringen entzündungshemmenden Effekt, der sich jedoch stärker bemerkbar macht, wenn das Steroid bereits an C_9 fluoriert ist. Vor allem entfällt dann die mineralotrope Wirkung des an C_9 gebundenen Fluors. Dies war der Ausgangspunkt der Entdeckung des Dexamethasons, das zwar einen stark antiphlogistischen Effekt aufweist, aber keine mineralotropen Eigenschaften besitzt.

Ähnlich geht durch die Hydroxylgruppe an C_{16} der antiphlogistische Effekt deutlich verloren, andererseits aber auch die natriumretinierende Eigenschaft des Fluors an C_9; das Ergebnis liegt im Triamcinolon vor, das kaum weniger antiphlogistisch wirksam ist als das Prednison, jedoch nicht mineralotrop wirkt.

Das Paramethason, ein 16-Methyl-Prednisolon mit Fluorbindung an C_6, ist ebenfalls ein wirksames Kortikosteroid und wird verhältnismäßig gut vertragen.

Andere neue Kortikosteroide wie das 6-Methyl-Dehydrocortisol, das 16-Methyl-Dehydrocortisol und das 9-Fluor-16-methyl-Methason (Betamethason) unterscheiden sich vom Dexamethason nur durch die Stellung des an C_{16} gebundenen Methyls (α statt β) und ergeben ebenfalls therapeutisch befriedigende Resultate.

Durch Modifikation der Grundstruktur des Cortisols gelang es den Biochemikern auf diese Weise, eine ganze Reihe von Präparaten zu schaffen, die den Zweck haben, die entzündungshemmende Wirkung zu verstärken und die Toxizität herabzusetzen. Die Ergebnisse waren nicht immer in gleicher Weise befriedigend, da jedes der neugeschaffenen Moleküle mit der dieser Gruppe von chemischen Verbindungen zukommenden grundlegenden Eigenschaft der Entzündungshemmung auch noch verschiedenartige weitere Merkmale gemeinsam hatte. Die Handhabung der Kortikosteroidtherapie ist daher einerseits zwar erfolgreicher, andererseits aber auch heikler geworden. Man lernte, von einem Kortikosteroid auf das andere überzugehen und sie vor allem auch miteinander zu kombinieren.

So werden zum Beispiel bei der Verbindung des Triamcinolon mit Prednisolon oder Medrol die Nebenwirkung des ersteren, die Asthenie, die Abmagerung, die Anorexie und die muskuläre Insuffizienz, durch die entgegengesetzten Wirkungen des zweiten Präparates der Kombination kompensiert, und das Triamcinolon vermindert seinerseits die Risiken des Heißhungers, der Gewichtszunahme, der Verdauungsstörungen und etwaiger Frakturen, die bei der Mehrzahl der mit ihm kombinierten Kortikosteroide gegeben sind.

Die Anwendungsregeln der Therapie mit Nebennierenrindenhormonen richten sich danach, ob es sich um einen akuten bzw. subakuten Rheumatismus mit zyklischem Verlauf und rückläufiger Tendenz oder um chronische und progrediente Affektionen handelt.

Am deutlichsten werden diese Verlaufsformen in der ersten Gruppe durch das rheumatische Fieber und in der zweiten Gruppe durch die chronische Polyarthritis repräsentiert.

Man ist im Laufe der Zeit übereingekommen, beim akuten Gelenkrheumatismus hohe Dosen von Kortikosteroiden (1,2 bis 3,5 mg pro kg Körpergewicht) während einer verhältnismäßig kurzen Zeitspanne zu geben, die sich nach der üblichen Dauer des aktiven Schubes richtet, im Durchschnitt also zwei Monate lang. Doch sind auch andere Formen der Applikation vorgeschlagen worden, so etwa die Einschränkung der Stoßtherapie auf ein bis zwei Wochen oder die regelmäßige Verabfolgung der Kortikosteroide während zwei Monaten oder länger, jedoch in fallenden Dosen. Die Kombination mit Salicylaten oder Pyrazolonderivaten ist natürlich möglich, aber nicht erforderlich.

Wenn die Applikation auf einen verhältnismäßig kurzen Zeiraum beschränkt wird, kommt es im allgemeinen nicht zu den nachteiligen Erscheinungen, die der Langzeitbehandlung rheumatischer Erkrankungen mit Kortikosteroiden zum Vorwurf gemacht werden.

Die Wirksamkeit hinsichtlich der klinischen Symptome und der Laborwerte ist beim rheumatischen Fieber sehr ausgeprägt, der präventive Nutzen bezüglich der rheumatischen Karditis wird jedoch stärker angezweifelt.

Die Anwendungsregeln der Kortikosteroidtherapie der chronischen Polyarthritis sind immer noch die gleichen, wie sie schon vor zehn Jahren aufgestellt wurden. Es handelt sich um eine erhaltende und nicht um eine kurative Therapie. Ihre Absetzung führt zu einem raschen und manchmal schweren Rückfall, daher muß mit einer Langzeitbehandlung gerechnet werden. Die Behandlung soll infolgedessen

a) nur vorgenommen werden, wenn keine Kontraindikationen vorliegen, zu denen in erster Linie Ulcus ventriculi, Diabetes, Psychosen und arterieller Hochdruck gehören —

b) in möglichst kleinen Dosen erfolgen. Die kleinste noch wirksame Dosis, die die Symptome nicht unterdrückt, sondern sie auf ein erträgliches Maß herabsetzt, soll erst allmählich und etappenweise erreicht werden, indem man von absichtlich zu niedrig gewählten Mengen ausgeht.

Zur Vermeidung und Bekämpfung der Osteoporose ist es wichtig, während der ganzen Zeit eine auf die Erhaltung des Calciums ausgerichtete Therapie durchzuführen: Vitamin D_2, um die Resorptionsfähigkeit des Darmes für Calcium aufrechtzuerhalten, Calciumsalze und Phosphate, um dem Knochen die Calciumeinlagerung begünstigende Minerale zu liefern, sowie Steroide mit anabolem Proteineffekt, um der Proteinverarmung des Knochens zu begegnen, die durch die katabole Wirkung der Kortikosteroide herbeigeführt werden kann.

Die NNR-Hormontherapie kann auch auf dem Wege der Zufuhr von *kortikotropem Hormon* der Hypophyse (ACTH, Corticotropin) durchgeführt werden; man injiziert intramuskulär alle 6 Stunden 25 mg (viermal täglich) oder einmal täglich 40 mg eines Depot-ACTH. Ferner kommt die langsame Zufuhr durch Infusionen von 1 bis 10 mg täglich in Betracht.

Wegen der mineralotropen Wirkung des Hormons ist eine natriumfreie Ernährung sowie eine Überwachung des arteriellen Blutdrucks erforderlich. Bei Hypertonikern wendet man ACTH besser nicht an. Eine *Kurztherapie* mit ACTH bringt beachtliche Erfolge, die in jeder Beziehung denen der Kortikosteroidtherapie vergleichbar, ja ihnen gelegentlich überlegen sind, da das die natürliche Produktion der NNR-Hormone fördernde ACTH physiologischer wirkt.

Die Langzeitbehandlung, wie sie die chronische Polyarthritis erfordert, ist mit schwerwiegenden Nachteilen verbunden: der lästige Zwang täglicher Injektionen (wie beim Diabetes), Nachlassen der Wirkung (Bildung von Antikörpern gegen die fremden, in den ACTH-Präparaten enthaltenen Proteine bzw. Polypeptide), Unverträglichkeit gegenüber diesen Proteinen, die eventuell durch die Anwendung synthetischer corticotroper Peptide, die gegenwärtig noch untersucht werden, abgemildert werden kann. Diese unerwünschten Erscheinungen schließen eine Dauerbehandlung häufig aus. In den meisten Fällen muß die Therapie nach einigen Monaten abgebrochen werden.

In England scheint es West sowohl wie Savage gelungen zu sein, bei einem erheblichen Teil ihrer Kranken eine Dauertherapie mit ACTH durchzuführen. Die Wirksamkeit der Behandlung beurteilten sie nach der Höhe des Kortikosteroid-Harnspiegels, der ein Maßstab für die provozierte Hypersekretion der Nebennierenrinde ist. Werden die Dosen so gewählt, daß ein ausreichender Spiegel erhalten bleibt, so läßt sich in gewissen Fällen die Erschöpfung oder ein offensichtliches Nachlassen der Wirkung des ACTH vermeiden.

Unsere eigenen Resultate waren zwar nicht ebenso günstig, doch ist sicher, daß das ACTH zu Unrecht von den leichter anzuwendenden Kortikosteroiden verdrängt worden ist. In manchen Fällen ermöglicht es die Wiederaufnahme einer aktiven Therapie, wenn die Kortikosteroide versagen, oder die Fortsetzung einer aus anderen Gründen abzusetzenden Kortikosteroid-Behandlung, etwa bei Auftreten einer geschwürigen Gastritis, die durch das ACTH weit weniger gefördert wird als durch die Kortikosteroide und sich bei einem Übergang zu ACTH bessern kann. Auch können die Gefahren der Absetzung der Kortikosteroide mit Hilfe des ACTH verringert werden, da es die Nebennierenrinde wieder aktiviert.

Im Rahmen der Erörterung der Kortikosteroidtherapie sei schließlich auch an den Nutzen *intraartikulärer Injektionen* des Hydrocortison, Prednisolon, Dexamethason, 6-Methyl-Prednisolon, Triamcinolon etc. erinnert. Die Wirkung ist sicherlich nicht so frappant wie bei den Arthrosen und vor allem auch von geringerer Dauer. Doch ist es so manchmal möglich, die Tagesdosis an Kortikosteroiden herabzusetzen und die Behandlung auf ein oder zwei in besonderem Maße befallene

Gelenke zu konzentrieren oder auch diese schweren Arthritiden lokal zu behandeln, also ohne Kortikosteroide *per os* zu verabfolgen.

Die intramuskuläre Anwendung der Kortikosteroide wurde wegen der infektionsbegünstigenden Wirkung und der relativen Häufigkeit von Injektionsabszessen aufgegeben, begegnet jedoch jetzt wieder wachsendem Interesse. Es hat den Anschein, als ließen sich die genannten Risiken bei genügender Vorsicht vernachlässigen und damit gewisse Nachteile vermeiden, die mit der oralen Applikation der Kortikosteroide verbunden sind (hohe Dosierung, Reizung der Wandungen des Magen-Darm-Kanals). Erfolgen die intramuskulären Injektionen in Abständen von mehreren Tagen, so läßt sich ein weitgehend gleichbleibender Kortikosteroidspiegel erzielen, der gute therapeutische Resultate gewährleistet. Die in dieser Form während der letzten Jahre zumeist angewendeten Kortikosteroide sind 6-Methyl-Prednisolon und Triamcinolon, die sich wie bei oraler Zufuhr kombinieren lassen, sowie das Betamethason.

2. *Phenylbutazon*

Das Phenylbutazon ist nach den Kortikosteroiden eines der wirksamsten entzündungshemmenden Medikamente und besitzt gleichzeitig einen bemerkenswerten analgetischen Effekt. Daher wird es mit Erfolg in der Behandlung der meisten schmerzhaften Rheumaerkrankungen eingesetzt, besonders der entzündlichen Formen, und es stellt selbst bei entzündlichen Krankheiten nichtrheumatischer Genese eine wirksame Therapie dar.

Auch in der Behandlung der chronischen Polyarthritis erweist es sich manchmal als hilfreich, wenngleich die Wirkung hier inkonstant ist und im allgemeinen nicht ausreicht, jedenfalls deutlich derjenigen der Kortikosteroide unterlegen ist. Die Erythrozyten-Senkungsgeschwindigkeit bleibt unbeeinflußt, und wenn sie doch abfällt, so im allgemeinen nur langsam und verzögert.

Hingegen ist das Phenylbutazon von ausgezeichneter Wirkung bei der ankylosierenden Spondylarthritis, es stellt gegenwärtig das gebräuchlichste Medikament zur Dauerbehandlung dieser Erkrankung dar.

Das Phenylbutazon ist verhältnismäßig einfach anzuwenden, sofern man seine Nebenwirkungen kennt. Der Salzretention kann in der Regel, aber nicht immer, durch eine natriumfreie Ernährung vorgebeugt werden. Wichtiger sind die Magen-Darm- sowie die Haut-Reaktionen; das Medikament fördert die Entstehung oder Reaktivierung von Magen-Darm-Ulcera. Die Unverträglichkeitserscheinungen seitens des gastrischen Systems treten oft schon frühzeitig und manchmal mit unerwarteter Plötzlichkeit in Erscheinung.

Nicht weniger überraschend kommt es zu manchmal sehr ausgedehnten Blutungen aus dem Darm, deren Herkunftsort sich häufig nicht ausmachen läßt.

Störungen der blutbildenden Funktionen, denen wegen der Ähnlichkeit der Struktur des Phenylbutazons mit der des Pyramidons eine gewisse Bedeutung beizumessen ist, sind verhältnismäßig selten. Dennoch ist eine häufige Kontrolle des Blutbildes bei einer Dauermedikation mit Phenylbutazon nicht überflüssig, damit Leukopenie und Neutropenie als Vorboten einer Agranulozytose rechtzeitig festgestellt werden. Diese kann sich allerdings auch unvermutet ohne begleitende klinische Symptome und ohne vorausgehende Neutropenie einstellen.

Es empfiehlt sich jedenfalls, eine Behandlung mit Phenylbutazon nur dann zu beginnen, wenn zuvor ein Blutbild angefertigt wurde.

Bei all diesen Zwischenfällen ist im allgemeinen die Medikation abzubrechen, doch muß man wissen, daß sie in ihrer Mehrzahl in den *ersten Wochen* der Behandlung zutage treten. Nach diesem Zeitpunkt ist die Wahrscheinlichkeit groß, daß der Patient das Medikament auch weiterhin verträgt, das dann bei ihm für eine Langzeitbehandlung mit regelmäßigen Kontrollen des Blutbildes Anwendung finden kann, vorausgesetzt daß eine mittlere Dosis nicht überschritten wird (maximal 600 mg per os zu Beginn, 400—300 mg in der Folgezeit). Diese noch verhältnismäßig hohen Dosen sind erforderlich, wenn man eine nachweisbare Wirkung bei der pcP erzielen will; zur Behandlung der Spondylarthritis genügen jedoch häufig geringere Mengen.

3. Synthetische Antimalariamittel

Sich häufende Beobachtungen haben die Aufmerksamkeit der Rheumatologen auf diese Substanzen gelenkt, die gegenwärtig weite Verbreitung gefunden haben.

Überraschend ist, daß Substanzen von sehr unterschiedlicher chemischer Struktur, die lediglich als Antimalariamittel bekannt waren, mittels eines noch hypothetischen Mechanismus auch eine Wirkung auf die chronische Polyarthritis auszuüben scheinen — eine Wirkung freilich, die mancherseits auch bezweifelt wird.

Einige neuere Untersuchungen mit hinreichend großen Serien, Kontrollgruppen und doppeltem Blindversuch lassen sogar auf ihre Unwirksamkeit schließen. Dennoch halten die weitaus meisten Rheumatologen die antirheumatische Wirkung für erwiesen.

Der wirkliche Wert der Antimalariabehandlung ist nicht zuletzt deswegen noch Gegenstand der Diskussion, weil ihre Erfolge sich nur langsam einstellen und jedenfalls auch inkonstant sind. Nach Statistiken variiert die Erfolgsquote von nicht signifikanten Prozentsätzen bis zu 50, ja 70 und 80% der Fälle.

Man nimmt an, daß vor allem relativ frische Polyarthritiden, kaum hingegen lange bestehende Erkrankungen mit schweren Läsionen oder stark progredientem Krankheitsverlauf der Behandlung zugänglich sind. Doch ist diese Regel nicht ohne erfreuliche Ausnahmen.

Die am häufigsten verwendeten Mittel sind das Chloroquin-Sulfat, -Phosphat und -Gentisat sowie das Hydroxychloroquinsulfat.

Mittlere Tagesdosis: 300 mg für die Chloroquinsalze, 600 mg für das Hydroxychloroquin, bei guter Verträglichkeit auch mehr.

Der Anwendung der Antimalariamittel sind durch die verhältnismäßig häufigen *Unverträglichkeitserscheinungen* Grenzen gesetzt (mehr als 50% der Fälle), die jedoch meistens recht gutartig sind und nach Absetzen des Medikamentes rasch zu verschwinden pflegen. In der Hauptsache handelt es sich um *gastrische* Störungen: Magenschmerzen, Anorexie, Sodbrennen und sogar Erbrechen. Sie stellen sich meistens schon in den ersten Tagen oder Wochen der Behandlung ein und bilden den Hauptanlaß für ihren Abbruch. Sofern das Chloroquin gegeben wurde, sollte man versuchsweise auf das häufig besser vertragene Hydroxychloroquin übergehen (aber auch der umgekehrte Fall wird gelegentlich beobachtet). Intestinale Beschwerden, etwa in Form von Diarrhoen oder Bauchschmerzen, sind weit seltener.

Die *Sehstörungen* bilden für den Therapeuten einen Gegenstand der Beunruhigung. Es handelt sich keineswegs, wie man zu Unrecht behauptete, um Störungen der Akkomodation (die regelmäßig normal bleibt), sondern um ein verschwommenes Sehen, um die Empfindung, daß um die Gegenstände ein Nebel oder ein farbiger

Hof liege, aber auch um schwerer zu beschreibende Störungen: Schwere oder unbestimmter Schmerz der Augäpfel, Ermüdung beim Sehen.

Diese Störungen können sich jederzeit während der Behandlung einstellen, bei manchen Patienten schon in den ersten Tagen, bei den meisten erst nach längere Zeit durchgeführter Antimalariatherapie. Sie können auch spontan ohne Reduktion der Dosis wieder verschwinden, doch tritt dieser Fall selten ein. Im allgemeinen verzichten die Kranken entweder auf die Medikation oder sie setzen, falls der Arzt sie beruhigen konnte, die Behandlung trotz des Andauerns der Augenstörungen fort — dies allerdings in weit geringerer Zahl. Das Absetzen des Mittels läßt die Erscheinungen ziemlich rasch verschwinden. Die ophtalmologische Untersuchung zeigt, daß sie auf punktförmige Einlagerungen in der Cornea zurückzuführen sind (die sich übrigens nicht immer nachweisen lassen), die zweifellos nicht eine Ausfällung des Medikamentes selbst, sondern eines seiner Metaboliten darstellen. Diese Ablagerungen machen das Absetzen der Therapie nicht erforderlich, da sie nach deren Abschluß resorbiert werden. Es ist wichtig zu wissen, daß die Chloroquinsalze in stärkerem Maße zu Sehstörungen führen als das Hydroxychloroquin, und die Augensymptome und sogar die Hornhautdepots können verschwinden, wenn das letztere an Stelle des Chloroquins gegeben wird.

Wenn diese Zwischenfälle noch häufiger zu vernachlässigen sind, so gilt ein gleiches nicht mehr für eine seltene, aber schwere Komplikation: die *Retinopathie*.

Sie ist glücklicherweise selten, wenigstens als klinisch nachweisbare Erkrankung (mit Hilfe der Elektroretinographie konnten Autoren wie Nylander allerdings ziemlich viel Fälle sammeln).

Meistens stellt sie sich im Gefolge der Langzeit-Antimalariabehandlung mit Beginn oder jenseits des dritten Jahres ein. Ihre Häufigkeit geht deutlich der Höhe der Tagesdosis parallel. Auch hat es den Anschein, als spiele die Gesamtdosis eine Rolle, da die ersten Gesichtsstörungen nach der Injektion von insgesamt 500 g Chloroquin aufzutreten pflegen.

Die Hauptursache scheint das Chloroquin zu sein. In den wenigen Fällen, die dem Hydroxychloroquin zur Last gelegt werden, hatten die Patienten meistens zuvor oder gleichzeitig während eines langen Zeitraumes Chloroquin erhalten. Sehr selten kommt das Flavoquin in Betracht, sicherlich weil es nur wenig verschrieben wird.

Die klinischen Alarmzeichen sind eine Verringerung der Sehschärfe, eine Abnahme der Nahsicht, aber auch des Sehvermögens im allgemeinen, manchmal Veränderungen des Gesichtsfeldes, Anomalien des Farbensehens (Verlust der Blauwahrnehmung), Abschwächung des Sehvermögens in der Dunkelheit und Herabsetzung der Hornhautsensibilität.

Doch bleibt die Retinopathie der Antimalariatherapie lange Zeit symptomlos, und daher ist es wichtig, sie noch im Stadium der Reversibilität durch regelmäßige, dreimal jährlich stattfindende ophthalmologische Untersuchungen aufzuspüren, sobald die Schwelle des ersten Behandlungsjahres überschritten ist.

Die ophthalmologische Untersuchung stellt die Störung fest, denn durch das Bestehen einer noch ausreichenden Sehschärfe darf man sich nicht täuschen lassen. Während der ersten Monate der Retinopathie liegt diese noch oft über $^6/_{10}$, obwohl die Diagnose mit dem Ophthalmoskop bereits eindeutig zu stellen ist. Wird die Behandlung fortgesetzt, so nimmt sie ab und fällt innerhalb einiger Monate um mehrere Zehntel.

Oft entdeckt man ein vereinzeltes, bilaterales peri- bzw. parazentrales Skotom, das mit einer Einengung des peripheren Gesichtsfeldes einhergeht.

In dem Maße, in dem die Retinopathie fortschreitet, verbreitert sich das Skotom sowohl nach außen wie gegen das Zentrum hin, so daß in einem späten Stadium für jedes Auge nur noch eine Gesichtsfeldinsel im zentralen oder parazentralen Sektor verbleibt.

Der erste ophthalmoskopische Befund zeigt sich an der Macula: sie ist erweitert, trübe und unscharf begrenzt, die Pigmentierung ist verändert und unregelmäßig, manchmal findet man ein Oedem, das der Macula ein scheckiges Aussehen verleiht. Schreitet die Schädigung fort, so stellt sich das Stadium des „Bullauges" ein. In diesen beiden ersten Stadien führt das Absetzen des Antimalariamittels in der Regel in einigen Monaten zur Rückbildung der pathologischen Erscheinungen.

Das vorgeschrittene Stadium ist gekennzeichnet durch eine Verengung der Gefäße, vor allem der Arteriolen, durch eine Opticusatrophie mit Entfärbung und Blässe der Papille — vor allem im temporalen Bereich — und durch eine periphere Pigmentation der Retina, die im Kontrast mit den entfärbten Bereichen der Netzhaut ein schachbrettartiges Aussehen gibt. Alle diese Anomalien sind schwerwiegender Art und bereits irreversibel.

Die klassischen Untersuchungsmethoden gestatten häufig nicht, die Diagnose der Retinopathie bereits zu deren Beginn zu stellen. Soll sie im noch reversiblen Stadium diagnostiziert werden, so müssen zusätzliche Untersuchungsverfahren herangezogen werden.

Die Prüfung des Farbensehens kann die bereits verdächtige Blaublindheit (Tritanopie) erweisen.

Die grundlegende Untersuchungsmethode ist jedoch die Elektroretinographie: Man registriert das elektrische Potential der Retina durch Anlegen zweier Elektroden, die eine periokulär im äußeren Orbitalbereich, die andere auf der Cornea. Der durch Lichtreize ausgelöste Aktionsstrom wird in Form einer Kurve festgehalten.

Störungen im Kurvenverlauf sind im einen Falle kennzeichnend für die Aktivität der Zäpfchen, im anderen Falle für die der Stäbchen.

Die ersten Zeichen werden im allgemeinen nach einem Jahr der Behandlung beobachtet, man hat sie aber auch schon nach einem Monat gesehen, zu einem Zeitpunkt, zu dem die Gesamtdosis des Chloroquins 10 g noch nicht überschritten hatte.

Im Erkrankungsbeginn führt der Abbruch der Antimalariabehandlung gewöhnlich zur raschen Rückbildung dieser elektrischen Veränderungen. Wird jedoch die Therapie fortgesetzt, so wird die Antwort der Retina auf die Lichtreize immer schwächer, bis sie gänzlich aufhört.

Ein anderes Mittel zur Diagnose einer Retinopathie vor dem Auftreten klinischer Symptome ist das Elektrookulogramm. Es registriert die Ruhespannung der Retina, d.h. den Spannungsunterschied zwischen Cornea und hinterem Augenpol. Die dabei erhaltenen Informationen entsprechen denen der Elektroretinographie.

Die Pathogenese der Retinopathie ist umstritten. Ein dispositioneller Faktor, eine individuelle Empfänglichkeit (genetisch bedingt?) erklären vielleicht die Seltenheit der Affektion, die nur bestimmte Personen befällt. Vielleicht spielt auch die behandelte Erkrankung eine Rolle. Meistens handelt es sich um ein rheumatisches Fieber oder um eine Kollagenkrankheit, und die Retinopathie beim Lupus erythematodes führt Dubois (Los Angeles) sogar auf die Krankheit und nicht auf deren

Behandlung zurück. Doch geht diese Auffassung zweifellos sehr weit, und das Auftreten der Retinopathien im Verlauf der Antimalariatherapie einer Reihe anderer Erkrankungen als des Lupus erythematodes genügt, um sie zu widerlegen.

Die grundlegende Tatsache scheint die auffallende Affinität des Chloroquins zu den Melaninpigmenten zu sein, die durch experimentelle Untersuchungen bestätigt wurde. Zvaifler und andere Autoren, die ausgewachsene Ratten untersuchten, von denen die einen normal und die anderen Albinos waren, zeigten, daß das Chloroquin sich allein in den Augenstrukturen der ersteren ansammelte, und zwar proportional zu ihrem Pigmentationsgrad. Iris, Chorioidea und Retina enthielten am meisten Chloroquin, die Cornea etwas weniger und der Glaskörper überhaupt nicht.

Die Antimalarica, die bislang als recht einfach zu handhabende Medikamente angesehen wurden, die keine größeren Risiken bieten, erscheinen nun in einem anderen Licht. Jedoch ist die *manifeste* Retinopathie eine wirklich sehr seltene Komplikation, die sich bei sorgfältiger und periodischer Überwachung zweifellos in nahezu allen Fällen vermeiden läßt.

Ihre Kenntnis legt nahe, bei Langzeitbehandlungen das Hydroxychloroquin dem toxischeren Chloroquin vorzuziehen.

Eine systematische periodische Überwachung ist erforderlich, die möglichst die Elektroretinographie einschließen sollte, denn wenn einmal Veränderungen des Augenhintergrundes und des Gesichtsfeldes auftreten, sind die Läsionen im allgemeinen irreversibel und können sich sogar nach Abbruch der Therapie noch verschlimmern. Man vermeidet am besten länger dauernde ununterbrochene Behandlungen und schiebt Intervalle bei mäßigen Tagesdosen ein (beispielsweise als Erhaltungsdosis 400 mg Hydroxychloroquin, die im allgemeinen ausreicht, um die durch eine stärkere Initialdosis erzielte Besserung aufrechtzuerhalten).

Sind gewisse Medikamente in der Lage, in Verbindung mit den Antimalarica die Retinopathie zu verhindern oder zu bessern? Man riet zu Ammonium chloratum, Ascorbinsäure, Dimercaprolum, zu Chelatbildnern und vor allem (d'Eshougues u. Grupper) zum Pyridoxin. Cayla fragt sich mit Recht, ob die große Seltenheit bzw. die Geringfügigkeit der Retinopathien bei unseren Patienten am Cochin-Spital nicht auf die systematische Verschreibung von Vitamin B_6 in Tagesdosen von 500 mg an 15 Tagen im Monat zurückzuführen ist. Potts schlug das Chlorpromazin vor, das bei der Ratte der Einlagerung der Antimalarica im Innenauge entgegenwirkt.

Die Antimalariamittel können zu noch weiteren, weniger schwerwiegenden Störungen führen, die manchmal einer Fortführung der Therapie entgegenstehen.

Die gewöhnlich diskreten Symptome seitens des Nervensystems (Kopfschmerzen, Schwindelgefühle, Ohrensausen, Schlaflosigkeit, Asthenie) bilden selten ein ernsthaftes Hindernis.

Doch kann eine erst kürzlich bekanntgewordene Nebenwirkung ernsthaftere Beschwerden nach sich ziehen, die *Neuromyopathie*.

Sie wurde erstmalig durch Y. Bureau (1963) mitgeteilt und ist seither vielfach untersucht worden, besonders durch Whismant u. Mitarb. (1963), durch R. Garcin, Lapresle u. Rondot (1964), und auch wir selbst haben mehrere derartige Fälle beobachtet.

Sie kündigt sich an durch eine Muskellähmung an den unteren Gliedmaßen, vorwiegend im hüftkopfnahen Bereich, schreitet langsam fort und erstreckt sich dann auf die Arme, wo sie entsprechend in Schulternähe ihren Ausgang nimmt, sodann auf den Rumpf, den Hals und sogar das Gesicht. Die Sehnenreflexe sind abgeschwächt oder aufgehoben. Es kann zu peripheren Sensibilitätsstörungen kommen, und manche Elektromyogramme lassen vermuten, daß auch der Herzmuskel einbezogen werden kann.

Auch andere Zeichen der Unverträglichkeit gegenüber dem Chloroquin oder seinen Derivaten können mit der Neuromyopathie einhergehen, etwa Hornhautablagerungen oder Retinitis, da sie oft nach einer langen und hochdosierten Antimalariabehandlung auftritt. Doch wurde sie auch schon einige Wochen oder Monate nach dem Beginn einer Therapie mit nur mittleren Dosen beobachtet.

Die klinischen Symptome und zusätzliche Untersuchungen lassen die gleichzeitige Beteiligung von Nerven, Nervenwurzeln und Muskeln erkennen. Bei elektrischer Reizung kann sich eine Verringerung der Amplitude und eine Verzögerung der Reizantwort, also ein Galvanotonus ergeben. Das Elektromyogramm zeigt Fibrillationspotentiale in der Ruhe und bei einigen Millimetern Elektrodenabstand: entweder ein Kurvenverlauf, der sehr arm an deutlich gezeichneten und getrennten Potentialen ist, oder zahlreiche kleine und zerstückelte Potentiale, oder schließlich eine gemischte, zugleich neurogene und myogene Kurve.

Bei der Biopsie stellt man eigenartige Vakuolen fest, nekrotische Herde, die Protein- und Glukosetrümmer enthalten, im Elektronenmikroskop sieht man zahlreiche Myelinbilder, die vielleicht ein Ergebnis der Veränderung der Mitochondrien sind. Diese Schädigungen betreffen vor allem die Muskelfaser, aber auch das Sarkoplasma sowie die Endothel- und Adventitiazellen der Kapillarwandungen.

Deutlich ist eine Glykogenüberladung des Sarkoplasma zu beobachten, deren Ursache zweifellos in einer Störung der Enzymsysteme der Glukogenolyse durch das Chloroquin zu suchen ist.

Gewiß spielt auch der Einfluß der behandelten Krankheit eine Rolle, wie daraus zu entnehmen ist, daß die meisten Fälle bei Lupus erythematodes festgestellt wurden, aber es zeigt schon die bloße Tatsache, daß die Neuropathie auch bei Polyarthritikern und anderen, sicherlich nicht an L. E. leidenden Patienten zu beobachten ist, daß dieser Faktor nur eine zusätzliche Rolle spielt. Die toxische Wirkung des Chloroquins auf die Skelettmuskeln ist außerdem durch Tierexperimente erwiesen.

Es handelt sich also um eine neue und schwerwiegende Komplikation der Antimalariatherapie. Doch scheint sie, im Gegensatz zur Retinopathie, nach Abbruch der Therapie gewöhnlich reversibel zu sein. In allen bisher berichteten Fällen kam es zu mehr oder weniger vollständiger Heilung, in der Regel innerhalb einiger Monate. Durch eine genaue und frühzeitige Diagnose läßt sich das toxische Agens rechtzeitig eliminieren und eine befriedigende Wiederherstellung der Muskelfunktion erzielen.

Die beim Quinacrin beobachtete Verfärbung der Haut gehört nicht zu den durch das Chloroquin verursachten Nebenwirkungen, doch kann das letztere ebenso wie Hydrochloroquin (vor allem bei psoriatischem Rheumatismus) Hautreaktionen hervorrufen, die zwar selten sind, aber zum Abbruch der Therapie zwingen können: Urticaria, makulopapulöses Exanthem und in sehr seltenen Fällen eine Erythrodermie.

In den letzten Jahren wurde eine weitere Hauterscheinung festgestellt, die auf den Gebrauch von Antimalarica zurückzuführen ist. Dabei handelt es sich um manchmal sehr ausgedehnte Pigmentationen schieferfarben oder grünlich reflektierend, die sich an Rumpf, Gliedmaßen und Gesicht entwickeln und wie die Retinopathie in der starken Affinität des Chloroquins zum Melanin ihre Ursache haben. Nach Absetzen des Medikamentes entwickeln sie sich langsam zurück.

Obwohl diese Nebenwirkungen mit Ausnahme der seltenen Retinopathie im ganzen gutartig sind, können sie die Bemühungen des Arztes schwierig gestalten, der seinem Patienten eine Langzeitbehandlung zumuten muß. Zwar scheinen die Antimalarica einen günstigen Effekt bei der pcP zu haben, doch tritt er erst nach geraumer Zeit in Erscheinung.

Wenn auch in einigen Fällen überraschend Schmerzen und Entzündungssymptome innerhalb einiger Wochen oder sogar Tage zurückgegangen sind, muß man doch im allgemeinen einen oder mehrere Monate abwarten, bis sich eine günstige Wirkung einstellt. Auf diese Verzögerung ist teilweise der Skeptizismus derjenigen zurückzuführen, die die Wirksamkeit der Antimalariatherapie abstreiten.

Ein anderes Argument der Skeptiker ist, daß die Antimalariabehandlung keinen Einfluß auf die Erythrozyten-Senkungsgeschwindigkeit hat, die, mit einigen Ausnahmen, nur geringfügig abfällt.

Trotz all dieser Einschränkungen zählen die Antimalarica gegenwärtig zu den am meisten angewendeten Medikamenten, und diese allgemeine Übereinstimmung scheint ihre tatsächliche Wirksamkeit zu bestätigen.

4. Goldsalze

Die guten Ergebnisse der Chrysotherapie und die Regeln ihrer Anwendung zählen inzwischen zum festen ärztlichen Wissensgut, an dem sich seit Jahren nur wenig geändert hat.

I. Technik

Die Wahl des Goldsalzes und sein Metallgehalt sind von untergeordneter Bedeutung. Grundsätzlich sollte man die wasserlöslichen Salze vorziehen, von denen wir seit langem das Auro-Thiopropanol-Natriumsulfonat (Allochrysin, 30% Goldgehalt) und die (Auro-Detoxin, 13% Goldgehalt) gebrauchen, die in ihren Wirkungen vergleichbar sind.

Die Anwendung erfolgt intramuskulär in der üblichen Dosis von 0,1 g wöchentlich in Behandlungsserien mit insgesamt 1,2 bis 1,5 g, jeweils gefolgt von einem bis zu einigen Monaten Ruhepause, die während mehrerer Jahre wiederholt werden. Auch andere Dosierungsschemata wurden vorgeschlagen, so etwa eine sehr lange, nicht unterbrochene Behandlung in kleinen Dosen. Sie erscheinen uns dem vorerwähnten Schema unterlegen, das zuerst von J. Forestier aufgestellt wurde.

Wir erachten die intramuskuläre Injektion als die beste Applikationsart, da die beim Natrium-Aurothiosulfat angewendete intravenöse Injektion leichter zu Unverträglichkeitserscheinungen führt.

In den letzten Jahren ist ein nicht ionisiertes kolloidales Aurumsulfat mit 66% Goldgehalt (Aurosulfid) in Gebrauch gekommen, dessen Wirkungen nach unserer Erfahrung hinter der der genannten Präpatare eher zurückbleibt.

II. Ergebnisse

Die Goldsalze sind weiterhin Therapeutica ersten Ranges in der Behandlung der pcP. Den weitaus besten Erfolg erzielen die ersten Behandlungsserien, auf die häufig längere Zeit andauernde, ausnahmsweise auch definitive Remissionen folgen. Auf die Dauer erschöpft sich die Wirkung der Goldsalze mehr oder weniger, und nicht selten wird aus diesem Grunde, vor allem seit der Einführung der rascher und eindrücklicher wirkenden Corticotherapie, die Chrysotherapie eingestellt. Zuvor jedoch war man nach Lage der Dinge dazu genötigt, sie fortzusetzen, und jeder erfahrene Rheumatologe kannte das klinische Bild der durch periodische Goldsalzkuren stabilisierten Polyarthritiden, die durch die Behandlungen so weit gebessert wurden, daß sich ein relativ zufriedenstellender Zustand aufrecht erhalten ließ. Naturgemäß neigen die Kranken dazu, den Effekt der Chrysotherapie zu unterschätzen, da sie keine entschiedene Änderung ihres Zustandes nach den Kuren feststellen. Das Wiederauftreten der Gelenksymptome nach vorzeitigem Behandlungsabbruch zeigt jedoch, welche Wirksamkeit die Goldsalze auch noch in einem späteren Stadium besitzen.

Wenn auch die regelmäßige Wiederholung der Kuren eine notwendige Voraussetzung des Erfolges ist, so ist doch andererseits zu unterstreichen, daß auf den ersten bzw. die ersten Schübe der Polyarthritis häufig schon nach einer einzigen Behandlungsserie eine ziemlich lange Remissionsphase folgt. Auch sollte nach unserer Meinung erst dann eine neue Kur eingeleitet werden, wenn es zu einem neuen Schub kommt, der unter Umständen lange auf sich warten läßt.

Die starke Wirkung der Goldsalze auf den Verlauf der Polyarthritis zeigt sich, wenigstens bei den ersten Serien, im Abfall der Senkungsgeschwindigkeit und im weiteren Verlauf manchmal auch in einer Erniedrigung des Hämagglutinations-Titers (Waaler-Rose-Test).

Die in Ländern englischer Zunge lange Zeit angezweifelte Wirksamkeit der Goldtherapie ist, wenigstens was das erste Behandlungsjahr betrifft, durch eine mit den erforderlichen Vorsichtsmaßregeln durchgeführte gemeinschaftliche Untersuchungsreihe erwiesen worden (Kontrollgruppen, doppelter Blindversuch, statistische Auswertung der Fehlerquellen).

Bei dieser Gelegenheit wertete J. Forestier erneut seine umfangreiche Statistik über 435 Fälle aus, die während eines Zeitraumes von 2 bis zu 20 Jahren systematisch mit Goldsalzen behandelt worden waren. Daraus geht hervor:

a) eine erhebliche Besserung des Zustandes bei Erkrankungen, die zu Behandlungsbeginn weniger als ein Jahr bestanden;

b) eine andauernde, jedoch nicht so ausgeprägte Besserung bei Erkrankungen, deren Beginn mehrere Jahre zurücklag.

Diese Besserung war entsprechend den englischen und amerikanischen Feststellungen anatomisch, d.h. durch Röntgenaufnahmen der Gelenke, nicht nachweisbar. Dies überrascht nicht und ist außerdem hinsichtlich der praktischen Brauchbarkeit der Goldtherapie von zweitrangiger Bedeutung.

Die *Unverträglichkeitserscheinungen* stellen ein Hindernis für den Einsatz der Chrysotherapie dar und verhindern in manchen Fällen, daß sich der erwünschte Erfolg einstellt.

Sie sind verschiedener Art und manchmal auch schwer, doch lassen sie sich bei genauer Einhaltung der für die Anwendung der Goldsalze seit langem bestehenden Regeln meistens vermeiden. Bei entsprechender Wachsamkeit werden Intoleranzerscheinungen vermieden oder zumindest so frühzeitig entdeckt, daß man entweder die Goldtherapie absetzen oder sie unter Beachtung gewisser Vorsichtsmaßregeln fortsetzen kann.

Zunächst sei an die wesentlichen *Gegenindikationen* erinnert: In erster Linie zählen zu ihnen *Nierenerkrankungen*, Leberinsuffizienz, vorangegangene allergische Hauterscheinungen — vor allem Ekzeme — und Herzinsuffizienz, in zweiter Linie hämorrhagische Zustände (Purpura thrombopenica). Während der Behandlung ist ständig auf Alarmzeichen zu achten: Albuminurie, Erytheme, Pruritus, Blutergüsse, Purpura, nasale oder gingivale Hämorrhagien, Entzündungen des Mundes oder Zahnfleisches, Diarrhoe, Fieber, Kopfschmerzen, starke Müdigkeit nach der Injektion.

Vor jeder Injektion untersucht man den Urin auf Eiweiß. Zweckmäßigerweise wird man auch ein Blutbild anfertigen, wenn generelle Hinweise auf eine Störung bestehen. In jedem Falle aber sollte ein Blutbild der einzelnen Serie vorangehen und folgen.

Diese Vorsichtsmaßregeln machen es möglich, die schweren Zwischenfälle der Goldtherapie zu vermeiden: Erythrodermie, Neuritis, Knochenmarkaplasie mit Anämie, Agranulozytose, Leukopenie, Nephritis.

Folgende Punkte seien außerdem in die Erinnerung gerufen:

1. Die Anwendung von Kortikosteroiden und vor allem das ACTH machen es heutzutage möglich, gewissen Unverträglichkeitserscheinungen, vor allem seitens der Haut, rasch zu begegnen.

2. Die die Nieren und das blutbildende System betreffenden Nebenwirkungen sind bei weitem die schwersten und machen prinzipiell den Abbruch der Behandlung erforderlich.

3. Bei Patienten mit schweren, auf Unverträglichkeit beruhenden Hauterscheinungen — vor allem Erythrodermien — besteht die erhebliche Wahrscheinlichkeit, daß die Reaktionen sich bei jeder, auch zu einem späteren Zeitpunkt erfolgenden Wiederaufnahme der Chrysotherapie erneut einstellen.

4. Die Unverträglichkeitserscheinungen seitens der Gelenke können in einigen Fällen so ausgeprägt sein, daß sie gegenüber den krankheitsbedingten Fokalreaktionen deutlich überwiegen. Das definitive Absetzen der Therapie ist in diesem Fall geboten.

5. Manche Patienten vertragen nur eine geringe Gesamtdosis an Goldsalzen, die manchmal sogar unter den 1,2 g der Einzelserie liegt. Geht man darüber hinaus, so stellt sich auf Grund der *Überdosierung* ein mehr oder weniger starker und langer Schub ein — eine nicht hinreichend bekannte Tatsache, die gewisse therapeutische Versager erklärt.

5. Indometacin

Dieses Indolderivat — das zu einer bezüglich seiner antiphlogistischen Eigenschaften bisher nicht erforschten Gruppe gehört — hat sich als eine im ganzen wirksamere Substanz als das Phenylbutazon erwiesen und ist in mancher Hinsicht fast ebenso wirksam wie die Kortikosteroide. Doch sind die Indikationen wegen verschiedener Nebenwirkungen begrenzt (Kopfschmerzen, — in manchen Fällen sehr stark —, Reizung der Wandungen des Verdauungstraktes, machmal mit Hämorrhagien einhergehend, Rezidivierung von Magengeschwüren), daher ist die Anwendung schwacher Dosen empfehlenswert.

Wenn das Medikament jedoch bei der pcP wirksam werden soll, sind häufig mittlere oder starke Dosen erforderlich, die das Indikationsgebiet einschränken. Das Indometacin ist daher vor allem in Verbindung mit den Kortikosteroiden von Nutzen, da es ermöglicht, diese in geringeren Mengen zu geben und auch ihr Absetzen erleichtern hilft.

Im Falle guter Verträglichkeit kann es jedoch gelegentlich auch als Langzeittherapeutikum Verwendung finden.

Schon in schwachen Dosen hingegen ist es häufig bei der ankylosierenden Spondylitis, dem urethro-okulo-synovialen Syndrom (Morbus Reiter) und den Arthrosen (besonders der Coxarthrose) wirksam, so daß in diesen Fällen eine Dauerbehandlung mit manchmal ausgezeichneten Ergebnissen durchgeführt werden kann. Nach Meinung zahlreicher Autoren und auch der unsrigen zeigt das Medikament außerdem eine gewisse selektive Wirkung gegen die Psoriasis-Arthritis und gibt damit dem Arzt ein schätzenswertes Hilfsmittel an die Hand.

Die 25 mg enthaltenden Kapseln sind leicht zu handhaben, solange die Tagesmenge 75 mg nicht übersteigt, und schon geringere Mengen genügen häufig bei den Arthrosen und der ankylosierenden Spondylarthritis.

Strenge Gegenindikationen sind gastrointestinale Störungen, vor allem Magengeschwüre.

Das Medikament läßt sich auch in Form von Suppositorien anwenden, eine Applikationsform, die die Magenstörungen und die Kopfschmerzen deutlich herabzusetzen scheint, jedoch manchmal zu rektaler Unverträglichkeit führt.

Die parenterale Injektion ist noch Gegenstand von Untersuchungen.

6. Immunosuppressive Therapie

Ein gänzlich anderer Weg hat sich der Therapie der Entzündung eröffnet, dazu bestimmt, mit Hilfe antimitotischer, zytostatischer Substanzen die rheumatischen Granulationen — vor allem in der Synovialis — zu zerstören, die im wesentlichen aus Lymphozyten bestehen. Diese werden als Träger der Hypersensibilitätsreaktionen angesehen, denen man eine bedeutsame Rolle bei der Entstehung der rheumatischen Läsionen beimißt. Daher wird dieser therapeutische Weg als „immunosuppressiv" bezeichnet.

Schon seit langem verwendete Jimenez-Diaz das Senfgas (Lost) in der Behandlung der pcP, doch fand er nur wenig Nachfolger.

Die zur Zeit angestellten Spekulationen über eine autoimmune Genese der pcP und über die pathogene Rolle anormaler Lymphozytenstämme haben die Aufmerksamkeit wieder auf diese Versuche gelenkt.

Bunim u. Mitarb. benutzten das Methotrexat zur Behandlung der rheumatischen Psoriasis und berichteten über einige gute Erfolge.

Einige Autoren gebrauchten Cyclophosphamid (Endoxan) in kleinen Tagesdosen in der pcP-Therapie, und auch hier scheinen günstige Resultate erzielt worden zu sein.

Vor allem hat man sich (M. F. Kahn und der Verfasser) für das Chlorambucil interessiert, dessen Wahl sich wegen seiner sich in Grenzen haltenden Toxizität und seiner selektiv lympholytischen Wirkung aufzudrängen schien. Es wäre verfrüht, sich schon über den Wert solcher Versuche auszusprechen, von denen wir jedoch bereits den Eindruck gewannen, daß sie bei einigen schweren rheumatischen Erkrankungen zu Remissionen führten. Ihr Indikationsgebiet erstreckt sich offenbar auch auf bestimmte Kollagenkrankheiten.

Man hat versucht, von ähnlichen Gedankengängen ausgehend, bei stark seropositiven pcP-Formen die depolymerisierende Wirkung von sulfhydrierten Substanzen einzusetzen, so des D-Penicillamins, das leider stark toxisch ist. Doch wurden bisher nur wenige Substanzen untersucht. In bereits recht umfangreichen Serien führte das D-Penicillamin zu einer Besserung der klinischen Symptome und entsprechender Veränderung der Laborwerte (Absinken des Rheumafaktor-Titers und der BSG).

Man kann auch den Versuch machen, die angestrebte Zerstörung des rheumatischen Gewebes durch Injektion der Zytostatica „in situ" in das pathologisch veränderte Gewebe zu erreichen. Diese „chemische Synovektomie" durch intraartikuläre Injektion ist bereits häufig erprobt worden, so mit Hilfe des Thio-Tepa, der Osmiumsäure und radioaktiven Goldes. Die Ergebnisse sind noch umstritten und scheinen beim Thio-Tepa am wenigsten zu überzeugen.

III. Stoffwechselwirksame Medikamente

1. Die Calciumtherapie

Sie spielt eine wesentliche Rolle in der Behandlung der Osteoporosen, der Osteomalazie und verschiedener anderer Knochenerkrankungen, kommt jedoch beim entzündlichen Rheumatismus nur als Zusatztherapie in Betracht (wenn an den Epiphysen der demineralisierende Effekt solcher Erkrankungen durch die Gelenkentzündung verstärkt wird). Doch ist in einigen Fällen von überraschenden Besserungen der Polyarthritis nach intravenöser Injektion von *Calciumglukonat* berichtet worden.

Andererseits kann in dem Alter, in dem Arthrosen aufzutreten pflegen, auch eine mehr oder weniger ausgeprägte, von der osteoartikulären Erkrankung unabhängige Osteoporose bestehen. In diesen Fällen läßt sich die Behandlung der Stoffwechselstörung mit derjenigen der Arthrose kombinieren.

2. Medikamente, die den Nukleinstoffwechsel beeinflussen

Zwei Wege bieten sich gegenwärtig zur Behandlung der Nukleinstoffwechselstörung der Gicht an: Zum ersten die Anwendung der Uricosurica, die durch Hemmung der tubulären Rückresorption die Harnsäureausscheidung durch die Niere fördern. Diese Medikamente besitzen eine sehr verschiedenartige chemische Struktur: Probenecid, Oxyphenbutazon, Benziodaron, Antikoagulatien der Cumarin-Gruppe usw.

Der diesen Substanzen gemeinsame Nachteil (abgesehen von der gerinnungshemmenden Wirkung der letzteren) besteht darin, daß die durch sie provozierte Harnsäureausscheidung zu Eliminationsstörungen führen kann. Die bei der Gicht so häufig vorkommende Bildung von Nierensteinen stellt eine zumindest relative Gegenindikation gegen den Gebrauch dieser Nierenkoliken auslösenden Substanzen dar.

Auch bei Nephropathien, die durch die starke Wirkung dieser Medikamente auf die renalen Tubuli eine Verschlimmerung erfahren können, ist in bestimmten Fällen Verzicht auf die Anwendung geboten, die im übrigen immer durch die Zufuhr von Alkalien in hohen Dosen zu ergänzen ist, die die Löslichkeit der mit dem Harn ausgeschiedenen Harnsäure fördern.

Bevor man Uricosurica verschreibt, ist die Art der Stoffwechselstörung genau zu bestimmen: Gicht durch Überproduktion oder aber durch vermehrte Retention von Harnsäure. Die urikosurisch wirkenden Medikamente sind naturgemäß mehr bei der zweiten Gruppe angezeigt (sofern die Niere nicht geschädigt und frei von Nierensteinen ist).

Der zweite Weg zur Korrektur der Nukleinstoffwechselstörung bei Gicht ist der Gebrauch von Antimetaboliten. Das Hydroxypyrazolopyrimidin hemmt die Xanthin-Oxydase und ersetzt die Harnsäureretention teilweise durch die Xanthinretention. Da sich die Störung dann jedoch auf diese beiden Substanzen verteilt, ist die Gefahr der Uratablagerung geringer, und darin beruht letzten Endes die sehr gute Wirkung der Medikamente.

Die Kombination der beiden Substanzengruppen (Synthesehemmer und Uricosurica) ermöglicht es, die Uratproduktion herabzusetzen und gleichzeitig eine hinreichende Ausscheidung zu unterhalten. Auf diese Weise wird die Harnsäureausscheidung aus dem Körper in besonders starkem Maße gefördert.

3. Colchizin

Es mag eigenartig erscheinen, unter den stoffwechselwirksamen Medikamenten das Colchizin aufgeführt zu finden. Auf den ersten Blick scheint es, wie auch gewisse andere Alkaloide, den stark entzündungshemmend wirksamen Medikamenten zuzugehören, da es sehr rasch dem akuten Gichtanfall ein Ende setzt. Doch haben neuere Untersuchungen von McCarty und Seegmiller gezeigt, daß das Colchizin wahrscheinlich die Phagozytose der Urate hemmt und auf diese Weise die Ausschwemmung von entzündungsfördernden Enzymen in das vom Gichtanfall bedrohte Gelenk unterbindet.

Von diesem Gesichtspunkt aus erscheint das Kolchizin also als eine besondere Form der antimetabolischen Medikation.

Damit ist auch die selektive Wirkung auf die Gicht erklärt, denn im Gegensatz zur Auffassung gewisser Autoren stellt sich diese Wirkung bei anderen Gelenkentzündungen und speziell der rheumatischen Entzündung nur in sehr abgeschwächtem Maße ein.

4. Jod und Schwefel

Diese beiden Halbmetalle sind seit langem in der Arthrosetherapie in Gebrauch, doch dieser Tradition zum Trotz ist die Wirkung des Jods stark umstritten. Der Gebrauch des Schwefels stützt sich auf seine Anwesenheit in den schwefelhaltigen Polysacchariden, die sich in der Synovialis und im Knorpel vorfinden. Man kam zu der Auffassung, jeder Substanz einen therapeutischen Wert beimessen zu sollen, mit deren Hilfe sich Schwefel in diese Polysaccharide inkorporieren ließ. Bei den Arthrosen verringern und verändern sich die Polysaccharide (die Knorpeldegeneration ist die anatomische Grundlage der Arthrose).

Doch ist es sehr schwierig, dieses Phänomen nachzuweisen. Die Anwendung des radioaktiven Isotops ^{35}S machte es aber doch möglich, die Schwefelzufuhr unter dem Einfluß bestimmter schwefelhaltiger Medikamente zu bestätigen. Man hat in den letzten Jahren sogar behauptet, daß Knorpel- und Knochenmarkextrakte diese Schwefelanlagerung begünstigen, und zwar zugunsten der Chondroitin-Schwefelsäure. Dies würde für die Anwendung derartiger Extrakte sprechen. Doch hat die bisherige Erfahrung die Wirkung noch nicht eindeutig erwiesen.

5. Enzyme

Gleiches gilt für die Anwendung *bestimmter Enzyme* und Katalasen zur Gichtbehandlung.

6. Antianämische Medikamente

Cyanocobalamin (= Vitamin B_{12}) ist zwar manchmal von günstiger Wirkung bei der Bekämpfung der Anämien, die bestimmte entzündliche Rheumatismusformen begleiten, vor allem die schweren Polyarthritiden und die Kollagenerkrankungen, bei denen eine deutliche Senkung des Serumeisenspiegels und eine Erythrozytenverminderung umstrittener Ursache (Mangel an Erythropoetin?) zu beobachten sind. Doch scheint die Besserung derartiger Anämien weit weniger von der antianämischen

Therapie als vielmehr von der Behandlung der Entzündung abzuhängen, die deren schädigenden Einfluß auf die blutbildenden Zentren ausschaltet.

7. Neuroleptica und Analeptica

Die Rückwirkung der rheumatischen Erkrankungen von chronischer Verlaufsform auf die Psyche des Patienten oder auch das Vorliegen einer bestimmten psychischen Verfassung als eines der für gewisse Rheumatismusformen prädisponierenden Faktoren (Periarthritis, Reflex-Algodystrophie, pcP, Lupus-Polyarthritis etc.) lassen manchmal die Anwendung von anxiolytisch wirksamen Medikamenten geraten erscheinen. Es handelt sich dabei natürlich nur um eine unterstützende Medikation. In anderen Fällen wird die depressive Einstellung wirksamer durch Neuroanaleptica behandelt (Imipramin, MAO-Hemmer).

Auch Kombinationen zwischen diesen Medikamenten kommen in Betracht.

8. Spasmolytica

Ausgehend von dem wahrscheinlich nicht zutreffenden Gedanken, daß bei schmerzhaften Zuständen wie den Lumbalgien, den Lumbo-Ischialgien usw. als zusätzliche Schmerzursache Muskelverspannungen auftreten, die auch für die in solchen Fällen zu konstatierenden Fehlhaltungen der Wirbelsäule verantwortlich zu machen wären, hat man die Anwendung von Spasmolytica verschiedener Wirkungsweise empfohlen (Synthetische Curaremittel usw.).

Praktiker verwenden häufig solche Substanzen und verlassen sich dabei auf die Angaben der Firmen, die diese Mittel auf den Markt bringen.

Die Erfahrung erweist jedoch gewöhnlich ihre Unwirksamkeit, ja auch — wegen der Herabsetzung der Tonizität und des schützenden Muskelwiderstandes — einen verschlimmernden Effekt.

9. Antibiotica

In der Rheumatologie sind sie in zwei Fällen angezeigt:

a) *bei entzündlichem Rheumatismus.* Meistens handelt es sich um hämolytische Streptokokken. Der Bacillus ist sehr empfindlich gegenüber dem Penicillin, spricht aber auch auf zahlreiche Cycline, das Strepromycin usw. an.

Auch die Angina ist durch Penicillin beeinflußbar. Diese Abortivbehandlung der Pharyngealinfektion ist rasch wirksam. Es muß sich ihr jedoch eine langdauernde prophylaktische Penicillinbehandlung anschließen.

b) *bei iatrogener Infektion* nach intraartikulärer Injektion von Kortikosteroiden.

Schlußbetrachtung. Die Pharmakologie stellt dem Arzt heutzutage zahlreiche Medikamente zur Verfügung, die an Zahl weiterhin zunehmen. Die medikamentöse Behandlung einer rheumatischen Erkrankung muß häufig zahlreichen Anforderungen genügen: die Schmerzen lindern, eine etwa zugrundeliegende Infektion bekämpfen, ein Rezidiv verhindern, die Entzündung zum Abklingen bringen, Stoffwechselstörungen korrigieren usw. Die Wahl zwischen den in Betracht kommenden Medikamenten sollte mit Sorgfalt erfolgen.

Der Umstand, daß sich das Arsenal der antirheumatischen Waffen bereichert hat, darf nicht dazu verführen, in den Fehler einer den Patienten belastenden, weil zu vollständigen Therapie zu verfallen.

Auch ist die Verbindung mit anderen therapeutischen Methoden anzustreben (Orthopädie, Chirurgie, Neurologie, Hormontherapie usw.).

Die physikalische Therapie rheumatischer Erkrankungen

D. Gross

Einleitung

Physikalisch therapeutische Maßnahmen spielen in der Behandlung fast aller rheumatischer Erkrankungsformen eine Rolle. Sie können symptomatische Hilfsmaßnahmen sein zur Unterstützung der übrigen (medikamentösen, chirurgisch-operativen) Therapien, sie können aber auch den wesentlichsten Teil aller therapeutischen Maßnahmen darstellen. Gerade dort, wo es gilt, die funktionelle Leistungsfähigkeit des Bewegungsapparates zu verbessern oder wiederherzustellen sind sie unentbehrlich. Die Werteinstufung solcher Maßnahmen kann demnach außerordentlich verschieden sein, je nachdem, ob man davon eine rein psychologische Wirkung auf den Patienten, eine symptomatisch bessere Erträglichkeit seines momentanen Zustandes oder eine wesentliche funktionelle Besserung seines Bewegungsapparates und damit verbunden eine Verbesserung seiner Gesamtleistungsfähigkeit erwartet. Zusammen mit der oft sehr schweren Objektivierbarkeit des Erfolges einer physikalisch therapeutischen Anwendung ergibt sich eine große Unsicherheit über den Wert solcher Maßnahmen. Sowohl eine zu große Skepsis mit Negierung der physikalischen Therapie als therapeutischer Faktor bei rheumatischen Erkrankungen überhaupt, wie ein allzu monomaner Enthusiasmus sind fehl am Platze. Das eine führt zu einer kompletten Vernachlässigung wertvoller therapeutischer Maßnahmen, das andere zu Mystizismus und Sektierertum.

Technisch und methodisch stehen der physikalischen Therapie eine Vielzahl von Wirkungsfaktoren zur Verfügung, um therapeutische Effekte zu erzielen. Es kann sich dabei um *thermische* Faktoren handeln (Kälte- und Wärmeanwendungen), um *mechanische* (Massage, Krankengymnastik und Beschäftigungstherapie) und schließlich um *elektrische* Faktoren (Niederfrequenz-, Hochfrequenztherapien). Sie sind imstande die lokale Durchblutung, die Schmerzempfindung und schließlich auch die neuromuskulären physiologischen Abläufe zu beeinflussen. Diese Vielfalt an Anwendungsmöglichkeiten mit ihren zahlreichen Abstufungsmöglichkeiten in der Dosierung, (des thermischen, mechanischen oder elektrischen Reizes) schaffen ein sehr weites Indikationsgebiet der physikalischen Therapie bei rheumatischen Erkrankungen. Hinzu kommen therapeutische Maßnahmen, die ebenfalls „physikalische" Wirkungen im weitesten Sinne ausüben, wie Bettruhe, Lagerungen, Schienen, orthopädische Hilfs- und Stützapparate und schließlich das ganze Spektrum der Hilfsmittel (Aids), die nicht mehr im engeren Sinne zur physikalischen Therapie gerechnet werden, deren Einsatz sich im konkreten Krankheitsfall aber häufig als außerordentlich wertvoll erweist.

Aus dem Gesagten geht hervor, daß der momentane funktionelle Zustand eines Patienten und das Stadium seiner Krankheit für die Indikation der physikalischen Therapie ebenso wichtig sind, wie die (pathologisch-anatomische) Basisdiagnose der Krankheit. Nachdem pathologisch anatomisch die rheumatischen Krankheiten keineswegs eine einheitliche Gruppe von Erkrankungsformen darstellen, indem sie entzündliche Arthritiden und Polyarthritiden umfassen, sowie degenerative Veränderungen am Gelenkknorpel und Weichteilapparat mit verschiedensten sekundären klinischen Auswirkungen, ist es außerordentlich schwierig, generelle Vorschriften für die Anwendung der physikalischen Therapie bei rheumatischen Erkrankungen aufzustellen.

Im Folgenden soll deshalb versucht werden, ausgehend von der pathologisch anatomischen Diagnose eines Krankheitsbildes, modifiziert durch den jeweiligen funktionellen Zustand und die daraus resultierende funktionelle Einbuße, Richtlinien für die Indikation einer Auswahl bestimmter physikalisch therapeutischer Anwendungen aufzustellen.

1. Physikalische Therapie bei entzündlichen Gelenkserkrankungen

a) Mono- und oligoartikuläre Arthritiden

Entzündliche isolierte Arthritiden, wie sie als Folge septisch metastasierender Prozesse oder auch als Frühstadium entzündlich rheumatischer Arthritiden vorkommen, zeichen sich im allgemeinen durch ausgeprägte lokale Entzündungssymptome an den Gelenken aus, (Schwellung, Rötung, Überwärmung, Erguß, Schmerzhaftigkeit, sowohl in Ruhe, bei Bewegung und Belastung). Solche Gelenke bedürfen im akuten Stadium unbedingt der Schonung und Ruhe (Bettruhe, evtl. Hospitalisation). Die Lagerung erfolgt in einer *funktionellen Mittelstellung*, gesichert durch Kissen oder durch improvisierte oder speziell angefertigte Schienen. Die lokalen Entzündungssymptome, besonders die Überwärmung und die dadurch bedingte Schmerzhaftigkeit werden durch Kältemaßnahmen angegangen. Das therapeutische Prinzip ist dabei die Ableitung von Wärme aus dem erkrankten Entzündungsgebiet, die Bekämpfung der entzündlichen Hyperämie und dadurch die Bekämpfung der entzündlichen Schwellung und der damit verbundenen Schmerzhaftigkeit. Solche Kältemaßnahmen werden in Form von kalten Umschlägen durchgeführt. Da ein möglichst protrahierter und nicht allzu brüsker Wärmeentzug angestrebt wird, werden Maßnahmen bevorzugt, die eine große thermische Kapazität besitzen. Anstelle des häufig zu wechselnden nassen Umschlages mit Wasser oder gemischt mit Alkohol (Verdunstungskälte) werden Auflagen mit kaltem Schlamm oder Lehm gemacht, von denen bekannt ist, daß sie auf schonende Art und Weise über Stunden imstande sind dem Organismus Wärme zu entziehen. Die gute thermische Kapazität derselben machen ein allzu häufiges Wechseln der Anwendung, wie sie durch den gewöhnlichen kalten Umschlag nötig sind, überflüssig, vermindern dadurch ein allzu häufiges Berühren und Bewegen des erkrankten Gelenkes und tragen so zur Schon- und Ruhigstellung bei. In der Hausmedizin werden dafür eine große Zahl spezieller Heilerden und Heilsedimente empfohlen, deren chemische Zusammensetzung aber weitgehend irrelevant ist, da es sich, wie erwähnt, vorwiegend um eine physikalische Maßnahme des Wärmeentzuges handelt, deren Qualität von der Wärmeleitfähigkeit bzw. thermischen Kapazität des Mediums abhängt, nicht aber von seiner chemischen Beschaffenheit.

Je mehr sich der Entzündungszustand des erkrankten Gelenkes bessert, desto mehr kommen anstelle von Kältetherapien Wärmemaßnahmen in Form von lauwarmen („milden") Umschlägen bis zur intensiven heißen Packung in Frage. Ihr Zweck ist, den noch vorhandenen Erguß durch eine passive Hyperämie rasch zur Resorption zu bringen, sekundäre Muskelverspannungen zu lockern, um die anschließende aktive und passive Bewegungstherapie vorzubereiten. Letztere sollen den Patienten aus der absoluten Ruhe- und Schonstellung herausbringen (Mobilisation), ferner den muskulären Apparat kräftigen und so die komplette funktionelle Gebrauchsfähigkeit des erkrankten Gelenkes wiederherstellen. Findet ihr Einsatz allzu spät statt, dann kann als Folge der Gelenksentzündung eine partielle oder totale fibröse Ankylosierung resultieren. Allzu früh mobilisiert aber, kann es zu einem Rezidiv der Entzündungserscheinungen führen. Das subjektive Ansprechen des Patienten auf die individuell dosierte Maßnahme muß unbedingt berücksichtigt werden, damit wirklich die korrekte Dosierung des therapeutischen Mittels im richtigen Zeitpunkt erfolgen kann.

b) *Entzündliche Polyarthritiden*

Bei den entzündlichen Polyarthritiden, die sich häufig symmetrisch an einer Vielzahl von Gelenken manifestieten (progredient chronische Polyarthritis, periphere Gelenkbeteiligung bei Spondylarthritis ankylopoetica, Kollagenerkrankungen, Febris rheumatica) gelten für das akute Entzündungsstadium während einer Schubsituation die gleichen Richtlinien für die physikalische Therapie wie bei den mono- und oligoartikulären Arthritiden. In der Schubsituation werden deshalb ebenfalls Schonung und Kältemaßnahmen bevorzugt. Häufig klingt das akute Entzündungsstadium auch rasch ab und in der Vielzahl der Fälle handelt es sich um subakute, bzw. sub-chronische Entzündungsformen. Hier kommt die sog. „milde Wärmetherapie" auf breitester Basis zur Anwendung. Allzu intensiv und allzu ausgedehnte Wärmemaßnahmen, wie sie z.B. die balneologischen Prozeduren darstellen, sind nur indiziert, sofern der Allgemeinzustand, bzw. die Funktion der Nebennierenrinde es erlauben. Im Allgemeinen ist diese aber gerade bei der progredient chronischen Polyarthritis weitgehend erschöpft, sodaß sie durch allzu intensive Thermotherapien allgemeiner Natur gänzlich dekompensieren kann. Bewährt hat sich die Regel (von Neergard), daß Polyarthritiden mit einer Blutsenkungsgeschwindigkeit über 30 nicht mit allgemeinen Wärmemaßnahmen behandelt werden sollen (Cave Bäder).

Hingegen sind lokal begrenzte, nicht allzu heiß applizierte Wärmeprozeduren z.B. in Form alternierender (1 Tag obere Extremitäten, 1 Tag untere Extremitäten) lauwarmer bis warmer Wickel erlaubt und werden von den Patienten durchwegs als angenehm empfunden. Da es sich im allgemeinen um chronische Zustände handelt, die über Wochen und Monate behandelt werden müssen, ist ein hautadstringierender Zusatz zum Wasser, mit dem der Wickel gemacht wird, von Vorteil. Bewährt haben sich Heublumenwickel, die wie erwähnt je nach Entzündungsstadium von lauwarm bis heiß an der ganzen erkrankten Extremität angewendet werden. Sie werden meistens morgens appliziert und erleichtern dem Polyarthritiker seine morgentlichen „Anlaufschwierigkeiten", da sie die Viscosität der Synovialflüssigkeit günstig beeinflussen (Hartmann) und so die Bewegung erleichtern. Kontrastierende Wärme — Kälteprozeduren, wie sie in Form alternierender Fuß- und Handbäder gebräuchlich sind, sollten nur bei ausgesprochenen chronischen (ausgebrannten) Polyarthritiden angewendet werden. Ähnliches gilt auch für ausgesprochen hyperämisch wirkende elektrische und elektrothermische Maßnahmen (Galvanisationen, Kurzwellen).

Chronische Polyathritiden zeichnen sich aber nicht nur durch die akuten, schubweise schmerzhaften Entzündungsstadien mit starker Beeinträchtigung des Allgemeinbefindens aus, sondern vor allem auch durch die Tendenz zu lokalen *Gelenkdeformierungen*. Diese können ein erhebliches Ausmaß annehmen, sodaß es zu eigentlichen Subluxationen und Luxationen in zahlreichen Gelenken kommen kann. Maßgebend dafür sind nicht nur die lokalen Entzündungsprozesse im Gelenk selber, sondern die Mitbeteiligung des Weichteilapparates, speziell des Sehnen-, Sehnenscheiden- und des Bandapparates am Entzündungsgeschehen. Dadurch kommt es sekundär zur Muskelatrophie und so gesamthaft zu einer stark reduzierten, bis völlig aufgehobenen Funktion. Sie zu verhindern ist Aufgabe der mechanischen Therapie (Gymnastik, Beschäftigungstherapie).

Nächtliche Schienen und Hülsenapparate versuchen *passiv*, der Deviation und Deformierung entgegen zu wirken. Ihr Wert ist umstritten, da sie als passive Maßnahmen allein nicht immer genügen, um die Progredienz zu verhüten, so daß schließlich nur der chirurgisch-operative Eingriff übrig bleibt. *Aktive* krankengymnastische Maßnahmen sind besser. Dazu gehören einmal die korrekte Lagerung und Umlagerung der affizierten Gelenke. Im Gegensatz zu den entzündlich akuten Arthritiden wird nicht die Lagerung in der antalgischen Mittelstellung, sondern die Lagerung in der *Funktionsstellung* bevorzugt. Damit soll in jenen Fällen, wo die Krankheit weder durch medikamentöse noch anderweitige therapeutische Maßnahmen maßgebend beeinflußt werden kann, auch bei vorhandenen Deformierungen, die für das praktische Leben günstigste Stellung der Gelenksachsen erhalten bleiben. Für die untern Extremitäten ist es die Rechtwinkelstellung der Sprunggelenke, die Streckstellung der Knie- und Hüftgelenke (Gehfähigkeit), für die oberen Extremitäten die mittlere Flexion der Fingergelenke, die Dorsalflexion der Handgelenke, die Beugestellung der Ellbogengelenke und die Abduktionsstellung der Schultergelenke. Zweckmäßigerweise wird man diese Patienten mehrmals am Tage auch „umlagern".

Weil die ungewohnte Ruhigstellung oft sehr schmerzhaft ist, müssen die affizierten Gelenke wenn möglich mehrmals täglich auch noch durchbewegt werden. Da die aktive Kraft des Patienten dazu häufig nicht ausreicht, müssen *passive Bewegungen* durchgeführt werden, bei welchen eine Hilfsperson (meistens Physiotherapeutin) jedes Gelenk in allen ihm möglichen Bewegungsachsen bis zum vollen Umfang des maximal möglichen Bewegungsausschlages durchbewegt. Diese „Gelenktoilette" wird am besten morgens nach der oben erwähnten Wärmetherapie durchgeführt. Sobald der Zustand des Patienten es erlaubt, werden die *Übungen aktiv* durchgeführt. Ihnen schließen sich die eigentlichen Kräftigungsübungen für die hypotone und atrophische Muskulatur an. Dazu werden mit Vorteil die Kräftigungsübungen zuerst als isometrische Spannungsübungen durchgeführt. Dadurch fällt die für den Patienten schmerzhafte Gelenksbewegung vorerst aktiv weg. Zu einem spätern Zeitpunkt folgen die eigentlichen aktiv resistiven Widerstandsübungen vorerst mit manuellem Widerstand, später durch Widerstände mit Geräten (Hanteln, Keulen, Sandsäcke, Stäbe bzw. Knetmassen für die Finger). Jetzt ist auch der Augenblick gekommen, wo die funktionelle Beschäftigungstherapie zu Nutze gezogen werden soll. Sie ersetzt die gymnastischen Übungen durch eine praktische Tätigkeit, die individuell dem Zustand des Patienten angepaßt ist. Je nach Zustand muß diese Tätigkeit erleichtert bzw. sukzessive erschwert werden.

Schließlich ist es Aufgabe der *Beschäftigungstherapie* die für den Patienten geeignetsten Hilfsmittel (Aids) für das tägliche Leben oder den Beruf auszuwählen. Solche Hilfsmittel kommen in Frage, wenn eine Restitutio ad integrum der Gelenkfunktionen nicht mehr möglich ist. Die Auswahl der heute zur Verfügung stehenden Aids ist groß und wächst von Jahr zu Jahr. Für die beim Polyarthritiker so häufig affizierten Fingergelenke handelt es sich im allgemeinen um Maßnahmen, welche die Greiffähigkeit der Hand zur Halte- und Zangenbewegung erleichtern. Dadurch soll der Polyarthritiker möglichst selbständig und nicht auf fremde Hilfe angewiesen sein. Er muß den Gebrauch der Hilfsmittel mit der Therapeutin üben (Ankleiden, persönliche Toilette und Hygiene, Essen und Fortbewegung). Für die unteren Extremitäten geht es vorwiegend darum, die Fortbewegung zu erleichtern, sei es durch Schienenhülsenapparate, durch Gehbehelfe wie Krücken und Stöcke, ev. mit speziellen Hilfsmaßnahmen zur Überwindung einzelner Treppenstufen.

Häufig müssen dem Patienten auch spezielle Erleichterungen geschaffen werden, daß er einigermaßen komfortabel sitzen kann. Allzu niedere und ungepolsterte Sitzgelegenheiten erschweren das Aufstehen und Absitzen, so daß der Patient sich davor scheut und sich sukzessive zu einem Leben im Bett verbannt sieht.

Sind die Gelenke der untern Extremitäten irreparabel geschädigt, bleibt, sofern operative Eingriffe nicht in Frage kommen, häufig nur noch der Rollstuhl als Fortbewegungsmittel des Polyarthritikers übrig.

c) Entzündlich-rheumatische Wirbelsäulenerkrankungen

Im Vordergrund der physikalisch-therapeutischen Maßnahmen steht die Behandlung der Spondylarthritis ankylopoetica (Morbus Bechterew). Das funktionelle Endstadium derselben ist die weitgehende Versteifung der ganzen Wirbelsäule (Bambusstab) als Folge der ossifizierenden Entzündung. Die Behandlung der Entzündung ist Aufgabe der medikamentösen und der Strahlentherapie. Die physikalische Therapie hat sich hauptsächlich mit der sekundären Muskelatrophie und den daraus entstehenden Haltungsfehlern des Rückens und der stammnahen Gelenke abzugeben (Inaktivitätsatrophie). Da die statischen Haltungsfehler auch nach Abschluß der entzündlichen Phase bei der Spondylarthritis ankylopoetica noch zunehmen können (Hyperkyphose der BWS, Hyperlordose der HWS, Flexionskontrakturen der Hüftgelenke, Thoraxstarre), sind krankengymnastische Behandlungen auch nach Abklingen des entzündlichen Schmerzstadiums der Spondylarthritis ankylopoetica indiziert. Die Beschwerden infolge der sekundären Muskelinsuffizienz können bisweilen mit einer neuen entzündlichen Schubsituation verwechselt werden. Handelt es sich um keine Schubsituation (Labor, Röntgen) mit Progredienz des Grundleidens, sondern um die erwähnten muskulär statischen Beschwerden, dann sind intensive physikalisch therapeutische Anwendungen mit trockener Heißluft und anschließender Massage und aktiver Gymnastik der noch verspannten Rückenmuskulatur indiziert.

Im wesentlichen aber besteht die physikalische Therapie des Bechterews in krankengymnastischen Übungen allein. Bevorzugt werden vorerst Dehn- und Kräftigungsübungen von Armen und Schultern her mit isometrischen Spannungsübungen der großen und kleinen Rückenmuskeln. An zweiter Stelle folgen die sogenannten Mobilisationsübungen, mit welchen die Mobilität der einzelnen Wirbelsäulenabschnitte erhalten bzw. verbessert werden soll. Dazu eignen sich Übungen im Vierfüßerstand, Klappsche Kriechübungen und die Hockergymnastik. Es muß dabei beachtet werden, daß immer sämtliche Wirbelsäulenabschnitte isoliert durchgearbeitet werden mit dem Ziel, den vollen Bewegungsausschlag in allen möglichen Bewegungsachsen zu erzielen. Speziell die Rotationsbewegungen im Bereiche der Brustwirbelsäule sind hervorzuheben. Dabei soll immer auf eine adäquate Atemtherapie hingearbeitet werden, die im wesentlichen in einer aktiven Dehnung der Thoraxabschnitte bestehen. Wegen der häufigen Verspannungen im Bereiche der Pektoralismuskulatur und des Latisimus dorsi werden die Dehnübungen für den Thorax mit Vorteil von Übungen aus dem Schultergürtel her angegangen. Der Spondylarthritiker muß angehalten werden, die krankengymnastischen Übungen Zeit seines Lebens konsequent durchzuführen, da ein Sistieren derselben rasch wieder zur Muskelatrophie und zu den sekundären Verspannungen führen kann. Spondylarthritiker müssen deshalb auch nach Abschluß der Spital- oder der ärztlichen Behandlung daheim für sich jeden Tag die gelernten Übungen gewissenhaft durchturnen. Wöchentliche oder mindestens monatliche gemeinsame Übungen unter Aufsicht, zur Ergänzung, Wiederholung und Korrektur sind notwendig (Bechterew-Gruppenturnen). Schließlich ist eine leichte sportliche Betätigung bei den Spondylarthritikern angebracht. Die Sportarten (z.B. Handball) sollen so gestaltet sein, daß möglichst sämtliche Extremitäten und Rückenmuskeln beansprucht werden. Die Gründung eigener Spondylarthritiker-Sportklubs hat sich in einigen Ländern bestens bewährt.

Der Spondylarthritiker bevorzugt ein trockenes, wenn möglich heißes Klima. Klimakuren im Sommer im Hochgebirge oder in Gegenden mit wüstenähnlichem Charakter sind in regelmäßigen 1- bis 2 jährlichen Intervallen indiziert. Dabei sollen, wenn immer möglich, gymnastische Behandlungen einzeln oder in Gruppen durchgeführt werden, sofern am Ort eine Thermalpiscine zur Verfügung steht, kann die Bewegungstherapie im großen Thermalschwimmbecken erfolgen. Im übrigen aber ist der Spondylarthritiker außerordentlich kälteempfindlich, das Baden in offenen Gewässern und nicht geheizten Schwimmbecken mit der Gefahr der muskulären Unterkühlung sind für ihn ungünstig.

2. Physikalische Therapie bei degenerativ-rheumatischen Erkrankungen

Die degenerativ-rheumatischen Erkrankungen aus dem Formenkreis der Arthrose und speziell aus jenem des Weichteilrheumatismus nicht-entzündlicher Genese, bieten für die Indikation der physikalischen Therapie einen weit größern Spielraum als die entzündlichen Gelenkserkrankungen. Auch hier handelt es sich vorerst um symptomatische Therapien. Für die sekundären Auswirkungen der Arthrose am Muskel- und Bewegungsapparat aber, welche fließende Übergänge zu den primär-degenerativen Formen des Weichteilrheumatismus zeigen, nähern sich die physikalisch-therapeutischen Maßnahmen der Kausaltherapie, insofern als es gelingt, die erkrankten Teilgebiete zu hyperämisieren, um dadurch die degenerativen Prozesse zu verzögern. Da aber sowohl die Arthrosen wie die dem Weichteilrheumatismus zugeordneten Krankheiten (Tendoperiostosen, Tendomyosen, Panniculosen, chronische Bursitiden und Tendovaginitiden) häufig von sekundär entzündlichen Reaktionen begleitet sind, ist der Einsatz von physikalisch-therapeutischen Anwendungen etwas komplexer als es primär den Anschein hat. In der Behandlung degenerativ-rheumatischer Erkrankungsformen (intraartikulär, Weichteile) ist deshalb immer zu unterscheiden zwischen der Behandlung des schmerzhaften, teils sekundär entzündlich bedingten akuten Zustandes (Gelenkergüsse) und der Grundbehandlung des degenerativen Geschehens an sich.

A. *Weichteilrheumatismus*

Die Behandlung der akuten Schmerzzustände ist vorwiegend Aufgabe der medikamentösen Therapie (Antirheumatica, Lokalinfiltrationen usw.). Für physikalisch-therapeutische Hilfsmaßnahmen gelten ähnliche Richtlinien wie bei der Behandlung akuter arthritischer Prozesse, nämlich Kälteanwendungen über den sekundär entzündeten Gebieten. Diese speziellen Kälteanwendungen nehmen eine Zwischenstellung ein, zwischen den passiv hyperämisierenden Maßnahmen und den eigentlichen wärmeentziehenden Kälteanwendungen, da sie in Form der sogenannten *kurzdauernden* Kältetherapien (Priesnitzwickel, Chlorähylspray) angewendet werden. Ihre Wirkungen beruhen in einem raschen, kurzen Kälteentzug mit vasokonstriktorischer Vorphase und einer ausgeprägten sekundär reaktiv-hyperämischen Nachphase. Diese scheint für die Endwirkung maßgebend zu sein. Als spezielle Indikation dieser kurzdauernden Kälteanwendungen mit hyperämischer Nachreaktion wären zu erwähnen, die akuten Periarthritiden (Periarthritis humero-scapularis, Periarthrosis coxae, Periarthrosis genu), die akuten Tendoperiostosen (Epikondylitis, Periostosen am Beckenkamm und an der Wirbelsäule, Calcaneodynien), die akuten vertebragenen Zustände (Cervicalsyndrome mit Brachialgien, Lumbalsyndrome mit Ischialgien bis zur echten akuten Discushernie) und schließlich auch die mannigfachen Formen des akut rezidivierenden pannikulotischen Schmerzes im subcutanen Bindegewebe. Die erwähnten Kälteanwendungen sind dabei oft nur wenige Tage zu applizieren, d.h. bis zum Abklingen der akuten Schmerzen (Ruheschmerzen) auf den Stand der mehr oder weniger chronischen Grundbeschwerden (Bewegungs- und Belastungsschmerz, Bewegungseinschränkungen).

B. Die Behandlung der Arthrosen

Die chronisch degenerativen rheumatischen Gelenkserkrankungen zeichnen sich durch eine weitgehende gleichsinnige Ätiologie und Pathogenese aus, unterscheiden sich aber wesentlich durch die Verschiedenheit der Lokalisation der Prozesse. So ist eine Coxarthrose prinzipiell kaum verschieden von einer Gonarthrose oder Omarthrose bzw. Osteochondrose und Spondylose. In ihren klinischen Auswirkungen aber handelt es sich um gut abgrenzbare definierte Krankheitsbilder mit einer speziellen Symptomatologie.

a) Wärmeanwendungen

Wärmeanwendungen in ihrer verschiedensten Form und Vielfalt gehören praktisch zum Behandlungsprogramm von jedem Arthrosepatienten. Sofern die Kreislaufverhältnisse es erlauben, werden dabei mit Vorliebe sog. „feuchte" Wärmeanwendungen verordnet. Darunter versteht man die verschiedenen Wickel (mit Wasser oder Zusätzen), die Packungen (mit Fango oder Moor) und die Bädertherapie. Je intensiver die Wärmewirkung, desto angenehmer und wirkungsvoller empfindet der Patient die Behandlung. Vor allem empfindet er die symptomatisch schmerzlindernde Wirkung als wohltuend und heilend. Eine ursächliche Beeinflussung des degenerativen Gelenkgeschehens ist bis heute aber nicht bewiesen. Symptomatisch wirkt die Wärme vor allem detonisierend auf den Spannungszustand der Muskelatur des arthrotischen Gelenkes, sie lockert das Bindegewebe auf und hat auch einen Einfluß auf die Leitung der Schmerzperzeption. Dadurch kann sich gesamthaft die Beweglichkeit im arthrotischen Gelenk bessern.

Wärmemaßnahmen können rein *lokal* oder *allgemein* angewendet werden. Je ausgedehnter sie erfolgen, desto größer die Kreislaufbelastung. Da die meisten Arthrotiker ältere Menschen sind und die Kreislaufverhältnisse oft zu wünschen übrig lassen, sind ausgedehnte, große Wärmeanwendungen in Form von Ganzpackungen mit Vorsicht zu verordnen und eignen sich deshalb meistens nur für interne Patienten (Spital, Kurhaus), wo Gewähr geboten ist, daß der Patient nach der Anwendung ausgiebig ruhen kann. Für die externe oder Ambulantpraxis wird man mit Vorteil kleinere Teilpackungen bevorzugen. Sind auch diese für die Kreislaufverhältnisse des Patienten zu belastend, dann kommt die *Elektrothermotherapie* zum Zuge. Im Vordergrund stehen die Behandlungen im Kurzwellenfeld. Diese bewirken eine gleichmäßige, gut dosierbare Erwärmung in der Tiefe, ohne daß der Kreislauf dadurch wesentlich in Mitleidenschaft gezogen wird. Innerhalb der Kurzwellenbehandlungsmethoden eignen sich die Behandlungen im elektrischen Feld (Kondensatorenfeldmethode), vor allem bei tiefliegenden Prozessen, während bei oberflächlichen Gelenken (Schulter, Hand, Finger, Ellbogen, Knie) auch die Behandlung im elektromagnetischen Feld (Spulenfeld) indiziert sind. Ähnlich wie das Spulenfeld (Pancake-Elektroden) wirken die Behandlungen mit Microwellen (Radar, Dezimeterwellen), die auch eine gute Wärmewirkung, aber keine so große Eindringtiefe wie die eigentlichen Kurzwellen besitzen.

Auch die *Ultraschallbehandlung* erzeugt im Gelenkinnern Wärme. Sie belastet den Kreislauf ebenfalls nicht. Die korrekte technische Anwendung des Ultraschalls gerade für die Behandlung tiefer liegender Gewebs- und Gelenksanteile erfordert aber eine gute Beherrschung der Technik, da sonst die Energie schon in oberflächlichen Schichten absorbiert wird und eine Wärmewirkung in der Tiefe nicht garantiert ist.

Wärmeprozeduren werden beim Arthrosepatienten selten allein verordnet, meist in Kombination mit andern Therapien wie Massage und Bewegungstherapie (siehe unten). Der Vorteil solcher kombinierter Behandlungen liegt darin, daß durch die analgetische Wirkung der Wärme und die ev. daran anschließende Lockerungsmassage der verspannten Muskulatur, die aktive Bewegungstherapie unter günstigen Voraussetzungen durchgeführt werden kann, woraus für den Arthrosepatienten schließlich ein funktioneller Leistungsgewinn resultiert. Das gilt speziell für die degenerativ-rheumatischen Krankheiten der Wirbelsäule (Osteochondrose, Spondylose, Spondylarthrose) wie für die Arthrosen der stammnahen und großen Gelenke (Coxarthrose, Gonarthrose, Omarthrose).

β) Balneologische Maßnahmen siehe Beitrag Tichy (S. 498)

γ) Massage, Krankengymnastik

Wie erwähnt wird die Massage und gymnastische Behandlung sehr häufig mit Wärmeprozeduren kombiniert. Massagen als sog. passive Maßnahmen sollen speziell dazu beitragen, den in einzelnen Gruppen erhöhten Tonus der Muskulatur des Arthrotikers zu lockern. Dadurch wirken Massagen schmerzlindernd und stellungskorrigierend. Zur Stellungskorrektur bei sekundären Fehlstellungen infolge Schrumpfung der Bindegewebe sind *Dehnlagerungen* vorzuziehen. Das Ziel ist dabei immer die Vermeidung von Fehlstellungen, die sich funktionell für das tägliche Leben ungünstig auswirken. Deshalb wird für die unteren Extremitäten im allgemeinen die Streckung in Hüfte und Kniegelenk und die Rechtwinkelstellung des Fußgelenkes angestrebt. Die Dehnlagerungen muß der Patient auch daheim durchführen, wobei zur Intensivierung der Dehnung das Körpergewicht der betreffenden Extremitäten und künstliche Gewichte (Sandsäcke, Zugvorrichtungen, eigentliche Quengelzüge) benützt werden.

Die passiven Dehnungsmaßnahmen werden durch *aktive* Dehnübungen ergänzt. Dabei soll der Patient durch langsame und geführte Bewegungen mit maximaler Innervation der der Fehlstellung entgegenwirkenden Muskelgruppen eine „aktive Korrektur" anstreben. Gleichzeitig können diese Übungen auch der Kräftigung der betreffenden Muskulatur (Hüftextensoren, Streckapparat des Kniegelenkes, Rückenmuskulatur, speziell im Bereiche der Brustwirbelsäule, Bauchmuskulatur) dienen.

Im allgemeinen ist die *Kräftigung* der atrophischen Muskulatur das Hauptziel der krankengymnastischen Behandlung des Arthrotikers. Dies geschieht teils durch isometrische Spannungsübungen derselben, durch resistive Übungen gegen die Schwerkraft, gegen manuellen Widerstand, gegen den Widerstand von Hilfsgeräten, Gewichtszüge oder gegen den Wasserwiderstand bei der Wassergymnastik. Mit Vorteil soll dabei die ganze Haltung und Statik in das Gymnastikprogramm einbezogen werden, da durch den Ausfall eines arthrotischen Gelenkes häufig auch die benachbarten Gelenke funktionell in Mitleidenschaft gezogen sind. Schlußendlich sollen dann jene praktischen Bewegungen mit dem Patienten geübt werden, die er für sein tägliches Leben braucht (Ankleiden, Essen, Toilette, Aufstehen von Bett und Stuhl, Gehübungen, Treppensteigen usw.). Solche Übungen können auch gut zu Geräteübungen und Partnerübungen ausgebaut werden, wodurch der Arthrosepatient aus der Isolierung heraus kommt und in Gemeinschaft mit andern gleichgearteten Patienten sehen kann, wie diese individuell die mit ihrem Leiden zusammenhängenden Probleme gelöst haben.

δ) Varia

So wie es medikamentös eine Unsumme von Mitteln gibt, die äußerlich oder innerlich angewendet zur Behandlung der Arthrose empfohlen werden, so gibt es ebenfalls eine Vielfalt physikalisch-therapeutischer Maßnahmen, die zur Arthrosebehandlung herangezogen werden. Meistens handelt es sich dabei um Behandlungen, welche die Schmerzen lindern und dadurch dem Patienten Erleichterung verschaffen. Der intraartikuläre Arthroseschmerz ist ja häufig nicht immer scharf vom extraartikulären Schmerz ausgehend vom straffen Bindegewebe des Kapsel-, Sehnen- und Bandapparates zu unterscheiden. Solche extraartikulären Schmerzquellen decken sich in der Behandlung mit jenen des Weichteilrheumatismus. Sie können außerordentlich schmerzhaft sein und sind teils reflektorisch, teils primär dem Arthrosegeschehen zuzuordnen. Häufig verwendet werden elektrische Maßnahmen. Ausgehend von der stabilen Galvanisation mit der guten analgetischen Wirkung unter der Anode entwickelten sich Therapien mit potenzierter Wirkung wie die jontophorestische Anwendung (sei es mit einem analgetisch wirkenden oder einem hyperämisch wirkenden Medikament) oder schließlich die verschiedenen Modifikationen des galvanischen Gleichstromes in Form der sinusoidalen Stromanwendungen (diadynamische Ströme). Auch eine Ultraschallbehandlung kann, sofern der Schmerz bei einem Arthrosepatienten fast ausschließlich in das extraartikuläre Bindegewebe lokalisiert werden kann, schmerzlindernd wirken. Den gleichen Angriffspunkt, nämlich den extraartikulären Bindegewebsschmerz zu beeinflussen, benützt die Röntgentherapie der Arthrose, die letztlich ja ebenfalls eine «physikalische» Maßnahme ist.

Abschließend und zusammenfassend muß hervorgehoben werden, daß die physikalische Behandlung des Arthrosepatienten eine dankbareAufgabe ist. Wichtigste Voraussetzung ist eine exakte anatomische und funktionelle Diagnose. Sie ermöglicht den individuellen Charakter des einzelnen arthrotischen Gelenkes und seiner Schmerzentstehungsursache Rechnung zu tragen. Durch die individuelle Anpassung der physikalischen Therapie an die möglichen Ursachen der Beschwerden können die Mittel und Maßnahmen so eingesetzt werden, daß sie tatsächlich mit großer Wahrscheinlichkeit erfolgsversprechend sind.

Balneotherapie rheumatischer Krankheiten

H. Tichy †

Motto:
Wer dem Körper dienen will,
muß den Geist betonen. N.N.

Bei unserer Darstellung gehen wir davon aus, daß die Balneotherapie der rheumatisch genannten Krankheiten im Raum der Medizin einen ganz bestimmten Platz einnimmt oder einnehmen sollte und daß sie in der Zeit wenigstens bei den entzündlichen Formen an bestimmte Situationen des klinischen Verlaufs gebunden ist.

Stellen wir uns das gesamte Gesundheitswesen als einen Gebäudekomplex vor, so dürfen wir getrost die Balneotherapie in den Mittelpunkt setzen. Zu ihr hin führen die Verbindungen von der freien Praxis, der Ambulanz der Polikliniken, den Stationen der Kliniken und Krankenhäuser und schließlich spontane direkte Wege aus der Bevölkerung; von ihr fort laufen die Gänge zur unmittelbar mit ihr verbundenen oder etwas entfernt liegenden Rehabilitation und ins weitere Leben der Rheumatiker unter ständiger ärztlicher Überwachung. Freilich ist es noch nicht überall so, aber die Entwicklung geht dahin (Tichy, 1966).

Im Rahmen dieser großen Aufgabe orientieren wir uns über folgende Punkte:

    I. Die natürlichen Kurmittel der Heilbäder und ihre Wirkungen
   II. Heilplan und Kurantrag
  III. Indikationen und Kontraindikationen
  IV. Reine Badekuren. Kombinierte Therapie
   V. Erfolgsbeurteilung
  VI. Metaphylaxe und Prophylaxe
 VII. Rehabilitation.

I. Die natürlichen Kurmittel der Heilbäder und ihre Wirkungen

Für Kuren von Rheumatikern stehen folgende Heilquellen zur Verfügung, die wir im Anschluß an die Hand- und Lehrbücher (H. Reichel, 1940; H. Vogt, 1940; W. Amelung u. A. Evers, 1962 b) nach einer von milden zu starken Reizen aufsteigenden Reihe ordnen:

  1. Einfache warme Quellen (Akratothermen)
  2. Solbäder, Kochsalzbäder und Kochsalzthermen
  3. Radioaktive Heilquellen
  4. Schwefelbäder
  5. Peloide

Welcher Kurort mit der jeweiligen Quellenart im Einzelfall gewählt wird, richtet sich nach den Indikationen (vgl. nächste Seite) und den übrigen dort vorhandenen und für Rheumatiker wichtigen und wertvollen Einrichtungen, z.B. Übungsbecken, Thermalschwimmbad usw., nicht zuletzt auch nach der speziellen Tätigkeit der Kurärzte; viele von ihnen genießen begründeten Ruf als Rheumatologen. Über Einzelheiten geben das Deutsche Bäderbuch und die übrigen vom Deutschen Bäderverband herausgegebenen Schriften Aufschluß.

Bei dem heutigen Stande unseres Wissens müssen wir die Wirkung der Heilbäder wesentlich im Unspezifischen suchen, und zwar nicht auf morphologischem, sondern funktionellem Gebiet. Stellen wir der Balneotherapie dieses Ziel, so dürfen wir uns ihrer als des besten Mittels bedienen, das den Patienten schmerzfrei machen, ihm körperliches und seelisches Wohlbefinden geben und seine Leistungsfähigkeit in diesen beiden Richtungen entscheidend verbessern kann.

Hauptwirkungskräfte sind die physikalischen Größen der Wärme, des Wasserauftriebs und des Wasserwiderstandes. Darauf beruht der heilende Einfluß auf den Tonus der Muskulatur, die Zunahme der peripheren Durchblutung und damit die der Bewegungsfähigkeit, unterstützt durch die unerläßliche Übungstherapie. Um die Objektivierung dieser Wirkungen bemühen sich außer bekannten älteren einige neuere Arbeiten, auf die hier nur hingewiesen werden kann (W. Warmbt, 1964; J. Bischof, 1965; G. Liebold, 1965; M. Günther u. E. Kaeske, 1965). Hinzukommen die mannigfachen chemischen Wirkungen der Heilquellen, deren bestimmte Ionenarten den Stoffwechsel weitgehend beeinflussen. Experimentell haben Böni (1957, 1962), Lotmar, Dirnagl u. Evers (1962) diese Fragen an Sulfatquellen zu klären versucht. Ähnlich steht es mit den Peloiden sowie den Sole- und Radonbädern, deren schmerzstillende Wirkungen immer wieder zu beobachten sind. Die Diffusion von radioaktivem Gas durch die Haut ist bekannt und neuerdings durch B. von Diemar (1966) wiederum belegt worden.

II. Heilplan und Kurantrag

Die Badekur soll im langfristigen Heilplan für Rheumatiker ihren festen Platz haben und nach bestimmten sorgfältigen Überlegungen zu bestimmten Zeitpunkten, die sich nach den Stadien der Krankheit richten, und in gewissen Zeitabständen eingeleitet werden.

Ein vollständiger Heilplan setzt folgendes voraus:

1. Genaue Bezeichnungsdiagnose auf Grund von klinischen und Laboratoriumsmethoden
2. Festlegung des Aktivitäts- und Schweregrades der Erkrankung nach dem morphologischen Krankheitsstadium und dem Funktionszustand, besonders der Leistungsbreite der Grundfunktionen, vor allem von Herz und Kreislauf nach den ärztlichen Beobachtungen am Wohnort
3. Berücksichtigung der im Kurort gegebenen Umweltfaktoren (Reisewege, Unterbringung, spezielle ärztliche Versorgung, Rehabilitationseinrichtungen einschließlich geistiger und kultureller Möglichkeiten, Wetter und Klima)
4. Elastische Festlegung der Kurdauer
5. Vorschläge für die anschließende Weiterbehandlung und Kontrolle am Heimatort auf Grund der Kurberichte mit objektiver Erfolgsbeurteilung nach klinisch-funktionellen und Laboratoriumsbefunden.
6. Vorschläge für spätere Wiederholungskuren

Man sieht, daß einweisender Arzt und Kurarzt gemeinsam für den Kurplan verantwortlich sind. Den speziellen, komplexen Heilplan stellt der Arzt im Kurort allein auf.

Dafür ist ein sorgfältiges *Kurgutachten* des Heimatarztes eine wichtige Grundlage. Wo *Beratungsstellen für Rheumatologie* bereits tätig sind, empfiehlt es sich sehr, sie in das Antrags- und Genehmigungsverfahren von Kuren einzubeziehen. Wie nötig das ist, geht aus den ernsten Vorstellungen von Wessel (1966) hervor. Ein Urteil über *Kurbedürftigkeit* und *Kurfähigkeit* ist nur möglich, wenn Voruntersuchung und Vorbehandlung gründlich durchgeführt wurden. An einzelnen Orten hat sich die *Vorprüfung des Kurantrages im Kurort* bewährt (Jordan, 1966), ebenso das *Direkteinweisungsverfahren* durch eine Rheumatikerklinik bzw. -Abteilung (Callies, 1966).

III. Indikationen und Kontraindikationen

Wir beginnen mit den Gegenanzeigen. *Allgemeine Kontraindikationen* sind:

1. Noch vorhandene akute Stadien und nicht mehr zu beeinflußende Endzustände
2. Schwere Infektanämien
3. Geschädigte Herz- und Kreislauffunktionen mit Neigung zur Dekompensation
4. Schlechte Temperaturregulation als relative Gegenanzeige

Dazu ist zu bemerken, daß bei der Abschätzung der Aktivität die Beschleunigung der Blutsenkung nicht schematisch zu bewerten ist und vor allem nicht als alleiniges Kriterium gelten darf. Frühere Arbeiten (Raschke, 1944 u.a.). und die Gewohnheit mancher Kurkommissionen sind zu berichtigen.

Ebenso steht es mit dem *Herdproblem* (Tichy, 1967): Die schematische Forderung auf „vollständige" Herdsanierung vor Beginn einer Rheumakur ist unbegründet (R. Günther, 1961, 1962). Die Ansicht mancher Kurärzte, daß ihre Erfolge bei Herdsanierten besser seien als bei Herdträgern wird statistisch zu begründen versucht, so von Inama (1954); seine Angaben scheinen mir nicht genügend sicher zu sein. Essen ist der gleichen Meinung.

Miehlke (1965) ergänzt die genannten Kontraindikationen durch folgende mehr spezieller Art:

1. Hohe Leukocytose mit Linksverschiebung
2. Stark nachweisbares C-reaktives Protein
3. Hypoproteinämie
4. Sehr niedrige Eisen- und hohe Kupferwerte im Serum
5. Sehr hohe, starre Titerwerte in den Agglutinationsreaktionen zum Nachweis des Rheumafaktors

Die *Indikationsstellung* entspricht einer klaren Diagnostik der jeweiligen Form des rheumatischen Leidens und einer die wichtigsten Regulationen und Korrelationen erfassenden Reaktionsdiagnostik. Für Einzelheiten wird auf die Lehr- und Handbücher verwiesen (Evers, 1962, S. 888 ff; Tichy, 1962, S. 199 ff.).

Hier sollen zu den Hauptarten der rheumatischen Krankheiten nur in Stichworten einige Hinweise gegeben werden.

1. Das *rheumatische Fieber*, als solches kein Objekt der Balneologie. Rest- und Folgezustände können kurmäßig behandelt werden, so in speziellen Sanatorien, die nicht in einem Badeort zu liegen brauchen. Auf Herz und Kreislauf kommt es entscheidend an. Wenn Badekuren, dann milde Anwendungen mit Solequellen, Kochsalzthermen, Kohlensäurequellen (Vgl. auch Abschnitt 7 S. 505).

2. Die *progressive chronische Polyarthritis*. Bei den leider noch zu selten zur Kur geschickten Patienten in frühen Stadien des Leidens regelmäßige, wiederholte balneo-

logische Behandlung außerordentlich nützlich. Über 70 Jahre alte Kranke nur in Ausnahmefällen für eine Kur geeignet (Marticke, 1960).

Gleiche Indikationen für die Nebenformen der chronischen Polyarthritis, auch für die mehr aus der Nachbarschaft des rheumatischen Fiebers stammenden postanginösen, streptokokkenbedingten Mono- und Oligoarthritiden. Bei der psoriatischen Arthritis Schwefelbäder.

3. Die *ankylosierende Spondylitis*. Kuren nur dort erfolgreich, wo besondere Einrichtungen für Gymnastik vorhanden, also Übungsbecken, Piscinen, Schwimmbecken mit Thermalwässern, Schwefelbädern, radioaktiven Bädern.

4. *Arthrosen* und *Spondylosen*. Badekuren dabei nicht so unbedingt nötig, wie gewöhnlich angenommen, bei Coxarthrose jedoch von großem Wert. Akratothermen, Wildbäder, Kochsalz- und Schwefelquellen, radioaktive Quellen und Peloide lindern subjektive Beschwerden und bessern die Funktion. In günstigen Fällen durch Kuren jedes zweite Jahr Knorpel-Knochenprozesse am Fortschreiten zu hindern. — Gleiche Indikationen für die *spondylogenen Syndrome*, besonders Thermalbewegungsbäder.

IV. Reine Badekuren. Kombinierte Therapie

Reine Badekuren ohne jede andersartige Anwendung werden kaum durchgeführt. Maßnahmen der physikalischen Therapie wie Massagen und Krankengymnastik sind mehr oder minder systematisch in jedem Heilbade in Gebrauch. Die eigentliche kombinierte Kur, in der auch Medikamente gegeben werden, kommt nach verschiedenen Schätzungen bei 10 bis 15% der Kurpatienten in Frage. Von jeher üblich sind beruhigende und dämpfende Pharmaka, um eine unerwünschte oder unerwünscht starke Badereaktion zu vermeiden oder zu verringern. Heute ist man bestrebt, die verschiedenen Mittel des ärztlichen Heilschatzes planmäßig zu verwenden.

Unter einer *kombinierten* oder *komplexen Therapie* verstehen wir die im Heilbade durchgeführte, nach einem abgewogenen Plane eingerichtete Behandlung mit den natürlichen Kurmitteln der Heilquellen und Peloide, mit einigen örtlichen hydrotherapeutischen Anwendungen, mit trockenen Maßnahmen der physikalischen Therapie, allen voran die Bewegungstherapie, mit konservativen orthopädischen Methoden, mit antirheumatischen Medikamenten und mit Diät.

Die Ziele dieser Therapie sind nach Seidel u. Mitarb. (1966) folgende 6, wovon 1. und 2. schon vor Beginn der Kur erreicht sein sollen, während 3. bis 6. im Kurort erstrebt und vorbereitet werden:

1. Rasche und ausreichende Beeinflussung der akuten Erscheinungen
2. Hemmung der hyperergischen mesenchymalen Prozesse
3. Besserung des Allgemeinzustandes und der Funktion des Bewegungsapparates
4. Schmerzfreiheit
5. Verhinderung bleibender anatomischer Veränderungen
6. Verhinderung von Rezidiven.

Dazu gehören, daß Durchführung der Kur, Kurdauer und alle darauf folgenden Maßnahmen aufeinander abgestimmt werden.

Die *Kurdauer* soll mindestens 4 Wochen betragen, bei chronischer Polyarthritis 5 bis 6. Evers (1963) verlangt eine Garantie, daß nach der Kur eine *Behandlungspause* von mindestens 2 Monaten eingehalten wird. Eine *Wiederholungskur* soll frühestens nach 8, im Durchschnitt erst nach 10 oder 12 Monaten eingeleitet werden, nötigenfalls in einem anderen Kurort.

Über die *Technik der balneologischen Anwendungen* soll hier nicht gesprochen werden; sie wechselt von Kurort zu Kurort und muß den Kurärzten überlassen bleiben.

Der *Kurverlauf* wird heute überall durch regelmäßige Konsultationen und Visiten mit objektiven Untersuchungen überwacht. Welche Testmethoden verwendet werden, richtet sich nach der Ausstattung des örtlichen Laboratoriums.

Mit der *medikamentösen Zusatztherapie* soll nach R. Günther (1962) folgendes bewirkt werden:

Zu 1. Vegetative Pharmaka (Bellergal, Baldrian etc.)

1. Behebung ungünstiger Änderungen des Befindens nach dem Einzelbad
2. Behebung solcher Änderungen bei längerem Bestehen, besonders in der Adaptationsphase (3. bis 8. Kurtag) und gegebenenfalls auch in der Reaktionsphase (9. bis 18. Kurtag) einschließlich der Badereaktion
3. Verbesserung des Kureffekts
4. Behandlung von Spätreaktionen nach der Kur. An Arzneimitteln kommen dafür in Frage:

Zu 2. In der ersten Kurhälfte Vitamin C, ev. Sympathikolytika, Luminaletten und ACTH, letzteres nicht ununterbrochen

Zu 3. Corticosteroide, Pyrazole, Salicylate

Zu 4. Ähnliche Verordnungen wie zu 2.

Nach der Kur soll 8 bis 12 Wochen lang keine umstimmende Behandlung durchgeführt werden. Bei Bedarf gibt man Analgetika und Antiphlogistika.

Zu *speziellen Verordnungen bei den einzelnen Erkrankungen* wäre folgendes anzuführen:

a) *Rheumatisches Fieber* im Stadium der Remission und Rekonvalescenz. Salicylate und Pyrazolone nicht mehr nötig. Steroidhormone unter Kontrolle der BSG und sonstiger Aktivitätsteste nur sehr langsam abzubauen. Bei drohendem Rezidiv Badekur sofort absetzen. Wichtig die Fortführung der begonnenen Penicillinprophylaxe. In Sonderfällen Herzglykoside. Leichte Übungen, zuerst im Bett, Atemübungen, Spaziergänge als Terrainkur. Keine intensiven thermischen Allgemeinprozeduren.

b) *Progressive chronische Polyarthritis.* In frühen Stadien keine stark wirkenden Arzneimittel nötig. Bereits genommene Medikamente nicht plötzlich absetzen, bes. nicht eine schon laufende Dauerbehandlung mit Steroiden. Diese allmählich abzubauen versuchen (dagegen Wille, 1960; Kraft u. Mitarb., 1962; Weiszer u. Mitarb., 1961). Bereits gegebene Goldsalze weiter zu verordnen, aber nicht überdosieren! Nach Ott (1958) in der zweiten Kurhälfte mit vorher noch nicht verordneter Goldkur zu beginnen, die dann zu Hause fortgesetzt wird. In Sonderfällen Hydrocortison etc. intraartikulär. Zu der neuerdings empfohlenen Therapie mit Immunodepressiva (Vorlaender, 1966; Jesserer bei Pfeiffer, 1966) sind weitere Erfahrungen abzuwarten. — Physikalisch-therapeutisch die *Übungstherapie* an erster Stelle; streng individuell auszuführen! Übungen einfachster Art erlernen und täglich jede Stunde, aber nur kurz (2 min) durchführen lassen (Fähndrich, 1966). Massage tritt zurück, wenn ja, dann nur Muskeln massieren, nicht die Gelenke. Bei örtlichen Entzündungen feuchtkühle Wickel und Umschläge mit 10%iger Kochsalzlösung oder Peloiden. Einfache Hand- und Fußbäder. Das Erlernte zu Hause täglich weiter betreiben lassen!

c) *Ankylosierende Spondylitis*. An erster Stelle *Bewegungsbehandlung* (Thermalbewegungsbad Fellmann, 1962). Anschließend Bechterewgymnastik auf dem Trockenen (Illouz u. Mitarb., 1965). Wichtigste Übungen, auch Atemübungen vom Patienten zu erlernen und daheim täglich auszuführen. Medikamente treten zurück. Zeitweise Schmerzmittel (Butazolidin, Indometacin), dagegen keine Corticoide. Unter Butazolidin salzarme Diät. Röntgentherapie in der Regel nicht während der Badekur (dagegen Lent, 1962).

d) *Arthrosen und Spondylosen*. Medikamente nur in seltenen Fällen, z.B. bei akuter Lumbago. Bei Osteoporose alter Patienten Anabolika und Calcium, daheim fortzusetzen. *Übungstherapie* im Bewegungsbad und als Trockengymnastik. Sonderübungen für die verschiedenen spondylogenen Syndrome. Bei gewöhnlichen Arthrosen feuchtheiße Packungen von richtiger Temperatur und Dauer (Schoger, 1966). *Coxarthrose* besonders sorgfältig kombiniert zu behandeln. Regelmäßige Kuren jedes Jahr oder jedes zweite Jahr (Ott, 1957/59). Besonders gute Erfolge bei operierten Coxarthrosen (Ott, 1957/59; Forestier, 1967). Bei Coxarthrose in manchen Fällen während der Kur Phenylbutazon (Sitaj, 1963). Übergewicht bei allen Arthrosen, bes. der unteren Extremitäten und Sponylosen durch Diät zu vermindern. Evtl. Trinkkuren mit Akratothermen (Diurese) und Schwefelwässern (Schwefelstoffwechsel des Gelenkknorpels).

e) *Extraartikuläre Prozesse, Fibrositis*. Nicht ohne weiteres Objekte der Balneotherapie im Kurort. In der Regel physikalische Therapie ausreichend. Hauptwert auf die eigene Betätigung der Patienten zu legen (Fähndrich, 1964). Das vor allem wichtig für den „psychosomatischen Rheumatismus", der grundlegend mit Psychotherapie und mit geeigneten Medikamenten sowie Beschäftigungstherapie, physikalischer und Klimatherapie zu behandeln ist (Antonelli, 1967).

Ideale Verhältnisse für alle genannten Krankheitsformen finden wir dort, wo das Klima es erlaubt, die Heilquellen unter freiem Himmel zu gebrauchen. H. G. Scholtz (1967) beschrieb kürzlich die Poseidon-Therme auf Ischia, freilich nur wenigen zugänglich. Für größere Patientenzahlen sind die Freibäder im Balaton-See in Ungarn aufnahmefähiger (Strecker, 1967, — Bad Héviz).

V. Erfolgsbeurteilung

Die Erfolgsziffern aller Heilbäder für Rheumatiker bewegen sich zwischen 70 und 80%. Diese unmittelbaren Resultate gehen mehr oder minder rasch wieder verloren. (Kowarschik, 1958). Um zu sicheren Ergebnissen zu kommen, bedarf es eines planmäßigen Vorgehens, das schon bei den Untersuchungen für den Kurantrag eingehalten werden muß, um eine langfristige Kontrolle nach der Kur zu ermöglichen.

Mit Blick auf die *chronische Polyarthritis* empfehlen Südhof und Schimanski (1962) folgenden Plan:

A) Einteilung des Krankengutes nach
 1. Lebensalter
 2. Geschlecht
 3. Dauer der Erkrankung
 4. Sitz, Ausdehnung und Symmetrie des Gelenkbefalls
 5. Etwaigen Begleit- und Nebenerkrankungen
 6. Art und Umfang der vorausgegangenen Therapie
 7. Verlauf der serologischen Teste

B) Untersuchung bei Kurantritt

    1. Alle zur Feststellung des Schweregrades nach Steinbrocker erforderlichen Untersuchungen, einschließlich Röntgenaufnahmen

    2. Alle zur Eingruppierung in das Funktionsaktivitätsschema nach Steinbrocker erforderlichen Untersuchungen, ergänzt durch zusätzliche Messungen der Gelenkbeweglichkeit und der Zeit zur Bewältigung einer bestimmten Gehstrecke

    3. Untersuchungen zur Kontrolle der Prozeßaktivität

      a) C-reaktives Protein

      b) Feststellen und exaktes Messen von Schwellungen, Überwärmung und Rötung im Gelenkbereich

      c) Kontrolle der Körpertemperatur

      d) Kontrolle der BSG

      e) Kontrolle des Hb-Wertes

      f) Vollblutstatus

      g) Takatareaktion, Weltmannband   ⎫

      h) Serumelektrophorese   ⎬   soweit technisch möglich

      i) Serumeisenbestimmung   ⎭

      k) Bestimmung von Glukosamin oder proteingebundener Kohlenhydrate im Serum

C) Untersuchung bei Kurabschluß

    1. Alle anfangs zur Kontrolle der Funktionskapazität durchgeführten Untersuchungen (B 2)

    2. Alle zur Feststellung der Aktivität durchgeführten Untersuchungen (B 3)

    3. Protokollieren der Angaben des Patienten über das subjektive Befinden, wie Schmerzen, Leistungsfähigkeit, Berücksichtigung des etwa zurückgegangenen Bedarfs an Analgetika. Protokollieren der während der Kur durchgeführten balneologischen, physikalischen und medikamentösen Maßnahmen.

D) Untersuchungen 3 Monate nach Kurabschluß

    1. Alle unter C genannten Feststellungen

    2. Genaues Protkollieren der in der Zwischenzeit durchgeführten therapeutischen Maßnahmen

    3. Genaues Protkollieren der Angaben des Patienten über das subjektive Befinden wie Schmerzen und Leistungsfähigkeit und Bedarf an Analgetika.

E) Untersuchungen 6 und 12 Monate nach Kurabschluß sowie gegebenenfalls in weiteren jährlichen Abständen. Alle unter B benannten Untersuchungen sowie Beachten der unter D 2 und 3 benannten Gesichtspunkte. Feststellung, inwieweit inzwischen die Arbeitsfähigkeit wiederhergestellt worden ist, wie lange ununterbrochen gearbeitet wurde, besonders mit Rücksicht auf das rheumatische Leiden.

Wenn dieses umfangreiche Schema mit Abwandlungen für die übrigen rheumatisch genannten Leiden in größerem Umfange benutzt und das gewonnene Material in *Beratungsstellen für Rheumatologie* gesammelt und ausgewertet würde, könnten wir im Laufe der Jahre zu einer brauchbaren balneologischen Erfolgsstatistik kommen (vgl. dazu Darnaud, 1961; Chevallier, 1966; Sitaj, 1963; Blumencron, 1963; Wannenwetsch, 1966).

VI. Metaphylaxe und Prophylaxe

Die im vorigen Abschnitt entworfenen Maßnahmen zur genauen Erfassung der Katamnese (Fr. Francon, 1961) sind für Meta- und Prophylaxe grundlegend wichtig. Richtungweisende Vorstellungen entwickelte schon 1962 Freund. Das Ziel ist es, auch schwerere Fälle von chronischer Polyarthritis, anderen entzündlichen Zuständen, unter den Arthrosen besonders die des Hüftgelenks, solange wie möglich arbeitsfähig und sozial selbständig zu erhalten. Das leitet zu dem über, was wir unter Rehabilitation verstehen.

VII. Rehabilitation

Die Badekur ist eins der wichtigsten Glieder der auf Rehabilitation zielenden Bestrebungen. Sie verfügt über die notwendige Zeit und die notwendigen Mittel und Personen, um mit der Rehabilitation nicht nur durch ärztliche, funktionelle Behandlung, sondern auch durch gesellschaftliche, sozial-arbeitstherapeutische, aber auch kulturelle und geistige Anregungen und Anleitungen den Anfang zu machen. Schon die Schulkinder können nach rheumatischem Fieber in geeigneten Sanatorien Unterricht erhalten. Neben dem körperlichen Ziele der Kräftigung und Abhärtung (Nenov, 1965; Bojkinoff, 1965 a u. b; Delbarre u. Richet, 1965; Fontan u. Cotlenko, 1966) wird so das geistige Wachstum gefördert.

Für Erwachsene gilt ähnliches. Gerade die Heilbäder können dem Rheumatiker eine ganz neue geistige Einstellung ihrem Leiden gegenüber vermitteln. Auf diesem Wege liegen interessante Versuche wie ein kürzlich aus Bad Ems bekannt gewordener, wo in der dortigen keramischen Fabrik drei Arbeitsplätze für Kurgäste bereitstehen. Das ist im Grunde genommen die Haltung, die auf hoher geistiger Ebene Goethe (Lit.) schon vor 150 Jahren und mehr bei seinen Kuraufenthalten in Bad Pyrmont und besonders in Karlsbad einnahm. Die verantwortlichen Leiter der deutschen Heilbäder ziehen bereits die Folgerungen und eröffnen dem Kur- und Bäderwesen mit Gedanken, wie sie vor kurzem A. W. Diekmann (1966) aussprach, neue seelische und geistige Ausblicke.

Die Röntgentheraphie rheumatischer Erkrankungen

W. Bessler

Die Röntgentherapie rheumatischer Erkrankungen wird bereits seit 70 Jahren durchgeführt. Zahlreiche Veröffentlichungen beschreiben ihre Technik, Indikationen und Resultate. In den letzten 20 Jahren wird sie konkurrenziert durch neu eingeführte Medikamente, neu entwickelte physikalisch-therapeutische Methoden und chirurgisch-orthopädische Eingriffe. Die Furcht vor somatischen oder genetischen Strahlenschäden hat vielerorts zu einer Einschränkung der Anwendung von Röntgenstrahlen für die Behandlung von benignen Affektionen geführt. Trotz dieser Tendenzen behauptet die Röntgenbestrahlung rheumatischer Krankheiten ihren Platz als wirkungsvollste physikalisch-therapeutische Maßnahme vor allem in der Behandlung degenerativer Wirbelsäulen- und Gelenkaffektionen. An den meisten radiotherapeutischen Instituten werden diese Leiden auch weiterhin mit steigender Frequenz bestrahlt.

Literaturüberblick

Die ersten Berichte über die Behandlung rheumatischer Gelenkerkrankungen mit Röntgenstrahlen erscheinen zur Zeit der Jahrhundertwende (Sokolow, 1898; v. Beust 1898).

In den 20-iger Jahren folgen zahlreiche Veröffentlichungen über die Bestrahlungstherapie degenerativer Wirbelsäulen- und Gelenkveränderungen (Heidenhain, 1923; Staunig, 1925; Kraus, 1927; Kahlmeter u. Åkerlund, 1938, u.a.). Anhand umfangreicher Statistiken wird die Röntgentherapie dieser Erkrankungen in den folgenden Jahrzehnten in ihrer technischen Durchführung festgelegt und in ihrer Wirksamkeit überprüft (v. Pannewitz, 1933, 1953; Kahlmeter, 1938; Bakke, 1939; Baensch, 1941; Cocchi, 1943; Gelber, 1951; Hess u. Bonmann, 1955; Glauner, 1959). Ferner erscheint eine Reihe von Monographien über die Entzündungsbestrahlung, in welchen auch die

Bestrahlungstherapie von Gelenkleiden besprochen wird (Glauner, 1951; Tretter, 1952; Pizon, 1957). v. Pannewitz faßt 1959 seine eigenen und die bis zu diesem Zeitpunkt in der Literatur erwähnten Resultate zusammen und berichtet über die Behandlungserfolge an insgesamt 15 000 Patienten, die wegen Spondylose, Arthrose oder Periarthritis humero-scapularis bestrahlt wurden. 28% dieser Patienten wurden durch die Bestrahlungsbehandlung beschwerdefrei, 50% gebessert und 22% zeigten keine Beeinflussung ihrer Beschwerden. Ähnliche Resultate werden auch in neueren Arbeiten von Reichel (1961), Bismuth u. Vallée (1962), Portmann, (1965), Wieland (1965), sowie von Pape (1965 und 1967) mitgeteilt. Über die Bestrahlung rheumatischer Krankheiten mit Radiocobalt- und Radiocaesiumapparaturen berichten 1965 Keim, sowie Wieland u. Kuttig (1965). Ihre Ergebnisse sind vergleichbar oder sogar etwas besser als bei Verwendung konventioneller Bestrahlungsgeräte.

Indikation zur Radiotherapie

Die Bestrahlungsbehandlung rheumatischer Erkrankungen wirkt auf die vorliegenden entzündlichen Prozesse, sie wird deshalb den Entzündungsbestrahlungen zugeordnet. Von der Tumorbestrahlung unterscheiden sich diese durch eine wesentlich niedrigere Strahlendosierung und durch eine stärkere Fraktionierung.

Früher wurden auch Infektarthritiden mit Röntgenstrahlen behandelt. Diese Indikation ist seit der Einführung der auf die Erreger selbst wirkenden Antibiotica hinfällig geworden.

Auch der Strahlenbehandlung der rheumatischen Polyarthritis kommt lediglich noch ein historisches Interesse zu. Währenddem Menzer (1919), Appelrath (1925), sowie Borak und Taylor (1945) noch über relativ günstige Bestrahlungsresultate berichten, lehnen v. Pannewitz (1933), Thurn (1949), Glauner (1951) und Desmarais (1953) die Röntgenbestrahlung rheumatischer Polyarthritiden als wirkungslos ab.

Gestellt wird die Indikation zur Radiotherapie heute vor allem bei Vorliegen unspezifischer artikulärer und periartikulärer Entzündungen, d.h. zur Behandlung der Periarthritis humero-scapularis, von Epicondylitiden und Bursitiden, sowie von degenerativen Veränderungen der Wirbelsäule und der Gelenke.

Zu guten Erfolgen führt die Bestrahlungsbehandlung auch bei der Spondylarthritis ankylopoetica (Spa). Die Strahlentherapie dieser Affektion wird von vielen Autoren als die einzig wirksame Behandlungsmethode betrachtet (Smyth u. Mitarb., 1941; Desmarais, 1953; Sharp u. Easson, 1954; Böni u. Kaganas, 1953; Danzeisen u. Mitarb., 1956; Wilkinson u. Bywaters, 1958; Kostka u. Niepel, 1962; Lezzi, 1963). Andere Autoren stehen der Strahlentherapie der Spa reserviert gegenüber.

Wirkungsweise der Strahlenbehandlung

Das Ziel der Bestrahlungsbehandlung rheumatischer Krankheiten ist die Beseitigung oder zum mindesten die Linderung der durch die Entzündung hervorgerufenen Schmerzen. Es handelt sich somit um eine rein palliative, auf die Symptomatologie ausgerichtete Therapie.

v. Pannewitz weist 1933 darauf hin, daß nach Bestrahlung degenerativer Wirbelsäulen oder Gelenkveränderungen das Grundleiden unverändert weiterverläuft, beeinflußt wird lediglich die Krankheit, das heißt die vorliegenden subjektiven Beschwerden. Schmerzhafte Spondylosen oder Arthrosen werden in schmerzfreie Formen übergeführt, so wie sie ab einem bestimmten Alter bei den meisten Menschen auch ohne klinische Symptome röntgenologisch festgestellt werden können.

Arthronotische oder spondylotische Randzacken, paraossäre Kalkablagerungen bei Periarthritiden, sowie knöcherne Ankylosen beim Morbus Bechterew bilden sich unter der Bestrahlungsbehandlung nicht zurück. Hingegen ist es denkbar, daß durch die Beeinflussung entzündlicher artikulärer und periartikulärer Veränderungen ein circulus vitiosus unterbrochen wird, der ohne Behandlung ein weiteres Fortschreiten der degenerativen Grundkrankheit beschleunigen würde.

Eine Verbesserung der Beweglichkeit der befallenen Gelenke kann durch eine Bestrahlungsbehandlung bewirkt werden, sofern die Funktionseinschränkung durch Schmerzen oder eine entzündliche Schwellung bedingt ist. Der fibrolytischen Wirkung der Röntgenstrahlen, die von der Behandlung oberflächlicher Narben her bekannt ist, kommt bei der Strahlentherapie chronischer Gelenkentzündungen höchstens eine beschränkte Bedeutung zu.

Die Wirkungsweise der Bestrahlung entzündlicher Erkrankungen wurde vielfach untersucht, sie ist heute jedoch noch nicht vollständig geklärt. Eine Reihe von komplexen Vorgängen scheint nebeneinander zu verlaufen und an verschiedenen Gewebselementen zur Auswirkung zu kommen.

1. Wirkung auf die Zellen: Die in den Zellen dauernd vor sich gehenden chemischen Umwandlungen werden durch die Straleneinwirkung gestört, was zum Zelluntergang führen kann. Als besonders strahlenempfindlich erweisen sich Entzündungszellen, die, wie auch histologisch nachgewiesen werden kann, als Rundzelleninfiltrate in der Synovialmembran, in der Gelenkkapsel und im periartikulären Gewebe auch degenerativ erkrankter Gelenke vorliegen. Beim Zerfall dieser Zellen werden Fermente, sowie histamin- und acetylcholinähnliche Stoffe frei, die sowohl eine lokale, wie auch eine Fernwirkung ausüben können.

2. Wirkung auf das Gewebe: Die Bestrahlung führt durch eine Verschiebung der H—OH Ionenkonzentration im Gewebe zu einer in Bezug auf Höhe und Dauer dosisabhängigen Frühazidose. Die bei jeder Entzündung vorliegende Gewebsazidose wird somit durch die Bestrahlung anfänglich verstärkt. 6—8 Stunden nach der Bestrahlung schlägt die Azidose in eine andauernde Spätalkalose um, die auch noch 8 bis 16 Tage später nachweisbar ist und der Entzündungsazidose entgegen wirkt. Als Sofortreaktion läßt sich im Gewebe ferner eine Änderung des elektrischen Potentials an den verschiedenen Grenzschichten feststellen. Die Gewebsmembranen werden vermehrt durchlässig, gleichzeitig erfolgt eine Beschleunigung von Resorptionsvorgängen, die auch experimentell nachgewiesen werden kann.

3. Wirkung auf die Gefäße: In bestrahlten Gewebsteilen wird regelmäßig eine Hyperämie beobachtet, die mit einer Gefäßerweiterung und einer Erhöhung der Kapillarpermeabilität einhergeht. Da bei degenerativen Gelenkleiden oft Zirkulationsstörungen vorliegen, kann diese Strahlenwirkung auf die Gefäße als eine Regulation der gestörten Funktion betrachtet werden.

4. Wirkung auf neurale Elemente: Im Gegensatz zu der Annahme, daß das Nervensystem relativ strahlenresistent ist, steht die Erfahrung, daß durch Röntgenstrahlen vor allem am vegetativen Nervensystem schon durch geringe Dosen funktionelle Veränderungen ausgelöst werden. Experimentell gesichert ist die Strahlenwirkung auf die Nervenendigungen in den Kapillarwandungen. Ferner läßt sich feststellen, daß durch die Bestrahlung eine parasympathische Tonuslage geschaffen wird, die wahrscheinlich durch eine stärkere Dämpfung des Sympathicus gegenüber dem Parasympathicus hervorgerufen wird.

Basierend auf diesen verschiedenen Hypothesen kann der Ablauf der Strahlenreaktion im entzündeten Gewebe als eine Koppelung zellulärfermentativer, elektrochemischer und neuroregulatorischer Vorgänge betrachtet werden.

Dosierung der Bestrahlung

Die veränderte Stoffwechsellage des entzündeten Gewebes führt zu einer Erhöhung der Strahlenempfindlichkeit. Strahlendosen, die an normalen Geweben noch keine Reaktionen auslösen, erweisen sich bei der Entzündung als therapeutisch wirksam. Eine Dosis von 2 r vermag beispielsweise Resorptionsvorgänge bereits stärker zu beschleunigen als ein Hyaluronidasezusatz. Experimentelle Untersuchungen ergeben, daß durch 10—100 r die Permeabilität von Bindegewebsmembranen erhöht wird, sofern diese während der Untersuchung einer abnormalen Spannung ausgesetzt werden. Eine Spätalkalose kann bei Vorliegen einer Entzündung schon nach Verabreichung von 20—30 r erreicht werden.

In der praktischen Anwendung der Strahlentherapie kann festgestellt werden, daß die Mehrzahl von nicht malignen Erkrankungen bereits auf Dosen von 1—20 r reagiert. Eigene Erfahrungen ergeben in Übereinstimmung mit den Angaben von v. Pannewitz, 1933; daß für eine einzelne Bestrahlungssitzung eine Dosis von ca. 45 r am Entzündungsherd eine optimale therapeutische Wirkung ergibt. Dosen von über 100 r führen zu keiner Verbesserung, sondern eher zu einer Verschlechterung der Resultate. Um einen anhaltenden Erfolg zu erzielen, muß jedoch die therapeutisch wirksame Herddosis in 2—3 tägigen Abständen mindestens 6 mal verabreicht werden.

Bestrahlungstechnik

Die Anordnung der Bestrahlungsfelder, die Einfallrichtung der Strahlen und die Wahl der Strahlenqualität hat die lokal vorliegenden anatomischen Gegebenheiten zu berücksichtigen und muß darauf ausgerichtet werden, am Entzündungsherd die therapeutisch wirksame Dosis zu verabreichen. Da bei rheumatischen Erkrankungen nicht scharf umschriebene Krankheitsprozesse vorliegen, muß eine möglichst homogene Durchstrahlung der befallenen Gelenke oder Wirbelsäulenpartien angestrebt werden, wobei neben den betroffenen Gelenken auch die Sehnenansätze der Umgebung durch Einzeichnung eines genügend großen Feldes mitbestrahlt werden müssen.

Einen Überblick über die Bestrahlungstechnik der verschiedenen rheumatischen Affektionen, die der Radiotherapie zugänglich sind, gibt *Tabelle 68.*

Währenddem bei akuten Schmerzzuständen eine Bestrahlungsbehandlung häufig zu einer raschen Besserung, unter Umständen schon nach wenigen Bestrahlungssitzungen führt, kann das Bestrahlungsresultat bei chronischen Affektionen erst 6—8 Wochen nach Abschluß der Behandlung beurteilt werden. Bei ungenügendem Erfolg ist der Versuch einer 2. Bestrahlungsserie 2—3 Monate nach dem ersten Bestrahlungsturnus indiziert und oft von Erfolg begleitet. Bei Auftreten von Rezidiven können später weitere Bestrahlungsbehandlungen angeschlossen werden. Es sollten jedoch innerhalb eines Jahres in der Regel nicht mehr als 3 Bestrahlungsserien durchgeführt werden.

Bestrahlungsresultate

Die Bestrahlungserfolge bei den verschiedenen rheumatischen Affektionen sind in *Tabelle 69* auf Grund von Literaturangaben zusammengestellt.

Aus der Literatur geht in Übereinstimmung mit den eigenen Erfahrungen hervor, daß die besten Resultate mit der Strahlentherapie bei der Periarthritis humero-scapu-

Tabelle 68. *Bestrahlungstechnik rheumatischer Erkrankungen*
180—250 kV; Filter 0,5 mm Cu + 1 mm Al; Fokus-Hautabstand 30—50 cm

Erkrankungen	Lokalisationen	Bestrahlungsfelder		Einzeldosis (Oberfläche) pro Sitzung	Bestrahlungen pro Woche	Gesamtdosis (Oberfläche) pro Feld
		Zahl	Lokalisationen			
Spondylosen	HWS	1	dorsal	100 r		600 r
Spondylarthrosen	BWS	1	dorsal	100 r	2×1 Feld	600 r
Osteochondrosen	LWS	1	dorsal	150 r		900 r
Arthrosen	Schulter	2—3	ant. post. ev. lat.	100 r		300 r
	Ellenbogen	2	ant. post.	100 r		300 r
	Hüfte	2—3	ant. post. ev. lat.	150 r	2×1 Feld	300 r
	Knie	2—4	ant. post. ev. med. lat.	100 r		300 r resp. 200 r
	Hände, Füße	1—2	ant. ev. post.	75 r		450 r resp. 300 r
Periarthritis humero-scapularis		2—3	ant. post. ev. lat.	75 r		300 r
						resp. 300 r
Epicondylitiden			direkt	75 r	2—3×1 Feld	600 r
Bursitiden	diverse	1—2	ev. 2 tang.			900 r
Myositis ossificans				100 r		resp. 500 r
Spondylarthritis	Iliosacral	2	dorsal	60 r		900 r
ankylopoetica	LWS	1	dorsal	60 r	3×2 Felder	900 r
(M. Bechterew)	BWS	1	dorsal	60 r		900 r
	HWS	1	dorsal	60 r		900 r

Tabelle 69. *Bestrahlungserfolge bei rheumatischen Erkrankungen*
Durchschnittszahlen nach Literaturangaben[1]

Erkrankungen	Lokalisationen	Bestrahlungsresultate in %		
		beschwerdefrei	gebessert	unbeeinflußt
Spondylosen	HWS	33	43	24
Spondylarthrosen	BWS	16	56	28
Osteochondrosen	LWS	17	50	33
Arthrosen	Schulter	32	52	16
	Ellenbogen	34	55	11
	Hüfte	10	42	48
	Knie	20	57	23
	Hände, Füße	18	57	25
Periarthritis humero-scapularis		48	43	9
Epicondylitis		60	25	15
Bursitis	diverse			
Myositis ossificans		40	50	10

		objektiv gebessert	subjektiv gebessert	unbeeinflußt
Spondylarthritis	Iliosacralgelenke	65	75	25
ankylopoetica	+ LWS	stationär 60 ⟵	röntgenologisch ⟶	progressiv 40
(M. Bechterew)	Iliosacralgelenke	45	70	30
	+ ganze Wirbelsäule	stationär 35 ⟵	röntgenologisch ⟶	progressiv 65

[1] Autoren: Bakke, Cocchi, Danzeisen u. Mitarb., Hess u. Bonmann, v. Pannewitz (1933, 1959), Pizon, Smyth u. Mitarb., Wilkinson und Bywaters

laris, bei Epicondylitiden und Bursitiden, sowie bei der Myositis ossificans beobachtet werden. Gut sind die Erfolge ferner bei degenerativen Erkrankungen der Schulter-, Ellenbogen- und Kniegelenke, sowie der Halswirbelsäule, währenddem degenerativ erkrankte Hüftgelenke, Brust- und Lendenwirbelsäule in der Regel weniger gut zu beeinflussen sind.

Bei all diesen Affektionen läßt sich feststellen, daß frühe Erkrankungsfälle besser auf die Radiotherapie ansprechen als Fälle, bei denen die Erkrankung bereits älter ist und über längere Zeit vorbesteht. Ungünstiger reagieren posttraumatische Arthrosen und Periarthritiden als entsprechende Affektionen ohne vorangegangenes Trauma.

Bei Coxarthrosen sind oft statisch mechanische Faktoren, die zur lokalen Überlastung eines Gelenkes führen, oder ein Status nach Morbus Perthes oder Hüftgelenksluxation, die Ursache der degenerativen Erkrankung. Solche sekundären Coxarthrosen können naturgemäß durch die rein auf eine Heilung der Schmerzsymptomatologie ausgerichtete Bestrahlungsbehandlung höchstens vorübergehend gebessert werden.

Überzeugende Erfolge können bei der Spondylarthritis ankylopoetica erzielt werden. In Kombination mit Bewegungstherapie ist es bei dieser Affektion möglich, in einem hohen Prozentsatz die Schmerzen zu beseitigen und die Beweglichkeit der noch nicht ankylosierten Gelenke zu verbessern. Die Bestrahlungsbehandlung scheint nach Ansicht der meisten Autoren auch den weiteren Verlauf der Krankheit günstig zu beeinflussen und in Frühfällen unter Umständen zu einer Dauerheilung zu führen.

Strahlenschäden

Bei einer Bestrahlungsbehandlung der Wirbelsäule und von Gelenken muß der Strahlenempfindlichkeit des Knochenmarkes und der Gonaden Rechnung getragen werden. Die Gefahr einer somatischen Strahlenschädigung ergibt sich vor allem bei der Strahlentherapie der Spa, bei deren Vollform die gesamte Wirbelsäule und Iliosacralregion strahlenexponiert werden muß. Die Bestrahlung ausgedehnter Knochenmarksanteile führt bei den meisten Patienten zu einer Hemmung der Blutbildung, insbesondere der Leukopoese. Mit Bluttransfusionen, Cortisongaben und einer eventuellen Unterbrechung der Bestrahlungsbehandlung können diese Blutbildveränderungen in der Regel innerhalb tragbarer Grenzen gehalten werden. Seit 1950 mehren sich jedoch Berichte über ein vermehrtes Auftreten von Leukämien 3 Monate bis 6 Jahre nach Wirbelsäulenbestrahlung wegen Spondylarthritis ankylopoetica. Die bei solchen Patienten festgestellte Leukämierate von ca. 0,3% liegt 8—10 mal höher als beim Bevölkerungsdurchschnitt und als bei Patienten mit nicht bestrahlter Spa. In Anbetracht der guten Erfolge der Strahlentherapie sollte diese ausgesprochen selten auftretende Strahlenschädigung die Indikationsstellung zur Strahlentherapie der Spondylarthritis ankylopoetica jedoch nicht beeinträchtigen.

Bei Patienten vor der Menopause muß eine direkte Bestrahlung der Gonaden in jedem Fall vermieden werden. Koren und Maudel (1957) weisen anhand von Phantommessungen nach, daß 100 r Oberflächendosis, auf das Hüftgelenk eingestrahlt, beim Mann eine Gonadendosis von 7300 mr und bei der Frau von 3900 mr hervorrufen, bei Bestrahlung der Lumbosacralregion betragen die entsprechenden Werte sogar 7500 und 37000 mr. Beim Mann kann durch eine Bleiabschirmung der Gonaden diese Dosis erheblich reduziert werden, bei der Frau hingegen führt die volle Entzündungsbestrahlung der Iliosacralregion oft zu einer vorübergehenden oder dauernden Amenorrhoe. Diese Körpergegend sollte deshalb bei menstruierenden Frauen nicht oder bei dringender Indikation nur im Einverständnis mit der Patientin bestrahlt werden.

Bestrahlungsbehandlungen außerhalb der Hüft- und Iliosacralgegend bewirken als Folge der auftretenden Streustrahlung nur eine unbedeutende Gonadenbelastung. Bei Bestrahlung der Kniegelenke, der Hals- und Brustwirbelsäule, der Schulter- und Ellenbogengelenke, sowie der Hände und Füße liegt sie bei einer Oberflächendosis von 100 mr beim Mann zwischen 12 und 120 mr und bei der Frau zwischen 20 und 80 mr. Es sind dies Dosen, die sich vergleichen lassen mit denjenigen, die in der Röntgendiagnostik für die Anfertigung einer Abdomen- oder Beckenaufnahme auf die Gonaden verabreicht werden. Auch das Risiko einer eventuellen genetischen Strahlenschädigung wird bei dieser geringgradigen Gonadenbelastung innerhalb tragbarer Grenzen gehalten. Die meisten Patienten mit degenerativen Gelenkerkrankungen haben keine Kinderwartung mehr und befinden sich, soweit es sich um Frauen handelt, meistens schon in der Menopause. Die Notwendigkeit einer Rücksichtnahme auf die Keimdrüsen fällt bei der Bestrahlungsplanung für solche Patienten dahin.

In der Literatur wird auch erwähnt, daß inaktive Tuberkulosen oder chronische Pyelonephritiden durch eine Bestrahlungsbehandlung der Thoracal- resp. Lumbalregion aktiviert werden können. Es handelt sich hierbei um ausgesprochene Einzelfälle, die statistisch vollständig in den Hintergrund treten und nur selten die Indikation zur Bestrahlungsbehandlung zu beeinflussen vermögen.

Schlußbemerkungen. In den Publikationen der 20-iger bis 50-iger Jahre wird die Bestrahlungsbehandlung der Spondylosen, der Arthrosen und der Periarthritiden als die Therapie der Wahl angegeben. Es ist dies eine Ansicht, die sich auch heute noch vertreten läßt. Sofern keine Überlastungsschäden eines Gelenkes vorliegen, die durch chirurgisch orthopädische Eingriffe korrigiert werden können und sofern kein Fokus aufzufinden ist, der im Rahmen einer Fernwirkung eine Gelenkentzündung unterhält, ist die Bestrahlungsbehandlung in der Mehrzahl der Fälle erfolgreich und ergibt bessere und länger anhaltende Resultate als medikamentöse oder physikalisch therapeutische Maßnahmen. Da die Erfolge vor allem bei frischen Erkrankungen günstiger sind als bei alten inveterierten Fällen, sollte die Strahlentherapie in der Behandlungsplanung früh eingesetzt und konsequent durchgeführt werden. Eine Kombination mit medikamentöser Behandlung, mit Balneotherapie oder mit Bewegungsübungen ist in vielen Fällen von Vorteil. Die Anwendung der Radiotherapie ist bei den erwähnten rheumatischen Affektionen durch folgende Überlegungen gerechtfertigt:

1. In klinischer Hinsicht sind die Erfolgschancen der Bestrahlungsbehandlung durch eine jahrzehntelange Erfahrung gesichert und durch umfangreiche Statistiken belegt.

2. Die Bestrahlungstechnik ist heute normiert und unterliegt zum mindesten keinen prinzipiellen Diskussionen.

3. Die Röntgentherapie kann leicht und ohne wesentliche Belastung für den Patienten durchgeführt werden. Ein Schädigungsrisiko besteht höchstens bei ausgedehnter Knochenmarkbestrahlung oder bei einer direkten Strahlenbelastung der Gonaden.

Die Thorium X-Therapie

W. KOCH

Die parenterale Thorium X-Behandlung (Th X) wird seit 1925 (Léri, 1930), in Frankreich seit 1944 (Hernaman-Johnson, 1946), in England und seit 1948 (Troch, Pitzen, 1949/54) in Deutschland bei der Spondylitis ankylopoetica (Sp. a.) geübt. Koch (1950/51), konnte durch experimentelle Untersuchungen beweisen, daß die ThX-Therapie eine innerliche, gezielte Strahlentherapie darstellt (Abb. 187).

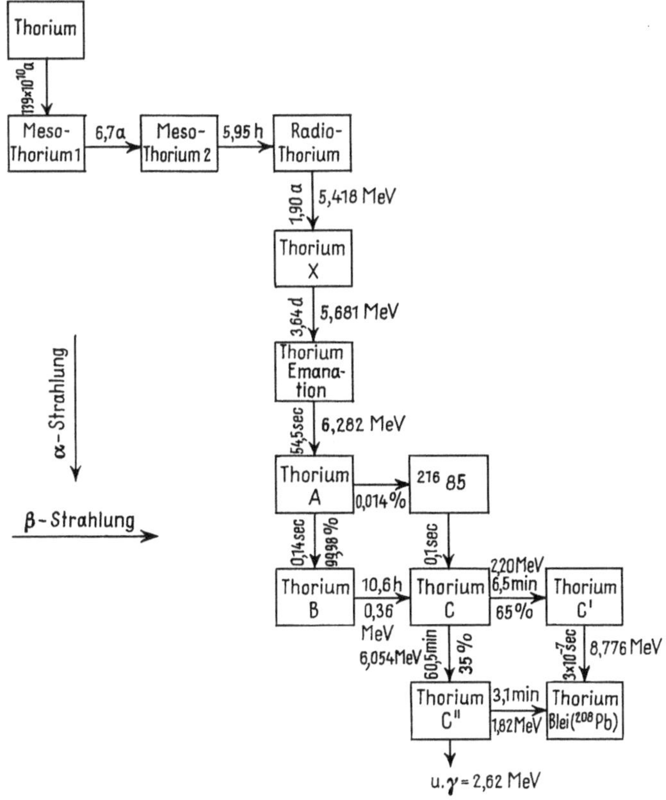

Abb. 187. Thorium-Zerfallsreihe: Über den Verbindungslinien ist die Strahlenart, die Energie der Strahlung in MeV und die Halbwertszeit des Strahlers angegeben (a = Jahre, d = Tage, h = Stunden, min = Minuten, sec = Sekunden)

Die endesmale und enchondrale Ossifikation wird bei rechtzeitiger Einlagerung des als Calciumhomolog dem Mineralstoffwechsel folgende ThX in das kalkgierige bradytrophe Bindegewebe der Wirbelsäule durch die Alphastrahlung nachhaltig gestört, wie es Koch (1951) in seinen Tierversuchen an den Wachstumsfugen, dem Frakturkallus und der ausbleibenden endesmalen Verknöcherung der Kaninchenniere nach vorausgegangener Gefäßunterbindung beschreibt. Hierbei zeigt sich in Dosisabhängigkeit, daß die Osteoklasten strahlensensibler als die Osteoblasten und die Osteozyten sind. Die niedrige Dosierung von 3 bis 6 μCi führt zu einer Zunahme der Spongiosa, d.h. einer echten Spongiosklerose, da der Neu- und Umbau der Knochen-

bälkchen den Abbau der sekundären Spongiosa überwiegt. Demgegenüber führt die
10fach höhere Dosierung von ThX durch Schädigung aller Knochenzellen zu einer
strahleninduzierten und damit exogenen Osteopathie an den Wachstumsfugen und
zu einer verzögerten Knochenbruchheilung bei Tier und Mensch.

ThX wirkt als reiner Alphastrahler (Hw: 3,64 Tage) antiosteoblastisch und die
Nachfolgeprodukte Thorium B als Betastrahler sowie Thorium C'' als Gammastrahler
antiphlogistisch bei dem pathologisch-anatomisch von Wurm (1955), Aufdermaur
(1953) u. a. nachgewiesenen knöchern-entzündlichen Krankheitsgeschehen am Achsen-
skelett der Sp. a. ThB und ThC'' hemmen durch die weiterreichenden Beta- und
Gammastrahlen die entzündlichen Vorgänge an den kleinen Wirbelgelenken und im
parossalen Gewebe. Diese geringen histologischen Entzündungserscheinungen sind
neben der Synchondrose der kleinen Wirbelgelenke pathognomisch für die Sp. a.
und sie sollten auch aus therapeutischen Gründen nicht mit der pannösen ulcerieren-
den Arthritis der pcP an den kleinen Gelenken der Wirbelsäule nach den Befunden
von Klinge und Güntz verwechselt werden. Nur so erklärt sich die Schmerzreaktion
im erkrankten Wirbelsäulenabschnitt, welche einige Bechterew-Patienten in den
ersten 24 Stunden nach der ThX-Injektion angeben und die ausbleibende Wirksamkeit von ThX bei einer bechterewoiden Verlaufsform der pcP nach Böni sowie der
pcP überhaupt. Seit 1949 wird die ThX-Behandlung der Sp. a. an der Orthopädischen Universitäts-Klinik Münster mit der chemisch reinen ThX-Lösung
(„Ixthor Buchler") wöchentlich mit 1 Injektion von 35 µCi (200 e.s.E.) und insgesamt
10 Injektionen stationär behandelt.

Eine katakritische Überprüfung der Bechterew-Kranken durch Nachuntersuchungen in den Jahren 1953, 1961 und 1968 erlauben unter Berücksichtigung des subjektiven Schmerz- und Beschwerdebildes, der klinisch festgelegten Funktion der erkrankten Wirbelsäulenabschnitte unter Einbeziehung des Blickwinkels, der Atembreite und der beteiligten Extremitätengelenke mit Auswertung der Röntgenbefunde
sowie der für die Sp. a. wichtigen Blukörperchensenkungsgeschwindigkeit allein eine
bindende Aussage über den Wert der innerlichen Strahlentherapie mit ThX.

Nachuntersuchungen:	1953:	1961:	1968:	
	104 Pat.	75 Pat.	71 Pat.	
Beschwerdefrei	57,6%	65%	63%	(Gruppe I)
Gebessert	36,6%	30%	32%	(Gruppe II)
Ohne bleibenden Erfolg	5,8%	5%	4%	(Gruppe III)

Von 1070 Sp. a.-Patienten konnten 1968 695 mit ThX-behandelten Patienten
375 Bechterew-Kranken gegenübergestellt werden, die nicht mit ThX behandelt worden waren. Auf eine spezielle Fragebogenaktion hin meldeten sich 132 mit ThX-
behandelte Patienten und 73, die keine ThX-Behandlung erfahren hatten. Einer poliklinischen Nachuntersuchung unterzogen sich 107 Patienten, davon 71 nach einer bis
zu 20 Jahren zurückliegenden ThX-Therapie und weitere 36 Patienten, die kein
ThX erhalten hatten. Gleichzeitig wurde die Todesursache von 56 in der Zwischenzeit verstorbenen Bechterew-Patienten ermittelt, sodaß insgesamt 234 ThX-Patienten
und 134 Patienten ohne ThX-Behandlung, d. h. ein Drittel aller Bechterew-Patienten
erfaßt wurden. Trotz einschränkender Beweiskraft, der von den angeschriebenen
Patienten beantworteten Fragebögen fällt auf, daß 65,2% (86 Patienten) mit ThX
beschwerdefrei wurden, während bei 60,4% (44 Pat.) das Krankheitsbild trotz medi-

kamentöser, physikalischer und balneologischer Behandlung keinen Stillstand erfahren hatte. Von den 36 nicht mit ThX-behandelten Nachuntersuchungsfällen
waren 3 beschwerdefrei, 13 gebessert und 20 ohne jeglichen Behandlungserfolg geblieben.

Greift man von der klinischen Nachuntersuchung 1968 die Atembreite und die
BSG-Werte der 71 ThX-Patienten heraus und stellt sie den Meßwerten der 36 nicht
mit ThX-behandelten Patienten gegenüber, so ist bei den ThX-Patienten in weitgehender Übereinstimmung mit der eingetretenen Schmerzfreiheit oder Beschwerde-

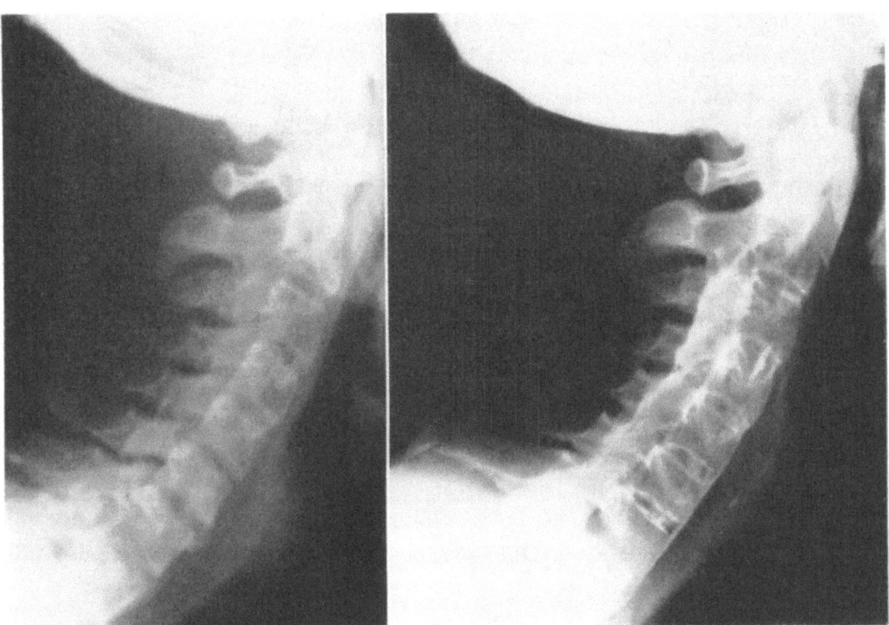

Abb. 188. ♂ 50 J. Abgeschlossene knöcherne Einsteifung der miterkrankten wackelbeweglichen
Halswirbelsäule 10 Jahre nach der Beh. mit 420 μCi ThX i.v.

armut eine Normalisierung oder Besserung der Blutsenkungswerte festzustellen. Bei
den nicht mit ThX-behandelten Patienten überwiegt die Zunahme der BSG. Auch
die Atembreite hat sich bei den ThX-Patienten gebessert und bei den übrigen 36
Patienten verschlechtert. Dies ist umso bemerkenswerter, da nur ein geringer Teil
der Patienten nach der Klinikentlassung eine Atem- und Bechterew-Gymnastik
durchgeführt hat.

Die Röntgenbefunde der erkrankten Wirbelsäulenabschnitte und teilweise auch
miterkrankten Hüftgelenke lassen signifikant eine zeitlich schnellere Verknöcherung
der nicht mit ThX-behandelten Bechterew-Patienten erkennen.

Aber auch bei einem Teil der mit ThX-behandelten Sp. a.-Patienten kommt es zu
einer langsamen und schmerzarmen, meist blanden, knöchernen Einsteifung des
erkrankten Wirbelsäulenabschnittes (Abb. 188). Im Gegensatz hierzu bleibt die fortschreitende Ossifikation bei einem heute 43jährigen Arzt 17 Jahre nach der ThX-
Behandlung aus (Abb. 189). Diese sistierende Ossifikation im Randannulus als Syndesmophytenbildung bekannt, kann bei gleichzeitiger Verknöcherung der kleinen Wirbelgelenke zu einer zunehmenden Kyphosierung der Wirbelsäule führen, wenn sie nicht

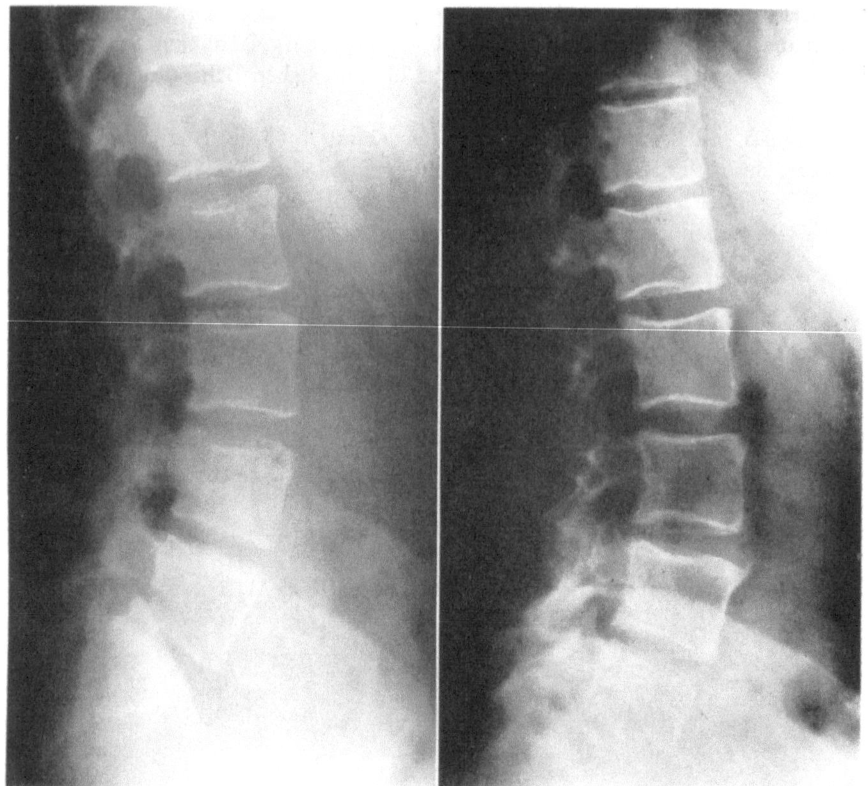

Abb. 189. ♂ 43 J. Ausbleibende massive Ossifikation der Lendenwirbelsäule 17 Jahre nach der ThX-Behandlung (350 μCi)

durch ein korrigierendes Reklinationskorsett nach Hepp verhindert wird. Die miterkrankten großen Körpergelenke nehmen nach der ThX-Behandlung nur selten an einer knöchernen Einsteifung teil. Einer erneuten Verknöcherung der Hüftgelenke kann nach durchgeführter Hüftplastik mit einer Endoprothese nach Moore oder einer Totalprothese nach Müller postoperativ am besten durch eine ThX-Therapie mit 10 Injektionen á 35 μCi ThX vorgebeugt werden (Abb. 190). Sinnvollerweise wird die innerliche Strahlentherapie durch eine spezielle Bechterew-Gymnastik des einzelnen Patienten und in der Behandlungsgruppe ergänzt, um einen vollen Behandlungserfolg unter der eingetretenen Schmerzfreiheit zu erreichen.

Von größter Wichtigkeit sind die festgestellten Todesursachen der 56 verstorbenen Bechterew-Patienten (31 mit ThX behandelt und 25 ohne ThX). Ergänzend zu den klinischen und röntgenologischen Nachuntersuchungen erlauben sie durchaus eine verbindliche Stellungnahme zur Frage der Spätschäden nach vorausgegangener ThX-Behandlung. Sieht man von dem Unfalltod in 8 Fällen und dem Herz-Kreislauftod in 30 Fällen (11 Mal Herzinfarkt) ab, so wird in 4 Fällen ein Malignom als Todesursache angegeben. Bei einem Sp. a.-Patienten trat 12 Jahre nach der ThX-Behandlung mit 350 μCi ein Bronchialtumor und bei einem anderen 1960 nicht in unserer Klinik mit ThX-behandelten Patienten 8 Jahre später ein Darmkrebs auf. Ein Bechterew-Patient mit Dickdarmkarzinom und ein weiterer Patient mit einem Kehlkopf-

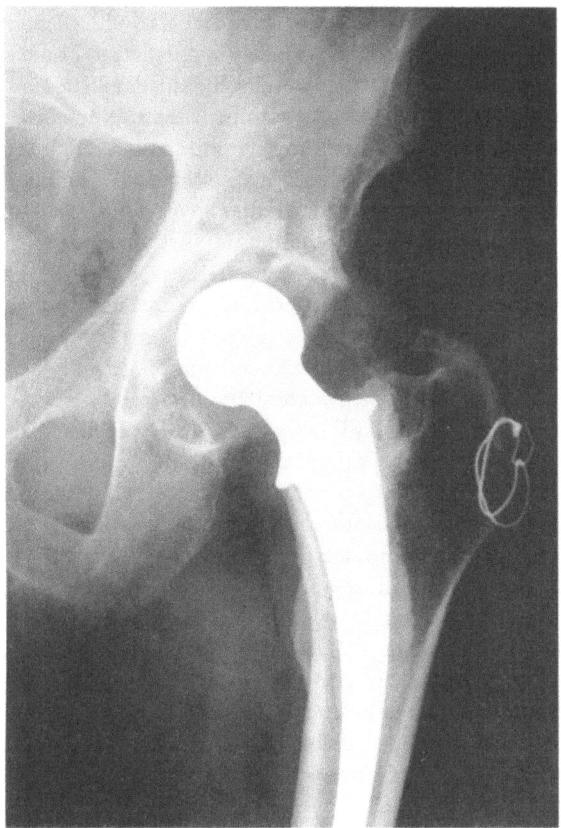

Abb. 190. 39 J. Totalprothese li. Hüftgelenk bei ankylosierender Coxitis der Sp.a.

malignom haben keine ThX-Behandlung erhalten. Auch die klinischen und röntgenologischen Untersuchungen des Jahres 1968 schließen in Übereinstimmung mit den Nachuntersuchungen von 1961 nach vorausgegangener 10- bis 12-jähriger ThX-Behandlung strahleninduzierte Knochensarkome aus, wie sie leider infolge der ThX-Überdosierung und der Langzeitbehandlung mit einem ThX-haltigen Präparat bei Kindern und Erwachsenen nach einer Knochen- und Gelenktuberkulose in der ersten Hälfte der 50-iger Jahre von Spiess, Poppe u. a. gesehen wurden. Sie waren Anlaß für einige Kliniker, die bisher geübte und so erfolgreiche ThX-Behandlung der Sp. a. zu verlassen.

Eine direkte Schädigung der Blutbildungsstätten durch ThX und ThB kommt bei der geübten Dosierung von 35 µCi ThX pro Injektion nicht vor, nachdem das Sternalpunktat Atypien der weißen Blutkörperchen ausschließt (Kutz, 1963). Auch die 33 Sternalmarksbefunde der 1961 von Birk und Bäumer an der Medizinischen Universitätsklinik Münster nachuntersuchten Sp. a.-Patienten, deren ThX-Therapie 10 bis 12 Jahre zurücklag, ergaben keinen Hinweis für das Vorliegen einer Leukämie oder Agranulozytose. Zwei Bechterew-Patienten verstarben an einer Panmyelopathie. Nur ein Patient war 19 Jahre vor seinem Tod röntgenbestrahlt und anschließend vor 18 Jahren mit 2,1 mCi ThX, d. h. mit einer 6-fachen Überdosierung behandelt worden. Der Pathologe konnte sich in seinem Sozialgerichtsgutachten nicht entschließen,

einen Spätschaden der Blutbildungsstätten als Folge der äußerlichen und innerlichen
Strahlentherapie anzuerkennen. In einem zweiten Fall trat ohne vorausgegangene
Strahlentherapie eine Panmyelophthise auf, nachdem der Patient über längere Zeit
wegen seiner Schmerzen Irgapyrin eingenommen hatte. Nur ein Bechterew-Patient
erkrankte 5 Jahre nach der Behandlung mit der anfänglich geübten zu hohen Dosierung von 665 μCi ThX an einer chronisch-myeloischen Leukämie, welche therapeutisch vorübergehend beherrscht werden konnte.

Bei den 695 Sp. a.-Fällen des Krankengutes der Orthopädischen Universitätsklinik
Münster wurden nach der einmaligen parenteralen ThX-Therapie mit 350 μCi
weder Spätschäden der Blutbildungsstätten noch Knochensarkome beobachtet. Sie
sind nach der von Schales am Sp. a.-Patienten gemessenen Strahlenbelastung des
Knochens und Knochenmarks durch ThX und seine kurzlebigeren Folgeprodukte
äußerst unwahrscheinlich. Sie können auch nicht durch den Verunreinigungsgrad des
therapeutisch-verwendeten Ra-224 (ThX) mit langlebigen Substanzen hervorgerufen
werden. Der Reinheitsgrad wird für die heutigen Ixthor-Ampullen der Firma Buchler
von Schales und Stahlhofen mit $1-2 \times 10^{-7}$ Ci Th—228 (Radiothor) und etwa der
gleichen Beimengung an Ra—226 pro Ci Ra—224 angegeben.

Die parenterale ThX-Therapie der Sp. a. stellt trotz der bisher geübten Kritik
aufgrund einer 20jährigen Erfahrung in Übereinstimmung mit den Behandlungs-
ergebnissen anderer Autoren eine gezielte Strahlentherapie dar. Sie ist angezeigt,
wenn das entzündlich-schmerzhafte Geschehen nicht durch bewährte antirheumatische Medikamente zu beherrschen ist und eine zunehmende knöcherne Einsteifung
droht. Als Gegenindikationen müssen das Wachstumsalter, die Schwangerschaft,
nachgewiesene Schäden des Knochenmarks und der Leber, eine inaktive Lungentuberkulose, eine hochgradige Osteoporose und eine abgelaufene knöcherne Einsteifung des Sp. a.-Patienten beachtet werden. Aus eugenischen Gründen wird dem
Bechterew-Patienten im Hinblick auf die Erblichkeit des Leidens und einer nicht
sicher auszuschließenden strahlenbedingten Genmutation in der Generationsfolge
empfohlen, die Zahl der Kinder klein zu halten und den Kinderwunsch nach Möglichkeit vor der Strahlentherapie zu erfüllen, wenn auch in der Zwischenzeit 47 gesunde
Kinder nach der ThX-Therapie geboren worden sind.

Rehabilitation

V. Laine

Die komplexe Problematik der chronischen rheumatischen Erkrankungen widerspiegelt sich in der Therapie dieser Krankheiten. Die Komplexität ist besonders ausgeprägt, weil mehrere unbekannte und unsichere Faktoren in dem Krankheitsbild
eingeschlossen sind. Der immer noch unbekannte Entstehungsmechanismus verunmöglicht eine ätiologische Behandlung. Die Mannigfaltigkeit der Verlaufsformen,
das schubweise wechselnde Fortschreiten entzündlicher Erscheinungen und die sowohl anatomisch wie funktionell unterschiedlichen Zustände erlauben uns nicht fixe
und einfache Behandlungspläne aufzustellen.

Es wird heute allgemein akzeptiert, daß gerade bei den chronischen rheumatischen Arthritiden die Anwendung der Rehabilitation im Rahmen der Gesamtbehandlung notwendig und auch fruchtbar ist (Lowman, 1959; Rusk, 1964; Lowman, 1966).

Man versteht unter Rehabilitation (Eingliederung, Wiedereingliederung) die Gesamtheit aller medizinischen, beruflichen und sozialen Maßnahmen, welche unmittelbar der bestmöglichen Förderung der Arbeits-, Erwerbs- und Berufsfähigkeit von Menschen mit erworbener Behinderung dienen, oder welche für die Erhaltung dieser Fähigkeiten bei unmittelbar drohender Invalidität nötig sind. Wir können demnach eine medizinische und soziale Rehabilitation unterscheiden, welche aber Hand in Hand angewandt werden müssen (Weber u. Mitarb., 1964).

Allgemeine Gesichtspunkte in der Rehabilitation chronisch rheumatischer Erkrankungen mit spezieller Bezugnahme auf den chronisch entzündlichen Gelenkrheumatismus.

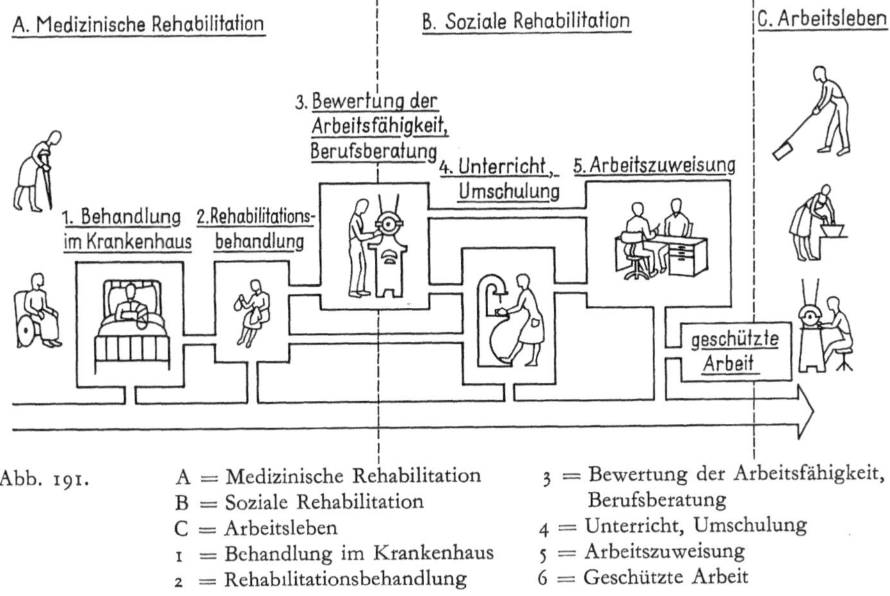

Abb. 191.

A = Medizinische Rehabilitation	3 = Bewertung der Arbeitsfähigkeit, Berufsberatung
B = Soziale Rehabilitation	
C = Arbeitsleben	4 = Unterricht, Umschulung
1 = Behandlung im Krankenhaus	5 = Arbeitszuweisung
2 = Rehabilitationsbehandlung	6 = Geschützte Arbeit

Um in der Behandlung des chronisch entzündlichen Gelenkrheumatismus einen Überblick und ein einheitliches Bild zu bekommen, müssen folgende einwirkende Faktoren berücksichtigt und analysiert werden (Laine, 1966).

1. Wir gehen davon aus, daß chronisch entzündlicher Gelenkrheumatismus ein generalisierter Prozeß ist mit Manifestationen in verschiedenen Körperorganen mit manchmal herabgesetzem Allgemeinzustand und, was vom Gesichtspunkt der Rehabilitation aus äußerst wichtig ist, mit Abnahme der physischen und psychischen Energieökonomie.

2. Pathologisch-anatomisch haben wir als Mittelpunkt die entzündliche Schädigung des Binde- und Stützgewebes (Synovialgewebe, Knorpel, Knochen, Muskulatur, Subcutis, Iris usw.).

3. Bei den meisten Fällen stehen die anatomischen Veränderungen an den Gelenken im Vordergrund in Form invalidisierender Arthritiden. Die frühzeitigste Hauptmanifestation ist die Synovitis, an Hand derer man oft die frühe Diagnose stellen und sichern kann. Synovitis der Gelenke bedeutet entzündliche Schädigung, granulomatöse Proliferation der Synovialmembran. Durch diese Schädigung werden die physikochemischen Eigenschaften der Synovialflüssigkeit verändert, wobei der Knor-

pel geschädigt wird. Durch Übergreifen des granulomatösen Synovialgewebes auf den Knorpel (Pannusbildung) tritt eine weitere Schädigung des Knorpels ein, es werden chondrolytische Enzyme lysomalen Ursprungs gebildet. Die Denaturierung von Gewebskomponenten ihrerseits kann Anreiz zur Autoimmunreaktion geben, welche wiederum den generalisierten Prozeß aktivieren kann.

Da die anatomischen Veränderungen eine herabgesetzte Funktion zur Folge haben, gehen die Bestrebungen dahin, möglichst frühzeitig die Eliminierung des erkrankten Synovialgewebes wenigstens partiell durch chemische oder präventiv

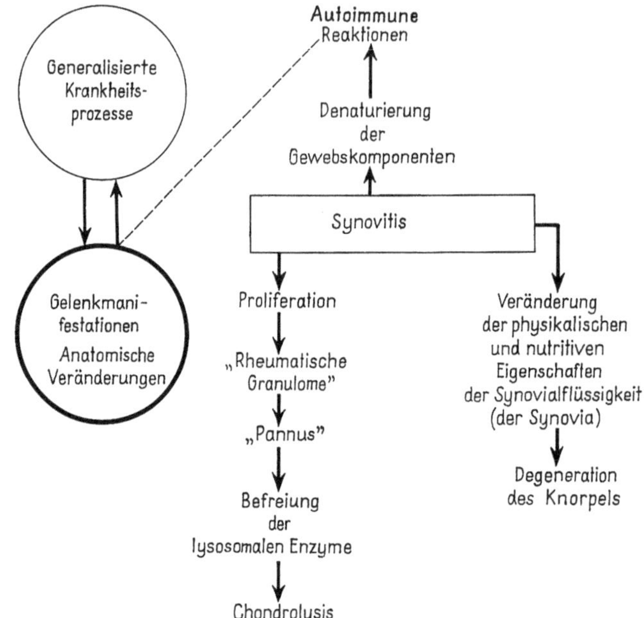

Abb. 192.

chirurgische Maßnahmen zu erreichen. Haben die anatomischen Veränderungen die Funktion schon eingeschränkt, so kann mit rekonstruktiven chirurgischen Maßnahmen wenigstens teilweise eingegriffen werden. Der Organismus selbst kann teilweise herabgesetzte Funktionen (z. B. eingeschränkte Beweglichkeit) durch Anpassung der Gesamtfunktion des entsprechenden Extremitätenabschnittes, vor allem auch durch Zunahme der Muskelkraft übernehmen, was durch hier einsetzende zweckmäßige Rehabilitationsmaßnahmen (krankengymnastische und funktionelle Beschäftigungstherapie) unterstützt werden kann.

4. Die entzündliche Synovitis und die entstandenen Veränderungen führen in den meisten Fällen zu chronischen Schmerzzuständen von invalidisierendem Charakter, wobei der Grad der Invalidität weniger durch die somatische, als durch die psychische reaktive Komponente bestimmt wird. Die Schmerzen haben auch einen direkten Einfluß auf die Gelenkaffektion, indem sie durch reflektorische Mechanismen Muskelkontrakturen, vasomotorische Störungen und wahrscheinlich auch metabolische Prozesse auslösen, welche alle ihrerseits wiederum Verschlimmerung der Gelenkfunktionen im Gefolge haben können, sodaß ein Circulus vitiosus entsteht, der dringend unterbrochen werden muß. Deshalb ist die Schmerzkontrolle eine der wichtigsten Maßnahmen in der Behandlung des chronisch entzündlichen Gelenkrheumatismus.

5. Chronische Schmerzzustände führen oft zu seelischer Depression und Angst. Weiterhin ist es sehr wichtig zu wissen, daß viele Patienten dieses Formenkreises als Folge der Depresssion in einen

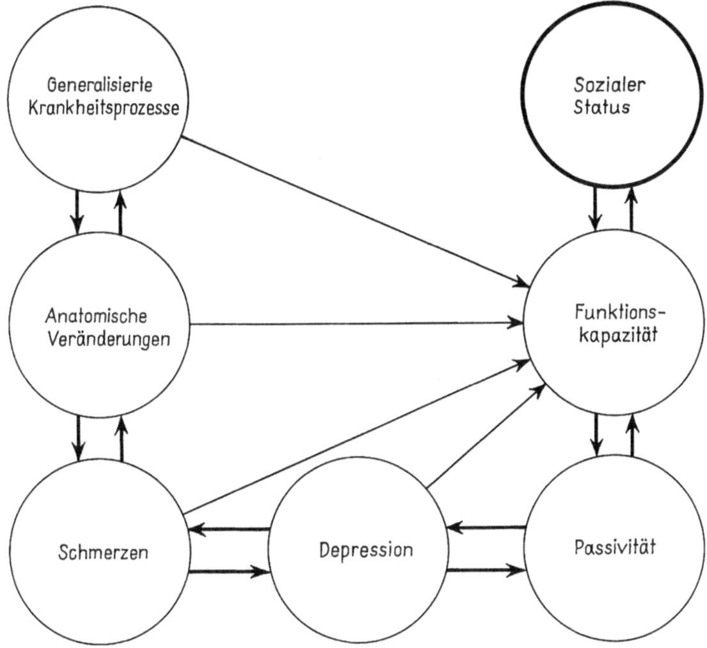

Abb. 193.

6. passiven Zustand und dadurch in Abhängigkeit geraten. Passivität und Abhängigkeit führen zu Konflikten und weiterer Steigerung der Depression.

7. Eine Verminderung der Funktionskapazität ist eine direkte Folge von Passivität, kann aber auch durch vorgenannte einzelne Komponenten oder ihre Kombinationen verursacht werden.

8. Die verminderte Funktionskapazität zieht häufig Veränderungen im sozialen Status nach sich. Körperlich arbeitende Patienten werden stärker durch anatomische Veränderungen behindert. Patienten mit intellektuellen Berufen und auch Hausfrauen sind oft schmerzabhängiger und reagieren häufiger mit psychischen Erscheinungen.

Medizinische Rehabilitation

Sie umfaßt alle ärztlichen oder ärztlich verordneten Maßnahmen, welche zur Rehabilitation des Rheumatikers notwendig sind (medikamentöse Therapie, chirurgisch-orthopädische Maßnahmen, Beschäftigungstherapie, Arbeitstraining, Psychotherapie, Anwendung von Aids usw., sowie die dazugehörigen diagnostischen Maßnahmen) (Weber, 1964) und wird normalerweise in Krankenhäusern oder andern medizinischen Institutionen durchgeführt.

Wegen der Vielfältigkeit der Problematik des chronisch entzündlichen Gelenkrheumatismus ist es evident, daß eine Arbeitsgruppe die Verantwortung für die Rehabilitation übernimmt. Eine ideale Arbeitsgruppe besteht z. B. aus:

Patient
Spezialarzt für Rheumatologie

Spezialarzt für Orthopädie (bzw. Handchirurg)
Spezialarzt für Rehabilitation und/oder physikalische Medizin
Physiotherapeut und Arbeitstherapeut und/oder Funktionstherapeut
Krankenschwester
Psychologe
Sozialfürsorger
Berufsberater
(Sportlehrer + Freizeitgestaltung)
    Spezialärzte für Dermatologie,
    Oto-Rhino-Laryngologie, Radiologie,
    Gynaekologie, Zahnarzt usw.

sollten als Konsiliarii zur Verfügung stehen, um in diagnostischen und therapeutischen Problemen helfen zu können.

Natürlich sind nicht alle diese Spezialitäten in jedem Falle notwendig (Näheres über die Arbeitsgruppe in Teil L „Modell einer Rheumaklinik").

Der Rheumatologe ist verantwortlich für die medizinische Beurteilung des Patienten durch Beisteuerung einer möglichst exakten Diagnose der Krankheit mit spezieller Bezugnahme auf die Aktivität und Prognose und über die detaillierte Beschreibung der durch die Krankheit hervorgerufenen lokalen Veränderungen. Die auf weite Sicht zu planende Rehabilitation des Patienten muß auf einer festen medizinischen Betreuung und Behandlung beruhen. Die Rolle des Rheumatologen im Arbeitsteam ist diejenige eines leitenden Koordinators. Unter seiner Führung hat die vollständige Auswertung aller Ergebnisse der anderen Teampartner zu erfolgen, um sinnvolle Entschlüsse über die Gesamtbehandlung des Patienten zu fassen.

Der Patient muß in allen wichtigen Zusammenkünften, die sich mit seinen Problemen befassen, anwesend sein, damit er über das geplante Vorgehen orientiert werden kann, um sein Interesse für die Mitarbeit zu wecken und damit seine aktive Teilnahme in dem Rehabilitationsprozeß einkalkuliert werden kann. Ein Grundgedanke der Krankenhausbehandlung besteht darin, den Patienten zu lehren, in seinem Alltagsleben trotz seiner Krankheit so weit wie möglich selbständig zu werden. Dabei hat es sich gezeigt, daß schriftliche Anweisungen ihm dabei besonders dienlich sein können.

Der orthopädische Chirurg sollte fähig und gewillt sein, die Führung des Teams in denjenigen Fällen, welche größere orthopädische Probleme darbieten und auf lange Sicht operative und andere orthopädische Maßnahmen und Nachbehandlung benötigen, zu übernehmen. Es wäre für den Patienten eine große Hilfe, wenn er schon in Frühstadien der Erkrankung Nutzen aus einer Beratung durch den orthopädischen Chirurgen ziehen könnte. Die Wichtigkeit einer nahen Zusammenarbeit zwischen Rheumatologen und orthopädischen Chirurgen muß besonders betont werden (Batow, 1964). Näheres über die chirurgisch-orthopädische Therapie in Teil J von K. Vainio.

In großen Kliniken mit aktiver Behandlungsform, wo alle Rehabilitationsfunktionen in einer Abteilung zentralisiert sind, sollte ein Facharzt für *Rehabilitation und/oder physikalische Medizin* zur Verfügung stehen. Der Facharzt für Rehabilitation ist in erster Linie verantwortlich für das physische Rehabilitationsprogramm, welches auf einer sorgfältigen Analysierung der Gelenkbeweglichkeit, der Muskelkraft und der wirklichen Leistung von wichtigen Tätigkeiten mit Einschätzung der funktionellen Beeinträchtigung im täglichen Leben (Ankleiden, Toilette, Ernährung usw.) und der

Arbeitsleistung beruht. Die Koordination der Ergebnisse der psychologischen, funktionellen, beruflichen und sozialen Auswertung und Weiterleitung an die Gruppe können dem Rehabilitationsarzt delegiert werden.

Die praktische Prüfung und das Training der Tätigkeiten wird durch *Physiotherapeuten* (Williams and Worthingham, 1957) und *Arbeits- und/oder Funktionstherapeuten* ausgeführt. Es ist von spezieller Wichtigkeit daran zu denken, daß:

erstens die Übungssituation ein ausgezeichnetes Feld zur Beobachtung der funktionellen Leistungsfähigkeit einschließlich Charaktereigenschaften (wie z.B. Ausdauer, Ungeduld, Abhängigkeit, Unabhängigkeit, Schmerzreaktionen, Neigung zu Depression usw.) ist.
zweitens, daß es sich um eine lehrende Tätigkeit handelt, wobei das Programm so aufgebaut werden muß, daß das Interesse des Patienten geweckt und gefördert wird.

Er soll den Sinn der Übungen und Aids begreifen lernen. Dadurch besteht eher die Gewißheit, daß er die Übungen und die Anwendung der Aids zu Hause in sein tägliches Programm aufnimmt, und über eine genügend lange Zeitspanne benützt.

Hilfsmittel zum Ankleiden werden hauptsächlich gebraucht in Fällen von Bewegungseinschränkung der großen Gelenke der unteren Extremitäten (Strümpfe, Hosen, Schuhe). *Hilfsmittel für Selbstbetreuung* werden benötigt bei Veränderung der großen Gelenke der oberen Extremitäten (Essen, Waschen, Kämmen, Toilette, Zähneputzen etc.). Erhöhte Stühle, Toilettensitze und Betten garantieren Patienten mit Bewegungseinschränkung von Hüft- und Kniegelenken oft einen sehr erheblichen Grad von Unabhängigkeit (Lowman, 1959).

Auch hier muß betont werden, daß der Patient psychisch richtig vorbereitet wird, um den Gebrauch der Aids zu akzeptieren, die Bedeutung derselben zu verstehen und vor allem den Wert der damit erreichbaren Unabhängigkeit zu erfassen. Dies ist besonders wichtig, wenn sichtbare Hilfen, welche die Invalidität symbolisieren, gebraucht werden müssen, z.B. Krücken und Rollstühle, welche oft von den Rheumatikern abgelehnt werden, wenn nicht die Grundidee des Gebrauches klar hervorsticht.

Es braucht oft viel Zeit, um den Patienten mit den Aids vertraut zu machen. Die Mitarbeit wird erleichtert, wenn die Einführung in einer der häuslichen Situation gleichenden Umgebung oder sogar zu Hause erfolgen kann. Weil solche Hilfsmittel individuell angepaßt werden müssen, um dem Patienten von maximalem Nutzen zu sein, und weil manchmal das Problem mit genormten Instrumenten nicht gelöst werden kann, ist es von großer Wichtigkeit, daß Institutionen für Rehabilitation der Rheumatiker spezielle technische Dienste durch gelernte Techniker oder Ingenieure zur Verfügung haben.

Obgleich die Aufgabe der *Krankenschwester* hauptsächlich in der unmittelbaren medizinischen Betreuung des Patienten besteht, ist ihr Anteil an der Rehabilitation von Arthritis-Patienten ein sehr zentraler (Hoske, 1955). Die Krankenschwester ist meistens diejenige Person, die die engsten Beziehungen zu dem Patienten hat. Sie ist deshalb betreffs Informationen eine sehr wichtige Verbindung zwischen dem Patienten und dem Rehabilitationsteam. Die Krankenschwester ist oft in der Lage dem Team wichtige Auskünfte betreffend persönliche Faktoren, intime Probleme, Wünsche und Hoffnungen des Patienten, welche von der Seite des Arztes übersehen werden könnten, aber welche möglicherweise eine gewichtige Position im Leben des Patienten einnehmen, zu geben. Die Schwester hilft uns, den Patienten als ein menschliches Wesen und nicht nur als einen „Fall" zu betrachten. Die Schwester ist aber auch der engste Lehrer des Patienten. Sie kontrolliert, ob er die gegebenen Verordnungen und Instruktionen richtig befolgt. Sie hat ihn z. B. die rationelle Anwendung von schmerzstillenden Mitteln, persönlicher Hygiene, Erfordernissen in bezug auf das Bett, Schlafstellungen und Stützen, aber auch die richtige Einstellung zu der chronischen Krankheit zu lehren. Sie soll mithelfen, eine Atmosphäre der Sicherheit zu schaffen, um Angstzustände zu lindern, und dem Patienten helfen, gegen Depression und Passivität anzukämpfen. In Fällen von geplantem operativem Vorgehen hat die Schwester vorsorglich dem Patienten die Möglichkeiten Fragen zu stellen zu geben. Sie soll ihn mit andern Patienten, welche die gleiche Operation schon früher durchgemacht haben, zusammenbringen, damit er die Risiken und Resultate des geplanten Verfahrens erkennen kann. Sie soll die Reaktionen des Patienten dem Team übermitteln zwecks weiterer Entschließungen.

Psychologische Probleme sind bei chronischen Krankheiten gut bekannt und spielen eine entscheidende Rolle auch bei der Rehabilitation von Rheumatikern (Lowman u. Mitarb., 1954). Ohne sorgfältige Analysierung dieser Patienten bleiben wir oft sogar ohne Kenntnis der existierenden Probleme. Deshalb ist es angezeigt, daß im Prinzip jeder Patient durch den *Psychologen* getestet wird. Es ist auch für die medizinische Rehabilitation wichtig, daß ein auf realen psychologischen Grundlagen aufgebautes Rehabilitationsprogramm geplant wird. Es gibt gewisse Typen von Patienten, welche unbedingt psychologisch geprüft werden müssen, besonders wenn Diskrepanzen zwischen objektiven Befunden und Schmerzreaktionen bestehen. Bei diesen können sich andere Ursachen als jene, welche von der Krankheit abhängen, vorfinden. Bei Patienten welche man umfassenden orthopädischen Maßnahmen unterziehen will, sollten durch den Psychologen besonders sorgfältige Erhebungen gemacht werden, um gewiß zu sein, daß der Betreffende genügend Realismus, Mut und den nötigen Willen zur Mitarbeit besitzt, um den Anforderungen einer strengen postoperativen Trainigsperiode gewachsen zu sein. Patienten mit seelischen Depressionen, Passivität und Abhängigkeit gehören zu derjenigen Gruppe, welche man so früh wie möglich testen sollte, um die bestmögliche Behandlung in Form von Psychotherapie, Medikation usw. anwenden zu können.

Soziale und berufliche Auswertung bei einer Krankheit wie dem chronisch entzündlichen Gelenkrheumatismus mit Neigung zu langdauernder Abnahme der funktionellen Leistungsfähigkeit und eines Angreifens von großen Gebieten von physischen und psychischen Funktionen ist eminent wichtig. Solche Auswertungen werden im allgemeinen nur während der sozialen Rehabilitation gemacht, sollten aber bei Rheumatikern schon während der medizinischen Rehabilitation in Erwägung gezogen werden. Es muß danach getrachtet werden, alle Arten von Einbußen im Gebiet des sozialen Lebens des Patienten so weit wie möglich zu verhüten. Körperlich arbeitende Patienten neigen eher dazu, durch anatomische Veränderungen und Schmerzen in den Gelenken gestört zu werden, wogegen Menschen mit intellektuellen Berufen erfahrungsgemäß eher durch Schmerz, Depression, Passivität und Abhängigkeit behindert werden. Deshalb gehören zu den für das Rehabilitationsteam wichtigsten Informationen die Erhebungen der *Sozialfürsorger*. Die Ursachen z. B., welche der Arbeitsunmöglichkeit zu Grunde liegen, können eventuell Konflikte im sozialen Bereich reflektieren. Daher muß eine gründliche Erhebung der sozialen Umgebung mit Gegenüberstellung der positiven und negativen Faktoren erfolgen. Dementsprechend kann das weitere Vorgehen bestimmt werden.

Berufsberatung sollte bei allen jüngeren Patienten und in Fällen mit erheblicher Beeinträchtigung in gewissen Berufskategorien wie z.B. Schwerarbeitern frühzeitig genug in Erwägung gezogen werden. Die Erhebung des beruflichen Hintergrundes und anderer für die berufliche Rehabilitation wichtiger Faktoren, geben die Basis, auf welcher die Auswertung der existierenden Möglichkeiten und die Planung der Zukunft aufgebaut werden müssen. Es ist wichtig, über diese Punkte mit dem Patienten in einem frühen Stadium mit dem Rehabilitationsteam zu diskutieren, weil die Bereitschaft dazu eventuell längere Zeit zur Entwicklung braucht. Es ist aber auch von größter Wichtigkeit, den Patienten anzuregen, um passive Haltungen zu vermeiden. Erfolgt der Start erst in einem späteren Zeitpunkt, so hat der Patient oft schon jegliches Interesse an der Arbeit verloren, es kann sich ein Stadium der Lethargie entwickeln, das uns oft völlig hindert, den Patienten zu rehabilitieren.

Soziale Rehabilitation

Eine starre Teilung der Rehabilitation in medizinische und soziale Vorgänge kann sich im Bereich rheumatischer Erkrankungen sehr ungünstig auswirken. Es wäre wünschenswert, wenn das gleiche Team, das den Patienten durch den medizinischen Teil des Programmes hindurch betreut hat, auch die soziale Rehabilitation leiten könnte. Bis jetzt besitzt man ja zu wenig Kenntnisse über Berufe, welche sich besonders für Rheumatiker eignen. Im allgemeinen haben diese Patienten Schwierigkeiten mit regulärer Arbeit mit maximaler Belastung am Morgen, sie ertragen Arbeit in vorwiegend sitzender oder stehender Position nicht gut. Ebenso sind auch Feinarbeiten, wobei feuchtkalte, steife Hände hinderlich sind (z.B. Uhrmacherei etc.) nicht für Rheumatiker geeignet. Manchmal bildet aber auch das Transportproblem von der Wohnung zur Arbeit ein Hindernis zur Übernahme einer sonst günstigen Arbeit.

Wegen der Unsicherheit der Prognose des chronisch entzündlichen Gelenkrheumatismus erweist sich oft ein kurzes Training für eine möglichst einfache Arbeit wesentlich günstiger, als ein großer Zeitaufwand für eine berufliche Umschulung. Wichtig ist auch Arbeit zu finden, die in möglichst naher Verbindung zu dem alten Beruf steht. In vielen Fällen führt ein kurzes Wiederholungstraining in bestimmten Zeitabständen oder ein Kurs mit aktiver Arbeit zu annehmbaren Resultaten.

Sind auf dem freien Arbeitsmarkt keine Möglichkeiten vorhanden, um ins Arbeitsleben zurückkehrende Rheumatiker aufzunehmen, so sollten sog. geschützte Arbeitsplätze geschaffen werden, wo die Patienten Aufnahme finden könnten.

Die Richtlinien für berufliche Rehabilitierung sind in den Empfehlungen der internationalen Arbeitsorganisation (International Labour Organization 1955) festgelegt.

Es muß besonders betont werden, daß Kinder mit chronischen rheumatischen Erkrankungen möglichst gründliche Schulbildung erhalten, um die physischen Ausfälle so weit wie möglich kompensieren zu können.

Auch das Wohnungs- und Transportproblem nimmt einen wichtigen Platz in dem Sektor der sozialen Rehabilitation ein.

Arbeitsprüfung wird bei chronisch entzündlichem Gelenkrheumatismus öfters gebraucht als in manchen anderen Fällen. Man bekommt damit die Gewißheit, daß der Patient die für ihn vorgesehene Arbeit erträgt und auch akzeptiert.

In stark industrialisierten Gebieten bietet die soziale Rehabilitation sicher weniger Schwierigkeiten wie in unterentwickelten Gegenden.

K. Vainio

Operativ-orthopädische Therapie

K. Vainio

In diesem Kapitel wird nur die operative Behandlung der chronischen Polyarthritis (pcP) und der Spondylarthritis ankylopoetica (Sp.a.) behandelt. Über chirurgische Maßnahmen in der Behandlung von Gicht und Arthrose siehe entsprechende Kapitel dieses Buches. Dieses Kapitel beruht zum größten Teil auf meinen persönlichen Erfahrungen am Krankenhaus der Rheumastiftung, in dem jährlich etwa 2000 Operationen an Patienten mit pcP ausgeführt werden.

Die progredient chronische Polyarthritis (pcP)

Synonyma: Polyarthritis chronica progressiva
Rheumatoide Arthritis
Chronisch entzündlicher Gelenkrheumatismus

Französisch: Polyarthrite chronique évolutive
Maladie de Charcot

Englisch: Rheumatoid arthritis
Atrophic arthritis
Rheumatoid disease

Italienisch: Poliartrite cronica primaria
Artrite reumatoide

Die Spondylarthritis ankylopoetica, Morbus Bechterew

Synonyma: Pierre-Marie-Strümpell-Krankheit
Spondylitis ankylopoetica

Französisch: Spondylose rhizomélique
Spondylarthrite ankylosante

Englisch: Rheumatoid spondylitis
Ankylosing spondylitis

Italienisch: Spondilartrite anchilopoetica o anchilosante

Bemerkungen zur Pathologie

Man kann das rheumatische Granulationsgewebe beinahe mit einem bösartigen Tumor vergleichen. Das Entzündungsgewebe infiltriert und zerstört Knorpel und Knochen. Die Zerstörung beginnt an der Knorpel-Synovialgrenze. Hier kann man die ersten Erosionen bemerken. Dazu kommt noch die wahrscheinlich enzymatisch bedingte Abschuppung und Verdünnung der Mitte der Knorpeldecke, die eine röntgenologische Verschmälerung des Gelenkspaltes verursacht. Jeder Verschlechterungsschub der Krankheit bedeutet eine Vermehrung und Vergrößerung der Erosionen. Das gleiche gilt für die Sehnenscheiden und Sehnen, die zuletzt überdehnt sind und sogar rupturieren können.

Die Aufgabe der konservativen Behandlung ist es, diese Vorgangsreihe so früh wie möglich zu unterbrechen. Leider ist das nicht immer möglich. Trotz der adäquaten Behandlung schreitet der Prozeß unaufhaltsam weiter, und zum Schluß kann man eine vollständige Zerstörung des Gelenkes sehen.

Operative Maßnahmen

Durch die frühzeitige Synovektomie kann man den schädlichen Folgen der Expansion des rheumatischen Granulationsgewebes vorbeugen. Ein neues, gesundes Synovialgewebe wird im Laufe von 2 Monaten aus den undifferenzierten Mesenchymalzellen wiederhergestellt.

Im späterem Stadium, mit schon bestehenden Knorpelveränderungen, hat die Synovektomie nur eine palliative Wirkung.

Rekonstruktive Maßnahmen sind in Fällen wie Ankylose in schlechter Stellung und schmerzender Destruktion oder Instabilität der Gelenke und bei Sehnenrupturen indiziert.

Präoperative Maßnahmen

Vor der Operation ist es wichtig, die Muskelkraft mit Übungen zu verbessern und die schon vorhandenen Kontakturen konservativ einzurichten. Eine eventuelle Anaemie und die Infektionen müssen behandelt werden. Wenn möglich soll der Patient mit einem anderen schon operierten zusammentreffen können, um auf diese Weise einen neutralen Bericht über den Nutzen des vorgeschlagenen Eingriffes zu bekommen. Eine internistische Routinuntersuchung des Patienten ist natürlich vor jeder Operation nötig.

Patienten, die eine allgemeine Kortikosteroidbehandlung gehabt haben, sind wegen Nebenniereninsuffizienz in Gefahr eines postoperativen Schocks. Darum brauchen diese Patienten eine erhöhte temporäre Kortisondosierung. Das Schema von Solem und Lund: Am Abend vor der Operation 100 mg Kortisonazetat, zwei Stunden vor dem Eingriff 300 mg und dann 50 mg jede sechste Stunde. Die Dosierung wird im Laufe von 5—6 Tagen zur Dauerdosierung reduziert oder das Medikament allmählich abgesetzt. Dieses Schema kann natürlich je nach den Umständen modifiziert werden.

Indikation zur Operation

Folgende Zustände kann man als *absolute* Indikationen zum operativen Eingriff bei pcP ansehen (Laine und Vainio, 1964):

1. Drohende oder manifeste Sehnenrupturen.
2. Nervenkompression.
3. Drohende Fraktur wegen großer gelenknaher rheumatischer Knochencysten.
4. Lästige Rheumaknoten.

Relative Indikationen sind:

1. Ständige Gelenkschmerzen.
2. Therapieresistente Synovitis, Tendosynovitis, Bursitis.
3. Lästige Gelenksteife.
4. Gelenkdeformitäten.

Absolute *Kontraindikationen* sind:

1. Internistische Komplikationen, gemeinsam wie bei allen nicht dringlichen Eingriffen.
2. Hohes Alter mit schlechtem Allgemeinzustand und mit multiplen Deformitäten. Kleine Eingriffe können jedoch das Leben erträglicher machen.

Relative oder keine Kontraindikationen sind

1. Amyloidosis leichteren Grades.
2. Hyperkortisonismus.

Gute Adaptation an die Deformitäten macht eine Operation unnötig.

Die Aktivität der Krankheit an sich ist keine Kontraindikation. Heilung der Wunden und Konsolidierung nach Knocheneingriffen sind normal. Es gibt keine erhöhte Neigung zu Infektionen. Nach Entfernung von großen Granulationsmassen kann sich der Allgemeinzustand bessern. So geht die BSG oft allmählich zurück (Vainio, 1966).

Anästhesiologische Probleme

Einige besondere Züge der pcP können anästhesiologische Schwierigkeiten verursachen: z. B. Steifheit des Nackens und des Brustkorbes, Unmöglichkeit den Mund zu öffnen und arthritische Veränderungen an den Larynxgelenken. Besonders die letztgenannten können schwere Komplikationen mit sich bringen (Gardner und Holmes, 1963).

Am sichersten ist es, in gefährdeten Fällen die Leitungsanästhesie so viel wie möglich anzuwenden. Wenn die allgemeine Betäubung unvermeidbar ist, soll sie nur von einem erfahrenen Anästhesiologen unter Berücksichtigung aller Vorsichtsmaßregeln ausgeführt werden.

Prä- und postoperative Physiotherapie

Die postoperativen Übungen, z. B. die Quadricepsspannung und der richtige Gebrauch von Krücken müssen den Patienten schon vor der Operation gelehrt werden.

Nach jeder Handoperation ist die Verhütung des Ödems und der venösen Stase äußerst wichtig, um eine nachfolgende schmerzhafte Fibrose — Schulter-Hand-Syndrom — zu verhindern (Moberg, 1955). Dies geschieht durch einen Kompressionsverband und Hochhalten der Hand während der ersten Tage und besonders durch aktive Übungen aller frei gelassenen Gelenke.

Halswirbelsäule

Typisch für die juvenile Polyarthritis ist eine Entzündung der kleinen Gelenke der Halswirbelsäule mit nachfolgender Versteifung (Sairanen, 1958). Weil die Behandlung einer bestehenden Ankylose praktisch unmöglich ist, ist es um so wichtiger, einer Flexions- und Rotationsdeformität schon während der aktiven Phase mit Stützapparaten vorzubeugen.

Bei Erwachsenen sind die kleinen Gelenke ebenfalls affiziert, aber anstatt der Ankylose bekommt man Erosionen und Subluxationen, die auch neurologische Symptome verursachen können. Eine Spanverriegelung der affizierten Stelle ist bisweilen indiziert.

Die Articulatio atlantoepistrofica kann auch von der Entzündung befallen sein. Nach Erschlaffung des Atlasquerbandes kann der Atlas nach vorne gleiten, und der Zahn des Epistropheus beginnt, die Medulla zu komprimieren. Der Patient steht jetzt in ständiger Lebensgefahr, weil schon eine kleine Vermehrung des Druckes eine Paraplagie verursachen kann.

In jedem Falle, in dem man ein Fortschreiten der Luxation konstatiert und besonders, wenn man schon Parästhesien an den oberen Extremitäten bemerkt, ist eine Spondylodese zwischen dem Nackenbein und den oberen Halswirbeln indiziert. In leichten Fällen ohne neurologische Symptome genügt ein Stützapparat.

Lendenwirbelsäule

Bei der Sp. a. kann die Brust- und Lendenwirbelsäule in extremer Kyphose versteift sein. In den schwersten Fällen, wo der Patient stehend den Horizont nicht mehr erblicken kann, ist es möglich, durch eine Osteotomie der Lendenwirbelsäule den Zustand zu verbessern. Nach Law erreicht man dabei folgende Vorteile:

1. Der Patient kann wieder aufrecht stehen und nach vorne blicken, 2. Die diaphragmatische Atmung wird erleichtert, 3. Die gastrointestinale Funktion wird gebessert und 4. Man schafft mehr Raum für eventuelle erforderliche abdominale Eingriffe.

Weil dieser Eingriff nicht gefahrlos ist (Adams, 1952), muß seine Anwendung auf die schwersten Fälle begrenzt werden. Um so wichtiger ist es, mit konservativen Maßnahmen der Entstehung solcher Kyphosen vorzubeugen.

Schultergelenk

Das Schultergelenk ist bei ca. ein Drittel der Fälle affiziert. Die Symptome des Anfangsstadiums bestehen in spontanen, besonders nächtlichen Schmerzen und in dem „painful arch"-Syndrom. Der Patient spürt Schmerzen in einem bestimmten Segment der Abduktionsbewegung. Sie sind meistens am Sulcus bicipitalis lokalisiert. Später verringert sich die Abduktion wegen Zerstörung der Supraspinatussehne, und zuletzt hat man eine Versteifung in Adduktion mit Höhertreten des Humeruskopfes.

In hartnäckigen Fällen von „painful arch"-Syndrom kann man Erleichterung mit einer Akromionektomie verschaffen.

Wenn das Gelenk in Adduktionsstellung völlig destruiert ist, läßt sich mit einer Humeroskapulararthrodese eine schmerzlose Abduktion bis zur Horizontalebene erreichen (Abb. 194).

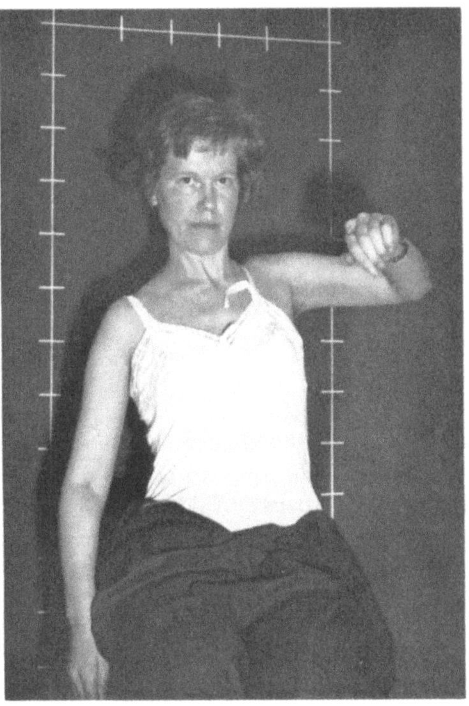

Abb. 194. Nach einer Schultergelenksarthrodese gelingt die Abduktion bis zur Horizontalebene

Die entzündete Bursa subacromialis ist bisweilen wegen ihrer Größe ein Abduktionshindernis. Ihre chirurgische Entfernung ist dann indiziert.

Ellenbogengelenk

Das Ellenbogengelenk ist in 66% aller Fälle betroffen (Laine, 1957). Hypertrophische Veränderungen am Radiusköpfchen nach Destruktion des Knorpels blockieren oft die Drehbewegungen des Unterarmes.

Die Resektion des Radiusköpfchens ist eine kleine Operation, welche die wichtige Drehbewegung wieder herstellt.

Ein anderes Hindernis für die Drehung kann am distalen Ende der Elle sein. Bisweilen ist daher die gleichzeitige Entfernung des Radius- und Ulnaköpfchens indiziert.

Eine Arthroplastik des Ellenbogengelenkes ist in folgenden Fällen angezeigt:

1. Bilaterale Ellenbogenankylose.
2. Einseitige Ankylose in ungünstiger Stellung.
3. Gebrauchsunfähigkeit der Hand wegen schmerzhafter Destruktion des Ellenbogengelenkes.

In 131 von mir nachuntersuchten Ellenbogenarthroplastiken unserer Klinik war der mit der Operation erreichte mittlere Bewegungsumfang 93°. In 14% war das Resultat unbefriedrigend mit weniger als 70° Bewegungsausmaß.

Die meisten Patienten der letzten Gruppe waren in schlechtem Allgemeinzustand, hilflos und ohne Lebenslust. Eine sehr intensive Kooperation des Patienten in der Nachbehandlungsperiode ist unbedingt notwendig, um gute Resultate zu erreichen.

Die Synovektomie des Ellenbogengelenkes ist indiziert bei Fällen mit hartnäckigem Hydrops. Eine Resektion des Radiusköpfchens bietet einen weiten Zugang zum Gelenk. Die mediale Seite des Gelenkes mit ihren versteckten Erosionen muß von der medialen Seite her gereinigt werden. Mit dieser Operation erreicht man eine relative Schmerzlosigkeit des Gelenkes. Man kann dadurch den Fortschritt der Destruktion zumindestens hemmen.

Der Nervus ulnaris kann von dem Hydrops in der Gegend des Sulcus nervi ulnaris gegen eine Muskelansatzarkade gedrückt werden und lästige Paraesthesien verursachen (Pulkki und Vainio, 1962). Die Behandlung besteht in einer Vorwärtsverlagerung des Nervs.

Handwurzel

Handgelenke und umgebende Sehnenscheiden gehören zu den häufigsten Stellen der rheumatischen Entzündung. Bei beginnenden Fällen sollte man einige Male lokale Kortikosteroidinjektionen versuchen. Wenn diese Behandlung nicht hilft, läßt sich die weitere Destruktion der Gelenke und Sehnen nur durch frühe Synovektomie verhüten oder diese zumindestens verzögern.

Tenosynovitis

Alle Sehnenscheiden der Hand können sich an dem rheumatischen Prozeß beteiligen, manchmal als erstes Zeichen der pcP.

Karpaltunnelsyndrom

Der Nervus medianus wird oft durch eine entzündliche Schwellung der volaren Sehnenscheiden gegen das Ligamentum carpi volare gedrückt und dadurch ein Karpaltunnelsyndrom verursacht (Phalen und Kendrik, 1957). Die Patienten klagen über nächtliche Paraesthesien und brennende Schmerzen an den vom N. medianus innervierten Fingern. Bisweilen strahlen die Schmerzen nach oben bis zur Schulter aus. Beklopft man die Gegend der Handwurzel mit dem Finger, spüren die Patienten einen „elektrischen Schlag" in den beteiligen Fingern (Tinnelsches Zeichen). Später beobachtet man eine deutliche Thenaratrophie. Die Leitungszeit des Nerven ist verlängert.

In frischen Fällen kann eine Hydrokortisoninjektion in die Sehnenscheiden eine temporäre Erleichterung bringen, chirurgische Dekompression gibt aber beinahe immer eine dauernde Beseitigung der Beschwerden.

Bei der Operation wird ein Schnitt entlang der Thenarfurche gelegt. Er kann beliebig proximalwärts auf der ulnaren Seite des Unterarmes verlängert werden. Mit dieser Schnittführung ist es leicht, auch den N. ulnaris zu besichtigen.

Um Rezidive zu vermeiden, muß das Lig. carpi volare zum größten Teil excidiert werden.

Bei unseren 315 Operationen wegen des Karpaltunnelsyndroms haben wir folgende Typen beobachtet: (Kettunen und Vainio):

1. Adhäsiver Typ. Der Nerv war durch Adhäsionen stranguliert worden. Die Adhäsionen sind Residuen einer abgebrannten Entzündung. Eine Neurolyse genügt in solchen Fällen.

2. Entzündlicher Typ. Der Nerv war durch die flüssigkeitsgefüllte Sehnenscheide komprimiert worden. Der Neurolyse muß auch eine Tenosynovektomie zugefügt werden. Dieser Typ reagiert am besten auf lokale Steroidbehandlung.

3. Nekrotischer Typ. Im histologischen Bilde dominierten umfangreiche Nekrosen. Die ausgedehnte Sehnenscheide enthielt außer Flüssigkeit auch freie Reiskörperchen. Die Kompressionssymptome dieser chronischen Fälle waren gewöhnlich nicht sehr schwer. Die Operation bestand aus einer gründlichen Tenosynovektomie. Wenn die Karpalgelenke sehr gelockert sind („loose type" von Clayton, 1965), ist es am besten, später eine Arhtrodese auszuführen.

4. „Bakersche Cyste". In diesem seltenen Typ war der Nerv durch eine Ausstülpung des Gelenkes komprimiert.

Verschiedene Kombinationen dieser Typen können natürlich vorkommen.

Kompression des N. ulnaris an der Handwurzel
Der N. ulnaris kann an der Stelle, wo er unmittelbar an der Kapsel des Articulus ossis pisiformis liegt (Kanal von Guyon), irritiert und komprimiert werden. Wahrscheinlich wird die frühzeitige Atrophie der Interosseusmuskeln von dieser Kompression verursacht. Bei jedem Verdacht auf eine Ulnarisirritation ist der Nerv leicht während einer Karpaltunneloperation zu explorieren.

Dorsale Tenosynovitis
Die Tenosynovitis auf der dorsalen Seite der Handwurzel hat am Anfang nur kosmetische Bedeutung. Doch besteht immer die Gefahr einer Invasion der Sehnen durch das rheumatische Granulationsgewebe. Zuletzt kann es zu einer erheblichen Dehnung oder Ruptur der beteiligten Sehnen kommen.

In ganz beginnenden Fällen können lokale Steroidinjektionen versucht werden. Wenn sie ohne Erfolg sind, ist die Synovektomie indiziert.

Ein transversaler Schnitt, der auf der ulnaren Seite proximalwärts verlängert wird, gibt eine kosmetisch tadellose Narbe. Das Ligamentum carpi dorsale wird auf der ulnaren Seite gespalten und nach Ablösung von den Wänden der Sehnenscheidenfächer wie das Blatt eines Buches hochgehoben. Am Ende der Operation wird es unter die von den Granulationsmassen befreiten Sehnen zurückgelegt. Sie Sehnen haben dann eine glatte Gleitfläche, und es entstehen keine sekundäre Adhäsionen. Das Ulnaköpfchen muß bei schon bestehenden Erosionen reseziert werden.

Unsere Nachuntersuchungen (Kessler und Vainio, 1966) ergaben, daß die Resultate gut sind, wenn die unter den Sehnenscheiden liegenden Gelenke intakt sind. Bei schwerer Destruktion der Karpalgelenke ist eine Handgelenksarthrodese am zweckmäßigsten.

Resektion des Ulnaköpfchens
Bei der pcP ist das distale Radioulnargelenk sehr oft betroffen. Nach Erweichung der Kollateralligamente und Destruktion des Fibrocartilago triangularis luxiert das

Ulnaköpfchen dorsalwärts. Die Drehung des Unterarmes wird schmerzhaft und es besteht die Gefahr, daß die Extensorsehnen rupturieren. Eine prophylaktische Resektion des Ulnaköpfchens ist dann indiziert.

Synovektomie der Karpalgelenke

Die Synovektomie der Karpalgelenke ist indiziert, wenn konservative Behandlung erfolglos ist und noch keine großen Erosionen an der Knorpelgrenze bestehen. Die Gelenke können nach Spaltung des Bodens des Fachs der langen Extensorsehnen inspiziert und vom Granulationsgewebe gereinigt werden. Das Ligamentum carpi wird wie bei der Tenosynovektomie zuletzt unter die Sehnen gelegt.

Die Frühresultate der bisher ausgeführten Nachuntersuchungen sind ausgezeichnet (Lipscomb, 1965; Palazzi und Vainio, 1965). Bei Schwerarbeitern jedoch, und wenn schon grobe Gelenkveränderungen bestehen, gibt eine Arthrodese bessere Dauerresultate.

Arthrodese des Handgelenkes

Die Arthrodese des Handgelenkes ist in folgenden Fällen indiziert: 1. Schwere Destruktion der Karpalgelenke mit Dauerschmerz, 2. Luxation des Karpus, 3. multiple Sehnenrupturen und 4. schnell progressives Verschwinden von Karpalknochen.

Die Schnittführung ist ähnlich wie bei der Karpalsynovektomie. Nach Entfernung von Knorpelresten wird das Gelenk mit einem aus dem Ulnaköpfchen entnommenen Span verriegelt. Wenn das Caput ulnae schon vorher reseziert worden ist, wird der Span der Crista ilii entnommen. Alle Lücken müssen mit Knochensplittern gefüllt werden.

Bei einer Reihe von 140 Handgelenksverriegelungen aus unserer Klinik wurde eine knöcherne Heilung bei 94% erreicht.

Die endgültige Stellung der Hand muß schon vor der Operation festgelegt werden. Für eine bilaterale Arthrodese wird eine neutrale oder leicht gebeugte Stellung bevorzugt. Diese Position ist die beste z.B. für das Ankleiden und für die Bedingungen der persönlichen Hygiene. Wenn aber das Handgelenk eines Schwerarbeiters verriegelt werden soll, bevorzuge ich eine leichte Dorsalflexion, die für die Entfaltung der groben Kraft am günstigsten ist.

Sehnenrupturen

Die meisten Sehnenrupturen der Hand kommen in der Handwurzelgegend vor (Brewerton, 1965). Die Entstehung von Rupturen kann durch folgende Faktoren begünstigt werden: 1. Infiltrativer Wuchs des Granulationsgewebes, 2. Reibung gegen rauhe Knochenspitzen und 3. Zirkulationsstörungen (venöse Stase, rheumatische Arteriitis).

Am häufigsten findet man Rupturen an der Sehne des *Extensor pollicis longus*. Der Patient kann die Endphalanx des Daumens nicht mehr strecken. Die Behandlung besteht in einer Sehnentransposition, entweder mit der Anwendung von Ext. indicis proprius, oder, bei Destruktion des II. Metakarpophalangealgelenkes, der Ext. carpi radialis longus oder Brevissehne. Eine gründliche Synovektomie gehört jedesmal zur Operation.

Unser Material enthält auch Fälle von *Rupturen der langen Extensorsehnen*. Jedesmal war die Stelle der Ruptur am Ulnaköpfchen.

Die Rupturen beginnen gewöhnlich an den ulnaren Sehnen. Bisweilen wird jedoch die Sehne des Ext. digiti V proprius verschont (Abb. 195 a und b).

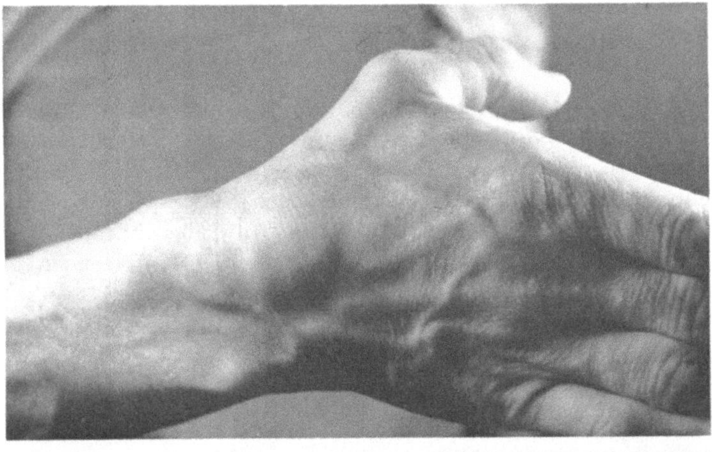

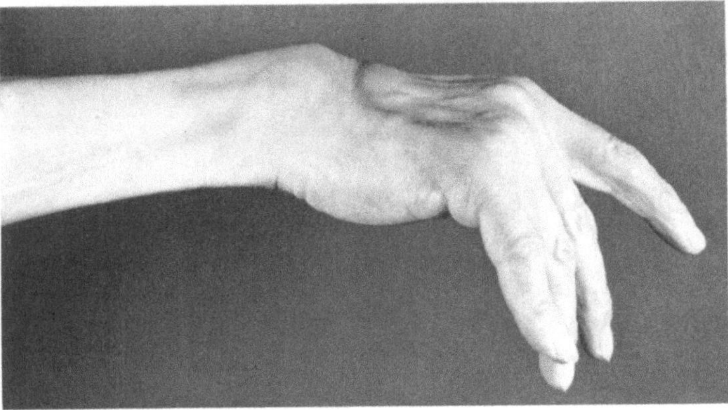

Abb. 195. Ruptur der Sehne des Ext. pollicis longus mit Tenosynovitis (oben), Ruptur der Extensorsehnen der III—V Finger (unten)

Die Diagnose der Extensorsehnenrupturen ist nicht leicht, wenn gleichzeitig die Grundphalangen in volarer Luxation bestehen. Eine sehr sorgfältige Analyse der Sehnenfunktion ist dann nötig.

Die frühzeitige Resektion des Ulnaköpfchens kombiniert mit einer Synovektomie ist ein guter prophylaktischer Eingriff.

Die Operation der Sehnenrupturen beginnt mit einer Tenosynovektomie. Wenn man die Operation während der ersten Wochen ausführt, kann die rupturierte Stelle mit einem freien Sehnentransplantat überbrückt werden (Lipscomb, 1965). Später funktioniert der entsprechende Muskel nicht mehr. Man muß dann eine Sehnenverlagerung vornehmen. Die distalen Sehnenstümpfe können mit den erhaltenen Nachbarsehnen vereinigt werden oder man kann den Extensor carpi ulnaris als Kraftspender verwenden.

Manchmal sind die Sehnen durch die Degeration so überdehnt, daß sie nur durch ihre Verlötung auf anderen Sehnen funktionieren können. Mit der Synovektomie kann die Funktion verloren gehen. Man muß nun entweder nur eine dekompressive Spaltung des deckenden Ligamentes machen (Savill, 1966) oder nach einer Synovektomie die Sehnen verkürzen.

Rupturen der Karpalextensoren kommen nur im Zusammenhang mit schwerster Destruktion des Karpus vor. Eine Arthrodese des Handgelenkes ist die einzige rationelle Therapie.

Rupturen der Flexorsehnen auf der Handgelenkshöhe sind ziemlich selten bei pcP Eine frühzeitige Synovektomie mit Dekompression des Karpaltunnels ist eine effektive Prophylaxe.

Die Rupturen der Superficialissehnen brauchen keine Behandlung außer der Extirpation der losen Stümpfe. Die rupturierten Profundussehnen, die „en bloc" keine genügende Funktion haben, können mit freien Transplantaten behandelt werden.

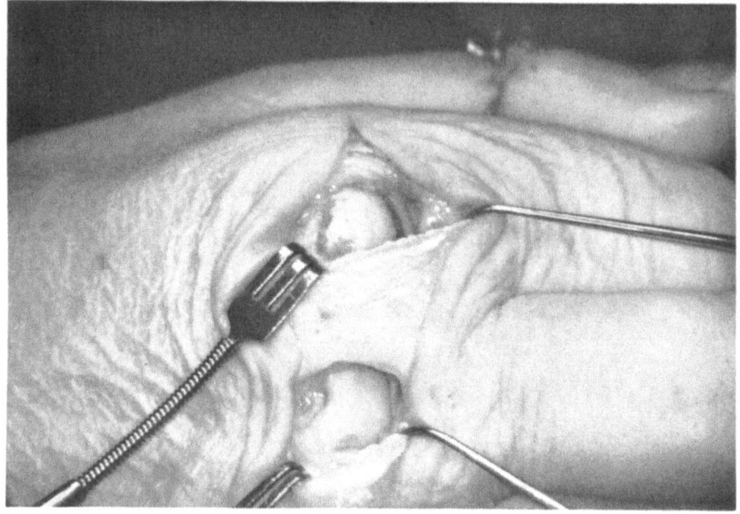

Abb. 196. Synovektomie der Metakarpophalangealgelenke. Beginnende Erosionen am Köpfchen der zweiten Metakarpalknochens, nur minimale Knorpelveränderungen am dritten Gelenk

Die Finger

Die *Synovektomie* der Metakarpophalangeal- und Interphalangealgelenke ist bei therapieresistenten Fällen indiziert, um einer fortschreitenden Destruktion der Gelenkflächen vorzubeugen.

Die *Metakarpophalangealgelenke* können am besten durch einen querverlaufenden Hautschnitt freigelegt werden (Abb. 196). Die Extensorenhülle wird neben der Sehne longitudinal eröffnet. Dann ist es leicht, die dorsal gelegenen Granulationsmassen zu entfernen. Die Extension des Fingers ermöglicht Besichtigung und Toilette der Volarseite des Gelenkes. Bei drohender Ulnardeviation kann die Sehne beim Schließen der Wunde radialwärts verlagert werden.

Das *proximale Interphalangealgelenk* wird am besten durch einen nach der Fingermitte offenen Bogenschnitt freigelegt. Wenn man die laterale Schleife der Extensorsehne dorsalwärts verschiebt, können die dorsal und lateral gelegenen Gelenkteile eingesehen werden. Von demselben Schnitt öffnet man auch die entgegengesetzte Seite des Gelenkes (Abb. 197).

Das *distale Fingergelenk* wird durch einen transversalen Hautschnitt mit Eröffnung des Gelenkes auf beiden Seiten der Zentralsehne synovektomiert.

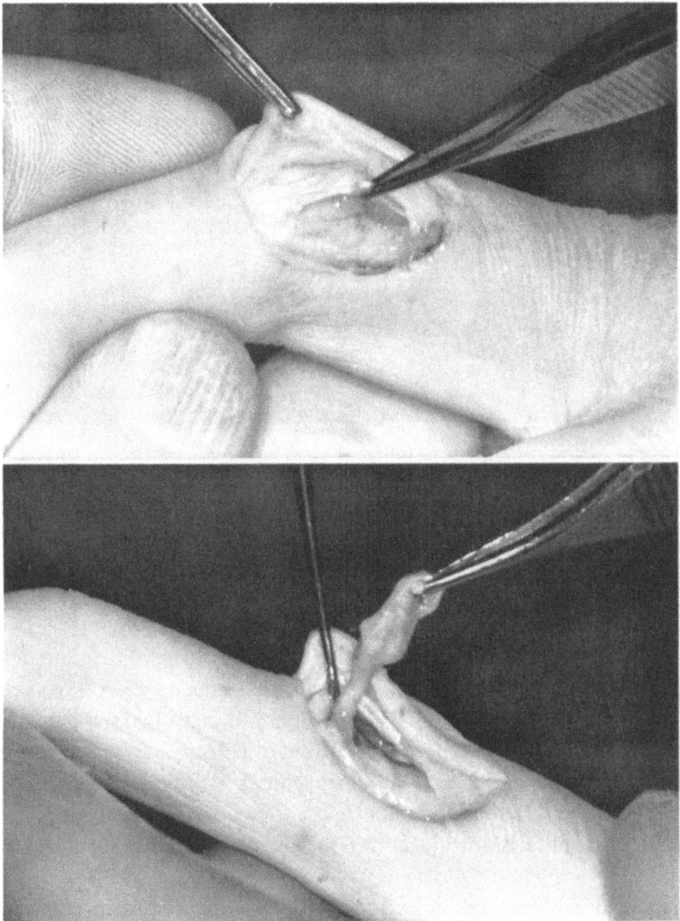

Abb. 197. Synovektomie des proximalen Interphalangealgelenkes

Die Bewegung muß frühzeitig begonnen werden, eine Ausnahme machen die Fälle mit Sehnennaht, bei denen die aktive Physiotherapie erst 3 Wochen nach der Operation angefangen werden kann.

Die Resultate der Fingergelenksynovektomien sind gut, wenn der Knorpel noch nicht geschädigt ist. Bei grober Destruktion der Metakarpophalangealgelenke ist es deshalb besser, eine Arthroplastik beziehungsweise eine Arthrodese der distalen Gelenke zu machen.

Arthroplastik der Metakarpophalangealgelenke

Die Indikationen sind folgende:

1. Fixierung in Volarflexion oder ulnare Deviation der Finger.
2. Schmerzhafte Destruktion der Gelenke.

In diesen beiden Fällen ist der Knorpel gewöhnlich nur noch auf einer kleinen Fläche der Volarseite des Köpfchens vorhanden. Darum kann eine konservative Behandlung keinen Erfolg mehr haben (Abb. 198).

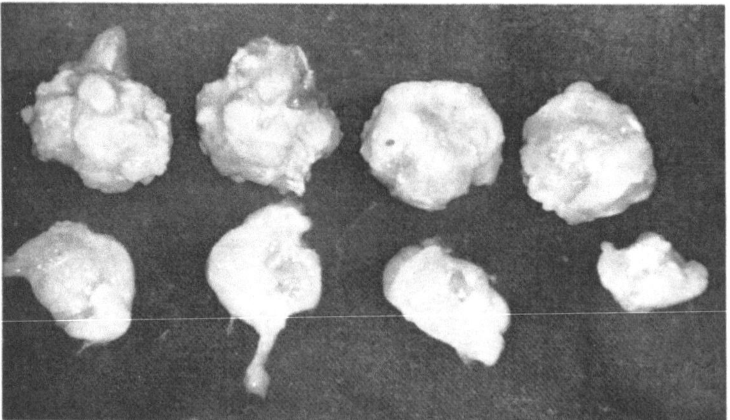

Abb. 198. Entfernte Metacarpalköpfchen (obere Reihe) und die entsprechenden Weichteilmassen (untere Reihe)

Bei der Arthroplastik der Metakarpophalangealgelenke werden die destruierten Köpfchen reseziert, eine totale Synovektomie ausgeführt und die Sehne in Beugung durchtrennt. Der distale Stumpf wird an der volaren Kapsel angenäht, der zentrale mit dem distalen vereinigt.

Um einem Rezidiv der Ulnardeviation vorzubeugen, wird die Sehne des Extensor indicis proprius auf die radiale Seite des Zeigefingers transponiert und die Sehne des Abductor digiti V reseziert. Die „Flügelsehnen" den ulnarseitigen Interosseusmuskeln der II—IV Fingern werden isoliert und auf den Extensorsehnen der III—V Fingern fixiert. Dabei findet man oft überraschend große rheumatoide Knoten an den genannten Sehnen. Dadurch können manche Besonderheiten der rheumatischen Hand, wie die scheinbare Kontraktur der Interosseusmuskeln leicht erklärt werden (Abb. 199).

Die Resultate der Metakarpophalangealarthroplastiken sind im allgemeinen gut. Bei einer Nachuntersuchung von 283 operierten Gelenken (Vainio u. Mitarb.) war der Umfang der aktiven Bewegung durchschnittlich 43° + 20° passiver Extension

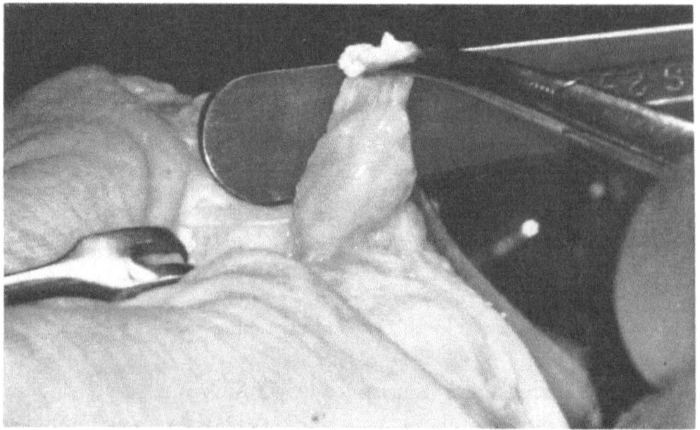

Abb. 199. Rheumatischer Knoten an der Interosseussehne

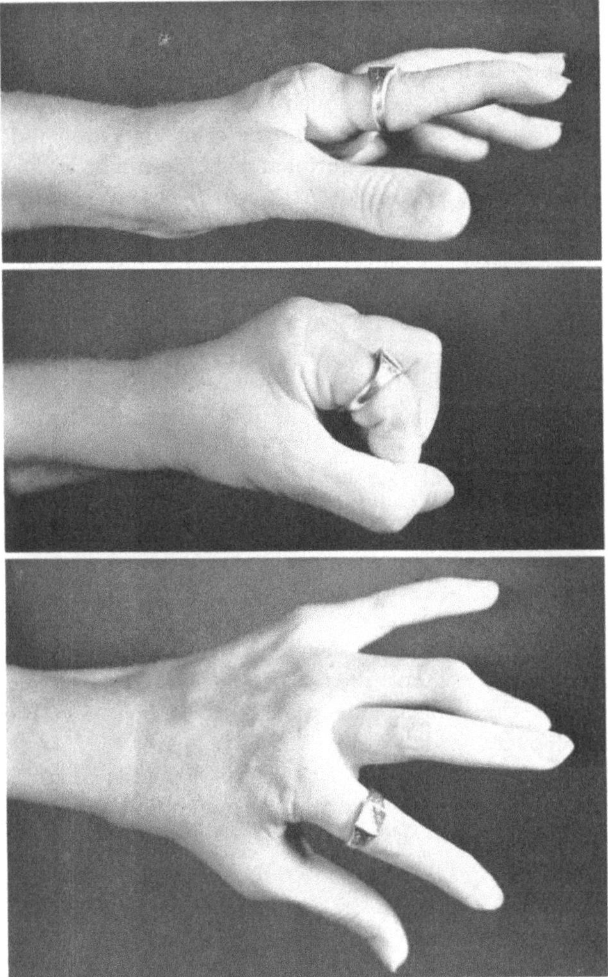

Abb. 200. Die Beweglichkeit der Finger nach einer Arthroplastik der Metacarpophalangealgelenke II—V

(Abb. 200). Die Resultate waren um so besser, je eifriger die Patienten die Hand verwendet hatten. Darum ist es wichtig, nur kooperativ eingestellte Patienten zu operieren.

Fingerdeformitäten

Es gibt zwei typische Deformitäten der Finger:

1. Bei der *Schwanenhalsdeformität* steht das proximale Interphalangealgelenk in Hyperextension, das distale in Flexion. Die Ursache dieser Deformität ist sehr komplex. Faktoren wie gestörtes Muskelgleichgewicht, Degeneration des Fibrocartilago volaris des Gelenkes und Ruptur oder Dehnung der Superficialissehne können dabei eine gewisse Rolle spielen.

Die Behandlung beruht auf der Analyse ihrer Ursachen. Die Beteiligung der Interosseussehnen kann durch den Bunnelschen Test verifiziert werden. Wenn die

Flexion des mittleren Fingergelenkes nicht in Extension, sondern in Flexion des Metakarpophalangealgelenkes gelingt, besteht eine Fixation der Interosseussehnen. Man kann zuerst mit stumpfer Dissektion die Interosseussehnen aus der Kapselwand zu lösen versuchen. Gelingt dies nicht, kann man ein trianguläres Stück aus der Sehnenplatte resezieren. Nach dieser Littlerschen Operation wird der Beginn der Flexion leichter, auch wenn die Deformität nicht beeinflußt wird.

In schweren, fixierten Fällen ist eine Arthrodese in Funktionsstellung die beste Behandlung.

2. Die *Knopflochdeformität* ist durch eine Flexion des Mittelgelenkes und Hyperextension des distalen Gelenkes charakterisiert. Ihre Ursache ist eine Überdehnung des mittleren Streifens der Extensorsehne mit nachfolgenden Volarwärtsgleiten der lateralen Streifen.

Eine leichte Knopflochdeformität entspricht etwa der Funktionsstellung des Fingers und braucht an sich keine Behandlung. Eine frühzeitige Synovektomie kann ihrer Progredienz vorbeugen.

Schwere Fälle mit spitzwinkliger Beugestellung des Mittelgelenkes müssen mit einer Arthrodese behandelt werden. In extremen Fällen mit vollständiger Luxation beider Gelenke kann auch eine Doppelverriegelung in Betracht kommen, um den Spitzgriff zu ermöglichen.

Sehnenknoten

Noduläre Tenosynovitis kommt bei etwa einem Drittel der Patienten vor (Pulkki, 1961).

Die Knoten können an engen Stellen der Sehnenscheide erfaßt werden und das lästige Phänomen des schnellenden Fingers verursachen. Fehlende natürliche Physiotherapie kann die Versteifung des Fingers beschleunigen.

Beginnende Fälle können mit lokalen Steroidinjektionen behandelt werden (Bäckdahl und Strandberg, 1965). Operative Behandlung ist indiziert, wenn die konservative Therapie versagt, bei sehr großen Knoten, bei Vorhandensein anderer Deformitäten (Schwanhals usw.) und bei Verdacht auf Ruptur der Superficialissehne.

Die Operation besteht aus einer Synovektomie und Entfernung der Knoten, ausgeführt von einem transversalen Schnitt in der Hohlhand. Wenn nötig, wird dazu noch ein Fingerschnitt zugefügt (Abb. 201).

Wenn die Superficialissehne sehr schwer degeneriert ist, ist es am besten, sie ganz zu entfernen (Abb. 201).

Der Daumen

Der wichtigste Finger der Hand, der Daumen, ist wertlos, wenn er schmerzhaft und unstabil wird. Die funktionsverbessernde Stabilisierung geschieht durch eine Arthrodese des Grund- oder Interphalangealgelenkes. Bestehen große Knochendefekte, müssen diese mit freien Transplantaten frischen Knochens aus der Crista ilii überbrückt werden, um die ursprüngliche Länge des Daumens wiederherzustellen. Für die Fixierung genügen meistens nur zwei gekreuzte Kirschnerdrähte (Abb. 202).

Eine Adduktionskontraktur des Karpometakarpalgelenkes wird durch Osteotomie oder Entfernung des Os multangulum majus behandelt.

Wenn die Adduktionskontraktur durch eine Verkürzung der Thenarmuskeln verursacht ist, müssen ihre Insertionen aus der Gelenkkapsel abgelöst werden.

Eine Ruptur des langen Daumenflexors wird besser mit einer Arthrodese als mit einer komplizierten Sehnentransplantation behandelt.

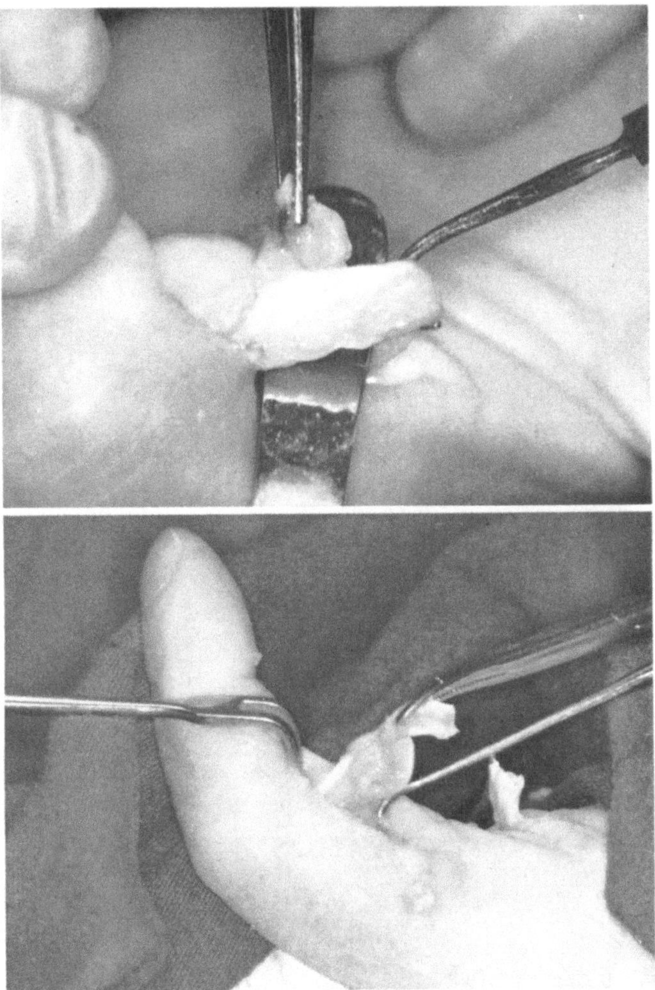

Abb. 201. Entfernung von Sehnenknoten (oben). Die Superficialissehne ist rupturiert und wird entfernt (unten)

Untere Extremitäten

Die rheumatischen Veränderungen der unteren Gliedmaßen sind ebenso häufig und wichtig wie die der oberen. Wegen der weniger komplizierten Funktion des Fußes kann die operative Behandlung kürzer beschrieben werden als die der Hand.

Hüftgelenk

Der Befall des Hüftgelenkes bei pcP ist eine der folgenschwersten Komplikationen dieser Krankheit. Die chirurgische Behandlung dieses großen gewichttragenden Gelenkes bietet erhebliche Schwierigkeiten.

Eine *Synovektomie* des Hüftgelenkes ist selten ausgeführt worden. Eine vollständige Synovektomie kommt nicht in Frage, weil man mit der nötigen Luxation des Femurkopfes eine Kaputnekrose riskiert, doch kann eine partielle Synovektomie,

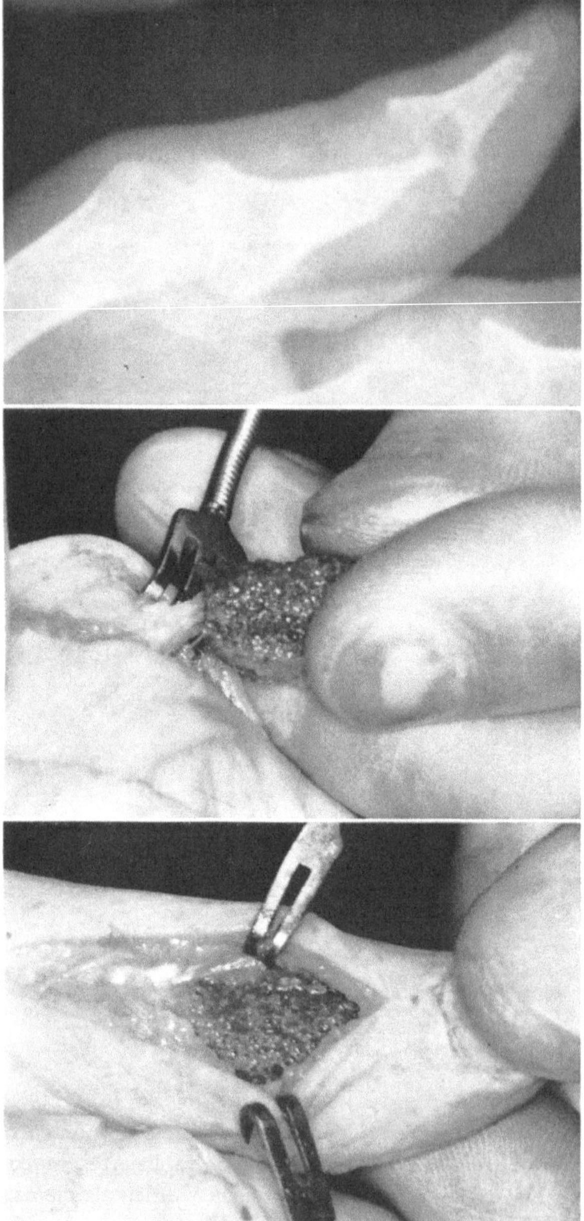

Abb. 202. Arthrodese des Interfalangealgelenkes des Daumens. Der große Knochendefekt wird mit einem freien Transplantat ersetzt

mit einer langzeitigen Entlastung des Gelenkes kombiniert, nach unserer Erfahrung, eine gewisse Erleichterung der Schmerzen bringen.

Die Hüftgelenksarthrodese kommt bei pcP wegen der häufigen Doppelseitigkeit des Prozesses sehr selten in Frage.

Die guten Erfolge der intertrochanteren Osteotomie bei der Koxarthrose sind wohl bekannt. Nach den Erfahrungen unserer Klinik kann diese Osteotomie auch bei pcP in etwa 70% eine deutliche Besserung des Zustandes bringen. Eine Adduktions- oder Flexionskontraktur läßt sich gleichzeitig korrigieren. Eine nötige Voraussetzung ist eine ziemlich gute Beweglichkeit des Gelenkes, um nicht eine Versteifung zu riskieren.

Ähnliche *Arthroplastiken* wie bei der Koxarthrose können auch bei pcP angewandt werden. Doch bietet die hochgradige Osteoporose gewisse Schwierigkeiten. Über technische Einzelheiten der Osteotomien und alloplastischen Operation siehe das Kapitel von Müller.

Wenn der Patient an schweren Nachtschmerzen leidet und der allgemeine Zustand größere Eingriffe nicht gestattet, gibt die einfache *Voßsche Operation* (Tenotomie der Adduktoren und des Tensor fasciae latae mit Abmeißelung der Trochanterspitze) eine jahrelange Erleichterung.

Ein Patient mit grober Zerstörung der Gelenkköpfe und bilateraler Ankylose kann auch durch eine *Resektion des Caput und Collum femoris* eine erhebliche Erleichterung seines schlechten Zustandes erfahren. Dieses gilt besonders bei Patienten, die schon wegen anderer Deformitäten ans Bett gebunden sind. Zu der Kollumresektion kann je nach Bedarf auch eine Angulationsosteotomie hinzugefügt werden (Milch).

Kniegelenk

Die schwerste Folge einer Kniegelenksarthritis ist eine vollständige Destruktion des Gelenkes mit nachfolgender Instabilität und Flexionskontraktur, die die Gehfähigkeit ernstlich beeinträchtigt.

In ganz beginnenden Fällen kann eine intra-artkuläre Steroidinjektion die Symptome beseitigen. Besonders wertvoll ist diese Behandlung zur Unterstützung der Physiotherapie.

Wenn der Hydrops, trotz Versuch mit *chemischer Synovektomie* (z.B. Osmiumtetroxid, Hurri u. Mitarb., 1964), einige Monate hartnäckig bestehen geblieben ist, ist die Indikation zur *chirurgischen Synovektomie* gegeben. Die Operation besteht aus einer radikalen Entfernung des Synovialgewebes zusammen mit dem Stratum fibrosum (Mori, 1964). Die Menisci sollen immer, wenn sie schon erweicht sind, entfernt werden, weil an der Tibia-Meniscus-Ecke eine beginnende Erosion verborgen sein kann. Während der Weiterentwicklung der Krankheit werden die Menisci jedenfalls zerstört (Abb. 203).

Mit der Bewegung des operierten Gelenkes soll sehr früh begonnen werden. Wenn aber die Flexion nach 3 Wochen nicht mehr als etwa 60° ist, muß das Gelenk in kurzer Narkose mobilisiert werden. Nach Ablösung der Adhäsionen und Einspritzung von Hydrokortison verbessert sich die Bewegung rasch.

Die Resultate der Kniegelenksynovektomien sind im allgemeinen gut, wenn der Knorpel noch unbeschädigt ist. Bei schon bestehender Knorpeldestruktion kann eine volle Restitution nicht erwartet werden. Man bekommt eine temporäre Besserung. In den besten Fällen geht die Arthritis in eine Arthrose über (Vainio, 1966). Die Synovektomie kann auch wiederholt werden.

Wenn die Extension durch eine knöcherne Exostose am distalen Ende des Femurs behindert ist, wird eine supra- oder infrakondyläre *Osteotomie* bevorzugt. Valgus- oder Varusstellungen können gleichzeitig korrigiert werden.

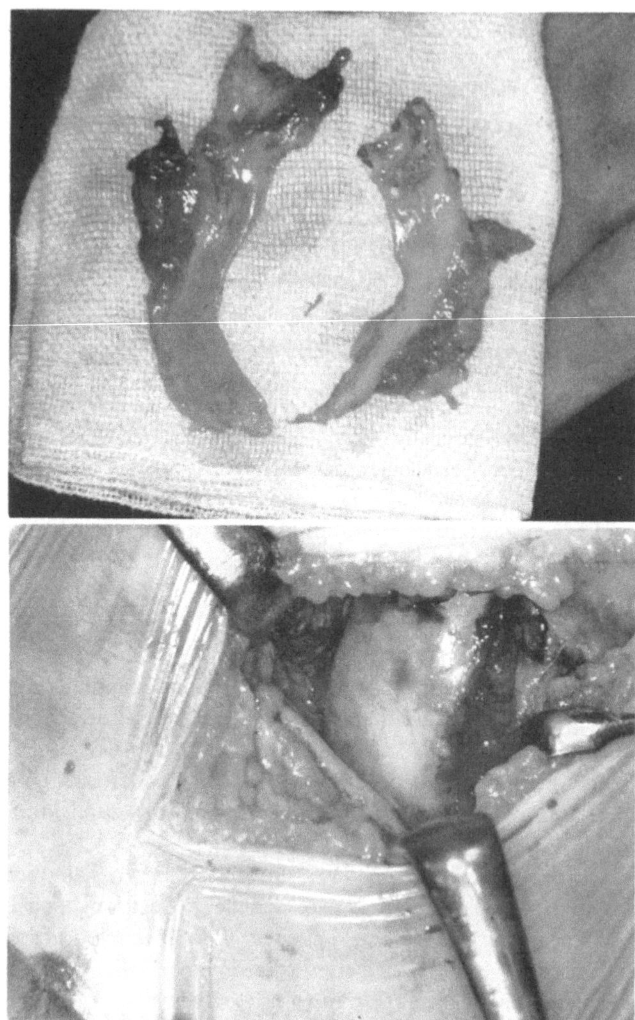

Abb. 203. Veränderungen der Menisci bei pcP (oben). Eine bandförmige Erosion unter dem Meniscus am Schienbein (unten)

Eine leichte Valgus- oder Varusdeformität wegen Kondylenimpression kann auch mit einer *Kondylenelevation* durch einen Knochenkeil behandelt werden. Eine Immobilisation ist nicht nötig, doch ist keine Belastung während der ersten 2—3 Monate gestattet. Durch die Operation kann eine erstaunliche Besserung des Gelenkspaltes eintreten.

Die *Kniegelenksarthroplastiken* haben variierende Resultate ergeben. Die größte Gefahr bei der Anwendung von großen Scharnierendoprothesen ist die Infektion (Walldius, 1957). MacIntosh hat über gute primäre Resultate mit seinen kleinen Tibiaplateauprothesen berichtet.

Die letzte Möglichkeit, wenn alle anderen Methoden versagen, ist die Arthrodese. Mit der Kompressionsmethode von Charnley kann ein knöcherner Durchbau schon in zwei Monaten erreicht werden. Die optimale Stellung ist eine leichte Flexion.

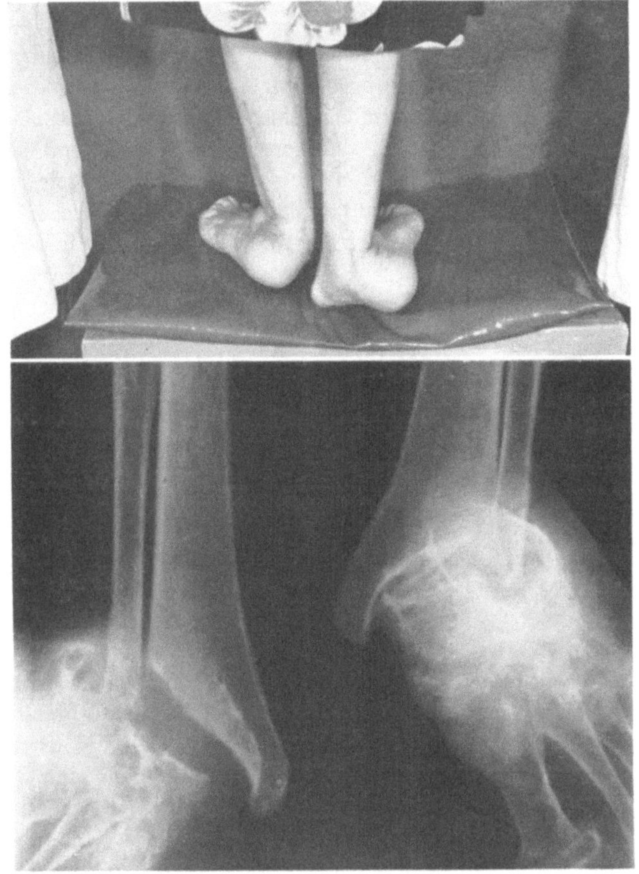

Abb. 204. Schwerste Zerstörung der Talocruralgelenke in pcP

Talocruralgelenk
Bei persistierender Synovitis ist eine *Synovektomie* indiziert. Die Granulationsmassen können durch einen vorderen und einen retromalleolären Schnitt, je nach der Lage der größten Schwellung, entfernt werden.

Der Nervus tibialis kann während seines Verlaufs hinter dem medialen Malleolus durch den Druck der benachbarten Sehnenscheidenentzündung irritiert werden und ein ähnliches Syndrom wie an der Handwurzel — ein *Tarsaltunnelsyndrom* — verursachen. Die Behandlung besteht in einer Tenosynovektomie.

Die *Arthrodese des Talokruralgelenkes* ist ziemlich selten angezeigt. Sie kann bei schwerer Destruktion des Gelenkes und bei Instabilität nötig werden (Abb. 204).

Subtalargelenke
Die subtalaren Gelenke sind bei pcP häufig betroffen. Der Gang auf unebener Erde wird beeinträchtigt. Verschiedene Deformitäten, wie Pes plano-valgus und varus, Metatarsus primus elevatus, sind die Folge.

Die Therapie besteht in einer subtalaren Arthrodese. Die Konsolidierung wird durch Auffüllen des Sinus tarsi mit frischen Knochenspanen aus der Crista ilii beschleunigt. Gewöhnlich genügt eine zweimonatige Immobilisierung im Gipsverband.

Die Zehen

Da die pcP oft an den Zehengrundgelenken beginnt, sind Zehendeformitäten sehr häufig. Sie sind die Folge einer Dehnung der Ligamente und Destruktion der Metatarsalköpfchen. Die häufigsten Deformitäten sind Hallux valgus und Hammerzehen. Die keilförmigen Metatarsalköpfchen drücken auf die Sohle und sind Ursache schmerzhafter Schwielen. Eine Operation ist in allen Fällen angezeigt.

Die Operation des Hallux valgus muß radikal aber einfach sein. Am besten erfüllt diese Bedingungen die Operation nach Keller-Brandes. Sie besteht in der Entfernung des proximalen Drittels der Grundphalanx mit totaler Synovektomie. Wenn das Köpfchen des ersten Metatarsalknochens schwer destruiert ist, kann es zum Teil reseziert werden.

Die keilförmigen Metatarsalköpfchen werden entweder von einem dorsalen oder, beim Vorhandensein von plantaren Bursae, lieber von einem plantaren Schnitt reseziert (Abb. 205).

Eine fixierte Hammerzehendeformität wird mit Resektion der Trochlea der ersten Phalanx behandelt.

Ein „Mortonsches Neurom" kommt bei pcP auch als erste Manifestation der Krankheit vor. Der Nerv wird an der Gegend der Bifurkation in eine Granulationsmasse eingebettet. Die Behandlung besteht in Resektion des Nerven und der Granulationsmassen.

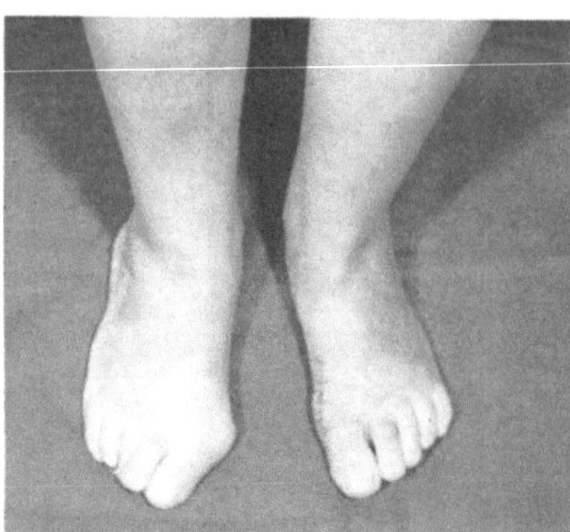
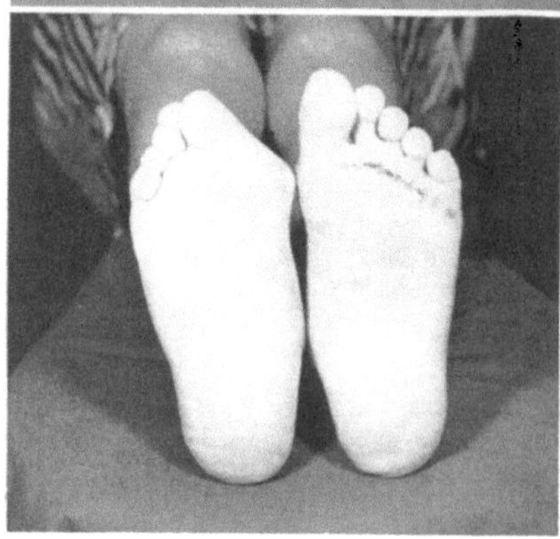

Abb. 205. Beidseitige Hammerzehen und Hallux valgus. Der linke Fuß war vor der Operation wie der rechte

Schlußbetrachtung. Die Behandlung chronisch-rheumatischer Gelenkerkrankungen hat in den letzten Jahren durch die Entwicklung neuer Pharmaka zweifellos große Fortschritte gemacht. Es darf aber nicht übersehen werden, daß in vielen Fällen die klassische Behandlung die Beschwerden zwar vorübergehend lindern kann, der chronische Prozeß mit seinen verheerenden Folgen aber doch stetig fortschreitet. Operative Maßnahmen, insbesondere die Synovektomie sind, rechtzeitig ausgeführt, die einzige Möglichkeit, dem Prozeß Einhalt zu gebieten oder den Verlauf zu mildern. Leider bekommt der operativ tätige „aktive" Rheumatologe immer noch einen Teil der Patienten in einem fortgeschrittenen Stadium zur Behandlung, so daß operative Maßnahmen nur einen begrenzten Wert haben. Schuld an dieser betrüblichen Tatsache, daß die großen Möglichkeiten der prophylaktischen und rekonstruktiven Operationsverfahren so wenig genutzt werden, sind in erster Linie zwei Umstände:

1. Die Unkenntnis, daß es überhaupt solche Operationen gibt.

2. Die Auffassung, an einem entzündlichen Gelenk dürfe man nicht operieren, weil man dadurch die Gefahr der Exarcerbation der Krankheit heraufbeschwöre. Daß dieses nicht der Fall ist, vielmehr häufig auch ein günstiger Effekt auf andere, nicht operierte Gelenke ausgeübt wird, wurde bereits gesagt. Die Ergebnisse der Polyarthritisbehandlung lassen sich nur durch intensivere Zusammenarbeit von Rheumatologen und Orthopäden verbessern. In vielen Ländern ist diese Zusammenarbeit ausgezeichnet, in anderen steht sie erst am Anfang, so daß noch viel zu tun ist.

Indikation und chirurgische Therapie der Coxarthrose

M. E. MÜLLER

Die Coxarthrose
Synonyma: „Arthritis deformans" coxae; Malum coxae senile
Französisch: Arthrose de la hanche, coxarthrose, coxarthrie
Englisch: Osteoarthritis of the hip,
Degenerative hip joint disease
Italienisch: Coxartrosi, artrosi deformante dell'anca

Besucht man internationale orthopädische Kongresse, die der Behandlung der Coxarthrose gewidmet sind, gewinnt man den Eindruck, daß die Operations-Indikationen und angewandten Verfahren derart individuell und verschieden sind, daß es praktisch unmöglich sein muß, Richtlinien auszuarbeiten. Zudem sind im Schrifttum derart viele erfolgversprechende Eingriffe bei der Coxarthrose beschrieben, daß es für einen Einzelnen ganz ausgeschlossen ist, alle angegebenen Verfahren zu überprüfen, um diese objektiv zu beurteilen. Dazu kommt, daß fast jede Coxarthrose ein anderes Problem darstellt, und daß ganz allgemein die Indikation eines bestimmten Eingriffes nur selten klar umrissen wird.

Das Problem kompliziert sich noch, wenn man bedenkt, daß man sich noch heute über Wesen und Ätiologie der Coxarthrose streitet. Während ein großer Teil der Autoren Hakenbroch (1960) und Pauwels (1951) folgen und die Coxarthrose als eine mechanisch bedingte Abnützungserkrankung betrachtet, sind viele andere — besonders die Angelsachsen — ebenso überzeugt, daß mindestens 90% der Coxarthrosen eine Erkrankung sui generis ist. Zudem ist die Meinung noch stark verbreitet, daß die Coxarthrose ein degeneratives Leiden darstellt, das sich nicht zurückbilden könne.

1946 berichtete ich erstmals über Coxarthrosen nach Perthesschen Erkrankungen. Seither sind von mir über die Behandlung der Präcoxarthrose und der Coxarthrose zwei Monographien und über 30 Arbeiten erschienen. In den Jahren 1961—1966 wurden an meiner Klinik in St. Gallen 2422 Coxarthrosen operiert. Die Analyse dieser Fälle zeigt deutlich, daß sich im Laufe der Jahre immer mehr drei Operationen herauskristallisiert haben. Während in den Jahren 1962—1964 noch 20 verschiedene Eingriffe versucht wurden, sind es im Jahre 1966 nur noch 8.

Die Eingriffe, die bei der Coxarthrose in Frage kommen, sind in zwei Kategorien einzuteilen:

    1. die kausalen Operationsverfahren,
    2. die Arthrodesen und Arthroplastiken.

Im ersten Fall versucht der orthopädische Chirurg Ursachen oder Komplikationen der Coxarthrose direkt anzugehen, um eine mögliche Rückbildung des pathologischen Prozesses zu bewirken, während er bei den Arthrodesen und Arthroplastiken von vornherein auf die Rückbildungspotenz des Hüftgelenkes verzichtet.

Bio-mechanische Gesichtspunkte bei der Beurteilung der Coxarthrose

Wenn wir durch kausale Eingriffe den Verlauf der Coxarthrose beeinflussen wollen, ist es notwendig, kurz auf einige für den orthopädischen Chirurgen wesentliche Punkte der anatomisch-pathologischen Veränderung bei der Coxarthrose und der Bio-mechanik des Hüftgelenkes einzugehen.

Als Coxarthrose wird eine Erkrankung des Hüftgelenkes bezeichnet, die durch Deformierung der Gelenkkörper, Gelenkspaltverschmälerung, Osteophytenbildung und unregelmäßige Knochenstruktur im Schenkelkopf und Pfannendach charakterisiert ist. Die Deformierung der Gelenkkörper bewirkt eine Gelenkinkongruenz, die zu einer Überbeanspruchung gewisser Gelenkabschnitte infolge Erhöhung des Muskeltonus der periartikulären Muskulatur und Verminderung der unter Druck liegenden Fläche führt. Der dritte Faktor, der bei der Beurteilung einer eventuellen Gelenküberbeanspruchung zu berücksichtigen ist, ist die Länge des Muskelhebelarmes (Abb. 206).

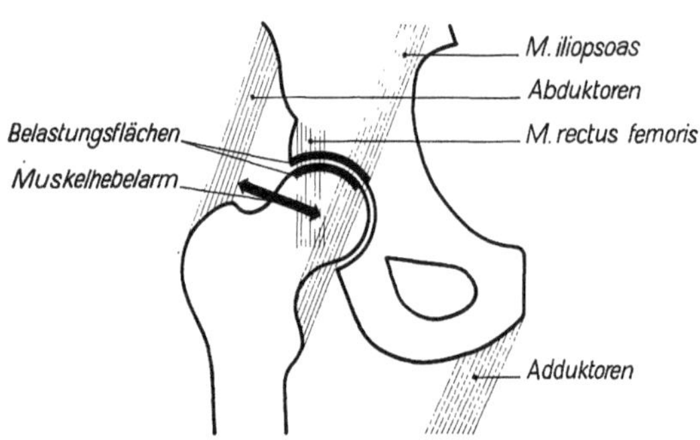

Abb. 206. Beanspruchung des Hüftgelenkes: Die 3 Hauptfaktoren, die die Beanspruchung des Hüftgelenkes bestimmen: *Muskeltonus*, besonders von Adduktoren, Abduktoren, Iliopsoas und Rectus femoris. *Größe der unter Druck liegenden Gelenkfläche. Länge des Muskelhebelarmes* zwischen Kopfmittelpunkt und Hüftabduktoren.

Bei Erkrankung des Hüftgelenkes kommt es vorerst zu einer mehr oder weniger hochgradigen funktionellen Stillegung des Gelenkes, die durch Erhöhung des periartikulären Muskeltonus, die bis zu Muskelspasmen und Muskelkontrakturen führen kann, erreicht wird. Später fixiert sich das Gelenk langsam, und es tritt nicht nur eine Bewegungseinschränkung, sondern auch eine Fehlstellung auf, die meist auf das Übergewicht einer Muskelgruppe zurückzuführen ist. Bei stark erhöhtem Muskeltonus treten Schmerzen auch in der Ruhe, sowie nachts auf. Das schon am Tag übermäßig beanspruchte Hüftgelenk kann sich nachts nicht ausruhen: Es ist somit begreiflich, daß diese Tag und Nacht dauernde Überbeanspruchung zu einer Verschlimmerung des Gelenkleidens führt, was wiederum eine Verstärkung des Tonus der Muskulatur zur Folge hat. Diesen Circulus vitiosus zu brechen wird somit *erstes Ziel* irgendeiner kausalen konservativen oder chirurgischen Behandlung sein.

Jede Verkleinerung des *unter Druck liegenden Gelenkabschnittes* bewirkt eine Überbeanspruchung dieses belasteten Gelenkanteiles. Die Reduzierung der unter Druck liegenden Gelenkfläche kann die verschiedensten Ursachen haben: angeborene Dysplasie, d.h. mangelhafte Entwicklung des Pfannendaches, mit oder ohne Subluxation des Schenkelkopfes, Deformierung der Gelenkkörper, Lateralisation des Schenkelkopfes durch Apposition von neu gebildetem Knochen im nicht tragenden medialen Bereich des Kopfes, Zystenbildungen im Pfannendach oder Schenkelkopf, die sich ins Gelenk eröffnet haben. Kann durch eine Operation die Ausdehnung der unter Druck liegenden Gelenkfläche erheblich vergrößert werden, so wird die Beanspruchung vermindert und die Möglichkeit der Regeneration ist gegeben.

Die *Länge des Muskelhebelarmes* ist, wie *Pauwels* gezeigt hat, für die Belastung des Gelenkes im Gehen von großer Wichtigkeit, denn ein Gelenk wird nicht nur durch das Körpergewicht allein, sondern durch ein Addieren der einwirkenden Muskelkraft und des Körpergewichtes, d.h. stets durch ein Mehrfaches des letzteren beansprucht.

Dieser Ausspruch kann am Vergleich des auf einem Bein stehenden Menschen mit einer Waage bildlich veranschaulicht werden. Beim Stehen auf einem Bein liegt der Schwerpunkt auf einer Linie, die die Spinae iliacae verbindet und zwar etwas über der Mitte des Körpers. Um das Absinken des Beckens auf der Seite des Schwungbeines zu verhindern, wird das Becken durch die Abduktorenmuskeln fixiert. Die dadurch notwendige Kraft wird, wenn das System im Gleichgewicht steht, umso größer sein, als die Distanz zwischen Drehpunkt (Kopfmittelpunkt) und Abduktoren. Wenn eine Waage die Verhältnisse in der frontalen Richtung darstellen soll, dann erscheint der Hebelarm des Körpergewichtes dreimal länger als der Hebelarm der Muskelkraft, so daß der auf das Waagebälkchen, bzw. auf den Schenkelkopf einwirkende Druck viermal so groß sein wird wie das Körpergewicht, vermindert um das Gewicht des Standbeines. Beim Gehen kommt noch eine zusätzliche Belastung durch die dynamische Komponente zustande.

Somit ist es verständlich, daß, wenn der Hebelarm der Muskelkraft durch einen operativen Eingriff verlängert werden kann, z.B. durch Überführen einer Coxa valga in eine Coxa vara, das Gelenk beim Gehen stark entlastet wird.

Fehlstellung, Hinken, innere Architektur

Bei der kausalen operativen Behandlung der Coxarthrose sind noch weitere Faktoren zu berücksichtigen. Bei Fehlstellungen z.B. wird der Patient ganz automatisch versuchen, diese zu korrigieren, was wiederum zu einer Erhöhung des Muskeltonus und zu einer erhöhten Überbeanspruchung des Gelenkes führen wird. Eine sehr frühzeitig entstehende Fehlstellung ist die *fixierte Flexion*, so daß diese Beugekontraktur vor allem zu berücksichtigen ist.

Auch die Art des Hinkens muß bei der Operationsindikation berücksichtigt werden: Die Art des Hinkens ist durch die Beckenfehlstellung — ihrerseits durch Überwiegen einzelner Muskelgruppen bedingt — gegeben. Bei einer Adduktionskontraktur sind die Hüftabduktoren zu schwach, um das Becken zu fixieren, und beim Gehen wird das Becken auf die Seite des Schwungbeines herabsinken, was zum sogenannten Trendelenburg-Hinken führt. Wenn das Bein dagegen in Abduktion oder zumindest in Mittelstellung fixiert ist, dann kann das Becken nicht absinken. Um das schmerzhafte Hüftgelenk zu entlasten, versucht der Patient bei jedem Schritt, den Schwerpunkt durch Überlegen des Oberkörpers über das Standbein zu bringen, was das Duchenne-Hinken charakterisiert. Somit hat der bekannte Ausspruch, daß ein vor der Osteotomie hinkender Patient nach dem Eingriff immer noch hinkt, seine volle Berechtigung: z.B. bei einem Trendelenburg-Hinken wird meist eine Abduktionsosteotomie durchgeführt. Danach hinkt der Patient beim Gehen nach Duchenne. Trotzdem sind seine Beschwerden verschwunden, weil er durch das Duchenne-Hinken sein Gelenk ganz wesentlich weniger belastet als zuvor.

Noch ein weiterer Punkt ist in unserem Therapieplan zu berücksichtigen: Die *innere Architektur* des Knochens hängt vom Verlauf der im Inneren des Knochens entstehenden Zug- und Druckkräfte ab. Wird durch eine Änderung der äußeren Knochenkonturen oder durch eine Änderung der muskeleinwirkenden Kräfte der Verlauf dieser Kräfte wesentlich verändert, kommt es im Laufe der Zeit zu einem Umbau der inneren Architektur. Wenn gleichzeitig die Beanspruchung des Hüftgelenkes herabgesetzt wurde, können dadurch alle Unregelmäßigkeiten in der Knochenstruktur, seien es Zystenbildungen oder Sklerosen, zum Verschwinden gebracht werden. Diese gleichmäßige Struktur gilt zusammen mit der Verbreiterung des Gelenkspaltes als die Charakteristika der *Rückbildung der Coxarthrose, d.h. der Erreichung des Operationszieles!*

Diese theoretischen Überlegungen sind für jeden Arzt, der eine Coxarthrose behandelt, sei es mit konservativen oder operativen Methoden, von eminenter Bedeutung. Gelingt es ihm, die Beanspruchung des Hüftgelenkes herabzusetzen, wird der Patient sofort weniger Schmerzen verspüren. Kann diese Beanspruchung auf die Dauer genügend reduziert werden, so kann sich das Gelenk erholen und der pathologische Prozeß bildet sich zurück.

Konservative Therapie

Nicht nur der Operateur, sondern auch der konservativ orientierte Arzt wird durch seine Maßnahmen versuchen, den Circulus vitiosus „Gelenkzerstörung — erhöhter Muskeltonus" zu brechen: Einspritzungen von 80—100 cc physiologischer Kochsalzlösung in die schmerzhaften Muskelansätze (zusammen mit einem Lokalanästhetikum), physikalisch/balneologische Maßnahmen zur Lockerung der hypertonischen Muskulatur, und ganz besonders das Gehen mit dem Stock, was die Belastung des Gelenkes beim Trendelenburg-Hinken um das 4—6-fache reduziert, sind einige Möglichkeiten, die er zusammen oder gestaffelt versuchen wird. Der Stock darf dabei selbstverständlich nicht auf der kranken Seite getragen werden, sondern auf der Gegenseite, damit ein Teil des Schwerpunktes, d.h. des Körpergewichtes, auf den Stock gebracht wird.

Chirurgische Behandlung

a) Muskelentspannende Eingriffe

Je nach Schule, Ausbildung, Kenntnissen kann ein Operateur zwischen verschiedenen „kausalen" Eingriffen wählen. Vorerst die *muskelentspannenden Operationen nach Voss und O'Malley*. Voss durchtrennt den Trochanter major mit allen Hüftabduktoren, einen Teil der Außenrotatoren (M. piriformis) und die Hüftadduktoren. Zudem schneidet er die Fascia lata quer durch. O'Malley versucht mehr, die Hüftbeuger durch Durchtrennung des Ilio-psoas und Rectus femoris zu beeinflussen. In den günstigsten Fällen gelingt es mit beiden Eingriffen nicht nur, den Circulus vitiosus momentan zu brechen, sondern das Gelenk kann sich dermaßen erholen, daß es — bei genügend langer Entlastung — zu einer lebenslänglich dauernden Besserung kommen kann.

Diese muskelentspannenden Operationen allein berücksichtigen jedoch nur einen der oben dargestellten pathologischen Faktoren. Insbesondere werden dadurch außer einer selten vorliegenden Abduktionskontraktur keine Fehlstellungen korrigiert, und der mögliche Umbau der inneren Architektur des proximalen Femurendes kann nur selten eingeleitet werden.

b) Intertrochantere Osteotomien

Die intertrochanteren Osteotomien allein oder mit anderen kleineren Eingriffen wie breite Kapselexzision, Durchtrennung von kontrakten Muskelansätzen, Neurektomien und Zystenplastiken kombiniert, versuchen alle pathologischen Faktoren zu erfassen und somit alle Regenerationsmöglichkeiten zu aktivieren.

Es gibt zwei klassische Arten der intertrochanteren Osteotomie: die *Varisations-osteotomie nach Pauwels*, bei der ein Knochenkeil mit medialer Basis entfernt wird, und die *Osteotomie nach McMurray*.

Durch die Varisationsosteotomie nach Pauwels (1951), (Abb. 207 a—c) wird der Muskelhebelarm verlängert und alle periartikulären Muskeln entspannt. Bei der Pfannendysplasie kann dadurch zusätzlich meist eine bessere Kongruenz der Gelenkkörper und eine Vergrößerung der unter Druck liegenden Fläche erreicht werden.

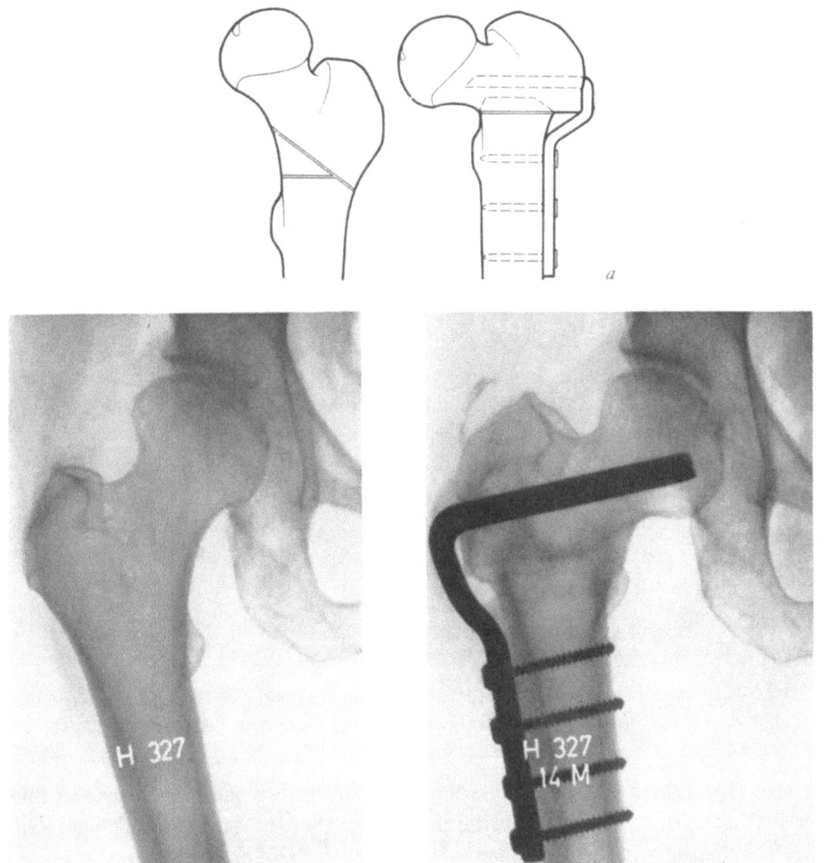

Abb. 207 a—c. a) Technik der Varisationsosteotomie nach *Pauwels* (1951) mit Exzision eines medialen Keiles. b) Beginnende, sehr schmerzhafte Coxarthrose. c) Ein Jahr nach durchgeführter Varisationsosteotomie

Die Osteotomie nach McMurray (1939), (Abb. 208 a/b) — besonders wenn sie mit zusätzlichen Tenotomien, z.B. des Iliopsoas, kombiniert wird — berücksichtigt ebenfalls alle oben erwähnten Faktoren. Zudem ist es dadurch möglich, ein Trendelenburg-Hinken in ein Duchenne-Hinken zu verwandeln. Bei der intertrochanteren Osteotomie von McMurray (1939) erscheinen vier Faktoren wesentlich: die vollständige Knochendurchtrennung, die Flexion des proximalen Fragmentes bzw. Extension des distalen Fragmentes, die Korrektur aller Fehlstellungen des Beines und endlich die Medialisierung des Femurschaftes um mindestens halbe Schaftbreite.

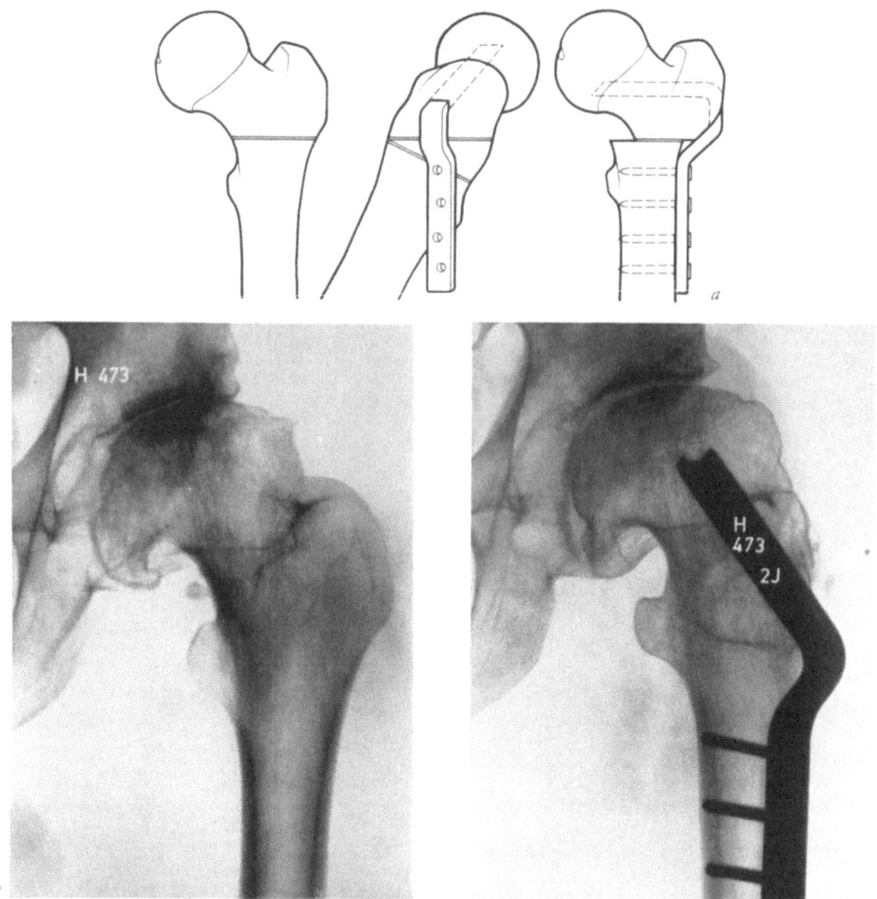

Abb. 208. a) Technik der Osteotomie nach McMurray mit Extension und medialer Verschiebung des Schaftes. b) Beispiel der Rückbildung des sogenannten degenerativen Prozesses im Laufe von zwei Jahren

Ist das Hüftgelenk so stark zerstört, daß eine intertrochantere Osteotomie mit großer Wahrscheinlichkeit nicht zum Erfolg führen würde, so kann man sich jederzeit zu einer *Versteifung* oder zu einem *arthroplastischen Eingriff* entschließen.

Arthrodesen

Die Hüftversteifung führt bei guter Beweglichkeit von Wirbelsäule und Kniegelenk zu einem standfesten, schmerzfreien Hüftgelenk, und die Patienten können damit stundenlang gehen und stehen. Im Sitzen sind die kleinen Patienten wenig, die großen dagegen etwas mehr behindert, denn diese können ihre langen Beine nicht richtig unter einen normal hohen Stuhl bringen. Früher stellte die Arthrodese für den Patienten wegen der langdauernden postoperativen Ruhigstellung im hohen Beckengipsverband einen schwerwiegenden Eingriff dar. Seit Einführung der Beckenosteotomie und der Fixation der Fragmente unter Druck gehört diese langdauernde Ruhigstellung im Bett der Geschichte an. Heute können die meisten Patienten 8 Tage nach der Hüftarthrodese aufstehen und von Anfang an ihr Kniegelenk und ihre Wirbelsäule trainieren. Meist ist die Arthrodese nach 5—6 Monaten knöchern fest, so daß die Stöcke ab 6. bis spätestens 8. Monat beiseite gelassen werden können, zumindest wenn das Leiden einseitig war.

Hüftarthroplastiken
Bei den arthroplastischen Verfahren kennt man vier verschiedene Möglichkeiten: entweder wird Schenkelkopf, Schenkelhals und laterale Ecke des Pfannendaches nach der Technik von Girdlestone abgeschlagen, oder eine Vitallium-Kapsel wird zwischen den Gelenkkörpern nach der Technik von Smith-Petersen eingesetzt, oder der er-

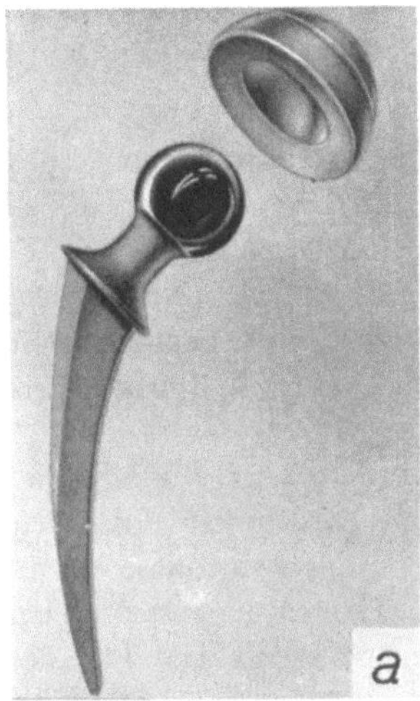
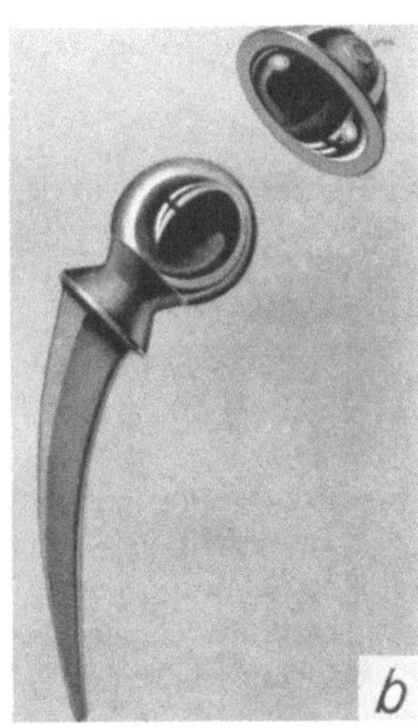

Abb. 209. Die Totalprothesen: a) Die modifizierte Prothese von Charnley (1929) mit der Gelenkkapsel aus Polyäthylen und Schenkelkopf aus einer Metallkugel von 32 mm im Durchmesser. b) Protasul-Prothese mit der Kappe mit Gleitlager versehen. Die Gleitlager bewirken eine sogenannte Selbstschmierung der Prothese, weil bei Belastung die Gleitlager zusammengestaucht sind. Bei Entlastung dagegen besteht ein Spalt von 3—4/10 mm

krankte Schenkelkopf wird durch eine Vitallium-Prothese nach Moore bzw. Thompson ersetzt, oder endlich die Totalprothesen. In früheren Jahren haben wir alle drei ersten Verfahren geprüft und haben damit dermaßen ungleiche und unzuverlässige Erfolge erzielt, daß wir bei der Arthroplastik bei Coxarthrosen nur noch Totalprothesen (Abb. 209) verwenden. Die *Totalprothesen* sind dadurch charakterisiert, daß beide Gelenkanteile, d. h. sowohl Pfanne als auch Schenkelkopf, ersetzt werden. Die Bewegungen finden somit nicht zwischen lebendem Knochen und Prothesen, sondern zwischen zwei künstlichen Gelenkkörpern statt. Vor sechs Jahren benutzten wir die von Charnley angegebenen Prothesen, und seit Anwendung der Polyäthylen-Pfanne haben wir dadurch sehr befriedigende Ergebnisse erzielt. Beim künstlichen Hüftgelenk aus Vitallium von McKee reibt der metallene Schenkelkopf direkt an der metallenen Pfanne. Diese erhöhte Reibung kann eine frühzeitige Lockerung der Metallkapsel zur Folge haben.

Im Laufe der letzten Jahre wurden — vorerst in enger Zusammenarbeit mit der Firma Robert Mathys, später mit den Sulzer-Werken in Winterthur — zwei Arten von künstlichen Hüftgelenken entwickelt. Bei der einen handelt es sich um eine abgeänderte Prothese von Charnley (1961) mit größerem Schenkelkopf und mit einer Pfanne aus Polyäthylen. Bei der anderen besteht wohl Pfanne und Schenkelkopf aus einer Kobalt-Chrom-Molybdän-Legierung, der Schenkelkopf bewegt sich jedoch nicht direkt auf der Innenfläche der Pfanne, sondern auf drei kleinen Gleitlagern aus Polyäthylen. Diese Prothese ist selbstschmierend, weil die Gleitlager elastisch sind und bei Belastung sich zusammenstauchen. Der Flüssigkeitsfilm im Inneren der Prothese wird zudem auch beim Gehen nicht unterbrochen. Die Reibung ist denkbar gering, so daß die Beanspruchung der Pfanne auf Drehung ganz wesentlich kleiner als bei der Original-McKee-Prothese ist. Sowohl Schenkelkopf als auch künstliche Pfanne aller dieser Totalprothesen werden in den Körper einzementiert mittels eines gut verträglichen Methylmethacrylat-Präparates.

Beurteilung der Ergebnisse

Um die Ergebnisse dieser verschiedenen Eingriffe objektiv zu prüfen, ist es notwendig, Kriterien auszubauen, wobei der Vorzustand, die Röntgenbilder, das Alter und der Allgemeinzustand des Patienten neben den drei Kriterien Schmerzen, Funktion und klinisches Bild bei der Beurteilung des prä- und postoperativen Zustandes berücksichtigt werden sollen. Nachkontrollen alle 3 Jahre sind ebenfalls erwünscht. Auch soll festgelegt werden, was von jedem Eingriff erwartet und was als gutes Ergebnis bezeichnet werden kann.

Bei der *Arthrodese* soll der Patient beschwerdefrei und ohne Stock stundenlang gehfähig sein, über keinerlei Hüft-, Rücken- oder Kniebeschwerden klagen, und das Röntgenbild soll einen einwandfreien Durchbau der Arthrodese bei guter Stellung der Fragmente ergeben. Nach einer *Totalprothese* sollen die Patienten beschwerdefrei sein, ohne Stock im Haus umhergehen können, während sie außerhalb des Hauses, besonders beim längeren Gehen, eventuell einen Stock gebrauchen. Die Beweglichkeit sollte mindestens bis zu einer Flexion von 100°, Ab/Adduktion je um 15° möglich sein. Nach einer *Osteotomie* darf der Patient leicht hinken, muß jedoch ohne Stock mindestens 2—3 Stunden gehfähig sein. Er soll — außer bei Wetterwechsel — beschwerdefrei sein und eine Flexion von mindestens 80° aufweisen. Beide Beine sollen gleich lang oder fast gleich lang sein, ein Rotationsfehler darf nicht vorliegen. Nach einer muskelentspannenden Operation nach Voss (1955) oder O'Malley sollte der Patient beschwerdefrei sein, ausgenommen bei Wetterwechsel. Seine Leistungsfähigkeit sollte gegenüber dem Vorzustand deutlich erhöht sein. Fehlstellungen konnten durch den Eingriff nicht korrigiert werden und können somit zur Beurteilung dieser Methoden von Voss (1955) und O'Malley nicht herangezogen werden.

Hatte der Patient vor der Operation keinen Stock, nach der Operation einen Stock, so ist das klinische Resultat nicht auszuwerten, da bekanntlich das einfache Gehen mit einem Stock die Beschwerden über Jahre lindern kann. In solchen Fällen muß das Röntgenbild zur Beurteilung herangezogen werden.

Indikationen

Als beste Indikation für die *Arthrodese* sind die Hüftnekrosen nach Schenkelhalsfraktur bei Jugendlichen und alle Coxarthrosen nach Entzündungen zu bewerten. Gegenindiziert erscheint die Hüftversteifung bei Kniegelenksteife oder Erkrankung der Lendenwirbelsäule sowie bei älteren Patienten. So wurden Versteifungen nur selten nach dem 60. Lebensjahr vorgenommen.

Als Hauptindikation der Hüftarthroplastik mittels *Totalprothese* gelten die Coxarthrosen bei über 65 jährigen Patienten. Bei jüngeren Patienten wird die Indikation fast nur bei doppelseitigen Formen fortgeschrittener Coxarthrosen, bei der Spondylarthritis Typus Bechterew-Strümpell oder bei beidseits versteiften Hüftgelenken diskutiert. Oft bleibt uns nach einer früheren Arthroplastik nach der Technik von Judet, Moore oder Smith-Petersen nichts anderes übrig, als ein künstliches Hüftgelenk vorzuschlagen. In letzter Zeit hat sich bei jugendlichen Patienten auch die Methode der doppelten Kapsel mit selbstschmierenden Gleitlagern eingebürgert. Die Ergebnisse können jedoch vorläufig noch nicht definitiv beurteilt werden. Der Vorteil der Methode besteht darin, daß bei einem ungenügenden Ergebnis eine Arthrodese ohne erhebliche Verkürzung immer noch möglich ist.

Die *intertrochantere Abduktions-Osteotomie nach McMurray* (1939) ist hauptsächlich bei einer Adduktions- und Flexionskontraktur und einem Trendelenburg-Hinken, die *Varisationsosteotomie* entweder nach einer Pfannendysplasie oder einem Duchenne-Hinken, sowie zu Beginn einer sogenannten primitiven Coxarthrose und in gewissen Fällen von spontanen idiopathischen Kopfnekrosen indiziert.

Die *muskelentspannenden Operationen nach Voss* (1955) haben sich hauptsächlich bei Fällen bewährt, bei denen wir sonst eine intertrochantere Varisationsosteotomie nach Pauwels bei ausgebildeter Coxarthrose ohne Pfannendysplasie ausgeführt hätten. Hauptsächlich Fälle von Abduktionskontrakturen lassen sich dadurch sehr günstig und auf lange Zeit hin beeinflussen. Der Eingriff von O'Malley berücksichtigt hauptsächlich die Flexionskontrakturen. Leinbach kombiniert die Operation von Voss (1955) und O'Malley mit der Neurektomie des N. obturatorius und gibt bessere Ergebnisse an.

Wenn irgend ein Eingriff nicht zum gewünschten Erfolg geführt hat, kann die Situation fast immer durch eine andere Operation entscheidend verbessert werden. Dies soll dem Patienten ausdrücklich mitgeteilt werden, damit er seinen Chirurgen auch bei Restbeschwerden wieder aufsucht.

Für alle vier Eingriffe rechnen wir mit einem Spitalaufenthalt von weniger als einem Monat. Die Patienten können nach Heilung der Operationswunde aufstehen und im Gehbad ihre Extremität trainieren. Im allgemeinen müssen sie jedoch während vier Monaten mit zwei Stöcken umhergehen, so daß sie ihre Arbeit selten vor dem sechsten oder siebten Monat wieder aufnehmen können.

Zusammengefaßt sind die Arthrodesen meist bei eher jugendlichen Patienten mit guter Beweglichkeit in Wirbelsäule und Kniegelenk indiziert. Die Totalprothesen stehen zur Diskussion bei einseitigem Leiden nur bei älteren Patienten, bei doppelseitiger schwerer Coxarthrose auch bei Patienten unter 65 Jahren. Die intertrochantere Osteotomie erscheint uns bei über der Hälfte der Patienten die Methode der Wahl zu sein, denn danach sind über $^4/_5$ der Patienten weitgehend beschwerdefrei, und in der Hälfte der Fälle bildet sich der pathologische Prozeß sogar zurück. Die muskelentspannenden Operationen führen wir nur zusammen mit einer intertrochanteren Osteotomie durch.

H. Krayenbühl

Neurochirurgische Maßnahmen mit Indikationen bei Bandscheibenläsionen

H. Krayenbühl

Die Diskopathien

Synonyma: Chondrosen, Osteochondrosen
Französisch: Discarthrose, Arthrose disco-somatique (De Sèze)
Englisch: Degenerative disc disease, Osteochondrosis
Italienisch: Discartrosi, Osteochondrosi, Malattia del disco intervertebrale

Die lumbale Diskushernie

Synonyma: Bandscheibenvorfall, Bandscheibenprolaps, Ischias
Französisch: Hernie discale, Sciatique
Englisch: Disc herniation, Herniated disc protrusion, Herniation of the intervertebral disc, Sciatica
Italienisch: Sciatica, Ischiade

Das Zervikalsyndrom

Synonyma: Vertebrale und spondylogene Syndrome bei Chondrose, Osteochondrose, Spondylose und Spondylarthrose der Halswirbelsäule

Die Erkenntnis hat sich durchgesetzt, daß Schulter- und Armschmerzen, Kreuzschmerzen und Ischias durch Bandscheibenschäden bedingt sein können. Damit haben sich neue Möglichkeiten in der Vorbeugung und Behandlung dieser Schäden ergeben. Im allgemeinen läßt sich feststellen, daß infolge extremer Beugebelastungen der Verschleiß der nicht trainierbaren gefäßlosen Bandscheibe an den Drehpunkten der Wirbelsäule besonders groß ist. Dies kommt in unserer eigenen Operationsstatistik zum Ausdruck, nach welcher bis 1966 an den untersten zwei Bandscheiben L 4/L 5 und L 5/S 1 ca. 4000 Fälle von Bandscheibenvorfällen operiert wurden. Im Gegensatz dazu sind die mit einer Operation zu behandelnden Bandscheibenveränderungen im Bereich der Halswirbelsäule wesentlich seltener, in unserem Krankengut finden sich nicht mehr als 90 Fälle. Dies ist im Einklang mit den festigkeitstechnischen Untersuchungen, welche gemeinsam mit Wyss und Ulrich (1954) ausgeführt wurden und welche ergeben haben, daß die Biegefestigkeit bzw. Zugfestigkeit der lumbosakralen Bandscheibe geringer ist als diejenige der nächst höheren. Die große Beweglichkeit in diesem Segment L 5/S 1 geht auf Kosten der Festigkeit. Hier ist der Verschleiß groß. Die Bandscheibenschäden zeigen sich am häufigsten in den Abschnitten der Wirbelsäule, die durch Beugebelastung mechanisch am stärksten betroffen werden, also im unteren Teil der Zervikal- bzw. Lumbalregion.

Der Beginn der Symptome schwankt zwischen dem 8. und 72. Lebensjahr. Am stärksten betroffen ist das 3. Lebensjahrzehnt. Dies geht aus einer Zusammenstellung von Weber (1950) bei 620 Patienten hervor. Im klinischen Bild dieser Bandscheibenläsionen differenzieren wir zwischen einem vertebralen Syndrom, charakterisiert durch die abnorme Haltung, Beweglichkeit und Druckdolenz der Wirbelsäule und einem radikulären Syndrom, definiert durch Reizerscheinungen und Ausfallssymptome als Folge der Wurzelkompression. Das neurologische Syndrom wird ergänzt durch den röntgenologischen Nachweis der isolierten Bandscheibenschädigung. Nur in Ausnahmesituationen ist die Pneumo- oder Pantopaquemyelographie für den zervikalen Bereich und die Abrodilmyelographie für den lumbalen Bereich zur exakten Höhendiagnose und zum Nachweis des Ausmaßes der Wurzelkompression erforderlich. In unserer Klinik kommt diese neuroradiologische Diagnostik in etwa 5—8% der Fälle in Anwendung.

Die Operationsindikation wird nicht nur durch die Symptomatik und die vorangegangenen Behandlungen, sondern auch zu einem nicht unerheblichen Teil durch die Einstellung und soziale Stellung des Patienten beeinflußt. Prinzipiell kommt heute eine Operation nur im schmerzhaften Schub und keineswegs prophylaktisch im freien Intervall in Frage. Die Erfahrung hat gezeigt, daß im sogenannten freien Intervall nicht nur die Erkennung und Entfernung der Diskushernie schwieriger ist, sondern unabhängig davon die Resultate konstant weniger günstig sind.

Die Operationsindikation ist eine absolute, wenn eine ausgeprägte akute oder chronische Schädigung des Halsmarkes oder eine schwere Schädigung der Cauda equina vorliegt. Durch die Operation wird der Patient von dauernden schweren Schäden wie Paraplegie, Lähmung der Blasen-, Mastdarm- und Sexualfunktionen bewahrt. In allen übrigen Fällen ist die Operationsindikation nicht vital. Trotzdem soll unbedingt operiert werden, wenn eine massive Wurzelkompression bereits zu schweren Paresen mehrerer Muskelgruppen geführt hat. Im übrigen kann die Operationsindikation allgemein dahin zusammengefaßt werden, daß operiert werden soll, wenn eine konsequent durchgeführte konservative Behandlung erfolglos geblieben ist. Hinzu kommt die erweiterte Indikation für einen neuen Schmerzschub, wenn eine Diskushernie an derselben Bandscheibe mehrfach rezidiviert, auch wenn in früheren Schüben die konservative Behandlung jeweils erfolgreich war.

Im Sinne der negativen Operationsindikation heben wir hervor, daß in einem ersten Schub einer Diskushernie ohne schwere Paresen oder Sphinkterstörungen nicht operiert werden soll, wenn der Kranke noch nicht konservativ behandelt worden ist. Schlechte Operationsresultate ergibt schließlich die Operation bei chronischen Kreuzschmerzen ohne radikuläre Symptome und ohne positiven Befund im Myelogramm. In solchen Fällen kann die Spanarthrodese in Erwägung gezogen werden.

Daß diese Operationsindikation bei unserem Krankengut konsequent durchgeführt wird, geht daraus hervor, daß in den Jahren 1954 bis und mit 1965 von den 3784 wegen Diskushernien hospitalisierten Patienten nur 2643 Kranke wegen einer lumbalen Diskushernie erstmals operiert worden sind.

Die neurochirurgischen Maßnahmen für einen *lumbalen hinteren Bandscheibenvorfall* bestehen in einer partiellen Hemilaminektomie als intraligamentärer Zugang. Gegenüber der Anwendung der Lokalanästhesie geben wir als schonendere Therapie der intratrachealen Mischnarkose und Muskelrelaxation bei künstlicher Beatmung den Vorzug. Der mediane Hautschnitt wird möglichst klein gewählt und mit dem elektrischen Messer wird ein- oder doppelseitig die paraspinale Muskulatur von den Dornfortsätzen abgelöst und mit dem Meißel von den Wirbelbögen nach lateral abgetrennt. Der Dornfortsatz wird stehen gelassen, wenig Knochen vom Bogen des kranial der erkrankten Bandscheibe gelegenen Wirbels entfernt und das Ligamentum flavum reseziert. Dadurch ist der intraspinale Zugang erreicht, die Diskushernie mit der komprimierten Nervenwurzel wird dargestellt und entfernt (Abb. 210a u. b). Die Ausräumung des degenerierten Nucleus pulposus hat so radikal als möglich zu erfolgen, und es lohnt sich auch eine partielle Foraminotomie anzuschließen, um die kompri-

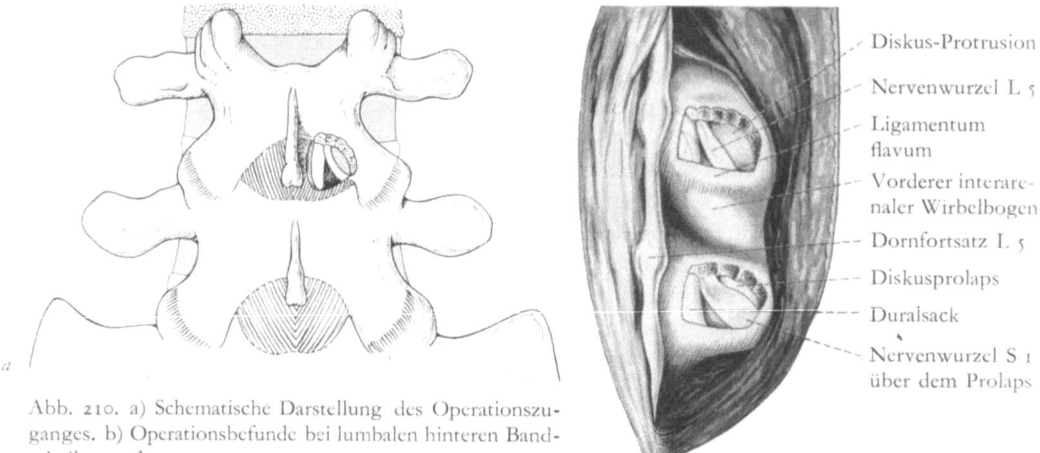

Abb. 210. a) Schematische Darstellung des Operationszuganges. b) Operationsbefunde bei lumbalen hinteren Bandscheibenprolapsen

mierte Nervenwurzel bestmöglich zu entlasten. Mit diesem Eingriff kann der Patient im allgemeinen 10 Tage nach der Operation in schmerzfreiem Zustand nach Hause entlassen werden. Als 3—4 wöchige ambulante Nachbehandlung wird Rückengymnastik unter erfahrener Leitung angeschlossen, so daß der Patient in 4—6 Wochen nach der Operation unter Schonung die Arbeit wieder voll aufnehmen kann.

Den Ersatz des entfernten Diskusgewebes halten wir für nutzlos und unerwünscht. Die erwähnte Operationstechnik gewährleistet weitgehend eine normale postoperative Beweglichkeit der Lendenwirbelsäule. Eine Spanarthrodese wird nur befürwortet, wenn infolge schmerzhafter fortgeschrittener Osteochondrose und Spondylarthrose die kleinen Wirbelgelenke ruhig gestellt werden müssen. Dies dürfte in 5—8% des durchschnittlichen Krankengutes in Betracht kommen.

Nach unserem Krankengut bekommt man den Eindruck, daß doppelseitig operierte Patienten mit 45% gegenüber den einseitig operierten mit 68% guten bis sehr guten Resultaten deutlich schlechter abschneiden, so daß wir generell die einseitige Bandscheibenausräumung empfehlen, vorausgesetzt, daß nicht eine schwere doppelseitige Wurzelischias besteht. Rezidive treten nach unserer Statistik in 7,5% aller Operierten auf. Die Kranken mußten ein- oder mehrmals wegen lumbalen Diskushernienrezidiven reoperiert werden, wobei die erste Operation zum Teil bis zu maximal 20 Jahren zurücklag. Bei diesen 7,5% wurde jedoch in 2,7% der Fälle eine neue Diskushernie, also an einer andern als der vorher operierten Bandscheibe aufgefunden und in 1,3% konnten vorwiegend Narbenbildungen nachgewiesen werden.

Als neurochirurgische Maßnahmen bei der *zervikalen Diskushernie und zervikalen Spondylose* geben wir heute dem vorderen Zugang zur Ausräumung der Bandscheibe mit anschließender knöcherner Verbolzung des Zwischenwirbelraumes nach der Methode von Cloward (1958) gegenüber dem hintern Zugang der zervikalen Foraminotomie und Laminektomie den Vorzug (Abb. 211a–c). Die Dekompression der Nervenwurzel und des Halsmarks ist mit dem vorderen Zugang schonender und radikaler, weil außer der Bandscheibenausräumung auch die hinteren Randwülste abgetragen werden können. Hinzu kommt, daß sich durch die Einsetzung des Knochenbolzens, welcher dem Darmbeinkamm entnommen wird, das Foramen intervertebrale erweitert, wodurch eine gute Dekompression der Nervenwurzel erreicht wird. Cloward (1958) hat seine Operationsmethode 1958 erstmals beschrieben und ein besonderes Instrumentarium entwickelt, mit welchem diese Operation in intratrachealer Narkose keine allzu großen Schwierigkeiten bietet für die üblichen Diskusläsionen in Höhe der 4., 5. und 6. Halsbandscheibe. Der Zugang ist nicht geeignet bei den selteneren Lokalisationen der hinteren Bandscheibenprolapse in Höhe der ersten und letzten Halsbandscheiben und bei adipösen und kurzhalsigen Patienten. Postoperative Schmerzen sind im allgemeinen gering und eine Ruhigstellung der Halswirbelsäule erübrigt sich dank des in den Zwischenwirbelraum eingepaßten knöchernen Bolzens. Der Kranke kann am zweiten postoperativen Tag aufstehen und die Klinik in 5—7 Tagen verlassen. Günstige Resultate, d.h. Beschwerdefreiheit oder wesentliche Besserung der Symptome wurden in unserem eigenen Krankengut bei $^4/_5$ der Patienten erzielt.

Die hintere Foraminotomie, resp. Facettektomie, nach dem Vorschlag von Frykholm (1947), bei welcher das Foramen intervertebrale mit einem Zahnarztbohrer eröffnet und erweitert wird, um die durch die Osteophyten komprimierten Nervenwurzeln zu entlasten, hat seit der Einführung der Methode von Cloward ihre Bedeutung wesentlich verloren. Diese Operation kommt vor allem dann in Betracht, wenn sich Osteophyten an verschiedenen Etagen und doppelseitig vorfinden. Der Nachteile sind aber viele, nämlich erheblicher postoperativer Schmerzzustand, Fixierung der Halswirbelsäule mit einem Stützapparat während einigen Monaten und Bestehenbleiben der Osteophyten.

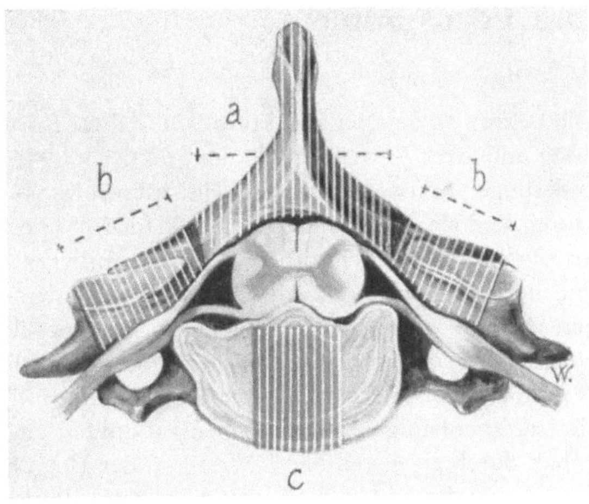

Abb. 211. a) Zervikale Laminektomie b) Foraminotomie, resp. Facettektomie c) Vorderer Zugang nach Cloward

Führt die zervikale Spondylose zu einer Myelopathie, so ist die operative Behandlung nur dann aussichtsreich, wenn mit Hilfe der Pantopaque- oder Luftmyelographie eine erhebliche Einengung des Wirbelkanals durch die degenerativen Bandscheibenveränderungen, durch Osteophyten, Knochenneubildungen, Verwölbung der hypertrophischen Ligamenta flava und durch Subluxation der Wirbel nachgewiesen werden kann. Der vordere Zugang nach Cloward ist besonders aussichtsreich, wenn in Flexionsstellung der Halswirbelsäule eine Subluxation nachgewiesen werden kann, welche durch die Verbolzung ausgezeichnet behoben wird. Die Laminektomie ist lediglich eine palliative Methode, welche eine gute Dekompression des Rückenmarkes erreichen kann, wenn die hypertrophischen Ligamenta flava reseziert und die Ligamenta denticulata durchtrennt werden. Die Laminektomie umfaßt gewöhnlich 2 oder 3 Wirbelbögen. Der dekompressive Effekt kann in gewissen Fällen durch eine gleichzeitige Extension der Halswirbelsäule mit der Crutchfieldschen Zange während 2 Wochen unterstützt werden. Nach Beendigung dieser Periode ist es ratsam, während einigen Monaten einen leichten Stützapparat zu tragen. Das operative Resultat ist jedoch nicht so eindrücklich wie bei der Ausräumung der Bandscheibe nach dem vorderen Zugang von Cloward. Trotzdem ist die Laminektomie immer wieder erforderlich, besonders in jenen Fällen, in welchen die Differentialdiagnose zwischen Myelopathie und Rückenmarkstumor zweifelhaft ist. Sowohl der vordere als auch der hintere operative Zugang hat keine spektakuläre Besserung der Myelopathie zur Folge, hingegen darf gesagt werden, daß im allgemeinen eine weitere Progression der Myelopathie aufgehalten werden kann. Ein Durchschnitt von zahlreichen Statistiken, zusammengestellt von Northfield und Osmond-Clarke (1967) ergibt in Übereinstimmung unserer Erfahrungen (Armenise u. Siegfried, 1963), daß in 56% eine Besserung, in 19% eine Verschlechterung und in 25 % keine Veränderung erzielt wird.

Das Focusproblem

A. Gamp

Die Lehre von der Herdinfektion läßt in ihrer Entwicklung, ihrer jeweiligen Begründung und ihrer Anwendung in der praktischen Medizin große Wandlungen und Veränderungen erkennen. Auf dem Höhepunkt ihrer Geltung erschien sie vielen als eine „fundamentale Theorie der ganzen Medizin" und gerade auf dem Gebiet der Rheumatologie galt die Herdtheorie als wesentlicher Faktor der Krankheitsentstehung und dementsprechend wurde in sehr weitem Umfang Herdsanierung betrieben. In den letzten 20 Jahren ist die Bedeutung der Herdlehre sehr viel geringer geworden.

Die *theoretischen Grundlagen* der Focallehre können nur kurz skizziert werden.

Ein Focus ist nach der bisher vorwiegend gültigen Definition (nach Essen, 1966) ein bakterienhaltiger, mit toxischen Produkten angefüllter Entzündungsherd, dessen Inhalt durch einen cellulären Wall von der Umgebung mehr oder weniger dicht abgeschlossen ist und deshalb zeitweise keine Verbindung mit dem Organismus hat, zeitweise hingegen in das Gewebsspaltensystem austreten kann. Eine weitere Eigenschaft des Herdes besteht darin, daß er selbst gewöhnlich im Hintergrund bleibt, während seine Fernwirkungen die Szene beherrschen.

In der zeitlichen Entwicklung der Herdtheorie stand der bakterielle Charakter des Entzündungsherdes lange im Vordergrund, die Anschauung, daß zeitweilige Keimstreuungen auf dem Lymph- und Blutweg pathologische Reaktionen an entfernten Organen auslösen (Pässler, 1930). Die Theorie der Focaltoxikose sah das Wesen des Vorgangs dann in der Wirkung von Toxinen der im Herd enthaltenen Erreger, wobei diese Toxine auf dem Blutweg in den Organismus oder aber entlang den Nervenscheiden in den Liquor cerebrospinalis (Slauck, 1947) gelangen. In den letzten Jahren hat Eger (1965) mit dem Nachweis resistenzmindernder („atenktotroper") Substanzen aus Granulombeuteln einen neuen Beitrag zur Toxintheorie gebracht. Unter dem Eindruck der Allergie-Lehre, besonders der Untersuchungen von Klinge, fand diese Anwendung auf die Focaltheorie, so daß nun Stoffe bakterieller Herkunft oder auch Gewebszerfallsprodukte aus dem Herd als Antigene wirken und allergische Reaktionen an verschiedenen Erfolgsorganen hervorrufen sollten. Eine weitere Stufe der Entwicklung brachten die Neuralpathologie von Speransky, die Relationspathologie von Ricker und die Korrelationspathologie von Siegmund (1950), die das vegetative Nervensystem in den Mittelpunkt des „Herdgeschehens" stellten. Damit konnten außer bakteriellen Entzündungsherden auch viele andere örtliche Veränderungen, z. B. Narben,

als Herde (nun auch als „Störungsfeld" oder „Irritationszentrum" bezeichnet) vasomotorische oder dystrophische Störungen veranlassen. Neue Definitionen des Herd-
begriffs sind demnach sehr weit gefaßt und umfassen „alle abwegigen lokalen Veränderungen im Organismus, welche über ihre nächste Umgebung hinaus pathologische Fernwirkungen auslösen."

Rheumatische Krankheiten wurden schon seit Beginn der Lehre von der Herdinfektion als focalbedingt angesehen. Höhepunkte dieser Entwicklung stellten die Theorien
von Veil (1958) und von Slauck (1947) dar. Veil sah im Rheumatismus, zu dem er die entzündlichen Krankheiten ebenso rechnet wie Myalgien, Neuralgien, Arthrosen und Spondylosen, einen „Phasenzustand der streptomykotischen Symbiose" und stellte dementsprechend die operative Herdsanierung an die erste Stelle des Therapieplans. War für
Veil (1958) die „Streptomykose", etwa als forme fruste einer Sepsis, der wesentliche
kausale Faktor nahezu aller rheumatischen Krankheiten, so unterschied Slauck (1947)
eine (seltenere) bakterielle hämatogene Streuung und eine (häufigere) Toxinwirkung
in der Pathogenese. Die Keimstreuung auf dem Blutweg hielt er besonders bei der akuten Polyarthritis für gegeben, eine Wirkung von Toxinen auf das Zentralnervensystem
für die Ursache der „focaltoxischen Krankheitsbilder", zu denen er die chronische
Polyarthritis, Myalgien, Neuralgien und Neuritiden rechnete — insgesamt 80% seines
rheumatologischen Krankenguts.

Unter dem Einfluß dieser Theorien wurde die Entfernung krankhaft veränderter
oder auch nur suspekter Tonsillen und Zähne zu einer der wichtigsten und am häufigsten geübten Behandlungsmaßnahmen aller rheumatischen Krankheiten.

Seit dem Ende des zweiten Weltkrieges hat sich Schritt für Schritt eine kritischere
Einstellung zur Focal-Lehre durchgesetzt (Schuler, 1950; Schoen, 1963; Fähndrich,
1956; Voit und Gamp, 1958; Parade, 1958; Köttgen und Callensee, 1959; Hartmann
und Schlegel, 1959; Christ, 1966; Vorlaender, 1963).

Eine endgültige Klärung ist indessen noch nicht erreicht. Neuere Untersuchungen
(Miehlke und Eger, 1962) haben aus Tierexperimenten Argumente für die Fernwirkung von endogenen Toxinen des Granulombeutelinhalts auf Gelenke und Muskulatur beigebracht. Dittmar (1963) konnte Antikörper im Serum von Rheumatikern nachweisen, die mit Antigenen, aus Zahngranulomen gewonnen, reagierten. Von klinischer
Seite haben Inama u. Mitarb. (1965) wiederholt auf die Bedeutung von Herdinfekten
für Verlauf und Erfolg einer balneologischen Reiztherapie hingewiesen, sie fanden bei
Trägern nachgewiesener oder potentieller Herde öfter eine lokale Aktivierung der
Herde, ungünstige Badereaktionen — im Gegensatz zu unseren Erfahrungen — und
negative Kurerfolge als bei herdfreien Rheumakranken.

Für den Sonderfall der Spondylitis ankylopoetica sieht Storck (1962) die wesentliche Ursache in chronischen Entzündungsherden im Beckenbereich (Prostatitis), die
über Blutweg und Nervenweg wirksam werden.

Insgesamt überwiegen in der Diskussion der letzten Jahre über das Focusproblem
jedoch ganz die Stimmen, die eine kritische und zurückhaltende Einstellung vertreten.
Dies wird besonders in einigen größeren Übersichtsarbeiten sichtbar, so von Essen
(1966) für die innere Medizin, von Tichy (1967) speziell für die Rheumatologie, von
Lautenbach (1962) für die Zahnheilkunde. In der repräsentativen rheumatologischen
Literatur des westlichen Auslandes spielt die Herdtheorie heute praktisch keine Rolle
mehr (Hollander, 1966; De Sèze, 1963; Rotes-Querol und Escofet, 1961; speziell für
die chronische Polyarthritis Short u. Mitarb., 1957 und Coste u. Mitarb., 1955).

Für die praktische Beurteilung lassen sich nach dem heutigen Stand unseres Wissens und nach den Erfahrungen vieler Rheumatologen folgende Empfehlungen geben:

Das rheumatische Fieber ist Folge einer A-Streptokokken-Infektion, aber nicht einer Herdinfektion, also keine „Herdkrankheit". Eine Sanierung, hier eine Tonsillektomie, ist demnach zur Behandlung des rheumatischen Fiebers nicht indiziert. Im Rahmen der Rezidivprophylaxe ist allerdings zu bedenken, daß eine chronische Tonsillitis eine Disposition zu rezidivierenden Streptokokkeninfekten bedeuten, vielleicht auch die Wirksamkeit der Penicillinprophylaxe beeinträchtigen kann. Wo also in der Vorgeschichte rezidivierende Anginen angegeben werden und der örtliche Befund eine eindeutige chronische Tonsillitis nachweist, ist — als Ergänzung der Penicillin-Dauerprophylaxe — die Ektomie doch zu empfehlen, selbstverständlich unter erhöhtem antibiotischem Schutz.

Träger rheumatischer Herzklappenläsionen sind in vermehrtem Maße von der subakuten bakteriellen Endokarditis bedroht. Ob man diese Gefährdung durch eine prophylaktische Sanierung potentieller Gebißherde verringern kann, ist umstritten.

Bei der chronischen Polyarthritis bestehen keine genügenden Anhaltspunkte für die Annahme einer kausal wirksamen Herdinfektion, die Erfolge von Sanierungsmaßnahmen sind relativ selten, und es steht ihnen eine gleich große Zahl von Verschlechterungen gegenüber. Eine Tonsillektomie oder sonstige Herdsanierung ist demnach vom rheumatischen Prozeß her nicht angezeigt. Eingriffe aus örtlicher Indikation des jeweiligen Fachgebietes können selbstverständlich erforderlich werden.

Bei der Spondylitis ankylopoetica gelten für Tonsillen, Gebiß und Nebenhöhlen die gleichen Regeln. Mehr ist auf chronische Entzündungsprozesse im Beckenbereich zu achten: Prostatitis, Urethritis, Adnexitis, Colitis. Wo sich solche Veränderungen finden, sind sie nach den üblichen Methoden zu behandeln. Dies wird fast immer auf konservativem Wege erfolgen.

Bei subakuten oder rezidivierenden rheumatisch-entzündlichen Prozessen außerhalb der drei besprochenen Krankheiten kommt der Suche nach Infektherden und ihrer Beseitigung wahrscheinlich eine gewisse Bedeutung zu. Hierher zählen die subakute Polyarthritis (Rhumatisme subaigue curable) und rheumatische Mono- oder Oligarthritiden. Ähnlich sind die Verhältnisse bei rezidivierenden tendinitischen und periostitischen Prozessen (sog. Weichteilrheumatismus), wenn nicht mechanische Faktoren in der Pathogenese nachweisbar sind.

Bei den degenerativen Wirbelsäulen- und Gelenkveränderungen (Spondylose, Osteochondrose, Arthrose) und deren Folgezuständen spielen Infekte, speziell Herdinfekte, keine Rolle. Wo es sich um komplexe Vorgänge der Pathogenese handelt, wie häufig beim Cervicalsyndrom, wo also neben den mechanischen Momenten auch andere Bedingungen der Krankheitsmanifestation mitwirken, wird man allerdings bei der Suche nach solchen „Zusatzfaktoren" neben einseitiger beruflicher Belastung, neben psychischen Momenten auch die Möglichkeit chronischer Infektherde beachten.

Dabei ist an Tonsillen, Gebiß und Nebenhöhlen zunächst zu denken, erst in zweiter Linie auch an chronische Entzündungen der Gallen- und Harnwege, der Adnexe und der Prostata. Die Indikation zur Sanierung ist aus Anamnese (zeitlicher Zusammenhang von akuten Veränderungen am suspekten Herd-Organ mit arthritischen, periostitischen usw. Reizzuständen) und örtlichem Befund des Hals-Nasen-Ohrenarztes, Zahnarztes usw. zu stellen. Die zahlreichen „Herdtests" sind alle zu wenig zuverlässig, um als Grundlage der Entscheidung zu dienen. Auch der Antistreptolysin-Titer kann nicht mehr als einen Hinweis geben. Die Indikation muß immer individuell erfolgen und neben den Chancen der Sanierung auch deren Risiken (Auslösung neuer Schübe) berücksichtigen. Die Prognose des Sanierungseffekts wird man sich und dem Patienten mit Vorsicht und Zurückhaltung stellen. Bei jeder operativen Infektherd-sanierung ist antibiotische Abschirmung vor und nach dem Eingriff erforderlich.

Fehldiagnose Rheumatismus

Differentialdiagnose ossärer Erkrankungen: Fehldiagnose Rheumatismus

H. Bartelheimer

Die Tatsache, daß, wenn Schmerzen im Bereich des Bewegungsapparates auftreten und kein ursächliches Trauma zu ermitteln ist, meist zuerst an eine Erkrankung des rheumatischen Formenkreises gedacht wird, führt zu häufigen Fehldiagnosen. Schon der Kranke pflegt seine Beschwerden so zu deuten, der vielbeschäftigte Arzt neigt dazu, zunächst eine dieser Annahme entsprechende Therapie einzuleiten und erst, wenn es nicht zu einer Besserung kommt, in einer Differentialdiagnose die Möglichkeit einer anderen, auch einer ossären Ursache zu erwägen und entsprechende Untersuchungen einzuleiten. Wie oft hört man, daß so Wochen, ja Monate verloren wurden, in denen die Krankheit nicht bessernde, oft mit unerwünschten Wirkungen behaftete Medikamente verordnet waren. Physikalische Maßnahmen haben dann zuweilen Patienten mit calcipenischen Osteopathien kaum erträgliche Schmerzen bereitet. Das Vertrauen zum Hausarzt war gefährdet. Immer wieder erfahren wir, daß erst die Hinzuziehung von Spezialisten oder sogar der Wechsel des Arztes zu einer Klärung des Krankheitsgeschehens führte. Zu wenig wird an Veränderungen des Knochens als Ursache gedacht, die sich im allgemeinen doch so leicht erfassen lassen, wenn sie zu subjektiven und objektiven klinischen Erscheinungen geführt haben. Immer dann, wenn der Gelenkapparat bei der Untersuchung frei ist und wenn sich keine neurologischen Befunde erheben lassen, muß die sorgfältige Einbeziehung der ossären Erkrankungen in die Differentialdiagnose erfolgen! Sekundär entstandene Veränderungen des Muskelsystems können noch am ehesten zu Täuschungen führen und von den zugrundeliegenden Knochenveränderungen ablenken.

Nicht im Bereich der Gelenke ablaufende Skeletterkrankungen wurden, abgesehen von der Osteomyelitis, der Knochentuberkulose und von bösartigen Geschwülsten, bis vor 2 Jahrzehnten wenig beachtet. Erst die Häufung calcipenischer Osteopathien in den Nachkriegsjahren, durch Hunger und Mangelernährung bedingt, haben das Interesse für sie wieder geweckt, in der Forschung und in der Praxis. Die nach dem ersten Weltkrieg in den Großstädten in Vielzahl aufgetretenen Osteomalacien, die übrigens mit hochgradigen statischen Störungen und erheblichen Schmerzen einhergingen, waren weitgehend vergessen worden. So ist es verständlich, daß noch 1949 von Fehre und Eschbach in einer Zusammenstellung der Einweisungsdiagnosen von Patienten mit alimentärer Osteopathie in einem Leipziger Krankenhaus angegeben wurde, daß unter 70 Patienten die richtige Diagnose nur zweimal, wenn man die Feststellung einer Schenkelhalsfraktur und eines Radiusbruches einbezieht, insgesamt 5-mal gestellt war. In weit über der Hälfte der Fälle, bei 50 Kranken, war eine rheumatische Erkrankung angenommen worden. Die Häufigkeit solcher Fehldiagnosen ist auch heute noch so groß, daß es bei einer zusammenfassenden Betrachtung des Rheuma-Syndroms notwendig erscheint, die Symptomatologie vor allem der systemartig ablaufenden ossären Erkrankungen aufzuführen. Zu falschen Deutungen führen insbesondere jene Störungen, die einen so hohen Mineralverlust des Skelettes bewirken, daß die Statik beeinträchtigt wird.

Um Einblick in die zu einer solchen Osteopathie führenden Wirkungen zu gewinnen, ist es zur besseren Deutung von Pathophysiologie und Klinik notwendig, zunächst einmal einige begriffliche Klärungen vorzunehmen, als Voraussetzung zur Analyse des Einzelfalles und der sich daraus ergebenden Therapie. Bei einer Vorbesprechung zum Hauptthema Hyperparathyreoidismus auf dem Deutschen Internisten-Kongreß (1956), zu dem der Vorsitzende (Schoen) Fanconi, Uehlinger, Eger und mich aufgefordert hatte, erhielt ich von Fanconi den Auftrag, erst einmal vom Standpunkt des Klinikers einen Oberbegriff zu schaffen, der alle hierhergehörigen Krankheiten umfaßt. Ich schlug vor, von calcipenischen Osteopathien zu sprechen, zu denen die durch Nebenschilddrüsenüberfunktion verursachte diffuse Entkalkung, die Osteoporose und die Osteomalacie gehören sollten. Diese summarische, zur Differentialdiagnose auffordernde Bezeichnung hat sich inzwischen weitgehend eingebürgert. Die gemeinsame Eigenschaft dieser ätiologisch und auch pathogenetisch ganz verschiedenen Krankheiten bildet die systemartig erfolgende Mineralverarmung des Knochens. Sie kommt beim Hyperparathyreoidismus durch Osteoklasie, bei der Osteoporose durch ungenügenden Aufbau oder erhöhten Abbau des Eiweißgrundgerüstes und bei der Malacie durch ungenügenden Kalkeinbau in dieses zustande, wobei hier die Vermehrung der Osteoblastensäume auffällt. Sobald ein gewisser Grad an Mineralverarmung erreicht ist, welcher Art auch immer, wird naturgemäß die Belastungsfähigkeit des Knochens beeinträchtigt. Dadurch weisen Beschwerdebild und klinischer Befund manche Ähnlichkeiten auf, wenngleich bei der Porose, auch bei der Osteodystrophia fibrosa, die Frakturneigung des spröden Knochens in den Vordergrund tritt, gegenüber einer Verbiegbarkeit bei der Malacie. Im ersten Fall pflegen Schmerzen, damit die Gefahr einer Einbeziehung in das Rheuma-Syndrom, erst in späteren Stadien aufzutreten, insbesondere, wenn es zu Frakturen, vor allem zu Infraktionen, etwa in den Wirbelkörpern gekommen ist. Den eigentlichen Knochenschmerz findet man weit ausgeprägter bei der Osteomalacie, wo er ganz ungewöhnliche Grade erreichen kann. Sein Ausmaß entspricht dem bei ausgedehnter Skelettmetastasierung, wie man sie beispielsweise beim Mamma- und beim Prostatacarcinom oder beim diffusen Plasmocytom findet.

Bei Vorliegen einer solchen calcipenischen Osteopathie kommt der Patient im allgemeinen wegen der durch Analgetica oder Antineuralgica nicht mehr zu beeinflussenden Schmerzen zum Arzt. Die fortgeschrittene Skelettentkalkung hat dann meist am stärksten die Wirbelsäule getroffen, bzw. sich hier am stärksten ausgewirkt, der Rückenschmerz pflegt am lästigsten zu sein, manchmal verbunden mit Schmerzen wie bei der Intercostalneuralgie. Oft kann man zu diesem Zeitpunkt schon eine prima vista-Diagnose stellen. Die Wirbelsäulenverkürzung und die damit einhergehende Haltungsänderung mit Verschwinden der Lendenlordose und Entstehung einer Kyphose im unteren Teil der Brustwirbelsäule läßt bei Vorhandensein von Platt- oder von Fischwirbeln einen typischen Habitus zustandekommen, einen

Wandel, den ich einmal skizziert habe (Abb. 212). Bei vorgebeugter Haltung sieht man die typische Querfalte im Epigastrium, bei vorgewölbtem Leib. Der Rippenbogen kann bis in das Becken eintauchen, Schmerzen an den Berührungsstellen der unteren Rippen mit dem Darmbeinkamm können sehr lästig sein. Die Arme wirken überlang. Der Gang des Patienten ist vorsichtig trippelnd, Erschütterungen werden ängstlich

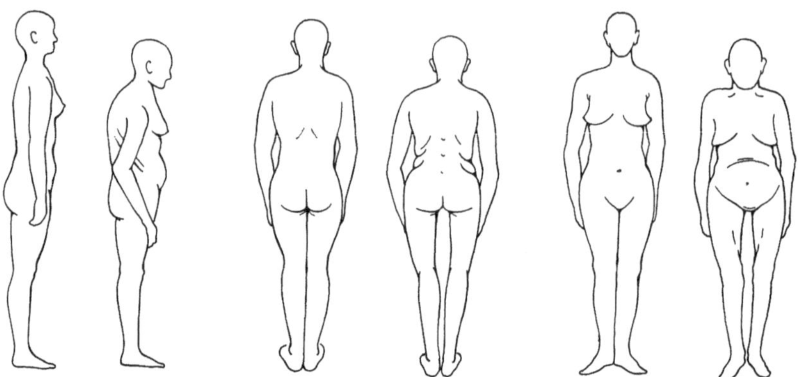

Abb. 212. Wandlung des Habitus bei caleipenischer Osteopathie

vermieden. In fortgeschrittenen Fällen fällt ein Spasmus der Adduktoren auf. Die Eindrückbarkeit der Rippen läßt sich durch einen einfachen Handgriff zeigen (Abb. 213). Liegen fortgeschrittene porotische Veränderungen vor, so muß man allerdings achtgeben, keine Fraktur zu erzeugen. Besonders im Röntgenbild fällt die Glockenform

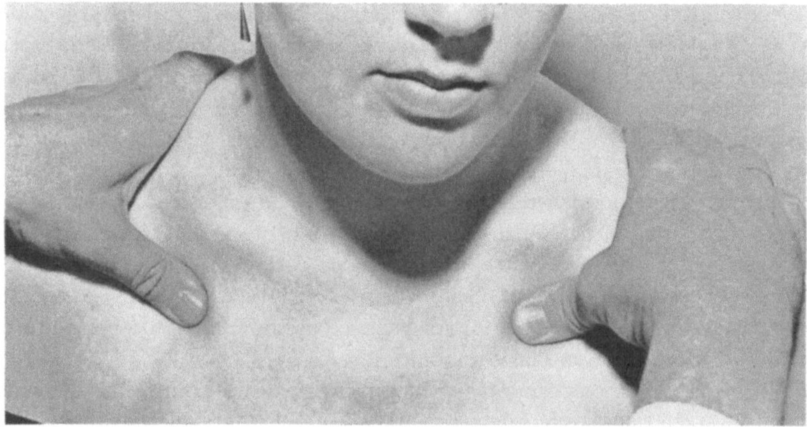

Abb. 213. Handgriff zur Prüfung des Rippenfederns bei calcipenischen Osteopathien. Die Daumen werden bds. des Brustbeins unter leichtem Druck auf die 2. Rippe aufgesetzt

des Thorax auf. Dieser läßt sich bei seitlicher Kompression elastisch verformen. Steht die Porose im Vordergrund, so kann es zu Hustenfrakturen kommen, deren Vorliegen bei umschriebener Schmerzempfindlichkeit vermutet werden kann. Die Klopfempfindlichkeit des Knochens ist um so ausgeprägter, je mehr malacische Vorgänge an der Entkalkung beteiligt sind, sie kann dann ähnlich intensiv wie bei neoplastischen Veränderungen sein. Der allmählich eintretende allgemeine Schwund der Muskulatur ist zuweilen beträchtlich. Sind die Erscheinungen nicht so ausgeprägt, so ist die Gefahr einer Verkennung des Krankheitsgeschehens und die Annahme einer zum rheumatischen Formenkreis gehörigen Störung noch eher verständlich. Führt die Verkürzung der Lendenwirbelsäule zur Berührung der Dornfortsätze, an denen sich periostitische und „arthrotische" Veränderungen entwickeln, so können sehr unangenehme Schmerzen beim Stehen und bei Drehbewegungen auftreten, die beim Hinlegen oder beim Vornüberbeugen schnell verschwinden. Man spricht von einem Baastrup-Syndrom (Abb. 214). Die interspinale Injektion von Lokalanaesthetica beseitigt den Schmerz und bestätigt damit das Vorhandensein eines solchen, das meist aber auch röntgenologisch gut objektivierbar ist. Im Bereich der Lendengegend findet man nicht immer eine Lordose, sondern oft auch eine schildförmige Abflachung bei Verkürzung der Wirbelsäule.

Da letztlich die Kalkverarmung des Skelettes mit ihren Auswirkungen auf die Statik Ursache einer Fehlbeurteilung mit falschen therapeutischen Konsequenzen zu sein pflegt, erscheint es notwendig, noch etwas näher auf die Krankheitszusammenhänge bei den einzelnen Formen der calcipenischen Osteopathien einzugehen. Für die Praxis ist es sehr wichtig, die bei ihrem Vorliegen im allgemeinen nicht zutreffende Diagnose eines Rheuma-Syndromes zu vermeiden. Immer sollte man bemüht sein, auch die ätiologischen Faktoren zu erfassen und das Krankheitsbild nicht allein klinisch symptomatologisch zu analysieren. Hierbei wird man feststellen, daß nicht selten Mischformen der drei großen Krankheits-

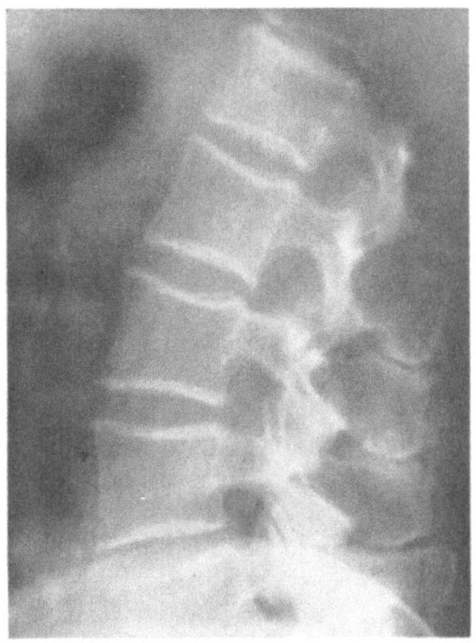

Abb. 214. Osteoarthrosis interspinosa (Baastrup-Syndrom) im Bereich der unteren Lendenwirbelsäule. Ein häufiger Befund bei calcipenischen Osteopathien

gruppen vorliegen. Die klinische und die röntgenologische Diagnostik reichen für ihre Differenzierung nicht aus. Sie müssen durch die Knochenbiopsie ergänzt werden, für die wir eine einfache Methode entwickelt haben, die Entnahme eines Knochenzylinders durch eine Hohlstanze aus dem Beckenkamm. Mit Schmitt-Rohde und mit Kuhlencordt zusammen wurde dieses Vorgehen zu einer klinisch wertvollen, heute vielerorts angewandten Methode entwickelt, die man in der Analyse der Osteopathien nicht mehr entbehren kann. Dasselbe gilt für die Einbeziehung biochemischer Untersuchungen. Die folgende Übersicht (Tab. 70) zeigt, welche Ergebnisse dann im Einzelfall zu erwarten sind, wenn man sich auf die wichtigsten ossären Krankheiten beschränkt.

Betrachtet man nun die drei Grundformen der calcipenischen Osteopathien, so verdient die Osteoporose an erster Stelle genannt zu werden, da sie weitaus am häufigsten vorkommt. Die reine und ausgeprägte Osteomalacie ist relativ selten, dasselbe gilt vom primären Hyperparathyreoidismus. Ein sekundärer Hyperparathyreoidismus, renal oder gastrointestinal bedingt, kommt weit häufiger vor, der damit verbundene Skelettumbau macht aber meist keine wesentlichen klinischen

Tabelle 70. *Wichtigste klinische und biochemische Befunde bei den häufigsten ossären Erkrankungen*

	Calcium i. S.	Anorgan. Phosphor im Serum	Alkalische Phosphatase im Serum	Calciurie	Phosphaturie	Schmerzen	Besonderheiten
Osteogenesis imperfecta, Osteopsathyrose	normal	normal	normal	normal	normal	∅	a) Blaue Skleren b) Knochenbrüchigkeit
Osteoporose	normal	normal	normal	normal oder erhöht	normal	+ bis ++	
Osteomalacie	normal oder erniedrigt	normal oder erniedrigt	erhöht	normal oder erniedrigt	normal oder erhöht	++ bis +++	Bei renalen tubulären Formen häufig mit Glukosurie und Hyperaminoacidurie
Primärer Hyperparathyreoidismus	erhöht	erniedrigt	normal oder erhöht	erhöht	erhöht	∅ bis +++	Ulcus-Anamnese Pankreatitis Urolithiasis Chondrocalcinose
Sekundärer Hyperparathyreoidismus (Renale Form)	normal oder erniedrigt	erhöht	erhöht	erniedrigt	erniedrigt	+ bis +++	Rest-N erhöht Acidose
Tertiärer Hyperparathyreoidismus	normal (obere Grenze) oder erhöht	erhöht	erhöht	nicht erniedrigt	normal oder erniedrigt	+++	Rest-N erhöht Acidose
Plasmocytom	normal oder erhöht	normal	normal oder erhöht	normal	normal	+ bis +++	Gesamteiweiß > Paraproteinämie
Neoplasien	normal oder erhöht	normal oder erhöht	normal oder erhöht	normal oder erhöht	normal	∅ bis +++	Skeletmetastasierung bzw. Paraneoplastisches Syndrom

Erscheinungen. Im Gros der Fälle entstehen keine statischen Schäden, schon weil die Grundkrankheit zur Vermeidung von Belastungen des Bewegungsapparates führt.

Der Knochen als Organ des Stoffwechsels ist vor allem vom Eiweiß- und vom Calcium-Phosphat-Haushalt abhängig. Bei allen gröberen diese treffenden endokrinologischen, metabolischen, gastrointestinalen und regulatorischen Abweichungen muß mit Skelettveränderungen gerechnet werden, von denen in diesem Zusammenhang allerdings nur die sich klinisch deutlich manifestierenden von Bedeutung sind. Nur sie können zu Fehldiagnosen im Rheuma-Syndrom führen.

Welche ossären Erkrankungen sind also in einer solchen Differentialdiagnose wichtig:

1. Die Osteoporose

In manchen Arbeitskreisen wird dieser Begriff leider mit dem der calcipenischen Osteopathie identifiziert. Dadurch erklären sich manche Mißverständnisse. Veränderungen am Eiweißgrundgerüst müssen den Calcium-Phosphat-Haushalt in seinem Depotorgan treffen. Wieweit primäre Störungen desselben auch das organische Skelet verändern können, ist noch aktuelle Aufgabe der Osteopathie-Forschung.

Bei der Osteoporose wird der Knochen spröde, brüchig, die Compacta wird dünner, die Spongiosa weitmaschiger. Wenn hierbei die statisch belasteten Bälkchen verdickt werden, spricht man von einer hypertrophischen Osteoporose. In der Volumeneinheit eines normalen Bälkchens findet man vielleicht sogar einen erhöhten Kalkgehalt, in der des ganzen Knochens jedoch ist der Mineralgehalt verringert, durch Abnahme von Compacta und Spongiosa. So wird die Neigung zu Spontanfrakturen, vor allen Dingen aber zu Einbrüchen in den hauptbelasteten Skelettbereichen, nämlich an den Wirbelkörpern, verständlich. Deckplatteneinbrüche sind zu erwarten, die Entstehung von Keil-, Flach- oder Plattwirbeln bei fortdauernder körperlicher Belastung bedeutet, daß Compacta und Spongiosa in vertikaler Richtung zusammengeschoben sind. Die Beeinträchtigung der Nervenwurzeln bleibt vor allem deswegen aus, weil die hintere Wand der Compacta am längsten stehen bleibt. Bei der Inaktivitätsatrophie vermißt man diese Veränderungen, da der Patient lange Zeit im Bett zu liegen pflegt. Die Osteoporose infolge mangelnder funktioneller Reize beeinträchtigt ihn naturgemäß wenig. Immer dann, wenn die Verkürzung der Wirbelsäule einsetzt, muß mit Beschwerden gerechnet werden!

Man unterscheidet eine primäre und eine sekundäre Osteoporose. Erstere bezeichnet man auch als idiopathische Osteoporose. Nordin rechnet zu dieser ebenfalls die senile und die postmenopausische Form.

Von einer sekundären Osteoporose spricht man, wenn die ätiologischen Zusammenhänge deutlich erkennbar sind, so bei

1. Fehlenden physiologischen Reizen (Inaktivität)
2. Östrogen- oder Androgenmangel
3. Hyper- oder Hypothyreose
4. Glukokortikoidismus (M. Cushing, Cortisontherapie)
5. Akromegalie
6. Diabetes
7. Hunger „Malnutrition", „Malresorption"
8. Osteogenis imperfecta, Osteopsathyrose (Enzymdefekt).

Abgesehen von der in unseren Bereichen zur Zeit kaum vorkommenden Porose durch alimentären Mangel und der häufigen meist nicht sehr ausgeprägten durch intestinale Resorptionsstörungen (bei chronischen Dünndarmerkrankungen, bei exkretorischer Pankreasinsuffizienz, bei reseziertem Magen zum Beispiel) verursachten, spielt die postmenopausische oder die Involutions-Osteoporose die größte Rolle. Statische Schäden, also auch Beschwerden, kommen in dem ersten Dezenium der Menopause besonders dann zum Ausdruck, wenn sich zugleich eine Übergewichtigkeit entwickelt. Die Klagen dieser Frauen sind oft sehr allgemein gehalten, sie bestehen in Leistungsunfähigkeit, Rückenschmerzen, oft uncharakteristischen Mißempfindungen in den Gliedern. Die Gonadenentfernung beim Mann führt erst nach dem 40. Lebensjahr zu einer nachweisbaren Osteoporose. Die Cushing'sche Krankheit ist so bekannt, daß relativ früh auf die Skeletumwandlung geachtet wird. Bei langdauernder Cortison-Behandlung verursacht sie nur bei Verwendung großer Dosen klinische Erscheinungen, bei Verabreichung kleinerer spielt sie keine so wesentliche Rolle, wie man ursprünglich gedacht hat. Ob die viel geübte gleichzeitige Verordnung von anabolen Wirkstoffen einen Schutz bedeutet, kann man noch nicht sicher sagen. Immer ist der Stamm am meisten betroffen. Diese Steroide können auch Arthropathien verursachen, so daß ein zweifelhaftes Beschwerdebild die differentialdiagnostische Klärung zwischen Osteopathie und Arthropathie erforderlich macht. Rheumatoide Beschwerden bei weiteren endokrinen Krankheiten, bei der Schilddrüsenüber- oder -unterfunktion, bei der Akromegalie, können ihre Ursache in Skelettumbildungen haben.

Neuerdings hat man der Knochenbeschaffenheit bei Vorliegen eines Diabetes besonderes Augenmerk gewidmet. Da einige dieser Veränderungen zu subjektiven und objektiven Befunden führen können, die in der Differentialdiagnostik rheumatischer Erkrankungen auftauchen, möchte ich sie besonders hervorheben. Die Häufigkeit der Entwicklung einer Osteoporose wird sehr verschieden beurteilt. Heuck (1956) meint, daß er sie in der Hälfte der röntgenologisch untersuchten Fälle gesehen habe. Höhere Grade, die als Krankheitsgeschehen zu bewerten sind, werden aber nur vereinzelt beobachtet und dann ist es meist auch noch zweifelhaft, ob sie mit der diabetischen Entgleisung in Zusammenhang stehen. — Übrigens kommen auch Osteomalacien vor, so bei der sogenannten diabetischen Steatorrhoe, insbesondere aber dann, wenn nach einer akuten Pankreatitis sowohl die exkretorische wie die inkretorische Funktion der Bauchspeicheldrüse ausgefallen sind. — Allmählich, nicht selten ohne Schmerzen und ohne Entzündungszeichen, meist mit einer Schwellung am Fußrücken, kann es zur Entwicklung des sogenannten „diabetischen Fußes" kommen. Röntgenologisch findet man im Mittelfußbereich Destruktionen des Knochens, zugleich mit Zerstörung der benachbarten Gelenke. Subluxationen und schwere Fußdeformationen können die Folge sein. Der diabetische Fuß kommt ungefähr im Verhältnis 1 : 1000 vor. Die hierzu gehörigen Veränderungen müssen naturgemäß von der Osteolyse im Verlauf der Gefäßveränderungen im Spätsyndrom getrennt werden. Unter diesen hat besonders Zukschwerdt noch das Panaritium articulare des 5. Zehengrundgelenkes abgetrennt, das wie eine Gangrän im Endstadium verlaufen kann, das aber nur einer lokalen Behandlung bedarf. Bei schwerer Polyneuropathie beobachtet man Knochenentkalkungen, die gelegentlich wie eine Sudeck'sche Osteodystrophie wirken, daneben die bekannten Gelenkveränderungen nach gestörter neuraler Innervation.

Boulet u. Mirouze (1954) meinen, daß man 4 Typen von ossären Diabeteskomplikationen unterscheiden müsse, die hier aufgeführt werden sollten, weil sie für die Differentialdiagnostik der Arthritis wesentlich sind:

1. Die Osteoitis und Osteoarthritis,
2. die sog. Osteose (Osteoporose und Hypoostose am Fuß)
3. die Arthropathie (Charcot-Gelenk neurogener Ätiologie)
4. die Arthropathia ulcero-mutilans.

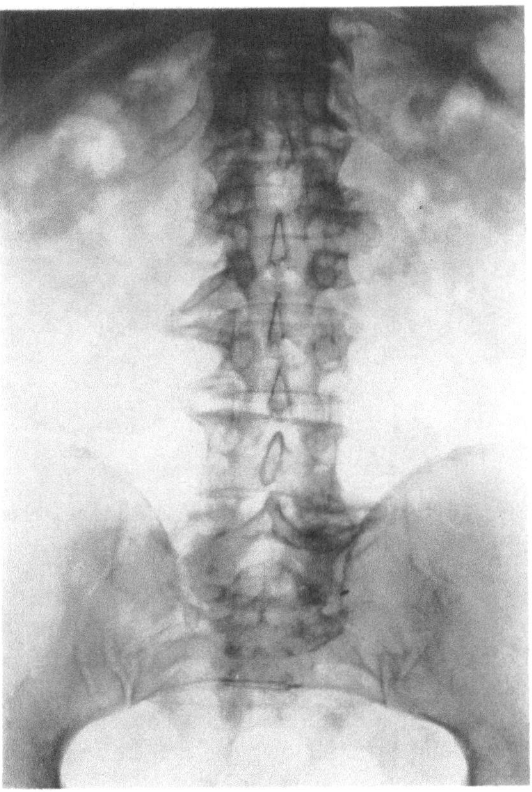

Abb. 215. Spondylosis hyperostotica bei einem 50 Jahre alten Diabetiker. Der Pat. hatte bei diesem Befund praktisch keine Beschwerden

Die verschiedenen pathogenetischen Vorstellungen wurden kürzlich von Bartelheimer u. Kuhlencordt zusammengestellt. Jede solche Beobachtung bedarf heute noch einer gesonderten entsprechenden Analyse.

Französische Autoren haben wohl zuerst darauf hingewiesen, daß bei Zuckerkranken gelegentlich an der Wirbelsäule besonders stark entwickelte, schnabelartige Hyperostosen auftreten (s. Abb. 215). Vor allem sind Männer betroffen, Ott (1963) fand aber auch 4 Frauen unter 15 Fällen. Er konnte in seinem großen Rheuma-Klientel das Zusammentreffen solcher Befunde mit einem manifesten oder latenten Diabetes mellitus zeigen und sprach von einer diabetischen Spondylosis hyperostotica. Die Beschwerden sind häufig wie auch in dem gezeigten Fall wenig belastend. Gleichartige Wirbelsäulenveränderungen fand man übrigens auch bei der Gicht.

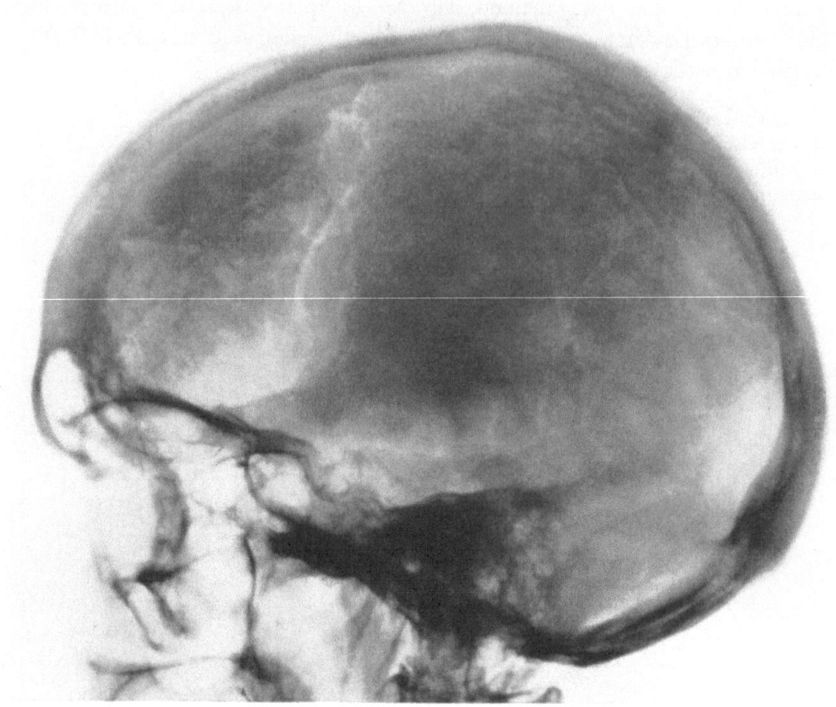

Abb. 216 a und b. Hyperostosis frontalis interna bei einer 61 jährigen Diabetikerin, bei der auch eine postmenopausische Osteoporose bestand

Zum Schluß wäre noch das Vorkommen einer Hyperostosis frontalis interna bei Zuckerkranken (Abb. 216 a u. b) zu nennen. Man findet bei ihnen nicht selten eine ungewöhnlich starke Ausprägung dieser Schädelumformung, die fast nur bei Frauen vorkommt, als sekundäres Geschlechtsmerkmal der Menopause. Über ihre Entstehung weiß man sehr wenig, immer wieder drängen sich Beziehungen zu Regulationsstörungen auf, die zur Adipositas, zum Virilismus, zum Diabetes und zu diencephalen Symptomen führen. Da dann sehr häufig schwer beeinflußbare Kopfschmerzen vorliegen, wird nicht selten auch an das Vorhandensein einer rheumatischen Ursache derselben gedacht, bis die Röntgenuntersuchung die Situation klärt.

Die Osteopsathyrosis (Lobstein) stellt eine besondere Form der Osteoporose dar, bei der nach neuesten Untersuchungen in Folge eines genetisch bedingten Enzymdefektes die Umwandlung von Prolin in Hydroxyprolin und damit die Bildung vollwertiger Kollagenfasern nicht gelingt. Eine besondere Form bilden Fälle mit spröden Knochen, blauen Skleren, Überstreckbarkeit der Gelenke und Otosklerose. Neben der Neigung zu Spontanfrakturen, oft schon im Kindesalter, können Habitusveränderungen mit Verkürzung des Stammes auffallen, da diese Individuen gegenüber allen Einflüssen, die zur calcipenischen Osteopathie führen können, besonders anfällig sind. Frakturen und Infraktionen verlaufen auffällig schmerzarm, so daß Verwechselungen mit anderen Erkrankungen des Bewegungsapparates leicht möglich sind.

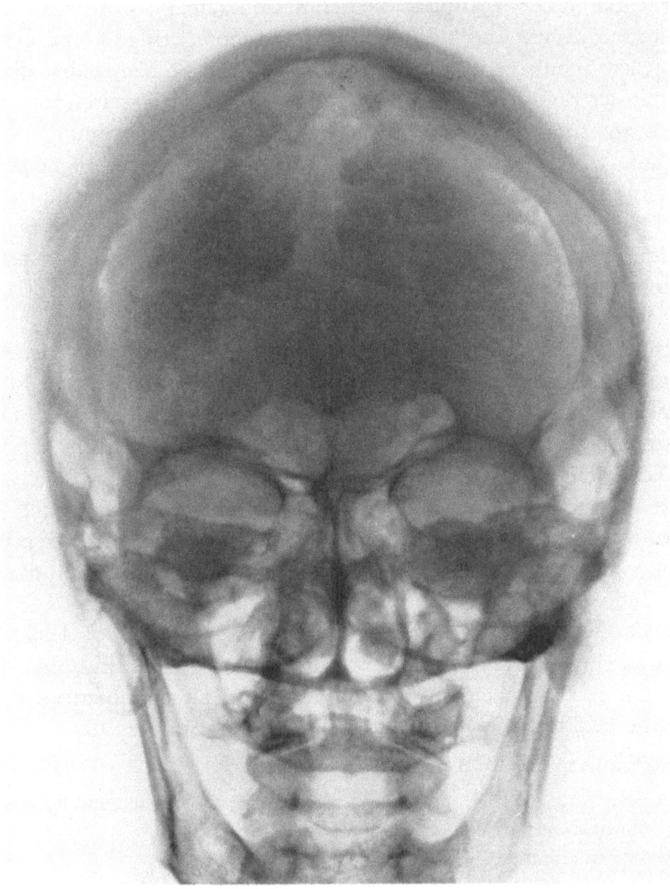

Zusammenhänge zwischen Osteoporose und Arthrose bzw. chronischer Arthritis können dadurch gegeben sein, daß die Gelenkerkrankung zur Inaktivität und damit zu einer Kalkverarmung des Knochens führt, da der Mineralgehalt desselben in hohem Maße von seiner funktionellen Beanspruchung abhängig ist. Außerdem haben Duncan u. Mitarb. durch histologische morphometrische Bestimmungen am Tetracyclin-markierten Knochen bei primär chronischer Polyarthritis eine echte generalisierte Osteoporose gefunden, die weder von der Dauer der Polyarthritis noch von dem Geschlecht bzw. dem Alter der Patienten abhängt. Bei postmenopausischer Osteoporose scheint es übrigens nach unseren Erfahrungen weniger als sonst zu arthrotischen Veränderungen zu kommen. Bei periarticulären Verkalkungen im Thibierge-Weissenbach-Syndrom sahen wir eine besonders ausgeprägte Osteoporose.

2. Die Osteomalacie

Das Wesen dieser Form der calcipenischen Osteopathie ist durch die Mineralisationsstörung in dem sich normal bildenden Osteoid charakterisiert. Die Osteomalacie ist die Rachitis des Erwachsenen!

Hierbei stehen in der Anamnese die Schmerzen ganz im Vordergrund. Der Knochen ist nicht nur druck- und klopfempfindlich, schon geringe körperliche Belastungen verursachen Schmerzen. Nicht allein Gehen und Stehen, selbst die mit einem Stoß oder mit der Berührung des Bettgestelles ausgelöste Erschütterung werden als unangenehm empfunden. Völlige Ruhigstellung und Entspannung beseitigen die Schmerzen sofort. Verbiegungen des Skelettes entstehen erst nach langer Krankheitsdauer, Voraussetzung ist die mechanische Belastung. Sind sie eingetreten, so ist kostbare Zeit für die Therapie verloren. Da der Schmerz das führende Symptom darstellt, werden diese Patienten nicht selten in neurologische oder in psychiatrische Kliniken eingewiesen, am ehesten unter der Diagnose einer Polyneuritis. Sekundäre muskuläre Verspannungen können täuschen. In einer mit der Neurologischen Universitäts-Klinik (Prof. Janzen) gemeinsamen Beobachtung war in Verkennung der Situation anderenorts der Adduktorenspasmus durch operative Muskeldurchtrennung behandelt worden. Die Röntgenuntersuchung deckte die Looser'schen Umbauzonen im Os pubis auf. Örtliche Schmerzempfindlichkeit kann ihren Sitz verraten. Die Gelenke sind immer frei. Der Knochen wird mehr oder weniger zum Weichteilorgan, Spongiosa und Compacta sind gleichmäßig abgebaut, er sieht im Röntgenbild wie überradiert aus. An der Wirbelsäule kommt es zur typischen Fischwirbelbildung, da die Zwischenwirbelscheiben ihrem Bestreben, sich der Kugelform zu nähern, nachgeben können.

Die zur Osteomalacie führenden Einflüsse sind gelegentlich leicht, manchmal aber erst durch eingehende metabolische Untersuchungen zu erkennen. Die Grundkrankheit kann das Geschehen am Bewegungsapparat so überdecken, daß frühe Stadien nicht erfaßt werden. Darauf kommt es aber besonders an.

Eine Osteomalacie entsteht durch:

I. Unzureichendes Angebot oder ungenügende Aufnahme von Kalzium und Phosphat:
   a) infolge Mineralarmut der Nahrung
   b) infolge Vitaminarmut der Nahrung
   c) infolge intestinaler Resorptionsstörungen:
      1. bei Vitamin D-Mangel
      2. bei der Sprue, chronischen Pankreatitis, chronischen Enteritis
      3. bei malignen oder entzündlichen, den Lymphstrom im Mesenterium behindernden Erkrankungen: Morbus Hodgkin, Whipple-Syndrom, Tbc. u.a.
      4. bei Magen Darm-Resektionen
      5. bei Laxantien-Mißbrauch
   d) infolge Vitamin D-Resistenz
II. Kalzium- und Phosphat-Verlust
   a) durch Schwangerschaft und Laktation
   b) durch vermehrte Ausscheidung im Urin:
      1. bei tubulärer Insuffizienz ohne glomeruläre (mit und ohne Azidose).
      2. bei idiopathischer Hyperkalziurie
III. Mangel an Phosphatase; bei der sog. Hypophosphatasie

3. Die Osteodystrophia fibrosa generalisata

Während bei der Osteoporose zu wenig Knochenmasse vorliegt, gewöhnlich durch erhöhte Knochenresorption, bei der Osteomalacie die Kalzium- und Phosphateinlagerung in die neugebildete Knochenmatrix gestört ist, steht hier der Kalkentzug unter dem Einfluß des übermäßig gebildeten Parathormons als pathogenetische

Ursache im Vordergrund. Knochenresorption und Knochenneubildung sind im Sinne eines erhöhten Knochenumsatzes beschleunigt. Solange die Kalzium-Phosphor-Zufuhr ausreicht, kann das Skelett von gröberen Veränderungen verschont bleiben.

Eine immer sich wiederholende Bildung von Nierensteinen muß an diese Krankheit denken lassen.

Die Beschwerden pflegen uncharakteristisch zu sein. Appetitlosigkeit, Erbrechen, zunehmendes Schwächegefühl bei Hypotonie der Muskulatur, bis zu parathyreotoxischen Krisen mit Herz- und Kreislaufstörungen kennzeichnen die akute Störung. Bei der chronischen Verlaufsform findet man Klagen über rheumatoide Beschwerden in den verschiedensten Skeletbereichen. Die Knochen werden druckempfindlich, man findet umschriebene Auftreibungen, auch in Gelenknähe. Spontanfrakturen kommen vor.

Das Röntgenbild entspricht etwa dem einer Osteoporose, die ganz gleichmäßig ausgebildet ist, bei dem klassischen Bild kommen örtliche cystenartig wirkende Aufhellungen in den verschiedensten Knochenbereichen hinzu, durch umschriebene Kalkberaubung. Verwechselungen mit rheumatischen Erkrankungen erfolgen am ehesten, wenn diese in Gelenknähe liegen, z.B. am Unterkiefer oder im Schulterbereich. Sehr charakteristisch sind die subperiostale Knochenresorption, speziell am Handskelett, die Akroosteolyse an den Finger- und Zehenenden, ferner die fransenartige Umformung der Gelenkenden am Akromioclaviculargelenk sowie der Schwund der Lamina dura an den Zahnalveolen. Es kann zu einer Kalkwanderung in die Weichteile kommen, zur Nephrocalcinose, zur Pankreascalcinose, zur Chondrocalcinose. Letztlich besteht im gesamten Organismus in den verschiedensten Organen die Tendenz zu einer abnormen Einlagerung von Kalk, auch im arteriellen Gefäßsystem.

Ursache des primären Hyperparathyreoidismus pflegt ein Nebenschilddrüsenadenom, weniger häufig die Hyperplasie aller Drüsen zu sein. In ganz seltenen Fällen kann auch ein Carcinom einen solchen verursachen. Zu einem sekundären Hyperparathyreoidismus kommt es als Adaptationsgeschehen bei Krankheitszuständen, die mit einer Hypokalzämie einhergehen, wie manche chronische Niereninsuffizienz oder gastrointestinale Erkrankungen mit gestörter Kalkaufnahme. Die langsame Skelettentkalkung und die Fibroosteoklasie sind am ehesten bioptisch nachzuweisen. In den späteren Stadien läßt die ständige Stimulation der Nebenschilddrüsen adenomartige Vergrößerungen entstehen. In seltenen Fällen führt dann die ungesteuerte und unbeeinflußbare Entgleisung der Parathormonbildung zu einem klinischen Bild extremer Skelettentkalkung, das eine völlige Verbildung des Habitus mit sich bringen kann (Abb. 217). Man spricht in solchen Fällen von einem tertiären Hyperparathyreoidismus. Der Gestaltwandel hat am meisten Ähnlichkeit mit dem bei einer fortgeschrittenen Osteomalacie, mit Kyphose und Glockenthorax. Die Gelenkbeweglichkeit pflegt auch hier frei zu bleiben. Die statische Insuffizienz, das Auftreten von Rückenschmerzen, auch von lumbagoartigen Zuständen, kann die Patienten ganz an das Bett fesseln.

Zur Zeit haben wir im Dauerdialyse-Programm der Klinik einen Patienten, bei dem es allmählich zu periarticulären Kalkeinlagerungen kam (Abb. 218 a u. b), wobei auch an die Möglichkeit gedacht werden muß, daß eine Mobilisation von Kalk aus dem Skelett eingetreten ist. Auftreibungen an den kleinen Fingergelenken fanden so ihre

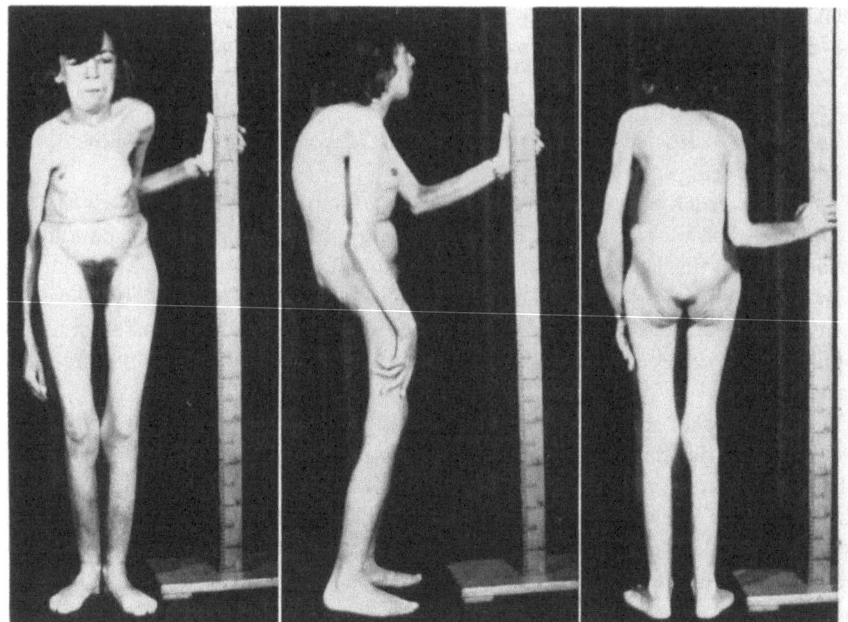

Abb. 217. Habitus bei einer 24jährigen Patientin mit tertiärem Hyperparathyreoidismus bei chronischer Niereninsuffizienz

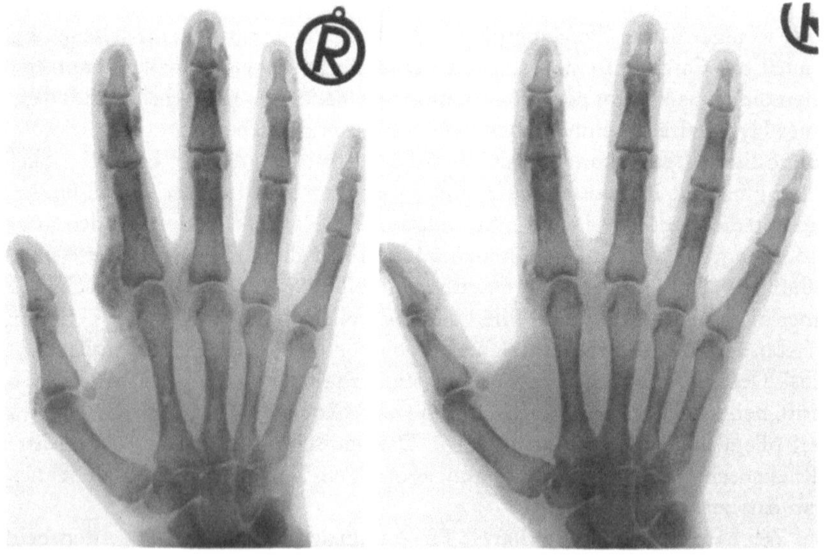

Abb. 218a und b. Rechte Hand eines 32jährigen Patienten mit chronischer Niereninsuffizienz bei Glomerulonephritis. Im Dauerdialyseprogramm entwickelten sich periarticulär Kalkeinlagerungen (218a), die sich bei Verlängerung der Dialyse wieder zurückbildeten (218b)

Erklärung. Die Verlängerung der Dialyse von 6 auf 9 Stunden führte, wie die Abbildung zeigt, zu einem Rückgang, wohl infolge Entfernung von Calcium aus dem Organismus. Die Beschwerden an den betroffenen Gelenken waren verhältnismäßig gering.

4. Nicht systemartig ausgeprägte ossäre Erkrankungen

Stellt man die Frage, wieweit ossäte Erkrankungen zu Fehldiagnosen im rheumatischen Formenkreis führen können, so muß man sich darüber klar sein, daß letztlich jede destruktive Skeletterkrankung, auch wenn sie streng lokalisiert abläuft, leicht falsch eingeordnet wird.

Gutartige und bösartige Tumoren lassen sich schon röntgenologisch identifizieren. Eine osteolytisch oder osteoklastisch vor sich gehende Metastasierung kann ganz diffus erfolgen, so daß der Eindruck einer Osteoporose vorgetäuscht wird. Das gilt auch beim Plasmocytom und bei der Leukämie, bei der ebenso wie bei manchen tumorösen Erkrankungen gelegentlich osteoplastische Vorgänge überwiegen. Kürzlich haben Goldberg u. Mitarb. (1964) darauf aufmerksam gemacht, daß das Plasmocytom sich besonders leicht als rheumatische Erkrankung maskiert. Sie beschreiben arthritische Bilder mit Gelenkerguß und periarticulären Ablagerungen, die wie „Rheumaknoten" wirkten.

Die Pagetsche Krankheit liefert ein typisches Röntgenbild. An dystrophische Vorgänge, wie bei der Sudeckschen Osteodystrophie, wird man bei Erkrankungen an den Extremitäten denken. Auf die Dysplasie Albrights oder das Jaffé-Lichtenstein-Syndrom weist schon das Vorhandensein großer Naevi hin. Die mono- oder multilokulären Zysten im Skelett findet man meist erst, wenn man sie sucht. Bei Speicherkrankheiten, wie bei Morbus Gaucher, können osteoporoseartige Umwandlungen neben umschriebenen Entkalkungen vorhanden sein. Die Lokalisation in Gelenknähe kann dabei am Hüftgelenk ein „Perthes"artiges Bild verursachen. Dasselbe gilt für andere Lipoidosen des Skeletts, wie die Hand-Schüller-Christiansche Krankheit oder das Letterer-Siwe-Syndrom. Bei der Lymphogranulomatose Hodgkin findet man zwar häufig die Knochenbeteiligung. Meist macht sie aber keine Beschwerden. Das gilt auch für die Skelettmanifestationen des Boeckschen Sarkoids.

Die Osteopetrose und die Albers-Schönbergsche Krankheit sind nicht zu verkennen. Sie machen am ehesten lumbagoartige Beschwerden.

Erörtert man Krankheiten, die sich am Skelett abspielen und leicht mit rheumatischen Affektionen verwechselt werden, so ist es unbedingt notwendig, auch an die Osteoarthropathie hypertrophiante pneumique (Pierre Marie-Bamberger) zu denken, die bei chronischentzündlichen Vorgängen im pulmonal-bronchialen Bereich entstehen, sie finden sich aber auch bei 4—10% der Patienten mit Bronchialcarcinom. Uhrglasnägel und Trommelschlegelfinger stellen häufig die ersten Hinweise dar. Röntgenologisch entdeckt man die chronischproliferative subperiostale Ostitis mit schichtweiser Knochenneubildung, auch an den größeren Knochen. Während diese Veränderungen kaum subjektive Erscheinungen verursachen, pflegt die Entstehung einer Osteoarthropathie in der Regel eine Behandlung zu veranlassen. Antirheumatische Maßnahmen versagen! Erst die Entfernung des Tumors oder auch seine Röntgenbestrahlung, wie wir es kürzlich erlebten, hat die schlagartige Besserung der Gelenkbeschwerden zur Folge. Da diese paraneoplastischen Befunde sogar schon bei kleinen und damit operablen peripheren Tumoren vorkommen können, ist es wichtig, an solche Zusammenhänge zu denken und eine entsprechende Diagnostik einzuleiten. — Dasselbe gilt für die seltenere paraneoplastische Hypercalcämie. Der auslösende Tumor kann dabei in ganz verschiedenen Organen liegen. Besonders Uehlinger (1964) u. Hammarsten (1957) haben sich eingehend mit diesem Fragenkomplex befaßt, v. Wichert (1967) hat unsere Beobachtungen gesammelt.

Aus der Fülle der in dieser Differentialdiagnose zu besprechenden Krankheiten, die im Knochen ihren Sitz haben, läßt sich hier nur skizzenhaft berichten. Immer sollte man sie ausschließen, wenn man eine Erkrankung im Rheuma-Kreis diagnostiziert.

Rheumatismus und arterielle Verschlußkrankheit

F. Anschütz und A. Berg

Erkrankungen von Arterien im Verlaufe eines rheumatischen Prozesses sind keineswegs so selten wie im allgemeinen angenommen wird. So fand Hasse (1959) in seinen Auszählergebnissen (Ratschow, Angiologie), daß bei insgesamt 1406 Männern in 28,1% rheumatische Erkrankungen in der Vorgeschichte aufzufinden waren. Hiervon handelte es sich bei 12,2% immerhin um echte und eindeutige gelenkrheumatische Erscheinungen.

Die Kenntnis des gleichzeitigen Vorkommens von Polyarthritis und Arterienerkrankung ist wegen der großen differentialdiagnostischen Schwierigkeiten von großer Bedeutung. Es erübrigt sich, auf die eigentliche Symptomatik der peripheren Verschlußkrankheit einzugehen Es ist untragbar, wenn immer wieder Patienten mit eindeutig fehlenden Pulsen und einem typischen intermittierenden Hinken in der Vorgeschichte zunächst als Rheumatiker behandelt werden, wo doch die genaue Anamneseerhebung und die Betastung einer typischen Pulsstelle die Diagnose sofort herbeiführen könnte. Mit Hilfe einer genauen Schmerzanalyse (siehe Anschütz in: Janzen, 1966), mit einer exakten neurologischen Diagnose und vor allem einer eingehenden Pulsuntersuchung, muß die Differentialdiagnose zwischen einer rheumatischen Erkrankung und einer arteriellen Verschlußkrankheit immer zu stellen sein. Es handelt sich bei den chronischen Verlaufsformen ganz in der Regel um die primär progressive Polyarthritis (Rheumatoid arthritis).

Der Begriff der rheumatischen Arteriitis wurde für das akute rheumatische Fieber 1840 von Bouillaud angegeben und später von Glahn und Pappenheimer 1926 genauer definiert. Umfangreiche Untersuchungen liegen pathologisch-anatomisch von Cruickshank (1954) vor. Dieser Autor fand bei 72 Patienten mit einer primär chronischen Polyarthritis 18 mal eindeutige histologisch sichere Arteriitiden, von denen wieder 7 gleichzeitig entzündliche Veränderungen am Herzen i. S. einer Karditis aufwiesen. Die Arteriitis rheumatica am Herzen verteilte sich über sämtliche Herzblätter, teilweise über die Gefäße an den Nervensträngen, vor allem über kleine Arterien vom muskulären Typ. Nach Cruickshank (1954) ist eine Abgrenzung gegenüber den Veränderungen der Polyarteriitis nodosa bzw. der Gefäßveränderung beim Erythematodes eindeutig festzustellen.

Pathologisch-anatomisch (Ball, 1954) werden die histologischen Veränderungen bei einer rheumatischen Gefäßerkrankung wie folgt beschrieben:

1. Periphere oder adventitielle Anhäufung von Leukozytenplasmazellen und anderen Entzündungszellen ohne Nekrose.

2. Sog. subakute Arteriitis mit Infiltrationen von Lymphozyten und Histozyten durch alle Wandschichten und gelegentlich mit Exsudation von Fibrin und kollagener Schwellung, aber ohne weitergehende Nekrose.

3. Veränderungen i. S. einer akuten Arteriitis mit Infiltration von polymorphkernigen Leukozyten mit Nekrose der Gefäßwand.

Fließende Übergänge zwischen diesen drei verschiedenen Ausmaßen der Arteriitis kommen vor.

Das klinische Bild entsteht durch die Einengung bzw. den Verschluß der betroffenen Gefäßgebiete und entspricht in seiner Erscheinungsform der Organerkrankung, wie sie bei jeder anderen Form der Arterienkrankheit (wie z.B. vorwiegend der Arteriosklerose) bekannt ist.

1. Koronararterien

Levin u. Mitarb. (1955) fanden bei 43 autoptisch untersuchten Patienten mit einer primär chronischen Polyarthritis 7 Myokardinfarkte; 5 von diesen waren durch eine rheumatische Arteriitis im o.g. Sinne bedingt. Auch Swezey (1967) beschrieb im Myokardinfarkt eine primär chronische Polyarthritis mit einer typischen entzündlichen Koronariitis mit Infiltrationen von polymorphkernigen Leukozyten, Lymphozyten und Plasmazellen in der Arterienwand bei fibrotisch veränderter Media und Adventitia. Diese Veränderung hatte das Lumen durch eine Fibrosierung der Intima erheblich eingeengt. Er wies speziell darauf hin, daß eine Koronarsklerose in diesem Fall nicht bestanden hat.

2. Der Aortenbogen

Von Sandring u. Welin (1961) wurden 15 Patienten mit einem sog. Takayasu-Syndrom, der sog. pulslosen Erkrankung, beschrieben, als deren Ursache eine rheumatische Arteriitis gefunden worden ist. In allen Fällen war der Antistreptolysintiter erhöht. Es handelt sich meist um weibliche Patienten im Alter von 6—65 Jahren. Die Ätiologie bleibt schon deshalb weitgehend unklar, da gleichzeitig bei allen Patienten in der Vorgeschichte eine primär chronische Polyarthritis gefunden worden sein soll. Pathologisch-anatomisch handelte es sich um eine unspezifische Arteriitis, meist am stärksten in der Media entwickelt. In akuten Stadien können auch Adventitia und Intima betroffen sein. Hirsch, Aikat u. Basu (1964) beschrieben 5 Patienten, bei denen eine „rheumatische Vorgeschichte" gefunden wurde. Das LE-Phänomen war ebenfalls positiv. Diese Form der Verschlußkrankheit, auf deren klinisches Erscheinungsbild hier nicht näher eingegangen sein soll, wird besonders häufig in Indien und im Orient angetroffen.

3. Aorta descendens, Arteria iliaca, femoralis und poplitea

Hunder u. Sheldon (1958) beschrieben eine 51jährige Patientin mit einem Verschluß beider Femoralarterien mit einem gleichzeitigen Verschluß der linken A. poplitea. Neben dem typischen intermittierenden Hinken fiel eine Anämie, ein positiver Zellkernantikörpertest bei einer Verdünnung von 1:16 auf. Alle Rheumafaktoren waren hingegen negativ. Histologisch handelt es sich um eine subakute Arteriitis ohne frische Nekrose.

4. Aortitis

Bei der Spondylitis ankylopoetica sind nach einer Zusammenstellung von Gamp u. Ogorrek (1958) über 2351 Fälle der Weltliteratur in 3,5 % Herzklappenfehler festgestellt worden. Die eindeutige Sonderstellung dieser Kombination besteht darin, daß sie häufig mit einer Aortitis kombiniert ist. Die Häufigkeit des rheumatischen Fiebers in der Anamnese läßt daran denken, daß hier zwei Krankheitsprozesse, nämlich das rheumatische Fieber und die Bechterew'sche Erkrankung, sich kombinieren. Die Aortitis ist direkt an der Aortenklappe lokalisiert und geht nicht über den Bereich der Aorta ascendens hinaus. Clark, Kulka u. Bauer (1957) fassen die Aortenveränderung als einen Teilbefund der rheumatischen Erkrankung auf. Toone u. Mitarb. (1959) widmeten der Kombination von Bechterew, Aorteninsuffizienz und Aortitis eine besondere Studie. In keinem ihrer Fälle war eine rheumatische Anamnese zu erheben. Luesreaktionen waren negativ. Histologisch glichen die Aortenveränderungen mehr der luetischen Aortitis als einer rheumatischen Arteriitis. Die Tunica externa zeigte eine Endarteriitis obliterans der Vasa vasorum und perivaskuläre Infiltrationen aus Lymphozyten und Plasmazellen. Die Elastica der Media war destruiert, die Intima verdichtet mit fokalen entzündeten Flächen. Klinisch wird die Aortitis kaum, der Klappenfehler meist erst sehr spät wegen der Schwere des meist schon viele Jahre bestehenden Krankheitsbildes entdeckt.

5. Digitalarterien

Relativ häufiger sind die Veränderungen an den peripheren kleineren Arterien, insbesondere an den Digitalarterien. Bereits 1946 beschrieb Sokoloff bei Patienten mit primär chronischer Polyarthritis kleine, narbig verheilende Nekrosen an den Fingerendgliedern, die durch Verschlüsse der Digitalarterien verursacht waren. Auch hier wurden histologisch Arteriitiden mit wie auch ohne Nekrosen gefunden (Bywaters, 1957; Laws, 1963; Sokoloff, 1957; Scott, 1961; Schmid; Dériaz, 1964). Laws arteriographierte 38 Patienten mit einer primär chronischen Polyarthritis und fand bei 26 Verschlüsse einer oder mehrerer Fingerarterien. Angiographisch sah man auch Kollateralenbildungen, Verengerungen, Schlängelungen. Das männliche Geschlecht ist durch die Symptome der Verschlußkrankheit bevorzugt. Die Arterienerkrankung steht in keiner Beziehung zur Länge der rheumatischen Erkrankung. Der Waaler-Rose-Test war meist positiv. Die Arterienveränderungen waren an den Extremitäten ausgeprägter, an denen auch starke Gelenkveränderungen vorlagen.

6. Arterien der peripheren Nerven

Bei länger bestehender primär chronischer Polyarthritis treten bei Patienten mit Rheumaknoten und stark positivem Waaler-Rose-Test häufig sog. Neuropathien mit Pelzigsein der Füße bis zum unerträglich brennenden Schmerz an Füßen und Händen auf. Nach Ansicht von Hart u. Golding (1960) sowie Steinberg (1960) liegt die Ursache in einer Arteriitis der die Nerven versorgenden Gefäße. Fließende Übergänge mit gleichzeitiger oder vorwiegender Verschlußkrankheit der Fingerendgliedarterien kommen vor. So konnte Pallis (1966) bei derartigen Patienten mit neurologischen Befunden an den oberen Extremitäten durch Arteriographien ausgedehnte Gefäßverschlüsse der digitalen Arterien, welche meist in dem gefühlsgestörten Gebiet der Finger lagen, nachweisen. Die Histologie der exzidierten Fingerarterien zeigte eine konzentrische Verdickung mit den schon beschriebenen fibrösen, subendothelial gelegenen Ablagerungen, Fragmentation der Elastica und eine Thrombusbildung im Lumen. In den von Pallis (1966) beschriebenen Fällen war eine zelluläre Infiltration oder eine fibrinoide Nekrose in der Gefäßwand nicht gefunden worden. Eine weitere Gruppe mit einer distalen sensorisch-motorischen Neuropathie entwickelte tiefe Ulzerationen an den Beinen, als deren Ursache eine nekrotisierende Arteriitis der Hautmuskelgefäße autoptisch festgestellt werden konnte, die histologisch Veränderungen der Polyarteriitis nodosa (Kußmaul-Mayer) entsprach. Auch hier ist eine Erkrankung der Vasa nervorum als Ursache angenommen worden. Auch Irby (1958) fand bei 6 Patienten mit einer peripheren Neuritis bei primär chronischer Polyarthritis eine Perivaskulitis der den Ischiasnerven versorgenden Gefäße. Auch hier war bei negativem LE-Zelltest der Waaler-Rose-Test stark positiv.

7. Arteriitiden im Bereiche der Muskelarterien

Sokoloff (1957) fand bei Gastrocnemiusbiopsien bei Patienten mit primär chronischer Polyarthritis in 10% entzündliche Arterienveränderungen.

8. Arteriitis und Prednison

Durch die ungleich häufigere Beobachtung von entzündlichen Arterienerkrankungen in den letzten Jahren ist der Verdacht geäußert worden, daß die Cortisonbehandlung der primär chronischen Polyarthritis die Ursache für die beschriebenen peripheren Arteriitiden sein könnte. Einen Zusammenhang sehen Irby (1958), Golding, Steinberg (1960), Dériaz (1964), Swezey (1967) die im ganzen 31 Fälle mit Arteriitis sahen und auf Grund ihrer Voruntersuchungen zu der Ansicht kamen, daß die Arteriitiden mit der Therapie in Zusammenhang zu bringen sind. Insbesondere Steinberg (1960) konnte in 10 von seinen 15 Fällen den zeitlichen Zusammenhang zwischen der Entwicklung einer Gefäßerkrankung und dem Therapiebeginn beobachten. Scott u. Mitarb. (1961) äußern sich wesentlich kritischer, obwohl sie bei 11 Arteriitiden bei chronischer Polyarthritis 9 mal Cortison gegeben hatten. Johnson (1959) sieht nur eine Verschlimmerung eines bereits bestehenden Gefäßprozesses durch Cortison als gegeben an. Bywaters (1957), der sich 1956 über den Zusammenhang zwischen Therapie und Gefäßerkrankung noch sehr positiv geäußert hatte, ist auf Grund seiner neueren Untersuchung kritischer und meint, es handele sich nur um einen Zufall, da in letzter Zeit alle Patienten mit schwererer Polyarthritis sowieso mit Cortison behandelt worden seien. Eingehend hat sich Kemper (1957) mit dieser Frage bei seinen 52 Patienten beschäftigt. Er kommt auf Grund seiner 14 Arteriitiden zu dem Ergebnis, daß möglicherweise das Absetzen des Steroids mit dem dadurch bedingten Hypocorticoizismus und eine zusätzliche Stress-Situation die Arteriitis verursache, was er in Einzelbeobachtungen gut belegte. Die von einzelnen Autoren geäußerte Meinung, daß eine Arteriitis durch Cortison in ihre nekrotisierende Form überführt werden könnte, wurde von Schmid (1961) nicht geteilt. Aronow (1960) u. Pallis (1966) sowie Steinberg (1960), vor allem aber auch Cruickshank, sehen keinen Zusammenhang zwischen Cortison-Therapie und Arteriitis, so daß letztlich die Ursache der häufiger beobachteten entzündlichen Arterienerkrankung bei primär chronischer Arthritis als nicht geklärt anzusehen ist.

Die Fehldiagnose „Rheumatismus" bei Nervenleiden

R. Janzen

Bei einem ziehenden d.h. rheumatischen Schmerz im Bereich des Rumpfes und der Gliedmaßen, dem ein Substrat nicht zugeordnet werden kann, wird nicht selten leichtfertigerweise die *Symptom*diagnose „Rheuma" in eine *Art*diagnose transformiert.

Die Symptomdiagnose „Rheuma" wird ebenso mißbraucht wie die Diagnose „Neuralgie". Dieser Fehler wird nicht gemacht, wenn man sich klarer Begriffe bei der Schmerzanalyse bedient, welche uns als Wegweiser zur Diagnose dient. Folgende Begriffe haben sich als nützlich erwiesen:

```
Neuralgie s.s. = dolor projectus
Zona algetica = a) dolor localisatus
                b) dolor translatus
Meralgia
```

Eine Neuralgie tritt auf bei Irritation einer schmerzleitenden Bahn sowie, wie die operative Erfahrung gezeigt hat, bei Irritation der Hinterstränge, obwohl diese den Schmerz nicht leiten. Der Schmerz wird in das Zuflußgebiet der betreffenden Bahn projiziert. Der Ort der Präsentation ist mithin verschieden vom Ort der Irritation (v. Auersperg). Die Erkennung einer Strangneuralgie oder eines Thalamusschmerzes kann schwierig sein, sie können mit einem Gliedschmerz (Meralgie) verwechselt werden. Bei den Neuralgien der peripheren sensiblen Nerven und der sensiblen Wurzeln schützt die einfache Beachtung des Schmerzgebietes vor der Fehldiagnose Rheuma, halten sich doch diese häufigsten Neuralgien an das wohldefinierte Ausbreitungsgebiet der betreffenden Nerven.

Die Kollagenerkrankungen im engeren Sinne bewirken im allgemeinen Polyneuritiden, gelegentlich — insbesondere bei den Angiitiden — auch Mono-, Plexus-Neuritiden. Die neurogenen Symptome können den übrigen Manifestationen z.B. eines Erythematodes oder einer Panangiitis lange vorausgehen. Das gilt auch für die Myositiden. Im letzten Falle kann die Genese eines Muskelschwundes lange verkannt werden, wenn Myalgien fehlen und wenn man nicht die Laboratoriumsuntersuchungen, insbesondere die Elektromyographie, zu Hilfe nimmt.

Neuralgien als Begleitsymptome/Komplikationen treten natürlich immer dann auf, wenn bei Erkrankungen des Stützapparates vorbeiziehende Nerven oder Wurzeln gereizt werden. Neuralgien sind in diesem Falle Spätkomplikationen oder ein Frühsymptom, das die Erkrankung des Stützapparates lokalisieren und erkennen hilft.

Meralgien werden wohl kaum als „Rheumatismus" fehldiagnostiziert; denn die Symptome seitens des vegetativen Nervensystems kann man nicht verkennen. Natürlich kann sich auch einmal eine rheumatische Krankheit als die Störquelle herausstellen, welche durch Knochen- oder Weichteilveränderungen die vegetativen Anteile durchziehender Nerven reizt und zu einem entsprechenden Syndrom führt z.B. dem Carpaltunnel-Syndrom bei Irritation des Nervus medianus im Sulcus carpi.

Die algetischen Zonen, d.h. engumschriebene Schmerzen an irgendeiner Körperstelle, entstehen entweder am Orte der Krankheit = dolor localisatus oder sie sind übertragen = dolor translatus.

Schmerzen durch rheumatische Gewebsreaktionen entsprechen dem dolor locali astus. Die Identität von Schmerzort und Krankheitsherd ist in der Regel unschwer festzustellen. Die Fehldiagnose „Rheuma" taucht auf, wenn einem umschriebenen Schmerz eine Veränderung am Schmerzort nicht zugeordnet werden kann. Diese Fehldiagnose trifft man in der Vorgeschichte von Kranken, bei denen infolge eines Herdes innerhalb einer Körperhöhle der Schmerz in die Körperperipherie übertragen wird. Diese Head-, Mackenzie-Zonen sind allgemein bekannt. Gleichwohl kann die richtige Einordnung im Einzelfalle erhebliche Schwierigkeiten bereiten. Dies geschieht vor allem dann, wenn eine sehr chronische Irritation vorhanden ist. Da außer der Fehldiagnose „Rheuma" auch die Fehldiagnose „Neuralgie" sich einstellt, wird neben dem Rheumatologen auch der Neurologe nicht selten mit solchen Problemfällen der Inneren Medizin befaßt.

Die allgemeine Darstellung war erforderlich, um den Zugang zum eigentlichen Thema zu finden, das sich dadurch aber kürzer darstellen läßt, weil man nämlich ableiten kann.

Die *Fehldiagnose „Rheumatismus" in der Initialphase von Nervenleiden* taucht auf:

1. bei den schwer zu diagnostizierenden Neuralgien infolge Irritation der aufsteigenden sensiblen Bahnen bis zum Thalmus
2. bei den funktionellen und strukturellen Myopathien
3. bei den neurogenen Muskelatrophien
4. bei den supraspinalen Störungen der Motorik
5. bei den neurogenen Arthropathien
6. bei den neuralen Prozessen, welche unmittelbar oder reflektorisch den Stützapparat beeinflussen.

zu 1. Metabolische und entzündliche Polyneuro-Myelopathien führen zu lanzinierenden Schmerzen, häufig zu Gliedschmerzen, deren Charakter als Strangneuralgie schwer zu erkennen ist. Das letzte beobachtet man besonders bei den chronischen metabolischen Myelosen.

zu 2. und 3. Die funktionellen Myopathien bei Störungen im Überträgermechanismus (myasthene und myotone Reaktionen verschiedener Genese) bedingen Schmerzen durch unphysiologische Beanspruchung des Stützapparates. Wenn solche Myasthenien sich lange Zeit auf bestimmte Gebiete beschränken, z.B. Nackenmuskulatur, Beckengürtelmuskulatur, täuschen sie Veränderungen an der Halswirbelsäule oder den Hüftgelenken vor. Bei rheumatischen Schmerzen, welchen eindeutige und ein Symptom auch wirklich erklärende Befunde am Stützapparat nicht zugeordnet werden können, sollte man differentialdiagnostisch an Myopathien denken. Die funktionellen Myopathien kann man durch Testuntersuchungen ermitteln: Elektrolytbestimmung, Tensilon-, Prostigmintest bei myasthenen Reaktionen, Novocamidtest bei myotonen Reaktionen. Die Elektromyographie, welche in der Differentialdiagnose der Myopathien unentbehrlich ist, leistet, neben der Muskelbiopsie, bei der Erkennung der strukturellen Myopathien (Dystraphien und Myositiden) und der neurogenen Atrophien (sogen. spinale Muskelatrophie, myatrophische Lateralsklerose) hervorragende Dienste.

zu 4. Nicht nur die Störungen der motorischen Einheit, die eben kurz angeführt worden sind, sondern auch alle Störungen der supraspinalen Motorik bewirken Schmerzen durch unnatürliche Belastung des Stützapparates. Die *schleichend* einsetzende Spastik und der beginnende Parkinsonismus bereiten der Erkennung erhebliche Schwierigkeiten, so daß die Kranken mit „Nervenrheuma" von Arzt zu Arzt, von Kur zu Kur wandern, ehe die Nervenkrankheit festgestellt wird.

zu 5. Die neurogenen Arthropathien bei spinalen Prozessen (Tabes, Syringomyelie) und die dystrophischen Veränderungen der Weichteile und Gelenke bei Schädigung peripherer Nerven, welche Fasern des vegetativen Systems führen (also vor allem Medianus und Ischiadicus) seien in Erinnerung gerufen unter Hinweis auf die Probleme, welche Ricker (1938) für „die rheumatisch genannte akute Polyarthritis mit ihrem Zubehör" erörtet hat.

zu 6. Ein intraspinaler Prozeß kann verschiedenartige Schmerzen erzeugen durch die Irritation unterschiedlicher Strukturen:

a) Schmerz durch Irritation schmerzempfindlicher Strukturen am Stützapparat selbst. Das ist der Fall bei sehr chronischen Meningitiden (Mykosen, Zoonosen), bei Tumoren des Nervengewebes oder der Häute (z.B. Neurinome, Meningome). Der Schmerz wird übertragen und kann jahrelang, selbst über ein Jahrzehnt als „örtliches Rheuma" sich der richtigen Diagnose entziehen.

b) Schmerz durch reflektorische abnorme Dauereinstellung des Stützapparates. Durch diese Entlastung sollen bewegungsabhängige Veränderungen im Spinalkanal, die das Nervengewebe beeinträchtigen oder reizen, ausgeschaltet werden. Jede „idiopathische", d.h. kryptogenetische Wirbelsäulensteife ist verdächtig darauf, daß ein intraspinaler Tumor vorliegt. Dies gilt insbesondere für jugendliche Menschen und für die Steifhaltungen im Lendenbereich. Die Fehlbildungstumoren in dieser Region können jahrelang unter dem Leitsymptom der schmerzhaften Lendensteife verlaufen, ehe neurologische Symptome auftreten. Wenn man aber diese einfache Regel beachtet, kann man die Kranken rechtzeitig von ihren Schmerzen erlösen und Komplikationen am Nervensystem vermeiden.

c) Schmerzen durch Wurzelirritation. Bei Neurinomen können Schonhaltungen und die röntgenologisch nachweisbare Erweiterung des Foramen intervertebrale jahrelang unerkannt bleiben, weil die Wurzelneuralgie vom Zonenschmerz infolge Irritation des Stützapparates selbst nicht differenziert und damit die Leitschiene zum Prozeß, welche ja jede Neuralgie anbietet, nicht ausgenutzt worden ist. Jeder Kliniker kennt solche Fälle, die ein Martyrium durchgestanden haben, bis zur Internierung wegen Sucht, ehe die Diagnose Neurinom gestellt worden ist. Wurzelirritationen treten bei allen meningealen entzündlichen und neoplastischen Affektionen auf.

d) Schmerz durch Irritation der aufsteigenden Bahnen. Man muß sich erinnern, daß bemerkenswerterweise die Reizung der Hinterstränge, welche den Schmerz nicht leiten, heftige Schmerzen erzeugt. Daß diese Strangneuralgien besonders schwer zu deuten sind und als Rheuma fehldiagnostiziert werden, wurde schon gesagt.

Exemplarisch darf auf die spinalen Haemangiome (auch Varicosis spinalis genannt) hingewiesen werden: Lange Zeit bestehen ungeklärte Strangneuralgien, die als Ischias, Gliedschmerzen, Nervenrheuma behandelt werden. Dann treten Rückenschmerzen und Schonhaltung auf. Erst viele Jahre später, meistens im fünften Jahrzehnt, zeigen sich die Symptome der vasculären Myelopathie, nämlich Pyramidenbahnzeichen, segmentale Atrophien, Blasen-Darm-Störungen, d.h. ein buntes Syndrom, das sich nicht auf eine bestimmte Höhe und einen bestimmten Querschnitt des Rückenmarkes lokalisieren läßt.

Lokalisierte Schonhaltung, Haltungsabweichungen bei Bewegungen, lokalisierten Druck- und Klopfschmerz muß man nicht selten in wiederholten Untersuchungen mühsam aufspüren. Diese einfachen klinischen Zeichen sind aber verläßliche Führer. Mittels dieser Zeichen kann man auch Prozesse im Epiduralraum entdecken, einem Raum, der in der Diagnostik so auffällig vernachlässigt wird. Im Gegensatz zum Schädel ist vom foramen occipitale magnum an abwärts der epidurale Raum gut ausgebildet. Blutungen, metastatische Eiterungen, metastatische Blastome können sich hier ausbreiten und mehr oder weniger umschriebene rheumatische Schmerzen bis hin zu einer allgemeinen Wirbelsäulensteife, welche dann als Meningitis gedeutet wird, erzeugen. Die Symptome seitens der durchtretenden Wurzeln und seitens des Rückenmarks treten manchmal erstaunlich spät in Erscheinung. Bei diesen Meningitiden ist man dann erstaunt, daß man den Liquor nur gering oder gar nicht verändert findet. Das hängt natürlich damit zusammen, daß die sogen. sympathische meningeale Reaktion bei einem epiduralen Prozeß nicht ausgeprägt sein muß. Leider wird oft vergessen, daß man den Liquor nur aus dem spatium leptomeningicum entleeren kann.

Mit diesen Hinweisen sei der Streifzug durch ein wichtiges Gebiet der Differentialdiagnose rheumatischer Schmerzen abgeschlossen. Auf dem begrenzten Raum waren eine Kasuistik und eine Auseinandersetzung mit der Literatur nicht möglich. Ich konnte nur das Ergebnis der eigenen Erfahrung niederschreiben. Deswegen sei es auch erlaubt, die Arbeiten zum Thema aus dem eigenen Arbeitskreis hervorzuheben, welche auch die weiterführende Literatur bringen.

Modell einer Rheumaklinik

V. Laine

Entsprechend den verschiedenen historischen Ursprüngen in der Entwicklung des medizinischen Dienstes in den verschiedenen Ländern finden sich auch gewisse Unterschiede in seinem Aufbau. In einigen Ländern hat die Balneologie mit uralter Tradition ihren Dienst bei einer Vielfalt von Krankheiten versehen und später die Hauptrolle im Gebiet der rheumatologischen Krankheiten übernommen. In andern Ländern war es die später entwickelte physikalische Medizin, welche sich besonders mit der Betreuung der Probleme der Rheumatiker befaßt hat. Zuletzt hat auch die innere Medizin in einigen Ländern eine dominierende Rolle in der Erforschung, Fürsorge und Behandlung der rheumatischen Erkrankungen übernommen. In gewissen Ländern, z.B. in einigen skandinavischen Ländern und in Japan ist der rheumatologische Dienst aufgespalten zwischen innerer Medizin und Orthopädie, wobei die letztere sich vorwiegend mit der Betreuung und Behandlung degenerativer Zustände befaßt (z.B. Finnland und Schweden).

Rheumatologie als eine neue kommende Spezialität ist nicht unbedingt einmütig akzeptiert worden. In gewissen Ländern ist die Entwicklung weiter vorgeschritten und in einzelnen schon so weit, daß es als unabhängige Spezialität anerkannt worden ist. In einigen Ländern gehört es als untergeordnete Spezialität zu der innern Medizin, wiederum in andern zu der physikalischen Medizin. Wenn man alle diese Variationen in Betracht zieht, kann man gut verstehen, daß kein allgemeines Abkommen über den Aufbau von rheumatologischen Einheiten besteht. In Europa jedoch hat die Tendenz bestanden, auf verschiedene Arten innere Medizin, Balneologie und physikalische Medizin im gleichen Institut zu vereinigen. Es scheint allgemein akzeptiert zu werden, daß ein wirksamer poliklinischer Dienst mit der rheumatologischen Einheit verbunden werden muß.

Die medizinische Forschung hat das Bild neuerdings verändert. Die Grenzen der Rheumatologie sind weniger scharf geworden, eine Vermischung mit andern Spezialgebieten, wie Immunologie, orthopädische Chirurgie, Dermatologie, Ophtalmologie, Nephrologie, Phtysiologie und andere ist zum Teil eingetreten.

Ein Mangel an Kontakt mit andern Spezialgebieten wird in denjenigen rheumatologischen Institutionen, welche entfernt von medizinischen Zentren arbeiten, gut erkannt. Solche Kontakte erweitern den Spielraum des Wissens und garantieren bessere technische Bereitschaft für die Spezialität.

Richtlinien für die Organisation

Der erste Versuch, Richtlinien für die Organisation des rheumatologischen Dienstes zu formulieren, wurde durch eine Gruppe von Spezialisten im Jahre 1963 unternommen. Aus diesem Rapport (Technical Conference convened by the Regional Office for Europe of the World Health Organization) geht hervor, daß rheumatologische Einheiten mit Instituten oder Kliniken mit vielen Disciplinen verbunden werden müssen oder so plaziert werden sollen, daß vollständige Nutzung aller Spezialitäten im medizinischen Beruf garantiert werden kann.

Gewisse rheumatologische Zustände wie chronisch entzündlicher Gelenkrheumatismus verlangen in allen Fällen frühzeitige Überweisung an die Klinik, damit eine detaillierte Erhebung der Krankheit, ihrer Komplikationen, der Sozialaspekte, sowie eine Planung von einem detaillierten Langzeitprogramm gemacht werden kann.

Es besteht die Notwendigkeit einer Regionalklinik eine rheumatologische Einheit beizufügen, welche die vollständige Reihe aller diagnostischen Dienste besitzt für schwere und komplizierte rheumatische Erkrankungen. Dies kann eventuell modifiziert werden durch Organisation der Dienste auf 2 Ebenen, eine für Forschung, Diagnostik und kurzfristige Behandlung mit der Möglichkeit zur Kontaktnahme mit allen Spezialitäten und einer zweiten mit rheumatologischer Langzeitbehandlung und Rehabilitation, wobei aber beide in enger Gemeinschaft zusammen arbeiten sollten.

Längere Behandlung von vielen Rheumatikern und Rekonvaleszenten können in Institutionen vom Sanatoriumstyp durchgeführt werden. Diese Institutionen sollten möglichst nahe der Hauptklinik gelegen sein und eine vollständige therapeutische Ausrüstung muß den Patienten, die dort betreut werden, zur Verfügung stehen.

Bedürfnis medizinischer Dienste für rheumatische Erkrankungen

Eine Schätzung über das Bedürfnis von speziellen Diensten für rheumatische Zustände wurde in diesem Rapport vorgenommen. Diese basiert auf verfügbaren Informationen über Erhebungen von Volksuntersuchungen mit Betonung des chronisch entzündlichen Gelenkrheumatismus in einer Größenordnung von 1—3%. Die folgenden Aufstellungen geben die ungefähren Bedürfnisse an für Länder mit dem vorgängig erhobenen Vorkommen. Wenn auch noch rheumatisches Fieber und degenerative Krankheiten mitbehandelt werden, müssen die nachfolgenden Zahlen entsprechend modifiziert werden.

Der *hochspezialisierte Typ* (consultant type) eines rheumatologischen Dienstes benötigt als Minimum für 100000 Einwohner 2 Rheumatologen (consultant rheumatologist), welche durch einen zum Fach gehörenden jüngeren Mediziner und Hilfspersonal unterstützt werden sollen. Für rheumatologische Fälle werden ca. 80 Betten benötigt, wobei 20 Akutbetten in der Hauptklinik und 60 Betten in sanatoriumähnlichen Institutionen zur Verfügung stehen sollten.

Das Bedürfnis für den *umfassenden* rheumatologischen Dienst beträgt für 100000 Einwohner zusätzlich einen voll praktizierenden Rheumatologen. Für eine Population von 1 Million sollen 150—200 Betten und eine spezielle rheumatologischpoliklinische Abteilung in Regionalspitälern mit dem dazugehörenden Personal aufgestellt werden.

Diese ungefähre Berechnung wurde *für die skandinavischen Länder* im Jahre 1965 durch ein spezielles Team von 9 prominenten Rheumatologen modifiziert (Riktlinjer för Reumatologins utveckling i Norden, Heinolakomiten 1965) wobei folgende Ergebnisse resultierten:

Für 1 Million Einwohner werden als Minimum 200 Betten in Spezialkliniken benötigt, wenn nur entzündliche rheumatologische Krankheiten behandelt werden und 500 Betten wenn die degenerativen Formen eingeschlossen sind.

Jede Universitätsklinik sollte eine Spezialklinik für rheumatologische Zustände mit Möglichkeiten zur Lehrtätigkeit und Forschung haben.

Es sollte die Möglichkeit bestehen, einen spezialchirurgischen Dienst für 1 Million Einwohner in Zusammenarbeit mit der rheumatologischen Einheit zu errichten.

Jedes Zentralkrankenhaus (für 100000—200000 Einwohner) sollte einen Rheumatologen und 30 Betten für rheumatische Erkrankungen haben. In diesen Kliniken sollte auch ein Rheumatologe für poliklinischen Dienst zur Verfügung stehen. Die restliche benötigte Bettenzahl kann sich in Kliniken von sanatoriumähnlichem Typ befinden, welche aber der rheumatologischen Einheit der Hauptklinik so nah wie möglich gelegen sein sollte.

Jedes Regionalkrankenhaus (für 1 Million Einwohner) sollte eine spezielle Abteilung für Kinder mit vorwiegend juveniler rheumatischer Arthritis aufweisen. Die schätzungsweise errechnete Summe von neuen Fällen von juveniler rheumatischer Arthritis beträgt 15—20 für 1 Million Einwohner jährlich in den skandinavischen Ländern. Diese Abteilungen müssen mit einem Schwimmbad und speziellen Trainingsmöglichkeiten versehen werden. Dazu benötigt man 1 Lehrer, 1 Spielinstructor und einen speziell geschulten Physiotherapeuten. Es müssen auch Unterrichtsmöglichkeiten für jugendliche Rheumatiker im Alter von 16—18 Jahren geschaffen werden.

Eine rheumatologische Einheit mit 1 Chefarzt sollte nicht mehr als 90 Betten haben. Eine solche Klinik benötigt einen Oberarzt und 3 Abteilungsärzte. Ist zusätzlich lehrende Tätigkeit inbegriffen, so wird ein Oberarzt mehr benötigt, um den Klinikchef zu entlasten. Die nötige Bettenzahl einer Universitätsklinik beträgt 45—60 Betten.

Die minimale Schätzung ergibt, daß für 90 für rheumatische Zustände zur Verfügung stehende Betten 1 orthopädischer Chirurg mit hauptamtlicher chirurgischer Tätigkeit benötigt wird. Ein Physiotherapeut wird für 15 Patienten im Minimum und 1 Arbeitstherapeut für 25 Patienten benötigt. Für 50 Patienten rechnet man im Minimum 1 Sozialfürsorger und 1 Psychologen für 150 Patienten.

Im poliklinischen Dienst wird schätzungsweise 1 Rheumatologe im Stande sein 1 neuen Patienten in 1 Stunde und einen bereits bekannten Patienten (Kontrollvisite) in 30 Minuten zu sehen, ausgenommen die Zeit, die für Konferenzen und Korrespondenzen benötigt wird. Für einen Rheumatologen werden schätzungsweise 1—2 Physiotherapeuten voll beschäftigt werden können. Ein Sozialfürsorger wird nach vorläufigen Berechnungen für 2 Rheumatologen benötigt und für 1 Rheumatologen 1 Krankenschwester.

25% der im poliklinischen Dienst gesehenen Patienten benötigen schätzungsweise orthopädische Konsultation.

Der Plan für die Organisation einer rheumatologischen Einheit (Skandinavische Länder) enthält Aufstellungen von benötigtem Personal (teilweise Konsiliarii) z.B.:

Rheumatologe, orthopädischer Chirurg (Handchirurg), Radiologe, klinischer Chemiker, Bacteriologe, Immunologe, Pathologe, Psychologe, Psychiater, Ophthalmologe, Dermatologe, Oto-Laryngologe, Urologe, Gynägologe, Zahnarzt.

Alle diesen Spezialitäten zugehörigen Laboratorien sollten verfügbar sein. Ist der Rheumatologe nicht in physikalischer Medizin qualifiziert, so wird zusätzlich ein entsprechender Facharzt benötigt.

Die Auswertung und Behandlung wird am besten durch ein Team durchgeführt, welches aus mindestens folgenden Spezialitäten zusammengesetzt sein sollte: Rheumatologe, orthopädischer Chirurg (Handchirurg), Krankenschwester, Physiotherapeut, Beschäftigungstherapeut, Psychologe, Sozialfürsorger, Berufsberater. Die Zusammensetzung des Personals im poliklinischen Dienst sollte im Prinzip die gleiche sein, wie in der Klinik, doch ist die vollständige Liste nicht in allen Fällen notwendig. Die Konsiliarii sind die gleichen wie in der Klinik. Die Auswertung und Behandlung muß mindestens durch Rheumatologen, orthopädischen Chirurgen (Handchirurg), Physiotherapeuten und Sozialfürsorger erfolgen.

Für die Organisation von rheumatologischen Kliniken können keine starren Forderungen aufgestellt werden, da die Bedürfnisse und die Möglichkeiten sehr verschieden sind. Die vorliegenden Ausführungen und Aufstellungen sind deshalb auch noch unvollständig und müssen mit Vorbehalt aufgenommen werden.

Soziologie und Sozialmedizin

W. Belart

Problemstellung

Soziologische und sozialmedizinische Bedeutung des Rheumatismus gründen in der großen Durchseuchung der Bevölkerung einerseits und in der vergleichsweise großen Invalidisierung des Einzelnen andererseits.

Über die zahlenmäßigen Grundlagen sind wir heute dank der seit den 20er-Jahren erhobenen zahlreichen Statistiken zuverlässig informiert. Im Folgenden seien einige für unsere Zwecke wichtige Tatsachen hervorgehoben.

Die medizinischen Aspekte

Die neueren, z. T. sehr großen epidemiologischen Untersuchungen (Kellgren u. Lawrence, 1956; de Graaf, 1962) unterrichten uns über die Häufigkeit der *rheumatoiden Arthritis*. Ohne wesentliche regionale Unterschiede werden 0,7 bzw. 2,1% der männlichen bzw. weiblichen Bevölkerung von sicherer und 1,7 bzw. 4,7% von wahrscheinlicher rheumatoider Arthritis befallen (Lawrence, 1966). Hier finden sich in erster Linie die die Sozialmedizin interessierenden „schweren" Fälle.

Ihrer großen Zahl wegen fallen aber auch die *degenerativen Rheumaformen* ins Gewicht. Wagenhäuser hat in seiner mit 773 Probanden vergleichsweise kleinen, aber klinisch sehr eingehenden und auch die degenerativen Formen berücksichtigenden epidemiologischen Untersuchung gezeigt, daß 78% aller über 15 Jährigen rheumatische Sitgmata überhaupt und 52% mittelschwere bis schwere Stigmata aufweisen. Diese sind zum großen Teil polyarthrotischer Natur, wobei der Wirbelsäulenbefall den Gelenkbefall deutlich überwiegt. Hier findet sich das große Reservoir vorübergehender Arbeitsniederlegungen.

Die älteren, noch auf vergleichender Auswertung von Krankenkollektiven beruhenden Statistiken weisen nach, daß der Rheumatismus an allen krankheitsbedingten Arbeitsniederlegungen mit 15—21%, an allen Krankmeldungen hingegen nur mit 5—12% beteiligt ist (Bruck, 1939; Belart, 1951; Bayer, 1957). Das bedeutet, daß der Rheumatismus häufiger Arbeitsniederlegungen veranlaßt als der Durchschnitt aller Krankheiten. Nach denselben Autoren beträgt die durchschnittliche Krankheitsdauer unter Ausschluß der Invaliditäten je Fall 19,8—24,6 Tage und bleibt damit im Mittel aller Krankheiten.

Will man sich ein Bild von der zahlenmäßigen Größe der *sozialmedizinischen Aufgaben* machen, so kann man davon ausgehen, daß ein bedeutender Teil der an rheumatoider Arthritis Erkrankten, aber auch viele Arthrotiker und Spondylotiker in soziale Schwierigkeiten geraten. Die schweizerischen Fürsorgestellen weisen zwischen entzündlichen und degenerativen Rheumaformen ein Verhältnis von 1:3

nach[1]. Bringt man diese Relation in Beziehung zur Morbiditätsfrequenz der rheumatoiden Arthritis, so kann man annehmen, daß in einer Bevölkerung zwischen 2 und 5% aller Menschen in Not geraten. Wagenhäuser (1969) fand beispielsweise 4,4%.

Die soziologischen Aspekte

Hier interessiert vor allem der *Arbeitsverlust*. England schätzt die wegen Rheuma jährlich verlorenen Arbeitstage auf 28 Mio bei 50 Mio Einwohnern (Lawrence, 1965). Das macht einen halben Tag je Einwohner. Diese Zahl dürfte aber zu niedrig liegen. In der Schweiz geben die Krankenkassen je Mitglied und Jahr 7,5 Krankentage an[2]. Bei einem Rheumaanteil von 20% macht das 1,5 Rheumakrankentage je Mitglied und Jahr. Belart (1951) fand bei den Beschäftigten der Verkehrsbetriebe der Stadt Zürich 2 Krankentage. Man kann damit annehmen, daß auf 180—200 Arbeitende je einer eingestellt werden muß, um die Rheumaausfälle wett zu machen.

Die *Altersverteilung* der Rheumaerkrankungen zeigt bekanntlich das Vorwiegen der mittleren Erwachsenenalter, obwohl jedes Lebensalter seinen Rheumatismus kennt. Die objektiven Befunde vertebraler Erkrankungen überschreiten nach Wagenhäuser schon um das 30. Lebensjahr die 50%-Grenze der Gesamtbevölkerung. Aber auch die rheumabedingten Absenzen nehmen zwischen dem 45. und 55. Lebensjahr sprunghaft zu (Lawrence, 1966). Diese Tatsachen sind von großer soziologischer Bedeutung, sind doch die familiären und beruflichen Verpflichtungen in diesem Alter am größten.

Über die *Korrelation mit dem Beruf* finden sich zahlreiche Studien, doch leiden sie meist an der zu kleinen Zahl der Probanden. Oft zitiert sind die Untersuchungen von Lawrence (zit. 1965), wonach bei Bergarbeitern der schweren Lasten wegen radiologische Wirbelsäulenveränderungen früher auftreten als bei der nichtbergarbeitenden Bevölkerung der gleichen Gegend, wogegen sich Feuchtigkeit und Kälte nur auf die subjektiven Beschwerden und die Dauer der Absenzen auswirken, nicht aber auf die objektiven Symptome.

Nicht von der Hand zu weisen sind *psychologische Zusammenhänge* zwischen Beruf und krankheitsbedingtem Arbeitsausfall. Gesicherte subalterne Stellung führt zu Vermehrung, selbständige verantwortliche Arbeit zu Verminderung. Das ist beim Rheumatismus mit der Subjektivität seiner Beschwerden besonders deutlich. Bruck (1939) fand seinerzeit bei den Angestellten der Schweizerischen Bundesbahnen einen Rheumaanteil von 21% der Gesamtabsenzen, bei der ländlichen St. Galler-Krankenkasse jedoch bloß 8,1%.

Schließlich sind die durch Rheumatismus verursachten *Invaliditäten* von großer soziologischer Bedeutung. Hier zuverlässige Zahlen anzugeben ist allerdings schwierig, weil Frühpensionierungen meist aus dem Zusammenspiel mehrerer Krankheiten zustande kommen. Nach den weitgehend übereinstimmenden Zahlen von Bruck (1939), Zaslawski (1959) und Baier (1957) betragen die vorzeitigen Pensionierungen wegen Rheumatismus 19—25% aller Frühpensionierungen.

Die Organisation der Rheumabekämpfung

Unter Rheumabekämpfung wird unter Ausschluß der Individualmedizin die Summe aller Vorkehren verstanden, die der Verhütung rheumatischer Krankheiten oder der Linderung ihrer Folgen am Kranken selbst und an der Allgemeinheit dienen.

---

[1] Jahresbericht der Schweizerischen Rheumaliga 1966.
[2] Schweiz. Krankenkassenzeitung **1966,** 262.

Organisatorisch können drei Verantwortungsbereiche unterschieden werden: die Medizin, die sozialmedizinischen Organisationen und der Staat.

Medizinische Aufgaben
Eine Rheumabekämpfung ohne medizinisch-wissenschaftliche Grundlegung ist undenkbar, sie würde ins Paramedizinische abgleiten. Folgende drei Bereiche sind von Wichtigkeit.

Ausbildung. Heute fehlt der Rheumatologie die uneingeschränkte Anerkennung als Lehr- und Prüfungsfach. Es gibt zwar in manchen Ländern vereinzelte Lehrstühle, doch wird üblicherweise der Unterricht verschiedenen Kliniken überbunden, besonders der inneren Medizin und der Orthopädie. Das erschwert die Bildung eines geschlossenen Lehrgebäudes und wirkt sich auf die ganze Rheumabekämpfung nachteilig aus.

Ein wichtiger Anreiz für die Beschäftigung mit dem Fach ist der Spezialarzt- bzw. *Facharzttitel.* Er ist eines der Ziele der Ligue internationale contre le rhumatisme. Auf der Basis der inneren Medizin soll sich die Ausbildung auf die Fächer Rheumatologie, physikalische Medizin und Rehabilitation, Orthopädie, Radiologie und Neurologie ausdehnen. Bislang kennen nur wenige Länder den Facharzt für Rheumatologie, der zudem meist nur in Verbindung mit anderen Spezialitäten, bes. innerer Medizin, Orthopädie oder physikalischer Medizin verliehen wird. In den meisten Ländern bleibt der Facharzttitel aber ein Desideratum.

Spitäler. Leistungsfähige Rheumakliniken verzeichnen nicht nur bessere Behandlungserfolge, sondern sind auch Zentren der Rheumaforschung. Als Beispiel sei die große Klinik von Heinola (Finnland) genannt. Bedeutendes wird aber auch an Rheumaabteilungen großer Spitäler und an wissenschaftlich orientierten Heilbädern geleistet. Ferner finden sich in manchen Staaten über das ganze Land verteilte Rheumaambulatorien. Der Ausbau dieser Behandlungs- und Forschungsstätten ist auch in sozialmedizinischer Hinsicht von allergrößter Bedeutung, sind sie doch Angelpunkt jeder Rheumabekämpfung.

Forschung. Die Rheumatologie und Orthopädie erreichten in letzter Zeit bedeutende Fortschritte in der Verhütung von schmerzhaften und verkrüppelnden Endzuständen rheumatischer Krankheiten. Wir verdanken diese neben wirksameren Medikamenten hauptsächlich der Gelenkchirurgie und der Rehabilation. Demgegenüber gelang es aber nicht Ätiologie und Pathogenese der chronischen rheumatischen Krankeiten so zu erhellen, daß eine kausale Prophylaxe und Behandlung möglich wäre. Sie bleiben aber das Ziel der Forschung, an dem auch die Sozialmedizin in hohem Maße interessiert ist. Denn ihr ist ja die Prophylaxe in erster Linie überbunden!

Sozialmedizinische Rheumabekämpfungsorganisationen
Solche privatrechtliche Organisationen bildeten sich in vielen Ländern. Zum Teil lehnten sie sich an gegebene Fürsorgeorganisationen an, zum Teil sind sie Zweige der medizinischen Fachgesellschaften, vielfach bildeten sie sich aber von sich aus.

Ihre *Zweckbestimmung* ist ursprünglich immer die fürsorgerische Hilfe an Rheumakranke und die Aufklärung der Bevölkerung. Vielfach wird der Aufgabenkreis aber entschieden erweitert. So wird Hilfspersonal ausgebildet und ärztliche Fortbildung getrieben, wird etwa eine ambulante physikalische Therapie unterhalten oder werden Erholungsheime geführt und Spitäler finaziell getragen.

Die *Finanzierung* dieser Organisationen basiert in erster Linie auf privaten Zuwendungen, doch pflegt der Staat jeweils große Beiträge zu leisten. Die privaten Mittel werden durch Mitgliederwerbung, Sammlungen oder Veranstaltungen verschiedener Art zusammengetragen.

Da und dort wird an diesen Organisationen *Kritik* geübt, meist in dem Sinne, daß die Spezialisierung der Fürsorge auf bestimmte Krankheiten und Gebrechen eine Zersplitterung bedeute und unökonomisch sei. Dem ist jedoch entgegenzuhalten, daß die Fürsorge — will sie nicht zu einer Maschinerie, zu einem Staat im Staat werden — immer affektbezogen bleiben muß. Mit anderen Worten müssen sowohl die Spender, als auch die sozial Arbeitenden eine spezielle Bindung zu ihren Schützlingen haben. Über dies hinaus verlangt aber auch jede Infirmität besondere Erfahrungen und Kenntnisse; so auch der Rheumatismus mit seiner stets wechselnden Aktivität.

Auf *internationalem* Gebiet besteht ein Zusammenschluß der Fachgesellschaften in der Ligue internationale contre le rhumatisme, welche sich aber nur am Rande mit sozialmedizinischen Fragen befaßt. Bedeutend aktiver setzt sich die International Society for the Rehabilitation of the Disabled (ISRD) für eine weltweite soziale Medizin ein. Sie unterhält ein Advisory Committee on Arthritis. In Europa besteht jedoch über diese Organisationen hinaus ein freundschaftlicher Zusammenschluß der sozialmedizinischen Rheumabekämpfungsorganisationen, der in gelegentlichen gemeinsamen Aussprachen gepflogen wird.

Staatliche Vorkehren
Der Staat hat verfassungsmäßig über die Gesundheit der Bevölkerung zu wachen. Wenn dabei auch die Seuchenbekämpfung im Vordergrund steht, so hat er doch an der Erhaltung von Gesundheit und Arbeitskraft sein Interesse.

Beim Rheumatismus beschränkt sich die staatliche Hilfe in der Regel auf die Finanzierung der Krankenhäuser, doch erhalten auch Rheumabekämpfungsorganisationen ihre staatlichen Beiträge.

In der Schweiz besteht als Unikum das 1963 in Kraft gesetzte Bundesgesetz über Bundesbeiträge an die Bekämpfung der rheumatischen Krankheiten (Rheumagesetz). Es sieht Beiträge vor

an die Forschung;

an Maßnahmen und Einrichtungen zur Aufklärung über Wesen und Gefahren und Verhütung der rheumatischen Krankheiten, sowie zur Beratung und Betreuung von Personen, die an einer dieser Krankheit leiden;

an die Erstellung, den Um- und Ausbau von Rheumaheilstätten, Rheumakliniken und besonderen Rheumaabteilungen an Spitälern, Polikliniken und physikalisch-therapeutischen Instituten, sowie von Volksheilbädern und

an die jährlichen Betriebsausgaben der genannten Anstalten und Einrichtungen.

Die Aufgaben der Rheumabekämpfung
Wie jede sozialmedizinische Tätigkeit läßt sich auch die Rheumabekämpfung in die Vor- und die Nachsorge aufteilen, wobei die letztere sowohl die Rehabilitation, als auch die Fürsorge umschließt. Zwischen diesen beiden Polen stehen die Bemühungen zur Sicherung einer optimalen ärztlichen Behandlung, welche an sich allerdings nicht mehr zur Aufgabe der Rheumabekämpfungsorganisationen gehört.

Prophylaxe
Die beste Bekämpfung einer Krankheit ist die Prophylaxe. Ihre Grundlage ist in erster Linie die Kenntnis der Ätiologie. Darauf beruhten die großen Erfolge der Seuchenbekämpfung. Bei den chronischen rheumatischen Krankheiten ist die Ätiologie

unbekannt. Deshalb bleiben zur Prophylaxe nur unspezifische Methoden. Die folgenden seien besprochen.

Erkennung von Krankheitsanlagen und Frühdiagnose liegen ausschließlich in der Hand des Arztes bzw. der medizinischen Wissenschaft. Drei Methoden stehen heute zur Verfügung: die Serologie, die Radiologie und die klinische Reihenuntersuchung.

Eine serologische Durchuntersuchung der Bevölkerung wäre denkbar, kennt man doch Sippen mit positiven Seroreaktionen, in welchen der entzündliche Rheumatismus gehäuft auftritt. Diese hochinteressanten Befunde reichen aber nicht zu prophylaktischem Eingreifen aus.

Präarthrotische Zustände der Hüftgelenke und der Wirbelsäule sind seit langem bekannt und können radiologisch dargestellt werden. Das eröffnet die Möglichkeit, durch systematische Röntgenuntersuchungen jugendliche Arthrosekandidaten zu erfassen und von Schwerarbeit fernzuhalten. Die technischen Voraussetzungen dazu und die notwendige Organisation wurden aber bislang noch nirgends getroffen.

Doch nicht nur radiologisch, sondern auch klinisch können in Triageuntersuchungen krankhafte Vorzustände der Wirbelsäule und der gewichttragenden Gelenke erkannt und prophylaktisch von schweren Belastungen ferngehalten werden. Zu solchen Triageuntersuchungen kommen in erster Linie Schul-, Militär- und Fabrikärzte in Frage. Hier liegt eine noch nicht genügend ausgebaute, aber dankbare Arbeit der Rheumabekämpfung.

Erkennung und Beseitigung von auslösenden Ursachen. Wahrscheinlich wird ihr nicht die genügende Aufmerksamkeit geschenkt. Systematisiert ist nur das richtige Heben von Lasten, das ja oft auslösende Ursache von Bandscheibenerkrankungen ist. Hier finden sich vielerorts brauchbare Merkblätter. Aber schon beim Turnen und Schwimmen wird nicht genügend auf die Vermeidung abrupter Reklination geachtet.

Es sind aber noch sehr viele andere Möglichkeiten auszuschöpfen, so in der Bau- und Wohnhygiene, in der Bekleidung, in der Gestaltung des Arbeitsplatzes und in vielem anderem mehr. Hier lohnt es sich zusammen mit Hygienikern und Technikern die notwendigen Untersuchungen durchzuführen.

Hebung der Resistenz. Sie gehört in das Gebiet der allgemeinen Gesundheitspflege, doch kann ihr eine rheumaprophylaktische Bedeutung nicht abgesprochen werden. In Frage kommen das Kraft- und Bewegungstraining einerseits und das Gefäß- und Kreislauftraining andererseits. Hier gibt es sehr viele Möglichkeiten bei Sport und Sauna und Kaltwasseranwendungen.

Ein großes Anliegen der Rheumaprophylaxe ist die Ertüchtigung der Jugendlichen. Schon in der Schule pflegt dem Sport zu wenig Zeit eingeräumt zu sein, und später — bei Lehrlingen schon nach dem 16. Lebensjahr — bleibt Sport die Ausnahme. Da ist die Organisation von freiwilligem Schul- und Lehrlingssport eine dankbare Aufgabe der Rheumabekämpfungsorganisationen. Hierher gehört auch das Schwimmen.

Aufklärung. Sie ist der gängigste Weg der Rheumaprophylaxe und wird mit Vorliebe gepflegt. Sie erreicht zwar viele Menschen, doch ist ihre Wirkung bescheiden. Zudem trägt sie die Gefahr der Züchtung von Krankheitsfurcht in sich, die sich auch kollektiv auswirken kann. Das muß mit Sorgfalt vermieden werden.

Beihilfen zur Behandlung

Die Krankenbehandlung ist nicht Sache der Rheumabekämpfungsorganisationen. Sie bleibt der Individualmedizin vorbehalten. Und dennoch können diese Organisationen

Hilfe leisten. Am augenfälligsten ist sie dort, wo Rheumaspitäler und Ambulatorien finanziert werden. Eine andere Möglichkeit ist der Einsatz mobiler physikalisch-therapeutischer Einheiten. Hier ist es aber schwierig, die nötigen Physiotherapeuten zu rekrutieren und lohnt sich der Einsatz bei zu großen Distanzen nicht genügend.

Eine andere Möglichkeit ist die Herausgabe von gezielten Aufklärungsschriften und Behandlungsanweisungen für Kranke, die der Arzt seinen Patienten abgeben kann. So finden sich in der Schweiz eine Bewegungs- und eine Pflegebroschüre.

Rehabilitation

Bei den chronisch schubweisen Verläufen der rheumatischen Krankheiten ist die Grenze zwischen Behandlung und Rehabilitation schwer zu ziehen. Man wird schließlich dort von Rehabilitation sprechen, wo behindernde Versteifung und Fehlstellungen beseitigt oder in den täglichen Bewegungsablauf und in die Arbeit eingebaut werden müssen.

Die *medizinische* Rehabilitation — bestehend aus Operation, physikalischer Therapie und Beschäftigungstherapie — sollte nach Möglichkeit in der Klinik selbst durchgeführt werden. Um das zu etmöglichen, sind spezialisierte Rheumakliniken so wichtig! Für die *berufliche* Rehabilitation müssen oft die Dienste an eigens dazu eingerichteten Rehabilitationsstätten in Anspruch genommen werden, mit ihren Möglichkeiten der Berufsberatung, Umschulung und der Vermittlung geeigneter, unter Umständen speziell angepaßter Arbeitsplätze. Und die *soziale* Rehabilitation schließlich obliegt den Rheumafürsorgeorganisationen. Eine richtig geleitete Rehabilitation ist immer von großem Nutzen. So berichten Manheimer und Benton (1960) über 60% Erfolge im New York Chapter der Arthritis and Rheumatism Foundation.

Ein von den Hilfsorganisationen besonders gepflegtes Arbeitsgebiet ist die Entwicklung und Beschaffung von *Hilfsgeräten* für das tägliche Leben, auch Aids genannt. Diese reichen vom Strumpfanzieher über Toiletteneinrichtungen bis zu Hilfsmitteln in Küche und Haushalt. Sie sollen die Selbstbesorgung ermöglichen und erlauben oft der behinderten Hausfrau auf ihrem Posten zu bleiben.

Fürsorge

Die Individualfürsorge ist das zentrale Anliegen der meisten Rheumabekämpfungsorganisationen. Sie folgt den von ihr selbst entwickelten Prinzipien, die hier nicht zur Diskussion stehen. Schwerpunkte sind Beratung, Vermittlung und Mittelbeschaffung. Die oft ad hoc ausgebildete Fürsorgerin ist Vermittlerin zwischen Patient, Gemeinschaft und Staat und verteidigt das Recht des Kranken auf ein menschenwürdiges Leben.

Epidemiologie rheumatischer Erkrankungen

J. J. DE BLÉCOURT

Es ist klar, daß die Bedeutung, die eine Erkrankung für eine einzelne Person hat, nicht selten eine ganz andere ist, als die, welche diese Krankheit für die Gemeinschaft aufweist. Insbesondere gilt dies für die rheumatischen Krankheiten, die ja hauptsächlich am Bewegungsapparat gefunden werden. Aus dieser Lokalisation folgt schon, daß der Rheumatismus oft zur Arbeitsunfähigkeit führen kann; hieraus geht seine Bedeutung für die Volkswirtschaft hervor. Einige Punkte, welche die soziale Bedeutung der rheumatischen Erkrankungen erkennen lassen, sind:

1. Die verschiedenen Formen, unter welchen der Rheumatismus sich äußern kann, das Ausmaß seines Auftretens und seiner geographischen Verbreitung, also die Epidemiologie im eigentlichen Sinne.
2. Die Verlaufsart des Rheumatismus und die gegenseitige Beeinflussung von Rheumatismus und Volkswirtschaft.
3. Die Möglichkeiten, Rheumatismus rechtzeitig zu erkennen und zu verhüten.
4. Die klinischen und sozialen Maßnahmen, die getroffen werden müssen, um rheumatische Krankheiten wirksam bekämpfen zu können.

Die Epidemiologie befaßt sich also mit dem Studium rheumatischer Erkrankungen bei Bevölkerungsgruppen oder ganzen Bevölkerungen und nicht bei einzelnen Erkrankungen.

Mehrere Untersuchungen der Nachkriegszeit haben gezeigt, daß bei bestimmten Formen des Rheumatismus ein Zusammentreffen, z.B. von erblichen oder/und umgebungsbedingten Faktoren angenommen werden muß.

Das Zusammentreffen mehrerer Faktoren beim Entstehen oder/und der klinischen Manifestation rheumatischer Erkrankungen ist aber auch die Ursache, daß bis heute die epidemiologischen Untersuchungen beim Rheumatismus noch ziemlich wenig deutliche und gleichlautende Resultate ergaben. Dies gilt aber schon in geringerem Maße für die deutlicher umschriebenen, aber weniger oft vorkommenden Formen des Rheumatismus, wie die progredient chronische Polyarthritis und die Spondylitis ankylopoetica, als für die weniger scharf abgegrenzten Krankheitsbilder, wie die Arthrosis deformans und den Weichteilrheumatismus. Die möglichen erblichen und/ oder familiären Faktoren wurden schon vor dem 2. Weltkrieg diskutiert. Man sprach wohl über den Rheumatismus — wobei der ganze Formenkreis gemeint war — der wie ein roter Faden durch bestimmte Familien liefe; hier ist z.B. auch an die arthrotische Diathese zu denken, welche von französischer Seite beschrieben ist. Der wissenschaftliche Beweis aber für die „Gesamt-Erblichkeit" aller oder einzelner Formen des Rheumatismus wurde niemals geliefert.

Eigene Untersuchungen (1963a) ergaben, daß bei ca. 2500 nächsten Blutsverwandten von 100 Patienten mit progredient chronischer Polyarthritis diese ungefähr 3 mal so häufig vorkam wie bei ca. 2500 nächsten Blutsverwandten von 100 gesunden Kontrollpersonen. Eine Untersuchung unter den gleichen Bedingungen bei Verwandten von Patienten mit Spondylitis ankylopoetica zeigte, daß unter diesen die Erkrankung 23 mal so häufig vorkam. Bei beiden Gruppen kamen die meisten Sekundärfälle bei Familienangehörigen I. Grades vor, was auf einen dominanten Erbgang hinweist.

Eine progredient chronische Polyarthritis kam unter den Verwandten der Patienten mit Spondylitis ankylopoetica nicht häufiger als normal vor und umgekehrt. Es gab auch kein häufigeres Vorkommen anderer Formen des Rheumatismus unter den Verwandten der Erkrankten als unter den Kontrollpersonen.

Die erblichen und familiären Komponenten bei der progredient chronischen Polyarthritis und Spondylitits ankylopoetica sind also verschieden. Das ist eine wichtige Stütze für die Auffassung, daß die progredient chronische Polyarthritis und die Spondylitis ankylopoetica nicht verschiedene Ausdrucksformen ein und desselben

Krankheitsbildes seien, wie es z.B. vor kurzem noch mehrfach geäußerte amerikanische Auffassung war.

Später erschienen Veröffentlichungen (z.B. Kellgren, 1964; Lawrence, 1961), die auf das evtl. häufiger als normale Vorkommen von progredient chronischer Polyarthritis bei Familienmitgliedern seropositiver Ausgangspersonen hinweisen. Auch über das häufiger als normale Vorkommen der sog. Rheumafaktoren bei ansonsten gesunden Familienangehörigen von progredient chronisch Polyarthritiskranken wird berichtet. Wir fanden bei + — 250 Familienangehörigen (1963a) von 30 seropositiven Patienten mit progredient chronischer Polyarthritis 6,6% sog. „falschseropositive" und 2,5% klinisch manifeste progredient chronische Polyarthritis und bei + — 250 Familienangehörigen von 30 sero-negativen Patienten mit progredient chronischer Polyarthritis 0,4% sog. „falsch-positive" und 0,4% klinisch manifeste progredient chronische Polyarthritis. Dies bedeutet einen statistisch signifikanten Unterschied (p = 0,05).

Andere spätere Untersuchungen haben aber diese Befunde nicht bestätigen können, obwohl die Tendenz, daß die sero-positive Form der progredient chronischen Polyarthritis deutlicher erbliche Eigenschaften zeigt, als die sero-negative Form, zu erkennen war (Valkenburg u. Mitarb., 1966). Man kann also heute nur sagen, daß für die Spondylitis ankylopoetica ein ziemlich deutlicher erblicher ätiologischer Faktor an- genommen werden kann. Für die (sero-positive) Form der progredient chronischen Polyarthritis wirkt sich dieser, wenn er anwesend ist, nur schwach aus.

Was die erbliche Disposition der übrigen Formen des Rheumatismus angeht, so steht darüber noch viel weniger fest. Über den Weichteilrheumatismus ist mit Sicherheit in dieser Beziehung gar nichts bekannt. Kellgren und Lawrence (1963), die berühmten englischen Forscher auf diesem Gebiet, führen an, daß erbliche Faktoren bei der Arthrotis deformans in Folge angeborener Hüftgelenksluxation und bei der Heberden-Arthrose deutlich nachgewiesen werden konnten.

Weiter meinen sie, in der nächsten Verwandtschaft von Personen mit sog. multipler Arthrosis deformans (in vier oder mehr Gelenken lokalisiert) häufiger Arthrosis deformans gefunden zu haben, als zu erwarten war. Dies deutet möglicherweise auf eine genetische Disposition zu dieser sog. „generalisierenden Arthrosis" hin, welche als eine für sich stehende Form der Arthrosis deformans angesehen wird. Sie glauben, daß es möglicherweise einen Zusammenhang zwischen dieser generalisierten Form der Arthrosis deformans und der sero-negativen Form der progredient chronischen Polyarthritis gibt.

Neben verschiedenen Untersuchungen über die Vererbung bei rheumatischen Erkrankungen sind auch, speziell in einigen europäischen Ländern und in den Vereinigten Staaten, Bevölkerungsuntersuchungen in Bezug auf das Vorkommen rheumatischer Erkrankungen durchgeführt worden. Insbesondere fand dabei die progredient chronische Polyarthritis Beachtung. In den Niederlanden wurde dabei z.B. 0,8% „definitive" progredient chronische Polyarthritis gefunden (de Blécourt, 1963a; de Graaff 1963a). Mit zunehmendem Alter stieg die Zahl der Erkrankten. So fanden sich unter 40—44-jährigen Männern 0,3% und unter 60—64-jährigen Männern 1,0% an progredient chronischer Polyarthritis Erkrankte. Bei Frauen aus den gleichen Altersklassen betrugen diese Werte jeweils 1,0% und 3,1%. Es ließen sich keine signifikanten Unterschiede zwischen dem Vorkommen der progredient chronischen Polyarthritis in der Stadt oder auf dem Lande nachweisen, ebenso wenig hatte der Beruf, die Bodenbeschaffenheit, die Wohnung oder die Höhe des Wohnortes über dem Meeresspiegel einen deutlichen Einfluß. Diese Untersuchungen weisen gute Übereinstimmung mit den Resultaten anderer Autoren auf.

Von der holländischen Bevölkerung zwischen 40 und 65 Jahren haben 7% der Männer und 14% der Frauen eine klinisch hervortretende Arthrosis deformans. Bei Männern, die schwere körperliche Arbeit leisten, wurde in dieser Altersgruppe in 9% Arthrosis deformans gefunden, bei männlichen Büroangestellten betrug dieser Prozentsatz 4%.

Es scheint, daß die Arbeitsbedingungen, unabhängig vom Ausmaß der Knorpelschädigung (wie sie röntgenologisch nachgewiesen werden kann) die Frequenz der Beschwerden beeinflussen.

Lawrence (1966a) berichtet, daß er bei Baumwollpflückern häufiger als normal eine Arhtrosis deformans an den Händen gesehen habe, jedoch seien dabei verhältnismäßig wenig Beschwerden aufgetreten. Er schreibt dies dem warmen Klima zu, in dem diese Arbeit geleistet wird und weist darauf hin, daß Kälte zusammen mit Feuchtigkeit einen nachteiligen Einfluß bei der Arthrosis deformans habe. Einen solchen Einfluß konnte er bei der progredient chronischen Polyarthritis nicht nachweisen, genausowenig wie wir.

Wenn man sich bei Bevölkerungsuntersuchungen nicht nur auf „klinisch manifeste" Fälle, sondern auch auf Röntgenreihenuntersuchungen stützt, dann sind die Prozentsätze für die Arthrosis deformans viel höher. So berichtet Lawrence (1966b) über Prozentzahlen für Arthrosis deformans bei über 65-jährigen: Er fand hier bei 97% positive Befunde, bei Personen im Alter zwischen 15—24 Jahren 8% positive Befunde. Das Vorkommen der Arthrosis deformans bei Männern und Frauen war gleich. Bei der Altersgruppe unter 35 Jahren zeigte nur das erste Metatarsophalangealgelenk Arthrosis deformans. In der Altersgruppe über 65 Jahren waren die distalen Interphalangealgelenke der Hände am meisten betroffen.

Die meisten oben erwähnten Untersuchungen waren sog. „point-prevalence" Untersuchungen (Moment-Aufnahmen). Eine derartige „point-prevalence"-Untersuchung hat ihre Grenzen; sie lehrt uns praktisch nichts über den Krankheitsverlauf. Ein evtl. Einfluß der Jahreszeit oder der Arbeitsumstände usw. kommt nicht zum Ausdruck. Man wird eine derartige Untersuchungsmethode um eine sog. longitudinale Versuchsordnung erweitern müssen, um zu besseren Kenntnissen in Bezug auf die untersuchten Krankheiten zu kommen. Auch kann es wichtig sein, die Untersuchungen auf einen oder einzelne Punkte einzuschränken, z.B. auf das Vorkommen des sog. Rheumafaktors bei Kranken und Gesunden usw.

Es gibt Mitteilungen, daß bei progredient chronischer Polyarthritis und anderen Kollagenosen mehrere Serumabnormalitäten (abnormale Gammaglobuline, die als Antikörper aufgefaßt werden) kombiniert vorkommen können.

Wir haben (1963b) ca. 500 Sera von gesunden Versuchspersonen auf das Vorkommen von Rheumafaktoren (Rose-Waaler-Test, Latex-Fixationstest, Antikern-Faktoren und Antithyroid-Antikörpern) untersucht. Wir fanden hier 2,7% positive Rose-Waaler-Tests, 0,7% positive Latexfixationstests, 17,6% Antikernfaktoren und 9% Antithyroidantikörper. Es gab keinerlei Korrelation zwischen dem Vorkommen von Gammaglobulinen und dem Vorliegen eines positiven Rose-Waaler und Latexfixationstests, sowie Antikernfaktoren und Antithyroid-Antikörpern. Die positiven Reaktionen sollen hier als „falsch-positive" Reaktionen aufgefaßt werden.

Eine Erklärung für diese Phänomene ist nicht leicht. Es ist natürlich möglich, daß einige der „falsch-positiven" Reaktionen einen subklinischen generalisierten Lupus erythematodes, eine progredient chronische Polyarthritis oder Thyreoiditis Hashimito repräsentieren. Der Prozentsatz der „Falschpositiven" ist aber viel zu hoch, um alle Fälle als „subklinisch und latent" deuten zu können. Vielleicht kann man daraus entnehmen, daß Antikernfaktoren und andere Antikörper auch normalerweise bei Gesunden vorkommen können, und daß es keine Korrelation zwischen den verschiedenen Antikörpern gibt. Vielleicht sind Personen mit einer sog. „Antikörper-Diathese" empfindlicher für solche exogenen Ursachen, die den Organismus zur Antikörperbildung veranlassen. Durch diese Untersuchungen ist jedoch klar geworden, daß es unmöglich ist, den Kollagenosen (z. B. progredient chronische Polyarthritis) nur mit Hilfe serologischer Reihenuntersuchungen der Bevölkerung auf die Spur zu kommen. Die Antikörper kommen dafür zu häufig, auch mit relativ hohen Titerwerten, bei gesunden Personen vor und sind nicht genügend spezifisch.

Man soll darum immer außer nach den serologischen „Parametern" (Kriteria) auch nach anderen, z. B. körperlichen Abweichungen suchen, ehe man berechtigt ist, eine „klinische Diagnose" zu erwägen.

Das dritte und letzte „Symposium on population studies in the rheumatic diseases", das 1966 in New York abgehalten wurde, hat sich hauptsächlich mit den diagnostischen Kriterien beschäftigt, die bei allen Reihenuntersuchungen in Bezug auf das Vorkommen unterschiedlicher rheumatischer Erkrankungen angewandt werden sollen. Der Gebrauch der möglichst exakt gleichen klinischen, röntgenologischen und laboratoriumsdiagnostischen Untersuchungsmethoden und derselben diagnostischen Kriterien ist absolut notwendig, wenn man die Resultate verschiedener Forscher vergleichen will.

Ich habe oben erwähnt, daß es noch nicht klar ist, welche Bedeutung dem Vorkommen der sog. „falsch-positiven" Rheumafaktoren und/oder anderen Antikörpern beim Gesunden zukommt.

In diesem Zusammenhang zum Schluß noch eine Mitteilung über das Vorkommen von „falsch-positiven" Latexfixationstests bei Personen über 65 Jahren in New York und in Groningen (Holland):

Heimer (New York, 1963) meldete 40% „falsch-positive" Latexfixationstests bei 121 älteren gesunden Personen. Wir haben, der gleichen Versuchsanordnung folgend, 100 ältere Patienten aus der Stadt und 100 vom Lande serologisch untersucht. Alle Personen waren, in New York und in Groningen, Insassen von Altersheimen.

Wir fanden nur 8,2% „falsch-positive" Latexfixationstests und keine Unterschiede zwischen Stadt und Land (1967). Unterschiede der Labortechnik sind nicht die Ursache dieser Differenz, denn wir haben unsere serologischen Methoden wechselseitig überprüft: Die Laboratorien in New York und Groningen fanden in den Sera die gleichen Werte.

Was kann die Ursache dieser Differenz sein? Alle Versuchspersonen waren Weiße, so daß auch diese mögliche Differenz ausscheidet. Es gibt aber natürlich in New York und Groningen sehr verschiedene exogene Faktoren, vielleicht gibt es doch auch Unterschiede im allgemeinen Gesundheitszustand.

Dieses war ein kleines Beispiel internationaler Zusammenarbeit, ohne die in Zukunft derartige Untersuchungen ziemlich wertlos sein dürften. Es scheint aber möglich, daß gerade die seit 1957 bestehende internationale Arbeitsgruppe (geleitet von

Prof. Kellgren, Manchester) die interessierte Untersucher zusammenbringt und beieinander hält, um in gemeinsamer Arbeit das Studium der Epidemiologie der rheumatischen Erkrankungen zu fördern.

Daß bei dieser Arbeit nicht nur die Zusammenarbeit der verschiedenen Rheumazentren, sondern auch sehr unterschiedlicher anderer Fachrichtungen notwendig ist, wäre ebenfalls zu erwähnen. Neben Klinikern sind Genetiker, Statistiker, Serologen usw. unentbehrlich, um allen Anforderungen zu genügen, die eine moderne Forschung an diese epidemiologische Arbeit stellt.

Dokumentation und Datenverarbeitung

E. Schupp

Die systematische und geplante Sammlung, Ordnung und Auswertung von Beobachtungen, die in physikalischen und mathematischen Daten ausgedrückt sind, bilden die Grundlage wissenschaftlicher Arbeiten sowohl in den allgemeinen Naturwissenschaften als auch in der Medizin. Jedoch können die vielfältigen Abhängigkeiten physiologischer, pathologischer und morphologischer Daten nur noch durch den Einsatz von Hilfsmitteln, welche die Leistungsfähigkeit des menschlichen Geistes potenzieren, geordnet, gesichtet und zu neuen Erkenntnissen verarbeitet werden.

Arbeitsanalysen von IBM besagen, daß im Durchschnitt 40% der Arbeitszeit des Arztes von Arbeiten absorbiert wird, die nichts mit Diagnose oder Therapie zu tun haben.

Dem gegenüber bringt eine logisch aufgebaute Dokumentation bei geringerem Zeitaufwand für den Untersucher ein Vielfaches an verwertbaren Daten. Sie vermittelt ein plastisches und rasch lesbares Krankheitsbild und bedeutet eine große Zeitersparnis für den Untersuchenden.

Dies gilt in besonderem Maße für die chronischen Erkrankungen, die vor allem auch wegen ihrer sozialen Bedeutung heute Schwerpunkte der Medizin bilden. Ihre multifaktorielle Bedingtheit bietet eine Vielzahl von Schwierigkeiten (Koller, 1966). Als wichtiges Beispiel sei hier die Gruppe der entzündlich-rheumatischen Erkrankungen mit ihren eindrucksvollen Manifestationen am Bewegungsapparat und den teils obligatorischen, teils fakultativen Beteiligungen vieler anderer Organe und physiologischer Funktionen genannt. Die Fragen, was und wo ist der primäre Schaden und was sind sekundäre Folgen, sind weitgehend unbeantwortet. Wir besitzen nur wenige statistisch gesicherte Zahlen über den natürlichen Verlauf dieser Leiden und unsere Therapieerfolge. Die progredient chronische Polyarthritis z. B. scheint bei einem beachtlichen Teil der Patienten früher oder später wieder zu erlöschen (Short u. Bauer, 1948; Ragan, 1949; Short u. Mitarb., 1957; Duthie u. Mitarb., 1957; Calkins u. Mitarb., 1960; Smyth, 1964). Dies bedeutet: das Leiden ist heilbar im klinischen Sinne, aber wir kennen die entscheidenden Bedingungen noch nicht, um diesen Heilungsmechanismus in Gang zu bringen.

Wollen wir hier Fortschritte erzielen, so müssen wir die Möglichkeit haben, unsere an entzündlich-rheumatischen Erkrankungen Leidenden über viele Jahre hinweg zu beobachten. Daß dies bis jetzt in der Regel trotz vorhandener geeigneter Einrichtungen nicht möglich ist, deutet auf einen Mangel an Organisation und einen Mangel an Zusammenarbeit der zuständigen Stellen hin.

Ein Vorschlag, wie wir dieser Aufgabe gerecht werden könnten, ist der folgende:

1. Die Schaffung eines dokumentationsgerechten allgemeinen Krankenblattes mit Ergänzungen für die speziellen Bedürfnisse des Rheumatologen.

2. Das beim ersten Klinikaufenthalt angelegte Krankenblatt dieser Art begleitet in Form einer Copie den Patienten während der gesamten Dauer seines Leidens zum Hausarzt, zu allen späteren stationären Behandlungen und Heilverfahren. Neue Daten über intercurrente Erkrankungen, Verlauf des Leidens, Therapie und Therapieergebnisse werden an vorgesehener Stelle angefügt.

3. Wenn irgend möglich, sollen spätere stationäre Behandlungen und Heilverfahren stets am Ort der Erstbehandlung erfolgen. Läßt sich ein Ortswechsel nicht umgehen, so wird das den Patienten begleitende Erstkrankenblatt einschließlich seiner Ergänzungen kopiert und der weiterbehandelnden Stelle zugesandt.

4. In geeigneten zeitlichen Abständen werten die Rheumakliniken unter Mitwirkung der Lehrstelle für Statistik und Dokumentation einzeln und gemeinsam die Krankenblätter aus. Auf diese Weise lassen sich bisher kaum lösbare Aufgaben angreifen und Fragen beantworten, die als Basis ein größeres Zahlenmaterial erfordern. Die Ergebnisse und die daraus zu ziehenden Schlüsse werden die soziale und volkswirtschaftliche Bedeutung dieser Krankheitsgruppe mit statistischen Zahlen belegen.

Methodik der Dokumentation

Die Einsicht, daß die Aufgaben der Gegenwart und Zukunft nur durch ein einfaches und leistungsfähiges System der Dokumentation und Datenverarbeitung gelöst werden können, haben seit Jahren zu einer Reihe von Versuchen an verschiedenen Orten geführt. Ein allgemein befriedigendes und anerkanntes Ergebnis im Bereich der Rheumatologie liegt jedoch nicht vor. Eine Reihe von Berichten über die Erfahrungen mit verschiedenen Dokumentationssystemen, die teils auf elektronische Verarbeitung medizinischer Daten zugeschnitten sind, teils auf eine Auswertung mit mechanischen und Handlochkarten, zeigen die notwendigen Voraussetzungen der Methode und die Grenzen ihrer Leistungsfähigkeit.

Um die dringend notwendige bessere Koordination dieser Versuche bemühen sich die einzelnen nationalen Gesellschaften für Dokumentation und Statistik. In Deutschland hat sich auf diesem Gebiete die deutsche Gesellschaft für medizinische Dokumentation und Statistik in der deutschen Gesellschaft für Dokumentation bereits wesentliche Verdienste erworben.

Die Form des dokumentationsgerechten Krankenblattes als Datenträger hängt ab von der Frage, welchen Zwecken es dienen soll. In erster Linie muß es den Erfordernissen des klinischen Betriebes gerecht werden, d.h., die Registrierung von Anamnese und Befunden bei der Aufnahme muß rasch und reibungslos möglich sein. Dann muß es dem Arzt jederzeit rasch ein klares Bild über Art, Stadium und Verlauf des Krankheitsgeschehens vermitteln, und es muß die durchgeführte Therapie und ihre Ergebnisse widerspiegeln. Das Krankenblatt soll weiterhin über Jahre hinweg in übersichtlicher Form eine Verlaufsdokumentation ermöglichen. Es muß bereits als fertige Programmierungsvorlage gestaltet sein, die sowohl für eine elektronische Datenverarbeitung wie für eine Verarbeitung mit Hilfe verschiedener Lochkartensysteme geeignet ist.

Wir stehen bei den chronischen rheumatischen Erkrankungen einem Problem mit vielen Unbekannten gegenüber. Die eindrucksvollsten Manifestationen sehen wir am Bewegungsapparat. Eine Vielzahl anderer Organe und Funktionen sind jedoch mitbeteiligt, und wir wissen nicht, welche unerwarteten aktuellen Gesichtspunkte durch neuere Forschungsergebnisse plötzlich in das Zentrum des Interesses rücken. Von hierher gesehen erscheint eine „Vieldatenforschung" bedeutsam.

Andere Fragestellungen lassen sich unter Umständen nur durch Erfassung eines sehr großen Kollektives beantworten. Das erzwingt automatisch eine Beschränkung auf eine kleine Kriteriengruppe, und wir stehen vor der schwierigen Aufgabe, eine Auswahl zu treffen, die möglichst repräsentativ ist. Solche Überlegungen zeigen deutlich, daß wir zu Kompromissen gezwungen sind, daß sich ein gewisses Risiko nicht umgehen läßt.

Wir werden uns also, je nach der Aufgabe, die wir uns stellen, für die Vieldatenforschung oder für die Analyse großer Kollektive entscheiden. Wichtig ist die Einigung hinsichtlich der Verwendung des gleichen Datenträgers, eines genormten dokumentationsgerechten Krankenblattes. Wie vielschichtig der Einzelfall datenmäßig erfaßt wird, ist von sekundärer Bedeutung. Primär wichtig ist, daß:

1. der gleiche Befund stets an der gleichen Stelle des Krankenblattes registriert und gefunden wird und

2. daß stets die gleichen eindeutigen Kriterien zur Defination eines Befundes und seiner Veränderungen verwendet werden.

Erschwerend für die spätere statistische Analyse erweist sich in der klinischen Medizin die zwangsläufige Verwendung nicht nur von „harten", sondern auch von „weichen" Daten, d.h. solchen, die von der Interpretation durch den Patienten oder Arzt abhängen (Griesser, 1965). Wie groß die Schwankungsbreite sog. „harter" Daten und ihre Fehlerbelastung ist, wurde von verschiedener Seite aufgezeigt (Büttner, 1964; Eckstein, 1967; Fletscher, 1964; Proppe, 1964; Reissner u. Stutzer, 1964; Wagner, 1961 a, 1961 b, 1964 a, 1964 b). Lansbury u. Mitarb. (1962) kamen bei einer statistischen Prüfung der „Interobserver-Variation" zu dem Ergebnis, daß subjektive klinische Angaben die gleiche Variationsbreite aufweisen wie Labordaten. Nach den Untersuchungen von Griesser 1965, Immich 1964, Nacke und Wagner 1964, Proppe 1966 und Proppe und Wagner 1956, sind wir in der Medizin kaum berechtigt anzunehmen, überhaupt sog. „harte" Daten zur Verfügung zu haben. Somit bleibt die Aufgabe, Methoden zur Gewinnung sog. „harter" Daten zu suchen, wie es bereits in einzelnen Bereichen geschieht (International Comittee for Standardisation in Haematology, Griesser, 1965; Nacke u. Wagner, 1964). Daß aber auch das unvermeidliche Arbeiten mit subjektiv gefärbten „weichen" Daten zu brauchbaren Ergebnissen führen kann, sofern sie ihrem Gewicht entsprechend bewertet werden, das haben Griesser (1965); Gross, (1966 und 67); Immich (1967); Koller (1963) und Schuler (1963) dargelegt.

Ebenso wichtig wie zeitraubend, gerade bei Erkrankungen mit unbekannter Ätiologie und oft schwieriger Diagnostik, ist die Erhebung einer genauen und vielschichtigen Anamnese. Voraussetzung für eine Verwertbarkeit dieser Angaben ist aber auch hier die Niederlegung in einem übersichtlichen, dokumentationsgerechten Schema. Im Rahmen einer Familienuntersuchung bei rheumatoider Arthritis verwandten Engelmann und seine Mitarbeiter 1963 ein für elektronische Auswertungen vorgesehenes schematisiertes Krankenblatt mit einem darin enthaltenen kurzen Anamnesenschema. Den Versuch einer schematisierten, lückenlosen biographischen Anamnese enthält das „Krankenblatt zur Erfassung und zur Verlaufskontrolle rheumatischer Erkrankungen" von Schupp (1962). Zweihundertfünfzehn Einzelfragen an den Patienten sind hier in folgende Gruppen eingeordnet:

1. Vorfahren und Familie, familiäre Belastungen

2. Eigene Entwicklung des Patienten in körperlicher, geistiger und sozialer Hinsicht, im Elternhaus, in Ausbildung und Beruf.

3. Einflüsse und Schädigungen aller Art im bisherigen Leben, von denen angenommen werden kann, daß sie das gesundheitliche Kapital des Patienten nachteilig vermindert haben.

4. Veränderungen der Lebensumstände und außerordentliche Ereignisse irgendwelcher Art kurz vor oder in direktem zeitlichen Zusammenhang mit dem Beginn der rheumatischen Erkrankung

5. Wann begann die rheumatische Erkrankung? Alter, Jahr, Jahreszeit.

6. Wie begann die rheumatische Erkrankung?
Mit welchem Allgemeinsymptom und mit welchem Einfluß auf seine bisherigen Lebensumstände?

7. Wo wurden erste Krankheitssymptome festgestellt.

8. Weiterer Verlauf der Krankheit: mit oder ohne beschwerdefreie Intervalle, Veränderungen des Krankheitsbildes durch innere oder äußere Einflüsse, Aktivität der Krankheit in einzelnen Krankheitsperioden.

9. Psychische Grundhaltung des Patienten gegenüber seiner Krankheit.

10. Was betrachtet der Patient als Ursache seiner rheumatischen Erkrankung.

11. Übersicht über alle bisherigen stationären Behandlungen und Heilverfahren und ihre Ergebnisse im Urteil des Patienten.

12. Übersicht über alle bisherigen Behandlungsmethoden und Medikamente und ihre Wirksamkeit nach dem Urteil des Patienten.

Ein Fragebogen dieser Art, der von dem Patienten vor der ersten ärztlichen Untersuchung ausgefüllt werden soll, ist in Vorbereitung.

Nacke (1966) hat bereits mit Erfolg die Vorteile eines solchen Verfahrens durch vorausgehende Versendung von anamnestischen Fragebogen an die Eltern von Schulkindern erprobt. Ein von Forkner (1962) im Zusammenarbeit mit der Medical Passport Foundation, Inc. zusammengestellter „Medical record" für ambulante und stationäre Bedürfnisse enthält einen 17 Seiten umfassenden „Record of Medical History", einen anamnestischen Fragebogen, den der Patient vor Aufsuchen des Arztes auszufüllen hat.

Anamnestische Formulare solcher Art sind der einzige Weg zur Aufnahme einer möglichst lückenlosen logisch und chronologisch geordneten Vorgeschichte.

Schon in der Anamnese taucht die Frage auf, wie frühere Erkrankungen, Begleitkrankheiten und intercurrente Erkrankungen nicht rheumatischer Art bei der Auswertung auf den Datenträger übernommen werden sollen. Dies ist nur mittels Verschlüsselung möglich. Die Diskussion darüber, welcher der internationalen Diagnosenschlüssel am geeignetsten sei, ist noch im Gang. Die wichtigsten Schlüssel, die zur Verfügung stehen, sind:

1. Die Dezimalklassifikation (1951).

2. Die Standard-Nomenclature of Diseases and operations (1952).

3. Das Deutsche Verzeichnis der Krankheiten, Verletzungen und Todesursachen (1958).

4. Verzeichnis der Krankheiten und Todesursachen für Zwecke der Medizinalstatistik der DDR (1952).

5. Österreichische Krankheitssystematik (1960).

6. ICD = International Statistical Classification of Diseases, Injuries and Causes of death (7. Revision 1957).

7. International Classification of Diseases, Adaptet (1962).

Da die ICD ebenso wie ihre deutsche Fassung, das deutsche Verzeichnis der Krankheiten, Verletzungen und Todesursachen, auch nach ihrer 8. Revision vor allem für epidemiologische und seuchenhygienische Aufgaben der WHO ausgerichtet ist und in erster Linie ein Todesursachenverzeichnis darstellt, sind sie für klinische Zwecke relativ wenig geeignet. Aus diesem Grunde hat der Arbeitsausschuß Medizin der Deutschen Gesellschaft für Dokumentation bereits 1960 beschlossen, einen für die

Zwecke einer möglichst einheitlichen klinischen Dokumentation geeigneten Diagnosenschlüssel zu entwickeln. Diesen speziell für klinische Zwecke geschaffenen Schlüssel legte Immich 1966 vor.

8. Klinischer Diagnosenschlüssel 1966.

Für die praktische Arbeit ist es sehr vorteilhaft, daß er diesen klinischen Diagnosenschlüssel (5 stellig) zu dem auf fünf Stellen erweiterten ICD der 8. Revision in Parallele setzt.

9. ICD/E (die auf fünf Stellen erweiterte Form des ICD der 8. Revision).

Schließlich ist noch ein spezieller Schlüssel für pathologisch-anatomische und pathologisch-histologische Befunde erwähnenswert:

10. Pathologisch-anatomischer Diagnosenschlüssel (Becker, 1963 und 64).
Fritze (1959) bringt eine ausführliche Würdigung der vier älteren großen klinischen Schlüsselsysteme. Auf die spezielle Nomenklatur der rheumatischen Erkrankungen wird an anderer Stelle des Buches eingegangen (Schoen: Einteilung Nomenklatur).

Um eine klare und einheitliche Definition der häufigsten Form einer entzündlichen rheumatischen Erkrankung, der Rheumatoid Arthritis (progredient chronische Polyarthritis) bemühte sich die American Rheumatism Association (ARA) 1958 durch die Einführung sog. diagnostischer Kriterien (Ropes u. Mitarb., 1958). Mit Hilfe von elf Kriterien wird das Krankheitsbild in 4 verschiedene Gruppen eingeteilt:

In eine klassische, eine sichere, eine wahrscheinliche und eine mögliche Rheumatoid Arthritis. Zur Verhinderung der häufigsten Fehldiagnosen ist zudem eine Liste von 19 Ausschlußkriterien durchzuprüfen. Das System soll als ein Netz wirken, das die Aufgabe hat, möglichst keinen echten Fall einer pcP durchschlüpfen zu lassen, und möglichst keinen Fall von „nicht pcP" festzuhalten. Obwohl diese diagnostischen Kriterien einen Kompromiß darstellen, der vor allem in den Grenzbereichen der atypischen Form gelegentlich versagt, haben sie doch durch eine klarere Klassifikation zur Schaffung einer besseren internationalen Diskussionsbasis beigetragen und weithin Anerkennung gefunden. Eine entsprechende diagnostische Kriterienliste hat Jones (1944) für das rheumatische Fieber zusammengestellt.

Die Bemühungen um die Einführung eines allgemeinen dokumentationsgerechten Krankenblattes haben bis heute schon einige Anfangserfolge erbracht. An einer ständig steigenden Zahl von Krankenhäusern in Deutschland, Österreich und der Schweiz wurde bereits der von der Deutschen Gesellschaft für Dokumentation empfohlene sog. „allgemeine Krankenblattkopf" eingeführt, der eine Reihe von Grunddaten des Patienten enthält (Gögler u. Mitarb., 1961; Giersdorf u. Mitarb., 1966). Wagner und Stutzer (1963) erläutern die im „allgemeinen Krankenblattkopf" enthaltene sog. Identifizierungs- oder I-Zahl, die sowohl als Ordnungs- und Archivierungszahl für die Krankengeschichten-Aufbewahrung wie auch als anonyme Kennzahl der Person dienen kann. Hier wird auch das Problem der Namensverschlüsselung entsprechend dem Gebrauch im Statistischen Bundesamt gezeigt. Auf die Probleme und Möglichkeiten bei der Erfassung und Gruppierung der Berufe der Patienten geht Heyl (1966) ein.

Die Hauptschwierigkeiten bei der Dokumentation ergeben sich bei der Erfassung des Befundes und seiner Veränderungen im Verlaufe der Erkrankung.

Engleman (1963), Fähndrich u. Mitarb. (1952), Josenhans (1966) und Lockie (1958) haben unter Beschränkung auf die wesentlichen Gesichtspunkte einfach zu handhabende Befundschemata geschaffen. Im Hinblick auf jene Gründe, die eine

„Vieldatenanalyse" als notwendig erscheinen lassen, haben Lansbury u. Haut (1956),
Lansbury u. Free (1957), Lansbury (1958) und Schupp (1962) Befundblätter entworfen, bei denen durch einfaches Ankreuzen bzw. durch Eintragen einer Zahl für jedes
Gelenk Schwellung, Rötung, Wärme, Druckempfindlichkeit, Bewegungs- und Belastungsschmerz, Erguß, Deformierung, Fehlstellung, Bewegungseinschränkung und
Röntgenbefund dokumentierbar sind. Lansbury geht hierbei noch weiter, indem er
die wichtigsten Gelenke entsprechend ihrer relativen Gelenkoberfläche mit Indexzahlen versieht, die eine noch genauere Definierung des Schweregrades der Krankheit
erlauben. Die American Academy of Orthopedic Surgeons hat es unternommen, die
Messung des Gelenkbewegungsradius zu standardisieren. Lansbury and Miller (1958)
strebten darüberhinaus an, durch Addition der einzelnen Beweglichkeitsradien zu
auswertbaren Kriterien zu kommen. Der hierbei notwendige zeitliche Aufwand steht
jedoch in keinem Verhältnis zu der praktischen Aussagekraft der dabei gewonnenen
Daten. Von großer praktischer Bedeutung und Aussagekraft im Rahmen der Therapiebeurteilung und Rehabilitation ist jedoch der funktionelle Befund. Lowman (1958
und 1959) hat für den Gebrauch im Rehabilitationszentrum ein umfangreiches Testsystem zusammengestellt, nach welchem die Selbstversorgungsfähigkeit, Hilfsbedürftigkeit und funktionelle Leistungsfähigkeit des Patienten im Alter beurteilt
werden kann. Dieses sehr genaue Verfahren ist allerdings wieder mit einem hohen
Zeitaufwand verbunden. Um ein genügend plastisches Bild über die funktionelle
Leistungsfähigkeit des Patienten zu erhalten, dürfte es ausreichend sein, sich auf die
Prüfung folgender Tätigkeiten zu beschränken:

1. Umdrehen im Bett
2. Aufsetzen im Bett
3. Aufstehen aus dem Bett
4. Auf einen Stuhl setzen
5. Aufstehen vom Stuhl
6. Unabhängige Benutzung der Toilette
7. Gehfähigkeit mit oder ohne Hilfe
8. Zeit für eine Gehstrecke von 10 m
9. Maximale Gesamtgehfähigkeit (Strecke und Zeit)
10. Zeit für das Hinauf- und Hinuntersteigen von drei Treppenstufen.
11. In die Kniebeuge gehen ohne Stütze
12. Fußabrollen
13. Stehen auf einem Bein
14. Zehenstand
15. Griff auf den Rücken
16. Griff in den Nacken
17. Kämmen und Rasieren
18. Essen und Trinken
19. Schreiben
20. Pro- und Supination (Schlüsseldrehen)
21. Faustschluß
22. Kraft des Händedruckes (mmHg)

Weitere Kriterien zur Funktionsdiagnostik hat Ott (1964) zusammengestellt.

Es wird praktisch nie möglich sein, alle Merkmale eines Krankheitsbildes festzuhalten und sie in die klare Ja-Nein-Alternative zu bringen. Doch dürfte sich für
jedes interessierende Krankheitsbild oder Syndrom durch eine immer feinere Differenzierung ein Merkmalschema aufstellen lassen, das ein typisches „Krankheitsprofil"
liefern wird (Griesser, 1965).

Um das rheumatische Krankheitsbild in einem Schema zu definieren, müssen wir die Befunde in zusammengehörige Gruppen ordnen.

1. Anatomisch-morphologische Veränderungen.
2. Funktionelle Veränderungen am Bewegungsapparat.
3. Klinische Aktivitätszeichen des Krankheitsprozesses.
4. Veränderungen an Organen außerhalb des Bewegungsapparates.
5. Labordaten

Mit dem Ziel einer schematisierten Defination des Krankheitsbildes ist von einer Reihe von Autoren versucht worden, eine Anzahl von Daten repräsentativ auszuwählen und ihren Schweregraden entsprechend in Zahlen zu übersetzen. Ihre Hauptschwächen liegen teils in der mangelnden Empfindlichkeit, Veränderungen der Krankheitsaktivität zu registrieren, teils in dem von ihnen geforderten zu hohen zeitlichen Aufwand, teils in der Mischung inhomogener Daten. Die letztere Schwäche haftet auch den „anatomischen Stadien" von Steinbrocker (1949) und der „Stadienteilung" von Fähndrich u. Mitarb. (1952) an. Hier werden in den einzelnen Datengruppen, die einer Stadiengruppe zugeordnet werden, röntgenologische, funktionelle und morphologische, Muskeln, Bindegewebe und Knochen betreffende Daten zusammengefaßt.

Die folgende Stadieneinteilung charakterisiert das Krankheitsbild durch vier verschiedene Stadiengruppen, wobei jede Stadiengruppe mittels Daten, die im Hinblick auf die natürliche Entwicklung und Progredienz des Krankheitsbildes als annähernd homogen zu bezeichnen sind, versucht, durch eine Einteilung in 5 Stufen die Progredienz des Leidens sichtbar zu machen (für die Zuordnung genügt das Vorhandensein eines Kriteriums je Stadienstufe). Diese Stadieneinteilung (Schupp, 1963) lehnt sich teilweise an diejenigen von Fähndrich und Steinbrocker an.

Klinische Veränderungen:

Stadium I: noch keine erfaßbaren Veränderungen oder nur schlechte Durchblutung der Akren.
Stadium II: Schwellungen an einem Gelenk.
Stadium III: Schwellung an mehr als einem Gelenk, Muskelatrophie, Erguß.
Stadium IV: Beginnende Deformierung bzw. Fehlstellungen der Gelenke, Knotenbildungen.
Stadium V: Hochgradige Deformierung, Ankylosen, ausgedehnte Muskelatrophie.

Klinische Aktivitätszeichen:

Stadium I: Morgensteifigkeit, rasche Ermüdbarkeit.
Stadium II: Anlaufschmerz, Bewegungsschmerz, lokale Druckempfindlichkeit, Muskelschwäche.
Stadium III: Spontanschmerz in Ruhe, Muskelschmerzen, allgemeines Krankheitsgefühl.
Stadium IV: Lokale Rötung und Überwärmung, subfebrile Temperaturen, reduzierter Allgemeinzustand.
Stadium V: Erheblich reduzierter Allgemeinzustand, schweres allgemeines Krankheitsgefühl, Fieber.

Funktionsstörungen:

Stadium I: Alle Bewegungen aktiv und passiv möglich. Uneingeschränkt zu jeder Tätigkeit fähig.
Stadium II: Bewegungen in den Endphasen aktiv eingeschränkt. Trotzdem ausreichend für alltägliche Tätigkeit.
Stadium III: Bewegungen in den Endphasen auch passiv nicht möglich (Teilversteifung). Alltägliche Tätigkeiten nur noch sehr mühsam möglich.
Stadium IV: Alltägliche Bewegungen weitgehend eingeschränkt. Teilweise hilfsbedürftig.
Stadium V: Funktionsausfall einzelner oder aller Gelenke so stark, daß Patient ganz auf fremde Hilfe angewiesen ist.

Röntgenbefunde:

Stadium I: Kein pathologischer Befund.

Stadium II: Gelenknahe Osteoporose bei erhaltener Knochenzeichnung.

Stadium III: Ausgedehnte Osteoporose mit verwaschener Zeichnung. Verschmälerung des Gelenkspaltes.

Stadium IV: Gelenkflächen unregelmäßig konturiert, zystische Aufhellungen. Corticale Erosionen.

Stadium V: Ausgeprägte Knochenatrophie, schwere Zerstörung, fibröse oder knöcherne Ankylose.

In der Stadiumgruppe der klinischen Veränderungen werden Daten zusammengefaßt, die zwar verschiedene Entwicklungsstufen des Leidens betreffen, die aber nicht unbedingt Ausdruck einer augenblicklichen Aktivität der Erkrankung sind. Die Gruppe der klinischen Aktivitätszeichen dagegen faßt jene Daten zusammen, die klinisch den augenblicklichen Aktivitätsgrad des Leidens charakterisieren. Das Krankheitsbild läßt sich mit Hilfe dieser Stadieneinteilung durch vier Zahlen ausdrücken, von denen jeweils eine der Gruppe der klinischen Veränderungen, der klinischen Aktivitätszeichen, der funktionellen Störungen und dem Röntgenbefund zugeordnet werden. Die vier Stadienziffern können dabei weit differieren. Bei der praktischen Einordnung entsteht somit keinerlei Zwang zu Kompromissen. Zur exakten Charakterisierung des Krankheitsbildes gehört jedoch zusätzlich die oben schon erwähnte Überprüfung der funktionellen Leistungsfähigkeit des Patienten, welche die wichtigsten Bewegungsabläufe und Tätigkeiten umfaßt.

Am Beispiel der progredient chronischen Polyarthritis habe ich versucht, eine dokumentationsgerechte Datenverarbeitung und ihre unterschiedlichen Möglichkeiten darzustellen. Die primär chronische Polyarthritis wurde deshalb gewählt, weil gerade sie eine der Erkrankungen des rheumatischen Formenkreises ist, die die ernsthaftesten Konsequenzen für die gesamte weitere Lebenssituation des Patienten hat. Bei allen übrigen rheumatischen Erkrankungen müßte eine Modifikation dieser Datenfixierung und Dokumentationsform auf internationaler Basis erarbeitet werden.

Literaturverzeichnis

Abendroth, K.: Die Schnellsenkungsmethode von Mattlieff. Dtsch. Ges.wesen **21**, 190—191 (1966).

D'Abramo, F., Lipmann, F.: The formation of adenosine-3'-phosphate-5'-phosphosulfate in extracts of chick embryo cartilage and its conversion into chondroitin sulfate. Biochim. biophys. Acta (Amst.) **25**, 211 (1957).

Ablard, G., Larcan, A.: Der akute Gelenkrheumatismus des Erwachsenen. Neuere Ergebnisse. Documenta Geigy. Folia rheumatologica **10** (1966).

Acheson, E. D.: An association between ulcerative colitis, regional enteritis and ankylosing spondylitis. Quart. J. Med. **29**, 489—499 (1960).

Adams, A. R. D., Maegraith, B. G.: Clinical tropical diesases. Blackwell Scientif. Publ. Oxford 1960.

Adams, D. A., Gordon A., Maxwell, M. H.: Azathioprine treatment of immunological renal disease. J. A. M. A. **199**, 119—463 (1967).

Adams, J. B., Meaney, M. F.: Specificity of sulphate transfer to chondroitin sulphates in human tumor extracts. Biochim. biophys. Acta (Amst.) **54**, 592 (1961).

Adams, J. C.: Technique, Dangers and Safequards in Osteotomy of the Spine. J. Bone Joint Surg. **34-B**, 226—232 (1952).

Adhikari, P. K., Bianchi, F. A., Bonsky, S. F., Sakamoto, A., Lewis, B. M.: Pulmonary function in scleroderma. Its relation to changes in the chest roentgenogram and in the skin of the thorax. Amer. Rev. resp. Dis. **86**, 823—831 (1962).

Ahlinder, S., Birke, G., Norberg, R., Olhagen, B., Plantin, L. O.: Isotope studies of the gamma-globulin metabilism in collagen disorders. Proceed. I. Scandinav. Czeckoslovak Rheumatolog. Meeting. Prag, Juni 1966 (in print).

Ahrendt, W.: Die sogenannte Arthropathia psoriatica. Z. ärztl. Fortbild. (Jena) **60**, 914 (1966).

Aiiso, M., Hayashi, N.: Pathologic-anatomical studies of Kashin Beck's disease. J. Orint Med. **25**, 49 (1936).

— — Quantity of iron contained in blood in Kashin Beck's disease. J. Orint Med. 25:52, 1936.

Alajouanine, Th., Castaigne, P., Lhermitte, F., Cambier, J., Gauthier, J. C.: La méningo-encéphalite de la maladie de Behçet. Presse Méd. **69**, 2579—2582 (1961).

Albert, J., Bruce, W., Allen, A. C., Blanck, H.: Lipoid dermatoarthritis. Reticulohistiocytosis of the skin. Am. J. Med. **28**, 661 (1960).

Albertini, A. von, Grumbach, A.: Ergebnisse experimenteller Forschung zur Frage der Herdinfektion. Schweiz. Med. Wschr. **68**, 1309 (1938).

— — Zum Begriff der fibrinoiden Degeneration. Schweiz. Z. für Path. und Bakt. 6, Nr. 6, S. 417, 12943.

Albrecht, H.: Über Ochronose. Zschr. Heilk. **23**, 366 (1902).

Albright, F., Reifenstein, jr., E. C.: The parathyroid glands and metabolic bone diseases. Williams and Wilkins Comp., Baltimore 1948.

Alepa, F. P., Howell, R. R., Klinenberg, J. R., Seegmiller, J. E.: Relationships Between Glycogen Storage Disease and Tophaceous Gout. Amer. J. Med. **42**, 58—66 (1967).

Alt, J., Asch, L., Wiederkehr, J. L.: Syndrome de Fiessinger-Leory-Reiter avec manifestations dermatologiques. Strasbourg méd. **17**, 246—250 (1966).

American Heart Association: Committe on Prevention of Rheumatic Fever and Bacterial Endocarditis of the Council on Rheumatic Fever and Congenital Heart Disease: Prevention of rheumatic fever. Circulation **31**, 948—952 (1965 a).

American Heart Association: Committee on Prevention of Rheumatic Fever and Bacterial Endocarditis of the Council on Rheumatic Fever and Congenital Disease: Prevention oft bacterial endocarditis. Circulation **31**, 953—954 (1965 b).

Amor, B., Kahan, A., Delbarre, F.: La polyarthrite du rat à Mycoplasma arthritidis. III-Caractéristiques; rôle des PPLO. C. R. Soc. Biol. **158**, 1244 (1964).

— — Coste, F.: Le problème des inclusions cellulaires de nature virale dans certeines affections rhumatismales. Sem. Hôp. Paris **42**, 785—794 (1966).

— Coste, F., Delbarre, F.: Sur l'origine virale possible du syndrome oculo-uréthrosynovial. Presse méd. **73**, 1825—1830 (1965).

Anderson, A. E., Foraker, A. G.: Morphological aspects of interstitial pulmonary fibrosis. Arch. Path. **70**, 79—93 (1960).

Literaturverzeichnis

Anderson, H. C., Kunkel, H. G., McCarty, M.: Quantitative antistreptokinase studies in patients infected with group A hemolytic streptococci: A comparison with serum antistreptolysin and gamma globulin levels with special reference to the occurence of rheumatic fever. J. clin. Invest. 27, 425—434 (1948).
— McCarty, M.: Determination of C-reaktive protein in the blood as a measure of the activity of the diseas process in acute rheumatic fever. Amer. J. Med. 8, 445—455 (1950).
Anderson, J. R., Gray, K. G., Beck, J. S., Kinnear, W. F.: Precipitating auto-antibodies in Sjögren's disease. Lancet 2, 456—460 (1961).
Anderson, R., James, D. G., Peters, P. M., Thomson, A. D.: The Kveim test in sarcoidosis Lancet. 1963 II, 650—653.
Anschütz, F.: Herz und Gefäßschmerz. In: Schmerzanalyse als Wegweiser zur Diagnose. Hrsg. R. Janzen. Stuttgart: Thieme 1966.
Ansell, B. M., Bywaters, E. G.: Prognosis in Still's disease. Bull. rheum. Dis. 9, 189 (1959).
— — Diagnosis of "probable" Still's disease and its outcome. Ann. rheum. Dis. 21, 253 (1962).
— Wigley, R. A. D.: Arthritic Manifestations in regional enteritis. Ann. rheum. Dis. 23, 64 (1964).
Antonelli, F.: Cadre nosologique du rhumatisme psychosomatique. Méd. et Hyg. (Genf) 1967, No. 766, 155.
Appel, W.: Über Schädelhyperostosen bei Diabetikern. Dtsch. Arch. klin. Med. 198, 60, 1951.
Appelman, A. C., Buytendijk, H. J.: Chronic interstitial pneumonia (Hamman-Rich-Syndrome) in a family. Ned. T. Geneesk. 105, 1928—1930 (1961).
Appelrath, H.: Zur Strahlentherapie der chronischen Polyarthritis. Strahlentherapie 19, 669—678 (1925).
Arlet, J., Adam: Analyse clinique de 100 cas de „cervicarthrose". Rev. Rhum. 17, 109 (1950).
— Ficat, P.: L'Osteose illaque condensante n'est elle qu'une variété d'arthrose sacroiliaque? Rev. Rhum. 27, 358 (1960).
Armenise, B., Siegfried, J.: Comparaison des traitements conservateurs et chirurgicaux des spondyloses et des hernies discales cervicales. Rev. Médicale de las Suisse Romande 83, 957—974, 1963.
Arnold, H.: Zur Frühgeschichte der chronischen Wirbelsäulenversteifung. Klin. Wschr. 16, 1286 (1937).
Aronoff, A., Bywaters, A. E. L., Fearnley, G. R.: Lung Lesions in Rheumatoid Arthritis. Brit. med. J. 2, 228 (1955).
— Johnson, L., Dworkin, S.: Arteriitis in rheumatoid arthritis. Canad. Med. Ass. J. 83, 58 (1960).
Asboe-Hansen, G.: Hormonal effects on connective tissue. Physiol. Rev. 38, 446 (1958).
— Hormonal effects on connective tissue. Amer. J. Med. 26, 470 (1959).
— The hormonal control of connective tissue. Int. Rev. Conn. Tiss. Res. 1, 29 (1963).
Astorga, G., Bollet, A. J.: Diagnostic Spezificity and Possible Pathogenetic Significance of Inclusion in Synovial Leucocytes Arthritis and Rheum. 8, 511—523 (1965).
Aufdermaur, M.: Spondylitis anklyopoetica und Spondylitis deformans. Schweiz. Z. Path. 13, 104 (1950).
— Böni, A.: Spondylitis ankylopoetica I u. II. Documenta rheumatologica Geigy Nr. 2 und 3, 1953.
— Zur pathologischen Anatomie der Spondylosis deformans. Schweiz. med. Wschr. 85, 827 (1955).
— Bandscheibenbefund der Wirbelsäule beim chronischen Gelenkrheumatismus. Schweiz. Z. f. Path. und Bakt. 20, 684—689 (1957).
— Wirbelsäulenbefunde bei der chronisch entzündlichen Polyarthritis. Z. Rheumaforschung 17, Heft 5/6, 177 (1958).
— Skelettbefunde bei primär chronischer Polyarthritis. Dtsch. med. Wschr. 90, Nr. 2, 1845—1847 (1965).
Augustin Amell-Sans: Cirrhosis pulmonar, su distinctión de las formas de esclerosis pulmonar secundaria. Enferm. Tórax 9, 259—337 (1960).
Auquier, L., Peltier, A.: Le syndrome de Gougerot-Sjögren. In: L'actualité rhumatologique, Paris, L'Expansion, ed. p. 89—96 (1965).
— Paolaggi, J. B.: Les monoarthrites rheumat. L'Actualité rhumat. 1966, 67. Paris, L'expansion.
Ayoub, E. M. R., Vernier, L., Wannamaker, L. W.: Streptococcal antibody titers in patients with chronic glomerulonephritis. Amer. J. Dis. Child. 100, 766 (1960).
— Wannamaker, L. W.: Evaluation of the streptococcal desoxyribonuclease B and diphosphopyridine nucleotidase antibody tests in acute rheumatic fever and acute glomerulonephritis. Pediatrics 29, 527—538 (1962).
— — Identification of Group A streptococci. Evaluation of the use of the fluorescent-antibody technique. J. A. M. A. 187, 908—913 (1964).

Baader, E. W.: Bergmann und Rheuma. Z. Rheumaforsch. 10, 135 (1951).
— Silikosearthritis. Zschr. Rheumaforsch. 13, 258—266 (1957).
Babel, J., Martin, E.: Les séquelles oculaires tardives de l'érythème polymorphe (Rétraction de la conjonctive, syndrome de Sjörgen). Bull. et Mém. Soc. Franc, Opht. 60, 304—314 (1947).

Badin, J., Schubert, M., Vouras, M.: Plasma Polysaccharide Fraction containing uronic acid, in normal Subjects and in Patients with Rheumatoid Arthritis. J. Clin. Invest. 34, 1317 (1955).

Bäckdahl, M., Strandberg, O.: The Treatment of Nodose Tendinitis in the Rheumatoid Hand. Acta Rheum. Scand. 11, 145—160 (1965).

Baensch, W.: Zur Röntgen-Behandlung der Arthrosis deformans. Arch. Klin. Chir. 201, 677—682 (1941).

Baeumer, A.: LE-Zellen und Sjögren-Zellen bei Arthropathien mit und ohne begleitendes Sjögren-Syndrom. Z. Rheumaforschung 25, 330, Heft 9/10 (1966).

Baggenstoss, A. H., Rosenberg, E. F.: Visceral lesions associated with chronic infectious (rheumatoid) arthritis. Arch. Path. 35, 503 (1943).

Bahr, G. F.: Elektronenoptische Untersuchungen bei Sklerodermie. Zugleich ein Beitrag zur Kenntnis des Bindegewebes der Haut. Ärztl. Forschg. 10, 255—266 (1956).

Baier, W.: Rheumastatistisches aus Österreich. Z. Rheumaforsch. 16, 104—111 (1957).

Bakke, S. N.: Über die Röntgenbehandlung chronischer unspezifischer Gelenkleiden. Acta radiol. Stockh. 20, 357—364 (1939).

Ball: Soc. de biol. (1871). Gaz. méd. (1872). Zit. nach Korting, G. W., 1958.

— Rheumatoid arthritis and polyarteritis nodosa. Ann. rheum. Dis. 13, 277 (1954).

Balázs, E. A.: Physical chemistry of Hyaluronic acid, Fed. Proc. 17, 1086—1093, 1958, Dec.

Banaszkiewicz ,W.: Wada serca w chorobic Reitera. Przegl. lek. 22, 355—357 (1966).

Bargen, J. A.: Complications and sequelae of chronic ulcerative colitis. Ann. Int. Med. 3, 332—352 (1929).

Barker, S. A., Haukins, C. F., Hewins, M.: Mucopolysaccharides in Synovial Fluid Detection of Chondroitin Sulphate, Ann. rheum. Dis. 25, 209—213 (1966).

Barland, R., Novikott, A. B., Hamerman, D.: Electron microscopy of the human Synovial membrane. J. Cell. Biol. 14, 207—220 (1962).

Barnett, C. H., Davies, D. V., MacConaill, M. A.: Synovial Joints, Their Structure and Mechanics, C. C. Thomas, Springfield, Jee, 1961.

Barnett, E. V., Bienenstock, J., Bloch, K. J.: Antinuclear Factors in Synovial Fluid: Possible Participants in the Rheumatoid Inclusion Body. Arthritis and Rheum. 7, 726 (1964).

— North, A. F., Condemi, J. J., Jacox, R. F., and Vaughan, J. H.: Antinuclear factors in systemic lupus erythematosus and rheumatoid arthritis. Ann. Int. Med. 63, 100—108 (1965).

Barnett, E., Balduzzi, P., Vaughan, J., Morgan, H.: Search for infectious agents in rheumatoin arthritis. Arthr. and Rheum. 9, 720—724 (1966).

Barnikol, H. U., Vorlaender, K. O.: Voraussetzungen und erste Ergebnisse zur therapeutischen Anwendung des Azathioprin (Imuran) beim chron.-progredienten Gelenkrheumatismus und ded sog. Kollagenkrankheiten. Med. Welt 18, 160—169 (1967).

Bársony, T., Polgár, F.: Ostitis condensans ilei — ein bisher nicht beschriebenes Krankheitsbild. Fortschr. Röntgenstr. 37, 663 (1928).

Bartelheimer, H.: Die Hyperostosis frontails interna als Symptom des hypophysären Diabetes. Dtsch. med. Wschr. 65, 1129 (1939).

— Klinisches Bild, Entstehung und heutige Bedeutung der universellen calcipriven Osteopathien. Klin. Wschr. 1949, 521.

— Klinik und Differentialdiagnose des Hyperparathyreoidismus. Verh. Dtsch. Ges. inn. Med., 62. Kongreß S. 447. München: J. F. Bergmann 1956.

— Schmitt-Rohde, J. M.: Osteoporose als Krankheitsgeschehen. Erg. inn. Med. Kinderheilk. N. F. 7, 454 (1956).

— — Die Biopsie des Knochens als differentialdiagnostische klinische Methode. Klin. Wschr. 35, 429 (1957).

— Z. ärztl. Fortbild. 1961, 353—356.

— Osteopathien, die den Internisten angehen. Internist 3, 233 (1962).

— Kuhlencordt, F.: Der sekundäre Hyperparathyreoidismus beim primären und sekundären Malabsorptionssyndrom. Dtsch. Arch. klin. Med. 210, 98 (1965).

— — Primärer, sekundärer und tertiärer Hyperparathyreoidismus. Med. Klin. 62, 82i (1967).

— — Das Skelett beim Diabetes. In: Diabetes mellitus, herausgegeben von E. F. Pfeiffer (im Druck).

Bartholomew, L. E., Himes, J.: Isolation of Mycoplasma (PPLO) from Patients with Rheumatoid Arthritis, Systemic Lupus Erythematosus and Reiter's Syndrome. Arthr. and Rheum. 8, 376—388 (1965).

Batow, J.: The Place of Surgery in Rheumatoid Arthritis. Proc. Roy. Soc. Med. 57, 64—65 (1964).

Bauer, W., Calkins, E.: Gout. In: Diseases of Metabolism, p. 643, Philadelphia and London: Garfield, G. D., Saunders and Co. 1959.

Baum, J., Ziff, M.: 7S Macroglobulin Antinuclear Fluorescence Factors in Systemic Lupus. Arthritis and Rheumatismus 5, 636 (1962)

— Stastny, P., Ziff, M.: Effects of the rheumatoid factor on antigenantibody complexes on the vessels of the rat mesentery. Journ. Immunology 93, 985 (1964).

Baum, J., Hyporeactivity to an exogenous antigen in systemic lupus erythematosus. Arthr. and Rheum. 10, 265—266 (Abstract 1967).
Bäumer, A.: Immunzytologische Phänomene bei verschiedenen rheumatischen Krankheiten. Z. Rheumaforsch. 24, 326—332 (1965).
— L.E.-Zellen und Sjögren-Zellen bei Arthropathien mit und ohne begleitendes Sjögren-Syndrom. Z. Rheumaforsch. 25, 330—335 (1966).
Baumgartner, P.: Morbus Osler-ähnliche Teleangiektasien bei Kalkgicht ohne klinische Sklerodermie. Dermatologica 118, 279—288 (1959).
Beansang, E., Barnett, E. V., Goldstein, S.: Jaccoud's arthritis. Ann. rheum. Dis. 26, 239 (1967).
Bechterew, W. von: Steifigkeit der Wirbelsäule und ihre Verkrümmung als besondere Erkrankungsform. Neurol. Zbl. 12, 663 (1893).
— Von der Verwachsung oder Steifigkeit der Wirbelsäule. Dtsch. Z. Nervenheilk. 11, 327 (1897).
— Über ankylosierende Entzündung der Wirbelsäule und der großen Extremitätengelenke. Dtsch. Z. Nervenheilk. 15, 37 (1899 a).
— Neue Beobachtungen und pathologisch-anatomische Untersuchungen über Steifigkeit der Wirbelsäule. Dtsch. Z. Nervenheilk. 15, 45 (1899 b).
— Über die klinischen und pathologisch-anatomischen Besonderheiten der nervösen Form der Steifigkeit und der Ankylose der Wirbelsäule und ihre Behandlung. Mschr. Psychiatr. Neurol. 21, 527 (1907).
Beck, E. V.: K voprosu ob artritis deformans v Zabajkalje. Diss. CPb 1906.
— K voprosu ob obezobraživajùščem endemičeskom osteoartritě zabajkalskoj oblasti. Rusk. vrač 3:74, 1906.
Beck, J. S., Anderson, J. R., McElhinney, A. J., Rowell, N. R.: Anti-nucleolar Antibodies. Lancet 2, 575—577 (1962).
Becker, H.: Pathologisch-anatomischer Diagnosenschlüssel. Hrsg. Pathol. Inst. Univ. Graz (1963).
— Zum Problem der Erfassung und Auswertung medizinischer Befunde. Wien. klin. Wschr. 76, 852—854 (1964).
Becker, V., Schmidt, J.: Elasticodiairetische Form der Lungencirrhose (Hamman-Rich-Syndrom) im Kindesalter. Wschr. Kinderheilk. 108, 337—345 (1960).
Behçet, H.: Derm. Wschr. 105, 1152 (1937).
— Considérations sur les lésions aphteuses de la bouche et des parties génitales ainsi que sur les manifestations oculaires d'origine probablement parasitaire et observation concernant leur foyer d'infection. Bull. Soc. Franç. Dermat. Syph. 45, 420—433 (1938).
— A propos d'une entité morbide due probablement à un virus spécial, donnant lieu à une infection généralisée se manifestant par des pussées récidivantes en trois régions principales et occasionnant en particulier les iritis répétées. Bull. Soc. Franç. Dermat. Syph. 46, 674—787 (1939).
Behrend, H., Deicher, H., Hartl, W.: Über die Dissoziation der cellulären und homoralen Immunreaktion bei Morbus Besnier-Boeck-Schaumann. Verh. dtsch. Ges. inn. Med. 75, 980—983 (1964).
Behrend, T., Hartmann, F., Deicher, H.: Über die Notwendigkeit einer Unterscheidung von primär und sekundär chronischer Polyarthritis. Dtsch. med. Wschr. 87, 944—953 (1962).
Beickert, A.: Das Felty-Syndrom: serologische Befunde und nosologische Stellung. Dtsch. med. Wschr. 89, 1702—1706 (1964).
— Zum serologischen Verhalten der Dermatomyositis. Z. ges. inn. Med. 19, 577—580 (1964).
Beidleman, B.: Wegener's granulomatosis. Prolonged therapy with large doses of steroids. J. Amer. Ass. 186, 827—830 (1963).
Belart, W.: Rheumaerkrankungen bei den Zürcher Straßenbahnern. Z. Rheumaforschg. 10, 388—396 (1951).
— Zur Klinik der traumatischen Polyarthritis. Schweiz. med. Wschr. 83, 315 (1953).
Bencze, G., Lakatos, L.: Relationship of systemic lupus erythematosus to rheumatoid arthritis, discoid lupus erythematosus and Sjögren's syndrome. A clinical study. Ann. rheum. Dis. 22, 273—275 (1963).
Benditt, E. P., Walker, S. A.: Electrophoretic studies of serumproteins in lues. Amer. J. Med. Sci. 4, 663 (1948).
Benedict, J. D., Roche, M., Yü, T. F., Bien, E. J., Gutman, A. B., Steten, D., jr.: Incorporation of glycine nitrogen into uric acid in normal and gouty man. Metabolism 1, 3 (1952).
Beneke, G.: Spondylosis Hyperostotica. 6. Europ. Kongreß für Rheumatologie: Lissabon 1967.
— Morphologie und Pathogenese der Ankylosierenden Spondylitis. Verh. Deutsche Ges. f. Rheumatologie 1968. Z. Rheumaforsch. Suppl. 1 (im Druck).
Benitz, K. F., Hall, L. M.: Local morphological response following a single subcutaneous inj. of carragenin in the rat. Proc. Soc. Exp. Biol. Med. 102, 442—445 (1959).
Bennet, J. C., Osment, L. S., Holley, H. L.: Immunologic Manifestations of a Group of Patients with a Diagnosis of Discoid Lupus Erythematosus. Arthritis and Rheum. 4, 490—499 (1961).
Berger, U., Hummel, K.: Einführung in die Mikrobiologie und Immunologie unter besonderer Berücksichtigung der Mundhöhle, 2. Aufl., München u. Berlin: Urban und Schwarzenberg 1964.

Berliner, R. W., Hilton, J., G., Yü, T. F., Kennedy, T. J., jr.: The renal mechanism for urate excretion in man. J. clin. Invest. **29,** 396 (1950).

Bernard, J. G., Bradouillard, R., Feline, A., Lucaes, R.: Le syndrome de Fiessinger-Leroy-Reiter. I: Etude clinique et thérapeutique (à propos de 310 observations). Sem. Hôp. Paris **40,** 1935 bis 1941 (1964).

Bernhard, G. C., Stollerman, G. H.: Serum inhibition of streptococcal diphosphopyridin nucleotidase in uncomplicated streptococcal pharyngitis and in rheumatic fever. J. Clin. Invest. **38,** 1942—1949 (1959).

Bernheimer, A. W., Cantoni, G. L.: The toxic action of preparations containing the oxygene-labile hemolysin of streptococcus pyogenes. III. Induction in mice of temporary resistance to lethal effect of the toxin. J. exp. Med. **86,** 193 (1947).

Bernheimer, A. W.: Streptolysins and their inhibitors. In: Streptococcal infections. Edited by M. McCarty. S. 19—38. New York: Columbia Univ. Press 1954.

Bernstein, D. S., Guri, C. D.: Osteoporosis: Etiology and therapy Postgrad. Med. **34,** 407 (1963).

Bernstein, L., Broch, O. J.: Cardiac complications in spondylarthritis ankylopoetica. Acta med. Scand. **135,** 185 (1949).

Bertram, U., Halberg, P.: Organ antibodies in Sjögren's syndrome. Acta Allerg. Kobenhavn **20,** 472—483 (1965).

Besnier, E.: Sem. méd. (1884). Zit. nach Rossier, P. H. und M. Hegglin-Volkmann.

Bett, J. M.: Metabolism of tryptophan in rheumatoid arthritis. Ann. rheum. Dis. **21,** 63 (1962).

— Proc. Ass. chin. Biochem. **2,** 42 (1962).

Beust, A. v.: Zur Wirkung der X-Strahlen. Corresp. bl. Schweiz. Ärzte **23,** 345—349 (1898).

Bevans, M., Nadell, J., Memartini, F. E., Ragan, C.: Systemic lesions of malignant rheumatoid Arthritis. Amer. J. Med. **16,** 197 (1954).

Beyer, A., Richter, K., Eribo, O.: Zwei Verlaufsbeobachtungen eines Hamman-Rich-Syndroms mit rezidivierendem Spontanpneumothorax. Fortschr. Röntgenstr. **94,** 568—579 (1961).

Bezecny, R.: Dermatomyositis. Arch. Derm. Syph. (Berl.) **171,** 242—251 (1935).

Di Biasi, W.: Diskussion zum: The pathology of rheumatoid disease in pneumoconiosis. Beitr. Silikose-Forsch. **6,** 313 (1965).

Bienenstock, J., Bloch, K. J.: Immunoconglutinin in various rheumatic diseases and certain diseases suspected of an autoimmune pathogenesis. Arthr. Rheum. **10,** 187—198 (1967).

Binette, J. P., Schmid, K.: The Proteins of Synovial Fluid: A Study of the α_1/α_2 Globulin Ratio, Arthritis and Rheum. **8,** 14—28 (1965).

Bion, K. M., Strott, Ch. A., Shapiro, A. P.: A.M.A, Arch. Intern. Med. **116,** 450 (1965). The diagnostic value of angiographic observations in polyarteritis nodosa.

Biro, I., Kaldor, I., Torok, E.: Transient kryoglobulinaemia Acta Dermatovener. Stockholm, **45,** 159—162 (1965).

Bismuth, V., Vallée. G.: Radiothérapie anti-inflammatoire. France méd. **25,** 345—349 (1962).

Bischoff, J.: Zur Frage der konsensuellen Reaktion bei Rheumatikern auf der Grundlage von Wärmestrommessungen an den Akren. Beitr. Rheumatol. **9,** 61—96 (1965).

Bitar, E.: La Goutte au Liban. J. Méd. Lib. **19,** 235—241 (1966).

Bitnum, S., Daeschner, C. W., Travis, I. B., Dodge, W. F., Hopps, H. C.: Dermatomyositis (Symposion). J. Pediat. (St. Louis) **64,** 101—131 (1964).

Black, A., Goldin, M., Poske, R. M., Malmed, L.: Differentiation between Rheumatoid Arthritis and Systemic Lupus Erythematosus by Sheep Cell Agglutination Tests. Arthritis and Rheum. **2,** 99—103 (1959).

Bland, E. F., Jones, T. D.: Rheumatic fever and rheumatic heart disease. A twenty year report on 1000 patients followed since childhood. Circulation **4,** 836 (1951).

— Chorea as a manifestation of rheumatic fever; A long term perspective. Trans. Amer. Clin. Climat. Ass. **73,** 209 (1961).

De Blécourt, J. J.: Familiäres Vorkommen von Spondylarthritis ankylopoetica. Ned. tschr. geneesk. **95,** 3763 (1951).

— Basart, A. H. M.: Investigations as to he prevalence diseases and to their dependence upon the degree of dampness in dwellings. Report No. 20 Research Instit. for Public Health Engineering. T.N.O. Holland 1953.

— Meindersma, T., Polman, A.: Eine Untersuchung über das Vorkommen erblicher Faktoren bei rheumatischen Erkrankungen. 3. Europ. Rheumatologenkongreß, Scheveningen: 1955 Mitt. 246.

— Westendrop Boerma, F., Vorenkamp, E. O.: Rheumatoid Arthritis (R.A.) Factor in Near Relatives of Sero — Positive and Sero — Negative Patients with Rheumatoid Arthritis. Ann. rheum. Dis. **21,** 339 (1962).

— Epidemiologische und Erblichkeitsuntersuchungen bei rheumatischen Erkrankungen, insbesondere rheumatoider Arthritis (R. A.) und Spondylitis ankylopoetica (Sp.A.). Z. Rheumaforsch. **22,** 413 (1963).

Literaturverzeichnis

De Blécourt, J. J.: Westendorp Boerma, F., Nienhuis, R. J., Mandema E.: Population studies of rheumatoid arthritis, Teil I und II. Ann. rheum. Dis. 22, 429—439 (1963 b).
— Über die Epidemiologie der degenerativen Gelenkerkrankungen. In: Ott, V. R. (Herausg.): Stoffwechsel und degenerativer Rheumatismus. Darmstadt: Steinkopff, 1965, S. 210.
— Westendorp Boerma, F., Vorenkamp, E. O.: Incidence of rheumatoid factors in the aged serum. Ann. rheum. Dis. 26, 47—49 (1967).
Bleehen, S. S., Everall, J. D., Tighe, J. R.: Amyloidosis complicating Reiter's Syndrome. Brit. J. vener. Dis. 42, 88—92 (1966).
Bloch, K. J., Wohl, M. J., Ship, I. I., Oglesby, R. B., Bunim, J. J.: Sjögren's syndrome. I. Serologic reactions in patient with Sjögren's syndrome with and without rheumatoid arthritis. Arthr. and Rheum. 3, 287—297 (1960).
Bloch-Michel, H., Benoist, M., Siboulet, A., Grupper, Ch., Galistin, P., Peironet, X.: Aphtose et rhumatisme inflammatoire. Forme atypique du syndrome de Behçet? Rev. Rhum. 32, 408—414 (1965).
Block, S. R., Gibbs, C. B., Stevens, M. B., Schulman, L. E.: Studies of delayed hypersensitivity in systemic lupus erythematosus. Arthr. and Rheum. 9, 848 (1966).
Blumberg, B., Ragan, C.: The natural History of Rheumatoid Spondylitis. Medicine 35, 1 (1956).
Blumberg, B. S., Bunim, J. J., Calkins, E., Pirani, C. L., Zvaifler, N. J.: ARA Nomenclature and classification of arthritis and rheumatism (tentative). Arth. and Rheum. 7, 93—97 (1964).
Blumencron, W.: Erfolgsbericht kombinierter Bäderkuren. Kritische Nachuntersuchung von 1500 Bäderkuren bei Erkrankungen des rheumatischen Formenkreises. Wien. med. Wschr. 112, 343—346 (1962) und Z. angew. Bäder-Klimahk. 10, 45—54 (1963).
Bock, H. E.: Die Bedeutung der allergischen Pathogenese bei der Arteriitis. Verhdlg. D. Gesellsch. Innere Med. 60, 391 (1954).
Bock, K. A.: in Fischer, Herget, Molineus, Die rheumatischen Erkrankungen an Gelenken, Muskeln und Nerven. Das ärztl. Gutachten im Versicherungswesen II. München: J. A. Barth 1955.
Böhmig, R.: Pathologie und Bakteriologie der sog. Herdinfektion. Z. Rheumaforsch. 15, 1—23 (1956).
Bojkinoff, J.: Rehabilitation und sekundäre Prophylaxe der rheumakranken Kinder in bulgarischen Sanatorien und Kurorten. Z. ärztl. Fortb. 59, 837—838 (1965 a).
Bojkinov, I. N.: Die Wirkung therapeutischer Mineral-Wannenbäder in Bad Bankia auf rheumatische Kinder in der Remissionsperiode (bulgar.). Wiss. Forsch. Ber. Inst. Pädiatrie, Sofia 9, 127—149 (1965 b).
Boland, E. W., Present, A. J.: Rheumatoid Spondylitis. A study of one hundred cases, with special reference to diagnostic criteria. J. Amer. Med. Assoc. 129, 843 (1945).
— Shebesta, E. M.: Rheumatoid Spondylitis: Correlation of clinical and roentgenographic features. Radiology 47, 551 (1947).
— Psychogenic Factors in Rheumatic Disease. Arthritis and Allied Conditions, Ed. J. L. Hollander. Lea and Febiger, Philadelphia 1960.
— Ankylosing Spondylitis. In: Hollander, J. L. (edit.): Arthritis and Allied Conditions. Philadelphia: Lea & Febiger 1966, 633.
Bollet, A. J.: The importence of serial x-rays in the evaluation of treatment of rheumatoid arthritis. Med. Clinics N. A. March, 1955, 439.
— Stimulation of Protein-Chondroitin Sulfate Synthesis by Normal and Osteoarthritic Articular Cartilage. Arthritis and Rheum. 11, 663 (1968).
Bolt, W., Valentin, H.: Die Lungenfibrosen. Klinik der Gegenwart, München-Berlin: Urban & Schwarzenberg 1959.
Böni, A., Hautmann, F.: Familiäres Vorkommen von Morbus Bechterew. In: der Schweiz. Z. Rheumaforsch. 9, 273 (1950).
— Kaganas, G.: Spondylarthritis ankylopoetica II. Klinik und Therapie. Docum. Rheumatol. 3, 50—55, Basel: J. R. Geigy, S.A. 1953.
— — Spondylarthritis ankylopoetica. Docum. rheumat. (Geigy) 3 (1954).
— Der Rheumatismus und die Bädertherapie. Wien. med. Wschr. 1957, 291—293.
— Die Lungenaffektionen beim entzündlichen Rheumatismus. Dtsch. med. J. 9, 109 (1958).
— Die Spondylarthritis ankylopoetica (Bechterewsche Krankheit). Internist 2, 412—419 (1961).
— Balneotherapie mit Schwefelwässern bei Erkrankungen des rheumatischen Formenkreises. Z. angew. Bäder-Klimahk. 9, 269—275 (1962).
— Jaques, R., Kaufmann, H.: Untersuchungen eines nekrotisierenden Faktors im Serum von Patienten mit entzündlichen Gelenkserkrankungen und von Ziegen mit Arthritis. Acta Rheum. Scand. 10, Suppl. 8, S. 17 (1964).
— Heredität rheumatischer Krankheiten. Rheumatismus in Forschung und Praxis. B. 3, 31. Ursache der rheumatischen Krankheiten. Verlag Hans Huber Bern (1966 a).
— Die Klinik der progredient chronischen Polyarthritis. Helvetica Medica Acta Suppl. 46, 106 (1966 b).

Böni, A., Hautmann, F.: Entzündlich-rheumatische Erkrankungen des Bewegungsapparates. Handbuch der praktischen Geriatrie Bd. 2, 697—715. Ferdinand Stuttgart: Enke Verlag 1967.

Bonduelle, M.: Les myélopathies chroniques par cervicarthrose. Rev. neurol. 93, 83 (1955).

Boos, R., Rehr, I.: Hyperostotische Spondylose und Diabetes mellitus. Beobachtungen am Krankengut einer Diabetes-Klinik. Verh. Deutsche Ges. f. Rheumatol. 1, 244—251 (1969).

Borak, J., Taylor, H. K.: Beneficial effects of roentgen therapy in advanced cases of rheumatoid arthritis. Radiology 45, 377—384 (1945).

Bortz, A., Vincent: Lipoid dermatoarthritis and arthritis mutilans. Am. J. Med. 30, 951 (1961).

Bossa, G., Cicala, V.: Giordano, M.: Le malattie reumatiche nei diabetici. Atti X. Congr. della Lega Intern. contro il Reumatismo, Roma: Minerva Medica 1961, vol. I: Relazioni 90.

Boström, H.: Zur Biosynthese der Mukopolysaccharide. In: Die Entzündung, Grundlagen und pharmakologische Beeinflussung. Int. Symposion 4.—6. Mai 1966 Freiburg i. Br., München, Berlin, Wien: Urban & Schwarzenberg.

Bouillaud, J. B.: Traité clinique du rhumatisme articulaire et de la loi coincidence des inflammations du coeur avec cette maladie. J. B. Baillére: Paris 1840.

Bouillet, R., van Gaver, P.: L'arthrose du genou: étude pathogénique et traitement. Acta orthop. belg. 27, 5 (1961).

Boulet, P., Serre, H., Mirouze, J.: Le rachis diabétique. Semaine Hôp. 1954, 2392.

— Mirouze, J., Pellisier, M.: Le pied diabetique. Sem. Hôp. Paris 30, 2410 (1954).

Bourns, H. K. Sanerkin, N. G.: Mucoid lesions (Mucoid cysts) of the British J. of Surg. 50, 860 (1964).

Bouttier: De la Sclérodermie. Thèse de Paris (1886). Zit. nach Wolters, M.

Boyd, W.: Osteoarthritis. In: Textbook of Pathology, 1 vol., Lea & Febiger, Philadelphia, 1953.

Brannan, H. N.: Mesenchymal Reactions in the Lungs in Patients with Rheumatoid Arthritis. Thesis University of Minnesota, April 1963.

Branwood, A. W.: The Fibroblast. Int. Rev. Conn. Tiss. Res. 1 (1963).

Braun, S.: Le rhumatisme acromégalique. Thèse, Paris 1957.

Braun-Falco, O., Rupec, M.: Elektronenmikroskopische Untersuchungen über das Verhalten der Kollagenfibrillen der Haut bei Sklerodermie. Arch. klin. exp. Derm. 218, 543—560 (1964).

— Zur Morphologie und Pathogenese von Sklerodermie und systematischem Lupus erythematodes. Dtsch. med. Wschr. 90, 2269—2274 (1965).

Braunsteiner, H., Egghardt, F., Potuzhek, O.: Chronischer Gelenkrheumatismus als Folge einer vor 30 Jahren im Militärdienst durchgemachten Grippe mit eitriger Mandelentzündung und damit als Kriegsdienstbeschädigung anerkannt. H. Breithauptsche Sammlung von Entscheidungen der Sozialversicherung, Versorgung und Arbeitslosenversicherung 173, 476 (1951).

— — — Gelenkrheuma, das sich eine Turrlehrerin angeblich bei der Erteilung des Turnunterrichts im Winter in der ungeheizten Turnhalle zugezogen hat, wird nicht als Unfall anerkannt. H. Breithauptsche Sammlung von Entscheidungen der Sozialversicherung, Versorgung und Arbeitslosenversicherung 254, 664 (1952).

— — — Keine Auslösung eines chronischen Gelenkleidens durch einen vierteljährigen Wehrdienst ohne außergewöhnliche körperliche Anstrengungen. H. Breithauptsche Sammlung von Entscheidungen der Sozialversicherung, Versorgung und Arbeitslosenversicherung 33, 83 (1952).

— — — Ursächlicher Zusammenhang des sog. Felty-Syndroms (als Symptom u.a. schwere Polyarthritis) mit einem im Wehrdienst zugezogenen chronischen Darmkatarrh bejaht. Zur Frage einer sog. Herderkrankung als Ursache einer Polyarthritis (Rheumatismus). H. Breithauptsche Sammlung von Entscheidungen der Sozialversicherung, Versorgung und Arbeitslosenversicherung 49, 1001 (1960).

— — — Primär chronische Polyarthritis mit chronischen pulmonalen Veränderungen. Dtsch. med. Wschr. 85, 115—118 (1960).

Breese, B. B., Disney, A. F.: The accuracy of diagnosis of beta streptococcal infections on clinical grounds. J. Pediat. 44, 670—673 (1954).

Brewerton, D. A.: The Rheumatoid Hand. In: Progress in Clinical Rheumatology, edited by Dixon, A. St.: J., J. & A. Churchill Ltd., London, 1965, 56—62.

Brichant, Merrseman, Dehant, Lavenne: La pneumopathie rheumatismale. Semaine Hôpitaux 36, 115 (1960).

McBride, J. A., King, M. J., Baikie, A. G., Crean, G. P., Sircus, W.: Ankylosing Spondylitis and Chronic Inflammatory Diseases of the Intestines. Brit. Med. J. 1963 II, 483.

O'Brien, W. M., Burch, T. A., Bunim, J. J.: An evaluation of the ARA criteria for the diagnosis of rheumatoid arthritis. Arthritis and Rheum. 6, 745 (1964).

Brimacombe, J. S., Webber, J. M.: Mucopolysaccharides. Chemical structure, distribution and isolation. Amsterdam-London-New York: Elsevier Publishing Company 1964.

Brinkman, G. L., Chaikof, L., Rheumatoid lung disease. Report of a case which developed in childhood. Amer. Rev. resp. Dis. 80, 732—737 (1959).

Brocher, J. E.: Die Scheuermannsche Krankheit und ihre Differentialdiagnose. Schwabe, Bale, 1946.

Brøchner-Mortensen, K.: Uric acid in blood and urine. Acta med. scand. Suppl. **84** (1937).

Brock, L. L., Siegel, A. C.: Studies on the prevention of rheumatic fever: The effect of time of initiation of treatment of streptococcal infections on the immune response of the host. J. clin. Invest. **32,** 630—632 (1953).

Brodie, B. C.: Pathological and surgical observations on diseases of the joints. Ist. ed. Longman London 1818.

— Pathological and Surgical Observations on the Diseases of the Joints, 5. edit. London: Longman 1850.

Brousse, J. P., Braun, S., Amor, B., Coste, F.: Etude comparative de quelques types de talalgie et de calcanéite. Sem. Hôp. Paris **42,** 795—802 (1966).

Bruck, M.: Die Bedeutung des Rheumatismus für Volksgesundheit und -Wirtschaft Bern, H. Huber, 1939.

Brugger, E., Braun, H., Das akute und das chronische Hamman-Rich-Syndrom. Fortschr. Röntgenstr. **96,** 355—363 (1962).

Brügger, A.: Les syndromes vertébraux, radiculaires et pseudo-radiculaires, I, Documenta Geigy, Acta rheumatologica **18** (1961).

Brugsch, T., Citron, J.: Über die Absorption der Harnsäure durch Knorpel. Z. exp. Path. Ther. **5,** 401 (1908).

Brun, J., Kalb, J. C., Forment, A.: Sclérodermie et atteintes pulmonaires pneumoconiotiques. J. franç. Méd. Chir. thor. **15,** 397—414 (1961).

Bruns, W.: Antistintest und Antistinschutz. Med. Klin. **1949,** 1082.

Bruyn, G. W., van Beusekom, G. Th.: Dermatomyositis. A Survey of its Present Status. Psychiat. Neurol. Neurochir. (Amst.) **63,** 398 (1960). Zit. nach Pascher-Brooklyn, F.

Buchanan, W. W., Cox, A. G., Harden, R. M., Glen, A. I. M., Anderson, J. R., Gray, F. G.: Gastric studies in Sjögren's syndrome. Gut. **7,** 351—354 (1966).

Bucher, U. G., Reid, L.: Sjögren's syndrome: report of a fatal case with pulmonary and renal lesions. Brit. J. Dis. Chest. **53,** 237—252 (1959).

Buckley, C. W.: Ankylosing spondylitis. Rep. Chronic Rheumatic Dis. London **1,** 77 (1935).

Buckley, C. W.: Fibrositis: Some old and new points of view. Ann. rheum. Dis. **1,** 83 (1940).

Buddecke, E.: Biochemie des Bindegewebes. Angew. Chem. **72,** 663 (1960).

— Die Mucopolysaccharide der Gefäßwand. Dtsch. Med. Wschr. **86,** 1773 (1961).

— Drzeniek, R.: Stabilitätskonstanten der Calciumkomplexe von sauren Mucopolysacchariden. Z. physiol. Chem. **327,** 49 (1962).

— Kröz, W., Lanka, E.: Chemische Zusammensetzung und makromolekulare Struktur von Chondroitinsulfat-Proteinen. Hoppe-Seyler's Z. physiol. Chem. **331,** 196 (1963).

— Biochemie der Arterienwand. Umschau in Wissenschaft und Technik **1963,** Heft 21, 668—672.

— Bindegewebe, In: Rauen, H. M. Bioch. Taschenbuch, II. Teil, 2. Aufl. Berlin: Springer-Verlag 1964.

— Biochemische Grundlagen der Pathogenese arterieller Verschlußkrankheiten. Regensbg. ärztl. Fortbild. **XIII,** 4, 189 (1965).

— Gottschalk, A.: Die chemische Bindung zwischen Kohlenhydrat und Peptid in Glycoproteiden und ihre enzymatische Spaltung. Z. Klin. Chem. **3,** 3 (1965).

— Platt, D.: Reinigung und Wirkungsweise einer Hyaluronatglycanohydrolase aus Arteriengewebe. Z. Klin. Chem. **3,** 4 (1965).

— Werries, E.: Untersuchungen zur Chemie der Arterienwand, VII Reinigung und Eigenschaften der β-Acetylglucosaminidase aus der Aorta des Rindes. Hoppe Seyler's Z. physiol. Chem. **340,** 257 (1965).

— Platt, D.: Untersuchungen zur Chemie der Arterienwand, VIII Nachweis, Reinigung und Eigenschaften der Hyaluronidase aus der Aorta des Rindes. Hoppe Seyler's Z. physiol. Chem. **343,** 61 (1965).

— Hoefele, O.: Untersuchungen zur Chemie der Arterienwand, IX Reinigung und Eigenschaften der β-Glucuronidase aus der Aorta des Rindes. Hoppe-Seyler's Z. physiol. Chem. **347,** 173 (1966).

— Reich, G., Stein, U.: Untersuchungen zur Chemie der Arterienwand, X. Über die saure Carboxypeptidase in der Aorta des Rindes. Hoppe Seyler's Z. physiol. Chem. **347,** 192 (1966).

— Polysaccharide und Polysaccharidsulfate des Bindegewebes. In: D-Glucose und verwandte Verbindungen in Medizin und Biologie. Stuttgart: F. Enke Verlag 1966.

— Kresse, H.: Glykosamino-Glykanohydrolasen des Arteriengewebes und ihre Aktivitätsänderungen im Alter und bei Arteriosklerose. Colloques internationaux du centre national de la recherche scientifique. No 169. Le role de la paroi artérielle dans l'athérogénèse Paris 15—17 Juin 1967. Editions du centre national de la recherche scientifique, Paris 1967.

— Kröz, W., Tittor, W.: Makromolekulare Polysaccharid-Proteine, I Chondroitinsulfat-Protein aus Rindernasenknorpel — Beziehungen zwischen makromolekularen Eigenschaften und Funktion. Hoppe-Seyler's Z. Physiol. Chem. **348,** 651 (1967).

Buess, H., Koelbing, H. M.: Kurze Geschichte der ankylosierenden Spondylitis und Spondylose. Acta rheumatologica, Doc. Geigy 22 (1964).
Bulgarelli, R., Romano, C., Vento, R.: La infezione reumatica postscarlatinosa. Minerva pediat. 12, 1559, 1960.
Bunnel, S.: Surgery of the Hand Philadelphia 1948, J. B. Lippincott Co.
Bunim, J.: In: Hollander, Arthritis and allied conditions. 6. Aufl. London (1960) 1026.
— A broader spectrum of Sjögren's syndrome and its pathogenetic implications. Ann. rheum. Dis. 20, 1—10 (1961).
— The frequent occurence of hypergammaglobulinemia and multiple tissue antibodies in Sjögren's syndrome. Ann. N.Y. Acad. Sci. 124, 816—832 (1965).
— Le syndrome de Sjögren. Morceau choisis de rhumatologie, 1, Paris, L'Expansion, ed. pp. 71—81 (1965).
Bureau, Y., Barrière, H.: Les syndromes dermatologiques paranéoplasiques. Les Dermatomyosites. In: Les Syndromes paranéoplasiques. XXXVᵉ Congrès Français de Médecine. Paris: Masson et Cie. 1965.
Bürger, M.: Klinik der Lipoidosen, Neue Deutsche Klinik 12, 582. Berlin: Urban und Schwarzenberg 1934.
— Die Lipoidosen. Handbuch der Inneren Medizin, III Aufl., Band 6, Teil 2. Berlin: Springer 1944.
Burkhardt, F., Legler, F.: Über die Mehrausbeute an beta-hämolytischen Streptokokken bei anaerober Züchtung. Arch. Hyg. 140, 418—422 (1956).
Burnet, O. M., MacFarlane: Auto-immune disease II. Pathology of the immune response. Brit. Med. Journ. 720—725 (1959).
Busova, B.: Erfahrungen mit der Schnellsenkungsmethode bei Blutspenderuntersuchungen. Dtsch. Ges.wesen 20, 338—340 (1955).
Büttner, H.: Analysenfehler und Kontrollmöglichkeiten im klinischen Laboratorium. Method.-Inform. Med. 3/4, 105 (1964).
Bywaters, E. G. L.: The relationship between the heart and joint disease including "rheumatoid heart disease" and chronic postrheumatic arthritis (type Jaccoud). Brit. Heart. J. 12, 101—131 (1950).
— Peripheral vascular obstruction in rheumatoid arthritis and its relationship to other vascular lesions. Ann. rheum. Dis. 16, 84 (1957).
— Ansell, B. M.: Arthritis associate with ulcerative Colitis. Ann. rheum. Dis. 17, 169—183 (1958).
— Gold Therapie in Rheumatoid Anthritis. Presented at a meeting of the Heberden Society on Dec. 2, 1961. Ann. rheum. Dis. 20, 315 (1961).
— Scott, J. T.: The natural history of vascular lesions in rheumatoid arthritis. J. Chron. Dis. 16, 905—914 (1963).
— Rheumatic fever and chorea. In: Textbook of the Rheumatic Diseases, edited by W. S. C. Copeman, 3ᵈ ed., 120—164. Baltimore: The Williams and Wilkins Company 1964.
— Dixon, S. J.: Paravertebral Ossification in Psoriatic Arthritis. Ann. rheum. Dis. 24, 313 (1965).
— Ansell, B. M.: Sacroiliitis in juvenile chronic polyarthritis, Z. Rheumaforsch. 24, 122 (1965).
— Heberden oration 1966. Categorization in medicine: a survey of Still's disease, Ann. rheum. Dis., 26, 185 (1967).

Calabresi, P., Thayer, W. R., Spiro, H. M.: Demonstration of circulating antinuclear globulin in ulcerative colitis. J. Clin. Investig 40, 2126—2133 (1960).
Calabro, J. J.: Juvenile Rheumatoid Arthritis. In: Arthritis and allied conditions, edited by J. L. Hollander, 7th ed. S. 220—235. Philadelphia: Lea and Febiger 1966.
Callies, R.: Die Direkteinweisung bei Rheumakuren. Z. ärztl. Fortb. 60, 1067—1070 (1966).
— Jordan, H.: Humorale Aktivitätskriterien bei primär-chronischer Polyarthritis unter einer Moorbäderkur. Beitr. Rheumatol. 11, 33—52 (1967).
Calkins, E., Black, R. L., Clark, G. M., Hollander, J. L., Mainland, D., Mikkelsen, W. M., Ragan, Ch., Short, L. Ch.: Therapeutic evaluation in rheumatoid arthritis. Arthritis and Rheum. 2, 101 (1960).
Campbell, J. A.: A case of Caplan's syndrome in a Boiler-scaler. Thorax 13, 177 (1958).
Caplan, A.: Certain unusual radiological appearances in the chest of coal-miners suffering from rheumatoid arthritis. Thorax 8, 29 (1953).
— Cowen, E. D. H., Gough, J.: Rheumatoid pneumoconiosis in an Foundry worker. Thorax 13, 181 (1958).
— Payne, R. B., Withey, J. L.: A broader concept of Caplan's Syndrome related to rheumatoid factors. Thorax 17, 205 (1962).
— Contribution to discussion on rheumatoid pneumokoniosis. Beitr. Silikoseforsch. 6, 345 (1965).
DiCaprio, J. M., Rantz, L. A., Randall, E.: Studies on streptococcal hyaluronidase and antihyaluronidase. Arch. int. Med. 89, 374—386 (1952).
Carlier, J. M.: Syndrome de Caplan chez les Mineurs. Arch. mal. prof. med. 15, 383—384 (1954).

Carlson, A. S., Kellner, A., Bernheimer, A. W., Freeman, E. B.: A streptococcal enzyme that acts specifically upon diphosphopyridine nucleotide; Characterization of the enzyme and its separation from streptolysin O. J. exp. Med. **106**, 15—26 (1957).

Caroit, M., Labrousse, C., Welfling, J., de Sèze, M., de Sèze. S.: Arthrose de l'épaule et détérioration de la coiffe des rotateurs (ruptures traumatiques et perforations trophiques de la coiffe des rotateurs). Rev. Rhum. **31**, 629 (1964).

— d'Anglejan, G., Paolaggi, J. B.: Les manifestations articulaires de l'entérite régionale (maladie de Crohn). L'actualité rhumatologique 2nd cahier 41—46. Paris L'Expansion scientifique française (1965).

— Les manifestations articulaires de la rectocolite hémorrhagique. de Sèze, S.: L'Actualité rhumatologique 3ème cahier 20—24, Paris L'Expansion scientifique française (1966).

Carr, R. D., Heisel, E. B.: CRST syndrome and Variant. Acta derm.-venereol. **47**, 345—349 (1967).

Carrington, Ch. B., Liebow, A. A.: Amer. Journ. Med. **41**, 4, 497 (1966). Limited forms of angiitis and granulomatosis of Wegener's type.

McCarty, D. J., jr., Hollander, J. L.: Identification of urate crystals in synovial fluid. Ann. Internal Med. **54**, 452—460 (1961).

— Kohn, N., Faires, J.: The significance of calcium phosphate crystals in the synovial fluid of arthritic patients: the "pseudogout syndrome", I. Clinical aspects Ann. Int. Med. **56**, 711—737 (1962).

— Phagocytosis of Urate Crystals in Gouty Synovial Fluid, Am. J. Med. Sci. **243**, 288—295 (1962).

— Diagnosis of Gouty Arthritis, 18 Months' Experience with a Pathognomic Test. Postgrad. Med. **33**, 142, 148 (1963).

— Crystal-induced inflammation: syndromes of gout and pseudogout. Geriatrics **18**, 467—478 (1963).

— Gatter, R. A.: Pseudogout syndrome (articular chondrocalcinosis). Bull. Rheumat. Diseases **14**, 331 (1964).

McCarty, D., Phelps, P., Pyenson, J.: Crystal induced inflammation in canine joints. The J. of Exp. Med. **124**, No. 1, 99 (1966).

McCarty, M.: The immune response in rheumatic fever. In: Rheumatic fever. Edited by L. Thomas. S. 136—149. Minneapolis: University of Minnesota Press 1952.

— Streptococcal infections. New York: Columbia University Press 1954a.

— The antibody response to streptococcal infections. In Streptococcal Infections. Edited by M. McCarty. S. 130—142. New York: Columbia University Press 1954b.

— Missing links in the streptococal chain leading to rheumatic fever. The T. Duckett Jones Memorial Lecture. Circulation **29**, 488—493 (1964).

— The Hemolytic Streptococci. In Bacterial and Mycotic Infections of Man, edited by R. J. Dubos and J. G. Hirsch, 4th ed. 356—390. Philadelphia: J. B. Lippincolt Company 1965.

Casals, S. P., Friou, G. J., Teague, P. O.: Specific nuclear reaction pattern of antibody to DNA in lupus erythematosus sera. J. Lab. Clin. Med. **62**, 625—631 (1963).

— — Myers, L. L.: Significance of antibody to DNA in systemic lupus erythematosus. Arthr. & Rheum. **7**, 379—390 (1964).

Cassan, P.: L'hyperostose vertébrale ankylosante et ses rapports avec le diabète sucré. Mem. Cert. Et. Spec. Rhum. **27** (Paris, 1963).

Castelluccio, A., Piane, C., Manetti, M.: Le fibrosi polmonari (Die Lungenfibrose) Arch. Pat. Clin. med. **38**, 161—191 (1961).

Catanzaro, F. J., Stetson, Ch. A., Morris, A. J., Chamovitz, R., Rammelkamp, Ch. H., Stolzer, B. L., Perry, W. D.: The role of the streptococcus in the pathogenesis of rheumatic fever. Amer. J. Med. **17**, 749—756 (1954).

— Rammelkamp, Ch. H., Chamovitz, R.: Prevention of rheumatic fever by treatment of streptococcal infections. II. Factors responsible for failures. New Engl. J. Med. **259**, 51—57 (1958).

Catel, W., Schmidt, J.: Über familiäre gichtische Diathese in Verbindung mit zerebralen und renalen Symptomen bei einem Kleinkind. Dtsch. med. Wschr. **84**, 2145—2147 (1959).

Catterall, M., Rowell, N. R.: Respiratory function in progressive systemic sclerosis. Thorax **18**, 10—15 (1963).

Caygill, J. C., Pitkeathly, D. A.: A Study of β-Acetylglucosaminase and Acid Phosphatase in Pathological Joint Fluids. Ann. rheum. Dis. **25**, 137—144 (1966).

Cecil, R. L., Nichols, E. E., Stainsby, W. J.: The etiology of rheumatoid arthritis. Am. J. Med. Sc. **181**, 12 (1931).

— Rheumatoid arthritis-new method of approach to disease. JAMA **100**, 1220 (1933).

— Angevine, D. M.: Clinical and experimental observations on focal infection, with analysis of 200 cases of rheumatoid arthritis. Ann. int. med. **12**, 577 (1938).

Chamberlain, E. N., St. Hill, C. A., Cope, S. R.: Anti-streptolysin O titre in rheumatic carditis. Brit. Heart J. **20**, 183—190 (1958).

Chamovitz, R., Rammelkamp, Ch. H., jr., Wannamaker, L. W., Denny, F. W., jr.: The effect of ton-

sillectomy on the incidence of streptococcal respiratory disease and its complications. Pediatrics **26**, 355—367 (1960).
Chaouat, Y., Benichon, Ch., Kersenbaum, F., Layani, F.: Le devenir du Rhumatisme post-angineux. Rev. Rhumat. **31**, 126 (1964).
Chaptal, J., Jean, R., Pages, A., Bonnet, H., Lloret, M.: Syndrome d'Hamman-Rich chez l'enfant. Etude clinique, fonctionnelle, histologique et thérapeutique chez une malade de six ans. Soc. de Pédiat, Paris. Arch. franc. Pédiat. **17**, 569—592 (1960)
Charnley, J., The Lubrication of Animal Joints in Relation to Surgical Reconstruction by Arthroplasty. Ann. rheum. Dis. **19**, 10 (1960).
— Lancet **1961 I**, 1129.
Chase, M. W.: The preparation and standardization of Kveim testing antigen. Amer. Rev. resp. Dis. **84**, 86—88 (1961).
Chatgidakis, C. B., Theron, C. P.: Rheumatoid pneumoconiosis (Caplan's syndrome). A discussion of the disease aula report of a case in a European Witwaterstrand gold miner Arch. environm. Hlth. **2**, 397—408 (1961).
Chauffard, A., Brodin, P., Wolf, M.: Stomatite et vulvite aphteuse suivie de troubles démentiels passagers. Bull. Mém. Soc. Méd. Hôp. Paris **47**, 841—844 (1923).
Chevalier, J.: Rheumatisme articulaire subaigu curable, rheumatisme post-angineux, rhumatisme infectieux. Rev. Rhumat. **30**, 204—212 (1963).
— Francon, J., Craner, G., Larouche, Cl.: Résultats de la crénothérapie dans les coxarthroses. Etudes des 277 malades examinés après leur cure thermale. Presse therm. clim. **103**, 35—39 (1966).
Chevallier, F.: Les Rhumatismes articulaires subaigues. Rev. Rhumat. **30**, 206 (1963) und Probl. act. de Rhumat. **23** (1965).
Chiari, H.: Die eitrige Gelenkentzündung. In: Handbuch der speziellen pathologischen Anatomie. O. Lubarsch, F. Henke und H. Rössle, **9**, 2, 13—36. Berlin: Springer 1934.
Ching-Tang Huang, Lyons, H. A.: Respiratory Dysfunction in Systemic Lupus Erythematosus. Arthritis and Rheumatism **7**, 317—318 (1965).
Christ, P.: Über die Bedeutung von Streptokokkeninfektionen in der Pathogenese der akuten Polyarthritis und der akuten Nephritis. Ergebn. inn. Med. Kinderheilk. N.F. **11**, 379—465 (1959).
— Vanek, E., Schiessl, R., Krachudel, K. H., Becker, Hj.: Zur Serologie rheumatischer Erkrankungen. Z. Rheumaforsch. **20**, 81—98 (1961).
— Serologische Reaktionen beim akuten und chronischen Gelenkrheumatismus und ihre klinische Bedeutung. Klin. Wschr. **39**, 1097—1112 (1961).
— Fragen der Herdsanierung. Monatskurse für die ärztliche Fortbildung **16**, 415—420 (1966).
Christensen, L. R.: Methods for measuring the activity of components of the streptococcal fibrinolytic system, and streptococcal desoxyribonuclease. J. clin. Invest. **28**, 163—172 (1949).
— The streptokinase-plasminogen system. In Streptococcal infections. Edited by M. McCarty. S. 39—55. New York: Columbia University Press 1954.
Christiaens, L., Balgairies, P., Foubert, Anpetit, J., Grailies, M.: Le Syndrome de Caplan-Colinet (A propos de 6 observations). Arch. mal. prof. med. **15**, 546 (1954).
Christian, C. L., Hatfield, W. B., Chase, P. H.: Systemic Lupus Erythematosus, Cryoprecipitation of Sera. J. Clin. Invest. **42**, 823—829 (1963).
— Rheumatoid Factors. A Nature and Significance of Rheumatoid Factors. In: Cohen, A. S. Laboratory Diagnostic Procedures in the Rheumatic Diseases. London: J. & A. Churchill. Ltd., ed., **1967**, 91.
Christianson, H. B., Brunsting, L. A., Perry, H. O.: Dermatomyositis. Unusual Features, Complications, and Treatment. Arch. Derm. (Chic.) **74**, 581—589 (1956).
Christie, G. S.: Pulmonary lesions in rheumatoid Arthritis. Australian Ann. Med. **3**, 49 (1954).
Churg, J., Strauss, L.: Allergic granulomatosis, allergic angiitis and Periateriitis nodosa. Amer. Journ. Pathol. **27**, 277 (1951).
Churner, J.: Die chronisch-rheumatoide Polyarthritis und ihre Stellung im Rahmen der rheumatisch genannten Erkrankung. Z. Rheumaforschg. **19**, 373 (1960).
Claman, H. N., Merrill, D.: Serum immunoglobulins in Rheumatoid Arthritis. J. Lab. Clin. Med. **67**, 850—854 (1966).
Clark, E., Caplan, P.: Endocardial, arterial and other mesenchymal alterations, associated with serum disease in man. Arch. Pathol. **24 I**, 458 (1937).
Clark, W. S., Kulka, P., Bauer, W.: Rheumatoid aortitis with aortic regurgitation. Amer. J. Med. **22**, 580 (1957).
Claus G., McEwen, C., Brunner, T., Tsamparlis, G.: Microbiological studies of Reiter's disease. Brit. J. vener. Dis. **40**, 170—180 (1964).
Claussen, F., Kober, E.: Über die Veranlagung zu Bechterewscher Krankheit und ihr Wesen. Z. mensch. Vererb.-Konstit.-Lehre **22**, 268 (1938).
— Beiträge der Zwillingsforschung zum Rheumaproblem. Z. Rheumaforschung **14**, 145 (1955).

Literaturverzeichnis

Claussen, F., Steiner, F.: Zwillingsforschung zum Rheumaproblem. Abh. Akad. Wiss. u. Lit., Mathem.-Naturwiss. Kl. 1966, Nr. 2.
Clayton, M.: Surgical Treatment at the Wrist in Rheumatoid Arthritis. J. Bone Joint Surg. 47-A, 741—750 (1965).
McClean, D.: Studies on diffusing factors. 2. Methods of assay of hyaluronidase and their correlation with skin diffusing activity. Biochem. J. 37, 169—177 (1943).
Cleve, H., Neue immunoelektrophoretische Untersuchungen im Serum Rheumakranker. Z. Rheumaforschg. 17, 350—361 (1958).
Cloward, R. B.: The anterior approach for removal of ruptured cervical disks. J. Neurosurg. 15, 602—617 (1958).
McCluskey, R. T., Vassalli, P., Gallo, G., Baldwin, D. S.: An Immunofluorescent study of pathogenic mechanisms in glomerular diseases. New Engl. Journ. Med. 274, 13 695 (1966).
Cob, B. S.: On the development of Diagnostik criteria. Arthritis and Rheum. 3, 191 (1960).
Coburn, A. F.: The factor infection in the rheumatic state. Baltimore: Williams and Wilkins 1931.
— Pauli, R. H.: Limited observations on the antistreptolysin titer in relation to latitude. J. Immunol. 29, 515—521 (1935).
— Moore, L. V.: The prophylactic use of sulfonilamide in streptococcal respiratory infections with special reference to rheumatic fever. J. Clin. Invest. 18, 147 (1939).
— Moore, D. H.: The Plasma Proteins in Disseminated Lupus Erythematosus. Bull. Johns Hopkins Hosp. 73, 196—221 (1943).
— Young, D. C.: The epidemiology of hemolytic streptococci during world war II in the United States Navy. Baltimore: Williams and Wilkins Co. 1949.
— Some basic, unsolved problems in the prevention of rheumatic fever. Ann. intern. Med. 47, 402 (1957).
— The concept of egg yolk as dietary inhibitor to rheumatic susceptibility. Lancet 1960, 867.
Cocchi, U.: Erfolge und Mißerfolge bei Röntgenbestrahlung nicht krebsiger Leiden. 1. Gutartige, nicht tuberkulöse und nicht aktinomykotische Prozesse. Strahlentherapie 73, 255—284 (1943).
Cochrane, A. L.: The attack rate of progressive massive fibrosis. Brit. J. industr. Med. 19, 52—64 (1962).
Collier, R. L., Brush, B. E.: Hematologic disorder in Felty's syndrome, Prolonged benefits of splenectomy. Amer. J. Surg. 112, 869—873 (1966).
Colinet, E.: Un cas de panarthrite engainante. Acta physiotherap. rheumat. Belg. 5, 185 (1950).
— Polyarthrite chronique évolutive et silicose pulmonaire. Acta physiotherap. rheumat. Belg. 8, 37—41 (1953).
Collins, D. H.: Fibrositis and infection. Ann. rheum. Dis. 1, 114 (1940).
— Pathology of articular and spinal diseases, 1 vol. London: Edward Arnold and Co. 1949.
Commission on Acute Respiratory Diseases: Studies on streptococcal fibrinolysis. IV: Clinical application of a quantitative antifibrinolysin test. J. clin. Invest. 25, 352—359 (1946).
Commissions on Acute Respiratory Diseases: Problems in determining the bacterial flora of the pharynx. Proc. Soc. exp. Biol. (N. Y.) 69, 45—52 (1948).
Committee on Standards and Criteria for Programs of Care. Jones criteria (modified) for guidance in the diagnosis of rheumatic fever. Circulation 13, 617 (1956).
Condemi, J. J., Moore-Jones, D., Vaughan, J. H., Perry, H. M.: Antinuclear antibodies following hydralazine toxicity. New Engl. J. Med. 276, 468—491 (1967).
O'Connell, D.: Heredity in akylosing spondylitis. Ann. intern. Med. 50, 1115 (1959).
Connor, B.: The bones of a skeleton united without jointing or cartilage. Philos, Transact. Roy. Soc. Lond. 29, 21 (1965).
Copeman, W. S. C.: Testmethod of Rheumatic Diseases. II. Auflage. Edinburg-London-Livingstone 1955.
Copeman, W. S.: Textbook of the Rheumatic Diseases, 3e éd. Edinbourg: Livingstone 1954, 14.
— A short history of the gout and the rheumatic diseases. University of California Press. Berkeley-Los Angeles 1964.
Coste, F., Forestier, J.: Hémiplégie et nodositées d'Heberden controlatérales. Bull. Soc. Méd. Hôp. Paris 51, 772 (1935).
— La Polyarthrite Psoriasique. Z. Rheumaforsch. 17, 90 (1958).
— Laurent, F.: Histoire naturelle de la Coxarthrose. Sem. Hôp. Paris 34, 1551 (1958).
— Verspyck, R., Guiraudon, C.: Coxites et coxarthroses. II. Coxarthrose "usante". Sem. Hôp. Paris 39, 2108 (1963).
— Delbarre, F., Cayla, J., Massias, P., Beaslay, E.: Spondylite destructive dans la spondylarthrite ankylosante. Presse Médicale 71, 1013 (1963).
— — Amor, G.: Inclusions de type viral dans l'urethre de certains rhumatisants. Inclusions dans le liquide synovial? Bull. Acad. nat. Méd. (Paris) 148, 498—503 (1964).
— Massias, P., Bontoux, D., Stora, Ph.: A propos de l'aphtose généralisée et du syndrome de Behçet. Rev. Rhum. 32, 299—407 (1965)

Coste, F., Forestier, J.: Sonderformen der primär chronischen Polyarthritis. Monatskurse ärztl. Fortbild. **1966,** 340—352.
— Reflexions sur le classement des Maladies rhumat. Rev. Rhumat. **34,** 83 (1967).
McCracken, W. J.: Role of trauma in arthritis. Indust. Med. a Surg. **24,** 32 (1955).
Cremer, H. D., Dittmann, G.: Einbau von organischem (Eiweiß-) und anorganischem (Sulfat-) Schwefel in Knorpel, Knochen und Zähnen. Biochem. Z. **327,** 377 (1956).
Creutzfeld, W., Wille, K.: Intravenöse Belastungen mit Glucose und Tolbutamid bei Gesunden, Diabetikern, Leberzirrhotikern und Insulomträgern. Dtsch. med. Wschr. **87,** 2189 (1962).
Criteria for, and Evaluation of, Orthopedic Measures in the Management of Deformities of Rheumatoid Arthritis. Transaktion of the Conference at New York N. Y. Dez. 8, 1963, Arthritis and Rheum. **5,** Part 2 (1964).
Cromartie, W. J.: Reactions of connective tissue to cellular components of group A streptococci. In: The Streptococcus, Rheumatic Fever and Glomerulonephritis, edited by J. W. Uhr, 187—208. Baltimore: The Williams and Wilkins Company 1964.
Crowe, H. W.: Rheumatism. Second Ed. Staples Press. Mandeville Place. London.
Crowle, A. J.: Immunodiffusion. Academic Press, New York-London 1961.
Cruickshank, B.: Histopathology of diarthrodial joints in ankylosing spondylitis. Ann. rheum. Dis. **10,** 393 (1951).
— The arterictis of rheumatoid arthritis. Ann. rheum. Dis. **13,** 136 (1954).
— Interstitial pneumonia and its consequences in rheumatoid disease. Brit. J. Dis. Chest **53,** 226 (1959).
Csonka, G. W.: The course of Reiter's syndrome. Brit. Med. J. Nr. **1,** 1088—1092 (1958a).
— Involvement of the nervous system in Reiter's syndrome. Ann. rheum. Dis. **17,** 334—336 (1958b).
— Bacteriological and biochemical investigations in Reiter's syndrome. Brit. J. vener. Dis. **35,** 84—88 (1959a).
— Significance of sacro-iliitis in Reiter's disease. Brit. J. vener. Dis. **39,** 77—80 (1959b).
— Recurrent attacks in Reiter's disease. Arthr. and Rheum. **3,** 164—169 (1960).
— Furness, G.: A study of the aetiology of non-gonococcal urethritis and Reiter's disease. Brit. J. vener. Dis. **36,** 181—185 (1960).
— Lichfield, J. W., Oates, J. K., Willcox, R. R.: Cardiac lesions in Reiter's disease. Brit. Med. J. Nr. **1,** 243—247 (1961).
— Thrombophlebitis in Reiter's syndrome. Brit. J. vener. Dis. **42,** 93—95 (1966).
McCurdy, D. K., Gibbons, G. C., de Pratti, V.: Hyperglobulinemic renal tubular acidosis. Report of two cases. Ann. intern. Med. **67,** 110—117 (1967).
Curry, F. J., Wier, J. A.: Report of a case interstitial pulmonary fibrosis (Haman-Rich-Syndrome) Dis. Chest. **38,** 339—342 (1960).
Currey, H. L., Ziff, M.: Suppression of experimentally induced polyarthritis in the rat by heterologous antilymphocyte serum. The Lancet. **22,** 889—891 (1966).
Curth, H. O.: L'aphtose. Ann. Derm. Syph. **83,** 130—141 (1956).

Dabich, D., Neuhaus, O. W.: The Source of Synovial Fluid Alkaline Phosphatase. Proc. Sec. Exp. Biol. Med. **123,** 584—587 (1964).
Daffner, J. E., Brown, C. M.: Regional enteritis: I. Clinical aspects and diagnosis in 100 patients. Ann. intern. Med. **49,** 580—594 (1958).
Dameshek, W., Rosenthal, M. C.: Treatment of acquired hemolytic anemia with a note on the relationship of periarteriitis nodosa to hemolytic anemia. M. Clin. North America **35,** 1423—1440 (1951).
Danzeisen, R., Albrecht, P., Gross, D.: Spätresultate bei Behandlung des M. Bechterew mit Röntgenstrahlen, kombiniert mit Heilgymnastik und Badekuren. Z. Rheumaforsch. **15,** 193—197 (1956).
Darnaud, Ch., Ruffié, R., Barèrre, Denard, Y., Voisin, R., Saurat, Cl.: Enquête sur les résultats de la crénothérapie en rhumatologie. Presse therm. clim. **98,** 128—132 (1961).
Dausset, J., Colombani, J., Colombani, M.: Study of Leukopenias and Thrombocytopenias by the Direct Antiglobulin Consumption Test on Leukocytes and/or Platelets. Blood. **18,** 672—690 (1961).
Davies, A. M., Lazarow, E.: Heredity, infection and chemoprophylaxis in rheumatic carditis: an epidemiological study of a communal settlement. J. Hyg. (London) **58,** 263 (1960).
David, J.: Veränderungen an der Wirbelsäule und den großen Körpergelenken bei Skelettresten des 12. bis 14. Jahrhunderts von Duster-Reckahn. Diss. med. Berlin 1957.
Davis, J. S., Bollet, A.: Complement levels, rheumatoid factor, and renal disease in systemic lupus erythematosus. Arthritis and Rheum. **9,** 499—500 (1966).
Dawson, M. H.: A comparative study of subcutaneous nodules in rheumatic fever and rheumatoid arthritis. J. Exp. Med. **57,** 485 (1933).
Debeyre, J., S. de Sèze, Patte, D.: Une nouvelle technique chirurgicale de réparation des ruptures de la coiffe musculotendineuse de l'épaule. Rev. Rhum. **29,** 303 (1962).

Decker, B., McGuckin, W. F., McKenzie, B. E., Slocums, C. H.: Comparative Distribution of Proteins and Glycoproteins of Serum and Synovial Fluid. Arthritis and Rheum. **2,** 162 (1959).
Decker, J. L., Vandeman, P. R.: Renal calculi preceding gouty arthritis in a child Amer. J. Med. **32,** 805—810 (1962).
— Bollet, A. J., Duff, J. F., Shulman, L. E., Stollerman, G. H.: Primer on the rheumatic Diseases JAMA **190,** 127—140, 425—444, 509—530, 741—751 (1964).
— Ward, J. R.: The Relationship of Mycoplasma (PPLO) to Rheumatoid Arthritis and Related Diseases: A Working Conference. Bull. rheum. Dis. **16,** 412 (1966).
Deicher, H. R. G., Holman, H. R., Kunkel, H. G.: Anticytoplasmic factors in the sera of patients with systemic lupus erythematosus and certain other diseases. Arthritis and Rheum. **3,** 1—15 (1960).
Deicher, H., Schupp, E.: Frequenzen von Gm-Serum-Gruppen bei der primär-chronischen Polyarthritis. Z. Rheumaforschg. **22,** 69—76 (1963).
— Arend, P.: Formen der Arthritis bei chronischen Darmerkrankungen. In: Hauss, W. H., Gerlach, U., Rheumatismus und Bindegewebe. Darmstadt: Steinkopff, **1966,** 131.
Delacretaz, J., Inderbitzin, Th., Miescher, P.: Pseudo L. E. Phenomena. Schweiz. Med. Wschr. **84,** 1103—1105 (1954).
Delaney, W. E., Balogh, K., jr.: Carcinoma of the parotid gland associated with benign lymphoepithelial lesion (Mikulicz's disease) in Sjögren's syndrome. Cancer **19,** 835—860 (1966).
Delbarre, F.: L'osteoporose des hémochromatoses. Sem. Hôp. Paris **36,** 3279 (1960).
— Les manifestations osteoarticulaires de l'hémochromatose. Presse méd. **72,** 2973 (1964).
— Kahan, A., Brouilhet, H., Amor, B.: Etude analytique et critique des méthodes utilisées pour tester les anti-inflammatoires. I-Tests chez l'animal. In: Les thérapeutiques médicales des rhumatismes. p. 25—61. Grenoble: Imprimerie générale (1964a).
— Kahan A., Amor, B., Krassinine, G.: La polyarthrite du rat à Mycoplasma Arthritidis. In: Rhumatismes inflammatoires chroniques IVe Conf. Intern. des Maladies rhumatismales **1,** 337—352 (1964).
— — — — Le ragocyte synoviale: son intérêt pour le diagnostic des maladies rhumatismales. Presse méd. **72,** 2129 (1964).
— Auscher C., Amor, B.: Action uricosurique et antigoutteuse de certains dérivés du benzofuranne. Presse méd. **73,** 2723—2726 (1965).
— Richet, F.: Il ruolo della talassoterapia nel trattamento delle malattie reumatiche. Termalismo Sociale **2,** 5—22 (1965).
— Brouilhet, Kahan, A.: Etude expérimentale et clinique des propriétés des acides flufénamique et méfénamique. Simposio Internazionale su Recenti Acquisizioni nella Terapia Antireumatica Non-steroidea. Turin. Minerva Medica **1965,** 20—29.
— — Atténuation de la polyarthrite à adjuvant par une phytohémagglutinine. Comm. Soc. Biol. (Paris) **13,** Janvier 1968.
— Arthrites expérimentales. In: Actualités de Physiol. pathologique. Paris: Masson Ed. **1966a,** 97—122.
— Kahan, A., Amor, B., Krassinine, G.: Etude clinique et expérimentale de la ragocytose synoviale intérêt pour le diagnostic et l'etude pathogénique des rhumatismes inflammatoires. Pathol. et Biol. **14,** 796—804, Paris (1966).
— Auscher, C., Olivier J. L., Rose, A.: Traitement des hyperuricémies et de la goutte par des dérivés du benzofuranne. Sem. Hôp. (Paris) **43,** 1127 (1967).
— Amor, B., Panahi, F.: L'atteinte pelvispondylarthritique dans le rhumatisme de Fiessinger-Leroy-Reiter. Verh. Deutsche Ges. f. Rheumatologie 1968. Z. Rheumaforsch. Suppl. 1, 195 (1969).
Delbrück, A.: Untersuchungen über Enzyme des Energie-Stoffwechsels im Bindegewebe. Klin. Wschr. **40,** 677 (1962).
— Zur Enzymologie der Bindegewebe. Enzymol. biol. clin. **4,** 84 (1964).
Deli, L., Hajdu, B., Simay, A., Koleszar, Gy.: Megfigyeleseink 3 Reiter-syndromas beteg eszelése során. Rheum. Balneol. Allerg. (Budap.) **5,** 154—158 (1964).
Delpeuch, A.: La goutte et le rhumatisme Histoire des maladies. Carré et Naud, editeurs, Paris 1900.
Denko, C. W., Zumpft, C. W.: Chronic arthritis with splenomegaly and leucopenia. Arthr. and Rheum. **5,** 478—491 (1962).
— Antibodies in the sicca syndrome (Sjögren's syndrome). Arthr. and Rheum. **8,** 970—975 (1965).
Denny, F. W., Wannamaker, L. W., Rammelkamp, Ch. H.: The relation of antibody production to the development of rheumatic fever. Amer. J. Dis. Child. **80,** 506—507 (1950).
Dériaz, M.: Complications périartéritiques et neurologiques dans un cas de polyarthrite chronique évolutive traitée par les corticostéroides. Dissertation Genf Nr. 2931 (1964).
Desmarais, M. H. L.: Radiotherapy in Arthritis. Ann. rheum. Dis. **12,** 25—28 (1953).
Desoille, H., Bronet, G., Assonly, Liot, F., Bechtel, P.: Fibrose pulmonaire diffuse chez un sujet exposé aux poussieres de cobalt et de carbure detungsfène. Industrie des métaux durs. Discussion d'une simple coincidence ou d'une éventuelle relation de cause à effet. Arch. Mal. prof. **23,** 570—578 (1962).

Dezimal-Klassifikation: Deutsche Gesamtausgabe, Abt. 6 Beuth-Verlag, Berlin u. Köln (1951).
Dickmans, H.: Silikose und Arthritis unter besonderer Berücksichtigung der Ruhrbergleute. Silikosesymposium 1955, Sonderbd. Beitr. Silikoseforschung 5, 125—134.
— Fritze, E.: Das Caplansyndrom (Arthritis bei Silikose). Verhandl. deutsch. Gesellsch. inn. Med. 65, 411 (1959).
— — Rundherdpneumokoniosen bei Bergleuten. Med. Welt 23, 1276—1279 (1960).
— — Schröder, W.: Resistenz und Immunitätslage bei Pneumokoniosen. Teil I und II. IV. Internat. Staubl. Kongr. Münster 1962. Fortschritte der Staublungenforschung V, 129—139 (1963).
Diehl, A. M., Lade, R. J., Hamilton, T. R.: Epidemiology of rheumatic fever. Amer. J. Cardiol. 1, 423 (1958).
Diekmann, A. W.: Kritische Betrachtung der Bade- und Klimakuren in ihrer Bedeutung für die Volksgesundheit. Aus der Sicht der Kurverwaltung. Heilbad u. Kurort 1966, 11/12, 27—34.
Diemar, B. von: Gasdurchlässigkeit der Haut unter verschiedenen Bedingungen. Strahlentherapie 130, 624—630 (1966).
Dihlmann, W.: Die sog. Spondylitis anterior, Discitis und Spondylodiscitis bei Morbus Bechterew. Schlüssel zum Verständnis dieser Erkrankungen. Fortschr. Röntgenstr. 104, 699 (1966).
— Röntgendiagnostik der Iliosakralgelenke und ihrer nahen Umgebung. Stuttgart: Thieme 1967.
— Spondylitis ankylopoetica — die Bechterewsche Krankheit. Stuttgart: Thieme 1968.
Dilsen,N., Dilsen, G.: Reiter sendromu ve artritinin ozillikleri. Türk Tsp Cem. Mec. 30, 349, —356 (1964).
Dingle, J. H.: The clinical pattern of streptococcal infection in man. In Streptococcal infections. Edited by M. McCarty. S. 120—129. New York: Columbia University Press 1954.
Dirnagl, K.: Resorptionsuntersuchungen mit Hilfe der Isotopentechnik. Ärztl. Forschg. 17 I, 272—275 (1963).
Dittmar, F.: Med. Klin. 58, 385—388 (1963).
Dixon, A. S. J., Lience, E.: Sacroiliac Joint in Adult Rheumatoid Arthritis and Psoriatic Arthropathy. Ann. rheum. Dis. 20, 247 (1961).
Dixon, F. J., Feldman, J. D., Vasquez, J. J.: Experimental Glomerulonephritis. The Pathogenesis of a Laboratory Model Resembling the Spectrum of Human Glomerulonephritis. J. Exp. Med. 113, 889—920 (1961).
Djian, A., Glimet, T. J.: Arthrographie du genou, dans Encyclopédie Médico-Chirugicale, 30.430, D 10, 1 (19).
Domm, B. M., Benedek, T. G., Rodnau, G. P.: Pulmonary Gas Diffusion in Rheumatoid Arthritis. Arthritis and Rheumatism 7, 304—305 (1965).
Doni, A., Brancato, R., Bartoletti, L.: La famigliarita della malattia di Sjögren contributo clinico e considerazioni. Riv. crit. clin. med. 65, 750—759 (1965).
Dorfman, A., Schiller, S.: Effects of hormones on the metabolism of acid mucopolysaccharides of connective tissue. Recent Progr. Hormone Res. 14, 427 (1958).
— Metabolism of acid mucopolysaccharides. In: Connective Tissue: Intervellular macromolecules. Boston: Little, Brown and Company 1964.
Dorpat, T. L., Holmes, T. H.: Mechanism of Skeletal Muscle Pain and Fatigue. Arch. Neurol. and Psychiat. 74, 628 (1955).
Dowling. G. B.: Proc. roy. Soc. Med. 54, 101 (1961).
Dreffke, F.: Über einen Fall von Reiter'scher Erkrankung nach Renovasographie mit Falitrast. Z. Urol. 57, 553—555 (1964).
Drenick, E. J., Swensseid, M. E., Blahd, W. H., Tuttle, S. G.: Prolonged starvation as treatment for severe obesity. J. Am. Med. Assoc. 187, 100—105 (1964).
Dubois, E. L.: Differential Diagnosis, Criteria for Diagnosis, and Classification of Systemic Lupus erythematosus. In: Dubois, E. L., Lupus erythematosus. S. 332—339. New York-Toronto-Sydney-London: McGraw Hill Book Company 1966.
— Lupus erythematosus. A review of the current status of discoid and systemic lupus erythematosus and their variants. New York: McGraw Hill 1966.
Dudgeon, J. A.: Virological aspects of Behçet's disease. Proc. roy. Soc. Med. 54, 104 (1961).
Duke-Elder, St.: Diseases of the uveal tract. In: System of Ophthalmology, Vol. IX. London: Henry Kimpton 1966.
Dulac, P., Bereni, J., André, L.-J., Paillet, R., Sirol, J.: A propos d'une épidémie locale de syndrome de Fiessinger-Leroy-Reiter. Rôle du bacille de Flexner. Marseille méd. 103, 231—234 (1966).
Dumonde, D. C., Glynn, L. E.: The production of arthritis in rabbits by an immunological reaction to fibrin. Brit. J. Exp. Path. 43, 373—388 (1962).
Duncan, H., Frost, H. M., Villasuera, A. R., Sigler, J. W.: The osteoporosis of rheumatoid arthritis. Arthr. and Rheum. 8, 943 (1965).
Dunlap, K., Shands, A. R., jr., Hollster, L. C., jr., Gaul, J. S., jr., Streit, H. A.: A new method for determination of torsion of the femur. j. Bone It. Surg. 35 A, 289 (1953).
Duperrat, B., Kraft, de Ruyk, Vigneron, Ph.: Grande aphtose de Touraine. Bull. Soc. Franç. Dermat. Syph. 62, 302—305 (1955).

Literaturverzeichnis

Durmann, D. C.: Trauma in the Causation and aggravation of Arthritis. J. Internat. Coll. Surgeons 34, 674 (1960).
Durrigl, T., Jurak, H.: Ein Beitrag zur Kenntnis des Hydrops intermittens. Z. Rheumaforsch. 19, 401 (1960).
Duthie, J. J. R., Brown, P. E., Knox, J. D. E., Thompson, M.: Course and Prognosis in rheumatoid arthritis. Ann. rheum. Dis. 16, 411 (1957).
Dziewiatkowski, D. D.: Effect of age on some aspects of sulfate metabolism in the rat. J. exp. Med. 99, 283 (1954).
— Effect of hormones on the turnover of polysaccharides in connective tissues. In: Connective Tissue: Intercellular macromolecules. Boston: Little, Brown and Company 1964.

Ebert, H.: Das Hamman-Rich-Syndrom. Diffuse progressive interstitielle Lungenfibrose. Dtsch. Gesundheits-Wes. 18, 173—178 (1963).
Ecker, J. A., Dickson, D.: The gastrointestinal manifestations of Dermatomyositis. Amer. J. Gastroent. 37, 395—403 (1962).
Eckert, W., Harter, F., Kuhn, W.: Rheuma-serologische Untersuchungen bei Herzerkrankungen. Med. Welt 1965, 2525—2330.
Edge, J. R., Rickards, A. G.: Rheumatoid arthritis with lung lesions. Thorax 12, 352 (1957).
Edström, G.: Mechanisches Trauma und nachfolgende Febris rheumatica. Acta med. Scand. 88, 342 (1936).
— Die Klinik des rheumatischen Fiebers. Ergebn. inn. Med. Kinderheilk. 52, 439—503 (1937).
— Klinische Studien über den chronischen Gelenkrheumatismus IV. Trauma und Rheumatismus. Acta med. Scand. III, 150 (1942).
— Arthrites chroniques post-traumatiques. Rev. rhumat. 18, 507 (1951).
— Rheumatoid arthritis and trauma. Acta med. Scand. 142, 11 (1952).
— Rheumatic fever, its symptoms, prevention and treatment. Acta rheum. scand. 1, 145—173 (1955).
— Rheumatoid arthritis and Still's disease in children: a survey of 161 cases. Arthr. and Rheum. 1, 497 (1958).
— Rhune, S., Wittbom, G.: Juvenile Spondylosis ankylopoetica. Acta rheumat. Scand. 6, 161 (1960).
Eger, W., Horpes, K.: Herd und Allgemeinreaktionen des Organismus im Lichte neuer Forschungs-ergebnisse. Ärztl. Praxis 11, 1355, 1371 (1959).
— Therapiewoche 1965, 1223—1230.
Ehrly, A. M., Gramlich, F., Müller, H. E.: Über den Einfluß von Lipiden, insbesondere von unver-esterten Fettsäuren, auf den Mechanismus der Blutkörperchensenkungsgeschwindigkeit. Klin. Wschrft. 43, 943—946 (1965).
Ehrmann, S., Brünauer, St. R.: Sklerodermie. In: Handb. der Haut- und Geschlechtskrankh. J. Jadas-sohn, Bd. VII/2, 717—923. Berlin: Springer 1931.
Eigler, G., Heiss, F., Schwenckendiek, W.: Über den Antistaphylolysintiter bei entzündlichen Ton-sillenerkrankungen. Z. Laryng. Rhinol. 36, 22—30 (1957).
Einaudi, G., Viara, M.: Ricerche sul metabolismo degli idrati di carbonio nei malati affetti da artrosi vertebrale da carattere iperostosante. Reumatismo 12, 163 (1960).
Einbinder, J., Schubert, M.: Separation of Chondroitin Sulfate from Cartilage. J. Biol. Chem. 185, 725 (1950).
Elek, St. D.: Staphylococcus pyogenes and its relation to disease. Edinburgh and London: E. u. S. Livingstone Ltd. 1959.
Eliachar, E., Pereiman, R., Hambourg, M., Levasseur, C., Julien-Marie, C.: Syndrome du type Gougerot-Sjögren chez un enfant. Ann. Pédiat. Paris 13, 184—186 (1966).
Ellman, P., Ball, R. E.: "Rheumatoid disease" with joint and pulmonary manifestations. Brit. Med. J. 2, 816 (1948).
— Cudkowies, L.: Pulmonary manifestations in the diffuse collagen diseases. Thorax 9, 46 (1954).
— Sarage, O. A.: Cit nach Boland, E. W. Psychogenic Factors in Rheumatic Disease. Arthritis and Allied Conditions, Ed. J. L. Hollander, Lea and Febiger, Philadelphia 1960.
Eloesser, L.: On the nature of neuropathic affections of the joints. Ann. Surg. 66, 201 (1957).
Elsdon-Dew, R.: Amöbiasis — echt und iatrogen. Med. Klin. 1965, 1521.
Enderlin, M.: Die klinische Frühdiagnose der primär chronischen Polyarthritis. Rheumatismus in Forschung und Praxis 2 (1961). Bern und Stuttgart: Verlag Hans Huber.
Engleman, E. P.: Rheumatoid arthritis family study rheumatic disease group. University of California School of Medicine (1963).
Engels, H. J.: Oligophrenie kombiniert mit Cataracta congenita. Beitrag zur Stoffwechselanomalie des Sjögren-Syndroms. Z. f. ges. Neurol. Psychiat. 208, 91—106 (1966).
Engfeldt, B., Romanus, R. Ydén, S.: Histological studies of pelvo-spondylitis ossificans. Ann. rheum. Dis. 13, 219 (1954).
D'Eramo, N., Solla, E.: Alcune considerazioni sullo stato ormonale in un caso di sindrome di Felty. Rass. clin. sci. Ist. biochim. Ital. 41, 76—81 (1965).

Erbslöh, F., Eisenburg, J.: Die Periarteriitis nodosa und ihr neuromuskulärer Schwerpunkt. Klin. Wschr. 1963 I, 58.
Essen, K.: Kritische Bilanz der Herdlehre und ihres Wertes für die Therapie in der Inneren Medizin. Ergebn. Inn. Med. Kinderhk. N. F. 24, 110—148 (1966).
Evans, J. A., Rubitsky, H. J., Perry, A. W.: J. Amer. med. Ass. 151, 891 (1953). Zit. nach Rossier.
Evans, A. D., Pallis, C., Spillane, J. D.: Involvement of nervous system in Behçet's syndrome. Report of 3 cases and isolation of virus. Lancet 273, 349—353 (1957).
Evers, A.: Zur Ursachenforschung des Bechterew. Medizinische 1958, 435.
— Die Schwefelresorption durch die Haut und die Deutung der Schwefelwirkung. Med. Welt 1962a, 1819—1822.
— Entzündliche und degenerative Gelenkerkrankungen. In: W. Amelung u. A. Evers, Handb. der Bäder- und Klimaheilkunde 1962b, 888—904. Stuttgart: Fr. K. Schattauer.
— Indikationen und Gegenindikationen für die balneologische Therapie rheumatischer Krankheiten. Therapiewoche 13, 113—118 (1963).
McEwen, O. C., Ziff, M., Carmel, P., di Tata, D., Tanner, M.: The relationship to rheumatoid arthritis of its so-called variants. Arthr. and Rheum. 1, 481—496 (1958).
— Lingg, C., Kirsner, J. B., Spencer, J. A.: Arthritis accompanying ulcerative colitis. Amer. J. Med. 33, 933—941 (1962).
McEwen, C.: The Diagnosis and Differential Diagnosis of Rheumatoid Arthritis. In Arthritis and allied conditions, edited by J. L. Hollander, 7th ed. 254—268. Philadelphia: Lea and Febiger 1966.

Faber, V.: Anti-streptococcal-hyaluronidase. I. The turbidimetric method for determination of anti-reptococcal-hyaluronidase (ASH) in serum. Acta path. microbiol. scand. 32, 147—156 (1953).
— Elling, P.: Leucocyte-specific antinuclear factors in patients with Felty's syndrome, rheumatoid, arthritis, systemic lupus erythematosus and other diseases. Acta. med. scand. 179, 257—267 (1966).
Fagge, H.: A case of simple synostosis of the rips to the vertebrae, and of the arches and articular processes of the vertebrae themselves, and also of one hipjoint. Transact. Path. Soc. 28, 201 (1877).
Fahey, J.: Antibodies and immunoglobulins. II. Normal development and changes in diseases. J. A. M. A. 194, 141—144 (1965).
Fähndrich, W. A.: Regensburger Jahrb. ärztl. Fortbild. 5, 1—7 (1956).
— Die Therapie des extraartikulären Rheumatismus. Med. Welt 1964, 1115—1118.
Fähndrich, W.: Bewegungstherapie bei chronischen Rheumaerkrankungen. Arch. physik. Ther. 18, 269—274 (1966).
Faires, J. S., McCarty, D. J.: Acute arthritis in man and dog produced by intrasynovial injection of sodium urate crystals. Clin. Res. 9, 329 (1961).
Falck, J.: Die Beteiligung des Lungeninterstitiums und der Pleusa bei den Kollagenkrankheiten. Deutsch. Arch. f. klin. Med. 205, 326—342 (1958).
— Cobet, H., Hermann, H.: Spondylarthritis ankylopoetica als Allgemeinerkrankung und in Beziehung zur rheumatischen Arthritis. Z. Rheumaforsch. 21, 256 (1962).
— Zabel, R.: Die Beziehungen klinisch unterschiedlicher Bilder der Sklerodermie zur Inneren Medizin. Derm. Wschr. 152, 593—613 (1966).
Fallet, G. H., Ott, H.: Le traitement médical et physique de la gonarthrose. Ther. Umsch. 25, 513 (1968).
Faßbender, H. G.: Pathologie des entzündlichen Rheumatismus. Rheumatismus in Forschung und Praxis Bd. 3, Ursache rheumatischer Erkrankungen. Verlag Hans Huber 1965.
— Die Bedeutung visceraler Prozesse für Pathogenese und Nosologie der primär chronischen Polyarthritis. Frankfurter Zeitschr. für Pathologie 76, 243—269.
Fehr, K.: Die Bewertung der serologischen Befunde in der Behandlung der primär chron. Polyarthritis. Rheumatismus in Forschung und Praxis Bd. 3, Ursache der rheumatischen Krankheiten. Bern: Verlag Hans Huber 1965.
— Kres, H.: Erniedrigtes Serumkomplement bei progredient chronischer Polyarthritis (1968). Im Druck.
Fehre, W., Eschbach, H.: Zur alimentären Osteopathie. Z. inn. Med. 4, 129 (1949).
Feinstein, A. R., Spagnuolo, M.: The duration of activity in rheumatic fever. J. A. M. A. 175, 1117 (1961).
— Wood, H. F., Spanguolo, M., Taranta, A., Tursky, E., Kleinberg, E.: Rheumatic fever in children and adolescents: A long-term epidemiologic study of subsequent prophylaxis, streptococcal infections, and clinical sequelae. VI. Clinical features of streptococcal infections and rheumatic recurrences. Ann. Intern. Med. 60, Suppl. 5, 68—86 (1964a).
— — — — Jones, S., Kleinberg, E., Tursky, E.: Rheumatic Fever in children and adolescents: A long-term epidemiologic study of subsequent prophylaxis, streptococcal infections, and clinical sequelae. VII. Cardiac achanges and sequelae. Ann. Intern. Med. 60, Suppl. 5, 87—123 (1964b).
— Rheumatic fever, in Gellis-Kagan, Current Pediatric Therapy, Philadelphia-London: Saunders Co., 1966—67.

Literaturverzeichnis

Fellmann, N., Alpstäg, H., Del Buono, M.: Polyarthritis und Silikose, Z. f. Rheumaforsch. **17,** 217—226 (1958).
— Wagenhäuser, F.: Morbus Bechterew, Sonderform der primär chronischen Polyarthritis. Schweiz. med. Wschr. **7,** 153 (1960).
— Wagenhäuser, F.: Die physikalisch-balneologische Behandlung rheumatischer Erkrankungen. Praxis **51,** 811—814 (1962).
— Wagenhäuser, F. J.: Die Goldbehandlung bei der primär chronischen Polyarthritis. Schweiz. Med. Wochenschr. **91,** Nr. 31, 901 (1966).
Fellner, M. J., Kantor, I.: Behçet's syndrome: skin puncture test as guide in therapy. N. Y. St. J. Med. **64,** 1760—1761 (1964).
Felty, A. R.: Chronic arthritis in the adult associated with splenomegaly and leukopenia. Bull. Johns Hopk. Hosp. **35,** 16 (1924).
Fenz, E.: Das Gleitsystem des Bewegungsapparates (Schleimbeutel, Sehnenscheiden) und seine Erkrankungen. Darmstadt: Steinkopff 1963.
Fernandez-Herlihy, L.: The articular manifestations of chronic ulcerative Colitis. An analysis of 555 cases. New England J. Med. **261,** 259—265 (1959).
Ferretti, R. D., Díaz, G. S., Aguirre, J. J., Tobar, A.: Función pulmonar y angionneumografia en esclerodermia. I. Función pulmonar, II. Estudio radiologico (Lungenfunktion und Angiopneumographie bei der Sklerodermie). Enferm. Tórax **26,** 27—39 (1961).
Finch, S. C., Ross, J. F., Ebaugh, F. G., jr.: Immunologic Mechanisms of Leukocyte Abnormalities. J. Lab. Clin. Med. **42,** 555—569 (Oct.) (1953).
Findlay, G. M., Klineberger, E., McCallum, F. O., McKenzie, R. D.: The etiology of polyarthritis in rats. The Lancet. **2,** 1511—1519 (1938).
Findo, F., Meitner, E. R.: Beitrag zur Frage der diffusen interstitiellen Lungenfibrose (Hamman-Rich-Syndrom). Z. ärztl. Fortbild. Jena **55,** 784—788 (1961).
Finn, J. H., Price, J. M., Yess, N., Brown, R. R.: Excretion of tryptophan metabolites by patients with rheumatoid arthritis. Arthr. and Rheum. **7,** 201 (1964).
Fiessinger, N., Leroy, E.: Contribution à l'étude d'une épidémie de dysenterie dans la Somme (Juillet-Octobre 1916). Bull. Soc. méd. Hôp. Paris **40,** 2030 (1916).
Fischer, A., Vontz, O.: Klinik der Spondylarthritis ankylopoetica. Z. Rheumaforsch. **1,** 81 (1938); ibid. **2,** 93 (1939).
Fischer, E. E.: The role of allergy in the pathogenesis of rheumatic fever. Amer. J. Med. **7,** 772—793 (1949).
Fischer, H.: Klinische Beziehungen zwischen Haut und Lungen. Progressive Sklerodermie. In: H. A. Gottron und W. Schönfeld, Dermatologie und Venerologie. Bd. V/1, S. 329—340. Stuttgart: Thieme 1963.
— Klinische Beziehungen zwischen Haut und Lungen. Dermatomyositis. In: H. A. Gottron und W. Schönfeld: Dermatologie und Venerologie. Bd. V/1, 341—343. Stuttgart: Thieme 1963.
Fischer, J. A.: Die Sklerodermieniere. Schweiz. med. Wschr. **93,** 140—146 (1963).
Fitzpatrick, Z. J., Woodruff, L. W.: Felty's syndrome. Response to splenectomy after cortisone failure. Arch. intern. Med. **95,** 333 (1955).
Flatley, F. J., Rheumatoid pulmonary disease, Report of a Case. New. Engl. J. Med. **261,** 1105—1108 (1959).
Fleischmajer, P., The collagen in scleroderma. Arch. Derm. (Chikago) **89,** 437—441 (1964).
Fletcher, E.: Medical Disorders of the Locomotor System. Edinburgh: Livingstone, 1947.
Fletcher, A. P., Alkjaersig, N., Sherry, S.: The clearance of heterologous protein from the circulation of normal and immunized man. J. Clin. Invest. **37,** 1306—1315 (1958).
Floriep, S.: Ein Beitrag zur Pathologie und Therapie des Rheumatismus. Cit. Glogowski, G., J. Wallraff: Zschr. f. Orthop. und Grenzgb. **80,** 237 (1951).
Flynn, F.: Keratoconjunctivitis sicca and new technique in its management. Med. J. Aust. **1,** 33—41 (1967).
Fogel, M., Urai, L.: Röntgenologische Veränderungen der Lunge bei Sklerodermie. Fortschr. Röntgenstr. **96,** 742—749 (1962).
Fontan, M., Cotlenko, V.: Rééducation fonctionelle et cures thermales. Presse therm. clim. **103,** 29 (1966).
Ford, D. K.: Natural history of arthritis following veneral urethritis. Ann. rheum. Dis. **12,** 177—197 (1953).
— Reiter's syndrome. Bulletin on Rheumatic Diseases, Joseph J. Bunim edit. **VIII** (1958).
— Vallis, D. G.: The clinical course of arthritis associated with ulcerative colitis and regional ileitis. Arthr. and Rheum. **2,** 526—536 (1959).
— Du Vernet, M.: Genital strains of human pleuropneumonia-like organisms. Brit. J. vener. Dis. **39,** 18—20 (1963).
— Rasmussen, G.: Relationship between genitourinary infection and complicating arthritis. Arthr. and Rheum. **7,** 220—227 (1964).

Ford, D. K.: Reiter's syndrome. In: Arthritis and allied conditions. 7th ed., J. L. Hollander edit. Lea & Febiger 1966.

Forestier, J.: L'ostéoarthrite sèche trapézo-métacarpienne (rhizarthrose du pouce). La presse médicale **45,** 315 (1937).

— The importance of sacro-iliac changes in the early diagnosis of ankylosing spondylarthritis. Radiology **33,** 389 (1939).

Forestier, J., Certonciny, A.: Un syndrome radiologique et clinique: l'arthrose ménisco-somatique lombaire et lombo-sacrée. Sem. Hôp. Paris **22,** 2049 (1946).

— Hyperostose Vertébrale Ankylosante. 6. Europ. Kongreß f. Rheumatologie Lissabon, **1967** (im Druck).

— Jacqueline, F., Rotes, J.: Etudes statistiq ues sur les symptomes de début de la spondylarthrite ankylosante. Rev. Rhumat. **16,** 218 (1949).

— Rotès-Querol, J.: Hyperostose ankylosante vertébrale sénile. Rev. Rhum. **17,** 525 (1950).

— Jacqueline, F., Ròtes-Querol, J.: La spondylarthrite ankylosante. Paris: Masson 1951.

Forestier, F.: Die Balneologie der rheumatischen Erkrankungen in Frankreich. Z. angew. Bäder-Klimahk. **14,** 2—11 (1967).

Forkner, C. E., Special methods of recording the history and physical examination. The Medical Clinics of North Amerika **3,** 615—26 (1962).

Fostiropoulos, G., Austen, K. F., Block, K. J.: Total Hemolytic Complement (C'H$_{50}$) Second Component of Complement (C'2) Activity in Serum and Synovial Fluids. Arthritis and Rheum. **8,** 219—232 (1965).

Fournier, A.: Le rhumatisme blenorrhagique. Ann. Derm. Syph. Paris **1,** 1, 120, 161, 289, 319 (1868).

Fox, J. T., jr. Sjögren's syndrome and late-life myopathy. Arch. Neurol. Chicago **15,** 397—398 (1966).

Fraenkel, E.: Über chronische, ankylosierende Wirbelsäulenversteifung. Fortschr. Röntgenstr. **7,** 62 (1903/04).

— Über chronische, ankylosierende Wirbelsäulenversteifung. Fortschr. Röntgenstr. **11,** 171 (1907).

France, F., Buchanan, R., Wilson, M.: Relapsing iritis with recurrent ulcers of the mouth and genitalia. Medicine (Baltimore) **30,** 335—355 (1951).

Franceschetti, A.: Manifestations oculaires dans la maladie de Still. Ophthalmologica (Basel) **103,** 117—118 (1942).

Françon, F.: Qu'est-ce que le rhumatism articulaire subaigu curable de l'adulte? (R.A.S.C.A.) Rhumatologie **11,** 38—41 (1959).

— Réflexions sur la catamnèse en rhumatologie. Rhumatol. **13,** 175—176 (1961).

— Quelques travaux récents sur les nodosités d'Heberden avec une observation personelle de limitation des lésions articulaires du côté sain chez un hémiplégique spasmodique. Rhumatologie **1,** 37 (1964).

— Koxarthrose. Folia rheumatologica Heft 9, Doc. Geigy (1968).

Franke, D., Hupe, K., Fricke, R.: Rheumatische Monarthritis und Trauma. Med. Welt **1964,** 132—134.

Franklin, E. C., Holman, H. R., Müller-Eberhard, H. J., Kunkel, H. G.: An unusual protein component of high molecular weight in the serum of certain patients with rheumatoid arthritis. J. Exp. Med. **105,** 425 (1957).

— Zucker-Franklinn, D., McEwen, C.: Some observations on patients with interstitial pulmonary fibrosis. Abstr., A.R.A. Meeting, Washington, June 6, 70 (1959).

Fraser, G. M.: The Radiological Manifestation of Skleroderma. Brit. J. Derm. **78,** 1—13 (1966).

French, A. J. u. Mitarb.: Hypersensitivity in the pathogenesis of the histopathologic changes, associated with sulfonamide chemotherapy. Amer. Journ. Pathol. **22,** 679 (1946).

Frenger, W., Schütz, E.: Zur klinischen Symptomatologie der Dermatomyositis. Dtsch. med. Wschr. **84,** 2234—2236, 2239—2245 (1959).

Freund, U.: Die Betreuung der Rheumatiker außerhalb des Heilverfahrens (Fürsorge und Prophylaxe). Öff. Ges. Dienst **24,** 432—443 (1962).

Fried, K., Novak, V., Patek, V.: Silikoarthritis und Caplan-Syndrom bei Arbeitern in keramischen Betrieben. Fys. věstn. **41,** 143 (1963).

Friedberg, Ch. K.: Diseases of the Heart. 3d ed. Philadelphia and London: W. B. Saunders Company, 1966.

Friedman, E. A., Bardawil, W. A., Merrill, J. P., Hanau, C.: "Delayed" Cutaneous Hypersensitivity to Leukocytes in Disseminated Lupus Erythematosus. New Eng. J. Med. **262,** 486—491 (1960).

Frimberger, F.: Theoretisches und Technisches zur Methode der Differential-Blutsenkung (DBS). Die Medizinische **48,** 2334—2339 (1959a).

— Handbuch der gesamten Haematologie. Bd. **2,** 2. T., 2. Hlbd., A. 187—211. Theorie und Technik der Blutkörperchensenkungsreaktion. München-Berlin: Urban & Schwarzenberg (1959b).

— Schnellsenkung durch „Schrägwerte". Med. Welt **1960,** 1228.

— Differentialblutsenkung in der Praxis. Med. Klin. **56,** 1829—1833 (1961).

Frimmer, M., Buddecke, E.: Untersuchungen zum Wirkungsmechanismus permeationsfördernder basischer Polypeptide. Z. Naturforsch. **19b,** 790 (1964).

Friou, G. J.: Further observations of an inhibitor in human serums of the hyaluronidase produced by a strain of hemolytic streptococcus. J. infect. Dis. **84,** 240—251 (1949).

— A study of the cutaneous reactions to oidiomycin, trichophytin and mumps skin test antigens in patients with sarcoidosis. Yale J. Biol. Med. **24,** 533—539 (1952).

— The LE-cell factor and antinuclear antibodies. Kap. 5 in: Laboratory diagnostic procedures in the rheumatic diseases. Editor A. Cohen, London, **1967a.**

— Antinuclear antibodies: Diagnostic significance and methods. Arthr. and Rheum. **10,** 151—159 (1967b).

Fritze, E.: Die vier großen Schlüsselsysteme. Med. Doc. **3,** 62—67 (1959).

— Die Silikose. D. med. J. **12,** 7, 209 (1961).

— Schroeder, W., Dickmans, H.: Rheumatische Reaktionslage und Pneumokoniose. Rundherdpneumokoniose bei Rheumatismus nodosus. Z. Rheumaforsch. **21,** 61—70 (1962).

— Dickmans, H.: Rundherdpneumokoniose. Radiologe **7,** 270—274 (1962).

Fritze, E., Gundel, E., Ludwig, E., Müller, G., Müller, H. O., Petersen, B.: Die gesundheitliche Situation von Bergarbeitern einer Kohlenzeche. Dtsch. med. Woche **94,** 362—367 (1969).

— Rheumatismus und Unfall. Materia Medica Nordmark **XIV/16,** 667—673 (1962).

— Schroeder, W.: Zum Vorkommen des Rheumafaktors bei nichtrheumatischen Krankheiten. VII. Int. Kongr. f. Inn. Med., München 1962.

— Unfall und Rheumatismus in „Handbuch der gesamten Unfallheilkunde". Bd. **1,** 3. Auflage. Stuttgart: Enke 1963.

— Die Diagnose des Caplan-Syndroms und rheumatoider Pneumokoniose-Formen. Dtsch. med. Wschr. **89,** 2245 (1964).

— Umweltbedingungen als Ursache des entzündlichen Rheumatismus. Zeitschr. f. angewandte Bäder- und Klimaheilkunde **12,** 162—168 (1965).

— Holling, J.: Lungenveränderungen bei Staubexposition und rheumatoider Arthritis. Radiologe **5,** 144—146 (1965a).

— Rheumatismus und Silikose als klinisches Problem Beitr. Silikose-Forsch. S.-Bd. **6,** 301—306 (1965b).

— Allgemeine und spezielle Prophylaxe rheumatischer Krankheiten. Monatskurse für die ärztl. Fortbildung **16,** 410—414 (1966).

Frykholm, R.: Deformities of dural pouches and strictures of dural sheats in the cervical region producing nerve-root compressions. J. Neurosurg. **7,** 403—413 (1947).

Fuchs, A.: Ein Fall von Fehlen der Tränen und Mundspeichelsekretion. Z. Augenh. **42,** 253 (1919).

Fudenberg, H., Wintrobe, M. M.: Scleroderma with symptomatic hemolytic anemia, a case report. Ann. Int. Med. **43,** 201—205 (1955).

Gadjusek, D. C.: An "Autoimmune" Reaction Against Human Tissue Antigens in Certain Acute and Chronic Diseases. I. Serological Investigations. Arch. Intern. Med. (Chicago) **101,** 9—29 (1958).

Galen: De sanitate tuenda. lib III, cap. X. Zit. nach Wolters, M.

Gamp, A.: Untersuchungen über das Verhalten eiweißgebundener Kohlenhydrate bei rheumatischen Erkrankungen. I. Der Glukosamingehalt des Serums. Z. Rheumaforsch. **14,** 167 (1955).

— Ogorrek, J.: Beteiligung des Herzens bei der Spondylarthritis ankylopoetica. Z. Rheumaforschg. **17,** 53 (1958).

— Z. Laryng. Rhinol. Otolog. **41,** 616—629 (1962).

— Bopp, A., Schacherl, M., Schilling, F.: Klinische und röntgenologische Beobachtungen bei der Spondylitis ankylopoetica. Z. Rheumaforsch. **22,** 332 (1963).

— Gelenkveränderungen bei Harnsäuregicht. Der Rheumatismus **36,** 227 (1965). Darmstadt: Dr. Dietrich Steinkopff Verlag.

— Schilling, A.: Extraartikuläre Manifestationen der chronischen Polyarthritis am Bewegungsapparat: Sehnen- Sehnenscheiden-, Schleimbeutelentzündung, subkutane Knoten. Z. Rheumaforsch. **25,** 42 (1966).

Gans, O., Steigleder, K.: Histologie der Hautkrankheiten. Bd. **1,** S. 114. Berlin-Göttingen-Heidelberg, Springer 1955, 2. Aufl.

Gardner, D. L.: The experimental production of arthritis (A review). Ann. rheum. Dis. **19,** 297—317 (1960).

— Holmes, F.: Anaesthetic and Postoperative Hazards in Rheumatoid Arthritis. Brit. J. Anaesth. **33,** 258—264 (1963).

Gärtner, J., Löpping, B.: Über Glaskörperveränderungen bei Sklerodermie. Arch. klin. exp. Derm. **229,** 110—116 (1967).

Gelber, L. J.: A five year summary of X-ray therapy of arthritis, bursitis and radiculitis. Int. Rec. Med. **164,** 62—78 (1951).

Gelfand, L., Merliss, R.: Trauma and rheumatism. Ann. intern. Med. 50, 999 (1959).
Gell, P. G. H.: Immunological analysis of abnormalities in human serum protein, by gel-diffusion method. J. Clin. Path. 8, 269—275 (1955).
Gerlach, U.: Über die Altersabhängigkeit der Aktivität sulfataktivierender Enzyme im Herzen. Klin. Wschr. 41, 873 (1963).
— Klinische und experimentelle Untersuchungen des Proteinstoffwechsels im Bindegewebe. Verh. Dtsch. Ges. Inn. Med. 70, 441 (1964).
— Collagen metabolism. Bibl. anat. 7, 496 (1965).
— Zur klinischen Pathophysiologie des Bindegewebe. Physik. diät. Therapie 9/64, 5. Jahrg.
— Themann, H.: Experimentelle und klinische Untersuchungen über die Calcifizierung von Geweben. Verh. Dtsch. Ges. Inn. Med. 71, 520 (1965).
— Untersuchungen über den Bindegewebsstoffwechsel unter klinischen und experimentellen Bedingungen. Z. ges. exp. Med. 139, 542 (1965).
— Themann, H.: Elektronenmikroskopische Untersuchung der metastatischen Calcifizierung. Klin. Wschr. 43, 1262 (1965).
— — Stoffwechsel und Struktur des Bindegewebes bei extraossären Verkalkvngsvorgängen. In: W. H. Hauss, U. Gerlach: Rheumatismus und Bindegewebe. Darmstadt: Steinkopff Verlag 1966.
— Hauss, W. H.: Zur Pathophysiologie, Diagnostik und Therapie der primär chronischen Polyarthritis. Almanach für die ärztliche Fortbildung 1967, 281. München: J. F. Lehmann Verlag.
— Themann, H.: Im Druck.
Gersh, I., Catchpole, H. R.: The nature of ground substance of connective tissue. Perspect. Biol. Med. 3, 282 (1960).
Gertler, W., v. Helldorf, E., Sönnichsen, N., Thormann, Th.: Laboratoriumsbefunde bei Dermatomyositis. Derm. Wschr. 150, 227—236 (1964).
Gery, I., Davies, A. M., Ehrenfeld, E. N.: Heart-specific autoantibodies. Lancet 1960 I, 471—475
Gherman, Gr., Niculescu, J., Serban, Al., Caluser, J.: Über einen Fall von Periarteriitis nodosa mit interstitieller, diffuser Lungenfibrose und parietaler fibröser Endocarditis. Z. Ges. Innere Med. 18, 827 (1963).
Gibberd, F. B., Gilbertson, C., Jepson, E. M.: Felty's syndrome: radio-active isotope studies and splenectomy. Ann. rheum. Dis. 24, 46—51 (1965).
Gibian, H.: Mucopolysaccharide und Mucopolysaccharidasen. Einzeldarst. aus dem Gesamtgebiet der Biochemie. Neue Folge, Bd. IV, Wien: Franz Deuticke 1959.
Giersdorf, P., Günther, O., Kreuz, B., Schneider, W.: Zum Entwurf eines einheitlichen documentationsgerechten Krankenblattkopfes für Patienten in stationären Einrichtungen. Dtsch. Gesundhwes. 21, 462—468 (1966).
Giese, W.: Diskussion zu "the pathology of rheumatoid disease in pneumoconiosis". Beitr. Silikose-Forsch. S.-Bd. 6, 312 (1965).
Gieseking, W.: Elektronenoptische Beobachtungen an Fibroblasten. In: W. H. Hauss, H. Losse: Struktur und Stoffwechsel des Bindegewebes. Stuttgart: Thieme 1960.
Gintrac: Note sur la Sclérodermie. Revue médico-chirurgicale 1847 et Journal de méd. de Bruxelles 1847. Zit. nach Wolters, M.
Girard, P. F., Garde, A., Devic, M.: Contribution à l'étude anatomique des manifestations médullaires observées au cours des discarthroses. Rev. neurol. 90, 48 (1954).
Glahn, W. C., Pappenheimer, A. M.: Specific lesions of peripheral blood vessels in rheumatism. Amer. J. Path. 1926, 235.
Glauner, R.: Die Entzündungsbestrahlung. 2. Aufl. Stuttgart: Thieme 1951.
— Angriffspunkte der Strahlentherapie bei entzündlichen und neurovegetativen Störungen, insbesondere bei degenerativen Gelenkerkrankungen. Sonderband Strahlentherapie 43, 267—273 (1959).
Glenner, G. G., Burstone, M. S., Meyer, D. B.: A Study of Aminopeptidase Activity in the Stroma of neoplastic Tissue, with a Comparison of Histochemical Techniques. J. Nat. Cancer Inst. 23, 857 (1959).
Glimet, T. J.: La coxarthrose, étude clinique, radiologique, arthrographique et évolutive, thèse, Paris, 1962.
— Normandin, C., de Sèze, S.: La coxarthrose, dans Bréviaire de Rhumatologie, 3e éd., Expansion scientifique, Paris 1967.
Glogowski, G.: Röntgenologischer Nachweis der Entstebung erscheinungsbildlich vom Morbus Bechterew nicht zu unterscheidener Krankheitsbilder durch generalisierte Osteomyelitis. Zugleich ein Beitrag zur gutachtlichen Beurteilung des Bechterew unter Berücksichtigung neuester Erkenntnisse. Z. Orthop. 91, 50 (1959).
Glynn, L. E.: Diseases of Collagen and Related Tissues. In: International Review of Connective Tissue Research. Vol. 2, p. 230. Ed by. D. H. Holl, Academic press, New York-London 1964.
— Holborow, E. J.: Autoimmunity and Disease. Blackwell Scientific Publications, Oxford 1965.
— Autoimmunity and Rheumatoid Arthritis. Autoimmunity a symposium of the 5th Congress of the

international Academy of Pathologie S. 18. Edited by Baldwin, B. W. and Humphrey, J. H. Blackwell scienfic Publication Oxford 1965.

Goethe, Die Schriften zur Naturwissenschaft. 1. Bd. Schriften zur Geologie und Mineralogie 1770—1810. 2. Bd. Schriften zur Geologie und Mineralogie 1812—1832. Weimar: H. Böhlaus Nachf. (1947 u. 1949).

Gögler, E., Hosemann, H., Koller, S., Müller, H., Nacke, O., Schröder, J., Wagner, G.: Ein documentationsgerechter Krankenblattkopf für stationäre Patienten aller klinischen Fächer. Med. Dok. 5, 57—70 (1961).

Goldberg, A., Brodsky, F., McCarty, D.: Multiple Myeloma with Paramyloidosis presenting as rheumatoid disease. Amer. J. Med. 37, 653 (1964).

Goldfine, L. J., Stevens, M. B., Masi, A. T., Stulman, L. E.: Clinical Significance of the L. E.-cell Phenomenon in Rheumatoid Arthritis. Ann. rheum. Dis. 24, 153—160 (1965).

Goldfinger, S., Melmon, K. L., Webster, M. E., Sjoerdsma, A., Seegmiller, J. E.: The presence of a kinin-peptide in inflammatory synovial effusions. Arthritis and Rheum. 7, 311 (1964).

Gonick, H. C., Rubini, M. E., Gleason, I. O., Sommers, S. C.: The renal lesion in gout. Ann. Internal. Med. 62, 667—674 (1965).

Gonzalez, E. N., Rothfield, N. F.: Immunoglobulin class and pattern of nuclear fluorescence in systemic lupus erythematosus. New. Engl. J. Med. 274, 1333—38 (1966).

Good, R. A.: Acute-Phase Reactions in Rheumatic Fever. In: Rheumatic Fever, edited by L.W. Thomas. S. 115—135. Minneapolis: University of Minnesota Press 1952.

— Kelly, W. D., Rötstein, J., Varco, R. L.: Immunological Deficiency Diseases Progr. Allergy 6, 187—319 (1962).

Good, A. E.: Reiter's disease and ankylosing spondylitis. Acta rheum. Scand. 11, 305—317 (1965).

Gordon, O. Bain: The pathology of Mikulicz-Sjögren disease in relation to disseminated lupus erythematosus. A review of the autopsy findings and presentation of a case. Canad. med. Ass. J. 82, 143—148 (1960).

Gottron, H. A.: Hautveränderungen bei Dermatomyositis. Internat. Dermat.-Kongreß Kopenhagen 1930.

— Zur Dermatomyositis nebst Bemerkungen zur Poikilodermie. Derm. Wschr. 130, 923—930 (1954).

— In: Stoffwechselerkrankungen. Bd. 2, S. 227. Dresden-Leipzig: Steinkopff 1940. Zit. nach Korting, G. W. 1958.

— In: Adam, C.: Normale und krankhafte Steuerung im menschlichen Organismus. S. 237. Jena: Fischer 1937. Zit. nach Korting, G. W. 1958.

— Korting, G. W.: Dermatologische Letalitätsprobleme. In: Dermatologie und Venerologie von H. A. Gottron und W. Schönfeld. Band V/1, S. 683. Stuttgart: Thieme 1963.

Gottsegen, G.: Zur Epidemiologie des rheumatischen Fiebers. VII. Intern. Congr. of Int. Med. München 1962, Stuttgart 1963, 165, 748—751.

Gougerot, H.: Insuffisance progressive et atrophie des glandes salivaires et muqueuses de la bouche, des conjonctives (et parfois des muqueuses nasale, laryngée, vulvaire): "Sécheresse" de la bouche, des conjonctives. Bull. Soc. Franç. Derm. Syph. 32, 376—379 (1925).

— Insuffisance progressive des glandes salivaires et muqueuses de la bouche, des conjonctives (et parfois des muqueuses nasale laryngée vulvaire), sécheresse de la bouche, des conjonctives, etc. Bull. méd. Paris 40, 360—368 (1926).

Gough, J., Rivers, D., Seal, R. M. E.: Pathological studies of modified pneumoconiosis in coalminers with rheumatoid arthritis (Caplan's syndrome). Thorax 10, 9 (1955).

— The pathology of rheumatoid disease in pneumoconiosis. Beitrg. Silikoseforsch. S.-Bd. 6, 307 (1965).

Gould, D. M., Daves, M. L.: Roentgenologic findings in systemic Lupus erythematosus. An analysis of 100 cases. J. Chron. Dis. 2, 136 (1955).

Gounelle, H., Marche, J.: La maladie rhumatismale postdysenterique. Rev. Rhum. 8, 355—402 (1941).

De Graaf, R.: de rheumatoide arthritis in Nederland. Diss. (Leiden) 1962.

— Bevolkingsonderzoek op rheuma. Thesis, Leyden 1962.

— Zschr. Rh. Forsch. 22, 415—423 (1963a).

Grabor, P., Burtin, P.: Analyse immuno-électrophorétique Masson, Paris 1960.

— Williams, C. A., jr.: Methode permettant, l'étude conjuguée des propiétés électrophorétique et immunochemiques d'un melange de proteines. Application ou sérum semguin. Biochem. Biophys. teta 10, 193—194 (1953).

Graber-Duvernay, J.: Spondylarthrite ankylosante d'origine traumatique. J. méd. Lyon 1948, 321.

— Arnaudet, M.: A propos de la spondylarthrite ankylosante post-traumatique. Rev. Rhum. 25, 803 (1958).

Grassmann, W., Hannig, K., Plöckl, M.: Eine Methode zur quantitativen Bestimmung der Aminosäurezusammensetzung von Eiweißhydrolysaten durch Kombination von Elektrophorese und Chromatographie. Z. physiol. Chem. 299, 258 (1955).

Grassmann, W., Hannig, K., Plöckl, M.: Kollagenforschungen. Das Leder **12**, 165 (1961).
Greco, V.: La pneumopatia reumatica. Rass. Fisiopat. clin. ter. **33**, 968—975 (1961).
Green, R. A., Fromke, U. L.: Splenectomy in Felty's syndrome. Ann. intern. Med. **64**, 1265—1270 (1966).
Greenbaum, D., Ross, J. H., Steinberg, V. L.: Renal biopsy in gout Brit. Med. J. **1**, 1502—1504 (1961).
Gregory, J. D., Robbins, P. W.: Metabolism of sulfur compounds (Sulfate Metabolism). Ann. Rev. Biochem. **29**, 347 (1960).
Greiling, H., Kisters, Peter, E.: Die Bestimmung von Fermenten der Glycolyse und des Zitronensäurecyclus in der Synovialflüssigkeit Z. Rheumaforschg. **21**, 441—448 (1962).
— Engel, G., Kisters, R.: Untersuchungen über die Isoenzyme der Lactat-Dehydrogenase in der Synovialflüssigkeit. Klin. Wschr. **42**, 427—431 (1964).
— in: Binde- und Stützgewebe, Morphologische und biochemische Informationen, Symposium Bad Bramstedt 1965, von H. Bartelsheimer und N. Dettmer, pp. 77—82. Darmstadt: Dr. Dietrich Steinkopff Verlag 1966.
Griesser, G.: Heilkunde und Statistik. Method. Inform. Med. **3**, 114 (1965).
— Symptomenstatistik. Method. Inform. Med. **2**, 79 (1965).
Griffith, F.: The serological classification of streptococcus pyogenes. J. Hyg. **34**, 542—584 (1934).
Grimble, A.: Non-gonococcal urethritis and Reiter's syndrome. Guy's Hosp. Gaz. **74**, 54 (1960).
— Lessof, M. H.: Anti-prostate antibodies in arthritis. Brit. med. J. **2/5456**, 263—264 (1965).
Grimm, H.: Vorgeschichtliches, frühgeschichtliches und mittelalterliches Fundmaterial zur Pathologie der Wirbelsäure. Nova Acta Leopoldina, N. F. **21**, Nr. 142 (1959).
Grokoest, A. W., Snyder, A. I., Schlaeger, R.: Juvenile Rheumatoid Arthritis. Little, Boston 1961.
Gross, D.: Gelenknahe Knochencysten. Acta Rheum. Scand. **4**, 112—134 (1958).
— Chemische Synovektomie mit Senfgas bei primär chronischer Polyarthritis. Zschr. Rheumaforschung **22**, 456 (1963).
— Enderlin, M., Wagenhaeuser, F. J.: Antirheumatica. Schweiz. Apoth.-Ztg. **103**, 88 (1965).
— Epidemiologie der rheumatischen Wirbelsäulenerkrankungen. In: Junghanns, H. (Herausg.): Wirbelsäule und Rheumatismus. Stuttgart: Hippokrates. **1966**, 46.
— Contribution en diagnostique différentiel du liquide synovial. 2. Giornate Franco-Italo-Swizzere Firenze, 23.—25. Sept. 1966.
— Les atteintes rhumatismales d'origine dégénérative du rachis. Documenta Geigy, Folia rheumatologica **5** (1966).
— Enderlin, M., Wagenhaeuser, F. J., Hacohen, R.: Seronegative Polyarthritis. 6. Europäischer Rheumatologen Kongreß Lissabon 1967, unveröffentlicht.
— Enderlin, M.: Beitrag zur Behandlung der progredient chronischen Polyarthritis mit Antimetaboliten und Cytostatica: Zschr. Rheumaforschung **26**, 26 (1967).
— Die progredient chronische Polyarthritis. I. Diagnose. Doc. Geigy, Foliarheumatologica, Heft 11 (1967a).
— Die progredient chronische Polyarthritis. III Therapie. Doc. Geigy, Folia rheumatologica, Heft 13 (1967b).
Gross, J.: In: J. H. Page, Connective Tissue, Thrombosis and Atherosclerosis. Academic Press 1959.
Gross, P.: The concept of the Hamman-Rich syndrome. A crytique. Amer. Rev. resp. Dis. **85**, 828—832 (1962).
Gross, R.: From intuition to computation. Development and problems of medical diagnosis. Method. Inform. Med. **1966 I**, 35—39.
Grossman, B. J., Ozoa, N. F., Arya, S. C.: Problems in juvenile rheumatoid arthritis. Med. Clin. N. Amer. **49**, 33 (1965).
Grubb, R.: Agglutination of erythrocytes Coated with "incomplete" anti-Rh by certain rheumatoid arthritic sera and some sera. The existence of human serum-groups, Acta path. **1956**, 195—197.
Gruber, B. G.: „Zur patholog. Anatomie der Periarteriitis nodosa". Virchow Archiv Pathologie **245**, 123 (1923).
De Gruchy, C.: Diagnosis and treatment of Felty's syndrome Geriatrics, **20**, 219—227 (1965).
Gruenwald, P.: Visceral lesions in a case of rheumatoid. Arch. Path. **46**, 59 (1948).
Grupper, Ch., Legrand, J. C., Gounard, P.: Troubles du metabolisme des acides aminés aromatique dans les collagénoses. Semaine hop Paris **38**, 70 (1962).
Gschwend, N.: Spondylolisthesis, Pseudospondylolisthesis und Osteoporose. Schweiz. med. Wschr. **95**, 725 (1965).
— Die progredient chronische Polyarthritis IV. Die Operative Behandlung. Doc. Geigy, Foliarheumatologica, Heft 14 (1968).
Gudzent, F.: Gicht und Rheumatismus. Berlin: Springer 1928.
Guillaume, J., Caron, J. P.: Remarques sur les paraplégies chroniques par discarthrose cervicale. Presse méd. **62**, 1089 (1954).
Günther, R., Hittmair, A.: Der Heilplan für den Rheumatiker. Z. Rheumaforschg. **18**, 299—307 (1959).

Günther, R., Hittmair, A.: Kontraindikationen der Balneotherapie. Heilkunst 74, 128—134 (1961).
— Die Frage der medikamentösen Zusatztherapie im Rheumabad. Z. angew. Bäder- u. Klimahk. 9, 280—299 (1962).
Günther, M.-L.: Die Lautaer Akrototherme und ihre Wirkung. Beitr. Rheumatol. 9, 97—141 (1965).
Güntz, E.: Ist der Bechterew eine Spondylarthritis. Dtsch. med. Wschr. 66, 826 (1940).
Guseva, N. G., Spasskaya, P. A.: Clinico-roentgenological characteristics of affection of the lungs in systemic sclerodermia. Věstn. Roentgenol. Radiol. (Mosk.) 35, Nr. 4, 31—36 (1960).
Guthof, O.: Zahnbakteriologische Fragen im Zusammenhang mit Wurzelbehandlung und Herdinfektion. Zahnärztl. Rdsch. 62, 190—193 (1953).
— Über pathogene „vergrünende" Streptokokken. Zbl. Bakt., I. Abt. Orig. 166, 553—564 (1956).
— Steller, J.: Differenzierte Streptokokkenbefunde bei chronischer Tonsillitis. Dtsch. med. Wschr. 1958, 2039—2041.
Gutman, A. B., Yü, T. F.: Current principles of management of gout. Amer. J. Med. 13, 744 (1952).
— — Renal function in gout. Amer. J. Med. 23, 600—622 (1957).
— — Berger, L.: Tubular secretion of urate in man. J. clin. Invest. 38 II, 1778—1781 (1959).
Gutzeit, K., Parade, G. W.: Fokalinfektion. Ergebn. inn. Med. Kinderheilk. 57, 613—722 (1939).

Hackenroch, M.: Das Malum coxae senile. Chirurg 7, 858—865 (1935).
— Die Arthrosis deformans der Hüfte. Leipzig 1944: Handbuch für Orthopädie, Stuttgart: Thieme 1960.
Hahn, E. O., Houser, H. B., Rammelkamp, Ch. H., jr., Denny, F. W., Wannamaker, L. W.: Effect of cortisone on acute streptococcal infections and post-streptococcal complications. J. Clin. Invest. 30, 274—281 (1951).
Haim, S., Sherf, K.: Behçet's disease. Presentation of 11 cases and evaluation of treatment. Israel I. med. Sci. 2, 69—74 (1966).
Hájková, Z., Středa, A., Škrha, F.: Hyperostotic Spondylosis and Diabetes mellitus. Ann. rheum. Dis. 24, 536 (1965).
Halberg, P., Bertram, N., Søborg, M., Nerup, J.: Organ antibodies in disseminated Lupus Erythematosus. Acta Med. Skand. Vol. 178, fasc. 3, 291 (1965).
Halbert, S. P.: Analysis of human streptococcal infections by immunodiffusion studies of the antibody response. In The Streptococcus, Rheumatic Fever and Glomerulonephritis, edited by J. W. Uhr. 1964, 83—139. Baltimore: The Williams and Wilkins Company.
Hall, W. H., Finegold, S.: A study of 23 cases of Reiter's syndrome. Ann. Int. Med. 38, 533—550 (1953).
Hall, A. P., Barry, P. E., Dawber, T. R., McNamara, P. M.: Epidemiology of Gout and Hyperuricemia. A Long-Term Population Study. Amer. J. Med. 42, 27—37 (1967).
Hamerman, D., Schuster, H.: Hyaluronate in Normal Human Synovial Fluid. J. Clin. Invest. 37, 57 (1958).
— Schubert, M.: Diarthrodial Joints, an Essay. Am. J. Med. 33, 556 (1962).
— Sandson, J.: Isolation of Hyaluronate from Human Synovial Fluid by Zone Electrophoresis. Nature 188, 1194 (1964).
Hamman, L., Rich, A. R.: Acute diffuse interstitial fibrosis of the lungs. Bull. Johns Hopk. Hosp. 74, 177 (1944).
Hammarsten, J. F., Leary, J. O.: Clinical significance of hypertrophic osteoarthropathie. Arch. int. Med. 99, 431 (1957).
Hamperl, H.: Lehrbuch der pathologischen Anatomie. Heidelberg: Springer, 22., 23. Auflage. 1957.
Hancock, J. A. H.: Surface manifestations of Reiter's disease in the male. Brit. J. vener. Dis. 36, 36—39 (1960).
Hangarter, W.: Das Erbbild der rheumatischen Arthritis. Der Internist 4, 407 (1963).
Hannauer, L. B., Christian, C. L.: Studies of cryoproteins in systemic lupus erythematosus. J. Clin. Investig. 46, 400—408 (1967).
— — Clinical studies of hemolytic complement and the 11 S component. Amer. J. Med. 42, 882—890 (1967).
Hannig, K.: Tierische Gerüst- und Faserproteine. In: H. M. Rauen: Biochemisches Taschenbuch Berlin-Göttingen-Heidelberg: Springer-Verlag 1964.
Hansen, K.: Exposition. In: Allergie. herausg. v. K. Hansen. Stuttgart: G. Thieme Verlag 1957.
Harders, H.: Auslösung des Erythematodes-Syndroms durch INH, NWD. Ges. f. inn. Med., Hamburg 1962.
Hargraves, M. M., Richmond, H., Morton, R.: Presentation of Two Bone Marrow Elements: the "Tart" Cell and "L.E." Cell, Proc. Staff Meet. Mayo Clin. 23, 25—28 (1948).
Hargraeves, E. A.: A Survey of Rheumatoid Arthritis in West Cornwall. A Report to the Empire Rheumatism Council. Ann. rheum. Dis. 17, S. 61 (1958).
Harkness, A. H.: Non-Gonococcal Urethritis. Williams and Wilkins Co. 1950, 99—145.

Harris, A. W., Lynch, G. W., O'Hare, J. P.: Periarteritis nodosa. Arch. Int. Med. **63**, 1163 (1939).
Harris, L. H., Lond, M. B.: Pulmonary manifestations of "rheumatoid disease". Lancet **1952/2**, 119—120.
Harris, T. N., Harris, S., Nagle, R. L.: Studies in the relation of the hemolytic streptococcus to rheumatic fever. VI. Comparison of streptococcal antihyaluronidase with antibodies to other streptococcal antigens in the serum of patients with rheumatic fever and acute streptococcal infection: Mucin clot prevention test. Pediatrics **3**, 482—503 (1949).
— Abrams, W. B., Harris, S.: Viscosimetric measurement of streptococcal antihyaluronidase: comparison with titers obtained by turbidimetry. J. infect. Dis. **86**, 122—131 (1950).
— Needleman, H. L., Harris, S., Friedman, S.: Antistreptolysin and streptococcal antihyaluronidase titers in sera of hormone- treated and control patients with acute rheumatic fever. Pediatrics **17**, 29—35 (1956).
Hart, F. D.: Ankylosing Spondylitis: A Survey. Ann. rheum. Dis. **13**, 186 (1954).
— Robinson, K. C.: Ankylosing spondylitis in women. Ann. rheum. Dis. **18**, 15 (1959).
— Golding, J. R.: Rheumatoid neuropathy. Brit. Med. J. **1960**, 1594.
— Lessons Learnt in a Twenty-year Study of Ankylosing Spondylitis. Proc. Roy. Soc. Med. **59**, 456 (1966).
Harter, F., Schwick, H. G., Störiko, K.: Nachweis von Anti-Staphylokokken-alpha-Hämolysin mit stabilem Trockenantigen. Klin. Wschr. **43**, 1114—1117 (1965).
— Die Antistaphylolysinreaktion und ihre diagnostische Bedeutung. Ärztl. Lab. **12**, 47—54 (1966).
— 1967: persönliche Mitteilung.
Hartl, W.: Die Antistreptokinasereaktion im Rahmen der Serodiagnostik rheumatischer Erkrankungen. Z. Rheumaforsch. **21**, 152—162 (1962).
Hartley, P., Lewellyn, M., Smith: A proposed international standard for staphylococcus antitoxin. Quart. Bull. Health Org. League of Nat. Spec. No. Jan. **1935**, 68—110.
Hartmann, S., Bland, E.: Rheumatic fever and glomerulonephritis. The. Am. J. of Medicine **10**, 47 (1951).
Hartmann, F., Schlegel, B.: Klinik der Gegenwart **VIII**, 327—444 (1959).
— Die biochemischen und makromolekularen Grundlagen einer Pathologie der Bindegewebe. Der Internist **2**, 403 (1961).
— Differenzierung der chronischen Polyarthritis. Zschr. Rheumaforsch. **24**, 161 (1965).
— Differenzierungen der chronischen Polyarthritis. Z. für Rheumaforschung **24**, Heft 5/6, 161 (1965).
McHarvey, A. G.: Autoimmune disease and the chronic biologic false positive test for syphilis. J.A.M.A. **182**, 513—518 (1962).
Hasegawa, E., Delbrück, A., Lipmann, F.: Sulfate transfer specificity for chondroitin sulfates in tissue preparations. Fed. Proc. **20**, No. 1 (1961).
Hasse, H. M.: Statistische Angaben zur Prognose der arteriellen Verschlußkrankheiten. In: Angiologie Stuttgart: Thieme Verlag 1959.
Hauge, M., Harvald, B.: Heredity in gout and hyperuricemia. Acta med. scand. **152**, 247—152 (1955).
Hauss, W. H., Bruch, H. E.: Zur Pathogenese akuter und chronischer Gelenkerkrankungen. In: „Rheumabekämpfung" 1953.
— Junge-Hülsing, G., Schulze, W.: Über altersbedingte und organgebundene Unterschiede des Stoffwechsels der Bindegewebs-Sulfomucopolysaccharide. Z. Alternsforsch. **14**, 259 (1960).
— — Über die universelle unspezifische Mesenchymreaktion Dtsch. med. Wschr. **86**, 763 (1961).
— — Veränderungen des Bindegewebsstoffwechsels durch toxische, infektöse und allergische Einflüsse. Z. Rheumaforschg. **20**, 161 (1961).
— — Holländer, H. J.: Changes in metabolism of connective tissue associated with aging and arterio or atheromatosis. J. Atherioscler. Res. **2**, 50 (1962).
— Pathogenese der Coronarsklerose und des Herzinfarktes. Verh. Dtsch. Ges. Inn. Med. **69**, 554 (1963).
— Giordano, M., Junge-Hülsing, G.: Untersuchungen über die Einwirkung von Prednisolon und Phenylbutazon auf den Stoffwechsel der Mucopolysaccharide des Mesenchyms bei der Formalinarthritis der Ratte. Z. für Rheumaforschung **22**, 175 (1963).
— Junge-Hülsing, G., Gerlach, U., Wirth, W.: Über Veränderungen des Mesenchymstoffwechsels durch Umweltfaktoren, durch Hormone und bei rheumatischen Erkrankungen. Der Rheumatismus **36**, 40 (1965). Darmstadt: Dr. D. Steinkopff Verlag.
— Gerlach, U., Junge-Hülsing, G.: Über die Reaktion des Mesenchymzellstoffwechsels auf endogene Reize. Med. et Hyg. **23**, 208 (1965).
— — Rheumatismus und Bindegewebe. In: Der Rheumatismus, **38** (1966). Darmstadt: Steinkopf-Verlag.
— — Schulze, W.: Über altersbedingte und organgebundene Unterschiede des Stoffwechsels der Bindegewebs-Sulfomukopolysacoharide. Z. Alternsforsch. **14**, 259 (1960).

Literaturverzeichnis

Have-Opbroek, A. A. W.: Demonstration of immunoglobulins and complement in the skin of pa-
    tients with lupus erythematosus. Acta Dermatovenerol. **46**, 68—71 (1966).
Havemann, K.: Immunologische Untersuchungen bei Wegenerscher Granulomatose mit Nachweis
    von γ-Globulin-Antikörpern. Klin. Wschr. **42**, 866—872 (1964).
Heaton, J. M.: Sjögren's syndrome with systemic lupus erythematosus. Brit. Med. J. **1**, 446 (1959).
Heberden, W.: Commentaries on the History an Cure of Diseases, 2. Aufl. London 1803.
Hedberg, H., Källén, B.: Further in vitro studies on the cytotoxic effect of mononuclear cells from
    synovial fluid in arthritis. Acta. Univ. Lund, Sect. II, 2, 1—14 (1964).
— Studies on the Depressed Hemolytic Complement Activity of Synovial Fluid in Adult Rheuma-
    toid Arthritis. Acta. Rheuma Scand. **9**, 165 (1967).
Hegsted, D. M.: Osteoporosis and fluoride deficiency. Postgrad Med. **41** (1), A 49 (1967).
Heidenhain, L.: Über Arthritis senilis bilateralis symmetrica. Arch. klin. Chir. **127**, 514—528 (1923).
Heimer, R., Levin, F. M., Rudd, E.: Incidence of rheumatoid factors in the aged. Amer. Journ. Med.
    35, 175—179 (1963).
Heite, H. J.: Ergebnisse häufigkeitsanalytischer Untersuchungen bei der Sklerodermie. Arch. Derm.
    Syph. (Berlin) **200**, 426—433 (1955).
Held, E., Buddecke, E.: Untersuchungen zur Chemie der Arterienwand, XI Nachweis, Reinigung
    und Eigenschaften einer Chondroitin-4-Sulfatase aus der Aorta des Rindes. Hoppe-Seyler's Z.
    physiol. Chem. **348**, 1047 (1967).
Hellner, H.: Posttraumatische, entzündliche, degenerative Gelenkerkrankungen III. Zur Einteilung
    von Gelenkerkrankungen. Med. Klin. **1955**, 468.
Hellström, B.: The diagnosis and course of rheumatoid arthritis and benign aseptic arthritis in chil-
    dren. Acta paediat. (Uppsala) **50**, 529 (1961).
Hench, P. S., Bauer, W., Fletcher, A. A., Ghrist, D., Hall, F., Withe, T. P.: The problem of Rheu-
    matism and Arthritis (Third Rheumatism Review). Ann. Int. Med. **10**, 754—909 (1936).
Hennemann, G., Hofmann, B.: Leberveränderungen bei Dermatomyositis. Med. Klin. **60**, 117—180
    (1965).
Herbert, F. A., Nahmias, R. B., Gänsler, E. A., MacMahon, H. E.: Pathophysiology of interstitial
    pulmonary fibrosis. Report of 19 cases and follow-up with corticosteroids. Arch. intern. Med.
    110, 628—648 (1962).
Hernaman-Johnson, F.: Thorium X in spondylitis and chronic rheumatism. Rheumatism **56**
    (1946).
Herrera, L.: The organization of cooperative effort by multiple hospitals, exemplified by testing of
    therapeutic agents in rheumatoid arthritis. Method arthritis. Method. Inform. Med. **1962** I, 6.
Herrmann, C.: Involvment of the nervous system in relapsing uveitis with recurrent genital and oral
    ulcers (Behçet's syndrome). A. M. A. Arch. Neurol. Psychiat. **69**, 399—400 (1953).
Hersh, A. H., Stecher, R. M., Solomon, W. M., Wolpaw, R., Hauser, H.: Heredity in ankylosing
    spondylitis; a study of 50 families. Amer. J. Human Genet. **2**, 391 (1950).
Hersko, Ch., Michaeli, D., Shibolet, S., Merker, H. J., Rozenzain, L.: The nature of refractile in-
    clusions in Leucocytes of synovial effusions. Is. J. Med. Sc. **3**, 838 (1967).
Hess, E. V., Fink, C. W., Taranta, A., Ziff, M.: Heart muscle antibodies in rheumatic fever and other
    diseases. J. Clin. Invest. **43**, 886—893 (1964).
Hess, P., Bonmann, K. H.: Die Röntgentherapie der Arthrose, Spondylose, der Periarthritis hu-
    meroscapularis und der Epicondylitis. Strahlentherapie **96**, 76—81 (1955).
Hettinger, Th.: Isometrisches Muskeltraining. Stuttgart: Georg Thieme Verlag, 2. Aufl. (1966).
Heuck, F., Schmidt, E.: Zur Osteoporose bei Diabetes mellitus. Verh. Dtsch. Ges. inn. Med. 62. Kon-
    greß, S. 464. München: J. F. Bergmann 1965.
— Die Messung des Kalksalzgehaltes im Knochen bei Osteopathien. Med. Klin. **60**, 954 (1965).
Heusler, A., Widmer, L. K., Plechl, S. C.: Zur Häufigkeit des Diabetes mellitus bei 750 berufstätigen
    Männern. Schweiz. med. Wschr. **97**, 110 (1967).
Heyl, V.: Methodische Probleme in der Erfassung der Berufe von Patienten. Method. Inform. Med.
    4, 172 (1966).
Highton, T. C., Rayns, D. G.: Further electron microscopic studies of the human synovium. Proc.
    Univ. Otago Med. School **44**, 37—39 (1966).
Hijmans, W., Schuit, H. R. E.: Studies on the L. E. cell phenomenon. III. Complement fixation
    and the L. E. factor. Vox Sang. **44**, 376 (1959).
Hilz, H., Lipmann, F.: The enzymatic activation of sulfate. Proc. nat. Acad. Sci. (Wash.) **41**, 880
    (1955).
— Neue Erkenntnisse zur Biochemie und Klinik des Sulfatstoffwechsels. Habil.-Schr. Hamburg 1960.
— Zur Steroidwirkung auf den Mucopolysaccharidstoffwechsel. Morphologie und Biochemie der
    Entzündung. Symposium Titisee 1963.
— Erich, C., Glaubitt, D.: Veränderung von Zelldichte und Polysaccharidstoffwechsel im alternden
    Bindegewebe. Klin. Wschr. **41**, 332 (1963).
— Kirsig, H. J., v. Foerster, W.: Zur Regulation der Chondromukoproteinsynthese. In: Die Ent-

zündung, Grundlagen und pharmakologische Beeinflussung, Int. Symposium 4.—6. Mai 1966 Freiburg i. Br. München-Berlin-Wien: Urban & Schwarzenberg.

Hippocrates: De epidemiis. Zit. nach Wolters, M.

Hirsch, A.: Untersuchungen bezüglich der Fehlerquellen bei der Blutkörperchensenkungsgeschwindigkeit. Med. Klin. **48**, 1886—1890 (1953).

Hirsch, M. S., Aikat, B. K., Basu, A. K.: Takayasu's arteritis. Report of five cases with immunologic studies. Bull. Johns Hopkins Hospital **115**, 29 (1964).

Hitzig, W. W.: Die Plasmaproteine in der klinischen Medizin. Berlin-Göttingen-Heidelberg. Springer Verlag 1963.

Hiyeda, K.: Cause of Kashin Beck disease (in Japanese). Jap. Journal of Med. Sci. Pathol. **4** 91 (1939).

Hodge, A. J., Petruska, J. A.: In: G. N. Ramachandran aspects of protein structure. Academic Press 1963.

Höhling, H. J.: Die Bauelemente vom Zahnschmelz und Dentin aus morphologischer, chemischer und struktureller Sicht. Habil.-Schrift. München: Hanser-Verlag 1965.

Holborow, E. J., Weir, D. M., Johnson, G. D.: A serum factor in lupus erythematosus with affinity for tissue nuclei. Brit. Med. J. **1957 II**, 732—737 .

Hollander, J. L.: The diagnosis and treatement of Reiter's syndrome. Med. Clin. North. Am. **May 1946**, 716—723.

— The most neglected diagnostic test in arthritis. Arthritis and Rheum. **3**, 364 (1960).

— McCarty, D. J., Astorgan, G., Castro-Murillo, E.: Studies on the pathologenesis of rheumatoid joint unflammation. I. The "R. A. Cell" and a working Hypothesis. Am. Int. Med. **62**, 271—280 (1965a).

— Jessar, R. A., McCarty, D. J.: Synoviaanalysis: an Aid in Arthritis Diagnosis. Bull. rheum. Dis. **12**, 263—264 (1965).

— Fudenberg, H. H., Rawson, A. J., Abelson, N. M., Torralba, T. P.: Further Studies on the Pathogenesis of Rheumatoid Arthritis. Arthritis and Rheum. **9**, 675—681 (1966).

— Arthritis and allied conditions 7th ed. Lea and Febiger. Philadelphia 1967.

Hollenbeck, Z. J.: Beyond the punchcard — a patient. Amer. J. Obstetr. Gynecol. **89**, 1—5 (1964).

Holley, H. L.: Drug therapy and the etiology of systemic lupus erythematosus. Ann. Int. Med. **55**, 1036—39 (1961).

Holliday, J. L., zit. nach Boland, E. W.: Psychogenic Factors in Rheumatoid Disease. Arthritis and Allied Conditions, Ed. J. L. Hollander, Lea and Febiger, Philadelphia 1960.

Holman, H. R.: Editorial: Systemic Lupus Erythematosus-Disease of an Unusual Immunologic Responsiveness? Amer. J. Med. **27**, 525—528 (1959).

— Deicher, H. R., Kunkel, H. G.: The L. E. Cell and the L. E. Serum Factors. Bull. NY Acad. Med. **35**, 409—418 (1959).

Holman, H. R., Deicher, H. R.: The Appearance of Hypergammaglobulinemia, Positive Serologic Reactions for Rheumatoid Arthritis and Complement Fixation Reactions with Tissue Constituents in the Sera of Relatives of Patients with Systematic Lupus Erythematosus. Arthr. and Rheum. **3**, 244 (1960).

Holst, H., Iversen, P. F.: On the incidence of spondylarthritis ankylopoetica in a Norvegian County. Acta med. Scand. **142**, 333 (1952).

Holzer, H.: Intrazelluläre Regulation des Stoffwechsels. Naturwissenschaften **50**, 260 (1963).

Holzknecht, F.: Eine Patientin mit morbus Behçet. Wien. klin. Wschr. **77**, 44—46 (1965).

Hooft, C., Kriekemans, J., Devos, E.: Small bowel changes in ichthyosis. Lancet **1**, 624—625 (1967).

Horai, Z.: Fibrosis resulting from dust inhalation. Symposium. J. Int. Med. **1**, 35—42 (1962).

Höring, F. O.: Exotische Krankheiten. Stuttgart: Gg. Thieme Verlag 1950.

— Rheumatismus und Allergie. Ther. Woche **V**, 616 (1955).

— Infektionskrankheiten und Allergie. In: Allergie. Herausg. v. K. Hansen. Stuttgart: Gg. Thieme Verlag 1957.

— Klinische Infektionslehre. 3. Aufl. Berlin-Göttingen-Heidelberg: Springer-Verlag 1962.

Hörmann, H.: Chemische Untersuchungen über die Kohlenhydratgruppierung des Kollagens. Das Leder **11**, 173 (1960).

— Struktur und Wachstum des Kollagens. Beitr. Silikose-Forsch. S.-Bd. Grundfragen Silikose-Forsch. **4**, 205 (1960).

— Zur Frage der Quervernetzung von Kollagen. Das Leder **13**, 79 (1962).

Hornbaker, J. H., Jr., Foster, E. A., Williams, G. S., Davis, J. S.: Sjögren's syndrome and nodular reticulum cell sarcoma. Arch. intern. Med. Chicago **118**, 449—452 (1966).

Horsefall, P. A. L.: Dermatomyositis in the South African Bantu. S. Afr. med. J. **39**, 695—697 (1965).

Hoske, H.: Wiederherstellung der Lebenstüchtigkeit geschädigter Menschen. Arbeit und Gesundheit. Stuttgart: Thieme 1955.

Houwer, A. W. M.: Keratisis filamentosa and chronic arthritis. Trans. Ophtalm. Soc. U. K. **47**, 88 (1927).

Literaturverzeichnis

Howell, R. R., Eanes, E. D., Seegmiller, J. E.: X-ray diffraction studies of the tophaceous deposits in gout. Arthritis Rheumat. **6,** 97 (1963).
Howell, D. G.: Metabolic bone diseases. In: Arthritis and allied conditions. Hrsg. von J. L. Hollander, Lea und Febiger, Philadelphia 1966.
Howqua, J., MacKay, J. R.: L. E. cells in lymphoma. Blood **22,** 191—198 (1963).
Hume, R., Dagg, J. H., Fraser, T. N., Goldberg, A.: Anaemia of Felty's syndrome. Ann. rheum. Dis. **23,** 267—273 (1964).
Hunder, G. G., Sheps, S. G.: Intermittent claudication and polymyalgia rheumatica. Association with panarteriitis. Arch. intern. Med. **119,** 638 (1958).
Hunter, J.: zit. n. Buess u. Koelbing (1964).
Hurri, L., Pulkki, T., Vainio, K.: Arthroplastic of the Elbow in Rheumatoid Arthritis. Acta Chir. Scand. **127,** 459—465 (1964).

Illouz, G., Labeille, J., Lagarde J., Coste, F.: La kinébalnéothérapie en rhumatologie. Rev. Rhumat. **32,** 507—511 (1965).
Immich, H.: Fehler bei der Erhebung und Dokumentation klinischer Befunde. Method. Inform. Med. **3/4,** 95 (1964).
— Probleme und Prinzipien der Diagnosen-Klassifikation. Method. Inform. Med. **2,** 68 (1965).
— Bemerkungen zum klinischen Diagnosenschlüssel. Method. Inform. Med. **3,** 140 (1966).
— Gross, R.: Internationales Klausurgespräch über Probleme der modernen Diagnose. Ref.: Method. Inform. Med. **1,** 32 (1967).
Inama, K.: Zum Herdproblem in der Rheumatismusprophylaxe. Med. Klin. **49,** 1435—1438 (1954).
— Neue Aspekte zum Problem Fokus und Balneotherapie. Z. angew. Bäder Klimahk. **10,** 8—15 (1963).
— in Scheminzky: Der Thermalstollen von Badgastein-Böckstein. Innsbruck 1965.
International Labour Organization. International Labour Conference: Recommendation 99 ... concerning vocational rehabilitation of the disabled. Geneva. The Orgn. 1955.
Irby, R., Adams, R. A., Toone, E. C.: Peripheral neuritis associated with rheumatoid arthritis. Arthr. and Rheum. **1,** 44 (1958).
Isemein, L., Padovani, J.: Polyarthrite rhumatismale chronique post-traumatique. Rev. rhumat. **22,** 206 (1955).
Isemain, L., Fournier, A. M.: La polyarthrite chron. evolutive. Paris: Marsoz 1956.
— Perdrix, L., Padovani, J.: Rhumatismes inflammatoires et traumatismes. Rev. rhumat. **32,** 355 (1956).
Ishii, M., Miyata, M., Yoshitani, H.: A case of vena cava thrombosis accompagnying Behçet's syndrome. J. Jap. Soc. intern. Med. **53,** 575—582 (1964).
Ishwarchandra, Mulak, J. S.: Gougerot — Sjögren syndrome treated with parotid duct transplantation. J. All. India Ophth. Soc. **14,** 138—140 (1966).
Isra, Symposion on the social aspects of rheumatoid arthritis. Ex. Medica, Amsterdam 1959.
Israel-Asselain, R., Uzzan, D., Chebat, J., Basset, F., Lechien, J.: Deux cas de fibroses interstitielles diffuses cryptogénétiques. Discussion nosologique de ces affections. Sem. Hôp. Paris **37,** 2054 bis 2068 (1961).
— Chebat, J., Menkes, J., Lechien, J., Basset, F.: Fibrose interstitielle diffuse pulmonaire et sclérodermie. Bull. Mém. Soc. méd. Hôp. Paris **115,** 503—524 (1964).

Jablonska, S.: The diagnostic criteria in Dermatomyositis. Przegl. Derm. **53,** 281—290 (1966).
Jaccoud, F. S.: Leçons de clinique médicale faites à l'Hopital de la Charité, Delhage, Paris 1869.
Jackson, D. S., Kellgren, J. H.: Hyaluronic acid in Heberden's nodes. Ann. rheum. Dis. **16,** 238 (1957).
Jacobson, A. S., Kammerer, W. H., Wolf, J., Epstein, W. V., Heller, G.: The hemagglutination test for rheumatoid arthritis. III. Clinical evalution of the sheep erythrocyte agglutination (S. E. A.) Am. J. Med. **20,** 490—411 (1956).
Jacobson, F. L.: Xerostomia (Sjögren's syndrome) associated with unusual dental caries. Report of a case. Oral, Surg. **21,** 34—38 (1966).
Jadassohn, W.: L'origine tuberculeuse de la maladie de Boeck. Bull. franc. Derm. Syph. **41,** 1344 (1934).
— Franceschetti, A., Golay, M.: Réaction cutanée dans un cas d'uvéite aphteuse avec hypopion récidivant (syndrome de Behçet). Schweiz med. Wschr. **87,** 1188 (1957).
James, D. G., Thomson, A. D.: The Kveim test in sarcoidosis. Quart. J. Med. **24,** 49—50 (1955).
James, W. E. S., Badger, G. F., Dingle, J. H.: A study of illness in a Group of Cleveland families. XIX. The epidemiology of the acquisition of group A streptococci and associated illnesses. New England J. Med. **262,** 687—694 (1960).
Jancelewicz, Z.: Wplyw czynników Hewnetrznych na powstanie i rozwwój hesztywniajacego zapalenia stawoòw kregoslupa (Einfluß äußerer Faktoren auf Entstehung und Verlauf der Ankylosierenden Spondylitis). Reumatologia (Warszawa) **4,** 85 (1966).

Jänkälä, E. O., Toivonen, S., Virtama, P.: Hamman-Rich-syndrome. A survey and report on a case. Am. med. intern. Fenn. **51,** 137—143 (1962).

Janzen, R.: Elemente der Neurologie. Heidelberg: Springer 1969.

Janzen. R.: Rheuma und Nervensystem. Referat auf dem Rheumatologen-Kongreß 1966.

— et al.: Schmerzanalyse als Wegweiser zur Diagnose. Stuttgart: Thieme 1966.

Jasmin, G.: Experimental polyarthritis in rats injected with a tumor exsudate. Ann. rheum. Dis. **16,** 365—370 (1957).

Jeanloz, R.: 4th Macy Conference on polysaccharides in Biology. New York 1959.

— Mucopolysaccharides (acid Glycosaminoglycans). In: Florkin, M., Stotz, E. H.: Comprehensive Biochemistry, Vol. **5,** S. 262 ff. Elsevier Publishing Company, Amsterdam-London-New York 1963.

Jessar, R. A.: Neue Fortschritte über Grundlagen und klinischen Verlauf der rheumatischen Arthritis. Klin. Wschr. **36,** 998 (1958).

— The Synovial Fluid in Arthritis. In: Arthritis, von: Hollander. Verlag Lea and Febiger, Philadelphia Seventh Edition, **1966,** 70.

— The Synovial Fluid. In: Arthritis and Allied Conditions, J. L. Hollander et al., 7th edition, pp. 70—84, Henry Kimpton, London (1966).

Jeune, M., Charrat, A., Bertrand, J.: Polycorie hépatique, hyperuricémie et goutte. Arch. franc. Pédiat. **14,** 897 (1957).

— Hermier, M.. Rosenberg, D., Michel, M., Mme Do, Collombel, Ch.: Encéphalopathie Familiale avec Hyperuricémie, A propos d'une observation. Pediatrie **21,** 663—675 (1966).

Johnson, A. G., Gaines, S., Landy, M.: Studies on the O antigen of salmonella typhosa. V. Enhancement of antibody response to protein antigens by the purified lipopolysaccharide. J. exp. Med. **103,** 225—246 (1956).

Johnson, E. E., Stollerman, G. H., Grossman, B. J.: Rheumatic recurrences in patients not. receiving continouus prophylaxis. J. Amer. med. Ass. **190,** 407—413 (1964).

Johnson, H. M., Tildem, J. L.: Reticulo-histiocytic granulomas of the skin associated with arthritis mutilans. A M A Arch. Der. **75,** 405 (1957).

Johnson, R. L., Smyth, C. J., Holt, G. W., Lubchenco, A., Valentine, E.: Steroid therapy and vascular lesions in rheumatoid arthritis. Arthr. and Rheum. **2,** 224 (1959).

Jones, O. W., jr., Ashton, D. M., Wyngaarden, J. B.: Accelerated turnover of phosphoribosylpyrophosphate, A purine nucleotide precursor, in certain gouty subjects. J. Clin. Invest. **41 II,** 1805 bis 1815 (1962).

Jones, T. D.: Diagnostic criteria of rheumatic fever. J. Am. Med. Assoc. (J.A.M.A.) **126,** 481 (1944).

Jonsson, E., Berglund, K.: Trauma and rheumatoid arthritis. Acta Med. Scand. **135,** 255 (1949).

Jonsson, J.: Application of mixed hemadsorption — mixed antiglobulin reaction — to soluble antigen fixed on glass slides. Int. Arch. All. and Appl. Immunol. **27,** 157—174 (1966).

— The incidence of antibodies to a soluble nuclear antigen in the sera of patients with Systemic Lupus Erythematosus and Rheumatoid Arthritis estimated with the mixed haemadsorption technique. Clin. exp. Immunol. **8,** 415—426 (1967).

— Fagraeus, A.: persönliche Mitteilung.

Jordan, H.: Grundriß der Balneologie und Balneobioklimatologie. Leipzig: VEB G. Thieme 1965.

— Indikationen und Kontraindikationen zur Kurortbehandlung rheumatischer Erkrankungen. Z. ärztl. Fortb. **60,** 416—420 (1966).

Jordan, J. D., Harrison, C., Snyder: Rheumatoid Disease of the Lung and Cor pulmonale. Observations in a Child. Amer. J. of Diseas. of Childr. **108,** 174—180 (1064).

Jörgensen, G.: Zur Genetik der Ankylosierenden Spondylitis. Verh. Deutsche Ges. f. Rheumatologie 1968. Z. Rheumaforsch. Suppl. **1** (im Druck).

Josenhans, G., Magens, U.: Bericht über 100 000 Erkrankungen aus dem rheumatischen Formenkreis. Zschr. Rheumaforschung **25,** 3/4, 131 (1966).

Julkunen, H.: Rheumatoid Spondylitis. Clinical and laboratory study of 149 cases compared with 182 cases of rheumatoid arthritis. Acta rheum. Scandinav. **1962,** Suppl. 4.

— Pietilä, K.: Chronic Salpingo-oophoritis and Rheumatoid Spondylitis. Acta rheum. scand. **10,** 209 (1964).

— Kärävä, R., Viljanen, V.: Hyperostosis of the spine in diabetes mellitus and acromegaly. Diabetologie (Berl.) **2,** 123 (1966).

— Hyperostosis of the spine in diabetes mellitus, acromegaly and in selected part of population. 6. Europ. Kongreß f. Rheumatologie Lissabon: 1967 (im Druck).

Junge-Hülsing, G.: Über den Stoffwechsel von Sulfomucopolysacchariden im Granulationsgewebe. Z. Rheumaforsch. **18,** 355 (1959).

— Untersuchungen zur Pathophysiologie des Bindegewebes. Habil.-Schrift. Heidelberg: Hüthig-Verlag 1965.

Kaeske, E.: Spezielle Untersuchungen über die Wirkung der Lautaer Akratotherme bei Rheumatikern. Beitr. Rheumatol. **9,** 143—178 (1965).

Kahan A., Amor B., Delbarre F.: Polyarthrite expérimentale du rat à Mycoplasma Arthritidis. IV. Phénomènes immunologiques (animaux soumis à l'immunisation active). C. R. Soc. Biol. **158,** 1320 (1964a).

— — — Polyarthrite expérimentale du rat à Mycoplasma Arthritidis, V. Phénomènes immunologiques Action d'une immunisation passive. C. R. Soc. Biol. **158,** 1470 (1964).

Kahlmeter, G., Åkerlund, Å.: The roentgen treatment of arthritis Acta med. scand., Supp. **34,** 19—25 (1938).

— Roentgenthérapie dans les maladies rhumatismales. Acta radiol, Stockh. **19,** 528—538 (1938).

Kahn, M., Merritt, A. D., Wohl, M. J., Orloff, J.: Renal concentrating defect in Sjögren's syndrome. Ann. intern. Med. **56,** 883—895 (1962).

Kahn, M. Y., Hall, W. H.: Progression of Reiter's syndrome to psoriatic arthritis. Arch. intern. Med. **116,** 911—917 (1965).

Kalbak, K.: Experimentelle og kliniske Undersøgelser over O-Streptolysin og Forekomsten af O-Antistreptolysin i Serum. Kopenhagen: Ejnar Munksgaard 1942.

— The antistreptolysinreaction, I: Technique. Kopenhagen: The State Serum Institute 1947.

Kalckar, H. M.: Differential spectrophotometry of purine compounds by means of specific enzymes. I. Determination of hydroxypurine compounds. J. Biol. Chem. **167,** 429 (1947).

Kaldor, I., Török, E.: Skleroderma diffusum. Klinische und immunologische Verhältnisse. Derm. Wschr. **151,** 1044—1055 (1965).

Kalliomaki, J. J., Saarimaa, H. A., Toivanen, P.: Inhibition par la 6 mercapto purine de la polyarthrite induite par l'adjuvant de Freund. Anm. rheum. Dis. **23,** 78 (1964).

Kalsbeck, G. L., Cormane, R. H.: Bound complement in the skin of patients with chronic discord lupus erythematosus and systemic lupus erythematosus. Lancet II, **1964,** 178—180.

Kamieth, H.: Geburtstraumen des Beckenringes vom Standpunkt des Röntgenologen. Röfo **89,** 694 (1959).

Kankeleit: Über primäre nichteitrige Polymyositis. Dtsch. Arch. klin. Med. **120,** 335 (1916). Zit. nach Schuermann 1951.

Kaplan, M. H.: A quantitative method for the estimation of serum antifibrinolysin. J. clin. Invest. **25,** 347—351 (1946).

— Meyeserian, M.: An immunological cross-reaction between group A-streptococcal cells and human heart tissue. Lancet **1962,** 706.

— Immunologie crossreaktion between group A streptococcal cells and mammalian tissue — Possible relationship to induction of autoimmunity in rheumatic fever. In: The Streptococcus, Rheumatic Fever and Glomerulonephritis, edited by J. W. Uhr, 169—186. Baltimore: The Williams and Wilkins Company 1964.

— Autoantibodies to heart and rheumatic fever induction of autoimmunity to heart by streptococcal antigen cross reactive with heart. Ann. New York Acad. Sci. **124,** 904—915 (1965).

Kaschin, N. I.: Svjedenija o rasprostranjeniji zoba i kretinizma v predjelach rosijskoj imperii. Mosk. med. Gaz. **5—7,** 39 (1861).

Kechavarz, Lida.: A propos de neuf cas de Syndrome de Sjörgen (Thèse No. 3062, Genève, Med. et Hyg. éd. 1967).

McKechnie, J. G.: Sjögren's syndrome and systemic lupus erythematosus; a nursing care study Nurs. Times **62,** 1030—1032 (1966).

Keim, H.: Mitteilung über die Durchführung der Entzündungsbestrahlung mit dem Telekobaltgerät. Strahlentherapie **127,** 49—52 (1965).

Kelley, W. N., Rosenbloom, F. M., Henderson, J. F., Seegmiller, J. E.: A specific enzyme defect in gout associated with overproduction of uric acid. Proc. N. Y. Acad. Sc. **57,** 1735—1739 (1967).

Kellgren, J. H., Moore, R.: Generalized osteoarthritis and Heberden's nodes. Brit. Med. J. **1,** 181 (1952).

— Lawrence, J. S., Aitken-Swan, J.: Rheumatic complaints in urban population, Ann. rheum. Dis. **12,** 5 (1953).

— — Rheumatoid arthritis in a population sample. Ann. rheum. Dis. **15,** 1 (1956).

— Bier, F.: Radialogical signs of rheumatoid arthritis. Ann. rheum. Dis. **15,** 55 (1956).

— The Role of Environment in Rheumatic Diseases. VII. Intern. Congr. of Int. Med. München 1961, Stuttgart 1963, **163,** 744—746.

— Jeffrey, M. R., Ball, J. (edit.): The Epidemiology of Chronic Rheumatism. Vol. I. Blackwell, Oxford, **1963,** 326.

— Lawrence, J. S.: Genetic factors in generalised osteoarthrosis. Ann. rheum. Dis. **22,** 237—256 (1963).

— The epidemiology of rheumatic diseases. Ann. rheum. Dis. **23,** 109—123 (1964).

Kellner, A., Freeman E. B., Carlson A. S.: Neutralizing antibodies to streptococcal diphosphopyridine nucleotidase in the serum of experimental animals and human beings. J. Exper. Med. **108,** 299—309 (1958).

Kelly, J. J., Weisinger, B. B.: The arthritis of Whipple's disease. Arthr. and Rheum. **6** 615 (1963).
Kelly, M.: Monoarticular trauma and rheumatoid arthritis. Ann. rheum. Dis. **10**, 307 (1951).
— Construction Pain in Muscle, ischemic or neural? Neurology **5**, 178 (1955).
— Does reduced Blood Supply cause Pain? Lancet **1**, 747 (1955).
Kemper, J. W., Baggenstoss A. H., Slocumb, C. H.: The relationship of therapy with cortisone to the incidence of vascular lesions in rheumaroid arthritis. Ann. int. Med. **46**, 831 (1957).
Kent, A.: Einführung in die Informationsgewinnung. München, Wien: R. Oldenburg 1966.
Kesselring, F., Zollinger, H. K.: Die Wegener'sche Granulamatose Erg. inn. Med. u. Kinderheilk., NF **16**, 41 (1961).
Kessler, I., Vainio, K.: Posterior (Dorsal) Synovectomy for Rheumatoid Involvement of the Hand and Wrist. J. Bone Joint Surg. **48**, 1085 (1966).
Kettunen, I., Vainio, K.: Nicht publizierte Beobachtung.
Key, J. A.: J. americ. Med. Ass. **115**, 2209 (1940).
Keyes, D. C., Compere, E. L.: The normal and pathological physiology of the nucleus pulposus of the intervertebral disc; anatomical, clinical and experimental study. J. Bone Jt. Surg. **14**, 897 (1932).
Kienitz, M., Kümmel, J.: Der Staphylokokken-alpha-Antitoxintiter bei Neugeborenen und ihren Müttern. Z. Immun.-Forsch. **120**, 53—61 (1960)
— Zur Spezifität der Staphylokokken-Alpha-Antitoxin-Bestimmung. Klin. Wschr. **38**, 1065—1066 (1960).
Kievits, J.H., Goslings, J., Schuit, H. R. E., Hijmans, W.: Rheumatoid arthritis and the positive LE-cell phenomenon. Ann. rheum. Dis. **15**, 211 (1956).
Kikuth, W.: Neuere Ergebnisse der Silikoseforschung. Dtsch. med. Wschr. **85**, 917—920 (1960).
Killman, S.A.: Leukocyte agglutinins in collagen disease. Acta Rheum. Scand. **3**, 209—227 (1957).
Kimura, S.J., Hogan, H.J., O'Connor, G.R., Epstein, W.V.: Uveitis and joint diseases. AMA Arch. Ophth. **77**, 309—316 (1967).
Kinsella, D., Ziff, M.: Study of complement fixing antibodies to bedsonia organisms in patients with Reiter's syndrome and ankylosing spondylitis. Ann. rheum. Dis. (in press).
Kirchhoff, H.W., Bette, L., Duchene, N.: Zur Klinik der rheumatischen Herzerkrankungen im Kindesalter. Arch. f. Kinderheilk. **159**, 226 (1959).
Kirsner, J.B., Sklar, M., Palmer, W.L.: The use of ACTH, Cortisone, Hydrocortisone and related compounds in the management of ulcerative colitis. Amer. J. Med. **22**, 264—274 (1957).
Klemperer, P., Pollack, A., Baehr, G.: Diffuse collagene disease; acute disseminated Lupus erythematosus and diffuse Skleroderma. J. Amer. Med. Ass. **119**, 331—332 (1942).
Klinenberg, J.R., Goldfinger, S., Miller, J., Seegmiller, J.E.: The effectiveness of a xanthine oxydase inhibitor in the treatment of gout. Arthritis and Rheumat. **6**, 779 (1963).
Klinge, F.: Der Rheumatismus. Ergebn. allg. Path. **27**, 1 (1933).
— Der Rheumatismus. Pathologisch-anatomische und experimentell-pathologische Tatsachen und ihre Auswertung für das ärtzliche Rheumaproblem. Ergebn. d. allg. Pathologie Bd. **27**, 9. München: Bergmann 1933.
— Die rheumatischen Erkrankungen der Knochen und Gelenke und der Rheumatismus. Handbuch der spez. patholog. Anatomie und Histologie von O. Lubarsch und F. Henke, Bd. **IX/2.** Berlin: Springer 1934.
— Rheuma und Trauma. Schweiz. Z. Unfallmed. **28**, 185 (1934).
Klunker, W.: Zur Frage der Beziehungen zwischen hyperostotischer Spondylose und Dupuytrenscher Kontraktur. Schweiz. med. Wschr. **94**, 781 (1964).
Knipping, H.W., Rink, H.: Klinik der Lungenkrankheiten. Stuttgart: F.K. Schattauer 1963.
Koch, W.: Die Verteilung von Peteosthor und seiner Hauptbestandteile Thorium X und Platin im heranwachsenden Organismus, und der Einfluß von Thorium X auf das Fugenwachstum beim jugendlichen Kaninchen. Strahlentherapie **85**, 253 (1951).
— Reske, W.: Die Ergebnisse der intravenösen Thorium X-Behandlung bei der Spondylarthritis ankylopoetica (M. Bechterew). Strahlentherapie **87**, 439 (1952).
— Die spezifische Strahlenreaktion des Knochens. In: Fortschritte der angewandten Radioisotopie und Grenzgebiete. **1957 II**, 102. Heidelberg: Hüthig.
— Entzündliche Wirbelsäulenerkrankungen. In: Handbuch der Orthopädie. G. Hohmann, M. Hakkenbroch und K. Lindemann. **1958 II**, 632—698. Stuttgart: Thieme.
— Rheumatismus der Wirbelsäule und Bechterewsche Erkrankung. In: Aktuelle Probleme des Rheumatismus, **1968**, 121. Stuttgart-New York: Schattauer 1968.
Köhler, W.: Die Serologie des Rheumatismus und der Streptokokkeninfektionen. 3. Aufl. Leipzig: Johann Ambrosius Barth Verlag 1963.
Kohn, N., Hughes, R., McCarthy, D. J., Faires, J. S.: The significance of calcium phosphate crystals in the synovial fluid of arthritic patients: the "pseudogout syndrome". II. Indentification of crystals. Am. Int. Med. **56**, 738—745 (1962).
Kokko, U.P.: Über Flexner-Bezillen und Flexner-Dysenterie. Acta med. scand. Suppl. **167**, 1—204 (1945).

Literaturverzeichnis

Kolar, J., Stava, Z., Teisinger, P.: Röntgenologische Befunde am Magen-Darm-Kanal bei der Sklerodermie. Med. Klin. **59**, 1824—1828 (1964).
Koller, S.: Ein Institutsprojekt nach den Empfehlungen zur Einrichtung von Lehrstühlen in Instituten für Med. Statistik und Dokumentation. Med. Doc. **2**, 29 (1961).
— Einführung in die Methoden der ätiologischen Forschung, Statistik und Dokumentation. Method. Inform. Med. **I**, 1—13 (1963).
König, E., Zöllner, N.: Sekundäre Gicht bei Osteomyelosklerose und bei Polycythaemia vera. Med. Klin. **57**, 1741—1744 (1962).
Kooij, R., On the nature of the Kveim reaction and the pathogenesis of sarcoidosis (Morbus Besnier-Boeck-Schaumann). Dermatologica (Basel) **117**, 336—354 (1958).
— Pepler, W.J., Wainright, J.: Histopathology of the reaction papules evoked by intradermal injection of normal tissue suspensions and Kveim antigen. Dermatologica (Basel) **119**, 105—114 (1959).
— The nature of the Kveim reaction. Proc. of the 3rd Int. Conf. on sarcoidosis, Stockholm 1963. Acta med. scand. Suppl. **425**, 79—82 (1964).
Koren, K., Maudal, S.: Gonad doses received during the medical application of roentgen radiation. Acta radiol. (Stockh.) **48**, 273—279 (1957).
Korting, G.W.: Über keloidartige Sklerodermie nebst Bemerkungen über das etagenmäßig differente Verhalten von einigen sklerodermischen Krankheitszuständen. Arch. Derm. Syph. (Berlin) **198**, 306—318 (1954).
— Sklerodermie und Sklerodermie-ähnliche Erkrankungen. In: Dermatologie und Venerologie von H.A. Gottron und W. Schönfeld. **1958**, Bd. II/2, 886—956. Stuttgart: Thieme.
— Weber, G., Werle, H.: Enzympathologische Beobachtungen bei Dermatomyositis. Hautarzt **13**, 485—491 (1962).
— Holzmann, H., Kühn, K.: Biochemische Bindegewebsanalysen bei progressiver Sklerodermie. Klin. Wschr. **42**, 247—248 (1964).
— — Entwicklungen der Sklerodermieforschung in der Gegenwart. Ergebn. inn. Med. Kinderheilk. **24**, 1—38 (1966).
— Über einige Wesensunterschiede von Sklerodermie, Dermatomyositis und Lupus erythematodes acutus und die darauf basierende differente Therapie. Dtsch. med. Wschr. **92**, 281—288 (1967).
Kostka, D., Niepel, G.: Unsere Erfahrungen mit Röntgentherapie bei Morbus Bechterew. Rad. therap. **3**, 223—228 (1962).
Köttgen, U., Callensee, W.: Rheumatisches Fieber im Kindesalter. Beih. z. Arch. Kinderheilk. **45** (1961).
— — Statistische Untersuchungen zum kindlichen Rheumatismus, In: Der Rheumatismus **34**. Darmstadt: Dr. Dietrich Steinkopff 1959.
Kourilsky, R.: L'auto-antigéneicité peut-elle expliquer les scléroses pulmonaires du type Hamman-Rich? J. franc. Méd. Chir. thor. **15**, 169—175 (1961).
Kowarschik, J.: Balneologische Erfahrungen an 10000 Patienten. Arch. physik. Ther. **10**, 402—412 (1958).
Kózmínska, A.: Difficulties in differential diagnosis between diffuse scleroderma and dermatomyositis on the basis of clinical picture. Przegl. Derm. **50**, 421—427 (1963).
— Histological Investigation of the muscles in generalised scleroderma and its significance in differential diagnosis with dermatomyositis. Przegl. Derm. **50**, 515—525 (1963).
Kraft, H., Lachmann, H., Stegmann, J., Wagner, H.: Erfahrungen mit der kombinierten Behandlung rheumatischer Krankheiten im Kurort. Z. inn. Med. **17**, 580—586 (1962).
Krammer, F.: Zwischenhirnstörungen und Rheumatismus. Z. Rheumaforschg. **18**, 42 (1959).
Kramer, A., Siede, W.: Das Hamman-Rich-Syndrom. Diffuse progressive interstitielle Lungenfibrose. Internist **3**, 366—374 (1962).
Kraus, F.: Röntgentherapie der entzündlichen Erkrankungen der Bewegungsorgane. Med. Klin. **7**, 242—244 (1927).
Krause, R.M., Rammelkamp Ch.H., jr., Denny F.W., jr., Wannamaker, L.W.: Studies of the carrier state fellowing infection with group A streptococci. I. Effect of climate. J. Clin. Invest. **41**, 568—574 (1962).
— — Studies of the carrier state fellowing infection with group Astreptococci. II. Infectivity of streptococci isolated during acute pharyngitis and during the carrier state. J. Clin. Invest. **41**, 575—578 (1962).
— Streptococcal infections and rheumatic fever. In: Textbook of Immunopathology, edited by P.A. Miescher and H.J. Müller-Eberhard, Bd. **1**, 311—322. New York and London: Grune and Strafton 1968.
Krauss, E., Müller, W.: Zum Caplan-Syndrom. Medizinische **965** (1955).
Krebs, W.: Zur Frage der sog. rheumatischen Erkrankungen der Wirbelsäule. Dtsch. med. Wschr. **56**, 220, 270 (1930).
— Das Röntgenbild des Beckens bei der Bechterewschen Krankheit. Fortschr. Röntgenstr. **50**, 537 (1934).

v. Kress, H.: Über das rheumatische Fieber und die chronischen Polyarthritiden. Münch. med. Wschr. **100**, 1522 (1958).

Kreysel, H.W., Schandelmaier, F.: Kreatinbelastung bei Dermatomyositis. Derm. Wschr. **151**, 1403 (1965).

Kuhlmann, F.: Die Bedeutung von Darmstörungen für die Erkrankungen des rheumatischen Formenkreises. Z. Rheumaforsch. **18**, 200 (1959).

Kühn, K.: Die End-an-End-Verknüpfung der Tropokollagenmoleküle. Das Leder **13**, 86 (1962).

— Die Struktur des Kollagens. Das Leder **13**, 73 (1962).

— Untersuchungen zur Struktur des Kollagens. Naturwissenschaften **54**, 101 (1967).

Kulka, J.P.: The lesions of Reiter's syndrome. Arthr. and Rheum. **5**, 195—201 (1962).

Kuntz, E., Beneke, G., Knoth, W.: Die Wegnersche Granulomatose. Med. Welt **6**, 295 (1967).

McKurick, A.B., Hsu, J.M.: Clinical and metabolic studies of the shoulder hand syndrome in tuberculous patients. Arth. and Rheum. **4**, 426 (1961).

— — Pyridoxine metabolism in rheumatoid arthritis. Arthr. and Rheum. **5**, 308 (1962).

McKusick, V.A.: Heritable disorders of connective tissue. 2 Ed. Mosby, St. Louis 1960.

— Medical Genetics 1958—1960. Mosby, St. Louis, 1961.

— Milch, R.A.: The clinical behavior of genetic diseases. Clin. Orthop. **33**, 22 (1964).

Kussmaul, A., Maier, R.: Über eine bisher nicht beschriebene eigentümliche Arterienerkrankung (P.-nodosa), die mit Morb. Brightii und rapid fortschreitender Muskellähmung einhergeht. D. Archiv klin. Med. **1**, 484 (1866).

Küster, F.: Die Prophylaxe der rheumatischen Herzkrankheiten. Ergebn. inn. Med. u. Kinderheilk. **16**, 1 (1961).

— In: Handbuch Kinderheilk., herausgegeb. v. Opitz u. Schmid, Bd. III. Berlin-Heidelberg: Springer 1966.

Kutz, G.: Zur Frage von Spätschäden nach der Behandlung mit Thorium X. Z. Orthop. **98**, 474 (1963).

Kveim, A.: En ny og spesifik kutan-reaksjon ved Boecks sarcoid. Nord. Med. **9**, 169—172 (1941).

Lacapère, J.: Etudes sur l'ostéophytose des corps vertébraux. Sem. Hôp. Paris **26**, 4159 (1950).

— Quelques notions récentes sur la polyarthrite expérimentale du rat. Revue du Rhumatisme **31**, 321 (1964).

MacLachlan, M.J., Rodnan, G.P.: Effects of Food, Fast and Alcohol on Serum Uric Acid and Acute Attacks of Gout. Amer. J. Med. **42**, 38—57 (1967).

Lachmann, P.J., Müller-Eberhard, H.J., Kunkel, H.G., Paronetto, F.: The localization of in vivo bound complement in tissue sections. J. Exp. Med. **115**, 63—82 (1962).

La Du, B.N., Zannoni, V.G., Laster, L., Seegmiller, J.E.: The nature of the defect in tyrosin metabolism in alcaptonuria. J. Biol. Chem. **230**, 251 (1958).

Laine, V., Vainio, K.: Orthopedic Surgery in Rheumatoid Arthritis. Bull. rheum. Dis. **15**, 360—361 (1964).

— Vortrag am Symposium on Early Synovectomy in Rheumatoid Arthritis. I.S.R.A. Amsterdam, **1967**, April 12—15.

Laine, V.A.: Problèmes liés l'organisation des soins en milien hospitalier de malades atteints de polyarthrite cronique évolutive. Med. et Hyg. **24**, 614 (1966).

Lalive d'Epinay, P.: Fünf Fälle von Sklerodermie. Schweiz. med. Wschr. **96**, 787—796 (1966).

Lambling, A., Dejours, P.: Etude physio-pathologique de la sécrétion des glandes digestives dans un cas de syndrome de Gougerot-Sjögren (Bouche sèche, oeil sec.). Paris Médical **41**, 201—204 (1951).

Lancefield, R.C.: A serological differentiation of human and other groups of hemolytic streptococci. J. exp. Med. **57**, 571—595 (1933).

— Specific relationship of cell composition to biological activity of hemolytic streptococci. Harvey Lect. **36**, 251 (1940—41).

Lange, M.: Lehrbuch der Orthopädie und Traumatologie. Zweiter Band: Erworbene Erkrankungen. 2. Teil: Spezieller Teil. Stuttgart: Enke 1965.

Langr, F., Parizek, J., Hradsky, M., Vortel, V.: Die Aktivität der Esterase, der alkalischen Phosphatase und Aminopeptidase in der Magenschleimhaut bei einigen präkanzerösen Zuständen. Gastroenterologia (Basel) **104**, 213—224 (1965).

Lanny, M., Frezal, J., Nezelof, C., Lortholary, P.: Fibrose pulmonaire interstitielle diffuse avec manifestations articulaires. Bull. Mém. Soc. méd. Hôp. Paris Sér. **76**, 310—328 (1960).

Lansbury, I.: Report of a three year study on the systematic articular indexes in rheumatic fever. Arthritis and Rheum. **1**, 505 (1958).

Lansbury, J.: Methods for evaluating rheumatoid arthritis. Arthritis and Allied Conditions, Hollander, J.L. Lea and Febiger, Philadelphia 1960.

— Baier, H.N., McCracken, S.: Statistical study of variation in systemic and articular indexes. Arthritis Rheum. **6**, 445 (1962).

Lapresle, J.: Les myélopathies des cervicarthroses. Sem. Hôp. Paris **31,** 3254 (1955).

Lash, J.W., Hommes, A.A., Zilliken, F.: Induction of cell differentiation. I. The in vitro induction of vertebral cartilage with a low molecular weight tissue component. Biochim. biophys. Acta **56,** 313 (1962).

Laszlo, M.H., Alvarez, A., Feldman, F.: The association of thrombotic thrombocytopenic purpura and disseminated lupus erythematosus: report of a case. Ann. int. Med. **42,** 1308—1320 (1955).

Lattimer, A.D., Siegel, A.C., Celles, J. de: Evaluation of recovery of beta hemolytic streptococci from two mail-in methods. Amer. J. Pub. Health **53,** 1594—1602 (1963).

Laudenheimer, R.: Diabetes und Geistesstörung. Berl. kl. Wschr. **35,** 463, 492, 513, 532 (1898).

Launois, P.E.: Arthropathies récidivantes, amyotrophie généralisée, troubles trophiques multiples (corne cutanée, chute d'un ongle) d'origine blénorrhagique. Bull. Soc. méd. Hôp. Paris **16,** 736 (1899).

Lautenbach, E.: Das dentogene Herdgeschehen unter besonderer Berücksichtigung des nervalen Anteils. München: Carl Hanser 1962.

Lawrence, J.S., Aitken-Swan, J.: Rheumatism in Miners. Brit. J. Industr. Med. **9,** 1—18 (1952).

— Prevalence of Rheumatoid Arthritis. Ann. rheum. Dis. **20,** 11—17 (1961).

— Survey of rheumatic complaints in the population. In: Dixon, A.St.J.: Progress in Clinical Rheumatology, London: Churchill 1965.

— Epidemiology of the rheumatic diseases. In: Hill, A.G.S., Modern Trends in Rheumatology. London: Butterwords 1966.

— et al.: Geografical studies on rheumatoid arthritis. Ann. rheum. Dis. **25,** 425—433 (1966a).

— Bremner, J.M., Bier, F.: Osteoarthrosis, prevalence and relationship between symptoms and X-Ray changes. Ann. rheum. Dis. **25,** 1—25 (1966b).

— The Epidemiology of Rheumatic Diseases. In: Copeman, W.S.C., Textbook of the Rheumatic Diseases, E. & S. Livingstone, Edinburgh u. London 1969.

Laws, J.W., Lillie, J.G., Scott, J.T.: Arteriographic appearences in rheumatoid arthritis. Brit. J. Radiol. **36,** 477 (1963).

Layani, F.: Le rhumatisme chronique deformant xanthomateux. Bull. et Mém. Soc. Méd. Hôp. Paris **55,** 343 (1939).

— Durupt, L., May, V.: Sur la pathogénie de l'ostéoarthropathie dégénérative des doigts type Heberden (à propos d'une observation). Revue Rhumat. **18,** 322 (1951).

— Chaonat, Y., Pelisson, J.: Polyarthrite chronique évolutive déclenchée par traumatisme. Rev. Rhumat. **23,** 441 (1956).

— Chaouat, J.: A propos du rhumatisme post-angineux. Rev. Rhumat. **24,** 263—269 (1957).

— Durupt, L., Lambert, P.: Etude critique des xanthomatoses osseuses. Sem. Hôp Paris **34,** 3041 (1958).

O'Leary, P.A., Waismann, M.: Dermatomyositis; a study of forty cases. Arch. Derm. Syph. (Chic.) **41,** 1001—1019 (1940).

— Lambert, E.H., Sayre, G.P.: Muscle studies in cutaneous disease. J. invest. Derm. **24,** 301—310 (1955).

— Montgomery, H., Ragsdale, W.: Dermatohistopathology of various types of scleroderma. Arch. Derm. (Chic.) **75,** 78—87 (1957).

Lebacq, E., Verhaegen, H.: Transfer passif du test de Kveim a des sujets normaux au moyen de leucocytes e malades porteurs de sarcoidose. Rev. franç. Et. clin. biol. **8,** 377—379 (1963).

Leb, A.: Peripheral ischaemia as the basis of joint diseases. Brit. J. of Radiol. **25,** 140 (1952).

Ledoux, A., Magnin, P., Picard, M., Nicod, B., Colard, M.M.: L'association fibrose pulmonaire et maladie de Dupuytren. (Das gemeinsame Vorkommen von Lungenfibrose und M. Dupuytren.) Semaine Hopitaux **94,** 3346 (1961).

Lee, F.J., Brain, A.T.: Chronic diffuse interstitial pulmonary fibrosis and rheumatoid arthritis. Lancet **1962 II,** 693—695.

Lefkovits, A.M., Thomas, J.R.: Rheumatoid spondylitis: manifestations and management. Ann. intern. Med. **49,** 89 (1958).

Legler, F.: Erfahrungen mit der Antistreptolysinreaktion. Z. Immun.forsch. **112,** 99—121 (1955).

Lehman, M.A., Kream, J., Brogna, D.: Acid and Alkaline Phosphatase Activity in the Serum and Synovial Fluid of Patients with Arthritis. J. Bone & Joint Surgery **46,** 1732—1738 (1964).

Lehner, T.: Behçet's syndrome and auto-immunity. Brit. Med. J. **1/5538,** 465—467 (1967).

Lemke, L.: Augenbefunde bei M. Reiter. Münch. med. Wschr. **107,** 936—939 (1965).

Lenoch, F., Poláková, Z., Pazderka, V., Adam, V.: Experimetálni neurogenni arthropatie. (Die experimentellen neurogenen Arthropathien.) Cas. lék. **103,** 505 (1964).

— Anomalien des Phenylalanin und Thyrosinstoffwechsels und ihre Bedeutung für die Entstehung der Gelenkerkrankungen. Der Rheumatismus **36** (1965).

Lent, W.: Röntgentherapie rheumatischer Erkrankungen im Kurort. Z. angew. Bäder-Klimahk. **9,** 306—314 (1962).

Leone, N.C., Stevenson, C.A., Besse, B., Hawes, L.E., Dawber, T.R.: The effects of the absorption of fluoride. AMA Arch. Industr. Health **21,** 326 (1966).

Leonhardt, T.: Family studies in Systemic Lupus Erythematosus. Acta Med. Scand., suppl. 416 (1964).
Lequesne, M.: La coxarthrose sur coxite. Rhumatologie 5, 200 (1955).
— Forestier, F., de Sèze, S.: La Coxite rhumatismale isolée dans IVe Congrès européen de rhumatologie. Kristal Matbaa, Istanbul, p. 505 et Ent. Bichat méd. 127 (1960).
— — La coxite primitive. Vie med. 42, 1679 (1961).
— Coxométrie. Mesure des angles fondament aux de la hanche radiographique de l'adulte par un rapporteur combiné. Rev. Rhum. 30, 479 (1963).
— Traitement actuel des differentes formes de coxarthrose. Vie med. 45, 1203, 1313 (1964).
— Lemoine, A., Massare, C.: Le „complet" radiographique coxo-fémorale. Dépistage et bilan préopératoire des vices architecturaux de la hanche. J. Radiol. Électrol. 45, 27 (1966).
Léri, A.: La spondylose rhizomélique. Rev. méd. 19, 597, 691, 801 (1899).
— Les affections des os et des articulations, 1 Vol. Masson et Cie., Paris 1926.
— Lièvre, J.A.: La médication radio-active (Thorium X) dans le traitement de la spondylose rhizomélique. Soc. méd. hôp. (1930).
Lerner, A.B., Watson, C.J.: The clinical significance of cryoglobulinemia. Acta Med. Scand. Suppl. 196, 489—494 (1947).
Les aspects neurologiques des maladies du collagène. Rev. Neurologique 92, 419—607 (1955), mit mehreren Referaten zum Thema.
Lesch, M., Nyhan, W.L.: A Familial disorder or uric acid metabolism and central nervous system function. Amer. J. Med. 36, 561—570 (1964).
Leventhal, B.G., Waldorf, D.S., Talal, N.: Impaired lymphocyte transformation and delayed hypersensitivity in Sjögren's syndrome. J. Clin. Invest. 46, 1338—1345 (1967).
Lever, W.F.: Calcinosis cutis und Dermatomyositis. In: Handb. d. Haut- u. Geschlechtskr., J. Jadassohn, Ergänzungswerk Bd. III/1, 184—185. Heidelberg: Springer 1964.
— Ablagerungskrankheiten körpereigener Stoffwechselprodukte. II. Calcinosis cutis. In: Handb. d. Haut- und Geschlechtskr., J. Jadassohn, Ergänzungswerk Bd. III/1, 182—187. Berlin: Springer 1964.
— Histopathology of the Skin. Fourth Edition. Philadelphia, Toronto: J.B. Lippincott Company, 1967.
Levin, M.H.: The heart in rheumatoid arthritis. Ann. rheum. Dis. 14, 430 (1955).
Lévy, J.-P., Ryckewaert, A., Silvestre, D., Kahn, M.F., Mitrovic, D.: Etude par microscope électronique des inclusions des cellules synoviales dans un cas de syndrome oculo-uréthro-synovial. Pathol. et Biol. 14, 216—223 (1966).
Lewis, T., Pickering, G.W., Rothschild, P.: Centripetal Paralysis arising out of arrested Blood Flow to the Limb, including notes on a Form of Tingling. Heart 16, 1 (1931).
— Pain. New York: The Maumillan Comp. 1942.
Lewis, D., Norton, W.L., Ziff, M.: Zitiert in: Norton, W.L., D. Lewis, M. Ziff, Light and electron microsckopic observations on the Synovitis of Reiter's disease. Arthr. and Rheum. 9, 747—757 (1966).
Lezzi, D.: Eine Nachuntersuchung bei bestrahlten Bechterew-Patienten unter Berücksichtigung der aufgetretenen Schäden nach Röntgentherapie. Diss., Zürich 1963.
Libretti, A., Kaplan, M.A.: The role of c-reactive protein in allergic inflammation. Relationship between the acute phase response and the antibody titer. J. Allergy 27, 450—460 (1956).
Lichtenstein, L., Fox, L.J.: Nekrotising arterial lesions, resembling those of periarteriitis nodosa and focal visceral necrosis, following administration of sulfathiazole. Amer. Journ. Pathol. 22, 665 (1946).
— Histiocytosis X. Integration of eosinophilic granuloma of bone, Letterer Siwe disease and Hand Schüller Christian disease as related manifestations of a single nosologic entity. AMA Arch., Path. 56, 84 (1953).
Liebold, G.: Veränderungen des Muskelinnendrucks und der Hauttemperatur bei Rheumatikern im Verlauf einer Badekur. Beitr. Rheumatol. 9, 11—59 (1965).
Lièvre, J.A.: Pathologie des disques cervicaux. Sem. Hôp. Paris 26, 2679 (1950).
— Etienne, J.P., Camus, J.P., Hébrard, C.: Le pronostic du Rhumat. subaigue inflammatoire. Problèmes act. de Rheumat. 1965, 46. Zollikofer, St. Gallen.
Lindqvist, T.: Lupus Erythematosus Disseminatus after administration of Mesantoin; report of two cases. Acta Med. Scand. 158, 131—138 (1957).
Linzenmeier, G.: Die Senkungsgeschwindigkeit der roten Blutkörperchen und ihre praktische Bedeutung. Münch. med. Wschr. 70, 1243—1245 (1923).
— Über die Mikrosedimetrie. Münch. med. Wschr. 72, 5—6 (1925).
— Eyer, H.: Ein Beitrag zur Blutsenkungsgeschwindigkeit unter Mitteilung einer verbesserten Kapillarmethode. Münch. med. Wschr. 81, 174—177 (1934).
Lipmann, F.: Enzymatic group activation and transfer. In: Metabolism of the nervous system (New York 1957). Pergamon Press, New York 1957.
— Biological sulfate activation and transfer. Science 128, 575 (1958).

Lipmann, F.: Probleme in der Biosynthese der Chondroitinschwefelsäure. In: W.H. Hauss, U. Gerlach: Rheumatismus und Bindegewebe. Steinkopff-Verlag 1966.

— „Rheumatismus und Bindegewebe". In: Der Rheumatismus, „Probleme in der Biosynthese der Chondroitinschwefelsäure", 38, 1 (1966). Steinkopff-Verlag.

Lippard, V.W., Wheeler, G.W.: Beta hemolytic streptococcic infection in infant and in childhood. III. Placental transmission of antifibrinolysin and antistreptolysin. Amer. J. Dis. Child. 52, 61—66 (1936).

Lipscomb, P.R.: Synovectomy of the Wrist for Rheumatoid Arthritis. J.A.M.A 194, 655—659 (1965).

Locke, G.B.: Rheumatoid lung. Clin. Radiol. (Edinbö) 14, 43—53 (1963).

Loefgren, S., Lundback, H.: Acta med. scand. 142, 259 (1952).

Loeven, W.A.: The enzymes of the elastase complex. Int. Rev. Conn. Tiss. Res. 1, 183 (1963).

van Loghem, J.J., Pectoom, E., van der Hart, M., van der Giessen, M., Prinz, M., Zurcher, C., Engelfriel, C.P.: Serological and immunochemical studies in haemolytic anaemia with high titer cold agglutinins. Vox Sang. 8, 33 (1963).

Lohen, A.S.: Lactic Dehydrogenase (LDH) and Transaminase (GOT) Activity of Synovial Fluid and Serum in Rheumatic Disease States with a Note on Synovial Fluid LDH Isozymes. Arthritis and Rheum. 7, 490—501 (1964).

Lorber, A., Pearson, C.M., Rene, R.: Osteolytic vertebral lesions as a manifestation of rheumatoid arthritis and related disorders. Arthr. and Rheum. 4, 574 (1961).

Lorentzen, I., Brun, C., Videbaek, A.A.: Lupus nephritis treated with a cytostatic agent. Danish Med. Bull. 13, 151—154 (1966).

Lotmar, R., Haefelin, J.: Über die Abhängigkeit der Hautpermeabilität von der Witterung. Arch. Met. Geoph., Biokl. Serie B 7, 286—296 (1956) und Dtsch. med. Wschr. 81, 1480 (1956).

Louyot, P.: Sur l'aspect radiologique de la spondylose rhizomélique. Rev. Rhum. 21, 54 (1954).

— Gaucher, A., Schneider, R., Guillemin, J.: Spondylarthrite ankylosante d'origine traumatique. Rev. Rhum. 28, 325 (1961).

— — Mathieu, J.: Hydarthrose intermittente du genou s'intégrant dans le cadre d'une maladie de Behçet. Guérison apparante de l'épanchement articulaire récidivant par la Cloroquine. Ann. Med. Nancy. 1962, 241.

— — Miquel, G.: La spondylodiscite de la spondylarthrite ankylosante. Rev. Rhum. 30, 263 (1963).

— Rauber, G., Gaucher, A., Huriet, C., Peterschmitt, J.: Le rein du goutteux. In: La goutte, Repports Présentés an XXXIVᵉ Congrès Français de Médecine, Masson et Cie., Paris 1963.

— Gaucher, A.: Discussion de l'article de COSTE et coll. Rev. Rhum. 32, 406—407 (1965).

Lowman, E.W., Lee, P.R., Miller, S., King, R., Stein, H.: Psycho-Social factors in rehabilitation of the chronic rheumatoid arthritic. Arch. Phys. Med. 35, 643—647 (1954).

— Self-help devices for the arthritic. Rehabilitation Monograph VI. The Institute of Physical Medicine & Rehabilitation. New York University. Revised 1959

— Arthritis, General Principles Physical Medicine and Rehabilitation. Boston. Little, Brown & Co. 1959.

— Rehabilitation in Arthritis, S. 535—547. In: J.L. Hollander, Arthritis and Allied Conditions. 7th Ed. Philadelphia: Lea & Febiger 1966.

Lowther, D.A.: Chemical aspects of collagen fibrillogenesis. Int. Rev. Conn. Tiss. Res. 1, 63 (1963).

Lübbers, P.: Larvierte Arteriitis temporalis. DMW 1965 II, 2246.

Lucherini, T., Cervini, E.: La spondilite anchilosante. Roma: Ed. Med. Scientif. 1955.

Lunedei, A.: Probl. aetuelo de rheumat. Zollikofer, St. Gallen 1965, 39.

Lyon, E.: Amöbiasis und Allergie. Allergie u. Asthma IV, 289 (1958).

Mackay, I.R., Taft, L.I., Cowling, D.C.: Lupoid hepatitis. Lancet 2, 1323—1326 (1956).

— de Gail, P.: Thymic "germinal centers" and plasma cells in systemic lupus erythematosus. Lancet II, 667 (1963).

— Smalley, M.: Results of thymectomy in systemic lupus erythematosus: observations on clinical course and serological reaction s. Clin. exp. Immunol. 1, 129—35 (1966).

Macquet, V., Charles, J.: Image cavitaire pulmonaire au cours d'une Lupo-Erythemato-Viscerite. Lille Médical IX, 1044 (1964).

Magilligan, D.J.: Calculation of the angle of anteversion by means of horizontal lateral roentgenography. J. Bone It Surg. 38A, 1231 (1965).

Maier, K.: Zur bioptischen Differentialdiagnose der Sacroiliitis. Verh. Deutsche Ges. f. Rheumatologie 1968, Z. Rheumaforsch. Suppl. 1 (im Druck).

Maître, M.: Réflexion sur la physio-pathologie de l'arthrose. Thèse, Paris, 1956.

Manciu, T., Denes, F., Rusdea, J.: Osteoartikuläre Schäden bei der Gaucher-Krankheit. Ztrbl. Chir. 88, 1491 (1963).

Manheimer, R.H., Benton, J.G.: Vocational Rehabilitation of arthritis patients in metropolitan and suburban areas. In: van Dam, G., Hijmans, W: Proceedings of the ISRA symposium on social aspects of chronic rheumatic joint affections especially rheumatoid arthritis. Amsterdam, Experta medica foundation 1960.

Maningand, G., Sors, Ch., Tassig, N., Deparis, M.: Polyarthrite rheumatoide et fibrose pulmonaire interstitielle diffuse. Presse méd. **72,** 2667—2670 (1964).

Månsson, I., Olhagen, B.: Intestinal Clostridium perfringens in rheumatoid arthritis and other connective tissue disorders. Acta Rheum. Scand. **12,** 167—174 (1966).

Manzke, H.: Hyperuricämie mit Cerebralparese Syndrom eines hereditären Purinstoffwechselleidens. Helv. paediat. Acta **22,** 258—270 (1967).

Marche, J.: Syndrome de Fiessinger-Leroy-Reiter et spondylarthrite ankylosante. IIe Congreso Europeo de Reumatologia, Barcelona 1951, 745.

Marey, R.: Les méthodes d'études pharmacologiques des stéroïdes anti-inflammatoires. Produits Pharmaceutiques **16,** 402—424 (1961).

Mariani, B., Bisetti, A., Velluti, G., Brocchie, G., Loschi, C.: Sclerosi sistemica ad impronta prevalentemente polmonare.Quattro osservazioni die pneumopatia sclerocistica. Riv. Pat. Clin. Tuberc. **36,** 278—298 (1963).

Marie, P., Astie, Ch.: Sur un cas de cyphose hérédotraumatique. Presse méd. 1897, 205.

— Sur la Spondylose rhizomélique. Rev. Méd. (Paris) **18,** 285 (1898).

— Léri, A.: Anatomie pathologique et pathogénie de la Spondylose rhizomélique. Nouv. Iconographie de la Salpêtrière **1906,** 276.

Markowitz, M.: Observations on an epidemia of streptococcal infections and recurrences of rheumatic fever among children treated with penicillin. Pediatrics **20,** 257—267 (1957).

— Kuttner, A. G.: Rheumatic fever; diagnosis, management and prevention. Philadelphia and London: W. B. Saunders Company 1965.

— Bruton, H. D., Kuttner, A. G., Cluff, L. E.: The bacteriologic findings, streptococcal immune response, and renal complications in children and impetigo. Pediatrics **35,** 393—404 (1965).

Marmont, A., Grabar, P., Miescher, P.: Immunpathologie. B. Schwabe & Co. Band 1959.

Marmont, A. M., Damasio, E. E., Bertorello, C., Rossi, F.: Studies on the antiperinuclear Factor. Arthritis and Rheum. **10,** No. 2, 117 (1967).

Martel, W.: Occipito-atlanto-axial Joints in Rheumatoid Arthritis and Ankylosing Spondylitis. Amer. J. Roentgenol. **86,** 223 (1961).

Martensson, L.: Genes and immunoglobulins. Vox. Sang **11,** 521—545 (1966).

Marticke, G.: Die Bäderbehandlung der Skeletterkrankungen des alternden und alten Menschen. Z. angew. Bäder-Klimahk. **7,** 460—464 (1960).

Martinguay, J. C.: Contribution à l'étude de l'arthrose de l'épaule (omarthrose). Dissertation, Paris 1956.

Marx, W.: Die Bechterewsche Erkrankung in der Unfallbegutachtung. Mschr. Unfallhk. **54,** 268 (1951).

Masbernard, A.: Le Syndrome de Fiessinger-Leroy-Reiter: enseignements fournis par l'etude de 80 cas observés en Tunesie. Rev. Rhum. **26,** 21 (1959).

Mason, R. M., Murray, R. S., Oates, J. K., Young, A. C.: Prostatitis and ankylosing spondylitis. Brit. Med. J. **1,** 748—751 (1958).

— — — — Spondylitis ankylopoetica und Reitersche Krankheit. Z. Rheumaforsch. **18,** 223 (1959).

— Maladie de Behçet (Soc. Suisse méd. phys. rhumat. Assemblée annuelle, Lausanne, 1967).

Massel, B. F., Fyler, D. C., Roy, S. B.: The clinical picture of rheumatic fever: Diagnosis, immediate prognosis, course, and therapeutic implications. Amer. J. Cardiol. **1,** 436—449 (1958).

— Amezcua, J., Michael, G. J.: Home cultures as an aid in the diagnosis of streptococcal respiratory infection. New England J. Med. **271,** 581—585 (1964).

Massin, M., Campinchi, R: Manifestations oculaires des maladies rhumatismales (Aux confins de la rhumatologie, p. 351, L'Expansion éd. Paris, 1961).

Mathies, H., Schattenkirchner, M.: Verlaufsformen des rheumatischen Fiebers im Erwachsenenalter. Wissensch. Zschr. d. Friedrich-Schiller-Universität Jena **16,** 37 (1967).

Matthiash, H. H.: Arbeitshaltung und Bandscheibenbelastung. Arch. orthop. Unfallchir. **48,** 147 (1956).

Mattingly, St.: The Lungs and Rheumatoid Arthritis. Annals of Physical Medicine 7, Nr. 5, 185 (1964).

Matzen, P. F.: Entzündungen der Gelenke. In: Handbuch der Orthopädie. G. Hohmann, M. Hackenbroch, K. Lindemann. I, 653—698. Stuttgart: Thieme 1957.

Mavioglu, H.: Missouri Med. **55,** 1209 (1958).

Maxted, W. R.: The use of bacitracin for identifying group A haemolytic streptococci. J. Clin. Path. **6,** 224—226 (1953).

Maxwell, J. D., Greig, W. R., Boyle, J. A., Pasieczny, T., Schofield, C. B. S.: Reiter's syndrome and psoriasis. Scot. med. J. **11,** 14—18 (1966).

Van Mechelen, P.: Les rheumatismes chroniques chez les houilleurs belges. Arch. mal. prof. med. **15,** 525—530 (1954).

Van der Meer, C.: Pneumokoniose en rheumatoide arthritis (Syndrom von Caplan). Tijdschrift voor Geneeskunde **98,** 3539—3544 (1954).

Van der Meer, P.: Rheumatoid arthritis and the cervical spine. Acta Rheum. Scand. **11**, 81 (1965).
Meiselas, L. E., Zingale, S. B., Lee, S. L., Rickman, S., Siegel, M.: Antibody production in rheumatic diseases; the effect of brucella antigen. J. Clin. Investig. **40**, 10 (1961).
Meister, H.: Über Beziehungen der diffusen interstitiellen Fibrose zur idiopathischen Hämosiderose der Lunge. Zbl. allg. Path. Anat. **105**, 74—84 (1963).
Mellors, R. C.: Implication of a viruslike agent in the immunopathologic disorders of NZB mice. Arthr. and Rheum. **9**, 868 (1966).
Menzer, A.: Über Strahlenbehandlung bei inneren Krankheiten. Strahlentherapie **9**, 204—231 (1919).
Mertz, D. P.: Veränderungen der Serumkonzentration von Harnsäure unter der Wirkung von Benzbromaronum. Münch. med. Wschr. **111**, 491—495 (1969).
Meyer, K.: Mucopolysaccharides and mucoids of ocular tissues and their enzymatic hydrolysis (Modern Trends in Ophth. II, London, 1948, 71—78).
— The chemistry of the mesodermal ground substances. Harvey Lectures **51**, 88 (1957).
— Struktur und Biologie der Polysaccharidsulfate im Bindegewebe. In: W. H. Hauss u. H. Losse, Struktur und Stoffwechsel des Bindegewebes. Thieme-Verlag 1960.
Meyer, M., Forster, E.: Considérations pathogéniques sur „L'hyperostose moniliforme du flanc droit de la colonne dorsale". Rev. Rhumatisme **5**, 286—249 (1938).
Meyer, W. W.: In: M. Ratschow, „Angiologie". G. Thieme, 1959, 183. „Die entzündl. Arterienerkrankungen".
Meyer zum Büschenfelde, K.H.,Gamp,A.,Schilling,F.: Immunpathologische Begleiterkrankungen und -phänomene des Lupus Erythematodes. Klin. Wschr. **43**, 892—98 (1965).
— Knolle, J.: Ergebnisse verschiedener Methoden zur Trennung spezifischer und unspezifischer Antistreptolysin-O-Titer in menschlichen Seren. Klin. Wschr. **44**, 875—881 (1966).
— Talke, H., Holzmann, H.: Zur Frage immunbiologischer Beziehungen zwischen Lupus erythematodes disseminatus und progressiver Sklerodermie. Arch. klin. exp. Derm. **228**, 396—407 (1967).
Meyeringh, H.: Primär chronischer Gelenkrheumatismus und kurzfristiger Volkssturmdienst. Arbeit und Gesundheit NF 1952, H. 46.
Miall, W. E.: Rheumatoid arthritis in males. Ann. rheum. Dis. **14**, 150 (1955).
— Caplan, A., Cochrane, A. L., Kilpatrick, P. C., Oldenham, P. C.: An epidemological study of rheumatoid arthritis associated with characteristic chest x-ray appearances in coal-workers. Brit. M. J. **11**, 1231 (1953).
— Rheumatoid arthritis in males. Ann. rheum. Dis. **14**, 150 (1955).
Michalowski, R., Kudejko, A. J.: Electron microscopic observations on skeletal muscle in diffuse scleroderma. Brit. J. Derm. **78**, 24—28 (1966).
Miehlke, K., Dickmans, H., Fritze, E.: Serologische Beziehungen zwischen chronischer Polyarthritis und Silikose. Z. Rheumaforsch. **15**, 176—186 (1960).
— Schulze, G., Eger, W.: Klinische und experimentelle Untersuchungen zum Fibrositissyndrom. Zschr. Rheumaforsch. **19**, 310 (1960).
— Der akute Gelenkrheumatismus. In: Die Rheumafibel. Berlin-Göttingen-Heidelberg: Springer Verlag 1961.
— Schulze, G.: Der sogenannte Muskelrheumatismus. Internist **2**, 447 (1961).
— Eger, W.: Z. Rheumaforsch. **21**, 70—78 (1962).
— Badekuren bei rheumatischen Erkrankungen. Z. angew. Bäder-Klimahk. **12**, 429—436 (1965).
Mielens, Z. E., Rozitis, J.: Acute periarticular inflammation induced in rats by oral 6 sulfanilylindazole. Proc. Soc. Exp. Biol. Med. **117**, 751—754 (1964).
Miescher, G.: Weißfleckenkrankheit. Arch. Derm. Syph. (Berlin) **171**, 419—429 (1935).
— Über die Beziehung der Weißfleckenkrankheit zur weißfleckigen Sklerodermie. Dermatologica (Basel) **97**, Suppl. 75 (1947).
Miescher, P.: Die Serologie des visceralen Erythematodes. Aktuelle Probleme der Dermatologie **1**, 322 (1959).
— Die Immunohämatologie der Leukocyten und Thrombocyten. In: P. Miescher, K. O. Vorlaender, Immunopathologie in Klinik und Forsch. Kap. II D.: 160—250. Stuttgart: G. Thieme Verlag 1961.
— Vorlaender, K.O.: Die Beziehungen des chronisch-entzündlichen Gelenkrheumatismus zum Lupus erythematodes und zu anderen Erkrankungen aus der Gruppe der sogenannten „Kollagenkrankheiten". In: Immunopathologie in Klinik und Forschung. Herausgeg. von Miescher, P. und K. O. Vorlaender. S. 482—486. Stuttgart: Thieme 1961.
Mihailov, G.: Histogenese der Lungenveränderungen beim Rheumatismus des Kindesalters. Wiss. Forschungsarb. Inst. Pädiatrie, Sofia **8**, 59 (1964).
Mikkelsen, W. M., Dodge, H. J., Valkenburg, H.: The Distribution of Serum Uric Acid Values in a Population Unselected as to Gout or Hyperuricemia. Tecumseh, Michigan, 1959—1960. Amer. J. Med. **39**, 242—251 (1965).
Milch, H.: The Resection-Angulation Operation for Arthritis and Ankylosis of the Hip. J. Intern. Coll. Surg. **13**, 750—756 (1950).

McMillan, M.: The identification of a fluorescent reducing substance in the urine of patients with rheumatoid arthritis. The excretion of 3 hydroxyanthranylic acid in this and other conditions. J. of Clin. Path. 13, 140 (1960).

Miller, D. G.: The association of immune disease and malignant lymphoma. Ann. Intern. Med. 66, 507—521 (1967).

Miller, W. T., Restifo, R. A.: Steroid arthropathy. Radiology 86, 652 (1966).

Milne, J. A., Anderson, J. R., Macsween, R. N., Fraser, K., Short, I., Stevens, J., Shaw, G. B., Tankel, H. I.: Thymectomy in Acute Systemic Lupus Erythematosus and Rheumatoid Arthritis. Brit. Med. J. I, 445—514 (1967).

Mirouze, J.: Les arthropathies diabétiques. In: Ott, V. R. (Herausg.), Stoffwechsel und degenerativer Rheumatismus. Darmstadt: Steinkopff 1965, 191.

Missmahl, H. P.: Amyloidose bei Ankylosierender Spondylitis Verh. Deutsche Ges. f. Rheumatologie 1968 (Suppl. Z. Rheumaforsch. 1, im Druck).

Mitchell, J., Manning, G. B., Molyneux, M., Lane, R. E.: Pulmonary fibrosis in workers exposed to finely powdered aluminium. Brit. J. industr. Med. 18, 10—20 (1961).

Miyasato, F., Pollak, V. E., Barcelo, R.: Serum B_1 A (B_1C)-globulin levels in systemic lupus erythematosus. Their relationship to clinical and renal histologic findings. Arthr. and Rheum. 9, 308—317 (1966).

Moberg, E.: The Shoulder-Hand-Finger Syndrome as a Whole. Acta Chir. Scand. 109, 184—192 (1955).

Moesmann, G.: Hereditary and exogenous etiological factors in anky losing spondylitis. Ankylosing spondylitis in two sets of monocygotic twins. Acta Rheum. Scand. 6, 144 (1960).

Moffet, H. L., Cramblett, H. G., Black, J. P.: Group A streptococcal infections in a children's home. I. Evaluation of practical bacteriologic methods. Pediatrics 33, 5—10 (1964a).

— — Smith, A.: Group A streptococcal infections in a children's home. II. Clinical and epidemiological patterns of illness. Pediatrics 33, 11—17 (1964b).

Mohing, W.: Die versorgungsärztliche Beurteilung der Bechterewschen Krankheit. Z. Orthopädie 91, 66 (1959).

Mohr, H.-J.: „Pathologie der Sarcoidose". In: Sarcoidose. Stuttgart: F. K. Schattauer-Verlag 1965.

Moise, M. W.: Affektions rhumatismales et traumatismes. Arch. Mal. Prof. 20, 284 (1959).

Molina, Cl., Mussini, J., Sirven, J.: Fibrose pulmonaire interstitielle diffuse, Syndrome d'Hamman-Rich. Presse méd. 69, 1398—1401 (1961).

Moll, W.: Klinische Rheumatologie. Basel-New York: S. Karger 1958.

— Kompendium der Rheumatologie. Basel/New York: Verlag S. Karger 1964.

— „Der Rheumabegriff in seiner Entwicklung und Wandlung". Therapeutische Berichte Bayer 38, 142 (1966).

— „Grundlagen der Rheumatologie". Medizinische Klinik 1967, 844—847, 883—888.

— „Klinische Rheumatologie". 2. Auflage, Studienausgabe. Basel-New York: Karger (1967a).

Monacelli, M., Nazzaro, P.: Behçet's Disease. Basel-New York: S. Karger 1966.

Montgomery M. M., Poske, R. M., Barton, E. M., Foxworthy, T. F., Baker, L. A.: Mucocutaneous lesions of Reiter's syndrome. Ann. Int. Med. 51, 99—109 (1959).

Moodie, R. L.: Paleopathology: Urbana: University of Illinois Press 1923.

Moody, M. D., Siegel, A. C., Pittmann, B., Winter, C. C.: Fluorescent-antibody indentification of Group A streptococci from throat swabs. Amer. J. Pub. Health 53, 1083—1092 (1963).

Moore, D. H., Harris, T. N.: Occurrence of hyaluronidase inhibitors in fractions of electrophoretically separated serum. J. biol. Chem. 179, 377—381 (1949).

Moore, J. E., Mohr, C. F.: Biologically false positive serologic tests for syphilis; Type, incidence, and cause. J.A.M.A. 150, 467—473 (1952).

— Lutz, W. B.: The Natural History of Systemic Lupus Erythematosus: An Approach to its Study Through Chronic Biologic False-Positive Reactors. J. Chron. Dis. 1, 297—316 (1955).

Morgan, W. S.: The probable systemic nature of Mikulicz's disease and its relation to Sjögren's syndrome. New Engl. J. Med. 251, 5 (1954).

Mori, M.: Surgery of Rheumatoid Arthritis of the Knee Joint. Rheumatism 20, 35—42 (1964).

Mortada, A., Imam, Z. E., Imam: Virus etiology of Behçet's syndrome. Brit. J. Ophth. 48, 250—259 (1964).

Morteo, O. G., Franklin, E. C., McEwen, C., Phythyon, J., Tanner, M.: Studies of relatives of patients with systemic lupus erythematosus. Arthr. and Rheum. 4, 356—363 (1961).

Morse, J. H., Müller-Eberhard, H. J., Kunkel, H. G.: Antinuclear factors and serum complement in systemic lupus erythematosus. Bull. N.Y. Acad. Med. 38, 641—651 (1962).

Morse, St. I.: Staphylococci and other Micrococci. In: Bacterial and Mycotic Infections of Man, edited by R. J. Dubos and J. G. Hirsch, 4th ed. S. 412—439. Philadelphia: J. B. Lippincott Company 1965.

Mortimer, E., Rammelkamp, Ch. H.: Prophylaxis of rheumatic fever. Circulation 14, 1144 (1956).

Morton, R. S., Read, L.: Non-gonococcal urethritis. An investigation to determine factors in the host influencing response to treatement and recurrence of symptoms. Brit. J. vener. Dis. **33**, 223—227 (1957).

Morton, W., Huhn, L., Litchy, J.: Rheumatic heart disease epidemiology. J.A.M.A. **199**, 879 (1967).

Moscowitz, R. W., Katz, D.: Chondrocalcinosis (pseudogout syndrome) a familiy study. J. Am. Med. Assoc. **188**, 867 (1964).

Moss, I.: Reiter's disease in Childhood. Brit. J. vener. Dis. **40**, 166—169 (1964).

Moussio-Fournier, J. C., Poumeau-Delille, G.: Diminution de la sécrétion lacrymale, sécheresse de la bouche sans polydipsie, chute des dents, des poils. Syndrome de Sjögren. Bull. et Mém. Soc. Méd. Hôp. Paris **62**, 398—399 (1946).

Mowat, A. G., Chalmers, T. M., Alexander, W. R. M., Duthie, J. J. R.: Case of Reiter's disease treated with lincomycin hydrochloride. Brit. med. J. **1/5538**, 478 (1967).

Mueller, M. E.: Thèse de Doctorat: Contribution à l'étude de la maladie de Calve-Legg-Perthes-Waldenström ou Coxa Plana (1946).

— Zur Arthroplastik des Hüftgelenkes (zusammen mit Sibay). Z. Orthop. **80**, 8—16 (1950).

— Extraartikuläre ischiofemorale Hüftarthrodese. Helv. Chir. Acta **22**, 127—134 (1955).

— Les ostéotomies proximales du fémur dans le traitement des affections de la hanche. Helv. Chir. Acta **23**, 296—301 (1956).

— Die hüftnahen Femurosteotomien. Stuttgart: Thieme 1957.

— Die intertrochanteren Verschiebungs-Osteotomien bei der Behandlung der Coxarthrose. Verhd. Dtsch. Orthop. Ges. 44. Kgr. 100 (1957a).

— Zur Behandlung der Schenkelhalspseudarthrose. Z. Unfallmed. **50**, 125—132 (1957b).

— Zur Röntgendiagnostik der mechanischen Hüftgelenkverhältnisse. Radiol. clin. **26**, 344—354 (1957c).

— Hüftchirurgische Probleme. Helv. Chir. Acta **24**, 359 (1957d).

— Chirurgie fonctionnelle de l'articulation coxo-fémorale. Acta Orthop. belg. **24**, 318—329 (1958a).

— Les tendances actuelles de la chirurgie de la coxarthrose. Méd. hyg. **16**, 637—638 (1958b).

— Zur operativen Behandlung der Coxarthrose. Praxis **48**, 86—90 (1959).

— L'ostéotomie de varisation dans le traitement des coxarthroses. Soc. Intern. de Chir. Orth. et de Traumat., New York 1960.

— Chirurgie der Coxarthrose. Der Internist **2**, 441 (1961a).

— Le diagnostic précoxe de la nécrose de la tête fémorale (zusammen mit Bessler). Ann. de Radiologie **4**, 21—29 (1961b).

— Autoradiographische Studien bei Femurkopfnekrose (zusammen mit Bessler). Radiol. clin. **30**, 334—336 sowie Arch. f. orthop. Unfall-Chir. **53**, 320—330 (1961c).

— Zur operativen Behandlung der Koxarthrose. Verhd. Dtsch. Orthop. Ges. 49. Kgr. 409—413 (1961d).

— Zur operativen Behandlung der Epiphysenlösung. Verhd. Dtsch. Orthop. Ges. 49. Kgr. 285—286 (1961e).

— Die Epiphysenlösung am Schenkelkopf. Therap. Umschau **19**, 441 (1962a).

— Die chirurgische Behandlung der Coxarthrose. Schweiz. med. Wschr. **92**, 1476 (1962b).

— Alterschirurgie. Intern. Z. f. Lit. bild. Kunst Musik u. Wiss. Nr. 5 (1962c).

— Die angeborene Hüftluxation und Hüftsubluxation. Päd. Fortbildungskurse **5—6**, 1—23 (1963a).

— Hüftkopf- und Totalprothesen in der Hüftchirurgie. Dtsch. Z. Chir. **305**, 48—52 (1963b).

— Zur Röntgendiagnose der Coxa valga und Coxa vara (zusammen mit Bessler). Radiol. clin. **32**, 538—548 (1963c).

— Ätiologie und Behandlung der Koxarthrose. Therapiewoche **13**, 137—140 (1963d).

— Orthopädisch-chirurgische Eingriffe bei chronisch deformierenden Gelenkleiden. Z. Rheumaforsch. **24**, 104—115 (1965a).

— Rheumatismus und Orthopädie. Schweiz. med. Wschr. **95**, 617—623 (1965b).

— Beurteilung und Behandlung der chronischen Epiphysenlösung. Chirurgie im Fortschritt, Festschrift zum 70. Geburtstag von Prof. Dr. Heinz Bürkle de la Camp. Stuttgart: Enke 1965c.

— Funktionelle Hüftdiagnostik beim Kind. Aus der Festschrift „75 Jahre Hommel", 1965d.

— 12 Hüfteingriffe, AO-Bulletin 1, Bern 1966.

— Zur operativen Behandlung der Coxarthrose. Schweiz. med. Wschr. **97**, Nr. 24, 775—776 (1967).

Mugler, A.: Les troubles du métabolisme de l'acide urique. In: Encyclopédie Médico-Chirurgicale (Paris) 1967.

Müller, W., Wurm, K., Reindell, H.: Tuberkulose Antikörper bei Morbus Boeck. Beitr. klin. Tuberk. **118**, 229—243 (1958).

— Die Serologie der chronischen Polyarthritis. Pathologie und Klinik in Einzeldarstellungen Bd. **12**. Springer Verlag 1962.

Müller, K., Schupp, E.: Der Latex-Tropfentest (Rheumatoid-Arthritis-Test) und seine Bedeutung für die Diagnose und Differentialdiagnose chronisch rheumatischer Erkrankungen. Z. Rheumaforsch. **18**, 378—391 (1959).

Müller, M.: Die Beziehung der Dermatomyositis zur Nebennierenrinde. Derm. Wschr. 130, 1287 bis 1293 (1954).

Müller, T.: Differentiation of diseases included under chronic arthritis. 17. International congress of internat. medicine, London 1913.

Müller, W.: Die Serologie der chronischen Polyarthritis, in Pathologie und Klinik in Einzeldarstellungen, Bd. XII. Berlin-Göttingen-Heidelberg: Springer 1962.

Mullins, J. F., Maberry, J. D., Stone, O. J.: Reiter's syndrome treated with folic acid antagonists. Arch. Derm. 94, 335—339 (1966).

Munter, H.: Zur Sklerodermie. Inaugural-Diss. Zürich 1963.

McMurray: Osteoarthritis of the Hip Joint. J. Bone Surg. 21, 1—11 (1939).

Murphy, G. E.: The evolution of our knowledge of rheumatic fever; an historical survey with particular emphasis on rheumatic heart disease. Bull. Hist. Med. 14, 123—147 (1943).

— Swift, H. F.: Induction of cardiac lesions, closely resembling those of rheumatic fever in rabbits following repeated skin infections with group A streptococci. J. exp. Med. 89, 687 (1949).

Muschenheim, C.: Some observations on the Hamman-Rich-disease J. med. Sci. 241, 279—288 (1961).

Musger, A.: Die Dermatomyositis; ein allgemeinmedizinisches Problem. Wien. klin. Wschr. 76, 422—426 (1964).

Mylius, K.: Über Augenerkrankungen im Symptomenbilde des Rheumatismus. Z. Rheumaforsch. 14, 222 (1965).

Nacke, O., Wagner, G.: Bibliographie zum Thema: Die Rolle des Fehlers in der Medizin, Fehlerforschung als Aufgabe der mediz. Dokumentation. Method. Inform. Med. 3/4, 133 (1964).

— Fragen der Organisation und Dokumentation von Schuluntersuchungen. Verh. Dtsch. Ges. für Mediz. Dokum. und Statistik. Stuttg. 1966. Stuttgart: Schattauer 1967.

Nadas, A.: Pediatric Cardiology. Philadelphia-London: W. B. Saunders Co. 1957.

Naeve, R. L.: Pulmonary vascular lesions in systemic scleroderma. Dis. Chest 44, 374—380 (1963).

Nagasava, J., Pathogenetic study on chronic diffuse pulmonary fibrosis, with emphasis on its bronchial pattern. Symposium. Jap. J. Med. 1, 43—58 (1962).

Nägele, E.: Die viscerale Manifestation der progressiven Sklerodermie. Klin. Wschr. 37, 697—704 (1959).

— Leidel, H.: Über die extradermale Manifestation der progressiven Sklerodermie. Z. Haut- u. Geschl.-Kr. XXVIII, 1—10 (1960).

Nagelschmidt, G., Rivers, D., King, E. J., Trevella, W.: Dust and collagen content of lungs of coal-workers with progressive massive fibrosis. Brit. J. Industr. Med. 20, 181—191 (1963).

Nagy, E., Csóka, I., Ambró, I.: Die Behandlung der Dermatomyositis mit synthetischen Antimalaria-Präparaten. Börgyógy. vener. Szle 40, 60—64 (1964).

Nahmias, B. B., Churchwell, A. G., Bowles, F. N.: Diffuse interstitial pulmonary fibrosis (Hamman-Rich-Syndrome). A correlation of clinical, physiologic, roentgenologic and pathologic findings in a patient studied for three years, before and after adrenocortiocosteroid threatment. Amer. J. Med. 31, 154—162 (1961).

Neergaard, V. K.: Rheuma und Trauma. Z. Unfallmed. 31, 199 (1937).

O'Neil, E. M.: Sjögren's syndrome with onset at ten years of age. Proc. roy. soc. Med. 28, 689—690 (1965).

Neisser, M., Wechsberg, F.: Über das Staphylotoxin. Z. Hyg. Infekt.-Kr. 36, 299 (1901).

Nelson, C. T.: Observations on the Kveim reaction in sarcoidosis of the American Negro. J. invest. Derm. 10, 15—26 (1948).

— The Kveim reaction in sarcoidosis J. Chron. Dis. 6, 159—177 (1957).

— Kveim reaction in saroidosis. Arch. Derm. Chicago 60, 377—389 (1949).

Nenov, I., Aladjov, D.: Abhärtung von Kindern mit Rheumatismus in der Remissionsperiode. (bulgar.) Wiss. Forsch. Ber. Inst. Päd. Sofia 9, 151—162 (1965).

Nettelbladt, E., Sundblad, L.: Protein Patterns in Synovial Fluid and Serum in Rheumatoid Arthritis and Osteoarthrits. Arthritis and Rheum. 2, 144—151 (1959).

Netter, H.: Aphtose des muqueuses. Syndrome de Behçet. Parotidite bilatérale. Thrombose veineuse du creux poplité et artérite. Bull. Soc. Franç. Dermat. Syph. 67, 574 (1960).

Niederecker, K.: Die entzündlichen, nicht tuberkulösen Erkrankungen des Hüftgelenkes und seiner Umgebung. In: Handbuch der Orthopädie. G. Hohmann, M. Hackenbroch, K. Lindemann. IV/1, 217—275. Stuttgart: Thieme 1961.

Niedobitek, F.: Zur Morphologie und Pathogenese des Caplansystems. Z. Rheumaforsch. 28, 175—191 (1969).

Nienhuis, R. L. F., Mandema, E.: A new serum factor in patients with rheumatoid arthritis. The antiperinuclear factor. Ann. rheum. Dis. 23, 302 (1964).

Nishimura, N., Shibata, J., Jasui, M., Okamoto, H.: On the presence of 2,5 dihydroxyphenyl acid in the urine of diffuse collagen disease patients. Proc. Japan Acad. Tokyo 32, 697 (1956).

Nishimura, N., Shibata, J., Jasui, M., Okamoto, H.: Phenylamine and tyrosine diseases. AMA Arch. Derm. Sypl. Chicago **83,** 644 (1961).
— — — — Intermediary metabolism of phenylalanine and tyrosine in diffuse collagen diseases. Proc. Japan Acad. Tokyo **33,** 243 (1957).
— — — — Intermediary metabolism of phenylalanine and tyrosine in diffuse collagen diseases. Proc. Japan Acad. Tokyo **33,** 667 (1957).
— — — — Intermediary metabolism of phenylalanine and tyrosine in diffuse collagene diseases. AMA Arch. Derm. Syph. (Chicago) **77,** 255 (1958).
— Intermediary metabolisch of phenylamine and tyrosine in diffuse collagen diseases.
Influence of the low phenylalanine and tyrosine diet upon patients with collagen diseases. AMA Arch. Derm. Syph. (Chicago) **80,** 466 (1959).
— Personal communication of Aug. 8, 1965.
Noer, H. R.: An "experimental" epidemic of Reiter's syndrome. J. Amer. med. Ass. **198,** 693—698 (1966).
Noonan, C. D., Taylor, F. B., Engelman, E. P.: Nodular rheumatoid disease of the lung with Cavitation. Arthr. and Rheum. **6,** 232—240 (1963).
Norberg, R., Olhagen, B.: Quantitative analysis of immunoglobulins. Proceed. I Scandinav. Czeckoslav. Rheumatolog. Meeting. Prag. June 1966.
Nordin, B. E. C.: Osteoporosis. In: Bone metabolism, by H. A. Sissons Pitman Medical, 1963.
Northfield, D. W. C., Osmond-Clarke, H.: Surgical treatment in cervical Spondylosis, ed. by Lord Brain and M. Wilkinson William Heinemann, Med. Books Limited London 1967, 207—222.
Norton, W. L., Ziff, M.: The Ultrastructure of Rheumatoid Synovium and Subcutaneous Nodule. Arthritis and Rheum. **7,** 335 (1964).
— Lewis, D., Ziff, M.: Light and electron microscopic observations on the synovitis of Reiter's disease. Arthritis and Rheum. **9,** 747—757 (1966).
— Storz, J.: Observations on Sheeps with Polyarthritis Produced by an Agent of the Psittacosis-Lymphogranuloma — Venereum — trachoma Group. Arthritis and Rheum. **10,** No. 1, S. 1 (1967).
Nose, Y., Lipmann, F.: Separation of steroid sulfokinases. J. biol. Chem. **233,** 1348 (1958).
Nugent, C. A., MacDiarmid, W. D., Tyler, F. H.: Renal excretion of uric acid in leukemia and gout. Arch. Internal. Med. **109,** 540—544 (1962).

Oates, J. K., Csonka, G. W.: Reiter's disease in the female. Ann. rheum. Dis. **18,** 37—44 (1959).
Offret, G., Massin, M.: Le syndrome de Gougerot-Sjögren. Rev. Rhum. **21,** 463—475 (1954).
Ognibene, A. J.: Systemic "rheumatoid disease" with interstitial pulmonary fibrosis. A report of two cases. A.M.A. Arch. intern. Med. **105,** 762—769 (1960).
Oleffe, J.: Dermatomyosite. Arch. belges. Derm. **21,** 92 (1965).
Olhagen, B., Birke G., Phantin, L. O., Ahlinger, S.: Isotope studies of gammaglobulin catabolism in collagen disorders. Acta Rheum. Scand. **9,** 88—93 (1963).
— Studies on the Sicca syndrome (Sjögren's disease). Proc. IV Europ. Rheum. Congr., Istanbul, 395—98 (1959).
— Franksson, C.: Immediate effects of lymph drainage in systemic lupus erythematosus. XIth Internat. Congr. Rheum. Mar del Plata, dec. 1965 (Abstract).
Oliner, H., Schwarz, R., Rubio, F., jr., Dameshek, W.: Interstitial pulmonary fibrosis following busulfan therapy. Amer. J. Med. **31,** 134—139 (1961).
Oppenheim, H.: Zur Dermatomyositis. Berl. klin. Wschr. **36,** 805 (1899). Zit. nach Pascher-Brooklyn, F.
Ordonneau, P., Clement, D., Durieu, J.: Spondylarthrite ankylosante, polyarthritis chronique évolutive et traumatismes. Rev. Rhumat. **18,** 491 (1951).
— Malapert, B.: Un cas de fracture de syndesmophyles au cours d'une spondylarthrite. Rev. rhumat. **19,** 688 (1951).
Oržeškovskij, V. V., Petina, L. A.: Der Zusammenhang von chronischer Polyarthritis und Silikose (Colinet-Caplan-Syndrom). Sowjetmed. **26,** 126—127 (1962).
Oshima, Y., Shimizu, T., Yokohari, R., Matsumoto, T., Kano, K., Kagami, T., Nagaya, H.: Clinical Studies on Behçet's syndrome. Ann. rheum. Dis. **22,** 36—45 (1963).
Ott, V. R.: Zur Frage der „Senilen, ankylosierenden Hyperostose der Wirbelsäule" (Forestier-Rotès). Z. Rheumaforsch. **11,** 95 (1952).
— Über die Spondylosis hyperostotica. Schweiz. med. Wschr. **83,** 790 (1953).
— Zur Kenntnis der Spondylosis Hyperostotica. Proc. III. Europ. Rheumatol. Congress, 1955 (Contemporary Rheumatology, Amsterdam: Elsevier 1956, S. 246).
— Wurm, H.: Spondylitis ankylopoetica (Morbus Strümpell-Marie-Bechterew). Der Rheumatismus, Bd. 3. Darmstadt: Verlag Steinkopff 1957.
— Die Balneotherapie der Coxarthrose. Ann. Schweiz. Ges. Baln. Bioklim. 1957/59, 71—79.
— Zur Balneotherapie des Gelenkrheumatismus. Die kombinierte Kur. Z. angew. Bäder-Klimahk. **5,** 351—363 (1958).

Ott, V. R.: Spondylosis hyperostotica und Diabetes mellitus. Proc. IV. Europ. Rheumatological Congress, Istanbul. **1959,** 597.
— Zur klinischen Stellung der Spondylitis ankylopoetica (Morbus Strümpell-Marie-Bechterew). Z. Rheumaforsch. **18,** 14 (1959).
— Schwenkenbecher, H.: Ankylosierende Wirbelsäulenkrankheiten und Physikalische Medizin. Proc. 3rd Internat. Congr. of Physical Medicine, Washington. 1960, 105.
— — Iser, H.: Die Spondylose bei Diabetes mellitus. Z. Rheumaforsch. **22,** 278 (1963).
— Iser, H., Podzich, M.: Zur Differenzierung ankylosierender Wirbelsäulenerkrankungen. Arch. physik. Therap. (Leipz.) **17,** 141 (1965).
— Podzich, M., Schmidt, K.: Die Sacroiliitis bei der Spondylitis ankylopoetica. Z. Rheumaforsch. **24,** 241 (1965).
— Perkovac, N., Regehr, I.: Spondylosis Hyperostotica und Ankylosierende Spondylitis — Correlation mit Störungen des Kohlehydrat-Stoffwechsels. 6. Europ. Kongreß für Rheumatologie: Lissabon 1967 (im Druck).
— Herberholz, G., Schmidt, K.: Zur Abgrenzung zwischen Spondylitis ankylopoetica und rheumatoider Arthritis. Méd. et Hyg. **25,** 459 (1967).
— Sacroiliitis, Reiter-Syndrom und Wirbelsäulenrheumatismus. Deutsch. Med. Journal **20,** 301 (1969).
— II. Congressus rheumatologicus čechoslovacus Pištaeny (im Druck).
Ott, W.: Kriterien zur Funktionsdiagnostik der chronischen, entzündlichen Polyarthertiden. Dtsch. Ges. Wes. **19,** 991 (1964).
Otte, P.: Physical-chemical principles as a basis of general arthrology. Z. orthop. **95,** 202—212 (1961).
— Über das Wachstum der Gelenkknorpel, Heidelberg 1965.
Ougier, J., Page, G., Bied, B.: Le syndrome de Felty. Concours med. **86,** 4747—4749 (1964).
— Duriez, R., Page, G., Lapeyre, Y.: Syndrome de Fiessinger-Leroy-Reiter et spondylarthrite ankylosante. Rev. Rhum. **31,** 109 (1964).
— — — — L'atteinte des articulations sacro-iliaques au cours du syndrome de Fiessinger-Leroy-Reiter. Sem. Hôp. Paris **51,** 587—593 (1965).

Packalén, Th., Bergqvist, S.: Staphylococci in throat and nose and antistaphylolysin titre. Acta med. scand. **127,** 291—312 (1947).
— Non-specific antistreptolysin reactions and serum (or pleural exsudate) cholesterol. J. Bact. **56,** 143—156 (1948).
— Beta-haemolytic streptococci in throat and antistreptolysin titre. Acta path. microbiol. scand. **26,** 568—576 (1949).
Pakula, A., Artiucha, Z.: Rzadki przypadek wspol istnienia zespolu Felty'ego i luszczycy. Reumatologia, Warszawa **3,** 297—298 (1965).
Palazzi, F., Vainio, K.: Synovectomy of the Carpal Joints in Rheumatoid Arthritis. A.I.R. **8,** 249—258 (1965).
Pales, L.: Paléopathologie et pathologie comparative. Paris: Masson 1930.
Pallis, C. A., Scott, J. T.: Peripheral neuropathy in rheumatoid arthritis. Brit. Med. J. **1,** 1141 (1965).
— The neuropaties of rheumatoid arthritis. J. Roy. Coll. Phycns. Lond. **1,** 19 (1966).
v. Pannewitz, G.: Die Röntgentherapie der Arthrosis deformans. Klinische und experimentelle Untersuchungen. Ergebn. med. Strahlenforsch. **6,** 61—126 (1933).
— Die Röntgentherapie der Arthrosis deformans. Strahlentherapie **92,** 374—382 (1953).
— Die Möglichkeiten der Strahlentherapie bei rheumatischen und degenerativen Gelenkerkrankungen. Sonderband Strahlentherapie **43,** 274—284 (1959).
Paolaggi, J. B.: Les arthropathies virales (L'actualité rhumatologique **1964—1965,** 352. L'Expansion, Paris).
Pape, R.: Zur Frage der Röntgentherapie nicht tumoröser Erkrankungen. Röntgenblätter **18,** 193—199 (1965).
— Unter welchen Bedingungen ist die Röntgentherapie nicht maligner Prozesse vertretbar? Rad. biol. ther. **8,** 163—173 (1967).
Parade, G. W.: Hippokrates **29,** Nr. 16 (1958).
Park, W. M., Mason, D. K.: Hydrostatic sialography. Radiology **86,** 116—122 (1966).
Paronen, J.: Reiter's disease. Acta Med. Scand. Suppl. **212,** 1—114 (1948).
Paronetto, F., Koffler, D.: Immunofluorescent localization of immunoglobulins, complement and fibrinogen in human diseases. I. Systemic lupus erythematosus. J. Clin. Investig. **44,** 10, 1657—1664 (1965).
Pässler, H.: Verh. Dtsch. Ges. Inn. Med. **42,** 381—408 (1930).
Pascher-Brooklyn, F.: Dermatomyositis. In: J. Jadassohn: Handbuch der Haut- und Geschlechtskrankheiten II/2, S. 523—549. Berlin-Heidelberg-New York: Springer 1965.
Pascher, W., Herrmann, W. P.: Oesophagusveränderungen bei der Sklerodermie. HNO (Berl.) **13,** 202—206 (1965).

Literaturverzeichnis

Van Patter W. N., Bargen, J. A., Dockerty, M. B., Feldman, W. H., Mayo, C. W., Wangh, J. M.: Regional enteritis. Gastroenterology **26,** 347—450 (1954).
Pauwels, F.: Des affections de la hanche d'origine mécanique et leur traitement par l'ostéotomie d'adduction. Rev. orthop. **37,** 22—30 (1951).
— Directives nouvelles pour le traitement chirurgical de la coxarthrose. Rev. Chir. orthop. **45,** 681 (1959).
Payr, E.: Die akuten Entzündungen der Gelenke. In: Wullstein Wilms Lehrbuch der Chirurgie, 3. Jena: Fischer 1919.
Pearson, C. M.: Development of arthritis periarthritis and périostitis in rats given adjuvants. Proc. Soc. Exp. Biol. Med. **91,** 95—101 (1956).
— Wood, F. D.: Studies of polyarthritis and other lesions induced in rats by injection of mycobacterial adjuvant. Arthritis and Rheum. **2,** 440 (1959).
— Polymyositis and dermatomyositis. Bull. rheum. Dis. **12,** 286 (1962). Zit. nach Pascher-Brooklyn, F.
— Wood, F. D., Mc Daniel, E. G., Daft, F. S.: Adjuvant arthritis induced in germ. free rats. Proc. Soc. Exp. Biol. Med. **112,** 91—93 (1963).
— — Passive transfer of adjuvant arthritis by lymph node or spleen cells. J. Exp. Med. **120,** 547 (1964).
Pedrisot, A.: Sur quelques éléments du syndrome humoral de la maladie arthrosique. Rev. Rhum. **23,** 574 (1956).
Pekin, T. J., Zvaifler, N. J.: Hemolytic complement in synovial fluid. J. clin. Invest. **43,** 1372—1382 (1964).
— Malinin, T. I., Zvaifler, N. J.: Leukocyte containing macrophages in Reiter's syndrome. XI. Int. Congress of Rheumatology, Mar del Plata **1965,** 233. Abst.
Pengelly, C. D.: Felty's syndrome. Good response to adrenocorticosteroids: possible mechanism of the anaemia. Brit. med. J. **2,** 986—988 (1966).
Perkins, E. S.: Uveitis and Toxoplasmosis. London: Churchill 1961.
— Pattern of uveitis in children. Brit. J. Ophthalm. **50,** 169—185 (1966).
Perlman, G. E., Ropes, M. W., Kaufman, D., Beuer, W.: Electrophoretic Patterns of Proteins in Synovial Fluid and Serum in Rheumatoid Arthritis. J. Clin. Invest. **33,** 319—325 (1954).
Pernis, B., Vigliani, E. C., Gambini, G.: Rheumatoid factors and Pneumoconiosis. Beitr. Silikoseforsch. **5,** 471—488 (1963).
— Chiappino, G., Gilson, J. C., Wagner, J. C., Caplan, A., Vigliani, E. C.: Studies on Caplan's modules by means of immunofluoresceuce. Beitr. Silicose-Forsch. S.-Bd. **6,** 339—343 (1965).
Perret, Cl., Haab, P.: Altérations des échanges gazeux alvéolo-capillaires dans la fibrose pulmonaire. Helv. med. Acta **29,** 634—639 (1962).
Perry, H. O., Mayne, J. G.: Psoriasis and Reiter's syndrome. Arch. Derm. **92,** 129—136 (1965).
Persellin, R. H., Ziff, M.: The Effect of Gold Salt on Lysosomal Enzymcs of the Peritoneal Macrophage. Arthritis and Rheumatism **9,** No. 1, 57 (1966).
Peter, J. B., Pearson, C. M., Marmor, L.: Erosive Osteoarthritis of the Hands. Arthr. and Rheum. **9,** 365 (1966).
Peterkofski, B., Udenfriend, S.: Further studies on collagen synthesis in a cell-free system from chick embryo. Fed. Proc. **21,** 169 (1962).
Petersen, K. F., Kröger, H., Rotthauwe, H. W.: Untersuchungen über die Streptokokken-Diphosphopyridinnucleotidase. I. Partielle Reinigung und Charakterisierung des Enzyms. Zeitschrift f. Hygiene **147,** 350—356 (1959).
— Untersuchungen über die Streptokokken-Diphosphopyridinnucleotidase. III. Versuche zur kompetitiven Hemmung der Enzymaktivität. Zeitschrift f. Hygiene **148,** 539—545 (1962 a).
— Untersuchungen über die Streptokokken-Diphosphopyridinnucleotidase. IV. Untersuchungen zur Frage der Eignung der Streptokokken-DPNase als Antigen für die Serodiagnose der Streptokokken-Infektionen. Zeitschrift f. Hygiene **148,** 596—603 (1962b).
Petges, G., Chejat, C.: Sclérose atrophique de la peau et myosite généralisée. Ann. Derm. Syph. 4. Série, **7,** 550—568 (1906).
Petry, H.: Silikose und Polyarthritis. Arch. Gewerbepath. **13,** 221—236 (1954).
Pfeiffer, W.: Polyarthritis-Therapie-Sackgasse und Zukunft. Ärztl. Praxis **18,** 3257—3261 (1966).
Pfenninger, A.: Rectocolite hémorrhagique et rhumatisme. Méd. et Hyg. **21,** 156 (1963).
Pfister, R., Nägele, E.: Die progressive Sklerodermie Erg. inn. Med. u. Kinderheilk. NF **7,** 244—277 (1956).
Phalen, G. S., Kendrik, J. I.: Compression Neuropathy of the Median. Nerve in the Carpal Canal. J.A.M.A. **164,** 524—530 (1957).
Phelps, P., McCarty, D. J., jr.: The absolute requirement of polymorphonuclear leukocytes in the genesis of acute arthritis induced by crystals injected into canine joints. Arthritis and Rheum. **7,** 746 (1964).
Pick, L.: Die ossäre Form des Morbus Gaucher. Jena: G. Fischer 1927.

Pike, R. M.: An enrichment broth for isolating hemolytic streptococci from throat swabs. Proc. Soc. exper. Biol. (N. Y.) **57**, 186—187 (1944).
— The isolation of hemolytic streptococci from throat swabs. Amer. J. Hyg. **41**, 211—220 (1945).
Piper, W. N., Helwig, E. B.: Progressive systemic sclerosis. Visceral manifestations in generalised scleroderma. Arch. Derm. (Chic.) **72**, 535—546 (1955).
Pitkeathly, D. A., Taylor, G.: Antinuclear factor in rheumatoid arthritis and related diseases. Ann. rheum. Dis. **26**, 1—9 (1967).
Pitzen, P.: Über die Behandlung des Morbus Bechterew mit Peteosthor (Troch). Med. Klin. **44**, 1111 (1949).
— Die Behandlung der Spondylarthritis ankylopoetica, Bechterew, mit Thorium X. Ärztl. Praxis **6**, 39 (1954).
Pizon, P.: La roentgenthérapie des affections rhumatsmale. Paris: Masson 1967.
Pohl, W., Treiber, W.: Morbus Bechterew beim weiblichen Geschlecht. Münch. med. Wschr. **104**, 674 (1962).
Poineas, J. W., Mason, A. G., Henson, R. A.: Myopathy in metabolic bone disease. Brit. med. J. **1**, 1034 (1965).
Polley, H. F., Slocumb, C. H.: Rheumatoid Spondylitis: A study of 1035 cases. Ann. int. Med. **26**, 240 (1947).
Pommer, G.: Mikroskopische Untersuchungen über Gelenkgicht. Jena: Fischer (1929).
Poncet, M. A.: Rhumatisme tuberculeux abarticulaire. Localisations viscérales et autres du rhumatisme tuberculeux. Bull. de L'Académie de médecine. 3. Serie **48**, 96 (1902).
Popert, A. J., Hewitt, J. V.: Gout and hyperuricaemia in rural and urban populations. Ann. Rheumat. Diseases **21**, 154—163 (1962).
— Gill A. J., Laird, S. M.: A prospective study of Reiter's syndrome: an interim report on the first 82 cases. Brit. J. vener. Dis. **40**, 160—165 (1964).
Population Studies in Rheumatoid Arthritis. Transaction of the first international conference. Arth. and Rheum. Found. New York 1958.
Porrini, A., McEwen, C., di Tata, D., Poppel, M., Lingg, C.: A roentgenologic and clinical study of ankylosing spondylitis and spondylitis accompany in ulcerative colitis, psorias, Reiter's disease. Arthr. and Rheum. **7**, 338—339 (1964).
Portmann, J.: Die Röntgenentzündungsbestrahlung. Münch. med. Wschr. **107**, 476—479 (1965).
Portwich, F.: Periarteriitis nodosa (Kussmaulsche Krankheit). Erg. inn. Med. u. Kinderheilk. NF **12**, 428—492 (1959).
Postel, M., Vaillant, J. M.: Les ostéozomies dans le traitement des malformations congénitales de la hanche. Rev. Chir. orthop. **48**, 665 (1962).
— Colloque sur les indications et les résultats des Ostéotomies du type McMurray dans la coxarthrose. Rev. Chir. orthop. **52**, 169 (1966).
Praetorius, E., Poulsen, H.: Enzymatic determination of uric acid with detailed directions. Scand. J. clin. Lab. Invest. **5**, 273 (1953).
Price, T. M., Skelton, M. O.: Rheumatoid arthritis with lung lesions. Thorax **11**, 234 (1956).
Primer on the Rheumatic Diseases (The Arthritis Foundation, New York, 1964).
Proppe, A., Wagner, G.: Über die Zuverlässigkeit medizinischer Dokumente und Befunde. Med. Sachverständ. **52**, 121—127 (1956).
— Der Primat der Fragestellung für eine wissenschaftlich nutzbare Dokumentation. Med. Doc. **4**, 73—78 (1960).
— Die ärztliche Aufgabe und die Dokumentation. Method. Inform. Med. **1**, 10—17 (1964).
— Automation in der Entwicklung der Mod. Medizin. Method. Inform. Med. **3**, 135 (1966).
Puff, K. H., Zschocke, St.: Differentialdiagnose und Therapie der Polymyositis. Internist **7**, 170—175 (1966).
Pulkki, T.: Rheumatoid Deformities of the Hand. Acta Rheum. Scand. **7**, 85—88 (1961).
— Vainio, K.: Compression of the Ulnar Nerve due to Rheumatoid Arthritis of the Elbow. Ann. Chir. et Gyn. Fenn. **51**, 327—330 (1962).
Putkonen, T., Jokinen, E. J., Lassus, A., Mustakallio, K. K.: Chronic biologic false positive seroreactions for syphilis as a harbinger of systemic lupus erythematosus. Acta Derm.-venerol. **47**, 83—88 (1967).

Quie, P. G., Wannamaker, L. W.: Serum antibodies in staphylococcal disease. Pediatrics **33**, 63—70 (1964).
Quinn, R. W.: Studies of the mucinclot prevention test for the determination of the antihyaluronidase titre of human serum. J. clin. Invest. **27**, 463—470 (1948).
— Liao, S. J.: A comparative study of antihyaluronidase, antistreptolysin „O", antistreptokinase, and streptococcal, agglutination titers in patients with rheumatic fever, acute hemolytic streptococcal infections, rheumatoid arthritis and non-rheumatoid forms of arthritis. J. clin. Invest. **29**, 1156 —1166 (1950).

Rackow, F.: Felty's syndrome treated by splenectomy. Brit. med. J. 2, 1415 (1953).
Ragan, C.: The general management of rheumatoid arthritis. I.A.M.A. 141, 124 (1949).
— Farrington, E.: The clinical features of rheumatoid arthritis prognostic indices. JAMA 181, 663 (1962).
— The clinical picture of rheumatoid arthritis (in: Hollander, J.L.: Arthritis and allied conditions, Philadelphia: Lea and Febiger, ed. 7th ed. 1966).
— Arthritis and Allied Conditions. J.L. Hollander et al. VII Auflage, Verlag Lea and Febiger, Philadelphia 1966.
Rakic, M.T., Valkenburg, H.A., Davidson, R.T., Engels, J.P., Mikkelsen, W.M., Neel, J.V., Duff, I.F.: Observations on the natural history of hyperuricemia and gout. Amer. J. Med. 37, 862—871 (1964).
Ramachandran, G.N.: Molecular structure of collagen. Int. Rev. Conn. Tiss. Res. 1, 127 (1963).
Ramadier, J.O.: Affections chirurgicales non traumatiques du genou. Rev. Prat. (Paris) 17, 987 (1967).
Rammelkamp, Ch.H., Denny, F.W., Wannamaker, L.W.: Studies on the epidemiology of rheumatic fever in the Armed Services. In: L. Thomas, Rheumatic fever, S. 72. Minneapolis: University of Minneapolis Press 1952.
— Epidemiology of streptococcal infections. Harvey Lecture 51, 113 (1955—56).
— Present status of streptococcal infections in relation to rheumatic fever and glomerulonephritis. Am. J. Clin. Path. 26, 555 (1956).
Rammelkamp, Ch.H., jr., Stolzer, B.L.: The latent period before the onset rheumatic fever. Jale J. Biol. Med. 34, 386—398 (1961).
— Concepts of pathogeneses of glomerulonephritis derived from studies in man. In: The Streptococcus, Rheumatic Fever and Glomerulonephritis, edited by J.W. Uhr, S. 289—310. Baltimore: The Williams and Wilkins Company 1964.
— Mortimer, E.A., jr., Wolinsky, E.: Transmission of streptococcal and staphylococcal infections. Ann. Int. Med. 60, 753—758 (1964).
Ramsay, C.A.: Behçet's syndrome with large bowel involvement. Proc. Roy. Soc. Med. 60, 185—187 (1967).
Randerath, E.: Die Bedeutung der dermatologischen Pathogenese bei der Arteriitis Verhandlungen. D. Gesellsch. Innere Med. 60. Kongr. 1954, 356.
Rankin, J., Kobayski, M., Barbee, R.A., Dickie, H.A.: Agricultural dusts and diffuse pulmonary fibrosis. Arch. enviromm. Hlth. 10, 278—288 (1965).
Rantz, L.A., Randall, E., Rantz, H.H.: Antistreptolysin „O"; study of this antibody in health and in hemolytic streptococcus respiratory disease in man. Amer. J. Med. 5, 3—23 (1948).
— Maronay, M., Di Caprio, J.M.: Antistreptolysin O response following hemolytic streptococcus infection in early childhood. Arch. intern. Med. 87, 360—371 (1951).
— Di Caprio, J.M., Randall, E.: Antistreptolysin O and antihyaluronidase titers in health and in various diseases. Amer. J. Med. Sci. 224, 194—200 (1952).
Raschke, H.H.: Der Grenzwert der Blutkörperchensenkungsreaktion in der Behandlungsanzeige der Bäderbehandlung des herdbedingten Rheumatismus. Z. Rheumaforsch. 7, 256—267 (1944).
Ratschow, M.: Angioneuropathien. In: Angiologie, S. 553—571. Stuttgart: Thieme 1959.
Rauen, H.M.: Biochemisches Taschenbuch. Berlin-Göttingen-Heidelberg-New York: Springer-Verlag 1964.
Ravault, P.P., Vignone, G., Berthier, L.: Aux confins de la Maladie de Boullard: Le Rhumatisme articulaire subaigu de l'adulte. Rev. Rhum. 17, 290 (1950).
— — Etude clinique et thérapeutique des arthroses et discopathies de la colonne cervicale. Rev. lyon. Med. 1, 79 (1952).
— — Robert, J.M.: Le rhumatisme articulaire subaigu de l'adulte. Rev. Rhumat. 25, 354—374 (1958).
— — Lejeune, E., Maitrepierre, J., Exertier, J.: L'arthrose de l'épaule ou omarthrose (à propos de 45 observations). Rev. lyon. Méd. 11, 615 (1962).
— Bouvier, M.: Le rhumatism subaigu de l'adulte. Problèmes act. de Rhum. Zollikofer, St. Gallen 1965, 12.
— Lejeune, E., Bouvier, M., Gauthier, J.: Les Manifestations articulaires paranéoplasiques. Les Dermatomyosites et polymysites. In: Les syndromes paramyo plastiques paranéoplasiques. XXXVe Congrès Français de Médecine. Masson et Cie., Paris 1965.
Rawson, A.J., Abelson, N.M., Hollander, J.L.: Studies on the pathogenesis of rheumatoid joint inflammation. II. Intracytoplasmic particulate complexes in rheumatoid Synovial Fluids. Am. Int. Med. 63, 281—284 (1965).
— Torralba, T.P.: Induction of Proliferativ Synovitis in Rabbits by Intra-articular-Injektion of Immune-Complexes. Arthritis and Rheumatism 10, No. 1, S. 44 (1967).
Raynaud, M.: De l'asphyxie locale et de la gangrène symetrique des extremitées. Paris: Rignoux 1882. Zit. nach Ratschow, M.

Reed, R.: The architecture of the collagen fibril. Connective Tissue. Oxford (1957).

Regan, E.: The lysozyme content of tears. Amer. J. Ophthal. **33**, 600—604 (1950).

Reich, G., Buddecke, E.: Untersuchungen zur Chemie der Arterienwand, XII. Darstellung und Eigenschaften eines Kathepsins aus Rinderarteriengewebe. Hoppe-Seyler's Z. Physiol. Chem. Im Druck.

Reichel, H.: Bäder- und Klimabehandlung rheumatischer Erkrankungen. Der Rheumatismus **19**. Dresden und Leipzig: Theodor Steinkopff 1940.

Reichel, W. S.: Röntgentherapie des Schmerzes. Radiologe **1**, 118—121 (1961).

Reid, J. D.: Remarks on the Nature and Significance of the KVEIM-Test. Acta med. scand. Suppl. **425**, 86—88 (1964).

Reinhard, W., Andres, B.: Die Entzündungen des Schultergelenks und Oberarmes. In: Handbuch der Orthopädie. G. Hohmann, M. Hackenbroch, K. Lindemann. III, 141—163. Stuttgart: Thieme 1959.

Reissner, I., Stutzer, G.: Formale Fehlererkennung in der klinischen Dokumentation. Method. Inform. Med. 3/4, 103 (1964).

— Standardized documentation of haemotological findings. Method. Inform. Med. **3**, 147 (1967).

Reiter, H.: Über eine bisher unerkannte Spirochaeteninfektion (Spirochaetosis arthritica). Deutsche med. Wschr. **42**, 1535—1536 (1916).

— Bedeutung der „Reiterschen Krankheit" für den sogenannten rheumatischen Formenkreis. Atti X. Congresso Lega Internaz. contro il Reumatismo, Roma: 1961, vol. I (Relazioni), 183.

Remaggi, P. L., Galetti, G.: Sindromi distrofiche delle vie aerodigestive superiori. Minerva Med. **57**, 2209—2213 (1966).

Reubi, F., Vorburger, C.: Die Gichtniere. Münch. med. Wschr. **104**, 2152 (1962).

Reuter, F.: Pathologisch-anatomische Untersuchungen über die Ankylose der Wirbelsäule. Z. Heilk. **23**, 83 (1902).

Reynolds, W. A., Short, C. L.: The clinical manifestations of rheumatoid arthritis. Med. Clinics N. A. March 1955, 365.

Ricard, A., Masson, R.: Complications médullaires des discopathies cervicales (à propos de 24 cas opérés). Rev. neutrol. **85**, 420 (1952).

Rich, A. R., Gregory I. E.: The experimental demonstration, that periarteriitis nodosa is a manifestation of hypersensitivity. Bull. Johns Hopkins Hosp. **72**, 65 (1943).

— — Additional evidence of the role of hypersensitivity in the etiology of periarteriitis nodosa. Another case associated with a sulfonamide reaction. Bull. John Hopkins Hosp. **71**, 375 (1942).

— Crick, F. H. C.: The structure of collagen. Nature **176**, 915 (1955).

Richet, G., Albahary, C., Ardaillon, R., Sultan, C., Morel-Maroger, A.: Le rein du saturnisme chronique. Rev. Franc. Etudes Clin. Biol. **9**, 188—196 (1964).

Richmond, J. J.: The importance of radiotherapy in the treatment of ankylosing spondylitis. Proc. Roy. Soc. Med. **44**, 443 (1951).

Ricker, G.: Das Zentralnervensystem und die rheumatisch genannte akute Polyarthritis mit ihrem Zubehör. Dresden und Leipzig: Steinkopff 1938.

Riktlinjer för Reumatologins Utveckling i Norden. En principdeklaration av 9 nordiska reumatologer (Heinolakommittèn 1965). Viewpoints of the Development of Rheumatology in Scandinavia. Suomen Lääkärilethi **21**, 1877—1881 (1966).

Riley, I. D.: Gout and cerebral palsy in a three year old boy. Arch. Disease Childhood **35**, 293 (1960).

Ringsted, J., Ferebee, J. B.: On the standardization of the host-pathologic reading of the Kveim test. Proc. of the 3rd Int. Conf. on Sarcoidosis, Stockholm 1963. Acta med. scand. Suppl. **425**, 88—89 (1964).

Ritchie, B.: Pulmonary function in scleroderma Thorax **19**, 28—36 (1964).

Rivelis, A. L.: Esclerosis sistémica progresiva. Arch. interamer. rheumat. **6**, 496 (1963).

Robbins, P. W., Lipmann, F.: Identification of enzymatically active sulfate as adenosine-3'-phosphate-5'-phospho-sulfate. J. Amer. chem. Soc. **78**, 2652 (1956).

— — Isolations and identification of active sulfate. J. biol. Chem. **229**, 837 (1957).

— — Enzymatic synthesis of adenosine-5'-phosphosulfate. J. biol. Chem. **233**, 686 (1958).

— — Separation of the two enzymatice phases in active sulfat synthesis. J. biol. Chem. **233**, 681 (1958).

Robecchi, A.: Artrosi disco-somatica iperostosante vertebrale. Minerva Med. (Torino) **50**, 2125 (1959).

— Daneo, V.: Research and Considerations on Vertebral Ankylosing Rheumatism and the Nosography Thereof. AIR-Archives of Inter-American Rheumatology **2**, 410 (1959).

Robertson, J. L., Brinkman, G. L.: Nodular rheumatoid lung disease Amer. J. Med. **31**, 483—487 (1961).

Robin, J., Renier, J. U.: Contemporary Rheumatology. Proceeding of III. Europ. Rheumat. Congress 1955. Haag-Scheveningen Verlag Elsevier Publ. Comp. Amsterdam 1956.

Robinson, H. S., Gofton, J. P., Price, G. E.: A Study of Rheumatic Disease in A Canadian Indian Population. Ann. rheum. Dis. **22**, 232 (1963).

Rodnan, G. P., Cammarata, R. J.: The Association of Progressive Systemic sclerosis (Diffuse Sclero-derma) with Coal-Miners' and other Forms of Pneumoconiosis. Bull. Rheumat. Dis **13,** 301—304 (1963). Arthritis and Rheumatism **6,** 294 (1963).
— Eisenbeis, C., Creighton, A. S.: The Occurance of Rheumatoid Factor in Synovial Fluid. Am. J. Med. **35,** 182—188 (1963).
— Benedick, T. G., Shaver, J. A., Fennel, R. H., jr.: Reiter's syndrome and aortic insufficiency. J. Amer. med. Ass. **189,** 889—894 (1964).
Rogers, F. B., Lansbury, J.: Urinary gonadotrophin excretion in osteoarthritis. Amer. J. Med. Sc. **4,** 419 (1956).
Rogoff, B., Freyberg, R. H.: The familial incidence of rheumatoid spondylitis. Ann. rheum. Dis. **8,** 139 (1949).
v. Rokitansky, C.: Über einige der wichtigsten Erkrankungen der Arterien. Denkschrift der kaiser-lichen Akademie der Wiss. **4,** 1 (1852).
— Lehrbuch der Pathol. Anatomie. 3. Aufl., Bd. 2. Wien: Braumüller 1856, 99ff.
Rolleston, G. L.: The early radiological diagnosis of ankylosing spondylitis. Brit. J. Radiol. **20,** 288 (1947).
Rollwagen, H. O.: Die diffuse progressive interstitielle Lungenfibrose (Hamman-Rich-Syndrom). Med. Klin. **56,** 1864—1869 (1961).
Romanus, R., Ydén, S.: Pelvo-spondylitis ossificans- Rheumatoid or ankylosing spondylitis. Copen-hagen: Munksgaard 1955.
Roofe, P. G.: Innervation of annulus fibrosus and posterior longitudinal ligament; fourth and fifth lumbar level. Arch. Neurol. Psychiat. (Cic.) **44,** 100 (1940).
Ropartz, C.: Les Systemes héréditaires des gamma-globulines humaines. Ann. Biol. Clinique **22,** 445—473 (1964).
Ropes, M. W., Bauer, W.: Synovial Fluid Changes in Joint Diseases. Harvard University Press, Cambridge, Mass. 1953.
— Bennett, G. A., Cobb, S., Jacox, R., Jessar, R.: Diagnostik criteria for rheumatoid arthritis. Bull. rheumat. Dis. **9,** 175 (1958). Bull. rheumat. Dis. **7,** 121 (1956). Ann. rheumat. Dis. **16,** 118 (1957).
Rose, H. M., Ragan, C., Pearce, E., Lipman, M. O.: Differential agglutination of normal and sen-sitized sheep erythrocytes by sera of patients with rheumatoid arthritis. Proc. Soc. Exp. Biol. Med. **1,** 68 (1948).
Rosenow: Zitiert in: Freund, E., Gelenkerkrankungen. Einführung in die Pathologie und Therapie Seite 187. Wien: Urban und Schwarzenberg 1929.
Rosmancith, J.: Coal workers' pneumoconiosis in the Ostrava-Karviná coal-field. Rev. Czech. Med. **7,** 140—150 (1961).
Rossier, P. H., Hegglin-Volkmann, M.: Die Sklerodermie als intern-medizinisches Problem. Schweiz. med. Wschr. **41,** 1161—1180 (1954).
Rotes-Querol, I., Roig-Escofet, D.: Zit. Rev. Rhum. **28,** 540 (1961).
Rothbard, S., Watson, R. F., Swift, H. F., Wilson, A. T.: Bacteriologic and immunologic studies on patients with hemolytic streptococcal infections as related to rheumatic fever. Arch. intern. Med. **82,** 229—250 (1948).
Rotky: Über Polymyositis acuta. Wien-Leipzig: Urban & Schwarzenberg 1912. Zit. nach Schuer-mann, H.
Le Roy Doctor, Suider, G. L.: Diffuse interstitial pulmonary fibrosis associated with arthritis with comments on the definition of rheumatoid lung disease. Amer. Rev. resp. Dis. **85,** 413—422 (1962).
Roy, S. B., Sturgis, P. G., Massel, B. F.: Application of antistreptolysin-O-titer in evaluation of joint pain and in diagnosis of rheumatic fever. New Engl. J. Med. **254,** 95—102 (1956).
Rubin, E. H.: Pulmonary lesions in "rheumatoid disease" with remarks on diffuse interstitial pul-monary fibrosis. Am. J. Med. **19,** 569 (1955).
Ruderman, Joseph E., Abruzo, John L.: Chronic postrheumatic fever arthritis (Jaccoud's): Report of a case with subcutaneous nodules. Arthritis and Rheumatism **9,** 640 (1966).
Ruelle, M., Dubois, J. L.: La malformation protrusive et sa complication arthrosique. Rev. Rhum. **29,** 476 646 (1962).
Ruffer, M. A., Rietti, A.: On osseous lesions in ancient Egyptians. J. Path. Bact. **16,** 439 (1911/12).
— Studies in the Palaeopathology of Egypt. Chicago: University of Chicago Press 1921.
Ruhenstroth-Bauer, G.: Neues über den Mechanismus und die Bedeutung der Blutkörperchen-Sen-kungsreaktion. Hippokrates **32,** 829—833 (1961).
Ruhl, M. J., Sokoloff, L.: A thesaurus of rhumatology. Arthr. and Rheum. **8,** 97—182 (1965).
Rupec, M.: Zur Ultrastruktur des Bindegewebes bei der Sklerodermie. Vortrag am 6. 6. 66 in Prag vor der Tschechoslowakischen Dermatologischen Gesellschaft.
Rusk, H. A.: Rehabilitation Medicine 2nd Ed. St. Louis. Mosby 1964.

Sabour, M. S., Nogy el Mahallawy, M.: Mitral and aortic valve disease in a patient with scleroderma. Brit. J. Derm. **78,** 15—23 (1966).

Sackner, M. A.: The visceral manifestations of scleroderma. Arthritis and Rheum. **5,** 184—194 (1962).

— Argun, N., Kimbel, P., Lewis, D. H.: The pathophysiology of scleroderma involving the heart and respiratory system. Ann. intern. Med. **60,** 611—630 (1964).

Sairanen, E.: On Rheumatoid Arthritis in Children. Acta Rheum. Scand. Suppl. **2** (1958).

Sandifort, E.: Zit. n. Buess und Koelbing (1964).

Sandler, A. I., Vickery, A. L., jr.: Hematologic disorder in a woman with longstanding rheumatoid arthritis. New. Eng. J. Med. **274,** 959—968 (1966).

Sandring, H., Welin, G.: Aortic arch syndrome with special reference to rheumatoid arteritis. Act. Med. Scand. **170,** 1 (1961).

Sandritter, W., Beneke, G.: Rheumatismus und Bindegewebe. In: Der Rheumatismus **38** (1966). Darmstadt: Steinkopff-Verlag. Reaktionsmöglichkeit von Bluteiweißkörpern im Bindegewebe u. deren Bedeutung für das rheumatische Geschehen.

Sands, J. H., Palmar, P. P., Maycook, R. L., Cregeo, W. P.: Evidence for Serologic Hyperactivity in Sarcoidosis. Am. J. Med. **19,** 401—409 (1955).

Sandson, J., Hamerman, D.: Isolation of Hyaluronate Proteins form Human Synovial Fluid. J. am. Invest **41,** 1817 (1962).

Sarkany, I.: Circulating antibody formation in lupus erythematosus. Arch. Derm. **84,** 372—374 (1961).

Sarre, H., Mertz, D. P.: Sekundäre Gicht bei Niereninsuffizienz. Klin. Wschr. **43,** 1134 (1965).

Saslaw, M. S., Streitfeld, M. M.: Group A beta hemolytic streptococci in relation to rheumatic fever. Amer. J. Dis. Child. **92,** 550—557 (1956).

Saudan, Y.: Les débuts de la spondylarthrite ankylosante. Schweiz. med. Wschr. **95,** 210 (1965).

Savill, D.: Vortrag am Symposium on Early Synovectomy in Rheumatoid Arthritis I.S.R.A. Amsterdam, April 12—15 (1966).

Sawada, T.: The steroid hormone therapy in a case of the muco-cutaneo-ocular syndrome. Jap. arch. intern. med. **13,** 549—553 (1966).

Schacherl, M., Schilling, F., Gamp, A.: Das radiologische Bild der Gicht. Der Radiologe 6, 231—238 (1966).

— — Röntgenbefunde an den Gliedmassengelenken bei Polyarthritis psoriatica. Z. Rheumaforsch. **26,** 442 (1967).

Schachter, J., Barnes, M. G., Jones, J. P., Engleman, E. P., Meyer, K. F.: Isolation of Bedsoniae from Joints of Patients with Reiter's Syndrome. Proc. Soc. exp. Biol. (N.Y.) **122,** 283 (1966).

Schade, H.: Untersuchungen in der Erkältungsfrage. Über den Rheumatismus, insbesondere den Muskelrheumatismus (Myogelose). Münch. med. Wschr. **4,** 95 (1921).

— — Die Molekularpathologie der Entzündung. Dresden und Leipzig: Steinkopff-Verlag 1935.

Schäfer, R.: Septische Komplikationen bei Polyarthritis chronica, speziell unter Kortikosteroidtherapie. Schweiz. med. Wschr. **35,** 911 (1959).

Schales, F.: Strahlenbelastung bei der therapeutischen Anwendung von Thorium X (Radium-224). Strahlentherapie **130,** 420 (1966).

— Stahlhofen, W.: Physikalische Messungen zur Bestimmung des Reinheitsgrades von medizinischen Radium-224-(Thorium X)-Präparaten. Strahlentherapie, im Druck (1968).

Scheidegger, J. J.: Une micro-méthode de l'immunoélectrophorése. Int. Arch. Allergy **7,** 130—110 (1955).

Scheiffarth, F., Legler, F.: Serologische und klinische Erfahrungen mit der Antistreptolysinreaktion bei akutem und chronischem Gelenkrheumatismus. Ärztl. Wschr. **1951,** 660—666.

— Bulitta, A.: Zur Verwertbarkeit verschiedener Methoden der Aktivitätsdiagnostik bei Fokalinfektionen. Z. Laryng. **32,** 65—75 (1953).

— Berg, G., Legler, F., Schuler, E.: Zur Frage des Einflusses von ACTH und Cortison auf die Antikörperbidlung. Arzneimittelforsch. **7,** 360—365 (1957).

Schenkel, J. P.: Le poumon sclérodermique. Etude anatomo-clinique de cinq cas. Am. Anat. path. **5,** 32—69 (1960).

Scherrer, M., Bucher, U.: Diffuse interstitielle Lungenfibrose unbekannter Ätiologie (Hamman-Rich-Fibrose). Schweiz. med. Wschr. **93,** 1715—1721 (1963).

Scheuermann, H.: Kyphosis dorsalis juvenilis, Z. orthop. Chir. **41,** 305 (1921).

Schick, B.: Die Nachkrankheiten des Scharlach. Jb. Kinderheilk., N.F. **65,** Ergänzungsheft, 132—173 (1907).

Schilling, F.: Erfahrungen mit Indomethacin. Münch. med. Wschr. **107,** 2176 (1962).

— Die Affektion der oberen Halswirbelsäule bei der Spondylitis ankylopoetica. Z. Rheumaforsch. **22,** 342 (1963).

— Gamp, A., Schacherl, M.: Das Reiter-Syndrom und seine Beziehungen zur Spondylitis ankylopoetica. Zschr. Rheumaforschg. **24,** 342—353 (1965).

Schilling, F., Schacherl, M., Gamp, A., Bopp, A.: Die Beziehungen der Spondylosis hyperostotica zur Konstitution und zu Stoffwechselstörungen. Med. Klin. 60, 165 (1965).
— — Röntgenbefunde an der Wirbelsäule bei Polyarthritis psoriatica und Reiter-Dermatose: Spondylitis psoriatica. Z. Rheum. 26, 448 (1967).
Schimrigk, K., Mertens, H. G., Balzereit, F.: Differentialdiagnose und Therapie der funktionellen Myopathien. Internist 7, 187—196 (1966).
Schirmer, A., Wegmann, T.: Über das Auftreten und die prognostische Bedeutung des Rheumafaktors bei Lebererkrankungen. Schweiz. med. Wschr. 94 (1967).
— Böni, A.: Kritische Stellungnahme zur Diagnostik des Reiter-Syndroms. Zschr. Rheumaforsch. 26, 142—152 (1967).
Schirren, M.: Methodische Probleme in der Beurteilung des routinemäßig erstellten weißen Blutbildes. Method. Inform. Med. 4, 167—178 (1965).
Schirren, C. G.: Vorläufige Erfahrungen mit Antimetaboliten-Therapie von Autoaggressionskrankheiten in der Dermatologie. Münch. med. Wschr. 50, 2553—2557 (1965).
Schlegel, B., Hoch, S.: Katamnestische Untersuchungen zur primärchronischen Polyarthritis. Univ.-Druck, München 13.
Schlesinger, H.: Spezielle Pathologie and Therapie Bd. 7, v. A. Hölder. Wien 1903.
Schlomka, G.: Berufliche Belastungsschäden der Wirbelsäule. Arch. orthop. Unfallchir. 48, 300.
Schmid, F. R., Cooper, N. S., Ziff, M., McEwen, C.: Arteriitis in rheumatoid arthritis. Amer. J. Med. 30, 56 (1961).
Schmid, K., McNair, M. B.: Characterization of Proteins of Human Synovial Fluid in Certain Disease States. J. Clin. Invest. 35, 814—824 (1956).
— — Characterization of the Proteins of Certain Postmortem Human Synovial Fluid. J. Clin. Invest. 37, 708—718 (1958).
Schmidt, H.: Beiträge zur Kenntnis der hämolytischen Streptokokken und der Eigenschaften des Antistreptokokkenserums; die Hemmung der Fibrinolyse durch Antistreptokokkenserum. Z. Immun. Forsch. 87, 9—16 (1936).
— Die immunbiologische Bedeutung der Streptokokken für den Rheumatismus. Zschr. Rheumaforsch. 11, 1—16 (1952).
— Fortschritte der Serologie. 2. Aufl. Darmstadt: Dietrich Steinkopff 1955.
Schmidt, H. J.: Beitrag zum Problem der Silikoarthritis. Helv. med. Acta 25, 289—297 (1958).
Schmorl, G., Junghanns, H.: Die gesunde und kranke Wirbelsäule im Röntgenbild. Leipzig: Thieme 1932.
— — Die gesunde und kranke Wirbelsäule in Röntgenbild und Klinik. 2. Aufl. Stuttgart: Thieme 1951.
— Die gesunde und die kranke Wirbelsäule in Röntgenbild und Klinik. Pathologisch-anatomische Untersuchungen, 4e éd. Stuttgart: Thieme 1957.
Schneider, J. R.: Felty's syndrome, rheumatoid arthritis and secondary hypersplenism: a review. Harper. Hosp. Bull. 25, 70—82 (1967).
Schneider, R.: Erste Beschreibung einer Sklerodermie? Z. Haut- u. Geschl.-Kr. 19, 362—363 (1955).
Schneider, W. F., Chapman, St., Schulz, V. B., Krause, R. M., Lancefield, R. C.: Prevention of streptococcal pharyngitis among military personnel and their civilian dependents by mass prophylaxis. New England J. Med. 270, 1205—1212 (1964).
Schober, P.: Lendenwirbelsäule und Kreuzschmerzen. Münch. med. Wschr. 84, 336 (1937).
Schoen, R., Teschendorf, W.: Handbuch für innere Medizin. Darmstadt: Springer. Bd. VI/I, 992 (1954).
— — Krankheiten der Knochen, Gelenke und Muskeln. In: Handbuch der inneren Medizin. Berlin-Göttingen-Heidelberg: Springer-Verlag 1954, 803 ff., 935 ff.
— Das Problem der sekundär chronischen Polyarthritis. Med. Klin. 1959, 625—628.
— Gibt es eine sekundär chronische Polyarthritis? Med. Klinik 54, 625 (1959).
— Miehlke, K., Bargon, G.: Die atypische subakute Polyarthritis. Der Internist 2, 425 (1961).
— Fibrositis oder sogenannter Muskelrheumatismus. Med. Klin. 57, 708 (1962).
— Regensburger Jahrb. ärztl. Fortbild. 11, 24—30 (1963).
— Die atypische chronische Polyarthritis. Münch. med. Wschr. 109, 1777—1783 (1967).
Schoger, G.: Balneotherapie der Arthrosen. Zschr. Rheumaforschg. 18, 182—187 (1959).
— Die Balneotherapie der Arthrosen und Wirbelsäulenschäden. Therapiewoche 10, 629—631 (1959/60).
— Die Balneotherapie der Arthrosen unter Berücksichtigung neuer Gesichtspunkte bei der Entstehung degenerativer Gelenkerkrankungen. Therapiewoche 16, 1173—1175 (1966).
Schölmerich, P., Deicher, H.: Der Lupus erythematodes visceralis. In: Klinik der Gegenwart, Hrsg. von R. Cobeth, K. Gutzeit, H. E. Bock und F. Hartmann, S. 639—684. München-Berlin: Urban & Schwarzenberg 1958.
Scholtz, H.-G.: Die Thermen der Poseidon-Gärten auf Ischia. Archiv. physik. Therapie 19, 11—13 (1967).

Schönfeld, W.: Kurze Geschichte der Dermatologie und Venerologie, S. 44. Oppermann 1954.

Schönthal, H., Gahl, H. G.: Zur Lungenfunktion bei Lupus erythematodes visveralis. Fortschr. Med. **82**, 401—404 (1964).

— Die Lunge bei Patienten mit Kollagenosen. Habilitationsschrift. Heidelberg 1966.

Schools, G. S., Mikkelsen, W. M.: Rheumatoid Pleuritis. Arthritis and Rheum. **5**, 369—377 (1962).

Schottmüller, H.: Die Artunterscheidung der für den Menschen pathogenen Streptokokken durch Blutagar. Münch. med. Wschr. **1903**, 849—853, 909—912.

Schreck, E.: Veränderungen des Sehorgans bei Haut- und Geschlechtskrankheiten. In: Dermatologie und Venerologie. Bd. IV, S. 850—852, herausgeg. von H. A. Gottron und W. Schönfeld. Stuttgart: Thieme 1960.

Schrire, V., Asherson, R. A.: Arteriitis of the aorta and its major branches. Quarterly Journ. Med. **33**, 499 (1964).

Schroeder, W., Franklin, F. C., McEwen, C., Tanner, M.: "Rheumatoid factors" in coal miners with round nodular fibrosis of the lung not associated with clinical rheumatoid arthritis. X. Internat. Rheumatologie-Kongreß, Rom 1961.

— — — Rheumatoid factors in Patients with silicosis with round nodular fibrosis of the lung in the absence of rheumatoid arthritis. Arthr. and Rheum. **5**, 10—18 (1962).

— Zum Vorkommen des Rheumafaktors bei Pneumokoniose. Beitr. Silikoseforsch. **5**, 489—503 (1963).

— Erscheinungsform der Pneumokoniosen und Rheumafaktor. Beitr. Silikoseforschung S.-Bd. **6**, 331—337 (1965).

Schubert, M.: Intercellular macromolecules containing polysaccharides. Boston: Little, Brown and Company 1964.

Schuermann, H.: Zur Klinik und Pathogenese der Dermatomyositis (Polymyositis). Arch. Derm. Syph. (Berl.) **178**, 414—468 (1939).

— Zur Kenntnis der Dermatomyositis. Arch. Derm. Syph. (Berlin) **190**, 284—306 (1950).

— Maligne Tumoren bei Dermatomyositis und progressiver Sklerodermie. Arch. Derm. Syph. (Berlin) **192**, 575—582 (1951).

— Statistisches über Dermatomyositis. Derm. Wschr. **130**, 782—785 (1954).

— Krankheiten der Mundschleimhaut und der Lippen, S. 90. München-Berlin: Urban & Schwarzenberg 1955.

— Hornstein, O.: Dermatomyositis (Polymyositis). In: Dermatologie und Venerologie. Herausgeg. von H. A. Gottron und W. Schönfeld, Bd. II/1, S. 543—583. Stuttgart: Thieme 1958.

— Greither, A., Hornstein, O.: Dermatomyositis (Polymyositis). In: Schuermann, H.: Krankheiten der Mundschleimhaut und der Lippen. S. 309—311. München-Berlin-Wien: Urban & Schwarzenberg 1966.

Schuler, B.: Z. klin. Med. **147**, 1—43 (1950).

— Die Planung therapeutischer Untersuchungen bei den chronisch-rheumatischen Erkrankungen. Method. Inform. Med. **2**, 4, 129—134 (1963).

Schulz, L.: Beobachtungen an 598 Bechterew-Kranken in einem Rheumaheilbad. Z. Rheumaforsch. **23**, 41 (1964).

Schulze, H., Schmidtberger, R., Haupt, H.: Untersuchungen über die gebundenen Kohlenhydrate in isolierten Plasmaproteiden. Biochem. Z. 329, 490 (1958).

Schulze, G., Wagner, R.: Das rheumatische Fieber bei Erwachsenen. Im Druck.

Schupp, E. K.: Krankenblatt zur Erfassung und zur Verlaufskontrolle rheumatischer Erkrankungen. Geigy-Thomae, Biberach 1962

Schur, P., Sandson, J.: Immunological Studies of the Proteins of Human Synovial Fluid. Arthritis and Rheum. **6**, 115—129 (1963).

Scott, G.: Chronic infection of the sacro-iliac joints as a possible cause of spondylitis adolescens. Brit. J. Radiol. **9**, 126 (1936).

Scott, J. T., Hourihane, D. O., Doyle, F. H., Steiner, R. E., Laws, J. W., Dixon, A. St. J., Bywaters, E. G. L.: Digital arteriitis in rheumatoid disease. Ann. rheum. Dis. **20**, 224 (1961).

— Symposium on Allopurinol. Ann. rheum. Dis. **25** (1966), Supplement No. 6.

Seegmiller, J. E., Howell, R. R., Malawista, S. E.: The inflammatory reaction to sodium urate. J. Amer. Med. Assoc. **180**, 469—475 (1962).

— Laster, L., Howell, R. R.: Biochemistry of uric acid and its relation to gout. New. Engl. J. Med. **268**, 712—716 (1963).

Seelemann, M.: Biologie der Streptokokken. Nürnberg: Hans Carl 1954.

Seidel, K.: Rheumatismus und Alter. Das deutsche Gesundheitswesen **16**, 664 (1961).

— Reuter, W.: Ergebnisse der C-reaktiven Protein-Bestimmungen bei rheumatischen Krankheiten insbes. operierten rheumatischen Herzfehlern, und ihre Korrelationen zu anderen Serum-Untersuchungsmethoden. Z. Rheumaforsch. **21**, 79—88 (1962).

— Serologische Diagnostik rheumatischer Erkrankungen. Zschr. ärztl. Fortbild. **60**, 589—597 (1966).

Literaturverzeichnis

Seidel, K., Tanner, E.: Die klinische Bedeutung des C-reaktiven Proteins unter Berücksichtigung des akuten rheumatischen Geschehens. Zschr. ärztl. Fortbild. 60, 321—325 (1966).
— Felsch, G.: Kurindikationen bei Erkrankungen des rheumatischen Formenkreises. Z. ärztl. Fortb. 60, 748—751 (1966).
Seifert, H., Tichy, H.: Zur serologischen Differentialdiagnostik einzelner Formen des chronischen Rheumatismus. Z. Rheumaforsch. 13, 133 (1954).
— Der Einfluß der Hämolyse auf die Antistreptolysin und Antistaphylolysin-Werte des menschlichen Serums. Z. ges. inn. Med. 15, 1154—1158 (1960).
— Untersuchungen zur Laboratoriumsdiagnostik rheumatischer Krankheiten. In: Beiträge zur Rheumatologie, herausgeg. von Tichy, IV, 1—334, Berlin: Verlag Volk und Gesundheit 1961.
Seifert, G., Geiler, G.: Der Rheumatismus der Schleimbeutel und Sehnenscheiden. Z. Rheumaforsch. 17, 337 (1958).
Seligmann, M.: Leuko-precipitins. II. Evidence of a precipitation reaction between leukocyte extracts and blood from disseminated lupus erythematosus patients. Vox Sang. 2, 270—282 (1957).
— Hanau, C.: Etude immunoelectrophoretique du sérum de malades atteints de lupus érythématéux disséminé. Rev. Hémat. (Paris) 13, 239—48 (1958).
— Immunologic aspects of rheumatoid arthritis and systemic lupus erythematosus; DNA antibodies. Arthritis and Rheum. 6, 542—546 (1963).
Seligmann, M., Hamard, M.: Studies on antinuclear antibodies. Ann. N.Y. Acad. Sci. 124, 816—832 (1965).
Selye, H., Pentz, I. E.: Pathogenetical correlations between p. nodosa, renal hypertension and rheumatic lesions. Canad. M. A. Journ. 49, 264 (1943).
Sepke, G.: Die tumoröse Silikose bei Polyarthritis. Tuberkulosearzt 11, 154 (1957).
Sergejev, K. K.: Ob etiologii, patogeneze i profilaktike urovskoj bolezni. Kliničeskaja Medicina 36/6/:9 (1958).
Serre, H., Simon, L., Claustre, J.: Les lésions destructives des disques et des corps vertébraux au cours de la spondylarthrite ankylosante. J. Radiol. Electrol. 46, 538 (1965).
— — Zitiert in: Handbuch der prakt. Geriartrie Bd. 2, 702. Stuttgart: Ferdinand Enke Verlag 1967.
Servelle, M.: Arch. Mal. Coeur 42, 532 (1949). Zit. nach Rossier.
Setälä, K., Tarkkanen, J., Tarkiainen, E., Nyyssönen, O.: Pilocarpine in salivary gland and thyroïd photoscanning. Brit. J. Radiol. 40, 311—312 (1967).
de Sèze, S., Debeyre, J., Djian, A., Godlewski, S.: Algie cervico-brachiale hernie du disque intervertébrale et osteophytose unco-vertébrale; précisions sur le rôle de la fente articulaire unco-vertébrale et sur l'importance du processus ostéophytique dans la genèse des compressions nerveuses douloureuses à la région cervicale-. Sem. Hôp. Paris 24, 3101 (1948).
— Flavigny, J.: Remarques sur la morphologie du cotyle observée sur les radiographies de face au cours de la coxarthrose. Intérét de la mesure du décalage entre la portion verticale et la portion horizontale du cotyle. La direction générale du toit in Conférence scientifique internationale du rhumatisme chronique dégénérative. Aix-les-Bains, Imp. Réunies Chambéry 1, 683 (1948).
— Rotes-Querol, J.: Hernie discale rétro-marginale antérieure, Sem. Hôp. Paris 25, 3964 (1949).
— Djian, A.: Radiologie analytique de la colonne cervicale moyenne et basse (C 3—C 7). Les incidences obliques et les examens en coupes. Rev. Rhum. 16, 99 (1949).
— Colliez, R.: Interêt de la radiographie en position debout pour les arthroses des genoux. Rev. Rhum. 16, 173 (1949).
— Lacapère, J., Amoudruz, J. P.: Ostéophytes et prétendus „syndesmophytes" vertébraux. Rev. Rhum. 19, 107 (1952).
— Ryckewaert, A.: Spondylarthrite ankylosante. In: de Séze, S., Ryckewaert A., Maladies des Os et des Articulations. Paris: Flammarion 1954, 731.
— Le Rumatisme inflammatoire. Paris 1957.
— — Maladies des os et des articulations. Flammarion, Paris 1954, 861.
— — Arthrose de genou, dans Maladies des os et des articulations. Flammarion, Paris 1954, 899.
— — Maladies des os et des articulations. Flammarion, Paris 1954, 934.
— Kahn, M. F., Fages, A., Dryll, A.: Sur quelques aspects particuliers du rhumatisme psoriasique. Rev. Rhum. 33, 617 (1966).
— — — d'Angejan, G.: (1967b) L'Actualité Rheumatologique. 1966—1967. Troisième cahier L'expansion scientefique francaise 15. Rue Saint-Benoit Paris VI.
— Maitre, M.: Le syndrôme douloureux vertébral tropho-statique de la post-méno-pause, Hist. Med. 4, no. 10, 79 (1954).
— Les accidents de la détérioration structurale du disque. Sem. Hôp. Paris 31, 2267 (1955).
— Lequesne, M.: La coxarthrose au début; étude radiographique d'après 70 cas. Rev. Rhum. 23, 201 (1956).

de Sèze, S., Renier, J. C.: Détérioration structurale du disque intervertébral, dans Encyclopédie Médico-Chirurgicale, 14370, A 10 (1958).
— Welfling, J., Lequesne, M.: L'ostéonécrose primitive de la tête fémorale chez l'adulte. Ostéochondrite disséquante de la hanche. Etude de 30 cas. Rev. Rhum. **27**, 117 (1960).
— Djian, A., Wellinger, C., Leroy: L'arthrose cervicale postérieure (étude anatomo-radiologique). Garnier, Paris 1960.
— Phankim-Chapuis, M., Normand, J.: Progrès et inventions dans le domaine de la spondylarthrite ankylosante ou pelvi-spondylite rhumatismale. Bull. Schweiz. Akad. med. Wiss. **18**, 35 (1962).
— Lequesne, M., Barbannaud, F.: La dysplasie et la subluxation congénitale de la hanche chez l'adulte. La coxarthrose secondaire à ces malformations. Etude radiographique. Rev. Rhum. **29**, 395 (1962).
— Welfing, J., Jurmand, S., d'Anglejean, G.: Images de nécrose ischémique de la tête fémorale au cours des coxites et des coxarthroses. Rev. Rhum. **29**, 554 (1962).
— Traiter les Rhumatismes. Paris: Expansion Scientifique Française (1963).
— d'Anglejean, G., Paolaggi, J. B., Dreyfus, P., Glimet, T. J.: Troubles métaboliques et maladies dégénératives de la colonne vertébrale. In: Ott, V. R. (Herausg.), Stoffwechsel und degenerativer Rheumatismus. Darmstadt: Steinkopff 1965, S. 138.
— Symposion: Seroneg. pcP. 6. europäischer Rheumatologenkongress Lissabon 1967, unveröffentlicht (1967a).
— Ryckewaert, A., Guèrin, Cl, Kahn, M. F.: Reflexions sur le champ d'ètude de le Rhumatologie. Classifications des Maladies rhumatismales. Rev. Rhumat. **34**, 91 (1967).
Sezer, F. N.: Isolation of virus in a case of Behçet's disease. Amer. J. Ophthal. **36**, 301—315 (1953).
— Further investigations on virus of Behçet's disease. Amer. J. Ophthal. **41**, 41—55 (1956).
— Behçet's disease. Docum. Ophtal. **14**, 176—187 (1960).
Shapiro, J. R., Klinenberg, J. R., Peck, W., Goldfinger, S. E., Seegmiller, J. E.: Hyperuricemia associated with obesity and intensified by caloric restriction. Arthritis and Rheumat. **7**, 343 (1964).
Sharp, J., Easson, E. C.: Deep X-ray therapy in Spondylitis. Brit. med. J. **1**, 619—623 (1954).
— Differential diagnosis of ankylosing spondylitis. Brit. Med. J. **1**, 975—978 (1957).
Sharp, J. T.: The mycoplasmataceae (PPLO) as causes of joint infections. Arthr. and Rheum. **7**, 437—442 (1964).
— Riggs, S.: Mycoplasmas and Rheumatic Diseases. In: Rheumatology, An Annual Review Vol. 1. Basel-New York: S. Karger, 1967.
Shatin, H.: Diagnose: Dermatomyositis. Arch. Derm. (Chic.) **86**, 820 (1962).
Sheard, Ch., Knoepfler, P. T.: Dermatomyositis and the Incidence of Associated Mailgnancy. A.M.A. Arch. Derm. **75**, 224—227 (1957).
Shearn, M. A.: Sjögren's syndrome in association with scleroderma Ann. intern. Med. **52**, 1352 bis 1362 (1960).
— Tu, W. H.: Nephrogenic diabetes insipidus and other defects of renal tubular function in Sjögren's syndrome. Am. J. Med. **39**, 312—318 (1965).
Sheridan, L. A., Harrison, E. G., jr., Divertie, M. B.: The current status of idiopathic pulmonary fibrosis (Hamman-Rich-Syndrome). Med. Clin. N. Amer. **48**, 993—1010 (1964).
Shetlar, M. R., Payne, R. W., Padron, J., Felton, F., Ishmael, W. K.: Objective Evaluation of Patients with Rheumatic Diseases. I. Comparison of Serum Glycoprotein, cold Haemagglution, C-Reactive Protein and other Tests with Clinical Evaluation. J. Lab. Clin. Med. **48**, Nr. 2, 194 (1956).
Shimizu, T., Katsuta, Y., Oshima, Y.: Immunological studies on Behçet's Syndrome. Ann. rheum. Dis. **24**, 494—500 (1965).
Short, C. L., Bauer, W.: The course of rheumatoid arthritis receiving simple medical and orthopedic measures. New England J. Med. **238**, 142 (1948).
— — Reynolds, W.: Rheumatoid Arthritis. Cambridge (Mass.) Harvard Univ. Press (1957).
Short, Ch.,L.: Rheumatoid arthritis: Historical aspects. J. chron. Dis. **10**, 367—387 (1959).
Siboulet, A.: Inclusion bodies in non-gonococcal urethritis. Also skin lesions with inclusions. Brit. J. vener. Dis. **31**, 235—237 (1955).
— Galistin, P.: Arguments in favour of a virusaetiology of non-gonococcal urethritis illustrated by three cases of Reiter's disease. Brit. J. vener. Dis. **38**, 209—211 (1962).
Siegel, A. C., Johnson, E. E., Stollerman, G. H.: Controlled studies of streptococcal pharyngitis in a pediatric population. I. Factors related to the attack rate of rheumatic fever. New England J. Med. **265**, 559—566 (1961).
Siegenthaler, W., Hegglin, R.: Der viscerale Lupus erythematosus (Kaposi-Libman-Sacks-Syndrom). Erg. inn. Med. u. Kinderheilk. N.F. **7**, 373 (1956).
— — Klinische und pathologisch-anatomische Beobachtungen bei einem Fall von Periarteriitis nodosa. Schweizer med. Wschr. **86**, 355 (1956).
Siegmund, H.: In: Theorie der Herderkrankungen. Stuttgart: Hippokrates-Verlag 1950.

Sieniewicz, D. J., Martin, J. R., Moore, S., Miller, A.: Rheumatoid nodules in the lung. J. Canad. Ass. Radiol. **13**, 73—80 (1962).
Silberberg, M., Silberberg, R.: Modification of degenerative joint disease in mice by somatotropin. Endocrinology **67**, 540 (1960).
Silbiger, M. L., Peterson, C. C., jr.: Sjögren's syndrome. Its roentgenographic features. Amer. J. Roentgen. **100**, 554—558 (1967).
Siltzbach, L. E., Ehrlich, J. E.: The Nickerson-Kveim reaction in sarcoidosis. Amer. J. Med. **16**, 790—803 (1954).
— The Kveim test in sarcoidosis; a study of 750 patients. J. amer. med. Ass. **178**, 476—482 (1961).
— Significance and specificity of the Kveim reaction. Proc. of the 3rd Int. Conf. on Sarcoidosis, Stockholm (1963). Acta med. scand. Suppl. **425**, 74—78 (1964).
De Silva, P.: Felty's syndrome with vascular and neurological complications. Canada med. Ass. **94**, 449—450 (1966)
Simon, H. J., Sakai, W.: Staphylococcal antagonism to penicillin-G therapy of hemolytic streptococcal pharyngeal infection. Effect of oxacillin. Pediatrics **31**, 463—469 (1963).
Simmonds, M.: Über Spondylitis deformans und ankylosierende Spondylitis. Fortschr. Röntgenstr. **7**, 51 (1903—1904).
Singer, J. M., Plotz, C. M.: The latex fixation test. I. Application to the serologic diagnosis of rheumatoid arthritis. Am. J. Med. **21**, 888 (1956).
Sitaj, S., Zbojanová, M., Zitnanová, E.: Komplexe Bade- und Rehabilitationstherapie der Koxarthrosen. Arch. phys. Ther. **15**, 71—79 (1963).
— L'arthropathie ochronotique Alcaptonurie et ochronose. Rhumatologie **15**, 93 (1963).
Sivén, V. O.: Zur Kenntnis der sogenannten chronisch ankylosierenden Entzündung der Wirbelsäule. Z. Klin. Med. **49**, 343 (1903).
Sjögren, H.: Acta ophthal (Kbh) 405 (1932).
— Acta ophthal (Kbh) Suppl. **2**, 1 (1933).
— Acta med. scand. **103**, 526—538 (1940).
— Modern Trends in Ophth. London 1940.
— Australasian Med. Publ. Sydney 1943.
— Acta Ophth. **20**, 23—47 (1951).
Sjögren's Syndrome. Brit. med. J. **3**, 260 (1967).
Skog, T.: Dupuytren's Contraction with Special Reference to Etiology and Impored Surgical Treatment; Its Occurence in Epileptics, Note on Knueklepads. Acta chir. Scand. Suppl. 139 (1948).
Skogrand, A.: Visceral lesions in rheumatoid arthritis Acta Rheum. scand. **2**, 17 (1956).
Slauck, A.: Histopathologische Untersuchungen bei neuraler Myopathie. Klin. Wschr. **1928**, 2245.
— Anleitung zur klinischen Analyse des infektösen Rheumatismus. Dresden und Leipzig: Steinkopff 1947.
Smith, P. F.: Comparative physiology of pleuropneumonia-like and L-type organisms. Bact. Rev. **28**, 97—125 (1964).
Smith, R. B. W., Prior, I. A. M., Sturman, D.: Behçet's disease with retinal vascular lesions. Brit. med. J. **2**, 220—221 (1967).
Smyth, C. C., Freyberg, R. H., Lampe, I.: Roentgentherapy for rheumatoid arthritis of the spine. J. amer. med. Ass. **117**, 826—831 (1941).
Smyth, Ch. J.: Rheumatism and Arthritis: Review of American and English Literature of Recent Years. Ann. intern. Med. **50**, 366, 633 (1959).
Snapper, L.: Bone diseaese in medical practice. New York: Grune & Stratton 1957.
Sokolow: Über Heilung des Gelenkrheumatismus durch Röntgenstrahlen bei Kindern. Fortschr. Röntgenstr. **1**, 209 (1898).
Sokoloff, K.: The pathology of gout. Metabolism **6**, 230—243 (1957).
— Bunim, J. J.: Vascular lesions in rheumatoid arthritis. J. Chron. Dis. **5**, 668 (1957).
— The pathology of rheumatoid arthritis and allied disorders. In: Hollander, J. L., Arthritis and allied conditions. Philadelphia, Lea and Febiger, ed., 7 th ed, 1966.
Solem, J. H., Lund, I.: Prophylaxis with Corticosteroids in Surgical Patients Receiving Cortisone or Other Steroid Therapy. Acta Anaesth. Scand. **6**, 97—102 (1962).
Sones, M., Israel, H. L., Krain, R., Beerman, H.: Kveim test in sarcoidosis and tuberculosis; a preliminary report. J. invest. Erm. **24**, 353—364 (1955).
Sonnenschein, A.: Biologie, Pathologie und Therapie der Gelenke. V. Benno-Schwabe u. Co., Basel 1952.
Sönnichsen, N.: Dermatomyositis. Derm. Wschr. **151**, 75 (1965).
— Blume, N., Apostoloff, G.: Zur Frage des Nachweises antinukleärer Faktoren bei Sklerodermiekranken. Derm. Wschr. **152**, 727—732 (1966).
Sorensen, L. B.: The elimination of uric acid in man studied by means of C^{14}-labeled uric acid, uricolysis. Scand. J. Clin. Lab. Invest. **12**, Suppl., 54 (1960).

Sors, Ch.: La sclérose pulmonaire élastosique primitive. Rev. Tuberc. (Paris) **23,** 1109—1124 (1959).
— Taussig, N., Deparis, M.: Chronischer Gelenkrheumatismus und diffuse interstitielle Lungenfibrose. Presse Medicale **72,** Nr. 45, 2667 (1964).
Spaun, J., Bentzon, M. W., Larsen, S. O., Hewitt, L. F.: International standard for antistreptolysin-O. Bull. Wld. Hlth. Org. **24,** 271 (1961).
Spencer, H.: Pathology of the Lung, S. 565 ff. Pergamon Press, Oxford London-New York-Paris 1962.
Spiera, H.: Excretion of a Tryptophan Matabolite in Rheumatoid Arthritis. Arthritis and Rheum. **6,** No. 4, 364 (1963).
— Gottlieb, A., Teirstein, A. S., Slitzbach, L. S.: A Serologic study of diffuse interstitial pulmonary Fibrosis. Arthr. and Rheum. **6,** 300—301 (1963).
Spitz, H., Steinbrocker, O., Schwartz, S., Schittone, M.: Fulminating fatal gout. Amer. J. Med. **6,** 513 (1949).
Stachow, A., Jablonska, S.: Immunoelektrophoretische Untersuchungen bei Sklerodermie. Arch. klin. exp. Derm. **222,** 127—137 (1965).
— — Immunelektrophoretische Studien bei Dermatomyositis. Arch. klin. exp. Derm. **222,** 138—148 (1965).
Staehelin, R.: Trauma und Rheuma. Schweiz. Z. Unfallmed. **28,** 187 (1934).
Standard Nomenclature of Diseases and Standard Nomenclature of Operations. AMA, New York (1952).
Stastny, P., Ziff, M.: Homologous disease in the adult rat: a model for antoimmune disease. Ann. of the N.Y. Acad. of Sciences. **99,** 663—669 (1962).
— Vischer, Th., Ziff, M.: Autoimmunmechanismen bei der Transplantationskrankheit der Ratte. Zschr. Rheumaforschung **26,** 107 (1967).
— Ziff, M.: Immunologically induced exp. models of human connective tissue diseases. Rheumatology. Vol. **1,** 188—241. Basel: Karger 1967.
Staunig, K.: Über Röntgentherapie der Arthritis deformans. Strahlentherapie **20,** 113—114 (1925).
Stava, Z.: The Problem of Interrelation between Diffuse Generalized Scleroderma, Acrosclerosis, Raynaud's Phenomenon and Raynaud's Disease. Dermatologica **118,** 1—11 (1959).
Stecher, R. M.: Heberden's nodes: The incidence of hypertrophic arthritis of the fingers. New Engl. J. Med. **222,** 300 (1940).
— Heberden's nodes: Heredity in hypertrophic arthritis of the finger joints. Amer. J. med. Sci. **201,** 801 (1941).
— Hersh, A. H.: Heberden's nodes: The mechanism of inneritance in hypertrophic arthritis of the fingers. J. clin. Invest. **23,** 699 (1944).
— Das Problem der Vererbung bei Gelenkerkrankungen. Docum. rheumat. Geigy, Basel 1957, Bd. 12.
— Hauser, H.: Traumatic Heberden's nodes; osteoarthritis of the fingers due to injury. Amer. J. Roentgenol. **72,** 452 (1954).
— Ausenbachs, A.: Vererbung bei Erkrankungen der Gelenke. Zschr. Rheumaforsch. **14,** 209 (1955).
Stecker, R. M.: L'hérédité dans les maladies articulaires. Documenta rheumatologica Geigy No. 12 (1957).
Steffen, C.: Der Antiglobulin-Konsumptionstest. Klin. Wschr. **40,** 613—622 (1962).
Steigleder, G. K., Silva, A., Nelson, C. T.: Histopathology of the Kveim test. Arch. Derm. (Chicago) **84,** 828—834 (1961).
Steinberg, V. L.: Neuropathy in rheumatoid diseases. Brit. Med. J. 1600 (1960).
Steinbrocker, O., Traeger, C. H., Battermann, R. C.: Therapeutic criteria in rheumatoid arthritis. J.A.M.A. **140,** 659 (1949).
— Storey, G.: Ankylosing spondylitis and chronic inflammatory lesions of the intestines. Brit. Med. J. **2,** 1157—1159 (1957).
Sternbrocker, O., Traeger, C.H., Battermann, R.C.: Therapeutic criteria in rheumatoid arthritis. I.A.M.A. **140,** 659 (1949).
Stertz, G.: Polymyositis. Berl. Klin. Wschr. **53,** 489 (1916).
Stetson, Ch. A.: The relation of antibody response to rheumatic fever. In Streptococcal infections. Edited by M. McCarty, S. 208—218. New York: Columbia University Press 1954.
Still, G.F.: On a form of chronic joint disease in children. Med. Chir. Trans. **80,** 47 (1897).
Stoeber, E., Schenck, W., Kölle, G.: Rheumafaktor, Antistreptolysintiter und Karditis bei der kindlichen rheumatoiden Arthritis. In: Die erworbenen Herzkrankheiten im Kindesalter, herausgeg. von F. Graser. S. 81—84. Stuttgart: F.K. Schattauer-Verlag 1964.
Stoia, I., Stoia, H.: Die Spondylitis ankylopoetica und ihre Begleiterscheinungen. Zschr. Rheumaforsch. **24,** 179 (1965).
Stollar, D., Levine, L., Marmur, J.: Antibodies to denatured DNA in lupus erythematosus serum. III. Characterization of antibodies in several sera. Biochim. Biophys. Acta **61,** 7—18 (1962).

Stollermann, G. H., Glick, G., Patel, D. J., Hirschfeld, J., Rusoff, J.: Amer. J. Med. **15**, 645 (1953).
— The use of the hemolysin inhibition in the study of experimental and clinical hyperlipaemia; the non-specific inhibition of streptolysin O by serum lipoproteins. J. Clin. Invest. **33**, 1233—1241 (1954).
— Lewis, A. J., Schultz, J., Taranta, A.: Relationship of immune response to group A streptococci to the course of acute, chronic and recurrent rheumatic fever. Amer. J. Med. **20**, 163—169 (1956).
— Die Behandlung und Überwachung des Rheumafiebers. Acta Rheumatologica, Documenta Geigy, Heft 17, 5—61 (1960).
— The Epidemiology of Primary and Secondary Rheumatic fever. In: The Streptococcus, Rheumatic Fever and Glomerulonephritis, edited by J. W. Uhr. S. 311—337. Baltimore: The Williams and Wilkins Company 1964.
— Markowitz, M., Taranta, A., Wannamaker, L. W., Whittemore, R.: Jones criteria (Revised) for guidance in the diagnosis of rheumatic fever. Circulation **32**, 664—668 (1965).
Storck, H.: Rheumatische Fernstörungen aus Beckenherden: Reiter-Syndrom — Rheumatische Iritis — Bechterew. München und Berlin: Urban & Schwarzenberg 1962.
Störiko, K.: Serologische Reaktionen zur Diagnose rheumatischer Erkrankungen. Laboratoriumsblätter für die medizinische Diagnostik, Behringwerke, Nr. 2, 1—46 (1967).
Strachan, R. W., Wizgell, F. W.: Polyarthritis in Behçet's multiple symptome complex. Ann. rheum. Diss. **22**, 26—35 (1963).
Strassmann, H.: Zur Dermatomyositis bei Kindern. Z. Haut- u. Geschl.-Kr. **42**, 573—580 (1967).
Strecker, O.: Zur Frühbehandlung der Spondylarthritis ankylopoetica mit Thermalbädern. Beitr. Rheumatol. **11**, 28—31 (1967).
Strümpell, A.: Bemerkung über die chronische ankylosirende Entzündung der Wirbelsäule und der Hüftgelenke. Dtsch. Z. Nervenheilk. **11**, 338 (1897).
— Lehrb. der spec. Patholog. u. Therapie der inneren Krankheiten. 8. edit., vol. 2, pp. 457 s. Leipzig: Vogel 1884.
Sturgill, B. C., Carpenter, R. R.: Antibody to ribosomes in systematic lupus erythematosus. Arthr. and Rheum. **8**, 213—219 (1965).
Südhoff, H., Schimanski, J.: Zur Erfolgsbeurteilung von Badekuren bei der chronischen Polyarthritis. Z. angew. Bäder-Klimahk. **9**, 324—332 (1962).
Sundblad, L.: Studies on Hyaluronic Acid in Synovial Fluid. Acta, soc. and upsalien **58**, 113 (1953).
Sury, B.: Rheumatoid Arthritis in Children; a Clinical Study. Copenhagen: Munksgaard 1951.
Suzue, K.: Pathologie des Rheumatismus als infektiöse Krankheit (Pathology of Rheumatism as an Infectious Disease). RYNMACHI (Japan) **4**, 57 (1962).
Suzuki, S., Strominger, J. L.: Enzymic synthesis of sulfated mucopolysaccharides in hen oviduct. Biochim. biophys. Acta (Amst.) **31**, 283 (1959).
— — Enzymatic sulfation of mucopolysaccharides in hen oviduct. J. biol. Chem. **235**, 257 (1960).
Svartz, N., Schlossman, K.: Agglutination of sensitized sheep erythrocytes in disseminated lupus erythematosus. Ann. rheum. Dis. **16**, 73—75 (1957).
Svarts, N.: Production d'arthrites experimentales à l'aide de bactéries. Rheumatismes inflammatoires chroniques. Lyon-Trévaux P.P.S. édition 1965, 529—536.
van Swaay, H.: Spondylosis ankylopoetica. Een pathogenetische studie. Diss. med. Leiden, 1950.
— The pathology of ankylosing spondylitis. II. Europ. Rheumatol. Kongress 1951, Ponencias oficiales, 99.
Swezey, R. I.: Myocardial infarction due to rheumatoid arthritis. J. Amer. med. Ass. **199**, 855 (1967).
Swift, H. F.: The relationsship of streptococcal infections to rheumatic fever. Am. J. Med. **2**, 168 (1947).
Symposium-ERB. Muskeldystrophien. Hrsg. von Kuhn, E. Heidelberg: Springer 1966.

Taeubner, W.: Ein neues Blutsenkungsgerät, das ein hygienisch einwandfreies Pipettieren sowie neben der normalen Auswertung eine Schnellablesung ermöglicht. Dtsch. Ges.wesen. **9**, 282—284 (1954).
Taichman, N. S., Uriuhara, T., Movat, H. Z.: Ultra-structural alterations in the local Schwartzman reaction. Lab. Invest. **14**, 2160—2178 (1965).
Talal, N., Bunim, J. J.: The development of malignant lymphoma in the course of Sjögren's syndrome. Amer. J. Med. **36**, 529—540 (1964).
— Sjögren's syndrome. Bull. rheum. Dis. **16**, 404—407 (1966).
— Sokoloff, L., Barth, W. F.: Extrasalivary lymphoid abnormalities in Sjögren's syndrome (reticulum cell sarcoma, "pseudolymphoma", macroglobulinemia). Amer. J. Med. **43**, 50—65 (1967).
Talbott, J. H.: Gicht. Stuttgart: Hippokrates 1967.
Tan, E. M., Kunkel, H.: Characteristics on a soluble nuclear antigen precipitating with sera of patients with systemic lupus erythematosus. J. Immunol. **96**, 464—76 (1966).
— Schur, P. H., Carr, R. I., Kunkel, H. G.: Desoxyribonucleic acid (DNA) and antibodies to DNA in the sera of patients with systemic lupus erythematosus. J. Clin. Investig. **45**, 1732—40 (1966).

Tanzer, M. L.: Experimental Lathyrism. In: International Review of Connective Tissue Research. Vol. 3, p. 91—112. Ed. by D. H. Hall. New York-London: Academic press 1965.
Taranta, A., Stollerman, G. H.: The relationship of Sydenham's chorea to infection with group A streptococci. Amer. J. Med. 20, 170—175 (1956b).
— Spagnuolo, M., Feinstein, A. R.: "Chronic" rheumatic fever. Ann. intern. Med. 56, 367—388 (1962).
— Wood, H. F., Feinstein, A. R., Simpson, R., Kleinberg, E.: Rheumatic fever in children and adolescents: A long-term epidemiologic study of subsequent prophylaxis, streptococcal infections, and clinical sequelae. IV. Relation of the rheumatic fever recurrence rate per streptococcal antibodies. Ann. Intern. Med. 60, Suppl. 5, 47—57 (1964a).
— Kleinberg, E., Feinstein, A. R., Wood, H. F., Tursky, E., Simpson, B. A.: Rheumatic fever in children an adolescents: A long-term epidemiologic study of subsequent prophylaxis, streptococcal infections, and clinical sequelae: V. Relation of the rheumatic fever recurrence rate per streptococcal infection to pre-existing clinical features of the patients. Ann. Intern. Med. 60, Suppl. 5, 58—67 (1964 b).
— Rheumatic fever: Clinicel Aspects. In: Arthritis und allied Conditions, edited by J. L. Hollander, 7th ed., 694—749. Philadelphia: Lea and Febiger 1966 b.
— Rheumatic fever: Pathology, etiology, epidemiology and pathogenesis. In: Arthritis and allied conditions, edited by J. L. Hollander, 7 th ed., 667—693. Philadelphia: Lea and Febiger 1966 a.
— Rheumatic fever: Clinical Aspects. In: Arthritis and allied Conditions, edited by J. L. Hollander, 7th ed., 694—749. Philadelphia: Lea and Febiger 1966 b.
Tarnopolsky, S.: El Problema de la Classification del Reumatismo. Acta reumat. Latinoamericana 1, 1, 3 (1967).
Taube, H.: Rheumatismus aus der Sicht des Gutachters. Zschr. Rheumaforschung 18, 187 (1959).
Taubner, A.: Zur Bedeutung der perkutanen Leberbiopsie bei der primär chronischen Polyarthritis. Zschr. Rheumaforschung 20, 192 (1961).
Tautenhahn, B.: Die klin. Frühdiagnose der Spondylarthritis ankylopoetica, Beiträge z. Rheumatologie. Berlin: Volk und Gesundheit 1967.
Tava, S., Cavigneaux, A., Deplce, Y.: Le syndrome de Caplan. Une observation Arch. d. malad. prof. 15, 42—44 (1954).
Technical Conference on the Public Health Aspects of Chronic Rheumatoid Arthritis and Related Diseases. Rome 12—20, Nov. 1963. Regional Office for Europe, World Health Organization, Copenhagen. Euro-213,2 (1964).
Teleky, L.: Dupuytren's Contraction as Occupational Disease. J. Industr. Hyp. 21, 233 (1939).
Teller, H.: Über das urethro-okulo-synoviale Syndrom (Fiessinger-Leroy-Reiter) mit Hauterscheinungen. Hautarzt 15, 616—623 (1964).
Telleson, W. G.: Rheumatoid pneumokoniosis (Caplan's syndrome) in an asbestos worker. Thorax 16, 372—377 (1961).
Temine, P., Castelain, P. Y., Haudiquet, G.: Grande aphtose de Behçet. Bull. Soc. Franç. Dermat. Syph. 67, 762 (1960).
— — — Maladie de Behçet. Bull. Soc. Franç. Dermat. Saph. 68, 235—236 (1961).
— Jayle, G., Oddoze, L., Lebeuf, M.: Syndrome de Gougerot Sjögren avec lésions anétodermiques. Bull. Soc. Franç. Derm. Syph. 73, 307—308 (1966).
Teng, P.: Spondylosis of the cervical spine with compression of the spinal cord and nerve roots, J. Bone Jt. Surg. 42 A, 392 (1960).
Terrasse, J., Moinade, S., Marcheix, J. C.: Les consultations journaliêes en pathologie infectieuse. Paris: Masson & Cie. 1964.
Thannhauser, S.: Lehrbuch des Stoffwechsels und der Stoffwechselkrankheiten. München: J. F. Bergmann 1929.
— Über die Pathogenese der Gicht. Dtsch. med. Wschr. 81, 492 (1956).
— Lipoidoses III E. New York: Grune and Stratton 1958.
Thibault, P.: Le poumon dans les prétendues maladies du collagnéne. Presse méd. 919 (1960).
Thibierge, G., Weissenbach, A. J.: Concrétions calcaires souscutanées et sclérodermie. Ann. Derm. Syph. (Paris) 5. série, 2, 129—155 (1911).
Thiers, H., Colomb, D., Fayolle, J.: Recherches sur la possibilité de déceler un antigène dans l'aphtose. Bull. Soc. Franç. Derm. Syph. 64, 141—142 (1957).
— Moulin, G., Cuffia, Ch., Robillard, J.: Syndrome de Gougerot-Sjögren associé à une dermatose de type parapsoriasis lichénoïde. Bull. Soc. Franç. Derm. Syph. 73, 326—327 (1966).
Thomas, A. E.: Chronic arthritis after recurrent rheumatic fever. Ann. rheum. Dis. 14, 259 (1935).
Thomas, C. B., France, R.: A preliminary report of the prophylactic use of sulfonamide in patients susceptible to rheumatic fever. Bull. Johns Hopkins Hosp. 64, 67 (1939).
Thomas, L.: Rheumatic fever. Minneapolis: University of Minnesota Press 1952.
Thompson, M.: Osteitis condensans ilii and its differentiation from ankylosing spondylitis. Ann. rheum. Dis. 13, 147 (1954).

Literaturverzeichnis

Thurn, P.: Die Röntgenbestrahlung von rheumatischen, chronischen Polyarthritiden. Strahlentherapie 7, 177—185 (1949).
Thurner, J.: Die chronisch-rheumatoide Polyarthritis und ihre Stellung im Rahmen der rheumatisch genannten Erkrankungen (eine morphologisch-pathogenetische Studie). Zschr. Rheumaforsch. 20, 373 (1960).
Tichy, H., Der Antistreptolysintyp der rheumatischen Krankheiten. In: Beiträge zur Rheumatologie, herausgegeben von H. Tichy, III, S. 19—73. Berlin: Verlag Volk und Gesundheit 1960.
— Die Trennung spezifischer und unspezifischer Antistreptolysin-O-Titer mit der Albumin-Methode des Instituts Pasteur. Zschr. Rheumaforsch. 20, 21—26 (1961).
— Ratschläge für die serologische Praxis in der Diagnostik entzündlicher Rheumatismen. Therapiewoche 12, 636—638 (1962).
— Balneotherapie in Tichy-Seidel-Heidelmann: Lehrbuch der Rheumatologie. 2. Auflage. Berlin 1962, 385—390.
Tichy, H.: Böhme, A.: Zur Serologie der Silikose mit und ohne Polyarthritis. Zschr. Rheumaforsch. 22, 89—99 (1963).
— Maßnahmen und Einrichtungen in der europäischen Rheumatologie mit neuzeitlichen Beispielen von Kliniken und Instituten. Beitr. Rheumatol. 10, 9—111 (1966).
— Otoshenie otdelných storon obměna k degenerativnym kostnym i sutavnym zabolevaniam in Trudy Igo Medicinskogo Instituta imeni J. M. Sechenova (Moskau) 48, 251 (1966).
— Infektion und Herdinfektion in der Rheumatologie. „Der Rheumatismus" Bd. 40. Darmstadt: Dr. Dietrich Steinkopff 1967.
Tillet, W.S., Garner, R.L.: The fibrinolytic activity of hemolytic streptococci. J. exp. Med. 58, 485—502 (1933).
— Edwards, L.B., Garner, R.L.: Fibrinolytic activity of hemolytic streptococci. The development of resistance to fibrinolysis following acute hemolytic streptococcus infections. J. clin. Invest. 13, 47—78 (1934).
Tischendorf, W., Müller, K.: Klinik der Kollagenkrankheiten. Der Rheumatismus Bd. 32. Darmstadt: Steinkopff 1959.
Tobin, W.J.: The relationship of trauma to arthritis. Am. Surg. 25, 332 (1959).
Todd, E.W.: The differentiation of two distinct serological varieties of streptolysin, streptolysin O and streptolysin S. J. Path. Bact. 47, 423—445 (1938).
Tolksdorf, S.: The in vitro determination of hyaluronidase. In: Methods of Biochemical Analysis, edited by D. Glick, Vol. I, S. 425. New York: Interscience Publishers Inc. 1959.
Tomasi, T.B., jr., Fudenberg, H.H., Fiuby, N.: Possible relationship of rheumatoid factors and pulmonary disease. Amer. J. Med. 33, 243—248 (1962).
Töndury, G.: Zur Anatomie der Halswirbelsäule. Gibt es Unco-vertebralgelenke? Zeitschr. f. Anatomie und Entwicklungsgesch. 112, 448 (1942/43).
— Zur Anatomie und Entwicklungsgeschichte der Wirbelsäule mit besonderer Berücksichtigung der Altersveränderungen der Bandscheiben. Schweiz. med. Wschr. 85, 825 (1955).
Toone, E.C., Pierce, E.L., Hennigar, G.R.: Aortitis and aortic regurgitation associated with rheumatoid spondylitis. Am. J. Med. 26, 225—263 (1959).
Touraine, A.: Bull. Soc. Franç. Dermat. Syph. 48, 61—104 (1941).
— L'aphtose. Presse Méd. 28, 71—73 (1941).
— L'aphtose. Données récentes et synthèse. Presse Méd. 63, 1493—1495 (1955).
Toussaint, J.: Polyarthrite chronique évolutive ayant debute sur des articulations blessées. Rev. Rhumat. 26, 707 (1959).
Townes, A.S., Steward, C.R., Osler, A.G.: Immunologic studies of systematic lupus erythematosus. II. Variations of Nucleoproteins — reactive Gamma — Globulins and Hemolytic Complement Levels with Disease Activity. Bull Johns, Hopk. Hosp. 112, 202 (1963).
Tranquada, R.E., Simmons, D.H., Miller, J.H.: Pulmonary fibrosis in scleroderma. A.M.A. Arch. intern. Med. 105, 607—612 (1960).
Transaction of the first international conference in the rheumatic diseases. New York 1966.
Traut, E.F.: Degenerative arthritis. Med. Clinics North-America 41, 63 (1956).
Trayanova, T.G., Sara, V.V., Svetmoldavsky, G.J.: Destruction of human cells in tissue culture by lymphocytes from patients with systematic lupus erythematosus. Lancet 1, 452 (1966).
Treiber, W.: Erfahrungsbericht über 1080 Fälle von chronisch-versteifendem Wirbelsäulenrheumatismus (Spondylarthritis ankylopoetica, Morbus Bechterew). Schweiz. med.Wschr. 86, 1283 (1956).
— Langzeit-Verlauf der Spondylitis ankylosans in Abhängigkeit von der Behandlung. Zschr. Rheumaforsch. 26, 335 (1967).
Tretter, M., Röntgenbestrahlung bei Entzündungen. Stuttgart: Wissenschaftl. Verlagsgesellschaft 1952.
Tromovitch, T.A., March, C.: Intradermal tests with autologous white blood cells in chronic discoid lupus erythematosus, systematic lupus erythematosus and control subjects. J. Invest. Derm. 37, 345—350 (1961).

Trousseau, A.: Clinique Medicale de l'Hôtel Dieu de Paris. 2-nd ed. J.-B. Bailliere et fils Paris 1865, vol. 1, p. 106.

Trüb, C.L.P.: Versicherungs- und Begutachtungsfragen. In Klinik der Gegenwart Bd. 5, 63, München: Urban und Schwarzenberg 1957.

Tuchman, L.R., Suna, H., Carr, J.J.: Elevation of serum acid phosphatase in Gaucher's disease. J. Mt. Sinai Hosp. 23, 227 (1956).

Turner-Warwick, M., Doniach, D.: Auto-antibody studies in interstitial pulmonary fibrosis. Brit. med. J. I, 886—891 (1965).

Twigg, H.L.: Jaccoud's disease Rachology 80, 417 (1963).

Tye, M.J., Masters, S., Appel, B., White, H., Tanaka, T., Knox, W.E., Cullen, A., Rosen, B.: 2,5 dihydroxyphenyl pyruvic acid and collagen diseases. AMA Arch. Derm. 81, 447 (1960).

Tyson, T.L., Thompson, W.A.L., Ingersoll, R.S.: Marie-Strümpell spondylitis in women. Ann. rheum. Dis. 12, 40 (1953).

Tzontchew, V.T., Pilossof, T.: 10. intern. Kongress f. Rheum. Rom 1961, I, 188.

Uehlinger, E.: Pathologische Anatomie und Klinik des Morbus Boeck (Sarcoidose). Regensburger Jahrbuch ärztliche Fortbildung 6, 385—392 (1958).
— Paraneoplastische Syndrome. Almanach für ärztliche Fortbildung, München 1964.
— Enderlin, M.: Chronische Myocarditis rheumatika bei progredient chronischer Polyarthritis unter Langzeit-Cortison-Steroid-Therapie. Aktuelle Rheumaprobleme. St. Gallen: Verlag Zollikofer & Co. 1964.

Uehlinger, A., Fuchs, W.A., Bühlmann, A., Uehlinger, E.: Über Lungenfibrosen, Klinik, Radiologie, Pathophysiologie und pathologische Anatomie. Dtsch. med. Wschr. 85, 1829—1841 (1960).

Unger, G.K.: Zur Kenntnis der sogenannten „Herdinfektion". Wien. klin. Wschr. 70, 156 (1958).

Unverricht, H.: Dermatomyositis acuta. Dtsch. med. Wschr. 17, 41 (1891). Zit. nach Pascher-Brooklyn, F.

Urbaszek, W.: Die Spondylose beim Diabetes mellitus, ein Beitrag zur Pathogenese der sog. hyperostotischen Form der Spondylose. Z. Ges. Inn. Med. 20, 474 (1965).

Uriel, J., Grabar, P.: Emploi de Colorants dans l'analyse électrophorétique et immunoélectrophorétique en milieu gélifié. Ann. Inst. Pasteur 90, 427—440 (1956).

Vainio, K.: Indications and Contraindications for Surgery in Rheumatoid Arthritis. Rheumatism 22, 10—15 (1966).
— Reiman, I., Pulkki, T.: Results of Arthroplasty of the Metacarpophalangeal Joints in Rheumatoid Arthritis.

Valkenburg, H.A., Steiner, F.J., Westendorp Boerma, F.: Transaction of the third international conference in the rheumatic diseases. New York 1966 (in Druck).

Vanysek, J., Kutban, F., Kumstat, Z., Rehurek, J.: Rheumatismus und Ureitis. Zschr. Rheumaforschung 26, Heft 7/8, 300 (1967).

Vaughan, J.N., Bayles, I.B., Favour, C.B.: The response of serum gamma-globulin level to ACTH therapy in lupus erythematosus disseminatus. J. Lab. Clin. Med. 37, 698—702 (1951).

Vaughan, J.H., Barnett, E.V., Ledig, J.P.: Autosensitivity diseases Immunologic and pathogenetic concepts in lupus erythematosus, rheumatoid arthritis and hemolytic anemia. New Engl. J. Med. 275, 1426—1432 (1966).

Veil, W.H.: Der Rheumatismus. Stuttgart: Enke 1958.

Verdaguer, S., Gaubert, Y., Philippon, M., Churet, J., Thierry, M., Legros, B., Carteaud, M.: Dysentéries bacillaires et syndrome de Fiessinger-Leroy-Reiter: J. Méd. Bordeaux 142, 1457 bis 1469 (1965).

Verzár, F.: Molekulare Veränderungen des Kollagens beim Altern und bei Erkrankungen. Schweiz. med. Wschr. 93, 1036 (1963).
— Lectures on experimental Gerontology. Springfiedl (Ill.), Thomas 1963.

Verzeichnis der Krankheiten und Todesursachen für Zwecke der Medizinal-Statistik. Berlin: Deutscher Zentralverlag 1952.

V gliani, E.C., Pernis, B.: Immunological factors in the pathogenesis of hyaline tissue of silicosis. Brit. J. Industr. Med. 15, 8 (1958).

Vignon, G., Durant, J., Pansu, D., Bertrand, J.N., Truchot, R.: Spondylarthrose ou hyperostose ankylosante vertébrale sénile. Rev. Rhum. 28, 428 (1961).

Virchow, R.: Ein Fall von allgemeiner Ochronose der Knorpel und knorpelähnlichen Teilen. Arch. path. Anatomie 37, 212 (1866).
— Knochen vom Höhlenbären mir krankhaften Veränderungen. Z. Ethnol. 27, 706 (1895).

Vischer, T.L., Ziff, M.: Autoimmunfaktoren bei der primär chronischen Polyarthritis. Documenta Geigy, Acta rheumatologica, Basel 1968.

Vogt, H.: Rheuma und Erkrankungen des Bewegungsapparates. In: H. Vogt, Lehrbuch der Bäder- und Klimaheilkunde Bd. 2, 1002—1013. Berlin: Jul. Springer 1940.

Veit, K., Gamp, A.: Der Rheumatismus. Stuttgart: Enke-Verlag 1958.

Vorländer, K. O., in: P. Miescher u. K. O. Vorländer: Immunpathologie in Klinik und Forschung. Stuttgart: Thieme 1961.

— Regensburger Jahrbuch ärztl. Fortbild. 11, 14—21 (1963).

— Die klinische Immunologie des entzündlichen Rheumatismus in ihren Konsequenzen für die Therapie. Therap. Umschau 23, 197—204 (1966).

— Immunologische Phaenomene in der Pathogenese des entzündlichen Rheumatismus. Rheumatismus in Forschung und Praxis Bd. 3, 16. Ursache der rheumatischen Krankheiten. Bern: Verlag Hans Huber 1966.

Voss: Verh. dtsch. orthop. Ges. 43, 351 (1955).

Voth, H.: Zur Pathogenese, Klinik und Röntgendiagnostik der Lungenfibrosen. Med. Welt 5, 142—149 (1967).

Waaler, E.: On the occurrence of a factor in human serum activating the specific agglutination of sheep blood corpuscles. Acta Path. Microbiol. Scand. 17, 172 (1940).

Waelsch, L.: Über chronische, nicht gonorrhoische Urethritis. Arch. Derm. Syph. Wien 123, 1089 (1916).

Wagenhäuser, F. J., Amira, A., Borrachero, J., Brummer, L., Clausen, Ch., Winer, J.: Die Behandlung der Arthrose mit Knorpel-Knochenmarkextrakt. Ergebnisse eines Multi-Centre-Trials. Schweiz. med. Wschr. 98, 904 (1968).

— Die Rheumamorbidität. Eine klinisch-epidemiologische Untersuchung. Bern, Stuttgart, Wien: Hans Huber 1969.

— Die Arthrose in der Differentialdiagnose entzündlicher rheumatischer Erkrankungen. Therapiewoche 19, 289 (1969).

Wagner, E.: Ein Fall von akuter Polymyositis. Dtsch. Arch. klin. Med. 40, 241 (1887). Zit. nach Pascher-Brooklyn, F.

— Fall einer seltenen Muskelkrankheit. Arch. Heilk. 4, 282 (1863). Zit. nach Schürmann, H. 1939.

Wagner, G.: Fehlerforschung als Aufgabe der Medizinischen Dokumentation. Method. Inform. Med. 3, 93—94 (1964a).

— Versuchsplanung in der Fehlerforschung. Method. Inform. Med. 3, 117—127 (1964b).

— Stutzer, G.: Über die Selektivität der sogenannten I-Zahl im Allgemeinen Krankenblattkopf und die Brauchbarkeit ihrer einzelnen Komponenten. Method. Inform. Med. 4, 148—155 (1963).

— Über das Testen der Zuverlässigkeit von Laboratoriumsmethoden und Befunden. Med. Doc. 5, 57 (1961b).

— Über das Testen der Zuverlässigkeit von Laboratoriumsmethoden und -befunden. Med. Doc. 2, 21—26 (1961a).

Waksman, B. H., Pearson, C. M., Sharp, J. T.: Studies of arthritis and other lesions induced in rats by injection of mycobacterial adjuvant. II. Evidence that the disease is a disseminated immunologic response to exogenous antigen. J. Immunol. 85, 403 (1960).

Waller, M. V., Decker, B., Toone, E. C., jr., Irby, R.: Evaluation of rheumatoid factor tests. Arthr. and Rheum. 4, 579 (1961).

— Toone, E. C., Vaughan, E.: Study of rheumatoid factor in a normal population. Arthr. and Rheum. 7, 513 (1964).

Walldius, B.: Arthroplasty of the Knee Using an Endoprosthesis. Acta Othop. Scand. Supp. 24 (1957).

Walter, A. M., Heilmeyer, L.: Antibiotika-Fibel. 2. Aufl. Stuttgart: Georg Thieme Verlag 1965.

Walther, G.: Beiträge zur Klinik der Bacillenruhr. III. Mitteilung. Über den Ruhrrheumatismus. Zschr. klin. Med. 138, 663 (1940).

— Nachkrankheiten in der Ruhrrekonvaleszenz als Ausdruck allergischer Vorgänge. Münch. med. Wschr. 88, 381 (1941).

— Die Phase der Hyperergie in der Rekonvaleszenz nach Infektionskrankheiten. Dtsch. Arch. klin. Med. 191, 267 (1943).

von Walther, P. F.: Über das Alterthum der Knochen-Krankheiten. J. Chir. Augenheilk. 8, 1 (1825).

Wannamaker, L. W.: A controlled investigation into the etiology and clinical features of rheumatoid arthritis. Support by scientific. Empire Rheumatism Council, Brit. med. J. 1950 I, 799.

— Rammelkamp, Ch. H., Denny, F. W., Brink, W., Houser, H., Hahn, E.: Prophylaxis of acute rheumatic fever. Amer. J. Med. 10, 673 (1951).

— Streptococcal Desoxyribonucleases. In: The Streptococcus, Rheumatic fever and Glomerulonephritis, edited by J. W. Uhr. S. 140—165. Baltimore: The Williams and Wilkins Company 1964.

— Appendix 4. A method for culturing beta hemolytic streptococci from the throat. In: Markovitz, M. and A. G. Kuttner: Rheumatic Fever, Diagnosis, Management and Prevention. S. 206—212. Philadelphia and London: W. B. Sauders Company 1965.

Wannamaker, L. W., The epidemiology of streptococcal infections. Streptococcal Infections, edit. by M. McCarty. New York: Columbia University Press 1954.
— The paradox of the antibody reponse to streptodornase. The usefulness of antidesoxyribonuclease B as an indication of streptococcal infection in patients with acute rheumatic fever. Amer. J. Med. 27, 567—574 (1959).
Wannamaker, S. W., Ayoub, E. M.: Antibody titers in acute rheumatic fever. Circulation 21, 598 bis 614 (1960).
Wannenwetsch, E.: Erfolgsbeurteilung von Heilmaßnahmen der Sozialversicherungsträger aus sozial-medizinischer Sicht. Arch. physik. Ther. 18, 377—382 (1966).
Ward, D. J., Johnson, G. D., Holborow, E. J.: Antinuclear Factor in rheumatoid arthritis. Its inci-dence and clinical significance. Ann. rheum. Dis. 23, 306—310 (1964).
Ward, J. R., Cloud, R. S., Turner, L. M., jr.: Noncytotoxicity of "nuclear antibodies" from lupus erythematosus sera in tissue culture. Ann. rheum. Dis. 23, 381—88 (1964).
Warin, R. P., Evans, C. D., Hewitt, M., Taylor, A. C., Price, C. H. G., Middlemiss, J. H.: Reticulo-histiocytosis (Lipoid dermatoarthritis.). Brit. Med. J. 1, 1387 (1957).
Warmbt, W.: Wärmeabgabemessungen für physiologische Zwecke unter Verwendung von Folien-wärmestrommessern. Z. Inn. Med. 19, 390—397 (1964).
— Determinaciones de corriente térmica en medios balneotérápicos acuosos y pastosos. Fol. clin. internac. 16, 543—546 (1966).
Warren-Jordan, J.: Pulmonary fibrosis in a worker using an aluminium powder. Brit. J. industr. Med. 18, 21—23 (1961).
v. Wasielewski, E.: Pathogenitätsmerkmale von A-Streptokokken als ätiologische Faktoren beim rheumatischen Fieber. Med. Welt 27, 1963.
— Pathogenitätsmerkmale von A-Streptokokken als ätiologische Faktoren beim rheumatischen Fieber. In: Die erworbenen Herzkrankheiten im Kindesalter, herausgeg. von F. Graser, S. 7—28. Stuttgart: K. F. Schattauer-Verlag 1964.
Watson, R. R., Lepley, D., Weisel, W.: Pulmonary biopsy. The diagnosis of systemic and pulmonic diseases having roentgen manifestation of diffuse bilateral pulmonary fibrosis. Arch. Surg. 85, 587—593 (1962).
Wayoff, M., Mayer, G.: Parotidectomie dans un cas de syndrome de Gougerot-Houwers-Sjögren. Ann. Otolaryng. (Paris) 82, 516—519 (1965).
Weber, F. P.: Erythraemia with migraine, gout, and intracardiac thrombosis. Lancet 1934 II, 808.
Weber, G.: Über lumbale Diskushernien. Zschr. Rheumaforschung 9, 223—255 (1950).
— Oppikofer, K., Belart, W.: Rehabilitationsaufgaben des Arztes. Bern: Hans Huber 1964.
Wedgewoog, R. J. P., Cook, C. D., Cohen, J. D.: Dermatomyositis. Pediatrics 12, 447 (1953). Zit. nach Pascher-Brooklyn, F.
Wee, A. S. T., Goodwin, J. F.: Acute rheum. fever in older adults. Lancet 2, 239 (1966).
Wegener, F.: Über generalisierte septische Gefäßkrankheiten. Verh. Dtsch. Ges. Path. 29, 202 (1936).
— Eine eigenartige, rhinogene Granulomatose mit besonderer Beteiligung des Arteriensystems und der Nieren. Beitr. Pathol. Anatomie 102, 36 (1939).
Weinberger, H. J.: Reiter's syndrome re-evaluated. Arthritis and Rheum. 5, 202—210 (1962).
Weinberger, H. W., Ropes, M. W., Kulka, P. J., Bauer, W.: Reiter's syndrome, clinical and patho-logic observations. A long term study of 16 cases. Medicine 41, 35—91 (1962).
Weintraub, Alan, W., Nathan Zvaifler, J.: The occurrence of valvular and myocardial disease in patients with chronic joint deformity. The Americ. J. of Med. 35, 145 (1963).
Weissenbach, R. J., Françon, F.: La polyarthrite sèche progressive. In: Le rhumatisme chronique dé-génératif, Rapport de la II. Conférence Scientifique internationale d'Aix les Bains, 1948.
Weissmann, G.: Lysosomes and Joint Disease. Arthritis and Rheumatism 9, No. 6, 834 (1966).
— Pras, M., Rosenberg, L.: Arthritis Induced by Filipin in Rabbits. Arthritis and Rheumatism 10, No. 4, 325 (1967).
Welfling, J., Simonin, J. L., Erard, H., De Seze, S.: Syndrome de Behçet et spondylarthrite ankylo-sante. A propos d'un cas. Rev. Rhum. 33, 575—578 (1966).
Wendler, H.: Über den Verlauf und die Prognose der Erstattacken des rheumatischen Fiebers. Arch. Kinderheilk. 175, 139 (1967).
Wenzel, C.: Über die Krankheiten am Rückgrathe. Bamberg: Wesché 1824.
Werner, M.: Bewegungsorgane („Rheumatismus"). In: Allergie, herausg. v. K. Hansen. Stuttgart: Gg. Thieme Verlag 1957.
Wessel, G.: Gedanken zur Umgestaltung des Einweisungsverfahrens bei Rheumaheilkuren. Dtsch. Ges. Wes. 20, 1017—1021 (1965).
— Der Kurantrag. Dtsch. Ges. Wes. 21, 873—877 (1966).
West, H.F.: The aetiology of ankylosing spondylitis. Ann. rheum. Dis. 8, 143 (1949).
Westergren, A.: Zur Bedeutung von Infektionen bei rheumatischen Gelenkkrankheiten. Wien. Z. inn. Med. 36, 377 (1955).

Westergren, A., Observations of multiple infections in chronic polyarthritis and the conception of a complex etiology. Acta med. scand. **154,** Suppl. 312, 417—418 (1956).

Wetzel, U.: Beitrag zur Frage allergischer Vorgänge bei der Bacillenruhr. Zschr. klin. Med. **147,** 408 (1950).

Whipple, G.H.: A history to undiscribed disease characterisized anatomically by deposits of fat and fatty acids in the intestinal and mesenteric lymphatic tissues. Bull. John Hopkins Hosp. **18,** 382 (1907).

Wholey, M.H., Pugh, D.G., Bickel, W.H.: Localized destrictive lesions in rheumatoid spondylitis. Radiology **74,** 54 (1960).

Wiberg, G.: Studies on dysplastic acetabula and congenital subluxation of the hip joint, with special reference to the complication of osteo-arthritis. Acta chir. scand. **83,** 58 (1939).

— Back pain in relation to the nerve supply of the intervertebral disc. Acta orthop. scand. **19,** 211 (1949).

v. Wichert P.: Lungentumoren und Skelettveränderungen. Dtsch. med. Wschr. **1967** (im Druck).

Wieland, C., Kuttig, H.: Hochvolttherapie bei Arthrosen und Entzündungen. Strahlentherapie **127,** 44—48 (1965).

— Indikationsstellung und Ergebnisse der Strahlentherapie bei Arthrosen. Zschr. Rheumaforsch. **25,** 324—329 (1966).

Wieners, H., Hilweg, D.: Lungenveränderungen bei der „Pneumogenen Granulomatose" (Wegenersche Granulomatose). Röfo **106,** 77—89 (1966).

Wilkinson, M., Bywaters, E.G.L.: Clinical features and course of ankylosing spondylitis. Ann. rheum. Dis. **17,** 209—228 (1958).

Wille, Th.: Zur Steroidtherapie der schweren chronischen Polyarthritis während eines Heilverfahrens. Med. Klin. **1960,** 2252—2253.

Williams, M., Worthingham, C.: Therapeutic Exercises. Philadelphia: Saunders 1957.

Williamson, N., James, K., Ling, N.R., Holt, L.P.: Synovial/Cells: A Study of the Morphology and an Examination of Protein Synthesis of Synovial Cells. Ann. rheum. Dis. **25,** 534—546 (1966).

Wilmot, A.J.: Clinical amoebiasis. Blackwell Scientif. Publ. Oxford 1962.

Wilms, S.L., Spoul, E.P.: Spontaneous cardiovascular disease in rat. Amer. Journ. Pathol. **14,** 201 (1938).

Wilson, G.S., Miles, A.A.: Topley and Wilson's Principles of Bacteriology and Immunity. 5th ed. London: Edward Arnold (Publishers) Ltd. 1964.

Wilson, R.J., Rodnan, G.P., Robin, E.E.: An early pulmonary physiologic abnormality in progressive systematic sclerosis (diffuse scleroderma). Amer. J. Med. **36,** 361—369 (1964).

Winblad, St.: Studies in haemolytic streptococcus fibrinolysin, antifibrinolysin and antistreptolysin, with particular reference to rheumatic fever. Acta path. microbiol. scand. Suppl. **44,** 1—229 (1941).

— Malmros, H., Wilander, O.: Studies in the pathogenesis of rheumatic fever. The antistreptolysin titer in acute tonsillitis and rheumatic fever. Acta med. scand. Suppl. **196,** 533—544 (1947).

Witmer, R.: Uveitis im Kindesalter. Acta XX Congr. Int. Ophth. München 1966.

— The significance of ocular antibodies in endogenous inflammatory diseases of the eye. In: Modern Trends in Ophthalmology, 4. London: Butterwoths 1967.

Wolters, M.: Beitrag zur Kenntnis der Sklerodermie. Arch. Derm. Syph. (Berl.) **24,** 695—738, 943—981 (1892).

Wood, H.F., McCarty, M.: Laboratory aids in the diagnosis of rheumatic fever and in evaluation of disease activity. Amer. J. Med. **17,** 768—774 (1954).

— Feinstein, A.R., Taranta, A., Epstein, J.A., Simpson, R.: Rheumatic fever in children and adolescents. A longterm epidemiologic study of subsequent prophylaxis, streptococcal infections and clinical sequelae. III. Comparation effectiveness of three prophylaxis regimes in preventing streptococcal infections and rheumatic recurrences. Ann. Intern. Med. **60,** Suppl. 5, 31—46 (1964).

— Simpson, R., Feinstein, A.R., Taranta, A., Tursky, E., Stollerman, G.H.: Rheumatic fever in children and adolescents: A longterm epidemiologic study of subsequent prophylaxis, streptococcal infections, and clinical sequelae. Description of the investigative techniques and of the population studied. Ann. Intern. Med. **60,** Suppl. 5, 6—17 (1964).

Wright, V.: Psoriatic Arthritis, a comparative Radiographic Study of Rheumatoid Arthritis and Arthritis Associated with Psoriasis. Ann. rheum. Dis. **20,** 123 (1961).

— Arthritis associated with veneral disease. Ann. rheum. Dis. **22,** 77—90 (1963).

— Reed, W.B.: The link between Reiter's syndrome and psoriatic arthritis. Ann. rheum. Dis. **23,** 21—21 (1964).

— The diagnosis of Reiter's syndrome. Rheumatism, April **1965,** 30—34.

Wuhrmann, F., Märki, H.H.: Dysproteinämien und Paraproteinämien. Basel-Stuttgart: Schwabe & Co. 1963.

Wurm, H.: Pathologische Anatomie und Pathologie der Bechterewschen Krankheit. Verh. Balneol., Klimatol., Rheumatol. **1949,** 89.

Wurm, H., Zur pathologischen Anatomie und Pathologie der entzündlichen Wirbelsäulen-
versteifung (Bechterew-Marie-Strümpell). Z. Rheumaforsch. 14, 337 (1955).
— Pathologische Anatomie der entzündlichen Wirbelsäulenversteifung. In: Ott, V. R., Wurm, H.,
Spondylitis ankylopoetica (Morbus-Strümpell-Marie-Bechterew). Darmstadt: Steinkopff 1957,
127.
Wurm, K., Reindell, H., Heilmeyer, L.: Der Lungenboeck im Röntgenbild. Stuttgart: Georg
Thieme 1958.
— — Doll, E.: Klinik und Ätiologie der Sarkoidose (Morbus-Boeck) in „Sarkoidose"-Bericht über
die Tag. d. Rheinisch-Westfälischen Tuberkulose-Vereinigung in Düsseldorf am 14. 3. 1964
(erstatt. v. R. Hoppe). Stuttgart: F.K. Schattauer-Verlag 1965.
Wyngaarden, J.B.: Gout. In: Advances in Metabolic Disorders 2, 1—78 (1965). New York-London:
Academic Press.
— Gout. In: The Metabolic Basis of Inherited Disease. 2nd edition. New York: McGraw-Hill 1966.
Wyss, Th., Ulrich, S.P.: Festigkeitsmessungen und gezielte Extensionsbehandlung der Lenden-
wirbelsäule unter Berücksichtigung des Bandscheibenvorfalls. Separatum Naturforschende
Gesellschaft, Zürich 1954.

Yee, H.Y.M., Cann, D.S., Keech, M.K., Denko, C.W., Boyle, A.S.: 2,5 dihydroxyphenylpyruvic
acid in human urine. Preliminary identification. AMA Arch. Derm. 84, 293 (1961).

Zaslawski, M.: Zwei Jahre Tätigkeit des ärztlichen Dienstes der kantonalen Invalidenfürsorge in
Basel. Bulletin des eidg. Gesundheitsamtes 1959, 1—12.
Zeek, P.: Periarteriitis nodosa and other forms of necrotising angiitis. New Engl. Journ. Med. 248,
764 (1953).
Ziff, M.: Genetics, hypersentitivity and the connective tissue disease. Am. J. Med. 30, 1 (1961).
— Some immunologic aspects of the connective tissue diseases. Ann. rheum. Dis. 24, 103 (1965).
— Baum, J.: Laboratory Findings in Rheumatoid Arthritis. Arthritis. Hollander, J.L.: Verlag Lea
and Febiger, Philadelphia, Seventh Ed. S. 236 (1966).
Zingale, S.B., Sanchez Avalos, J.C., Andrada, J.A., Stringa, S.G., Manni, J.A.: Appearance of
anticoagulant factors and certain "autoimmune" antibodies following antigenic stimulation with
blood group substances in patients with systematic lupus erythematosus. Arthritis and Rheum.
6, 581—598 (1963).
Ziprowski, L., Schewach-Millet, M.: Dermatomyositis. Report of a patient treated with hydroxo-
chloroquinine sulfate. Israel. med. 22, 221—231 (1963).
— — Dermatomyositis. Harefuah 66, 71—74 (1964).
Zollinger, H.: Die Niere bei Sklerodermie. In: Doerr-Uehlinger: Spezielle pathologische Anatomie.
Bd. 3, S. 634—638. Berlin-Heidelberg-New York: Springer 1966.
Zöllner, N.: Nucleinstoffwechsel. In: Thannhausers Lehrbuch des Stoffwechsels und der Stoff-
wechselkrankheiten, S. 511. Stuttgart: Georg Thieme Verlag 1957.
— Moderne Gichtprobleme. Ätiologie, Pathogenese, Klinik. In: Ergeb. inn. Med. Kinderkhk.
14, 321—389 (1960). Berlin-Göttingen-Heidelberg: Springer.
— Eine einfache Modifikation der enzymatischen Harnsäurebestimmung. Normalwerte in der
deutschen Bevölkerung. Z. Klin. Chem. 1, 178—182 (1963).
— Der Purinstoffwechsel und seine Störungen. Verh. Dtsch. Ges. Urologie 20, 15—27 (1965).
— Schattenkirchner, M.: Allopurinol in der Behandlung der Gicht und der Harnsäure-Nephro-
lithiasis. Dtsch. med. Wschr. 92, 654—660 (1967).
— Lührs, M.: Der Mechanismus der Harnsäuresteinbildung aus der Sicht des Internisten. Urol.
int. 22, 492 (1967).
— Die Gichtniere. In: Handbuch der Inneren Medizin, 5. Auflage, Bd. 8, Teil III, S. 77. Berlin-
Heidelberg-New York: Springer 1968.
— Stern, G., Gröbner, W., Dofel, W.: Über die Senkung des Harnsäurespiegels im Plasma durch
Benzbromaronum. Klin. Wschr. 46, 1318—1319 (1968).
Zorn, O., Worth, G.: Staublungen im Röntgenbild. Köln: Stauffen-Verlag 1952.
Zucker, J., Gantner, J.G., Dorner, R.: Cholesterol crystals in synovial fluid. Am. Ind. Med. 60,
436—446 (1964).
Zukschwerdt, L.: Diabetes und Chirurgie. Chirurg. Praxis 1957, 3.
Zur Klinik der Dermatomyositis. Derm. Wschr. 151, 1402—1403 (1965).
Zvaifler, N.J., Martel, W.: Spondylitis in chronic ulcerative Colitis. Arthr. and Rheum. 3, 76—87
(1960).
— Chronic postrheumatic fever (Jaccoud's arthritis). New Engl. J. Med. 10, 267 (1962).
— A Speculation on the Pathogenesis of Joint Inflammation in Rheumatoid Arthritis. Arthritis and
Rheum. 8, 289—293 (1965).
Zweifach et al., zitiert nach Buddecke.

Sachverzeichnis